Instituto de Medicina Integral Prof. Fernando Figueira – IMIP

EMERGÊNCIAS

Pediátricas

Instituto de Medicina Integral Prof. Fernando Figueira – IMIP

EMERGÊNCIAS

Pediátricas

ORGANIZADORES

Eduardo Jorge da Fonseca Lima

Mestrado em Saúde da Criança pela Universidade Federal de Pernambuco – UFPE

Doutorado em curso em Saúde Materno Infantil pelo
Instituto de Medicina Integral Prof. Fernando Figueira – IMIP

Coordenador Geral das Residências e Estágios do
Instituto de Medicina Integral Prof. Fernando Figueira – IMIP

Tutor do Curso de Medicina da Faculdade Pernambucana de Saúde – FPS – Recife – PE

Diretor da Pós-Graduação da Sociedade Brasileira de Pediatria – SBP

Coordenador do Serviço de Pediatria do Hospital Esperança – Recife – PE

Carla Adriane Fonseca Leal de Araújo

Mestrado em Saúde da Criança e do Adolescente pela
Universidade Federal de Pernambuco – UFPE – Recife – PE

Diretora de Apoio Diagnóstico e Terapêutico de Alta Complexidade do
Instituto de Medicina Integral Prof. Fernando Figueira – IMIP

Coordenadora de Tutores do Curso de Medicina da
Faculdade Pernambucana de Saúde – FPS – Recife – PE

Hegla Virginia Florêncio de Melo Prado

Mestrado em Saúde Materno Infantil pelo Instituto de
Medicina Integral Prof. Fernando Figueira – IMIP

Coordenadora da Graduação do Instituto de
Medicina Integral Prof. Fernando Figueira – IMIP

Preceptora das Enfermarias de Pediatria Clínica do Instituto de
Medicina Integral Prof. Fernando Figueira – IMIP

Coordenadora do Internato de Medicina da Faculdade Pernambucana de Saúde – FPS

Doutoranda em Health Professions Education – Maastricht University – Netherlands

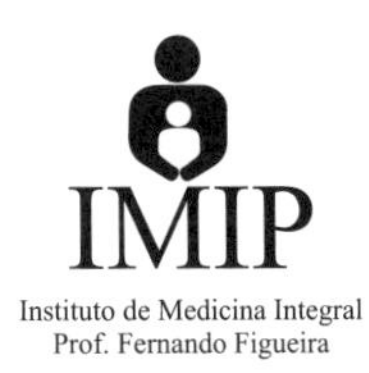

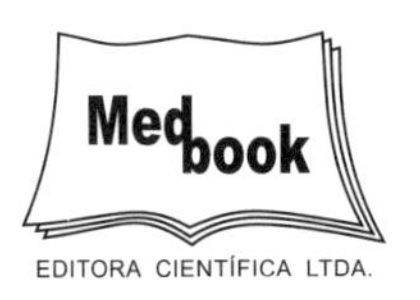

EMERGÊNCIAS PEDIÁTRICAS
Direitos exclusivos para a língua portuguesa

Nota da Editora: Os organizadores desta obra verificaram cuidadosamente os nomes genéricos e comerciais dos medicamentos mencionados; também conferiram os dados referentes à posologia, objetivando informações acuradas e de acordo com os padrões atualmente aceitos. Entretanto, em função do dinamismo da área de saúde, os leitores devem prestar atenção às informações fornecidas pelos fabricantes, a fim de se certificarem de que as doses preconizadas ou as contraindicações não sofreram modificações, principalmente em relação a substâncias novas ou prescritas com pouca frequência. Os organizadores e a editora não podem ser responsabilizados pelo uso impróprio nem pela aplicação incorreta de produto apresentado nesta obra.

Apesar de terem envidado o máximo de esforço para localizar os detentores dos direitos autorais de qualquer material utilizado, os organizadores e o editor desta obra estão dispostos a acertos posteriores caso, inadvertidamente, a identificação de algum deles tenha sido omitida.

Editoração Eletrônica: REDB STYLE – Produções Gráficas e Editorial Ltda.

CIP-BRASIL. CATALOGAÇÃO-NA-FONTE
SINDICATO NACIONAL DOS EDITORES DE LIVROS, RJ

E45

Emergências pediátricas / organizadores Eduardo Jorge da Fonseca Lima, Carla Adriane Fonseca Leal de Araújo, Hegla Virginia Florêncio de Melo Prado. - Rio de Janeiro: MedBook, 2011.
912p.

Inclui bibliografia
ISBN 978-85-99977-64-4

1. Emergências pediátricas. I. Lima, Eduardo Jorge da Fonseca. II. Araújo, Carla Adriane Fonseca Leal de. III. Prado, Hegla Virginia Florêncio de Melo. IV. Título.

11-0914. CDD: 618.920025
CDU: 616-083.98-053.2

16.02.11 16.02.11 024584

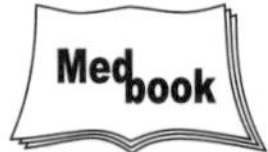

Editora Científica Ltda.

Rua Mariz e Barros, 711 – Maracanã
CEP 20.270-004 – Rio de Janeiro – RJ
Tel.: (21) 2502-4438 • 2569-2524
contato@medbookeditora.com.br
medbook@superig.com.br
www.medbookeditora.com.br

COLABORADORES

Ádila Roberta Rocha Sampaio

Residência em Pediatria pelo Instituto de Medicina Integral Prof. Fernando Figueira – IMIP

Adriana Azoubel Antunes

Doutoranda do Programa de Pós-Graduação em Saúde da Criança e do Adolescente pela Universidade Federal de Pernambuco – UFPE – Recife – PE
Médica Alergologista da Central de Alergologia da Cidade do Recife – PE
Pesquisadora Associada do Centro de Pesquisas em Alergia e Imunologia Clínica do Hospital das Clínicas da Universidade Federal de Pernambuco – HC–UFPE – Recife – PE

Adriana Karla Corrêa Oliveira Barros Mangueira da Nóbrega

Residência em Pediatria pela Universidade Federal da Paraíba – UFPB – PB
Pediatra Plantonista da Emergência Pediátrica do Hospital da Restauração – HR – Recife e Plantonista em Neonatologia da Maternidade Bandeira Filho – Recife – PE
Preceptora do Hospital da Restauração – HR e Pediatra do Hospital do Exército – Recife – PE

Adriana Santos Calado

Residência em Pediatria pela Universidade Federal de Alagoas – UFAL – AL
Médica Residente em Cardiologia pelo Instituto de Medicina Integral Prof. Fernando Figueira – IMIP

Afonso Luiz Tavares de Albuquerque

Mestrado pela Universidade de São Paulo – USP – SP
Especialização em Cardiologia pela Sociedade Brasileira de Cardiologia – SBC
Chefe do Setor de Arritmias Cardíacas do Pronto de Socorro Cardiológico de Pernambuco – PROCAPE – Recife – PE

Alberto de Barros Lima Filho

Mestrando em Saúde da Criança e Adolescente pela Universidade Federal de Pernambuco - UFPE
Médico Plantonista do Hospital Correia Picanço - Recife - PE
Preceptor da Emergência Pediátrica do Instituto de Medicina Integral Prof. Fernando Figueira - IMIP e da Policlínica Amaury Coutinho - Recife - PE

Alexsandra Ferreira da Costa Coelho

Mestranda em Saúde da Criança e Adolescente pela Universidade Federal de Pernambuco - UFPE
Professora Substituta do Departamento Materno-Infantil da Universidade Federal de Pernambuco–UFPE
Preceptora da Residência em Pediatria do Hospital das Clínicas - HC–UFPE e do Hospital da Restauração de Recife
Plantonista da Emergência Pediátrica do Hospital Helena Moura - Recife - PE

Aline Borges Maciel

Especialização em Cardiologia Pediátrica pelo Instituto de Medicina Integral Prof. Fernando Figueira - IMIP
Especialização em Saúde Pública pela Universidade Estácio de Sá - Rio de Janeiro - RJ
Médica Plantonista da UTI de Pós Operatório de Cirurgia Cardíaca do Instituto de Medicina Integral Prof. Fernando Figueira - IMIP
Médica Plantonista da Emergência Pediátrica do Hospital da Restauração de Recife - HR - PE
Médica Plantonista da UTI Neonatal do Hospital Barão de Lucena - HBL - Recife - PE

Allan Francisco Oliveira de Lima

Residência em Pediatra Geral pelo Instituto de Medicina Integral Prof. Fernando Figueira - IMIP
Residente em Oncologia Pediátrica do Instituto de Medicina Integral Prof. Fernando Figueira - IMIP

Almerinda Maria do Rêgo Silva

Mestrado em Saúde da Criança e do Adolescente pela Universidade Federal de Pernambuco - UFPE - Recife - PE
Professora Assistente do Departamento Materno Infantil - Universidade Federal de Pernambuco - UFPE - Recife - PE
Supervisora do Internato de Pediatria do Curso Médico da Universidade Federal de Pernambuco - UFPE - Recife - PE
Coordenadora do Ambulatório de Alergologia e Imunodeficiências Primárias do Centro de Pesquisa em Alergia e Imunologia Clínica do Hospital das Clínicas da Universidade Federal de Pernambuco - HC- UFPE - Recife - PE

Ana Carolina Moreira Cavalcanti de Almeida

Residência em Pediatria pelo Instituto de Medicina Integral Prof. Fernando Figueira – IMIP
Especialização em Pneumologia Pediátrica pelo Instituto de Medicina Integral Prof. Fernando Figueira – IMIP
Médica UTI Pediátrica do Hospital Universitário Oswaldo Cruz da Universidade de Pernambuco – HUOC – Recife – PE

Ana Cláudia de Aquino Carneiro Lacerda

Residência em Pediatria pelo Instituto de Medicina Integral Prof. Fernando Figueira – IMIP
Residência em Nefrologia Pediátrica pelo Instituto de Medicina Integral Prof. Fernando Figueira – IMIP
Médica Nefrologista Pediátrica da Unidade Renal Pediátrica do Instituto de Medicina Integral Prof. Fernando Figueira – IMIP

Ana Maria Aldin de Sousa Oliveira

Mestrado em Pediatria
Professora da Disciplina de Pediatria da Universidade Federal de Pernambuco – UFPE – Recife – PE
Preceptora da Residência Médica em Pediatria do Hospital Barão de Lucena – HBL – Recife – PE

Andrea Lúcia Marques Lasalvia

Residência em Pediatria pelo Hospital Barão de Lucena – HBL – Recife – PE
Médica Evolucionista da Emergência do Instituto de Medicina Integral Prof. Fernando Figueira – IMIP

Anna Cleide Valois Montarroyos de Moraes

Residência em Pediatria pelo Instituto de Medicina Integral Prof. Fernando Figueira – IMIP
Médica Pediatra Assistente do Instituto de Medicina Integral Prof. Fernando Figueira – IMIP
Médica Plantonista do Hospital Otávio de Freitas e do Hospital Barão de Lucena – Recife – Recife – PE
Membro da Comissão de Revisão de Prontuários do Hospital do Instituto de Medicina Integral Prof. Fernando Figueira – IMIP

Antônio Milton Lima Garcia

Especialização em Neurologia Infantil pelo Hospital de Clínicas de Porto Alegre – Porto Alegre – RS
Neurologista Infantil do Instituto de Medicina Integral Prof. Fernando Figueira – IMIP
Neurologista Infantil do Hospital da Restauração – HR – Recife – PE

Anuska Elizabeth Loureiro Lins da Gama

Residência em Cardiologia Pediátrica pelo Instituto de Medicina Integral Prof. Fernando Figueira – IMIP
Residência em Pediatria pelo Instituto de Medicina Integral Prof. Fernando Figueira – IMIP
Médica da Unidade de Terapia Intensiva Pediátrica do Instituto de Medicina Integral Prof. Fernando Figueira – IMIP
Médica da Unidade Terapia Intensiva Pediátrica do Hospital Barão de Lucena – HBL – Recife – PE

Arthur Almeida Aguiar

Residência em Cirurgia Geral pelo Hospital das Clinicas da Universidade Federal de Pernambuco – UFPE – Recife – PE
Residente em Cirurgia Pediátrica pelo Instituto de Medicina Integral Prof. Fernando Figueira – IMIP

Auxiliadora Damianne Pereira Vieira da Costa

Mestrado em Saúde da Criança e Adolescente pela Universidade Federal de Pernambuco – UFPE – Recife – PE
Médica Plantonista da Emergência Pediátrica do Instituto de Medicina Integral Prof. Fernando Figueira – IMIP
Preceptora da Residência Médica em Pediatria no Setor de Emergência do Instituto de Medicina Integral Prof. Fernando Figueira – IMIP

Bruno Leandro de Souza

Residência em Pediatria pelo Instituto de Medicina Integral Prof. Fernando Figueira – IMIP

Camylla Carvalho de Melo

Especialização em Microbiologia Médica pela Faculdade dos Guararapes – Jaboatão dos Guararapes – PE
Biomédica do Setor de Bacteriologia do Laboratório de Análises Clínicas do Instituto de Medicina Integral Prof. Fernando Figueira – IMIP

Carla Adriane Fonseca Leal de Araújo

Mestrado em Saúde da Criança e do Adolescente pela Universidade Federal de Pernambuco – UFPE – Recife – PE
Diretora de Apoio Diagnóstico e Terapêutico de Alta Complexidade do Instituto de Medicina Integral Prof. Fernando Figueira – IMIP
Coordenadora de Tutores do Curso de Medicina da Faculdade Pernambucana de Saúde – FPS – Recife – PE

Carla Patrícia Felix Maciel

Residência em Pediatria pelo Instituto de Medicina Integral Prof. Fernando Figueira – IMIP

Carlos Henrique Bacelar Lins de Albuquerque

Residência em Pediatria pelo Instituto de Medicina Integral Prof. Fernando Figueira – IMIP
Preceptor da Residência Médica do Instituto de Medicina Integral Prof. Fernando Figueira – IMIP
Preceptor da Residência Médica de Pediatria da Universidade Federal de Pernambuco – UFPE – Recife – PE

Carolina Alves Pinto Basto

Residência em Pediatria pelo Instituto de Medicina Integral Prof. Fernando Figueira – IMIP
Residência em Neonatologia pelo Instituto de Medicina Integral Prof. Fernando Figueira – IMIP
Médica Neonatologista Evolucionista e Plantonista da Unidade Neonatal Interna do Instituto de Medicina Integral Prof. Fernando Figueira – IMIP
Médica Neonatologista Plantonista da Maternidade Arnaldo Marques da Prefeitura do Recife – PE

Caroline Freitas Timóteo de Lima

Residência em Pediatria pelo Instituto de Medicina Integral Prof. Fernando Figueira – IMIP

Cássio Tâmara Ribeiro

Residência em Cirurgia Geral pelo Hospital Agamenon Magalhães – Recife – PE
Médico Residente de Cirurgia Pediátrica pelo Instituto de Medicina Integral Prof. Fernando Figueira – IMIP
Médico Intensivista do Hospital de Ávila – Recife – PE

Christine Audet de Almeida

Residência em Pediatria pelo Instituto de Medicina Integral Prof. Fernando Figueira – IMIP
Médica Plantonista da Emergência Pediátrica do Instituto de Medicina Integral Prof. Fernando Figueira – IMIP
Médica do Serviço de Pronto Atendimento de Pediatria da Policlínica e Maternidade Prof. Barros Lima da Prefeitura do Recife – PE

Cláudia Virginia de Araújo Dantas

Residência em Cirurgia Pediátrica pelo Instituto de Medicina Integral Prof. Fernando Figueira – IMIP
Residência em Cirurgia Geral pelo Hospital Getúlio Vargas – HGV – Recife – PE
Médica Cirurgiã Pediátrica do Instituto de Medicina Integral Prof. Fernando Figueira – IMIP
Médica Cirurgiã Pediátrica do Real Hospital Português – RHP e do Hospital Barão de Lucena – HBL – Recife – PE

Cleusa Cavalcanti Lapa Santos

Mestrado em Medicina Interna pela Universidade Federal de Pernambuco – UFPE – Recife – PE
Coordenadora do Serviço de Cardiopediatria do Instituto de Medicina Integral Prof. Fernando Figueira – IMIP
Cardiologista Pediátrica do Hospital das Clínicas da UFPE – Recife – PE

Daniela Saraiva Guerra Lopes

Residência em Pediatria pelo Instituto de Medicina Integral Prof. Fernando Figueira – IMIP
Residência em Neonatologia pelo Instituto de Medicina Integral Prof. Fernando Figueira – IMIP
Preceptora da Residência de Neonatologia do Instituto de Medicina Integral Prof. Fernando Figueira – IMIP
Médica da Unidade Neonatal do Instituto de Medicina Integral Prof. Fernando Figueira – IMIP

Danielle Cintra Bezerra Brandão

Residência em Pediatria pelo Instituto de Medicina Integral Prof. Fernando Figueira – IMIP
Preceptora da Residência de Neonatologia do Instituto de Medicina Integral Prof. Fernando Figueira – IMIP
Médica da Unidade Neonatal do Instituto de Medicina Integral Prof. Fernando Figueira – IMIP
Mestranda da Universidade Federal de São Paulo em Pediatria e Ciências Aplicadas a Pediatria

Danielle Matoso Torreão

Residência em Pediatria pelo Hospital Barão de Lucena – HBL – Recife – PE
Médica Plantonista da Emergência do Instituto de Medicina Integral Prof. Fernando Figueira – IMIP

Décio Medeiros Peixoto

Doutorado em Pediatria pela Universidade Federal de São Paulo – UNIFESP – SP
Coordenador de Projetos no Centro de Pesquisas em Alergia e Imunologia Clínica do Hospital das Clínicas da Universidade Federal de Pernambuco – HC – UFPE – Recife – PE
Professor Voluntário da Disciplina de Alergia e Imunologia Clínica da Universidade Federal de Pernambuco – UFPE – Recife – PE

Eduardo Jorge da Fonseca Lima

Mestrado em Saúde da Criança pela Universidade Federal de Pernambuco – UFPE
Doutorado em curso em Saúde Materno Infantil pelo Instituto de Medicina Integral Prof. Fernando Figueira – IMIP
Coordenador Geral das Residências e Estágios do Instituto de Medicina Integral Prof. Fernando Figueira – IMIP
Diretor da Pós-graduação da Sociedade Brasileira de Pediatria – SBP

Elza Sandrelly Moreira Costa

Residência em Cardiologia Pediátrica pelo Instituto de Medicina Integral Prof. Fernando Figueira – IMIP
Residência em Pediatria pelo Instituto de Medicina Integral Prof. Fernando Figueira – IMIP
Cardiologista Infantil do Instituto de Medicina Integral Prof. Fernando Figueira – IMIP
Pediatra da UTI do Hospital Barão de Lucena – HBL – Recife – PE

Emanuela Andrade Camêlo de Sena

Residência em Pediatria pela Universidade Federal de Pernambuco – UFPE – Recife – PE
Residência em Neonatologia pela Universidade Federal de Pernambuco – UFPE – Recife – PE
Médica Neonatologista Diarista e Plantonista da Unidade Neonatal do Instituto de Medicina Integral Prof. Fernando Figueira – IMIP
Médica Neonatologista da Unidade Neonatal do Hospital Esperança – Recife – PE

Emily Murta Perez Rivera

Médica com Especialização em Pediatria e Neonatologia pelo Instituto de Medicina Integral Prof. Fernando Figueira – IMIP
Cardiologista do Pós-Operatório do Instituto de Medicina Integral Prof. Fernando Figueira – IMIP
Cardiologista do Pós-Operatório do Pronto de Socorro Cardiológico de Pernambuco – PROCAPE

Evelise Rêgo Alves Pereira

Médica com Especialização em Pediatria e Neonatologia pela Sociedade Brasileira de Pediatria – SBP
Pediatra do Instituto de Medicina Integral Prof. Fernando Figueira – IMIP e do Hospital Estadual Agamenon Magalhães – Recife – PE
Pediatra da Neonatologia da Maternidade Prof. Barros Lima – Recife – PE

Fábia Michelle Rodrigues de Araújo

Mestrado em Saúde Materno-Infantil pelo Instituto de Medicina Integral Prof. Fernando Figueira – IMIP
Médica Pediatra Responsável Técnica da Agência Transfusional do Instituto de Medicina Integral Prof. Fernando Figueira – IMIP
Hematologista da Fundação de Hematologia e Hemotarapia de Pernambuco – HEMOPE – Recife
Hematologista e Hemoterapeuta do Hospital Universitário Oswaldo Cruz – HUOC – Recife – PE

Fábio Henrique do Couto Soares

Médico com Especialização em Cirurgia da Mão pela Universidade Federal de São Paulo – UNIFESP – SP e em Ortopedia e Traumatologia pela Sociedade Brasileira de Ortopedia e Traumatologia – SBOT

Chefe da Residência Médica de Ortopedia e Traumatologia do Hospital da Restauração – HR – Recife – PE

Coordenador do Serviço de Ortopedia do Hospital Oscar Coutinho e Secretario da Sociedade Brasileira Ortopedia e Traumatologia – Recife – PE

Fátima Marinho Alves de Carvalho Wavrik

Residência em Pneumologia pelo Infantil pelo Instituto de Medicina Integral Prof. Fernando Figueira – IMIP

Residência em Pediatria pelo Infantil pelo Instituto de Medicina Integral Prof. Fernando Figueira – IMIP

Médica da Emergência Pediátrica do pelo Instituto de Medicina Integral Prof. Fernando Figueira – IMIP

Médica Plantonista do Hospital Universitário Oswaldo Cruz da Universidade de Pernambuco – HUOC – UPE – Recife – PE

Fernanda Pessa Valente

Médica com Especialização em Pediatria e Cardiologia pelo do Instituto de Medicina Integrado Prof. Fernando Figueira – IMIP

Médica Plantonista da UTI Pediátrica do Pós-Operatório de Cirurgia Cardíaca do Instituto de Medicina Integrado Prof. Fernando Figueira – IMIP

Médica Plantonista da UTI Pediátrica do Hospital Barão de Lucena – HBL – Recife – PE

Fernando Antônio Ribeiro de Gusmão Filho

Doutorado em Saúde Pública pelo Centro de Pesquisas Aggeu Magalhães da Fundação Oswaldo Cruz – Recife – PE

Médico do Núcleo Hospitalar de Epidemiologia do Instituto de Medicina Integral Prof. Fernando Figueira – IMIP

Professor de Medicina da Universidade de Pernambuco – UPE – Recife – PE

Fernando Augusto Marinho dos Santos Figueira

Médico com Especialização em Cirurgia Geral pelo Hospital da Restauração – HR e Cirurgia Cardíaca pelo Instituto do Coração de Pernambuco – Recife – PE

Médico Plantonista da Unidade de Terapia Intensiva de Pós-Operatório Adulto do Instituto de Medicina Integrado Prof. Fernando Figueira – IMIP

Médico Plantonista da Unidade de Recuperação de Cirurgia Cardiotorácica do Real Hospital Português – RHP – Recife – PE

Fernando Ribeiro de Morais Neto

Doutorado em Cirurgia Vascular, Cardíaca, Torácica e Anestesiologia pela Escola Paulista de Medicina – SP
Livre Docente em Cirurgia Cardiovascular pela Escola Paulista de Medicina – SP
Professor Adjunto da Disciplina de Cardiotorácica da Universidade Federal de Pernambuco – UFPE – Recife – PE
Diretor e Cirurgião-Chefe em Cirurgia Cardiovascular do Instituto de Medicina Integrado Prof. Fernando Figueira – IMIP e Diretor e Cirurgião Cardiovascular do Instituto do Coração de Pernambuco – Recife – PE

Geraldo José Ribeiro Dantas Furtado

Doutorando em Neurociências pela Universidade Federal de Pernambuco– UFPE – Recife – PE
Chefe do Serviço de Neurocirurgia Pediátrica do Instituto de Medicina Integral Prof. Fernando Figueira – IMIP
Tutor do Curso de Medicina da Faculdade Pernambucana de Saúde – FPS – Recife – PE

Gisele Freire Peixoto de Oliveira

Enfermeira com Especialização em Saúde Pública
Enfermeira da Emergênca Pediátrica do Instituto de Medicina Integral Prof. Fernando Figueira – IMIP
Tutora do Curso de Enfermagem da Faculdade Pernambucana de Saúde – FPS – Recife – PE

Gustavo José Carneiro Leão Filho

Mestrado pela Universidade Federal de Pernambuco – UFPE – Recife – PE
Médico Endoscopista e Coordenador do Serviço de Endoscopia Digestiva do Instituto de Medicina Integral Prof. Fernando Figueira – IMIP
Médico Endoscopista do Hospital Barão de Lucena – HBL e Endoscopista Sócio do Centro de Endoscopia Digestiva do Recife – CEDIRE – PE

Hegla Virginia Florêncio de Melo Prado

Mestrado em Saúde Materno Infantil pelo Instituto de Medicina Integral Prof. Fernando Figueira – IMIP
Coordenadora da Graduação do Instituto de Medicina Integral Prof. Fernando Figueira – IMIP
Preceptora das Enfermarias de Pediatria Clínica do Instituto de Medicina Integral Prof. Fernando Figueira – IMIP
Coordenadora do Internato de Medicina da Faculdade Pernambucana de Saúde – FPS
Doutoranda em Health Professions Education – Maastricht University – Netherlands

Helder Lima Leite

Médico com Especialização em Terapia Intensiva Pediátrica pela AMIB e em Neonatologia pela Sociedade Brasileira de Pediatria – SBP
Medico Concursado da Secretaria Estadual de Saúde de Pernambuco – Preceptor dos Residentes de Pediatria da UTI Pediátrica do Hospital da Restauração – HR – Recife – PE
Medico da UTI Neonatal do Hospital Santa Joana – Recife – PE

Henrique Silveira da Cunha Araújo

Médico com Especialização em Cirurgia Geral pela Universidade Federal da Paraíba – UFPB – PB
Médico da Cirurgia Pediátrica do Infantil pelo Instituto de Medicina Integral Prof. Fernando Figueira – IMIP

Iracy de Oliveira Araujo

Residência em Nefrologia Pediátrica pelo Instituto de Medicina Integral Prof. Fernando Figueira – IMIP
Residência em Pediatria pelo Instituto de Medicina Integral Prof. Fernando Figueira – IMIP
Médica Nefrologista Pediátrica da Unidade Renal Pediátrica do Instituto de Medicina Integral Prof. Fernando Figueira – IMIP
Médica Intensivista da UTI Pediátrica do Hospital Barão de Lucena – HBL e do Hospital Universitário Oswaldo Cruz da Universidade de Pernambuco – HUOC –UPE – Recife – PE

Izabella Marques Lira

Residência em Pediatria pelo Instituto de Medicina Integral Prof. Fernando Figueira – IMIP

Jaqueline Cabral Peres

Residência Médica em Hematologia e Hemoterapia pela Fundação de Hematologia e Hemoterapia de Pernambuco – HEMOPE – Recife – PE
Médica Hematologista Infantil da Fundação de Hematologia e Hemoterapia de Pernambuco – HEMOPE – Recife – PE
Médica Pediatra da Emergência do Hospital da Restauração – HR – Recife – PE

Joakim Cunha Rego

Mestrado em Saúde Materno-Infantil pelo Instituto de Medicina Integral Prof. Fernando Figueira – IMIP
Residência em Pediatria pelo Instituto de Medicina Integral Prof. Fernando Figueira – IMIP
Médico com Especialização em Pneumologia Pediátrica pela Sociedade Brasileira de Pneumologia e Tisiologia – SBPT
Médico Pediatra do Serviço de Pneumologia do Instituto de Medicina Integral Prof. Fernando Figueira – IMIP

Joaquim José Lapa Torres

Residência em Pediatria pelo Instituto de Medicina Integral Prof. Fernando Figueira – IMIP
Médico Preceptor do Ambulatório de Pediatria e da Emergência do Instituto de Medicina Integral Prof. Fernando Figueira – IMIP
Médico do Ministério da Saúde

José Carlos Miranda Cordeiro Junior

Mestrando em Ciências da Saúde pela Universidade Federal de Pernambuco – UFPE – Recife – PE
Medico Ortopedista do Hospital Oscar Coutinho do Instituto de Medicina Integral Prof. Fernando Figueira – IMIP e do Real Hospital Português – RHP – Recife – PE
Médico da Confederação Brasileira de Basketball

José Pacheco Martins Ribeiro Neto

Mestrado em Pediatria pela Universidade Federal de Pernambuco – UFPE – Recife – PE
Chefe Unidade Renal Pediátrica do Instituto de Medicina Integral Prof. Fernando Figueira – IMIP
Coordenador de Tutores da Faculdade Pernambucana de Saúde – FPS – Recife – PE

Juliana Lima Marques

Residência em Pneumologia Pediátrica pelo Instituto de Medicina Integral Prof. Fernando Figueira – IMIP
Residência em Pediatria pelo Instituto de Medicina Integral Prof. Fernando Figueira – IMIPMédica Plantonista da Emergência Pediátrica do Instituto de Medicina Integral Prof. Fernando Figueira – IMIP da Unidade Mista do Hospital Prof. Barros Lima e do Hospital Correia Picanso – Recife – PE

Júlio Tadeu Arraes da Cunha Souza

Especialização em Ortopedia e Traumatologia pela Sociedade Brasileira de Ortopedia e Traumatologia – SBOT e pela Clínica Médica de Acidentados – Recife – PE
Chefe do Serviço de Ortopedia de Adultos do Instituto de Medicina Integral Prof. Fernando Figueira – IMIP
Médico Ortopedista do Hospital Geral Otávio de Freitas – Recife – PE
Médico Ortopedista do Real Hospital Português – Recife – PE

Karla Danielle Xavier do Bomfim

Mestrado em Saúde Materno Infantil pelo Instituto de Medicina Integral Prof. Fernando Figueira – IMIP
Preceptora do Ambulatório Geral de Pediatria e do Ambulatório dos Residentes de Pediatria do Instituto de Medicina Integral Prof. Fernando Figueira – IMIP
Tutora do Curso de Medicina da Faculdade Pernambucana de Saúde – FPS – Recife – PE
Neonatologista da Unidade Neonatal do Hospital das Clínicas da Universidade Federal de Pernambuco – HC – UFPE – Recife – PE

Karla Sandra Piancó do Rêgo Vilar Calheiros

Médica com Especialização em Emergência Pediátrica pelo Instituto de Medicina Integral Prof. Fernando Figueira – IMIP

Kátia Galeão Brandt

Doutorado em Pediatria pela Universidade de São Paulo – USP – SP
Médica do Ambulatório de Gastroenterologia do Instituto de Medicina Integral Prof. Fernando Figueira – IMIP

Kátia Schmidtbauer Rocha

Residência em Pediatria pelo Hospital Barão de Lucena – HBL – Recife – PE
Médica Plantonista da Emergência Pediátrica do Instituto de Medicina Integral Prof. Fernando Figueira – IMIP
Médica Plantonista do Real Hospital Português – RHP – Recife – PE

Katya Suzana Madeiro Araujo Silva

Médica com Especialização em Cirurgia Geral pelo Hospital Universitário Prof° Alberto Antunes da Universidade Federal de Alagoas – UFAL – AL
Residente de Cirurgia Pediátrica do Instituto de Medicina Integral Prof. Fernando Figueira – IMIP

Lídia Neves Vieira Bastos

Residência em Pediatria pelo Instituto de Medicina Integral Prof. Fernando Figueira – IMIP
Especialização em Citologia pelo Centro de Hematologia e Oncologia de Pernambuco – CEHOPE
Médica da Oncologia Pediátrica do Instituto de Medicina Integral Prof. Fernando Figueira – IMIP
Médica Plantonista da UTI Pediátrica do Hospital da Restauração – HR – Recife – PE

Lígia Marina Lemos Torres

Biomédica do Setor de Imunologia do Laboratório de Análises Clínicas do Instituto de Medicina Integral Prof. Fernando Figueira – IMIP
Assessoria da Gestão da Qualidade do Laboratório de Análises Clínicas do Instituto de Medicina Integral Prof. Fernando Figueira – IMIP
Professora do Curso Técnico em Laboratório da Escola Técnica de Enfermagem Irmã Dulce – EID – Recife – PE

Luciana Cordeiro Souza Lima

Residência em Pediatria pelo Instituto de Medicina Integral Prof. Fernando Figueira – IMIP
Supervisora do Programa de Residência Médica em Pediatria do Instituto de Medicina Integral Prof. Fernando Figueira – IMIP
Médica Assistente da Unidade Neonatal Externa do Instituto de Medicina Integral Prof. Fernando Figueira – IMIP
Médica da Emergência Pediátrica do Hospital da Restauração – HR – Recife – PE

Luciana Perez Teixeira

Residência em Pediatria pelo Instituto de Medicina Integral Prof. Fernando Figueira – IMIP
Residente de Oncologia Pediátrica do Instituto de Medicina Integral Prof. Fernando Figueira – IMIP

Luciana Santana Lima

Mestranda em Saúde Materno-Infantil pelo Instituto de Medicina Integral Prof. Fernando Figueira – IMIP
Professora Substituta da Disciplina de Cirurgia Pediátrica da Universidade Federal de Pernambuco – UFPE – Recife – PE
Preceptora de Cirurgia Pediátrica do Instituto de Medicina Integral Prof. Fernando Figueira – IMIP

Luciano Temporal Borges Cabral

Médico com Especialização em Ortopedia e Traumatismo pelo Hospital Ipiranga – SP
Médico Ortopedista – Chefe do Grupo de Coluna do Hospital Oscar Coutinho – Recife – PE
Médico Ortopedista do Hospital Prontolinda – Olinda – PE

Luziane Laís Sabino Silva Luna

Médica com Especialização em Cirurgia Geral pelo Hospital Getúlio Vargas – HGV e Cirurgia Pediátrica pelo Instituto de Medicina Integral Prof. Fernando Figueira – IMIP
Médica Plantonista da Emergência Cirúrgica do Hospital Getúlio Vargas – HGV e do Home Care – Interne – Recife – PE

Luziene Alencar Bonates Lima

Mestranda em Saúde Materno-Infantil pelo Instituto de Medicina Integral Prof. Fernando Figueira – IMIP
Residência em pediatria pelo Instituto de Medicina Integral Prof. Fernando Figueira – IMIP
Especialização em Medicina Intensiva Pediátrica e Cardiologia Infantil pelo Instituto de Medicina Integral Prof. Fernando Figueira – IMIP
Médica Cardiologista do Ambulatório do Instituto de Medicina Integral Prof. Fernando Figueira – IMIP

Manuela PessoaToscano de Brito Feitosa

Residência em Pediatria pelo Hospital Universitário Oswaldo Cruz da Universidade de Pernambuco – HUOC – UPE – Recife – PE
Residente de Nefrologia Pediátrica do Instituto de Medicina Integral Prof. Fernando Figueira – IMIP
Médica Plantonista da Emergência Pediátrica do Instituto de Medicina Integral Prof. Fernando Figueira – IMIP

Manuela Carvalho de Abreu e Lima

Residência em Neonatologia pelo Instituto de Medicina Integral Prof. Fernando Figueira – IMIP
Residência em Pediatria pelo Instituto de Medicina Integral Prof. Fernando Figueira – IMIP
Médica Diarista da Unidade Neonatal do Centro Integral de Saúde Amaury de Medeiros – CISAM da Universidade de Pernambuco – UPE – Recife – PE
Médica Plantonista da Unidade Neonatal da Maternidade Professor Barros Lima – Recife – PE

Mara Alves da Cruz Gouveia

Residência em Pediatria pelo Instituto de Medicina Integral Prof. Fernando Figueira – IMIP
Médica do Ambulatório de Pediatria do Instituto de Medicina Integral Prof. Fernando Figueira – IMIP

Marcela Corrêa de Araújo Pandolfi

Residência em Pediatria pela Universidade de Pernambuco – UPE – Recife - PE
Especialização em Nefrologia Pediátrica pelo Instituto de Medicina Integral Prof. Fernando Figueira – IMIP
Médica da Unidade Renal Pediátrica do Instituto de Medicina Integral Prof. Fernando Figueira – IMIP

Maria do Carmo Lyra de Godoy

Médica com Especialização em Pediatria pelo Hospital da Lagoa – RJ
Médica da UTI do Hospital da Restauração – HR – Recife – PE
Médica Unidade de Tratamento de Queimados – Recife – PE

Maria do Carmo Menezes Bezerra Duarte

Doutoranda em Saúde Materno–Infantil pelo Instituto de Medicina Integral Prof. Fernando Figueira – IMIP
Coordenadora da UTI Pediátrica Instituto de Medicina Integral Prof. Fernando Figueira – IMIP
Coordenadora da UTI Pediátrica do Hospital Esperança – Recife – PE

Maria do Rosário Soares de Almeida Lélis de Moura

Farmacêutica Bioquímica com Mestrado em Saúde Materno Infantil pelo Instituto de Medicina Integral Prof. Fernando Figueira – IMIP
Coordenadora do Laboratório de Análises Clínicas do Infantil pelo Instituto de Medicina Integral Prof. Fernando Figueira – IMIP
Analista Clínico da Secretaria de Saúde do Estado de Pernambuco – Recife – PE

Maria do Socorro Teobaldo Cavalcanti

Residência em Pediatria pelo Hospital Barão de Lucena – HBL – Recife – PE
Coordenadora da Emergência Pediátrica do Instituto de Medicina Integral Prof. Fernando Figueira – IMIP

Maria Durce da Costa Gomes

Médica com Especialização em Neurologia pela Academia Brasileira de Neurologia – ABN
Médica Neurologista Infantil do Hospital Universitário Oswaldo Cruz – HUOC do Hospital da Restauração – HR e da Associação de Assistência a Criança Deficiente – AACD – Recife – PE
Médica Neurofisiologista do Instituto de Medicina Integral Prof. Fernando Figueira – IMIP

Maria Julia Gonçalves de Mello

Doutorado em Medicina Tropical pela Universidade Federal de Pernambuco – UFPE – Recife – PE
Médica Responsável pela Comissão de Controle de Infecção Hospitalar – CCIH do Instituto de Medicina Integral Prof. Fernando Figueira – IMIP
Tutora da do curso de Medicina da Faculdade Pernambucana de Saúde – FPS – Recife – PE
Instrutora do PALS – Pediatric Advanced Life Suport

Maria Lucineide Porto Amorim

Médica com Especialização em Pediatria pelo Hospital Das Clínicas da Universidade Federal de Pernambuco – UFPE – Recife – PE
Coordenadora do Centro de Atendimento Toxicológico de Pernambuco – CEATOX
Médica da Prefeitura da Cidade do Recife – PCR – PE

Maria Maia Vieira de Freitas

Residência em Neonatologia pelo Instituto Materno–Infantil Prof. Fernando Figueira – IMIP
Residência em Neonatologia pelo Instituto Materno–Infantil Prof. Fernando Figueira – IMIP
Médica Plantonista da Unidade de Terapia Intensiva Neonatal do Instituto de Medicina Integral Prof. Fernandes Figueira – IMIP
Médica Pediatra do Hospital Geral do Recife – HGR e Plantonista Unidade de Pediatria Helena Moura – Recife – PE

Michela Cynthia da Rocha Marmo

Mestranda em Pediatria e Ciências Aplicadas à Pediatria na – Universidade Federal de São Paulo – UNIFESP – SP
Médica com Especialização em Gastroenterologia e Pediátrica pela Escola Paulista de Medicina – Universidade Federal de São Paulo – UNIFESP – SP
Médica Gastroenterologista Pediatra do Instituto de Medicina Integral Prof. Fernandes Figueira – IMIP

Mônica Maria dos Santos Ferreira

Biomédica Diarista no Setor da Bioquímica do Instituto de Medicina Integral Prof. Fernandes Figueira – IMIP
Biomédica Plantonista do Hospital da Restauração – HR – Recife – PE

Mônica Menezes Lins

Médica com Especialização em Terapia Intensiva Pediátrica pela Associação de Medicina Intensiva Brasileira – AMIB
Coordenadora da UTI Pediátrica do Instituto de Medicina Integral Prof. Fernandes Figueira – IMIP
Médica Plantonista da UTI Pediátrica do Hospital Barão de Lucena – HBL – Recife – PE
Médica Plantonista da UTI Pediátrica do Hospital Santa Joana – Recife – PE

Monique Lima Martins Sampaio

Residência em Oncologia pelo Instituto de Medicina Integral Prof. Fernando Figueira – IMIP
Residência em Pediatria pelo Instituto de Medicina Integral Prof. Fernando Figueira – IMIP
Médica Plantonista da UTI Oncológica e Preceptora da Residência de Pediatria na Emergência Pediátrica do Instituto de Medicina Integral Prof. Fernandes Figueira – IMIP
Médica Pediatra da Equipe de Transplante de Medula Óssea do Real Hospital Português – RHP e Médica Plantonista da UTI Neonatal do Hospital Agamenon Magalhães – Recife – PE

Nadja Christina de Siqueira Pereira

Médica com Especialização em Pediatria pelo Instituto de Medicina Integral Prof. Fernandes Figueira – IMIP
Médica da Emergência Pediátrica do Instituto de Medicina Integral Prof. Fernandes Figueira – IMIP
Médica da UTI Neonatal do Hospital de Ávila, da Emergência Pediátrica e da UTI Neonatal do Hospital Esperança – Recife – PE

Patrícia Gomes de Matos Bezerra

Doutorado em Saúde Materno–Infantil pelo Instituto de Medicina Integral Prof. Fernando Figueira – IMIP
Coordenadora da Pneumologia Pediátrica e Supervisora do Programa de R3 de Pneumologia Pediátrica do Instituto de Medicina Integral Prof. Fernando Figueira – IMIP
Tutora do Curso de Medicina da Faculdade Pernambucana de Saúde – FPS – Recife – PE

Paula Fabiana Sobral da Silva

Mestrado em Saúde Materno–Infantil pelo Instituto de Medicina Integral Prof. Fernando Figueira – IMIP

Médica Neuropediatra do Instituto de Medicina Integral Prof. Fernando Figueira – IMIP

Paulo Carvalho Vilela

Doutorado em Cirurgia Pediátrica pela Universidade Federal de Pernambuco – UFPE – Recife – PE

Professor Adjunto da Disciplina de Cirurgia Pediátrica da Universidade Federal de Pernambuco – UFPE – Recife – PE

Cirurgião Pediátrico do Instituto de Medicina Integral Prof. Fernando Figueira – IMIP

Tutor do Curso de Medicina da Faculdade Pernambucana de Saúde – FPS – Recife – PE

Paulo Sérgio Gomes Nogueira Borges

Mestrado em Saúde da Criança e Adolescente pela Universidade Federal de Pernambuco – UFPE – Recife – PE

Cirurgião do Instituto de Medicina Integral Prof. Fernando Figueira – IMIP

Rebecca Cavalcante Di Matteo

Médica Residente de Pediatria pelo Instituto de Medicina Integral Prof. Fernando Figueira – IMIP

Rita de Cássia Coelho Moraes de Brito

Doutoranda em Saúde Materno–Infantil pelo Instituto de Medicina Integral Prof. Fernando Figueira – IMIP e Mestrado em Saúde da Criança e do Adolescente pela Universidade Federal de Pernambuco – UFPE – Recife – PE

Preceptora do Ambulatório de Pediatria do Instituto de Medicina Integral Prof. Fernando Figueira – IMIP e Preceptora da Enfermaria de Pneumopediatria do Hospital da Restauração – HR – Recife – PE

Coordenadora do 3° ano do Curso de Medicina da Faculdade Pernambucana de Saúde – FPS– Recife – PE

Roberta Leal Queiroz Silveira

Residência em Cirurgia Pediátrica pelo Instituto de Medicina Integral Prof. Fernando Figueira – IMIP

Residência em Cirurgia Geral pelo Hospital Getúlio Vargas – HGV – Recife – PE

Médica Cirurgiã Pediátrica do Hospital da Restauração – HR – Recife – PE

Roberta Souza da Costa Pinto Meneses

Mestrado em Saúde Materno–Infantil pelo Instituto de Medicina Integral Prof. Fernando Figueira – IMIP
Residência em Nefrologia Pediátrica pelo Instituto de Medicina Integral Prof. Fernando Figueira – IMIP
Residência em Pediatria pelo Instituto de Medicina Integral Prof. Fernando Figueira – IMIP
Médica da Unidade Renal e Plantonista da UTI Pediátrica do Instituto de Medicina Integral Prof. Fernando Figueira – IMIP
Médica Plantonista do Hospital Helena Moura – Recife – PE

Rodrigo Melo Gallindo

Residente em Cirurgia Pediátrica pelo Instituto de Medicina Integral Prof. Fernando Figueira – IMIP

Ronaldo Oliveira da Cunha Beltrão

Residência em Pediatria pelo Instituto de Medicina Integral Prof. Fernando Figueira – IMIP
Preceptor da Residência e Internato do Hospital da Restauração – HR – Recife – PE
Médico Plantonista da Emergência Pediátrica do Instituto de Medicina Integral Prof. Fernando Figueira – IMIP
Médico Plantonista da UTI Neonatal do Centro Integral de Saúde Amaury de Medeiros – CISAM – Recife – PE

Rosane Simões Ramos Schüler

Médica com Especialização em Pediatria pela Sociedade Brasileira de Pediatria – SBP
Médica Plantonista da Emergência do Instituto de Medicina Integral Prof. Fernando Figueira – IMIP
Médica Plantonista da UTI Pediátrica do Hospital Barão de Lucena – HBL – Recife – PE
Médica Concursada Plantonista da UTI do Hospital da Restauração – HR – Recife – PE

Sabrina de Matos Ribeiro

Residência em Pediatria pelo Instituto de Medicina Integral Prof. Fernando Figueira – IMIP
Residência em Cardiologia Pediátrica do Instituto de Medicina Integral Prof. Fernando Figueira – IMIP
Médica Plantonista da UTI Pediátrica do Instituto de Medicina Integral Prof. Fernando Figueira – IMIP
Médica Plantonista da Emergência Pediátrica do Hospital de Abreu e Lima – PE

Sheila Ferreira da Silva

Residência em Pediatria pelo Instituto de Medicina Integral Prof. Fernando Figueira – IMIP

Sílvio Sandro Alves Rodrigues

Residência em Pediatria pelo Instituto de Medicina Integral Prof. Fernando Figueira – IMIP
Médico com Especialização em Terapia Intensiva Pediátrica pelo Instituto de Medicina Integral Prof. Fernando Figueira – IMIP
Médico Coordenador UTI Pediátrica Oncológica do Instituto de Medicina Integral Prof. Fernando Figueira – IMIP

Suzana Maria Bezerra Serra

Mestrado em Neurociência pela Universidade Federal de Pernambuco – UFPE – Recife – PE
Neurocirurgiã do Instituto de Medicina Integral Prof. Fernando Figueira – IMIP
Neurocirurgiã Pediatria do Hospital da Restauração – HR – Recife – PE

Suzana Maria Mota da Silveira

Mestrado em Saúde Materno Infantil pelo Instituto de Medicina Integral Prof. Fernando Figueira – IMIP
Médica do Núcleo de Epidemiologia Hospitalar do Instituto de Medicina Integral Prof. Fernando Figueira – IMIP
Médica do Hospital Universitário Osvaldo Cruz – HUOC da Universidade de Pernambuco – UPE – Recife – PE

Taciana de Araújo Cerqueira

Residência em Pediatria pelo Instituto de Medicina Integral Prof. Fernando Figueira – IMIP

Teresinha de Jesus Marques de Sousa Vasconcelos

Residência em Pediatria pelo Instituto de Medicina Integral Prof. Fernando Figueira – IMIP
Médica da Emergência Pediátrica do Instituto de Medicina Integral Prof. Fernando Figueira – IMIP
Médica Pediatra do Ambulatório da Prefeitura Municipal de Timbaúba – PE

Tereza Cristina Teixeira da Fonseca

Médica com Especialização em Cancerologia Pediátrica pela Sociedade Brasileira de Oncologia Pediátrica – SOBOPE – SP
Oncologista Pediatra da Unidade de Oncologia Pediátrica do Instituto de Medicina Integral Prof. Fernando Figueira – IMIP e do Centro de Hematologia e Oncologia Pediátrica – CEHOPE – Recife – PE

Tereza Rebecca de Melo e Lima Costa

Residência em Pediatria pelo Instituto de Medicina Integral Prof. Fernando Figueira – IMIP
Médica com Especialização em Pediatria pela Sociedade Brasileira de Pediatria – SBP
Médica Pediatra Assistente do Instituto de Medicina Integral Prof. Fernando Figueira – IMIP
Médica Pediatra Plantonista do Hospital Barão de Lucena – HBL – Recife – PE

Thaísa Delmones Batista

Especialização em Pneumologia Pediátrica pelo Instituto de Medicina Integral Prof. Fernando Figueira – IMIP
Residência em Pediatria pela USP – SP
Médica Plantonista do Hospital Esperança – Recife – PE

Zelma de Fátima Chaves Pessôa

Mestrado em Saúde Materno Infantil pelo Instituto de Medicina Integral Prof. Fernando Figueira – IMIP
Médica Preceptora de UTI Pediátrica do Instituto de Medicina Integral Prof. Fernando Figueira – IMIP
Superintendente do Complexo Regulador da Secretaria Estadual de Saúde de Pernambuco – Recife – PE

PREFÁCIO

A dinâmica da assistência a crianças em serviços de Urgência/Emergência permanece em constante evolução, determinando a necessidade de revisão periódica e frequente do conhecimento que permita oferecer um atendimento de qualidade. Esta é a justificativa maior desta nova publicação, consoante com o compromisso permanente do Instituto de Medicina Integral Prof. Fernando Figueira – IMIP de oferecer os melhores padrões de assistência, ensino e pesquisa.

No momento de vivenciar a satisfação por mais uma produção científica, é importante lembrar todos os colaboradores desta iniciativa, a começar pelos milhares de pacientes atendidos anualmente no nosso serviço de Emergência. Como o Prof. Fernando Figueira sempre destacou, eles são os nossos maiores mestres, ao mesmo tempo que são o objetivo do nosso trabalho. O aprendizado que eles outorgam aos diferentes estudantes e profissionais de saúde deve determinar o compromisso perene do agradecimento através da compaixão e da misericórdia, virtudes básicas da humanização tão valorizada em nosso trabalho.

Agradecemos também a todos os colaboradores que participaram da confecção e revisão dos diversos capítulos. Sabemos que eles sacrificaram horas de lazer e descanso, muitas vezes depois de cansativos plantões; esperamos que esta publicação seja parte da merecida gratificação e reconhecimento que o trabalho deles merece.

No momento atual em que o atendimento nos Serviços de Urgência/Emergência, tanto na estrutura do SUS como também em serviços de saúde conveniados e privados, passa pelo desafio de melhorar a qualidade, incorporando, além da humanização, a classificação de prioridades por critérios de risco, esperamos que este livro seja de utilidade para todos os profissionais de saúde que dignamente desenvolvem seu trabalho nos diferentes locais onde crianças e familiares aflitos procuram compreensão e alívio dos seus problemas de saúde.

Ruben Rolando Schindler Maggi

APRESENTAÇÃO

Nasceu mais um livro com a vivência da Pediatria do IMIP. Desta vez estamos oferecendo aos leitores o fruto de uma longa experiência – 50 anos na área de emergência.

A emergência constitui-se no maior campo de prática profissional do pediatra, especialmente nos primeiros anos de profissão. Estima-se que 70% dos pediatras em atuação no país exerçam parte da sua carga horária semanal em serviços de emergência, pública ou privada. Isso denota a importância dessa atividade para a especialidade.

A nossa emergência tem muita "história para contar". Foram gerações sucessivas de estudantes e residentes que aqui, nos plantões, aprenderam os seus ofícios. Tínhamos esta dívida com a nossa urgência, sobretudo com o famoso "Dequinho" (área de retaguarda da urgência pediátrica do IMIP): coordenar um trabalho que registrasse a sua experiência, seus erros e acertos.

Sabemos que o trabalho em emergência é desgastante e árduo, com situações críticas exigindo cuidados imediatos. Os diagnósticos e condutas devem ser rápidos e efetivos. Esperamos que este livro possa ser instrumento de apoio nessas horas, ressaltando que a gratificação em salvar a vida de uma criança é a maior e insubstituível recompensa do pediatra.

Emergências Pediátricas conta com vários colaboradores, envolvendo colegas de diferentes gerações. Achamos que deveríamos incluir os nossos preceptores com reconhecida experiência nas áreas em que atuam, como também os jovens ex-residentes do serviço que hoje trabalham no dia a dia da nossa emergência. Isso tornou o livro mais vigoroso, prático e dinâmico, o qual será de interesse para um grande espectro de profissionais de saúde, desde os internos e residentes até colegas mais experientes que já trabalham efetivamente há muitos anos na especialidade.

A obra está dividida em várias seções, com informações úteis na emergência pediátrica; o uso do laboratório; uma seção inteiramente dedicada aos procedimentos técnicos; o atendimento à criança com risco de morte; o diagnóstico diferencial dos principais sinais e sintomas na urgência; o atendimento das urgências do recém-nascido e de maneira mais detalhada, as principais emergências agrupadas por sistemas.

É evidente que a obra está e será sempre inacabada. Esperamos receber sugestões e críticas ao nosso trabalho.

Agradecemos aos diversos colaboradores deste livro, que entenderam o nosso propósito e não pouparam esforços na missão. Registro ainda o empenho das amigas Carla Adriane Leal e Hegla Melo, que a meu lado coordenaram este trabalho.

Boa leitura a todos!

Eduardo Jorge da Fonseca Lima

SUMÁRIO

SEÇÃO I

Procedimentos Técnicos em Pediatria

Coordenador

Eduardo Jorge da Fonseca Lima

CAPÍTULO 1

Traqueostomia

Bruno Leandro de Souza • Rodrigo Melo Gallindo

CONCEITO E EPIDEMIOLOGIA

A traqueostomia consiste em estabelecer uma comunicação direta entre as vias aéreas e o meio externo através da colocação de uma cânula na traqueia após a incisão cirúrgica. A morte em crianças que se submetem a traqueostomia pode chegar até 40%, e aproximadamente 3,3% dos óbitos estão relacionados diretamente com o procedimento.

Por tudo isto, as indicações são bem mais definidas e cercadas de cuidados antes, durante e após a colocação da cânula.

HISTÓRIA

A traqueostomia é um procedimento milenar. No ano 100 a.C., Asclepíades realizou-a pela primeira vez. Na faixa etária pediátrica, o pioneiro foi Nicholas Habicot – em 1620 –, quando a fez em um jovem de 14 anos que se asfixiou com moedas.

Em 1825, Bretonneau publicou um relatório detalhando uma traqueostomia em uma menina de 5 anos com difteria. Este trabalho influenciou a história deste procedimento. Em 1833, Trousseau relatou que 50 de 200 crianças com difteria sobreviveram através da realização de traqueostomia, o que para a época foi um resultado positivo. No século XIX, a traqueostomia foi amplamente utilizada no tratamento da difteria em crianças, e, em 1887, cerca de 20.000 dessas operações foram relatadas na Europa Ocidental e nos Estados Unidos.

A traqueostomia em pediatria ganhou destaque nos anos 1950, após as epidemias de poliomielite, e estimulou o procedimento para o fornecimento de ventilação de pressão positiva. Este fato abriu as portas para o tratamento semelhante em tétano, cirurgia cardíaca, queimaduras graves e nos cuidados com os prematuros.

INDICAÇÕES

De início era utilizada como último recurso para o alívio de obstrução aguda das vias aéreas. A partir do século XX, ocorreu o aumento das indicações do procedimento, que passou a ser utilizado para o tratamento ou a melhora dos cuidados respiratórios ou mesmo para a prevenção de estreitamentos da via aérea. As principais indicações de traqueostomia em criança estão listadas no Quadro 1-1:

Quadro 1-1 Indicações de traqueostomia em criança

	Obstrução da via aérea superior	**Higiene pulmonar, ventilação assistida**
Alérgicas	Angioedema; anafilaxia	Asma
Metabólicas		Fibrose cística; coma devido a diabetes, uremia etc.; síndrome da angústia respiratória
Profiláticas	Cirurgia de cabeça e pescoço; neurocirurgia; cirurgia cardíaca; intubação prolongada	
Degenerativas/ idiopáticas	Paralisia das cordas vocais	Deficiência do sistema nervoso central ou do neuromuscular: síndrome de Guillain-Barré; polimiosite; miastenia grave; botulismo; parada cardíaca, parada respiratória
Desordens do sono	Colapso da musculatura faríngea; hipertrofia da adenoidea/amígdalas	
Congênitas	Atresia de coanas; macroglossia; fenda palatina; sequência de Pierre-Robin; laringomalacia, estenose de laringe; paralisia das cordas vocais; membrana e cistos de faringe; estenose subglótica; anel vascular; hipoplasia traqueal	Doença cardíaca e insuficiência cardíaca congênitas; atresia de esôfago com fístula traqueoesofágica; hipoplasia pulmonar por hérnia diafragmática; cirurgia craniomaxilofacial
Trauma	Injúria oral e facial; corpo estranho; queimaduras; edema laríngeo, lesão do nervo laríngeo recorrente; fratura laríngea	Trauma craniano; esmagamento torácico; hemorragia intrapulmonar; pneumotórax; após transplante de pulmão
Tóxico	Corrosivos	Coma tóxico (fenobarbital e outros); síndromes aspirativas (mecônico e outras)
Infecção	Epiglotite; laringotraqueíte; gengivoestomatite; difteria; abscesso retrofaríngeo; celulite cervical; tétano; raiva	Meningite; encefalite; abscesso cerebral; pneumonia; bronquiolite; poliomielite; aspiração pulmonar com indicação de fechamento laríngeo
Neoplasia	Tumores de laringe, traqueia, faringe e língua: papiloma, hemangioma, linfangioma e sarcoma	Tumor cerebral e de medula espinhal

(Wetmore RF, 1998).

A decisão quanto à realização de traqueostomia em criança é complexa e depende de vários fatores, incluindo a gravidade da obstrução da via aérea, a dificuldade e o tempo de intubação e a condição médica subjacente da criança. Cada um desses fatores deve ser avaliado em conjunto pelo pediatra e pelo cirurgião, e a indicação da traqueostomia deve ser baseada nas condições individuais de cada criança.

Wetmore *et al.* observaram uma queda da incidência da traqueostomia quando comparada com admissões hospitalares; entretanto, o tempo em que os pacientes permaneceram com a cânula tem aumentado. A ventilação mecânica utilizada cronicamente pode justificar este fato.

O uso do tubo traqueal para estabelecer a via aérea patente, com consequente aumento da sobrevida de tais crianças, culminou com o aumento da incidência da estenose subglótica, que se tornou, a partir daí, a causa mais comum de traqueostomia em criança. Atualmente, a indicação mais comum de traqueostomia em criança é a intubação prolongada; em seguida, vem a necessidade de limpeza traqueobrônquica e as malformações congênitas da via aérea.

CÂNULAS DE TRAQUEOSTOMIA

Na escolha da cânula de traqueostomia, é importante considerar o diâmetro e o comprimento da mesma. Cânula com diâmetro muito largo pode ocasionar lesão da mucosa ou mesmo isquemia da parede traqueal. Isso pode ocasionar ulceração e, posteriormente, estenose fibrótica da traqueia. Pela mesma razão, as cânulas de traqueostomia usadas na criança não têm balonete, pelo risco de injúria isquêmica e estenose residual. Por outro lado, cânulas estreitas permitem escape, o que pode causar hipoventilação. Os diâmetros das cânulas geralmente podem ser estimados conforme o diâmetro do tubo traqueal correspondente à criança.

O comprimento da cânula de traqueostomia também é importante, especialmente nos recém-nascidos e lactentes pequenos. Cânula demasiadamente curta pode facilitar a decanulação acidental ou a formação de falsa via; cânulas demasiadamente longas podem lesar a carina traqueal ou intubar seletivamente um dos brônquios.

Wetmore recomenda o tamanho do tubo de traqueostomia pediátrica de acordo com a idade e o peso:

- Peso inferior a 1.000 g: 2,5 mm.
- Peso entre 1.000-2.500 g: 3 mm.
- Idade entre 0-6 meses: 3-3,5 mm.
- Idade entre 6 meses e 1 ano: 3,5-4 mm.
- Idade de 1-2 anos: 4-4,5 mm.
- Idade maior que 2 anos: [idade em anos + 16]/4.

TÉCNICA CIRÚRGICA

A criança é colocada em decúbito dorsal, com o coxim sob os ombros para promover a hiperextensão do pescoço. A realização da incisão horizontal da pele permite o melhor resultado estético. Na abertura da via aérea, é preferível a realização de incisão vertical no terceiro e no quarto anéis traqueais. Incisão em “T” ou “H” está mais relacionada com o es-

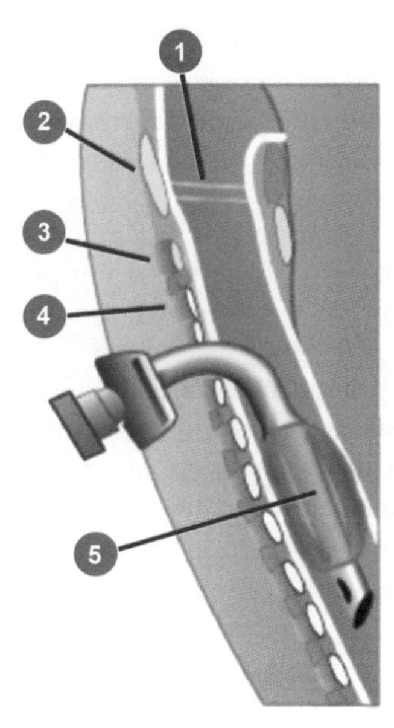

Fig. 1-1 Traqueostomia. (**1**) Cordas vocais. (**2**) Cartilagem tireoide. (**3**) Cartilagem cricoide. (**4**) Cartilagens traqueais. (**5**) Balão (*cuff*) – geralmente não presente em cânulas pediátricas.

treitamento traqueal. Na criança, é muito importante a colocação dos pontos de reparo da parede traqueal no momento da realização da traqueostomia, pois eles são fundamentais em caso de decanulação acidental no pós-operatório. Em caso de necessidade de recolocação da cânula de traqueostomia, os pontos são tracionados, permitindo a abertura e a anteriorização do orifício traqueal, facilitando a canulação da traqueia.

Exceto em situações de emergência, a traqueostomia na criança deve ser realizada preferentemente em ambiente cirúrgico, sob anestesia geral e com o paciente intubado. A sala de cirurgia oferece boa iluminação e o paciente pode ser adequadamente posicionado. Broncoscópio rígido deve estar disponível durante o procedimento, caso haja necessidade de manipulação e controle da via aérea.

COMPLICAÇÕES

São amenizadas com a prática de uma boa técnica cirúrgica, com o reconhecimento precoce dos eventos inerentes ao procedimento e com a intervenção de correção com eficácia e rapidez. Podem ser divididas em precoces e tardias.

Precoces (incidência entre 4 e 43%):

- Pneumomediastino e pneumotórax: em lactentes, o ápice do pulmão estende-se até a raiz do pescoço, o que aumenta os riscos dessas complicações. Uma radiografia pós-operatória deve ser solicitada para afastar a possibilidade destes eventos.
- Hemorragia aguda: é uma complicação rara. Observar se o istmo da tireoide foi seccionado. Pensar também em anomalias vasculares.
- Obstrução da cânula: pode ser evitada com o cuidado adequado do tubo perioperatório e com a aspiração frequente.

- Enfisema subcutâneo: pode ser evitado com a colocação de uma cânula de tamanho adequado.
- Infecção no local da traqueostomia: pode produzir granulações excessivas, inclusive com o risco de obstruir a luz traqueal.
- Outras: abscesso cervical, laceração da traqueia, fístula traqueoesofágica.

Tardias (incidência entre 22 e 100%):

- Granuloma traqueal: geralmente é associado ao trauma pela ponta distal da cânula de traqueostomia ou pela aspiração excessiva.
- Decanulação acidental: o risco aumenta quando a criança desenvolve a habilidade manual e pode remover o tubo de traqueostomia. Pode também ocorrer pela manipulação dos profissionais de saúde durante os procedimentos de assistência. São responsáveis por uma taxa de mortalidade entre 1 e 2%.
- Estenose subglótica: geralmente causada pela inserção de um tubo muito alto e perto da cricoide.
- Fístula persistente traqueocutânea: a incidência de fístula traqueocutânea persistente é de 19 a 42%.
- Efeito sobre a fala e a linguagem: a traqueostomia afeta a expressão e o desenvolvimento da linguagem em pessoas com e sem distúrbios neurológicos. Fatores cruciais que afetam o desenvolvimento da fala e da linguagem dentro do grupo neurologicamente saudável incluem a idade no momento da traqueostomia e a duração da traqueostomia.
- Outras: estenose traqueal e fusão das cordas vocais.

A morbidade e a mortalidade da traqueostomia são duas a três vezes maiores na criança que no adulto. O número de complicações é ainda maior no período neonatal, particularmente no prematuro, sendo a traqueostomia nessa faixa etária considerada um procedimento de risco. Isso, em parte, pode ser explicado pela utilização de tubos menores nessas pequenas crianças e também pelas doenças associadas, especialmente a displasia broncopulmonar.

Reduz a incidência das complicações o treinamento específico dos profissionais de saúde que cuidam dessas crianças, bem como o ensino dos cuidados e das manobras de ressuscitação também a familiares e a pessoas da comunidade que cuidam de tais crianças.

OBTENÇÃO DA VIA AÉREA NA EMERGÊNCIA

A traqueostomia de emergência na criança é discutível, pois está associada a maiores riscos de perfuração da via aérea, sangramento e dificuldade na definição anatômica das estruturas.

A criança com falência respiratória, que necessita de assistência ventilatória vital, pode ser inicialmente ventilada através do sistema de bolsa-máscara. Esse sistema é mais seguro e tão efetivo quanto a intubação traqueal, desde que realizado de forma adequada e por curto período de tempo. É muito importante a abertura da via aérea através de leve hiperextensão do pescoço e também a perfeita adaptação da máscara na face da criança, a fim de evitar o vazamento de ar. Assim que houver pessoa habilitada e experiente e todo o material necessário disponível, deve-se realizar a intubação traqueal.

Caso a intubação traqueal não seja possível por inabilidade técnica ou via aérea difícil, uma alternativa é o uso de máscara laríngea. Ela é tão efetiva quanto a intubação traqueal, mas apenas deve ser usada por pessoal treinado.

CRICOTIREOIDOTOMIA

Quando há necessidade de intervenção cirúrgica para a obtenção de via aérea na criança na emergência, prefere-se a realização de cricotireoidotomia. A abertura da membrana cricotireóidea pode ser realizada por incisão ou punção. A primeira, pelos riscos de lesão das estruturas vitais do pescoço, deve ser realizada preferentemente por médicos com treinamento cirúrgico. A punção pode ser realizada por qualquer médico com treinamento em reanimação pediátrica. Embora ainda haja debate sobre a real possibilidade de utilizar a ventilação através de punção com agulha calibrosa da membrana cricotireoide na ressuscitação, ela é o procedimento recomendado pelo Suporte Avançado de Vida em Pediatria da Associação Americana de Cardiologia (*American Heart Association*). Para a realização do procedimento, a criança é colocada em decúbito dorsal, com coxim sob os ombros. A membrana cricotireóidea é localizada entre a porção final da cartilagem tireoide e a inicial da cartilagem cricoide e é puncionada com cateter calibroso (jelcos números 14, 16 ou 18), na linha média, em direção caudal e com ângulo de 30°. O cateter é conectado a uma seringa com pressão negativa durante a punção. Ao passar pela membrana cricotiróidea e entrar na via aérea, a agulha é removida, e a parte plástica do cateter é progredida distalmente. O cateter deve ser conectado preferentemente a um sistema de ventilação a jato transtraqueal. A cricotireoidotomia por punção com ventilação a jato é mais rápida, mais simples e apresenta menor sangramento que a cricotireoidotomia cirúrgica. Entretanto, tem caráter provisório e deve ser usada somente até a obtenção de uma via aérea definitiva.

RETIRADA DA CÂNULA DE TRAQUEOSTOMIA

A retirada da traqueostomia da criança é um procedimento difícil e somente deve ser tentado após a resolução da doença primária que indicou o procedimento. A tentativa de decanulação deve ser precedida de fibrobroncoscopia, a fim de excluir as doenças obstrutivas (estenose de laringe ou subglótica, granulomas, colapso traqueal acima da traqueostomia, entre outras) que impeçam a remoção da cânula. Se presentes, as alterações obstrutivas devem ser tratadas antes da remoção da cânula de traqueostomia. Depois de retirada a cânula, a criança deve permanecer internada no hospital, em observação por, no mínimo, 24 horas.

REFERÊNCIAS

Carron JD, Derkay CS, Strope GL, Nosonchuk JE, Darrow DH. Pediatric tracheotomies: changing indications and outcomes. Laryngoscope 2000; 110:1099-104.

Carter P, Benjamin B. Ten-year review of pediatric tracheotomy. Ann Otol Rhinol Laryngol 1983; 92 (4 Pt 1):398-400.

Fraga JC, Contelli F, Kruel J, Costa EC, Backes A. Traqueostomia pediátrica: relato de uma série de casos. Revista AMRIGS 2008; 52:60-66.

Gooddal EW. The story of tracheotomy. Br J Child Dis 1934; 31:167-76.

Kremer B, Botos-Kremer AI, Eckel HE, Schlöndorff G. Indications, complications and surgical techniques for pediatric tracheostomies – un update. J Ped Surg 2002; 37:1556-62.

Pediatric Advanced Life Support. Circulation 2005; 112:IV-167-87.

Ruoppolo GM. Guia de cuidados com a criança traqueostomizada [monografia]. Santo Amaro, SP: Faculdade de Fisioterapia de Santo Amaro, 2003.

Wetmore RF, Marsh RR, Thompson ME, Tom LW. Pediatric tracheostomy: a changing procedure? Ann Otol Rhinol Laryngol 1999; 108 (7 Pt 1):695-9.

Wetmore RF. Tracheotomy. In: Bluestone CD, Stool SE, Alpes CM, Arjmand EM, Casselbrant ML, Dohar JE et al., editors. Pediatric otolaryngology. 4th ed. Philadelphia: Saunders, 2003. p. 1583-98.

CAPÍTULO 2

Oxigenoterapia

Caroline Freitas Timóteo de Lima • Sheila Ferreira da Silva

INTRODUÇÃO

A oxigenoterapia é um procedimento de rotina nas emergências e nos hospitais, sendo importante conhecer a eficácia, os riscos e o impacto na função pulmonar de cada método usado. Existem vários métodos não invasivos de administração de oxigênio em crianças, cada um com uma concentração variável de oxigênio (FIO_2).[1]

MONITORAÇÃO

Durante a administração de oxigênio, os parâmetros clínicos e laboratoriais relacionados com os níveis de oxigenação devem ser monitorados periodicamente. Os parâmetros clínicos incluem:

- Grau de desconforto respiratório: avaliar tiragens, batimento de asa de nariz, movimento da caixa torácica em recém-nascido e presença de gemidos.
- Cianose central. Não é um parâmetro clínico fidedigno de hipoxemia, principalmente em casos de anemia e policitemia, já que a cianose depende do total de hemoglobina reduzida.
- Estado hemodinâmico: pela estreita relação entre os aparelhos respiratório e circulatório, as alterações em um levam ao comprometimento do outro.

Os parâmetros laboratoriais que podem ser monitorados são:

- Gasometria arterial: lembrar que nem sempre os valores obtidos refletem os níveis reais, já que durante a coleta pode ocorrer queda dos níveis de oxigênio devido a dor e agitação ou pode ocorrer contaminação da heparina presente no escalpe pelo oxigênio ambiental, resultando em valores superestimados de PaO_2.

- Oximetria de pulso: devido à simplicidade e à não necessidade de calibração, é a técnica não invasiva mais utilizada na prática clínica.[2] A atual definição de hipoxemia da Organização Mundial de Saúde é de uma saturação arterial de oxigênio ($SatO_2$) < 90%. Crianças que moram em elevadas altitudes (acima de 3.000 m) necessitam de suplementação de oxigênio quando sua $SatO_2$ for < 85%.[3]

Com relação à oximetria de pulso, tomar cuidado com as seguintes situações:

1. Se a diferença entre o pulso e a cardíaca for superior a 10 batimentos, os valores indicados na oximetria não são confiáveis.
2. Melhor faixa de correlação entre saturação de oxigênio no oxímetro e a PaO_2 é entre 75 e 95%.
3. Valores da saturação podem ser falseados por fatores que alteram a captação da luz pelo sensor, como a fototerapia.
4. Uso de monitores não invasivos não descarta a necessidade de coletas periódicas de gasometria arterial.

RESPOSTA AO USO DO OXIGÊNIO

A resposta ao uso do oxigênio depende da causa-base da insuficiência respiratória.

- Má resposta ocorre se a causa da hipóxia for de caráter hemodinâmico.
- Boa resposta ocorre se a causa for alteração da relação ventilação-perfusão e da difusão dos gases.
- Ausência de resposta quando há *shunt* direita-esquerda intra ou extrapulmonar.[4]

CUIDADOS NA ADMINISTRAÇÃO DE OXIGÊNIO

- Concentração de oxigênio: a fração inspirada de oxigênio pode ser estimada através de nomogramas ou fórmulas. A fórmula mais utilizada é a seguinte:

$$FIO_2 = \frac{(n^{\underline{o}}\ \text{litros}\ O_2 \times 1) + (n^{\underline{o}}\ \text{litros ar} \times 0{,}21)}{n^{\underline{o}}\ \text{total de litros}}$$

Essa FIO_2 teórica é apenas uma estimativa da FIO_2 máxima.

- Umidificação e aquecimento: na maioria dos métodos deve-se oferecer oxigênio umidificado e aquecido para evitar o aumento da perda insensível de água e lesão da mucosa respiratória. No processo de umidificação do gás, deve-se ter cuidado na assepsia do material para evitar infecção.[2]
- A toxicidade do oxigênio depende do tempo de administração, da sensibilidade individual e da quantidade oferecida. Está mais relacionada com o uso de $FIO_2 > 60\%$. Portanto, deve-se fornecer a menor FIO_2 capaz de manter a PaO_2 adequada, evitando também a suspensão brusca da FIO_2 pelo risco de provocar o efeito de hipóxia refratária.[4]

Quadro 2-1 Métodos de oxigenoterapia, fluxo de O_2 e FIO_2 obtida

Método	Fluxo	FIO_2 habitual	FIO_2 máxima
Máscara facial	4-6 L/min	30-40%	60%
Máscara com reservatório	10 L/min	50-60%	90-100%
Cateter nasal	2-3 L/min	25-30%	30%
Cânula nasal	0,25/0,5/0,75/1 L/min	34/44/60/66%	66%
Cateter nasofaríngeo	1-2 L/min	25-30%	50%
Halo	variável	= mistura oferecida	80-90%
CPAP nasal	2-8%	21-100%	100%

MÉTODOS DE ADMINISTRAÇÃO DE OXIGÊNIO

Halo (Fig. 2-1A)

O halo oferece concentrações conhecidas e estáveis de oxigênio, além de proporcionar fácil acesso e manuseio ao paciente.[2] Não há risco de obstrução por muco ou distensão gástrica. Normalmente é bem tolerado, apesar da limitação da mobilidade quando é necessário tempo de tratamento prolongado. Deve-se ter cuidado com o acúmulo de dióxido de carbono (CO_2), que pode ocorrer quando há redução do fluxo de oxigênio por desconexão do tubo de O_2 ou quando há posicionamento inadequado do halo no pescoço da criança.[1] Deve-se atentar também para o ruído em seu interior, que é proporcional ao fluxo de gases e ao tipo de umidificação utilizada, sendo mais intenso nos umidificadores de bolhas.[2]

Máscara facial (Fig. 2-1B)

Assim como o halo, há um perigo de acúmulo de CO_2 se o fluxo de gás na máscara estiver baixo. A concentração de oxigênio varia, dependendo da frequência respiratória da criança e do fluxo de oxigênio no sistema (Quadro 2-1). Crianças pequenas frequentemente recusam a máscara em sua face. A máscara também interfere na alimentação.

Existem máscaras com e sem reservatório. A FIO_2 máxima na máscara sem reservatório é de 60% com fluxo acima de 10 litros por minuto (L/min). Na máscara com reservatório, essa FIO_2 máxima alcançada chega a 100%.[5]

Máscara próxima à face (Fig. 2-1C)

Esse tipo de administração de oxigênio é usado por curtos períodos, por exemplo, depois de extubação ou enquanto uma criança em uso de halo está se alimentando. Devido ao efeito dilucional do ambiente, a efetiva FIO_2 pode ser baixa. Por isso, crianças que dependem da suplementação de oxigênio devem receber oxigênio por cateter nasal enquanto se alimentam. Isso garante maior estabilidade do oxigênio fornecido.[1]

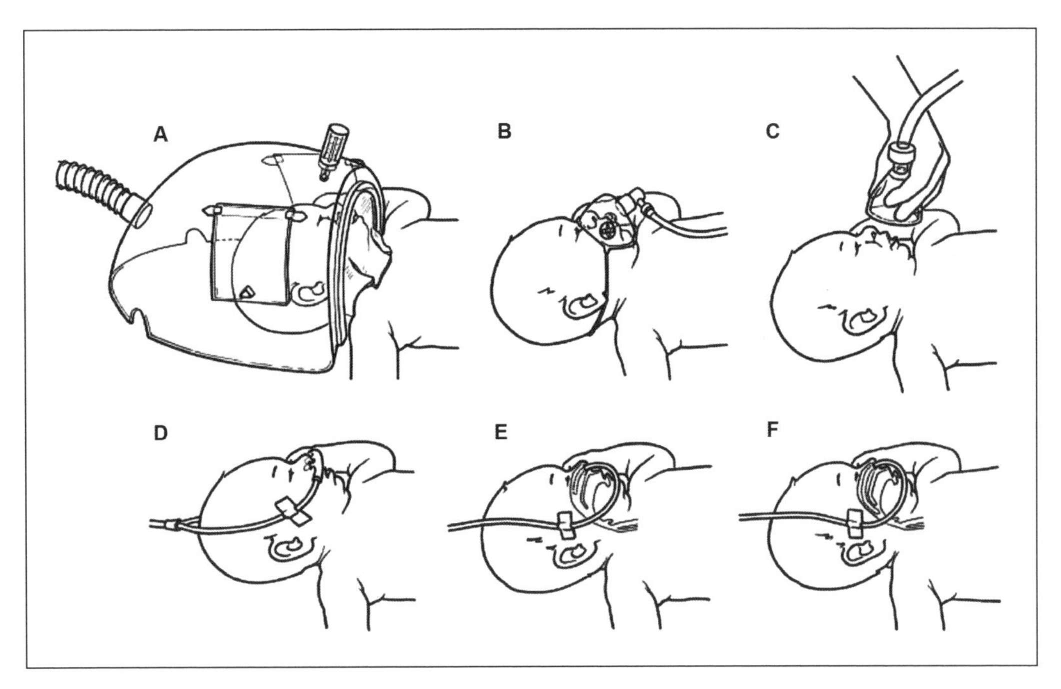

Fig. 2-1 (A) Halo. (B) Máscara facial. (C) Máscara próxima à face. (D) Cânula nasal. (E) Cateter nasal. (F) Cateter nasofaríngeo.

Cateter nasal (Fig. 2-1E)

Um cateter nasal é um tubo flexível e fino que é introduzido pelo nariz até atravessar a cavidade nasal. O cateter é introduzido em um tamanho equivalente à distância da narina até o lado interno da sobrancelha, alcançando a região posterior da cavidade nasal. Em crianças, essa distância é de aproximadamente 2,5 cm.

Cateteres nasais são normalmente bem tolerados, oferecem concentrações de oxigênio relativamente estáveis, possibilitam maior mobilidade ao paciente, facilitando o seu manuseio. O risco de deslocamento do cateter pelo esôfago, com distensão gástrica, é pequeno. A FIO_2 oferecida é proporcional ao fluxo de O_2 (Quadro 2-1).

Cateter nasal e cateter nasofaríngeo podem ser utilizados com a mesma efetividade e segurança em pacientes com infecção do trato respiratório inferior.[6] Também é indicado em RN com displasia broncopulmonar dependentes de baixas concentrações de oxigênio (abaixo de 40%) e com as condições hemodinâmicas e metabólicas estáveis.

Algumas recomendações importantes:

- Sempre oferecer oxigênio umidificado e aquecido.
- Cuidado com a condensação do vapor de água no circuito.
- O fluxo de oxigênio deve ser inferior a 2 litros/min. Fluxos acima desse nível podem gerar pressão positiva nas vias aéreas, além de promover a irritação da mucosa nasal.
- Observar atentamente o grau de desconforto respiratório após a instalação do cateter.
- Monitorar periodicamente a presença de secreção em vias aéreas.

CPAP

Sabe-se que quanto menor o diâmetro dos alvéolos, maior será a pressão necessária para distendê-los, segundo a lei de LaPlace: P = 2TS/r (P = pressão para distender o alvéolo, TS = tensão superficial, r = raio do alvéolo). Desse modo, o esvaziamento incompleto dos alvéolos deixará o seu raio maior no início da próxima inspiração e, como consequência, exigirá menos pressão para distendê-los, reduzindo o trabalho respiratório. O uso de pressão positiva contínua nas vias aéreas, CPAP, consegue, portanto, controlar a pressão expiratória de acordo com a gravidade da insuficiência respiratória.

Seus efeitos fisiológicos incluem:

- Estabilização e aumento do diâmetro das vias aéreas superiores, prevenindo a sua oclusão e diminuindo a sua resistência.
- Redução da resistência inspiratória por dilatação das vias aéreas.
- Estabilização da caixa torácica e aumento da atividade do diafragma, otimizando a sua contratilidade.
- Prevenção do colapso alveolar e melhora da complacência pulmonar, nas situações em que a mecânica pulmonar é instável.
- Aumento da capacidade residual funcional, adequando a relação ventilação-perfusão.
- Conservação da função do surfactante.
- Redistribuição do fluido pulmonar.

A princípio, o uso do CPAP era restrito à doença da membrana hialina,[7,8] e, com o decorrer do tempo, reconheceu-se que essas propriedades do CPAP poderiam ser úteis em outras situações clínicas, como na apneia do prematuro, na síndrome de aspiração de mecônio, em alguns casos de taquipneia transitória do recém-nascido (TTRN), na pneumonia, nas cardiopatias (persistência do canal arterial e outras cardiopatias com hiperfluxo pulmonar), na displasia broncopulmonar, no desmame do respirador, em pacientes com desconforto respiratório por paralisia do diagfragma, bronquiolite e também na apneia obstrutiva do sono em pacientes mais velhos.[9,10]

As complicações com o uso do CPAP são as seguintes:

- Respiratórias: por pressões excessivas, como pnemotórax (1-2%), enfisema intersticial, pneumomediastino, broncodisplasia pulmonar. Contudo, quando comparado com a ventilação mecânica, o CAP apresenta menor frequência de barotrauma.[11] Outras complicações respiratórias incluem: melhora da oxigenação sem melhora da ventilação, ocorrendo elevação da PCO_2, aumento da resistência vascular pulmonar com *shunt* do lado direito para o lado esquerdo.
- Locais: obstrução nasal por edema ou secreção, sangramento nasal, deformidades e necrose de septo nasal, irritação e lesão da mucosa nasal por umidificação inadequada, ou até mesmo estenose de coanas.[12]
- Cardiovasculares: hipotensão arterial e choque por diminuição do débito cardíaco.[2]
- Renais: oligúria e insuficiência renal por diminuição do fluxo sanguíneo renal.[2]
- Neurológicas: aumento da pressão intracraniana com aumento do risco de hemorragia intracraniana em menores de 1.500 g.[5]

Quadro 2-2 Os parâmetros a serem ajustados no uso do CPAP

Parâmetro	Ajuste
FIO_2 (fração inspirada de oxigênio)	Ajuste progressivo para manter uma saturação de oxigênio de 90-92% em RN e > 95% em crianças maiores
PEEP (pressão expiratória positiva)	Iniciar com uma pressão de 4-6 cm de H_2O, dependendo da doença de base. PEEP habitual: 3-6 cm de H_2O PEEP máxima: 8-10 cm de H_2O
Fluxo de O_2	Fluxo inicial de 6 litros/min (L/m) Limites: 5-10 litros/min

- Digestivas: aerofagia e distensão gastrintestinal (manter sonda orogástrica aberta), com caráter benigno, sem grandes repercussões.[13]

Há pouco tempo, não se cogitava sobre o uso do CPAP nasal em crianças muito pequenas. Sabe-se hoje que ele pode ser aplicado independentemente do peso da criança, evitando-se a intubação traqueal em algumas, porém com maior sucesso de uso em crianças maiores.[12]

Uma série de dispositivos pode ser utilizada para conectar o equipamento à via aérea, como:

1. Máscara facial: perdas frequentes nos níveis de pressão, pela dificuldade de manutenção do selo entre a face e a máscara, além de dificultar a aspiração de vias aéreas.
2. Cânula traqueal: permite a transmissão de pressão positiva com maior segurança, com menos oscilações no volume pulmonar; entretanto, leva ao aumento do trabalho respiratório pela alta resistência imposta ao fluxo aéreo.
3. Cânula nasofaríngea (Fig. 2-1F): nesse método, podem-se utilizar os dispositivos desenhados especificamente para a aplicação do CPAP faríngeo ou das cânulas para a intubação traqueal com o comprimento reduzido, com introdução até a faringe posterior. Mantém a estabilidade na pressão e no volume pulmonar, além de permitir bom acesso ao paciente. Entretanto, pode causar irritação e lesão da mucosa faríngea, proporcionais à intensidade do fluxo e ao grau de umidificação e aquecimento do gás.
4. Pronga nasal (Fig. 2-1D): técnica preferida na maioria dos serviços pela facilidade do uso, menos invasiva, baixo custo, fornece pressão constante e permite bom acesso ao paciente. Porém, requer fluxos maiores, além de vigilância constante quanto ao posicionamento da pronga nas narinas. Complicações locais podem ocorrer, semelhante ao que ocorre com a cânula nasofaríngea.[2]

No desmame do CPAP, as reduções da FIO_2 não devem ser maiores que 10% por vez. Reduz-se primeiro a FIO_2 até 40% e depois a pressão positiva (1 cm de H_2O por vez). Pode-se suspender o CPAP se a criança está tolerando uma FIO_2 de 40% ou menos com pressão de 3 ou 4 cm de H_2O.[14]

CONCLUSÃO

O uso do oxigênio, como qualquer medicamento, tem indicações e doses bem definidas. Portanto, se usado de maneira adequada, respeitando-se os benefícios e as limitações de cada método, podem-se garantir a reversão da hipoxemia e a melhora clínica dos pacientes com alteração da relação ventilação-perfusão e da difusão dos gases.

REFERÊNCIAS BIBLIOGRÁFICAS

1. Frey B, Shann F. Oxygen administration in infants. Archives of Disease in Childhood Fetal and Neonatal Edition 2003; 88:F84.
2. Vieira ALP, Miyoshi MH. Oxigenoterapia Inalatória. In: Kopelman BI, Santos AMN eds. Diagnóstico e Tratamento em Neonatologia. São Paulo: Atheneu, 2004:135-38.
3. Subhi R, Smith K, Duke T. When should oxygen be given to children at high altitude? A systematic review to define altitude-specific hypoxaemia. Arch Dis Child 2009 Jan; 94(1):1-2.
4. Gama AELL, Marinho MNC. Insuficiência respiratória aguda. In: Terapia Intensiva em Pediatria. Rio de Janeiro: Medbook, 2008.
5. Oliveira RG. Oxigenoterapia e CPAPI. In: Black Book Pediatria. 3ª edição, 2005:304-7.
6. Rojas MX, Granados RC, Charry-Anzola LP. Oxygen therapy for lower respiratory tract infections in children between 3 months and 15 years of age. Cochrane Database Syst Rev 2009 Jan 21; (1).
7. Gregory GA, Kitterman JA, Phibbs RH, Tooley WH, Hamilton WK. Treatment of idiopathic respiratory-distress syndrome with continuous positive airway pressure. N Eng J Med 1971; 284.
8. Wung JT, Stark RJ, Hegyi T, Driscoll JM, James LS. CDP: a major breakthrough. Pediatrics 1976; 58:783-7.
9. Kattwinkel J, Nearman HS, Fanaroff AA, Klaus MH. Apnea of prematurity. Comparative therapeutic effects of cutaneous stimulation and nasal continuous positive airway pressure. J Pediatr 1975; 86:588-91.
10. Beasley JM, Jones SE. Continuous positive airway pressure in bronchiolitis. Br Med J 1981; 283:1506-7.
11. Madansky DL, Lawson EE, Chernick V, Taeusch HW. Pneumothorax and other forms of pulmonary air leak in the newborns. Am Rev Resp Dis 1979; 120:729-37.
12. Rego MAC, Martinez FE. Repercussões clínicas e laboratoriais do CPAP nasal em recém-nascidos pré-termo. J Pediatr (Rio de Janeiro) 2000; 76(5):339-348.
13. Jaile JC, Levin T, Wung JT, Abranson SJ, Ruzal-Shapiro C, Berdon WE. Benign gaseous distending of the bowel in premature infants treated with nasal continuous airway pressure: a study of contributing factors. AJR 1992; 158:125-7.
14. Sadeck LSR. Pressão contínua de vias aéreas. In: Marcondes E. et al. Pediatria Básica. Tomo I. p. 414-6. São Paulo: Sarvier, 2002.

CAPÍTULO 3

Aerossolterapia

Sheila Ferreira da Silva • Caroline Freitas Timóteo de Lima

INTRODUÇÃO

A terapia inalatória desempenha um papel importante no tratamento de múltiplas doenças respiratórias agudas e crônicas, não se restringindo apenas à asma, sua principal indicação. É utilizada também em outras afecções, como pneumopatia da prematuridade, displasia broncopulmonar, bronquiolite viral, crupe e fibrose cística.[1] Em função do maior risco de efeitos colaterais promovido pelo aporte de medicamentos ao aparelho respiratório por outras vias, a via inalatória apresenta a melhor relação risco-benefício. Essa via possibilita a ação direta de medicamentos sobre a mucosa respiratória, permitindo um efeito máximo com pequenas dosagens, 40 vezes menores do que por via oral, e baixas concentrações séricas. Além disso, permite rápido início de ação de broncodilatadores e menor incidência de efeitos adversos, principalmente com o uso de corticoides inalatórios.[2]

PRINCÍPIOS SOBRE TERAPIA COM AEROSSÓIS

O aerossol é uma suspensão gasosa contendo partículas sólidas e liquídas.[3] Os aerossóis terapêuticos apresentam grande variação de tamanho, sendo considerados respiráveis, capazes de alcançar e se depositar nas vias aéreas inferiores, quando mais da metade tem diâmetro mediano aerodinâmico de massa entre 1 e 5 micra. Esses aerossóis depositam-se nas vias aéreas inferiores por sedimentação gravitacional durante a sustentação da respiração. Aqueles menores de 1 mícron depositam-se por difusão Browniana e são geralmente exalados após a inalação. Já os maiores de 5 micra se depositam na orofaringe ou nas bifurcações de vias aéreas superiores pela impactação por inércia.[2]

Em média, a deposição pulmonar de um aerossol é de 10% da dose inalada. Além do tamanho do aerossol e das vias aéreas, influenciam nessa deposição o dispositivo utilizado, a formulação do medicamento (densidade, carga eletrostática, mistura com propelentes), a técnica de inalação e as características individuais do paciente (grau de obstrução das vias aéreas, comorbidades e habilidade técnica no uso do dispositivo).[4] Sabe-se que em crianças menores e indivíduos com obstrução brônquica a ação da droga é dificultada por sua distribuição heterogênea por via inalatória. Em crianças pequenas, especialmente em lactentes, o padrão respiratório irregular durante o choro e o sono dificulta a utilização da inaloterapia.[5]

Os dispositivos usados para a administração de medicamentos inalatórios são os nebulizadores de jato (NJ), os nebulizadores ultrassônicos (NU), os inaladores dosimetrados (ID), com ou sem espaçador, e os inaladores de pó (IP). Devido ao número crescente de dispositivos e à grande utilização de medicamentos por via inalatória na prática pediátrica, em especial nos casos de asma, os profissionais de saúde devem conhecer a técnica de uso desses dispositivos a fim de repassá-la corretamente aos seus pacientes e cuidadores.

DISPOSITIVOS UTILIZADOS EM AEROSSOLTERAPIA

Nebulizadores de jato

Os NJ são dispositivos formados por um reservatório, onde o medicamento e o veículo (geralmente solução salina) são depositados, um sistema de Venturi, em que o gás proveniente de um compressor sofre aceleração e cria pressão negativa que atrai o líquido do reservatório, gerando névoa, e um defletor, que retém partículas maiores que retornam ao reservatório. Esses nebulizadores são comumente usados na administração de broncodilatadores, corticosteroides e medicamentos usados nos casos de fibrose cística, como a dornase-alfa e antibióticos.[2,6] A nebulização também é utilizada para se administrar adrenalina racêmica no tratamento da laringotraqueobronquite viral e do edema laríngeo pós-intubação. No entanto, apesar de ainda ser importante no tratamento da fibrose cística e de outras doenças, o uso de nebulizadores na terapia de asma tem diminuído nas últimas décadas, sendo considerado para muitos obsoleto, pela facilidade de uso e eficiência dos ID e IP.[3]

A maior parte da medicação prescrita para nebulização nunca alcança os pulmões. Com muitos nebulizadores, menos de 10% da dose prescrita alcança os pulmões. Acredita-se que dois terços da dose colocada no reservatório encontram-se nele ao final do procedimento. Cerca de 66% da dose liberada pelo nebulizador pode ser expelida durante a expiração.[7]

Mesmo com a grande perda de medicamento devido ao débito constante durante a inspiração e a expiração, os NJ possuem vantagens como a possibilidade de nebulizar mistura de medicamentos, o uso com respiração em volume corrente durante exacerbações de doenças obstrutivas e a facilidade de uso em qualquer idade. Além disso, quando se utiliza o fluxo de oxigênio na crise aguda de asma, o nebulizador ajuda a reduzir o distúrbio ventilação-perfusão com diminuição da variabilidade logo após seu uso.[5]

O tipo e a marca dos NJ influenciam na sua eficácia pela variação acentuada de débito entre as marcas. O emprego de fluxo de oxigênio inferior a 4 L/min não promove a redução de aerossóis respiráveis. Cerca de 0,6 a 1 mL de líquido é perdido para as paredes do copinho de nebulização. A respiração nasal reduz em 50% a deposição pulmonar com o uso desses nebulizadores e, se muito rápida, aumenta a deposição em vias aéreas superiores. São recomendações para a obtenção de eficiência máxima dos NJ:[2,7]

- Utilizar de 6 a 8 L/min de fluxo de ar ou oxigênio.
- Usar de 3 a 4 mL de soro fisiológico, pois volumes maiores aumentam o tempo de nebulização.
- Respirar pela boca em volume corrente, preferindo adaptadores bucais às máscaras, sempre que possível.
- Adaptar a máscara firmemente à face, pois retirá-la a cada momento ou distanciá-la da face reduz a quantidade da droga liberada para os pulmões.
- Não realizar nebulizações por mais de 10 minutos, pelo pequeno acréscimo na porcentagem inalada da medicação e maior chance de irritar o paciente.

O uso de nebulizadores nos serviços de emergência está mais associado ao maior aumento na frequência cardíaca que o uso de ID com espaçador, sugerindo que uma maior dose absorvida sistemicamente é administrada pelos nebulizadores.[8] Outro grande problema dos NJ é a falta de calibração dos fluxômetros, compressores e copinhos de nebulização, inclusive em hospitais, levando à produção de aerossóis maiores e à menor deposição pulmonar. O custo de aquisição do aparelho e o consumo de energia elétrica também são dificuldades relativas a esse dispositivo.[2] Um fator importante é o maior tempo médio de uma nebulização se comparado ao uso de outros dispositivos (ID e IP), o que piora muito o aproveitamento. Estudos mostram que, quando a criança chora, a absorção cai de 40 a 50% para menos de 10% da substância inalada.[9] Além disso, o nebulizador de jato, bem como o ultrassônico, precisa de manutenção e limpeza periódicas para evitar contaminação e obstrução dos orifícios de produção de aerossol. São recomendadas a limpeza com água morna após cada nebulização e a esterilização do copinho de nebulização com solução de vinagre branco e água na proporção de 1:1 por 30 minutos uma vez por semana. A mangueira de nebulização não deve ser lavada.[2]

Nebulizadores ultrassônicos

Nos NU, as vibrações de um cristal em frequências ultrassônicas dentro do reservatório, contendo o veículo e o medicamento, promovem a liberação de aerossóis. São mais caros que os NJ e geralmente liberam aerossóis maiores. Por desnaturar algumas substâncias, ao esquentar a solução durante o procedimento, não podem ser usados com budesonida, dornase-alfa e alguns antibióticos.[2,6] São mais indicados para aumentar a eliminação de secreções na fisioterapia respiratória.

Inaladores dosimetrados

Os ID constituem os dispositivos mais usados na terapia inalatória.[2] Em um recipiente metálico sob pressão, encontram-se dissolvidos em suspensão o gás propelente, o medicamento e um surfactante.[5] Quando a válvula é acionada, são liberadas partículas com 40 micra de diâmetro e velocidade de 100 km/h. Portanto, para haver tempo de evaporação do propelente e redução do diâmetro e da velocidade do aerossol, aconselha-se distanciar o ID 3 a 5 cm da boca. Para que a técnica seja adequada, são necessárias a coordenação do disparo do aerossol com o início de uma respiração lenta e profunda e uma pausa pós-inspiratória mínima de 10 segundos. Esses aspectos são fundamentais para a diminuição da deposição na orofaringe e para o aumento da deposição pulmonar.[2]

O propelente utilizado pode interferir na distribuição da droga. Os ID com hidrofluoralcano como propelente produzem partículas com cerca de 2 micra e jato mais lento, melhorando a distribuição pulmonar da droga. Já os inaladores contendo gases clorofluorcarbonados (CFC), a maioria dos utilizados no Brasil, possuem menor eficácia pela maior partícula e produzem jato mais rápido. Além disso, os gases CFC afetam a camada de ozônio e, por isso, desde o protocolo de Montreal, criado em 2005, os dispositivos contendo esse propelente estão sendo retirados do mercado no mundo todo.[2,5]

Inaladores dosimetrados com espaçadores

Em função da significante deposição de partículas respiráveis na cavidade oral (60%) quando os ID são acionados diretamente na boca, os espaçadores ou aerocâmaras valvuladas desempenham importante papel no aumento da eficácia do sistema. São estruturas muito úteis para o uso inalatório de corticosteroides, pois reduzem a dose total do organismo e os efeitos adversos na orofaringe, como a monilíase oral.[2,6]

Os espaçadores geralmente são cônicos ou cilíndricos, de metal ou de plástico, e contêm uma máscara ou um adaptador bucal na extremidade de contato com o paciente. As máscaras devem ser usadas em crianças menores de 3 anos, entretanto, elas estimulam a respiração nasal durante seu uso, ocasionando a filtração de grande parte da droga inalada. O adaptador bucal é mais eficiente com relação à distribuição do medicamento aos pulmões, por isso deve ser usado assim que possível.[3,7] A válvula, presente na maioria dos espaçadores, existente entre o adaptador e a câmara, impede que a mistura inalada escape pela parte posterior durante a expiração.[6] Dessa forma, devido à maior facilidade no uso, o ID com espaçador valvulado é o dispositivo de escolha utilizado em crianças asmáticas menores de 6 anos. Ele elimina a necessidade de coordenação entre o disparo e o início da inspiração, especialmente quando usado com espaçador de grande volume (500 a 800 mL). O espaçador de pequeno volume pode ser mais eficiente para crianças muito pequenas, com baixo volume inspiratório e dificuldade de gerar fluxo para abrir a válvula dos de grande volume.[3,2]

A utilização de espaçadores exige alguns cuidados. Esses dispositivos possuem carga eletrostática interna, que atrai os aerossóis para suas paredes e reduz a deposição pulmonar das drogas. A carga eletrostática pode ser eliminada com a utilização de espaçadores de metal, pouco disponíveis no Brasil. Para diminuir o efeito dessa carga nas paredes do espaçador de plástico, uma alternativa é sua lavagem prévia com água e detergente. Recomenda-se deixá-lo de molho em solução de 1 litro de água e 2 gotas de detergente neutro, por 30 min, deixando secar ao ar livre, para que seja formado um filme na superfície. A lavagem deve ser mensal, já que esse efeito dura 1 mês, e não se deve enxugar o espaçador com tecido ou papel, pois isso levaria ao retorno da carga eletrostática.[2,5]

O uso de espaçadores está principalmente indicado:

- Em pacientes com dificuldade de uso dos ID ou IP, especialmente crianças pequenas.
- Para a administração de corticoides inalatórios.
- Em pacientes com vias aéreas hipersensíveis, a fim de reduzir a tosse após o contato com o jato de aerossol.
- No uso de broncodilatadores durante o tratamento da crise de asma, inclusive em prontos-socorros e enfermarias.

Inaladores dosimetrados com espaçadores *versus* nebulizadores na crise de asma

De acordo com o atual manual de suporte avançado de vida em Pediatria, a utilização de ID é recomendada no tratamento dos casos de asma aguda.[10] Vários estudos não mostraram a diferença entre a resposta à terapia inalatória da crise de asma com ID acoplados a espaçadores de grande volume e o tratamento com NJ, desde que fossem usadas doses equipotentes de broncodilatadores (1:5 ou 1:6 de ID: NJ). Ou seja, ocorre resposta semelhante quando usados 2,5 mg (10 gotas) de salbutamol ou fenoterol via NJ ou 0,4 a 0,5 mg (4 a 5 jatos de 100 μg) dos mesmos medicamentos via ID com espaçador.[2] Assim sendo, por serem mais práticos, mais baratos, com necessidade de menor dose para produzir o efeito desejado e de aplicação mais rápida do que NJ, deve-se incentivar o uso de ID acoplados a espaçadores para o tratamento da crise de asma.[2,11]

Conforme recomendado na Estratégia Global para Manejo e Prevenção da Asma, de 2008, em exacerbações leves a moderadas, a administração inalatória repetida de β_2-agonista de curta duração (2 a 4 jatos a cada 20 minutos na primeira hora), especialmente se veiculado através de um ID com espaçador desde que o paciente seja capaz de usá-lo, é o melhor método em termos de custo-benefício, alcançando uma rápida reversão da limitação ao fluxo de ar. Após a primeira hora, a dose de β_2-agonista necessária dependerá da severidade da exacerbação.[12] Os nebulizadores de jato devem ser reservados para exacerbações graves, crianças incapazes ou relutantes em usar o ID com espaçador.[7,13,14] Alguns estudos sugerem que o uso de espaçadores pode reduzir a permanência de crianças asmáticas na emergência se comparado com a utilização de nebulizadores. No entanto, enquanto há evidências reforçando o uso de ID com espaçador no tratamento da crise de asma em serviços de emergência, a cultura local e a rotina dos profissionais de saúde levaram a uma preferência estabelecida pelos nebulizadores.[11]

Inaladores de pó

Nos IP, a droga encontra-se ligada a substâncias sólidas (lactose ou albumina), carreadores que melhoram a geração de aerossóis a partir do medicamento. Para que a droga ativa aja, deve haver o desacoplamento do carreador através da inspiração profunda, que dispara o aerossol num processo ativo. Assim sendo, a eficácia desses dispositivos depende da capacidade de o paciente gerar e manter alto fluxo inspiratório (no mínimo 20 a 30 L/min), do desenho do dispositivo e da resistência ao fluxo.[2,5] Apesar de não precisarem de coordenação entre o acionamento e a inspiração, os IPO não são recomendados para crianças menores de 6 a 7 anos ou com quadro obstrutivo grave, já que elas são incapazes de gerar um alto fluxo inspiratório.[3] Geralmente seu uso resulta em grande deposição oral da droga inalada; por isso, recomenda-se lavar a boca e gargarejar após a inalação de corticoides. Existem mais de 30 tipos de IP, estando cinco deles disponíveis no Brasil (turbuhaler, aerolizer, diskus, pulvinal e handihaler). No entanto, eles variam com relação à resistência ao fluxo inspiratório, ao número de doses e ao marcador de dose.[2]

Tanto os IP quanto os ID são apropriados para a liberação de β_2-agonistas de curta duração e corticoides no tratamento de manutenção da asma.[8] Entretanto, uma revisão sistemática mostrou não haver evidência de que os IP fossem mais efetivos que os ID para a administração de β_2-agonistas na asma estável e que os ID (ou o dispositivo inalatório mais barato) devem ser usados como a primeira linha de tratamento nesses casos.[15] O uso em serviços de emergência de β_2-agonistas administrados através de IP não foi adequadamente estudado, motivo pelo qual ainda não é recomendado na crise de asma.[8]

CONCLUSÕES

Atualmente, os inaladores dosimetrados constituem os dispositivos mais utilizados na terapia inalatória. Os ID e os inaladores de pó são considerados mais apropriados no tratamento de manutenção da asma, estando os primeiros, quando associados a espaçadores, também indicados nos casos de exacerbações dessa doença. A nebulização continua sendo importante no tratamento de fibrose cística e de outras afecções como o crupe. No entanto, seu uso na asma, por apresentar desvantagens com relação aos ID com espaçadores, vem diminuindo significativamente nas últimas décadas, e muitas vezes é indicado apenas em casos de exacerbações graves, recusa ou incapacidade de usar os ID. Dessa forma, a utilização de ID com espaçadores nas crises de asma deve ser estimulada nas unidades de emergência a fim de se alcançar, entre outras melhorias, a redução de custos para os serviços de saúde.

REFERÊNCIAS BIBLIOGRÁFICAS

1. Ahrens RC. The role of the MDI and DPI in pediatric patients: "children are not just miniature adults". Respiratory Care 2005; 50:1323-27.
2. Pereira LFF. Bases para a escolha adequada dos dispositivos inalatórios. Temas em revisão. Junho/2007. p. 2-30. www.sbpt.org.br.
3. Devadason S, Everard M, Le Souëf P. Aerosol therapy and delivery systems. In: Lynn MT, Landau LI. Pediatric respiratory medicine. 2ª ed. Philadelphia: Mosby Elsevier, 2008. p. 235-40.
4. Pereira LFF. Como administrar drogas por via inalatória. Temas em Pneumologia. Julho/2001. p. 1-13. www.pneumoatual.com.br.
5. Torres LA. Métodos e dispositivos para administração de medicamentos por via inalatória. In: Rodrigues JC, Adde FV, Silva Filho LV. Doenças respiratórias. 1ª ed. Barueri, SP: Manole, 2008. p. 78-87.
6. Britto MC, Bezerra PG, Brito R, Rego J. Inaloterapia. In: Alves JG, Ferreira OS, Maggi RS. Fernando Figueira - Pediatria - IMIP. 3ª ed. Rio de Janeiro: Guanabara Koogan, 2004. p. 649-55.
7. O'Callaghan C, Barry PW. How to choose delivery devices for asthma. Arch Dis Child 2000; 82:185-91.
8. Dolovich M, Ahens R, Hess DR et al. Device selection and outcomes of aerosol therapy: evidence-based guidelines. Chest 2005; 127:335-71.
9. Iles R, Lister P, Edmunds AT. Crying significantly reduces absorption of aerolized drug in infants. Arch Dis Child 1999; 81(2):163-5.
10. Ralston M, Hazinsky M, Zaritsky A et al. Tratamento da angústia/ insuficiência respiratória. In: American Heart Association. Suporte avançado de vida em Pediatria. Edição em português. São Paulo: Prous Science 2008. p. 45-59.
11. Powell C, Maskell G, Marks K et al. Successful implementation of spacer treatment guideline for acute asthma. Arch Dis Child 2001; 84:142-46.
12. NHBL/WHO. Global strategy for asthma management and prevention. GINA. Update 2008. www.gnasthma.com.
13. Jornal Brasileiro de Pneumologia. IV diretrizes brasileiras para o manejo da asma. São Paulo: novembro 2006; 32 (supl 7):447-74.
14. O'Callaghan C, Barry PW. Asthma drug delivery devices for children. Editorial BMJ 2000; 320:664.
15. Ram F, Wright J, Brocklebank D et al. Systematic review of clinical effectiveness of pressurized metered dose inhaler versus other hand held inhaler devices for delivering β_2 agonists bronchodilators in asthma. BMJ 2001; 323:1-7.

CAPÍTULO 4

Acesso Venoso Central

Arthur Almeida Aguiar • Mara Alves da Cruz Gouveia

INTRODUÇÃO

O cateter central permite um acesso venoso de longa permanência, sem a necessidade de punções repetidas no paciente. Define-se por canulação venosa central o posicionamento de um dispositivo apropriado de acesso vascular cuja extremidade atinja a veia cava superior, próximo ao átrio direito, independentemente do local da inserção periférica.

Mesmo tendo alguns autores, como Morgan & Harkins e Groff & Ahmed, na década de 1970, relatado a facilidade técnica da punção percutânea da veia subclávia em crianças, a preocupação com as complicações durante a inserção dos cateteres retardou a aceitação ampla deste método na faixa etária infantil. Atualmente, o acesso percutâneo da veia subclávia em crianças vem sendo cada vez mais utilizado, sendo considerado um procedimento de rotina em unidades de terapia intensiva pediátrica.

A cateterização percutânea da veia subclávia possui uma taxa de sucesso que varia de 71 a 100%, sendo esta variação influenciada por fatores relacionados com a criança e o procedimento, como: idade, peso, número de tentativas de punção e experiência do médico que realiza o procedimento.

INDICAÇÕES

A punção percutânea é a técnica mais utilizada de acesso venoso central. Tem a vantagem de ser um procedimento rápido, relativamente seguro e não inutilizar a veia para uso posterior. Seu uso é parte integral do tratamento de pacientes criticamente enfermos. No Quadro 4-1 descrevemos suas principais indicações.

Quadro 4-1 Indicações de acesso venoso central em crianças

- Quando houver dificuldade de acesso periférico
- Para a infusão de soluções cáusticas, irritantes ou hiperosmótica
- No manejo de condições que requeiram administração volumosa de fluidos e fármacos como na sepse, hemorragias, queimaduras graves ou no choque
- Monitoração hemodinâmica invasiva – pressão venosa central, pressão de artéria pulmonar
- Introdução de marca-passo externo
- Nutrição parenteral prolongada
- Hemodiálise
- Antibioticoterapia prolongada
- Acesso venoso em cirurgias de grande porte

CONTRAINDICAÇÕES

A única contraindicação formal ao cateterismo venoso central é a presença de defeitos de coagulação severos ou o uso de anticoagulação plena. As demais contraindicações são relativas ou representam critério para a escolha do local de punção (Quadro 4-2).

DISPOSITIVOS PARA PUNÇÃO VENOSA

Usualmente, encontram-se no mercado três tipos básicos de dispositivos especialmente desenhados para o acesso venoso profundo:

a) **Dispositivo "plástico sobre a agulha":** o cateter veste uma agulha de menor calibre e mais longa. O vaso é puncionado e o cateter é avançado com suaves movimentos de rotação para dentro do mesmo, até o comprimento desejado. O risco de complicações inerentes à punção é elevado.

b) **Dispositivo "plástico por dentro da agulha" (Intracath®):** o vaso é puncionado com uma agulha longa, de grosso calibre, por dentro da qual o cateter é avançado até a posição desejada. Os riscos de complicações são relativamente elevados.

c) **Dispositivo de "inserção sobre o fio-guia":** o vaso é puncionado com uma agulha de pequeno calibre, por dentro da qual se avança um fio-guia. Com o fio-guia em posição adequada, um dispositivo dilatator é introduzido, vestindo o mesmo. A seguir, o cateter é passado, vestindo o fio-guia até a posição desejada. São de custo mais elevado, porém permitem a inserção de cateteres de grosso calibre e/ou de múltiplos lumens. É uma técnica relativamente segura, com menores riscos de complicações imediatas, uma vez que o vaso é puncionado com uma agulha de calibre relativamente pequeno.

Quadro 4-2 Contraindicações de acesso venoso central por punção

- Distúrbios severos da coagulação ou anticoagulação plena
- Infecção ou queimadura no sítio de acesso
- Trombose ou flebite
- Tumores mediastinais
- Infecções locais
- Deformidades no local da punção (traumas, cirurgias e fraturas)
- Durante a realização de manobras de ressuscitação cardiorrespiratória

Recentemente, observamos com frequência crescente o uso de cateteres longos de silicone introduzidos percutaneamente através de uma veia periférica até sua ponta alojar-se em uma veia central. Estes cateteres são conhecidos como PICC (*peripherally inserted central catheter*). São encontrados em pequenos diâmetros, podendo ser utilizados até mesmo em prematuros. As principais dificuldades para seu posicionamento central são vasoespasmo, tortuosidade da veia ou presença de válvulas venosas.

TIPOS PRINCIPAIS DE PUNÇÃO VENOSA E TÉCNICA

A punção percutânea pode ser realizada nas veias subclávia, jugular interna ou femoral. Alguns centros preferem a utilização da veia subclávia por ser de fácil e rápido acesso, confortável para o paciente, além de haver estudo demonstrando menor número de complicações com relação a outros locais de punção.

O paciente deve estar em decúbito dorsal, sob anestesia geral, de modo a permanecer imóvel durante todo o procedimento, em posição adequada de acordo com a técnica escolhida. Procede-se a antissepsia rigorosa da região e a aposição de campos estéreis. O cateterismo venoso central é procedimento cirúrgico invasivo, sendo obrigatório o uso de paramentos – gorro, máscara, avental e luvas estéreis.

Os médicos devem ter conhecimento prévio das referências anatômicas, conhecimento da anatomia vascular da região e experiência clínica. Entretanto, são frequentes as variações anatômicas que dificultam a realização de punção e podem levar a complicações.

a) **Veia subclávia:** prefere-se a direita, por sua cúpula pleural direita ser mais baixa e o ducto linfático torácico desembocar à esquerda.
   - **Via supraclavicular:** a punção se faz na bissetriz do ângulo formado pela cabeça clavicular do músculo esternocleidomastóideo e a clavícula, apontando por baixo da clavícula, mais ou menos 15 graus com plano frontal, para o ângulo manúbio-esternal (Fig. 4-1).

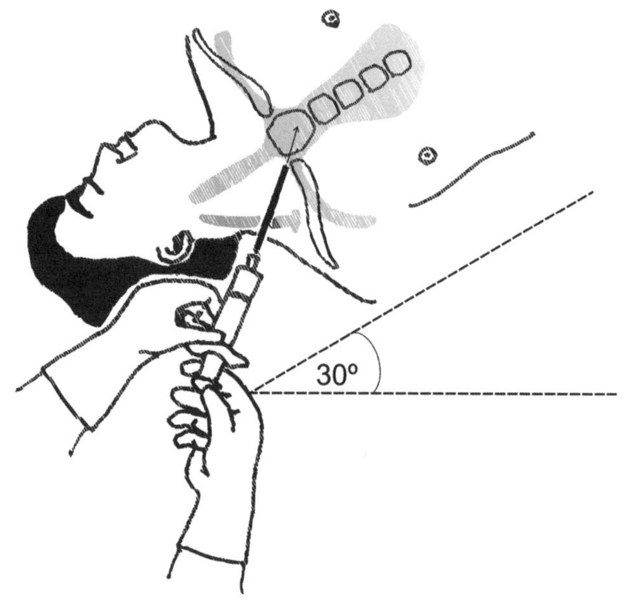

Fig. 4-1 Punção subclávia via supraclavicular.

- **Via infraclavicular:** a punção se faz 1 cm abaixo da transição entre os terços médios e internos da clavícula apontando para a fúrcula esternal, paralela 15 graus ao plano frontal. A mão não dominante pode palpar a fúrcula esternal para facilitar a orientação da agulha (Fig. 4-2).

b) **Veia jugular interna:** prefere-se a direita, por sua cúpula pleural direita ser mais baixa do que a esquerda.

- **Acesso central:** o mais usado, a punção se faz no ápice do triângulo formado pelas duas cabeças do músculo esternocleidomastóideo, apontando para o mamilo do mesmo lado, em um ângulo de 30 a 45 graus com o plano frontal (Fig. 4-3).

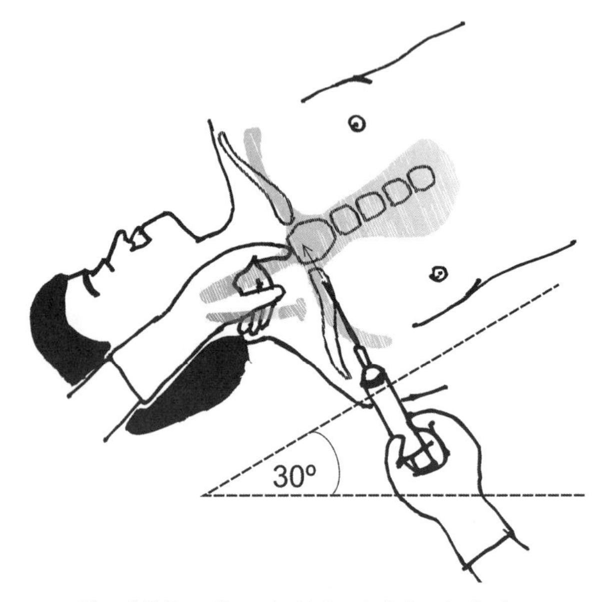

Fig. 4-2 Punção subclávia via infraclavicular.

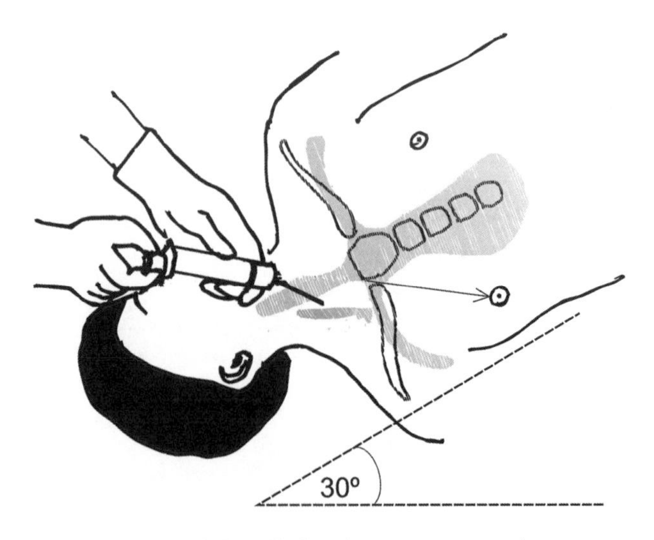

Fig. 4.3 Punção jugular acesso central.

- **Acesso posterior:** a punção se faz logo acima do cruzamento da jugular externa com o bordo posterior do músculo esternocleidomastóideo, apontando para a fúrcula esternal.
- **Acesso anterior:** a punção se faz equidistante, entre a fúrcula esternal e o ângulo da mandíbula, junto ao bordo anterior do músculo esternocleidomastóideo. A mão não dominante palpa e afasta a artéria carótida, guiando a punção. Aponta-se para o mamilo do mesmo lado, em um ângulo de 30 a 45 graus.

c) **Veia femoral:** menos usada, mais usada para hemodiálise. Palpa-se o pulso femoral com a mão não dominante e puncionа-se imediatamente medial ao pulso, 3 cm abaixo do ligamento inguinal, formando um ângulo de 45 graus com a pele.

COMPLICAÇÕES

O acesso venoso central por punção percutânea apresenta as vantagens de não inutilizar a veia, podendo a mesma ser cateterizada diversas vezes, e de reduzir a manipulação dos tecidos durante o procedimento e o risco de infecção local. Apesar de ser considerado, na literatura, um procedimento seguro em crianças, está sujeito a complicações (Quadro 4-3).

Na literatura pesquisada, a taxa de complicações variou de 0,7 a 30%, sendo que apenas um pequeno número põe em risco a vida do paciente; no entanto, pode aumentar o período e o custo do internamento hospitalar. No nosso serviço, em um estudo realizado em dezembro de 2003 a abril de 2004, apenas 3,5% das punções apresentaram complicações imediatas com repercussão clínica e necessidade de intervenção, sendo quatro casos de pneumotórax (2%), dois de hemotórax (1%) e um de hidrotórax (0,5%).

Com relação às complicações menos graves, porém mais frequentes, a punção arterial é uma das mais encontradas. O mau posicionamento do cateter é uma complicação relativamente comum no cateterismo percutâneo da veia subclávia, observando-se frequentemente o posicionamento da ponta do cateter na veia jugular interna. No estudo feito no IMIP, foi a complicação mais frequente, ocorrendo em 28% dos casos.

Alguns fatores vêm sendo apontados como relacionados com a ocorrência de complicações durante a inserção do cateter nas punções venosas em veia subclávia. Entre

Quadro 4-3 Complicações relacionadas a punção venosa central

Relacionadas à inserção do cateter (imediatas)	Relacionadas com a manutenção do cateter (tardias)
• Hematomas • Mau posicionamento do cateter • Pneumotórax • Hemotórax • Quilotórax • Punção arterial • Embolia gasosa • Lesão nervosa – plexo braquial, frênico, vago, laríngeo recorrente • Perfuração da traqueia • Perfuração do esôfago • Arritmia cardíaca	• Do cateter – trombose, rachaduras, dobras • Trombose venosa • Tromboflebite • Sepse • Fístula arteriovenosa • Fístula venobrônquica • Perfuração de câmeras cardíacas – tamponamento • Infecção

estes, citamos idade, peso, número de tentativas de punção no mesmo paciente, experiência do médico que realiza o procedimento, estado hemodinâmico da criança e lado da punção.

Sepse relacionada com o cateter é a complicação mais temida, por aumentar morbimortalidade, além de aumentar o tempo e o custo do internamento. Em agosto de 2002, foi publicado pelo *Centers for Disease Control and Prevention* (CDC, 2002) o Guia de Recomendações para a Prevenção de Infecção Relacionada a Acesso Vascular. Segundo as definições adotadas pelo CDC, infecção no local de inserção do cateter é caracterizada por hiperemia envolvendo 2 cm de diâmetro do local de inserção do cateter ou presença de secreção purulenta. Infecção sistêmica relacionada com o cateter é caracterizada por bacteremia ou fungemia em um paciente com cateter intravascular com ao menos uma hemocultura positiva de veia periférica, manifestações clínicas de infecção (febre, calafrios e/ou hipotensão) e nenhuma outra causa de infecção sistêmica, com exceção da presença do cateter.

Nos casos de sepse relacionada com o cateter venoso central, os principais agentes isolados nas culturas são *Staphilococcus aureus* coagulase-negativos e *Staphilococcus epidermidis*. Outros agentes são *Staphilococcus aureus, Enterococcus* grupo D, *Candida albicans, Escherichia coli e Klebsiella.*

CONCLUSÃO

Atualmente, as pesquisas sobre acesso venoso central buscam aumentar os índices de sucesso e diminuir as complicações. Esse objetivo pode ser alcançado através da utilização de técnicas de punção guiadas por ultrassonografia ou Doppler e de novos cateteres, como o de inserção periférica (PICC).

O acesso venoso central é tão ou mais importante que a obtenção do acesso e a manutenção do mesmo. Para isso, é fundamental o compromisso de toda a equipe de saúde e a colaboração dos acompanhantes nos cuidados com o acesso, atentos sempre à fixação, higiene e fluxo do cateter.

Cuidados relacionados ao cateter

- Radiografia de tórax controle pós-punção.
- Observação da fixação à pele.
- Troca do curativo a cada 1-3 dias de acordo com o tipo de curativo.
- Manutenção de fluxo contínuo ou heparinização do cateter.
- Manipulação mínina e com profissional responsável e equipado.
- Observação periódica do sítio de inserção para o diagnóstico precoce de infecção.

REFERÊNCIAS

Araujo CC, Lima MC, Falbo GH. Percutaneous subclavian central venous catheterization in children and adolescents: success, complications and related factors. J Pediatr 2007; 83(1):64-70.

Araujo, S. Acessos venosos centrais e arteriais periféricos – aspectos técnicos e práticos. Revista Brasileira de Terapia Intensiva 2003; 15(2):70-82.

Azevedo JR, Ariosa JR, Barbosa AP, Oliveira HM, Silva MJ. J Pediatr (Rio de Janeiro) 1983; 54:28-32.

Bagwell CE, Salzberg AM, Sonnino RE, Haynes JH. Potentially lethal complications of central venous catheter placement. J Pediatr Surg 2000; 35:709-13.

Centers of Disease Control. Guidelines for the prevention of intravascular catheter-related infections. MMWR, v. 51, n. RR-10, p.1-31, 2002. Disponível em: http://www.cdc.gov.

Giugno KM, Irazusta J, Amantea S. Cateterização venosa percutânea em crianças. J Pediatr 1991; 67:105-10.

Stenzel JP, Green TP, Fuhrman BP, Carlson PE, Marchessault RP. Percutaneous central venous catheterization in a pediatric intensive care unit: a survival analysis of complications. Crit Care Med 1989; 17:984-8.

Stenzel JP, Green TP, Fuhrman BP, Carlson PE, Marchessault RP. Percutaneous central venous catheterization in a pediatric intensive care unit: a survival analysis of complications. Crit Care Med 1989; 17:984-8.

Venkataraman ST, Orr RA, Thompson AE. Percutaneous infraclavicular subclavian vein catheterization in critically ill infants and children. J Pediatr 1988; 113:480-5.

CAPÍTULO 5

Cateterismo Venoso Umbilical

Daniela Saraiva Guerra Lopes • Izabella Marques Lira

INTRODUÇÃO

O cateterismo venoso é uma prática comum em pacientes hospitalizados. No período neonatal imediato, a técnica mais empregada é o cateterismo da veia umbilical. Por ser um procedimento invasivo, a decisão de sua introdução deve ser ponderada, avaliando a necessidades, os riscos e benefícios. Este capítulo abordará o cateterismo da veia umbilical, comumente empregado em nosso serviço.

TÉCNICA

Antes de proceder à introdução do cateter umbilical, devem-se avaliar suas indicações e contraindicações (Quadro 5-1) para minimizar o surgimento de complicações.

A colocação de um cateter, como qualquer outra técnica de cateterismo, deve ser realizada por um profissional habilitado (pediatra/neonatologista/cirurgião). O cateterismo deve sempre ser realizado com técnica asséptica. Não está indicado o uso de antibiótico profilático na introdução de cateter umbilical.

Os passos sequenciais para a colocação do cateter são:

- Orientar os pais ou responsáveis sobre o procedimento, ressaltando os riscos, as complicações e a necessidade.
- Posicionar o RN em decúbito dorsal e imobilizá-lo, mantendo-o aquecido.
- Mensurar devidamente a distância ombro-umbigo (Quadro 5-2) para proceder ao cálculo do tamanho do cateter a ser inserido. Em situações de emergência, o cateter é introduzido o suficiente para que exista um bom fluxo sanguíneo (geralmente 4 a 5 cm da base do umbigo são suficientes para um fluxo adequado) (Fig. 5-1).

Quadro 5-1 Indicações e contraindicações do cateterismo umbilical

Indicações	Contraindicações
RN com peso ao nascer < 1.500 g	Onfalocele
Necessidade de suspensão da dieta por um longo período	Gastrosquise
Realização de exsanguineotransfusão	Onfalite
Necessidade de um acesso venoso imediato	Peritonite
Monitorar PVC	Outros
Outros	

Quadro 5-2 Pontos de fixação do cateter umbilical

Distância ombro-umbigo (cm)	Ponto de fixação (cm)
9	5,7
10	6,5
11	7,2
12	8
13	8,5
14	9,5
15	10
16	10,5
17	11,5
18	12,5

Obs. A aferição da distância ombro-umbigo deve ser feita utilizando-se fita métrica padrão, traçando a continuação da linha hemiclavicular até a altura do umbigo. Marca-se o ponto zero no ponto médio da clavícula.

Fonte: Ahmanson Pediatric Center/Cedars-Sinai Medical Center.

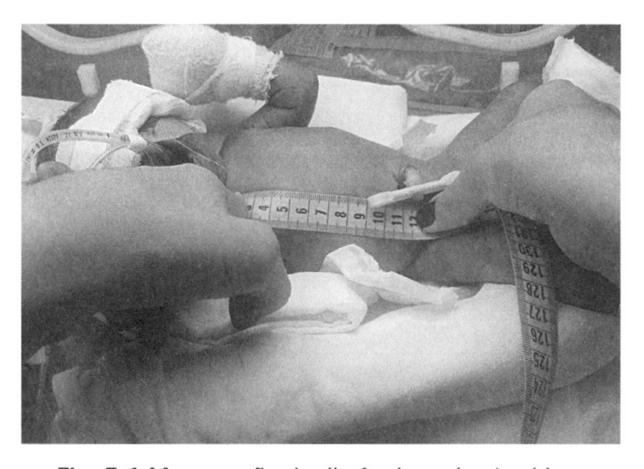

Fig. 5-1 Mensuração da distância ombro/umbigo.

- Lavar as mãos.
- Utilizar máscara, gorro, capote e luvas estéreis.
- Checar todo o equipamento necessário ao procedimento (Quadro 5-3) e a integridade do cateter a ser inserido (Fig. 5-2).
- Conectar o cateter à seringa, preenchendo-o com SF a 0,9%, para a prevenção de embolia gasosa.
- Realizar a assepsia da pele com solução antisséptica (iodopovidona a 10% ou clorexidina a 2%) na região umbilical e periumbilical com movimentos circulares centrífugos a partir do coto e aguardar sua ação por 2 minutos, no mínimo.
- Fazer a aposição de campos estéreis.
- Cerclar o coto umbilical com sutura em "bolsa" na geleia de Wharton.

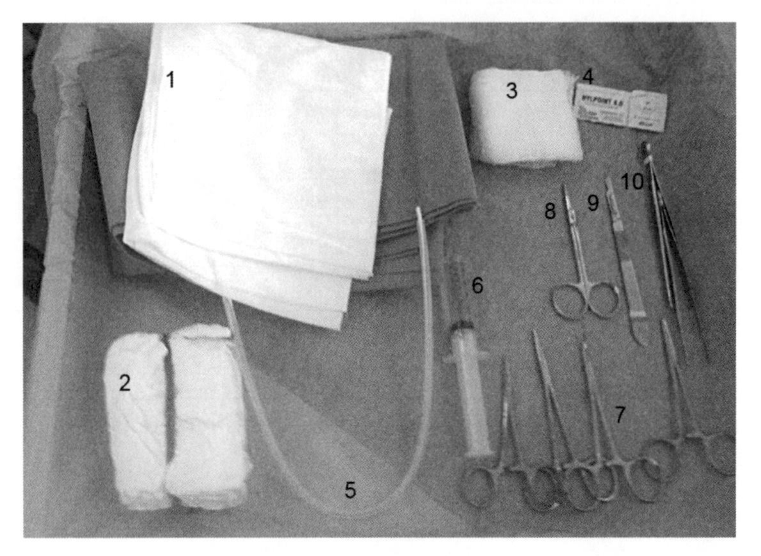

Fig. 5-2 Material para cateterismo umbilical. **1.** Campos cirúrgicos estéreis; **2.** Compressas estéreis; **3.** Gazes estéreis; **4.** Fio de mononáilon 4-0; **5.** Cateter de polivinil (Argyle); **6.** Seringas de 10 mL; **7.** Pinça Kelly ou mosquito; **8.** Tesoura reta; **9.** Bisturi com lâmina reta; **10.** Porta-agulha.

Quadro 5-3 Equipamentos para o cateterismo umbilical

• Luvas, gorro, máscara e capote estéreis	• Pinça Kelly ou mosquito *(7)*
• Campos cirúrgicos estéreis *(1)*	• Bisturi com lâmina reta *(9)*
• Compressas estéreis *(2)*	• Fórceps com dentes (oftalmológico)
• Iodopovidona a 10% ou clorexidina a 2%	• Tesoura reta *(8)*
• Soro fisiológico a 0,9%	• Porta-agulha *(10)*
• Gazes estéreis *(3)*	• Fio de mononáilon 4-0 *(4)*
• Seringas de 10 mL *(6)*	• Cateter de polivinil (Argyle) *(5)*

- Fixar o coto umbilical com pinça Kelly reta e cortar horizontalmente o excesso superior do coto com bisturi, cerca de 0,5 a 1 cm da pele, paralelo e horizontal à superfície abdominal.
- Pinçar o coto com o auxílio de uma pinça sem dentes.
- Identificar uma veia e duas artérias. As artérias estão localizadas normalmente às 4 e 7 horas, têm paredes grossas e lúmem estreito e apresentam fluxo pulsátil; a veia é identificada por ter a parede mais fina e elíptica.
- Abrir e dilatar a veia com fórceps oftalmológico e remover os coágulos com uma pinça.
- Sustentar as paredes do vaso com pinças Kelly ou com fórceps oftalmológico e introduzir até o ponto desejado com pressão leve e constante. Se houver resistência após 1 a 2 cm da introdução, tracione o cordão caudalmente para retificar os vasos tortuosos e facilitar a penetração do cateter através do anel umbilical. Se o cateter encontrar resistência ou apresentar movimento retrógrado pouco antes da chegada ao ponto de fixação, indica que está localizado em sistema porta, devendo então ser puxado, rodado e reintroduzido.
- Verificar o fluxo e o refluxo.
- Fixar o coto ao cateter umbilical (sutura em bolsa na base do coto, prendendo o fio, a seguir, no próprio cateter), tomando-se o cuidado de não transfixar as artérias ou o cateter (Fig. 5-3).

Após a colocação do cateter, deve ser realizada a radiografia toracoabdominal para determinar sua localização. Após o anel umbilical, a veia dirige-se cranialmente, juntando-se ao sistema porta, que se comunica com a veia cava inferior através do ducto venoso. O cateter deve atingir a veia cava inferior, localizando-se entre T8 e T11 (vértebras torácicas), logo acima do músculo diafragma. Se a ponta do cateter se projetar na área hepática, pode estar no sistema porta, na veia mesentérica ou na veia esplênica e, nesses casos, deve ser retirado, de imediato, sem perfundir qualquer produto através dele. Se a ponta se projetar no nível de L4 (vértebra lombar), está na emergência das veias renais.

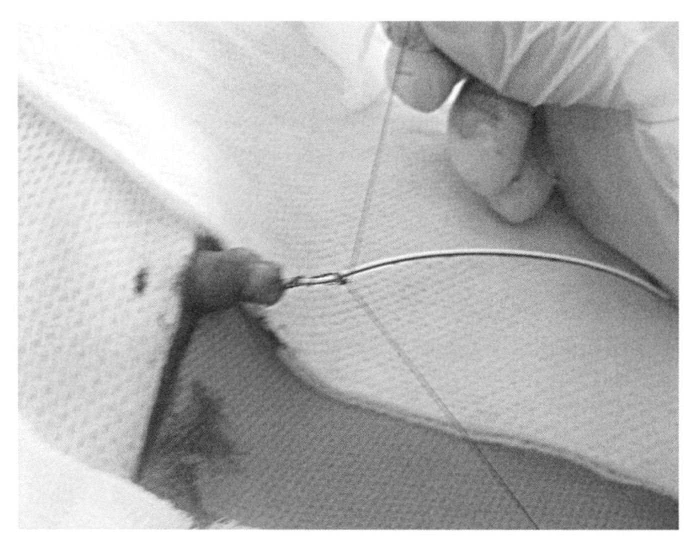

Fig. 5-3 Fixação do cateter.

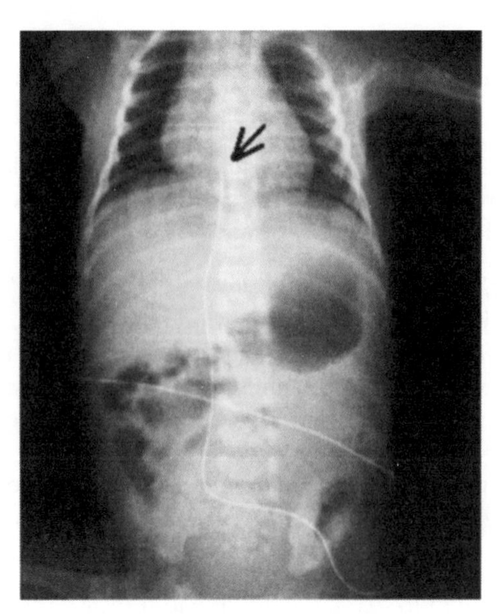

Fig. 5-4 Posicionamento.

PROBLEMAS NA INTRODUÇÃO DO CATETER

Falso pertuito: o cateter não progride e não reflui sangue. A técnica do duplo cateter pode ser utilizada (um cateter é passado para ocupar a área do falso trajeto, e um outro cateter é passado até que haja êxito na penetração).

Cateter dobrado: o cateter apresenta-se com acotovelamento visualizado na radiografia e não reflui sangue. O cateter deve ser tracionado para gerar a desobstrução e, então, colocado em uma posição baixa, sem a reintrodução. Se o cateter não desdobrar, deve ser removido.

COMPLICAÇÕES

Como todo procedimento invasivo, o cateterismo umbilical não está isento de complicações. O reconhecimento dessas complicações é essencial para que se possa realizar uma intervenção precoce e minimizar seus danos.

As principais complicações relacionadas com o cateterismo umbilical são:

- Sangramento (mais comum).
- Oclusão por trombo.
- Infecção local (onfalite) ou sistêmica (infecção primária da corrente sanguínea associada a cateter venoso central).
- Enterocolite necrosante.
- Exteriorização acidental.
- Perfuração vascular.
- Trombose da veia umbilical ou do sistema porta.

- Má localização:
  - na área hepática (necrose hepática ou trombose da veia porta);
  - no interior da aurícula (arritmia cardíaca, derrame pericárdico, tamponamento cardíaco e hidrotórax).
- Emergência de veias renais (trombose).

REMOÇÃO DO CATETER

Cateter umbilical é um cateter de curta duração, devendo ser mantido idealmente por até 5 dias. Mas pode persistir por, no máximo, 14 dias, desde que mantido de forma asséptica.

A remoção do cateter é realizada de forma lenta, evitando-se espasmo do vaso. A infusão de fluidos deve ser descontinuada durante a remoção. Se houver sangramento, aplica-se pressão sobre o cordão. Após a retirada do cateter, deve-se remover as suturas.

As principais indicações para a retirada do cateter são:

- Onfalite.
- Enterocolite necrosante.
- Peritonite.
- Trombose da veia cava.
- Necrose hepática.
- Outras complicações mecânicas.

REFERÊNCIAS

Grajwer LA, Serapiao M, Genes L. Cateterismo de vasos umbilicais em recém-nato. Experiência em 202 casos. J Pediatr 1984; 57(3):226-8.

JoDee Anderson MD, Douglas LMD, Dana AV, Braner MD, Susanna LMPH, Ken TMD. Umbilical Vascular Catheterization. N Engl J Med 2008; 359e18.

Laicine EP, Ito RM, Cherri J, Moriya T, Piccinato CE. Complicações do cateterismo de veia umbilical em recém-nascidos com coto umbilical mumificado. Cir Vasc Angiol 1996; 12(4):187-90.

Mulido N, Montesinos A, Arriaza M, Esparza P. Uso profiláctico de antibióticos en cateterismo umbilical en recién-nacidos. Rev Chil Pediatr 1985; 56(4):247-9.

Monteiro AJ, Canale LS, Barbosa R, Méier M. Tamponamento cardíaco em dois recém-nascidos causados por cateter umbilical. Rev Bras Cir Cardiovasc 2008; 23(3):422-424.

Pomella TL. Venous access in neonatology. California: Appleton & Lange, 1999. p. 179.

Smith J. Umbilical venous catheter. Department of Neonatal Medicine Protocol Book. Royal Prince Alfred Hospital, 1999.

CAPÍTULO 6

Punção e Drenagem Torácicas

Cássio Tâmara Ribeiro • Carla Patrícia Felix Maciel

Punção e drenagem torácicas são os procedimentos rotineiramente necessários em pediatria. A punção tem como princípio a retirada de líquido do espaço pleural visando, em geral, o diagnóstico de afecções ou o alívio sintomático imediato. Já a drenagem torácica é um procedimento mais elaborado que visa drenar as coleções líquidas ou o ar, estabelecendo uma cavidade livre e com pressão negativa, permitindo a reexpansão pulmonar em determinadas patologias. Este capítulo abordará de forma prática, a técnica de cada procedimento, bem como as indicações, contraindicações e possíveis complicações.

PUNÇÃO TORÁCICA

A punção pleural ou toracocentese consiste na retirada de amostra de líquido pleural para exames bioquímicos, citológicos e microbiológicos, ou para esvaziamento do derrame.

A toracocentese é diagnóstica quando tem por objetivo a coleta de líquido para exame laboratorial. É terapêutica quando realizada para remoção de líquido pleural, quando o mesmo ocasiona compressão do pulmão e dificuldade respiratória.

Indicações

- Pacientes com derrame e sem diagnóstico.
- Alívio sintomático.

Também pode ser realizada para a instilação de substâncias para o interior do tórax (pleurodese).

Contraindicações

As contraindicações são relativas, já que devemos sempre ponderar as indicações e o possível risco ao paciente. Algumas delas são:

- Distúrbio de coagulação:
  - TP ou TTPA duas vezes maior que o valor normal.
  - Plaquetas < 25.000.
- Creatinina > 6 mg/dL.
- Ventilação mecânica assistida.
- Pele infectada no local do procedimento.

Material

- Solução antisséptica.
- Lidocaína a 2% sem vasoconstritor.
- Luvas estéreis.
- Gaze.
- Agulhas.
- Seringas de 5 e 20 mL.
- Cateter plástico flexível 14 ou 16.
- Equipo de macrogotas.
- Frasco de coleta de secreções (comum ou a vácuo).
- Micropore ou esparadrapo.
- Tubos estéreis para realizar exames diagnósticos.

Procedimento

A posição deve ser cômoda e confortável, tanto para o paciente quanto para quem realiza o procedimento. Caso as condições clínicas permitam, a criança deve ser previamente sedada. Em crianças maiores, é preferível que elas permaneçam sentadas, e com o tronco inclinado 30° para a frente. A cabeça e os membros inferiores devem ficar apoiados e levemente inclinados com relação ao tórax. Em crianças menores é de extrema importância a adequada contenção ("técnica de mumificação"), na qual ela é colocada em decúbito dorsal, com o braço homolateral elevado, com o objetivo de alargar os espaços intercostais. Pequeno coxim deve ser colocado sob o hemitórax a ser puncionado.

O local da punção é definido por exame físico e por estudo radiológico. A ecografia pode marcar a exata localização do líquido e, especialmente naqueles casos de derrame loculado, orientar a toracocentese. Em geral, orienta-se puncionar a parte dorsal, lateral à musculatura vertebral e medial à ponta da escápula, cerca de dois espaços costais abaixo dela. Devemos preferir a borda superior da costela inferior do espaço intercostal, evitando-se assim o feixe vasculonervoso intercostal.

Inicialmente, limpa-se o local com solução antisséptica. Anestesiam-se todos os planos (pele, tecido celular subcutâneo, espaço intercostal, periósteo e pleura parietal) e, então, retira-se a agulha da anestesia. É realizada a introdução do cateter plástico flexível.

Retiram-se amostras para exames laboratoriais (cerca de 50 a 100 mL de líquido são suficientes) e, posteriormente, conecta-se o equipo de macrogotas, e este ao frasco a vácuo, ou deixa-se de forma que se permita a drenagem gravitacional para o frasco coletor.

Devem-se observar sintomas do paciente para definir o momento da interrupção da punção. Após a retirada do cateter, deve-se realizar o curativo com gaze e micropore.

Entre os exames, podem ser realizados dosagem de proteínas, LDH, glicose, pH (em seringa com heparina/técnica de gasometria), amilase, determinação do PCR para agentes infecciosos, microbiologia e citologia.

Radiografia de tórax deve ser realizada nas próximas horas para avaliar a expansão pulmonar, evidenciar as lesões pulmonares que estavam encobertas pelo derrame, observar o grau de espessamento pleural e detectar as complicações do procedimento.

Complicações

Quando a técnica é realizada com rigor, o índice de complicações é muito baixo. O procedimento pode, no entanto, levar a complicações graves.

O edema pulmonar de reexpansão pode ocorrer quando drenamos uma quantidade volumosa de líquido pleural e há rápida expansão pulmonar, com aumento da permeabilidade capilar. Provoca dispneia, tosse e dor torácica, sendo esses sintomas indicativos de que o procedimento deve ser interrompido. Mesmo após o término do procedimento, os sintomas podem persistir por algumas horas.

O reflexo vasovagal também pode ocorrer e o paciente habitualmente tem sintomas pré-sincopais, de bradicardia, náuseas e vômitos. Pode ser tratado com atropina.

O pneumotórax por laceração pulmonar ou entrada inadvertida de ar no cateter pode ocorrer em 3 a 19% dos pacientes. Em geral, o tratamento é pautado apenas na observação. A drenagem deve ser feita somente com o paciente sintomático ou com o pneumotórax em expansão.

Pode haver também lesão do feixe vasculonervoso da costela, contaminação do espaço pleural, infecção pleural, hemotórax, laceração de vísceras abdominais e hipotensão.

DRENAGEM PLEURAL

Consiste em estabelecer uma via de drenagem de líquido e ar necessária para assegurar uma cavidade livre e pressão negativa que permitam a reexpansão pulmonar durante o tempo necessário para o restabelecimento da fisiologia normal da pleura.

A drenagem pleural mais comumente realizada em criança é a drenagem pleural fechada, na qual um dreno torácico é conectado a outro tubo cuja extremidade permanece mergulhada em um frasco com líquido. O líquido funciona como uma válvula unidirecional, que permite apenas a saída do ar e/ou líquido intratorácico.

A drenagem pleural aberta é excepcionalmente realizada, sendo utilizada naquelas crianças com empiema em fase organizada, que não apresentam condições clínicas para serem submetidas a uma toracotomia.

Em algumas situações, deve-se utilizar a drenagem ativa, ou seja, o sistema de aspiração que promove a pressão negativa no espaço pleural. É indicada em casos em que há cavidade pulmonar residual (expansão pulmorar incompleta) e fístula aérea, como pode ocorrer em pós-operatório de ressecções pulmonares e em casos de pneumotórax. Nestes casos, o vazamento de ar é tão grande que excede a capacidade de drenagem do sistema. São utilizados dois frascos: um conectado à criança e outro ao vácuo.

Indicações

- Pneumotórax espontâneo ou iatrogênico, que ocupe mais de 20% da cavidade pleural.
- Pacientes com pneumotórax que estão em ventilação mecânica.
- Empiema ou derrames para pneumônicos complicados.
- Hemotórax.
- Quilotórax.
- Pós-operatório de cirurgia cardíaca.

O derrame parapneumônico complicado é purulento, pode apresentar germe na cultura ou no Gram, ou ainda, à análise bioquímica, mostrar pH menor que 7,2; glicose menor que 40 mg/dL e LDH maior que 1.000 UI/L. No derrame complicado há uma grande tendência à loculação e, se não tratado adequadamente, evolui para a supuração franca. O empiema, definido como o acúmulo de pus intrapleural, é o típico derrame parapneumônico complicado. Estes casos apresentam aumento significativo de morbidade e mortalidade e, por esta razão, necessitam de drenagem cirúrgica.

Derrames sintomáticos e relacionados com doenças sistêmicas, como ICC ou nefropatias, devem ser puncionados e não drenados.

Contraindicações

Não existem contraindicações absolutas para a drenagem torácica, principalmente porque muitas vezes trata-se de um procedimento de emergência, instituído em situações críticas.

Cuidados especiais devem ser adotados em algumas circunstâncias, entre elas as coagulopatias e a presença de aderências e loculações pleurais.

Material (Fig. 6-1)

- Solução antisséptica.
- Lidocaína a 2% sem vasocontritor.
- Luvas estéreis e máscara cirúrgica.
- Avental e campos estéreis.
- Gaze.
- Agulhas hipodérmicas.
- Seringas de 5 e 10 mL.
- Dreno tubular multiperfurado.
- Frasco (selo d'água) e extensão.
- Caixa de drenagem de tórax contendo: cabo de bisturi, tesoura Metzembaum, duas pinças Kelly, porta-agulhas, pinça anatômica.
- Bisturi lâmina.
- Fio não absorvível.
- Micropore e esparadrapo.

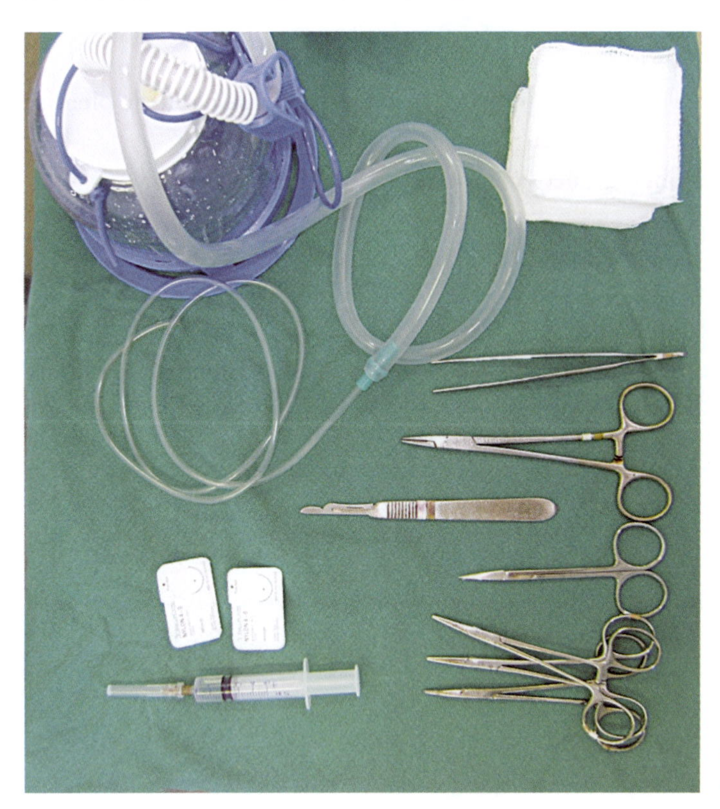

Fig. 6-1 Material utilizado na drenagem torácica.

Técnica

Seleciona-se o local de drenagem, conforme a etiologia do processo pleural e os resultados dos exames de imagem. Estes são fundamentais para indicação da drenagem, além de servirem de referência para a seleção do lugar a ser drenado. Patologias pleurais frequentemente cursam com aderências pleuropulmonares e, portanto, loculações pleurais. Nesta situação, a colocação do dreno pode ocasionar lacerações ou ser ineficaz, havendo necessidade de outros tipos de procedimento, como uso de agentes trombolíticos, pleuroscopia ou decorticação.

O paciente deve ser posicionado em decúbito lateral ou dorsal. Prefere-se a posição horizontal, com os braços em abdução, colocados sobre a cabeça (Fig. 6-2). Analgésicos podem ser administrados previamente para diminuir o desconforto e a ansiedade do paciente. Após a paramentação completa, faz-se a antissepsia e a colocação dos campos estéreis. O espaço intercostal deve ser anestesiado com lidocaína, evitando-se o feixe vasculonervoso da borda inferior da costela, assim como na toracocentese (Fig. 6-3). Faz-se a incisão da pele com extensão de aproximadamente 0,5 cm. O tecido celular subcutâneo, a camada muscular e o espaço intercostal são divulsionados com uma pinça de Kelly. Esta dissecção deve ser realizada posterior e cranialmente, de forma que constitua um túnel subcutâneo que contribuirá para o melhor posicionamento do dreno e para a vedação apropriada do sistema. Devem-se evitar aberturas muito amplas, permitindo, desta forma, o ajuste da musculatura intercostal ao dreno. O dreno é medido e introduzido no

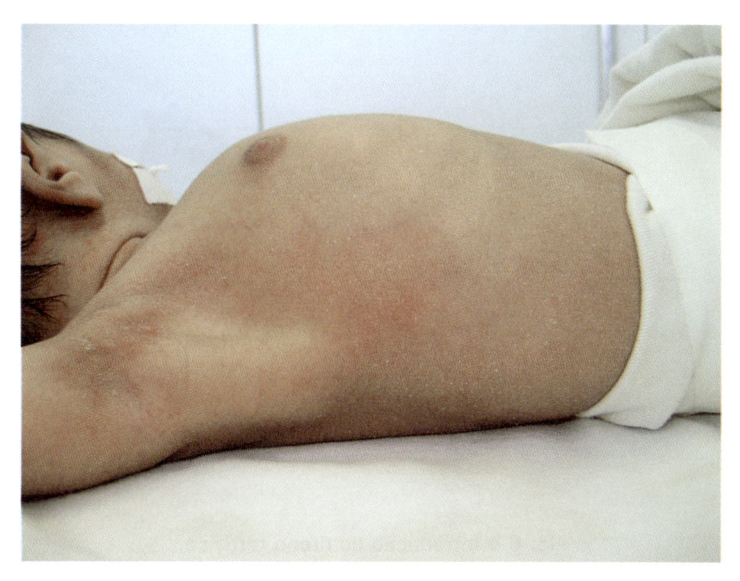

Fig. 6-2 Posicionamento do paciente para a drenagem torácica.

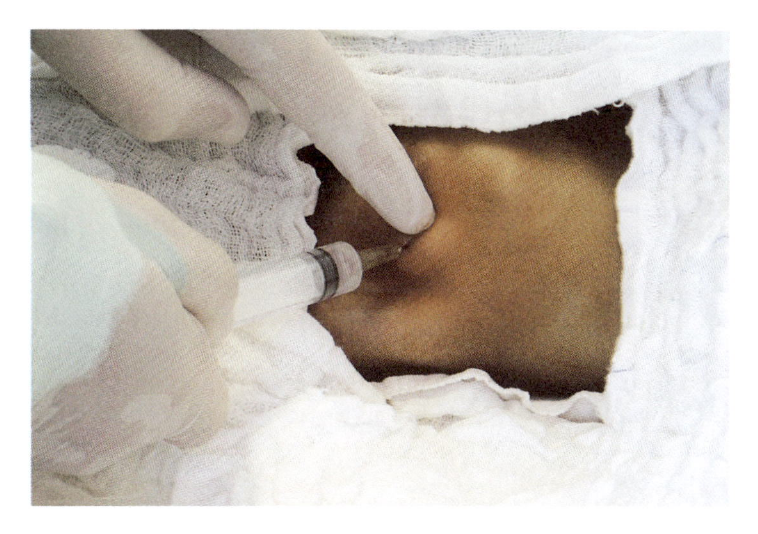

Fig. 6-3 Anestesia dos planos para o início da drenagem.

tórax com o auxílio de uma pinça de Kelly, sendo o comprimento do dreno intratorácico de 8 a 12 cm (Fig. 6-4). Neste momento, deve-se ter o cuidado para que todos os orifícios do dreno fiquem dentro do espaço pleural. O dreno deve ser fixado à pele e conectado ao selo d'água (Fig. 6-5).

Em casos de empiema, hemotórax ou derrame pleural, é desejável que o dreno seja posicionado inferiormente, ao menos no sexto ou no sétimo espaço intercostal, na linha axilar média, a fim de evitar que o dreno incomode o paciente durante o decúbito dorsal. Em casos de pneumotórax, o dreno pode ser posicionado no segundo espaço intercostal,

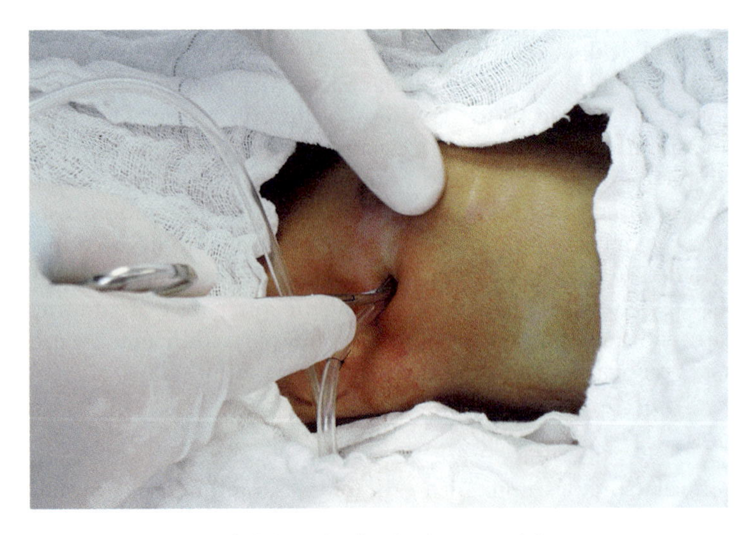

Fig. 6-4 Introdução do dreno torácico.

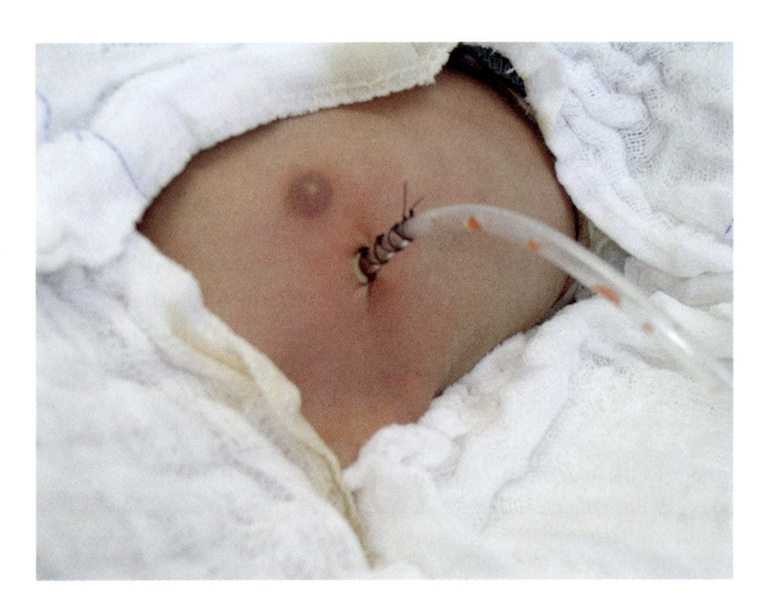

Fig. 6-5 Fixação do dreno após o correto posicionamento.

na linha hemiclavicular, posicionamento que exige divulsão de fibras do peitoral maior, técnica mais difícil.

O curativo do orifício de entrada deve ser feito com gaze e micropore e a fixação do dreno à pele deve ser feita com esparadrapo ou micropore, de forma que impeça a tração e a mobilização do dreno.

O dreno deve ser diariamente avaliado pela equipe, o selo d'água deve ser trocado, e o volume e o aspecto do líquido drenado, prescritos no prontuário. Devem ser avaliados a oscilação da coluna de água e o débito aéreo. É preciso evitar o pinçamento do dreno, bem como as alças de extensão. É importante observar sempre se a extremidade do tubo está localizada abaixo do nível de água e o frasco de drenagem, abaixo do nível do tórax da criança. O paciente deve ser mobilizado e a dor combatida, de forma a permitir a expansibilidade do hemitórax drenado. Se houver obstrução do tubo durante a drenagem, o mesmo não deve ser lavado, e sim aspirado ou trocado, para evitar o risco de contaminação do espaço pleural.

O dreno torácico deve ser removido quando a drenagem for mínima e não houver escape de ar, quando ocorrer a parada da oscilação de nível estando o sistema permeável e quando houver reexpansão pulmonar. Durante a retirada do dreno é fundamental o fechamento rápido do seu orifício de inserção na pele, a fim de evitar a entrada de ar na cavidade pleural. Faz-se oclusão do orifício de drenagem com gaze e esparadrapo. Radiografia torácica deve ser realizada após a remoção do dreno, para confirmar a expansão completa do pulmão ou a presença de pneumotórax residual.

Complicações

Podem ser relacionadas com: procedimento, sangramento, enfisema subcutâneo, edema de reexpansão e empiema.

PROCEDIMENTO

- Falha na introdução do dreno: ocorre por posicionamento do mesmo em partes moles, por dificuldade de passagem pelo espaço intercostal.
- Lesão de estruturas intratorácicas: o pulmão é o órgão mais passível. Sua perfuração pode levar a pneumotórax ou embolia. Por isso, um adequado estudo radiológico pré-drenagem é obrigatório, e, em caso de dúvida, a exploração digital antes da introdução do dreno pode prevenir acidentes.
- Posicionameto intra-abdominal: os órgãos mais facilmente envolvidos são o fígado, o baço e o estômago. A complicação ocorre sobretudo em situações em que a cúpula diafragmática está elevada, como em casos de obesidade, paralisia frênica ou no pós-operatório. Posicionar o dreno mais cranialmente nessas condições.

SANGRAMENTO

Pode haver lesão da artéria intercostal, que é rara e em geral associada a falha técnica, como o não diagnóstico de uma discrasia sanguínea, ou a dissecção do bordo inferior da costela. Lesões de vasos intratorácicos ou do coração são tão graves quanto raras.

ENFISEMA SUBCUTÂNEO

Está relacionado com a drenagem inadequada, permitindo que o ar alcance o tecido celular subcutâneo por intermédio da pleura perfurada, junto com a inserção do dreno. Pode ocorrer por problemas no sistema de drenagem (obstruções, pinçamento, alças), mas também por tração excessiva do dreno, deixando um dos orifícios no espaço subcutâneo. Neste caso, deve-se substituir o ponto de fixação por um novo ponto, incluindo a musculatura.

EDEMA DE REEXPANSÃO

Rara e temida complicação, está associada à lesão da membrana capilar pulmonar após o colapso por mais de 72 h. A alteração de permeabilidade pode provocar extravasamento de líquido para o interstício e alvéolos durante a reperfusão do pulmão previamente colapsado. O esvaziamento lento e gradual da cavidade pode prevenir essa condição.

EMPIEMA

Condição rara, sendo por isso desnecessária a antibioticoprofilaxia.

CONCLUSÃO

A toracocentese e a drenagem torácica são procedimentos de relativa simplicidade e de absoluta importância. Podem orientar o diagnóstico, aliviar os sintomas e tratar uma série de condições clínicas. Por outro lado, podem promover complicações importantes, cuja ocorrência depende diretamente das precauções tomadas por quem os realiza e da respectiva experiência prática. O conhecimento técnico detalhado das indicações e das possíveis complicações, bem como da forma como administrá-las, é essencial ao profissional que se propõe a realizar esses procedimentos de forma segura e correta.

REFERÊNCIAS

Alves N. Punção Pleural e Toracotomia Fechada. In: Murahovschi J. Pediatria: Urgências e Emergências. São Paulo: Sarvier, 2005. p. 61-3.

Ampofo K, Byington C. Management of parapneumonic empyema. Pediatr Infect Dis J 2007; 26(5):445-6.

Bar-El Y, Ross A, Kablawi A, Egenburg S. Potentially dangerous negative intrapleural pressures generated by ordinary pleural drainage systems. Chest 2001; 119(2):511-4.

Castro JC, Tarasconi JC. Pericardiocentese, paracentese e toracocentese. In: Barreto SSM, Vieira SRR, Pinheiro CTS. Rotinas em Terapia Intensiva. Porto Alegre: Artmed Editora, 2001. p. 493-98.

Fraga JC, Kim P. Abordagem cirúrgica da efusão pleural parapneumônica e suas complicações. J Pediatr 2002; 78(2):161-170.

Fraga, JC, Noqueira A, Einloft L. Procedimentos invasivos em UTIP. In: Piva JP e Celiny P. Medicina Intensiva Pediátrica. Rio de Janeiro: Revinter, 2005. p. 785-813.

Marchi E, Lundgren F, Mussi R. Derrame pleural parapneumônico e empiema. J Bras Pneumol 2006; 32(4):190-6.

Mocelin HT, Fischer GB. Fatores preditivos para drenagem de derrames pleurais parapneumônicos em crianças. J Pneumologia 2001; 27(4):177-184.

Terra RM, Jatene FB. Punção pleural. In: Utiyama EM, Rasslan S, Birolini D. Procedimentos básicos em cirurgia. São Paulo: Manole, 2008. p. 469-76.

Terra RM, Jatene FB. Drenagem Pleural. In: Utiyama EM, Rasslan S, Birolini D. Procedimentos básicos em cirurgia. São Paulo: Manole, 2008. p. 477-88.

CAPÍTULO 7

Punção Pericárdica e Intracárdica

Fernando Augusto Marinho dos Santos Figueira • Fernando Ribeiro de Moraes Neto

INTRODUÇÃO

O tórax é sede de três importantes espaços e cavidades que podem alojar coleções líquidas e gasosas, alterando o funcionamento dos sistemas nele contidos: a cavidade pleural, a cavidade pericárdica e o mediastino.

O pericárdio pode estar ausente congenitamente, sem nenhum efeito deletério evidente; por outro lado, pode alterar o desempenho cardíaco e levar, em algumas condições, à hipotensão e à morte.

ANATOMIA

O pericárdio é uma membrana fibrosserosa, constituída pelos componentes parietal e visceral, sendo que este último envolve o coração e está separado por um espaço que, normalmente, contém uma pequena quantidade de líquido seroso do pericárdio parietal, mais fibroso.

Reveste os troncos das veias cavas, aorta, artéria pulmonar e veias pulmonares. Com exceção de uma região do átrio esquerdo, entre as quatro veias pulmonares, todo o coração está dentro do pericárdio.

É dotado de propriedades físicas tais que se torna distensível quando o volume pericárdico total é grande.

O pericárdo conecta-se firmemente ao diafragma esterno e aos grandes vasos, limitando a mobilidade do coração, sem impedi-la.

A pressão intrapericárdica é normalmente subatmosférica, semelhante à intrapleural.

FISIOLOGIA

O pericárdio serve para limitar a distensão cardíaca aguda e modular o fenômeno da interdependência ventricular. É uma estrutura dinâmica que, quando sujeita a estiramento crônico – devido ao acúmulo gradual de líquido intrapericárdico ou ao aumento do coração –, cresce para acomodar seu conteúdo, de modo que a faixa de trabalho de pressões entre ela e a superfície do coração é baixa. O nível exato de distensão cardíaca necessário para comprometer o pericárdio é desconhecido.

O pericárdio pode proteger o coração de infecções contíguas, reforçar porções delgadas do coração e atuar como um mecanismo protetor para prevenir a dilatação súbita do coração durante exercício, hipervolemia ou sobrecarga aguda.

ETIOPATOGENIA

Semelhante a outras patologias, nos últimos 20 anos, as doenças do pericárdio sofreram alterações em seus aspectos etiológicos e diagnósticos, como consequência de:

- Diminuição da pericardite tuberculosa.
- Maior incidência de formas idiopáticas.
- Comportamento diferente da pericardite urêmica clássica.
- Menor incidência de pericardite por radiação.
- Desenvolvimento da ecocardiografia.
- Introdução da tomografia computadorizada, que diferencia os derrames dos tumores.

Atualmente, o diagnóstico do comportamento pericárdico, localizado ou integrante de um quadro generalizado, é simples; todavia, apesar da biópsia, persiste o desafio de estabelecer a etiologia.

CLASSIFICAÇÃO DAS PERICARDIOPATIAS

- Pericardite aguda.
- Pericardite crônica.
- Pericardite com derrame.
- Tamponamento cardíaco.

Sendo, os dois últimos itens, alvos de interesse deste capítulo.

ETIOLOGIA DO DERRAME PERICÁRDICO AGUDO E CRÔNICO

Definição: presença de líquido na cavidade pericárdica em quantidade superior à fisiológica, podendo ou não trazer repercussões hemodinâmicas ao paciente.

Causas

- Inflamação pericárdica.
- Hemorragia pericárdica.

- Traumatismo torácico com ferida cardíaca.
- Tratamento anticoagulante.
- Insuficiência cardíaca congestiva.
- Insuficiência renal.
- Hipoproteinemia.
- Neoplasias.
- Infecções.

QUADRO CLÍNICO

Assintomático, quando pequeno. Porém, os sintomas decorrentes do derrame pericárdico dependem, na grande maioria, da rapidez de seu desenvolvimento. Se é grande, os sintomas se relacionam com os efeitos mecânicos extracardíacos do derrame:

- Compressão esofágica – disfagia.
- Compressão do nervo laríngeo-recorrente – disfonia.
- Compressão traqueobronquial – tosse.

Durante o exame clínico, não se identifica o choque de ponta palpável, além de aumento da macicez cardíaca.

Se evolui para tamponamento cardíaco, surgem sinais de baixo débito cardiogênico, como diminuição da pressão arterial, elevação da pressão venosa central e piora da perfusão tecidual.

EXAMES COMPLEMENTARES

- ECG – pouco sensível e específico – mostra a elevação do segmento ST e a inversão de ondas T e baixa voltagem do segmento QRS.
- Radiografia de tórax – só possui valor nos grandes derrames, aqueles com mais de 250 mL de líquido, com imagem "em pera" ou "em garrafa", por desaparecimento dos arcos normais do contorno cardíaco.
- Ecocardiograma – método mais sensível, incruento e de baixo custo para o diagnóstico do derrame pericárdico; além disso, permite avaliar sua magnitude.
- TC de tórax – importante em casos duvidosos, em que o ecocardiograma não consegue definir com exatidão o volume e a localização do derrame.

TIPOS DE TAMPONAMENTO CARDÍACO

- Tamponamento cardíaco cirúrgico: ocorre em pessoas sem doença cardíaca ou pericárdica preexistente, causado pela súbita introdução de sangue ou outro líquido no espaço pericárdico. A compressão do coração dá origem à tríade clássica de Beck (presente em apenas um terço dos pacientes tamponados): pressão venosa central elevada, hipotensão e pulso paradoxal.
- Tamponamento clínico: ocorre naqueles pacientes com distúrbio do pericárdio. Nesses casos, o derrame se instala mais lentamente, permitindo a distensão do pericárdio. A tríade de Beck, mais raramente, está presente.

- Tamponamento cardíaco de baixa pressão: nesses casos, o tamponamento cardíaco está presente, mas é difícil o seu reconhecimento.

TRATAMENTO

Em presença de tamponamento, a eliminação de líquido pericárdico é o tratamento definitivo.

Quanto a tamponamento cardíaco, devemos realizar a pericardiocentese. Tal procedimento deve ser realizado, preferencialmente, no centro cirúrgico ou no laboratório de hemodinâmica.

Em situações emergenciais, pode-se efetuar no leito, de preferência em UTI, sob monitoração.

É importante a análise do líquido pericárdico, para tentar estabelecer o diagnóstico.

TÉCNICA DA PERICARDIOCENTESE

A punção pericárdica pode ser realizada pela via anterior ou paraesternal esquerda, ou pela via inferior ou subxifoide.

O primeiro passo é a monitoração do paciente com ECG e, sempre que possível, acompanhamento pelo ecocardiograma.

O paciente é deitado numa posição semi-inclinada, com a cabeça na mesa ou a cama elevada em 30° ou 40°, com um coxim pequeno debaixo da parte média do dorso, para produzir uma hiperextensão leve.

O local deve ser submetido a antissepsia local com solução degermante disponível e campos estéreis posicionados. Após a inoculação de anestesia local (xilocaína 2% sem vasoconstritor), punciona-se o ângulo xifocostal esquerdo, passando por baixo do arco costal, aspirando cuidadosamente, mantendo sempre o êmbolo da seringa tracionado, podendo aparecer o líquido pericárdico se o derrame for grande.

Troca-se a agulha por uma de *intracath* ou *jelco* nº 18, 16 ou 14, conectando-se ao eletrocardiógrafo na posição V. Direciona-se a agulha conectada a uma seringa de 20 mL, sempre aspirando por baixo do arco costal, avançando em direção ao ombro esquerdo. O ECG auxilia a posicionar a agulha.

- Elevação do segmento ST – a ponta da agulha estará em contato com o epicárdio do ventrículo.
- Elevação do segmento PR – a ponta da agulha está em contato com a superfície epicárdica do átrio. Um estalo pode ser sentido quando a agulha perfura o pericárdio. Após perfurar, aspira-se suavemente para sair o líquido. Remova a seringa e introduza um cateter (*intracath*) através do lúmen do *jelco*. Conecta-se uma torneira de três vias, aspirando e colhendo o líquido para exame.

Nos casos em que o derrame se refaz, deixa-se o cateter conectado a um frasco de drenagem por, pelo menos, 48 horas, realizando exame radiológico e ecocardiografia.

Nos casos de dúvida quanto à possibilidade de o líquido aspirado ser da cavidade ventricular, pode-se fazer o teste do coágulo, já que o sangue em contato com serosas torna-se incoagulável, ou comparar o hematócrito do sangue venoso periférico com o do líquido pericárdico.

COMPLICAÇÕES

- Perfuração do ventrículo – é importante acompanhar o ECG, pois, em caso de perfuração, haverá alteração do segmento ST. Se houve suspeita, retirar a agulha até não aspirar sangue. Na maioria das vezes, a perfuração não apresenta consequências; todavia, deve-se manter o paciente monitorado para detectar um eventual tamponamento.
- Pneumotórax – quando, durante a introdução da agulha, ocorre a perfuração da pleura – geralmente não há necessidade de drenagem torácica, apenas acompanhamento radiológico e clínico.
- Arritmias – provocadas pela agulha em contato com o átrio ou o ventrículo, ao se detectarem arritmias, deve-se retirar a agulha do contato epicárdico.

REFERÊNCIAS

Browne GJ, Hort J, Lau KC. Pericardial effusions is a pediatric emergency departmente. Pediatrics Emergence Care 2002; 18(4):285-9.

Guntheroth WG. Sensitivity and especificity of echocardiographic evidence of tamponade: implications for ventricular interdependence and pulsus paradoxus. Pediatric Cardiology 2007; 28(5):358-62.

Kouchoukos NT, Blackstone EH, Doty DB, Hanley FL, Karp RB. Kirklin/Barrat Boyes: Cardiac surgery. Philadelphia: Churchill Livingstone, 2003.

Libby P, Bonow RO, Mann DL, Zipes DP, Braunwald E. Braunwald's Heart Disease: a text book of cardiovascular medicine. Philadelphia: Saunders Elsevier, 2008.

Pohl FF, Petroianu A. Tubos, sondas e drenos. Rio de Janeiro: Guanabara Koogan, 2000.

CAPÍTULO 8

Coleta de LCR por Punção Lombar

Allan Francisco Oliveira de Lima

INTRODUÇÃO

O líquido cefalorraquidiano (LCR), desde o século XIX, quando foi examinado pela primeira vez, e posteriormente nas décadas de 1950 e 1960, época de maior relevância para o desenvolvimento das técnicas de punção, vem sendo utilizado para as investigações das doenças infecciosas e inflamatórias do SNC. Atualmente, além da análise do liquor, dispomos de exames de neuroimagem que auxiliam no diagnóstico de diversas enfermidades.

O LCR é secretado nos ventrículos laterais, principalmente pelo plexo coroide, e flui para o 3º e 4º ventrículos até chegar ao espaço subaracnóideo, fluindo para baixo, em direção à medula espinhal, e para cima, em direção à convexidade do encéfalo. O volume total estimado é de aproximadamente 140 mL, sendo 30 mL distribuídos no espaço subaracnóideo. Comunica-se com interstício encefálico, fundamental para o equilíbrio homeostático; atua na remoção dos metabólitos; serve de proteção contra impactos; e serve, também, como via linfática e como transporte de hormônios secretados pelo hipotálamo. É absorvido através das granulações e vilosidades aracnóideas.

Há três vias clássicas de coleta de LCR: via lombar, via suboccipital ou cisternal e ventricular. Neste capítulo serão descritas as técnicas de punção lombar, suas indicações e as contraindicações. Como se trata de um exame invasivo, a coleta do liquor deverá ser realizada após a assinatura de Termo de Consentimento Livre e Esclarecido (TCLE) pelo doente ou por seu representante legal, de acordo com a Resolução 196 do Conselho Nacional de Saúde (CNS), de 10 de outubro de 1996.

O procedimento e os riscos devem ser explicados ao paciente ou a um responsável, bem como a assinatura do TCLE.

PUNÇÃO LOMBAR

A punção lombar comumente poderá ser realizada por uma única pessoa, excetuando-se os pacientes pediátricos ou pacientes não colaborativos, quando se faz necessário um assistente para o posicionamento e o manejo das amostras de LCR.

A punção lombar é feita preferencialmente com o paciente na posição de decúbito lateral (ocasionalmente, poderá ser realizada com o paciente sentado), deitado na beira da cama e de costas para o médico que realizará o procedimento. A coluna lombar do paciente deve estar fletida ao máximo para a abertura dos espaços intervertebrais. A coluna deve estar paralela à superfície da cama e os ombros e quadris, alinhados no plano vertical. Esta técnica permite penetrar o interespaço de L3-L4, localizado no nível das cristas ilíacas posteriores, ou L4-L5, uma vez que a medula espinhal termina no nível de L1-L2, sem danos à mesma.

Para uma punção lombar de sucesso, deve obter-se uma amostra suficiente na primeira tentativa, sem trauma (LCR < 1.000 céls. vermelhas/mL), com o mínimo desconforto para o paciente antes e depois do procedimento e sem sérios eventos adversos. Diante de uma punção traumática, é necessária a diferenciação entre as hemorragias do SNC. O fluido deve ser observado enquanto flui pela agulha para ver se clareia, o que sugere ser decorrente de acidente de punção. Após a centrifugação do material coletado, o sobrenadante da punção traumática pode ser incolor, diferente dos acidentes hemorrágicos do SNC, ou amarelo, pela degradação da hemoglobina à bilirrubina. Uma outra forma de diferenciação é a prova dos três tubos, em que são realizadas coletas repetidas em três tubos diferentes, observando-se uma redução no número de hemácias, quando comparados os conteúdos dos tubos a partir do primeiro, nos casos decorrentes de trauma de punção.

O Quadro 8-1 apresenta as principais indicações para coleta de LCR.

Quadro 8-1 Indicações para coleta e punção lombar

Punção lombar: Indicações
• Diagnóstico de infecções
• Administração de medicamentos intratecal
• Terapêutica

TÉCNICA DE PUNÇÃO LOMBAR

1. Colher amostra de sangue venoso para a determinação da glicemia, se desejar determinar uma comparação entre os níveis de glicose séricos e os do LCR. Idealmente, as amostras devem ser obtidas simultaneamente, pelo menos 4 horas após o paciente ter se alimentado.
2. Os equipamentos necessários devem estar em fácil alcance. Usando luvas e máscara estéreis, gaze, agulhas atraumáticas (Fig. 8-1).
3. O paciente na posição de decúbito lateral (ocasionalmente, poderá ser realizado com o paciente sentado), deitado na beira da cama e de costas para o médico que realizará o procedimento. A coluna lombar do paciente deve estar fletida ao máximo para a abertura dos espaços intervertebrais (maior cuidado com essa manobra deve ser aplicado aos neonatos). A coluna deve estar paralela à superfície da cama e os ombros e quadris, alinhados no plano vertical. Esta técnica permite penetrar o interespaço de L3-L4, lo-

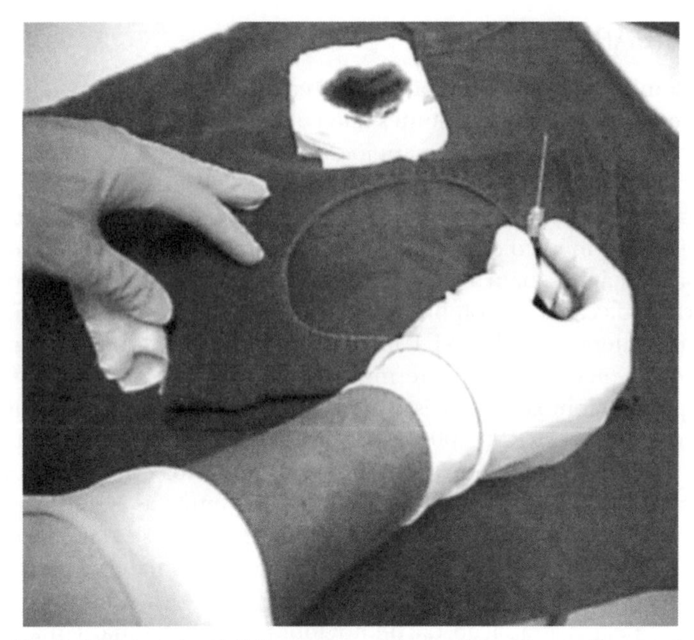

Fig. 8-1 Material estéril (imagem cedida por Dra. Tereza Fonseca).

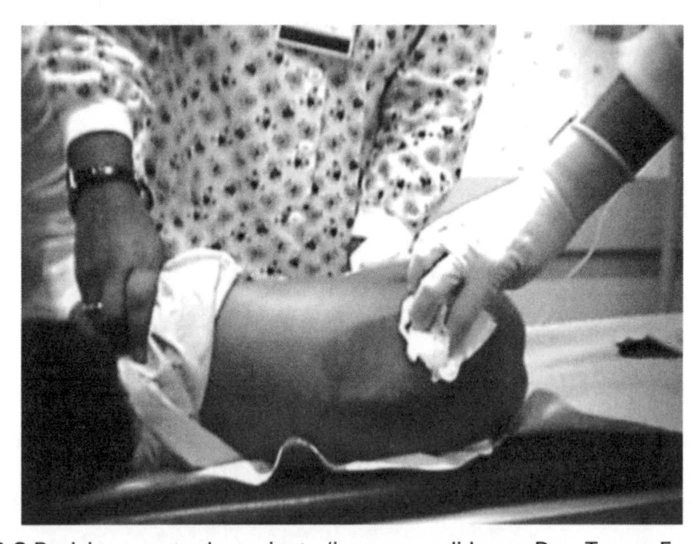

Fig. 8-2 Posicionamento do paciente (imagem cedida por Dra. Tereza Fonseca).

calizado no nível das cristas ilíacas posteriores, L4-L5 ou ainda L5-S1, uma vez que a medula espinhal termina no nível de L1-L2, sem danos à mesma (Fig. 8-2).

4. É realizada antissepsia com gaze limpa e solução iodada que é aplicada com movimentos circulares em uma ampla área a partir do centro do local a ser puncionado, e em seguida é removido o excesso com gaze.
5. A área deverá ser coberta com campos estéreis (Fig. 8-3).

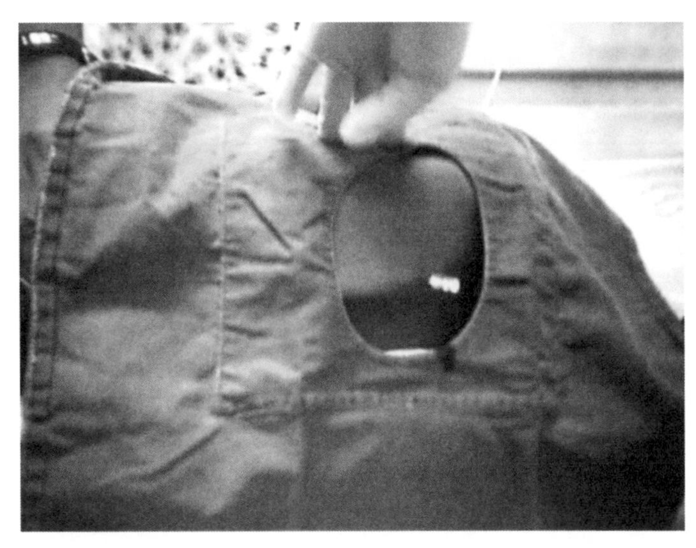

Fig. 8-3 Aposição de campos estéril e punção lombar (imagem cedida por Dra. Tereza Fonseca).

6. Poderá ser realizada anestesia local com lidocaína. Nos pacientes pediátricos, tal procedimento muitas vezes não é realizado, por se tratar de pacientes pouco colaborativos e pelo procedimento, neste caso, necessitar de mais dinâmica do médico executor.
7. A agulha de punção é inserida no ponto médio do espaço escolhido. A agulha com o bisel voltado para cima, em direção à face do médico que realizará o procedimento, deverá estar paralela à superfície da cama e com inclinação levemente cefálica ou em direção à cicatriz umbilical.
8. A agulha é inserida lentamente até um *pop* ser sentido, que resulta da penetração do ligamento amarelo. O estilete é retirado para determinar se o espaço subaracnóideo foi alcançado, o que é indicado pelo fluxo de LCR pela agulha. Se não aparecer LCR, o estilete é recolocado e a agulha é inserida um pouco mais; isso é repetido até que o LCR seja obtido. A agulha é retirada parcialmente, mantida paralela à superfície da cama e penetrada novamente em um ângulo levemente diferente.
9. Deverá ser anotada a aparência da amostra com descrição de claridade e cor, além da quantidade obtida e dos números de tubos requeridos com as devidas identificações com nome e registro do paciente. Comumente são coletados 2 mL em cada um dos cinco tubos para (1) contagem celular, (2) glicose e proteínas, (3) VDRL, (4) Gram e (5) cultura. Quantidades adicionais podem ser coletadas para outros testes, como bandas oligoclonais e glutamina, e para estudo citológico (Fig. 8-4).
10. A agulha é retirada, aplicando-se o esparadrapo para a vedação do local de punção.

Não há evidências sobre o melhor espaço intervertebral para a realização da PL.

Durante a PL, o paciente poderá sentir uma dor irradiada em ambas as pernas, indicando que a agulha está muito lateral e deve ter tocada uma raiz nervosa. Neste caso, a agulha será retirada, devendo-se checar a posição do paciente e inserir a agulha na linha média. Se este processo falhar, deverá ser puncionado um espaço abaixo, e, se não houver sucesso no procedimento, outro médico será requisitado.

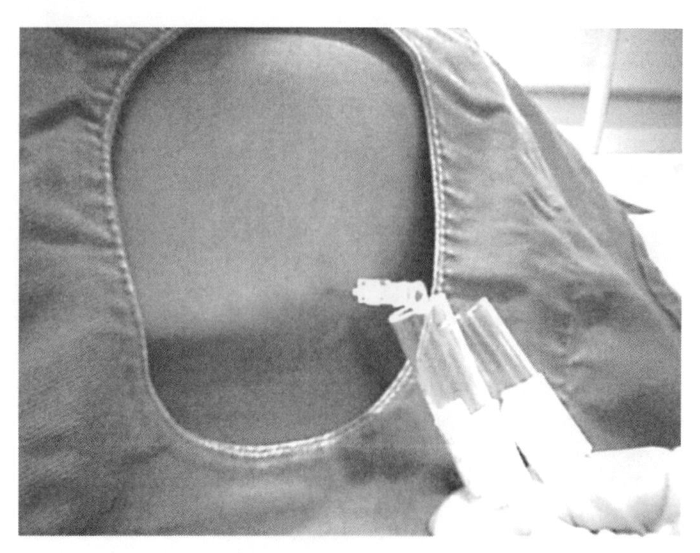

Fig. 8-4 Coleta de LCR (imagem cedida por Dra. Tereza Fonseca).

Na ausência de algum achado neurológico focal, alterações cognitivas ou papiledema, PL pode ser realizada sem a necessidade de tomografia computadorizada (TC) antes do procedimento. Na suspeita de meningite bacteriana, antibioticoterapia deve ser iniciada imediatamente após a coleta, principalmente nos casos em que o liquor se encontra turvo, e, se possível, culturas de sangue periférico devem ser colhidas antes de iniciá-la.

COMPLICAÇÕES

Cefaleia e lombalgia são os eventos adversos frequentemente relatados associados à punção lombar; tais eventos são difíceis de observar em pacientes pediátricos mais novos. Cefaleia pode ocorrer em 60% dos pacientes; já lombalgia é menos comum, mas pode ocorrer em mais de 40% dos casos. Os eventos raros incluem herniação cerebral, hemorragia intracranial subdural, hemorragia espinhal epidural e infecção.

ANÁLISE DO LCR

Observar cuidadosamente a coloração do LCR, mesmo enquanto ele sai pela agulha, normalmente cristalino e límpido ("água de rocha") – quaisquer alterações devem ser descritas.

A xantocromia pode ser devida à hiperbilirrubinemia (bilirrubina sérica acima de 4 a 6 mg/dL), comum em neonatos; à hemorragia subaracnóidea, nas primeiras 12 horas após o surgimento; além da hiperproteinorraquia (neonatos têm até 150 mg/dL), presente nas doenças infecciosas, condições inflamatórias ou decorrente de uma punção traumática (> 100.000 hemácias por mm^3). Pode ser opaco ou turvo, quando encontrar leucócitos acima de $200/mm^3$ e/ou por proliferação bacteriana ou fúngica.

No Quadro 8-2, constam os valores normais de citometria de acordo com a faixa etária do paciente. Celularidade acima de 1.000 por mm^3 é geralmente encontrada em meningite bacteriana, enquanto a presença de 100 células por mm^3 é mais comum nos casos de menin-

Quadro 8-2 Citometria do LCR por faixa etária

Faixa de idade	Citometria
Adultos	Até 5 leuco/mm^3
Recém-nascidos	Até 20 leuco/mm^3
1 mês a 1 ano	Até 10 leuco/mm^3
1 ano a 4 anos	Até 8 leuco/mm^3
Acima de 5 anos	Até 5 leuco/mm^3

gite viral, mas tais alterações podem também aparecer após convulsões, hemorragia do SNC, tumores malignos e em uma variedade de condições inflamatórias. Numa punção traumática, o valor pode ser corrigido através da relação de uma célula branca para cada 500 a 1.000 hemácias no liquor. Uma alta concentração de PMN (polimorfonucleares) pode ser vista na análise do liquor de um neonato; em adultos o LCR normal é composto de 70% de linfócitos e 30% de monócitos, ocasionalmente se encontrando eosinófilos e PMN.

Com relação à glicose, sua concentração no LCR normal corresponde a cerca de dois terços da glicemia sérica do paciente. Deve ser esperada hipoglicorraquia nas concentrações baixas de glicose ou no consumo de glicose pelo SNC, o que acontece geralmente nas meningites por germes comuns, por fungos, na meningite tuberculosa, e nas infiltrações neoplásicas do espaço subaracnóideo. Hiperglicorraquia não possui significado clínico.

Das proteínas encontradas no LCR, 80% são provenientes do plasma, sendo o restante produzido no SNC. A hiperproteinorraquia geralmente decorre das alterações da barreira hematoencefálica, de diminuição dos mecanismos de reabsorção, de uma obstrução mecânica do fluxo do LCR ou do aumento na síntese de imunoglobulina intratecal, mas pode ser vista nas diversas alterações do SNC, como meningites, especialmente as bacterianas, doenças neurológicas, hemorragias e tumores, entre outras.

REFERÊNCIAS

Crevel HV. Lumbar puncture and the risk of herniation: when should we first perform CT? J Neurol 2002; 249:129-37.

Dimas LF, Puccioni-Sohler M. Exame do líquido cefalorraquidiano: influência da temperatura, tempo e preparo da amostra na estabilidade analítica . J Bras Patol Med Lab 2008; 44(2):97-106.

Puccioni-Sohler, M et al. Coleta do líquido cefalorraquidiano, termo de consentimento livre e esclarecido e aspectos éticos em pesquisa. Recomendações do departamento científico de LCR da Academia Brasileira de Neurologia. São Paulo. Arq Neuro-Psiquiatr 2002; 60(3A).

Rottenfusser L et al. Coleta de Líquido Cefalorraquidiano. Rev Médica HSVP 2003; 15(33):11-6.

Straus SE et al. How do I perform a lumbar puncture and analyze the results to diagnose bacterial meningits? JAMA, October 25, 2006; 296(16).

CAPÍTULO 9

Exsanguineotransfusão

Luciana Cordeiro Souza Lima

INTRODUÇÃO

A exsanguineotransfusão (EXT) é um procedimento de troca do sangue do paciente por sangue de um doador. No tratamento da hiperbilirrubinemia neonatal, tem o objetivo de remover a bilirrubina, os anticorpos livres e aderidos a hemácias e melhorar os níveis de hemoglobina.

Com o advento das técnicas de prevenção para a isoimunização materno-fetal (IMF) Rh e dos equipamentos de fototerapia mais eficazes, a necessidade de exsanguineotransfusão tem-se tornado infrequente. Quando necessária, deve ser realizada por neonatologistas ou pediatras experientes para melhorar os resultados e prevenir as complicações. Este capítulo visa descrever a técnica do procedimento, seus efeitos adversos e as complicações. As indicações foram discutidas no capítulo referente à icterícia neonatal.

PREPARAÇÃO PARA O PROCEDIMENTO

Antes de iniciar uma EXT devemos responder alguns questionamentos:

Qual classificação sanguínea utilizar?

A classificação do sangue deve ser definida de acordo com a causa da hiperbilirrubinemia. Estar atento ao fato de que os antígenos estão nas hemácias e os anticorpos no plasma, para assim escolher um sangue que não forneça novos antígenos, nem contenha os antígenos para os quais existam anticorpos circulantes no recém-nascido (RN).

Se IMF Rh usar hemácias Rh– e ABO compatível com o RN, na falta deste usar hemácias O–. O plasma deve ser homólogo ao do RN. Se a EXT tiver indicação de ser realizada logo ao nascimento, escolher sangue O– cruzado contra o da mãe.

IMFABO: solicitar hemácias O e plasma homólogo ao do RN ou, na falta deste, plasma AB. O fator Rh deve ser compatível com o do RN.

IMFABO e Rh: solicitar hemácias O– e plasma homólogo ao do recém-nascido ou, na falta deste, plasma AB.

Se houver doença imune para outros subgrupos, usar sangue sem o antígeno sensibilizador definido e cruzado com o da mãe. Se não houver doença imune, usar hemácias e plasma compatíveis com o do RN.

Que volume e tipo de hemoderivado solicitar?

Quando o objetivo é corrigir hiperbilirrubinemia e anemia, estando o paciente estável hemodinamicamente, com hemoglobina > 10 g%, solicitar sangue total reconstituído, que é obtido a partir da mistura de dois terços de concentrado de hemácias com um terço de plasma. Esta mistura deve ter hematócrito em torno de 45 a 50%. O volume a ser solicitado é de 160 mL/kg, equivalente a duas volemias do RN. Após trocar este volume, esperamos renovar em torno de 87% da volemia do RN. Estudos comparando EXT com duas volemias *versus* uma volemia em hiperbilirrubinemia neonatal ainda são insuficientes para mudar a prática rotineira da utilização de duas volemias.

Se o paciente tem anemia grave (Hb < 10 mg%), hidropsia ou está hemodinamicamente instável, pode-se proceder primeiro EXT somente com concentrado de hemácias num volume de troca de 20 a 40 mL/kg, e após a estabilidade, realizar novo procedimento se persistir a indicação por hiperbilirrubinemia, com sangue total reconstituído como o descrito. Se apesar da anemia grave a paciente está estável clinicamente, pode-se tentar um volume de troca inicial maior com até uma volemia (80 mL/kg) de concentrado de hemácias. Esta EXT com concentrado de hemácias, por anemia grave, costuma ser indicada já ao nascimento.

Há cuidados a serem tomados com o hemoderivado?

O sangue escolhido deve ter preferencialmente menos de 36 a 48 horas de estocagem. Como pela indisponibilidade dos hemocentros isso nem sempre é possível, podemos usar sangue com até 5 a 7 dias. Nestes casos, poderíamos realizar exames no sangue do doador e utilizá-lo se: pH ≤ 6,8; Na < 170 mEq/L; Hb ≥ 13 g%; e K ≤ 7 mEq/L[3]. Porém, a realização destes exames não é mais mandatória, e apenas devemos lembrar que, quanto mais velho for o sangue, mais distúrbios metabólicos e eletrolíticos poderão ocorrer.

Quando o sangue for aquecido, não se deve ultrapassar a temperatura de 37°C, pois o aquecimento excessivo pode levar à hemólise. Em pacientes com possibilidade de EXT repetidas, o sangue pode ser irradiado para diminuir a estimulação antigênica e o risco de rejeição, o que preferencialmente deveria ser realizado em todos os procedimentos.

Qual via de acesso para o procedimento deve ser escolhida?

A via de acesso vascular de escolha que utilizamos no IMIP é a veia umbilical, e se esta não estiver disponível, o procedimento deve ser realizado por cateter inserido em dissecção de veia supraumbilical como segunda escolha. Os cuidados e a técnica de cateterização da veia umbilical são abordados em capítulo próprio. Porém, lembramos que, caso o cateter de Argille não esteja disponível, poderá ser realizado cateterismo com sonda números 4 a

6, sendo retirada assim que for afastada a necessidade de um novo procedimento. Esta conduta é realizada no intuito de não adiar a realização do procedimento. Se o coto umbilical estiver em mumificação avançada, pode-se umidificá-lo e em seguida tentar a cateterização da veia umbilical. Em alguns serviços, se este procedimento for prolongado ou tiver complicações, a antibioticoterapia profilática com oxacilina e gentamicina deve ser realizada por 48 horas, o que não é rotina no IMIP.

Alguns trabalhos têm sido realizados na tentativa de encontrar uma via vascular que possa ter menos efeitos colaterais, com eficácia igual ou melhor que as utilizadas. Um estudo de 123 exsanguineotransfusões no qual 24 utilizaram a veia umbilical sozinha para retirada e infusão de sangue e 99 utilizaram a artéria e a veia periféricas para retirada e infusão de sangue, respectivamente, observou que a utilização de vasos periféricos pode resultar em poucos efeitos adversos e eficácia semelhante em baixar os níveis de bilirrubina, apresentando a opção de canulação de vasos periféricos para realizar este procedimento.

Qual material e pessoal necessários para o procedimento?

Além do sangue com equipo adequado fornecido pela agência transfusional para a realização de uma EXT, será necessário material para a realização de cateterismo umbilical, ou para a realização de acesso venoso central, duas torneiras de três vias (3-*way*), seringas que podem ser de vidro ou de plástico, de 20 mL, seringa de 1 mL, um equipo com depósito para desprezar o sangue retirado do recém-nascido, cuba estéril para o preparo de solução heparinizada, uma ampola fechada de heparina, 500 mL de soro fisiológico a 0,9%, dois tubos para exames hematológicos e dois tubos para exames bioquímicos, material para anotações de entradas e saídas durante o procedimento e material para a monitoração do paciente. Apesar de pequeno, o risco de parada cardiorrespiratória, apneia e arritmias deve ser lembrado, e devem estar disponíveis os materiais para a reanimação tão logo for necessário. O ideal é que uma EXT seja realizada por dois médicos e um auxiliar de enfermagem com experiência neste procedimento.

Como preparar o paciente para o procedimento?

Após definida a indicação do procedimento, deve-se proceder a avaliação clínica criteriosa do paciente, estando este preferencialmente com jejum de 3 a 6 horas. Caso este não tenha se completado, poderá ser passada uma sonda orogástrica e aspirado o conteúdo gástrico se o pediatra julgar necessário, pois alguns pacientes podem apresentar náuseas e vômitos.

Se o paciente estiver em infusão de outras substâncias ou soluções glicosadas, devem ser puncionadas as veias periféricas, pois não poderá ser usada a veia umbilical enquanto durar o procedimento.

REALIZANDO O PROCEDIMENTO

A EXT deve ser realizada em sala limpa, preferencialmente em bloco cirúrgico, e com técnica estéril, estando o profissional que realiza o procedimento vestido com capote e luvas estéreis, gorro e máscara.

Discutiremos detalhadamente o procedimento a seguir:

1. Identificar os tubos com nome, registro e momento da coleta, sendo dois como pré-EXT e outros dois como pós-EXT.
2. Se ainda não foi obtido o acesso venoso, realizá-lo antes que o sangue esteja descongelado e pronto para o procedimento, pois possíveis intercorrências levam tempo, o que pode comprometer as características do sangue.
3. Após assepsia e antissepsia cuidadosas, colocar em cuba estéril os 500 mL de soro fisiológico e diluir neste 0,5 mL de heparina. Lavar as seringas e as duas torneiras de três vias nesta solução. Após lavá-las, deve-se ter o cuidado de retirar os excessos desta solução que tenham ficado no material.
4. Montar o sistema conforme a Fig. 9-1, estando o cateter conectado às duas torneiras de três vias e estas à seringa. Na torneira de três vias distal ao paciente, conectar o equipo que será ligado ao recipiente para o sangue a ser desprezado, e na proximal conectar o equipo com o sangue do doador a ser infundido.
5. Iniciar o procedimento com a retirada de sangue nas alíquotas constantes no Quadro 9-1. Desta retirada, devemos colocar a quantidade necessária para a realização de hematócrito e hemoglobina e bilirrubina total e frações nos tubos próprios, e desprezar o restante. Após a retirada, anotar em formulário o volume retirado.
6. Infundir o sangue do doador em volume semelhante ao retirado.
7. Retirar novo volume do paciente e desprezá-lo e em seguida voltar a infundir volume semelhante ao retirado do sangue do doador. As Figs. 9-2 a 9-5 mostram a posição adequada das torneiras de três vias em cada momento do procedimento, utilizando a cor azul para o sangue retirado do RN e a vermelha para sangue do doador. Os volumes devem ser registrados rigorosamente em formulário próprio ou folha bem organizada. Deve haver uma pessoa destinada apenas a fazer estas anotações de retiradas e infusões, pois a ausência desta conduta pode resultar em complicações hemodinâmicas graves.
8. Se houver dificuldade com o fluxo ou o refluxo do acesso venoso, verificar se há algum erro ou acotovelamento do cateter, e em seguida verificar se há obstruções no sistema de seringa e torneiras de três vias. Caso seja necessário, lavar estes materiais, na solução heparinizada, com o mesmo cuidado anterior de retirar os excessos desta solução e não a infundir no RN. Deve haver cuidado para que, uma vez desconectado o sistema, não seja permitida a entrada de ar ou trombos para o paciente.
9. Como o procedimento deve acabar com a infusão de sangue para o paciente, já que iniciou com a retirada, a amostra de sangue pós-EXT pode ser colhida na última retirada, ou seja, a que antecede a última infusão, para evitar mais uma retirada de sangue do paciente. Esta amostra deve seguir em frascos identificados com nome, registro e como pós-EXT, com solicitação de hematócrito e hemoglobina, bilirrubina total e frações, ionograma, cálcio, magnésio e glicose.
10. Reavaliar clinicamente o paciente e somar as retiradas e infusões.

O tempo de duração da EXT deve ser de, em média, 1 hora, mesmo que por dificuldades no procedimento não seja possível trocar todo o volume. Deve-se manter o aquecimento do RN, monitorar os sinais vitais e conter os quatro membros. Durante o procedimento, deve-se realizar a homogeneização do hemoderivado com movimentos suaves na bolsa, o que visa impedir que, durante o procedimento, as hemácias precipitem e as últimas trocas

Quadro 9-1 Alíquotas de troca durante uma exsanguineotransfusão de acordo com o peso do recém-nascido

Peso (gramas)	Volume de troca
< 1.500	5 mL
1.500 – 2.500	10 mL
2.500 – 3.500	15 mL
> 3.500	20 mL

realizem-se com sangue anêmico. Pode-se realizar esta homogeneização após cada 100 mL de troca.

Durante o procedimento podem ocorrer complicações, que devem ser reconhecidas e tratadas imediatamente, mesmo que para isso seja necessário interromper o procedimento, não devendo o tempo gasto em intercorrências ser subtraído da duração total do procedimento.

CUIDADOS APÓS A EXSANGUINEOTRANSFUSÃO

Cuidados gerais, como manter temperatura aquecida, decúbito elevado, controlar sinais vitais, reiniciar dieta após 2 a 3 horas do procedimento devem ser rotina.

Manter o paciente em fototerapia intensiva após a EXT, pois, como o equilíbrio da bilirrubina sérica é rápido, no final do procedimento espera-se que os níveis de bilirrubina total estejam 45 a 60% do valor inicial e após 30 minutos este equilíbrio se complete estando os níveis séricos 60 a 80% do valor inicial. Assim, devemos repetir a dosagem de bilirrubina total e frações de 6 horas após o procedimento e não suspender a fototerapia

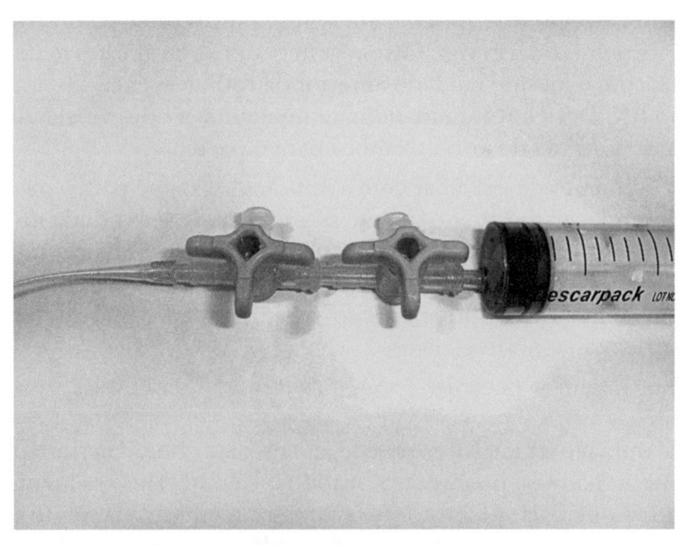

Fig. 9-1 Disposição de materiais na montagem do circuito antes de iniciar uma exsanguineotransfusão.

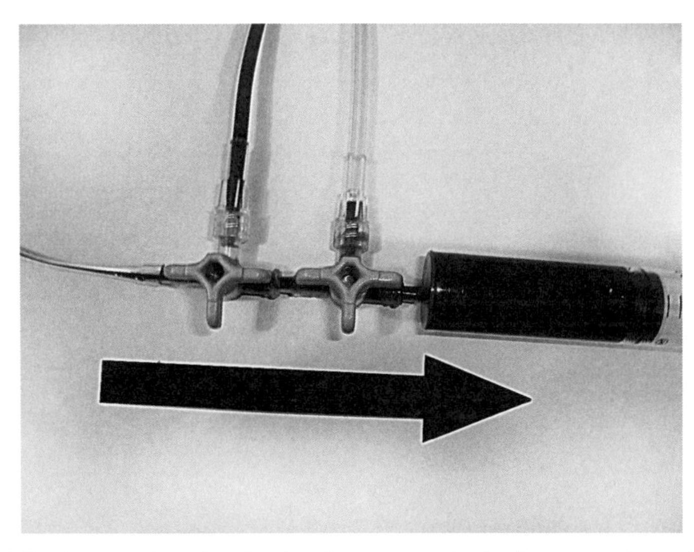

Fig. 9-2 Posição das torneiras de três vias durante a retirada de sangue do recém-nascido.

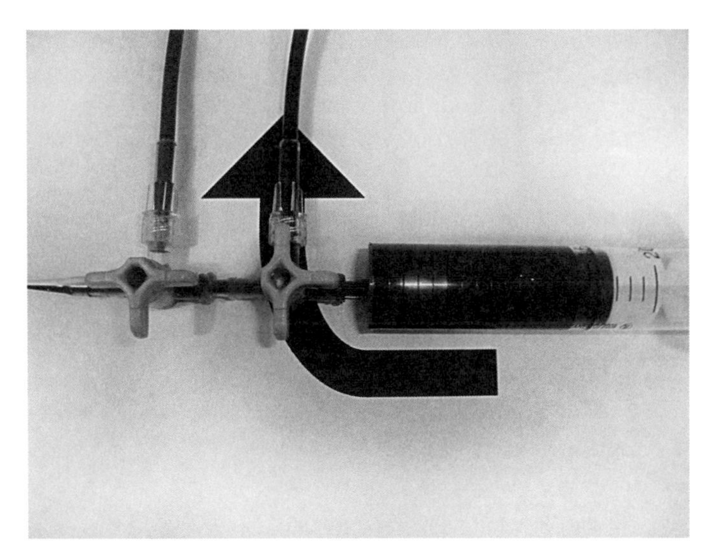

Fig. 9-3 Posição das torneiras de três vias enquanto se despreza o sangue retirado do recém-nascido.

com a dosagem pós-EXT. A necessidade e os intervalos de novas dosagens dependerão do valor após 6 horas. Uma vez afastada a necessidade de nova EXT, o cateter umbilical ou central poderá ser retirado se não for necessário para outras medicações.

Como o CPD utilizado na estocagem do sangue contém grande quantidade de sódio e glicose, devemos estar atentos à hipernatremia e, pela liberação de insulina, à hipoglicemia-rebote após finalizada a infusão do sangue do doador. Assim, a glicemia capilar pode

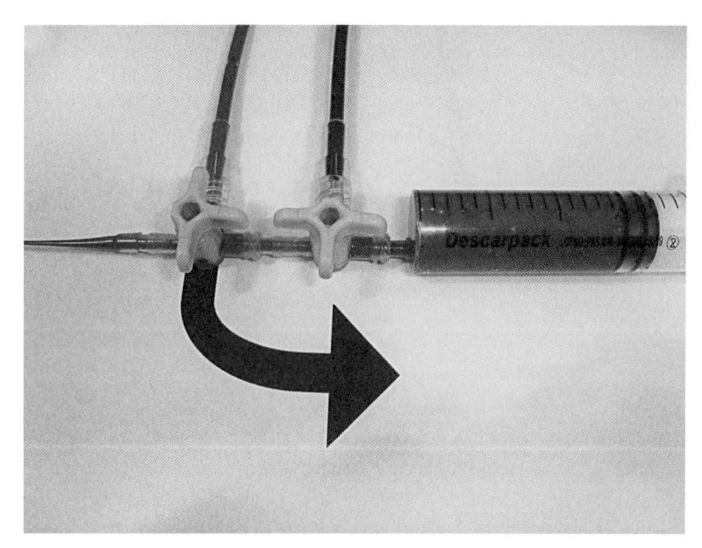

Fig. 9-4 Posição das torneiras de três vias enquanto se retira o sangue do doador da bolsa.

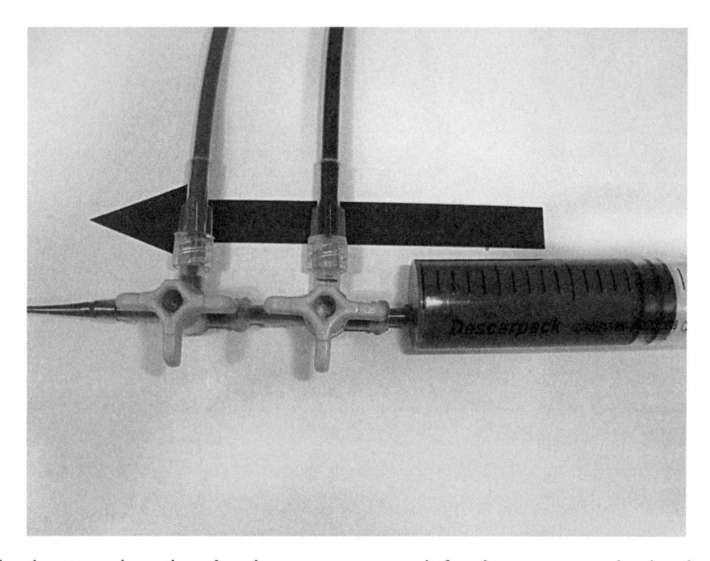

Fig. 9-5 Posição das torneiras de três vias enquanto se infunde o sangue do doador para o recém-nascido.

ser realizada com 3 e 6 horas após a EXT. Não é rotina indicar soluções glicosadas se o paciente estiver com condições de alimentar-se.

Novos eritrograma, ionograma e gasometria serão realizados após a dosagem pós-EXT, conforme a avaliação médica. Como o citrato do CPD é metabolizado no fígado com a produção de base (bicarbonato), se o paciente realizar a metabolização adequadamente poderão ocorrer alcalose e acidose, caso o paciente tenha a função hepática comprometida. Como o citrato liga-se ao cálcio e ao magnésio, é possível que ocorram hipocalcemia e hipomagnesemia. A reposição de cálcio pode ser necessária no procedimento quando houver hipocalcemia clínica ou no eletrocardiograma, podendo-se usar 1 mL de gluconato de cálcio a 10% a cada 100 mL de troca.

COMPLICAÇÕES

- Cardíacas: sobrecarga de volume, arritmias e parada cardíaca.
- Vasculares: tromboses, embolias gasosas e de coágulos, vasoespasmos, perfuração de vasos.
- Sangramentos em virtude da trombocitopenia e deficiência de fatores de coagulação. Como o sangue utilizado para EXT é deficiente em plaquetas, pode ocorrer diminuição de até 50% do valor inicial destas. Por este motivo, deve realizar-se a contagem plaquetária após a EXT em pacientes doentes ou que já possuíam plaquetopenia. Em pacientes saudáveis, apenas 4% apresentam plaquetopenia ou sangramentos associados a esta que precisem ser tratados com infusão de plaquetas. Assim, a contagem plaquetária não deve ser o exame de rotina após a EXT.
- Infecções inespecíficas por falha em técnicas de assepsia e antissepsia na realização de cateterização do acesso venoso e do procedimento.
- Infecções específicas adquiridas por transmissão sanguínea (p. ex., HIV, hepatite B e outras) ocorrem menos comumente.
- Pode ocorrer rejeição do sangue do doador. O risco diminui se o sangue for irradiado antes da utilização.
- Enterocolite necrosante e perfuração intestinal.
- Metabólicas:
  - Hiperglicemia durante EXT e hipoglicemia após EXT.
  - Hipocalcemia, hipomagnesemia, hipernatremia e hiperpotassemia.
  - Acidose ou alcalose.

REFERÊNCIAS

Chen HN, Lee ML, Tsao LY. Exchange transfusion using peripheral vessels is safe and effective in newborn infants. Pediatrics 2008; 122(4):e905-10.

Jackson JC. Adverse events associated with exchange transfusion in healthy and ill newborns. Pediatrics 1997; 99(5):E7.

Martin CR, Cloherty JP. Hiperbilirrubinemia neonatal. In: Cloherty JP, Eichenwald EC, Stark AR. Manual de neonatologia. Rio de Janeiro: Guanabara Koogan, 2005. p. 158-89.

Silva AS. Exsanguineotransfusão. In: Silva AS. Manual de Neonatologia. Rio de Janeiro: Guanabara Koogan, 2002. p. 164-74.

Subcommittee on Hyperbilirubinemia, Management of Hyperbilirubinemia in the Newborn Infant 35 or More Weeks of Gestation. Pediatrics 2004; 114:297-316.

Thayyil S, Milligan DW. Single versus double volume exchange transfusion in jaundiced newborn infants. Cochrane Database Syst Rev 2006(4):CD004592.

CAPÍTULO 10

Sondagem Gástrica

Ádila Roberta Rocha Sampaio • Izabella Marques Lira

INTRODUÇÃO

É a introdução de uma sonda flexível de calibre variável através da cavidade nasal ou oral até o estômago. Trata-se de um procedimento simples, mas relevante para pacientes hospitalizados, possibilitando desde a oferta de nutrientes até a análise do conteúdo gástrico. Sua realização requer cuidados especializados, pois não está isenta de complicações.

A sondagem deve ser realizada por profissional capacitado e legalmente habilitado. A Agência Nacional de Vigilância Sanitária do Ministério da Saúde aprovou a Resolução 63 de 2000, em que estabelece no anexo III, item 6:

6.1.4. "É responsabilidade do enfermeiro estabelecer o acesso enteral por via oro/nasogástrica ou transpilórica para a administração de NE (nutrição enteral) conforme procedimento preestabelecido."

6.1.5. "É responsabilidade do enfermeiro encaminhar o paciente para exame radiológico, visando à confirmação da localização da sonda."

INDICAÇÕES

Administrar alimentos e medicamentos (gavagem)

Para tal propósito, o trato gastrintestinal deve estar íntegro e funcionante.

Utilizada para prevenir broncoaspiração e para a administração de alimentos quando o paciente está impossibilitado de fazer uso da via oral (RN sem reflexo de sucção) ou quando há contraindicação ao uso dessa via (p. ex., pacientes obnubilados ou com desconforto respiratório importante).

A sondagem gástrica também pode ser útil para administrar medicações ou contrastes quando os pacientes não aceitam ou não conseguem beber a quantidade necessária.

Aspiração gástrica

A sonda gástrica pode ser utilizada para a descompressão líquida ou gasosa do estômago a fim de prevenir a perfuração devida a distensão nos pacientes com obstrução de intestino proximal importante ou esvaziamento gástrico; nos pacientes submetidos à ventilação com AMBU e máscara; ou anteriormente a uma lavagem peritoneal diagnóstica.

Outra indicação é a retirada de líquido gástrico para a análise laboratorial (p. ex., pesquisa de BK no lavado gástrico).

Lavagem gástrica

A sonda pode esvaziar o conteúdo gástrico hemorrágico, remover substâncias nocivas do estômago ou restos alimentares, fazendo parte do pré-operatório de cirurgias de urgência.

CARACTERÍSTICAS DA SONDA

As sondas gástricas são de material flexível (borracha, polietileno, polivinil), têm comprimento de aproximadamente 35 cm e diâmetro variando de 9 a 24 French (1 French = 0,33 cm). Elas possuem no lado proximal uma ponta arredondada com furação específica e, no lado distal, um conector com tampa. Apresenta-se em embalagens plásticas individualizadas e esterilizadas com óxido de etileno ou radiação gama.

MATERIAL PARA SONDAGEM

- Sonda gástrica.
- Líquido hidrossolúvel (vaselina, glicerina ou solução fisiológica).
- Gaze e esparadrapo.
- Seringa descartável de 20 ou 50 mL.
- Luvas de procedimento.
- Estetoscópio.

TÉCNICA DE SONDAGEM NASOGÁSTRICA

A. Orientar o paciente ou o responsável sobre o procedimento e sua importância.

B. Lavar as mãos.

C. Posicionar o paciente em Fowler (cabeceira elevada em aproximadamente 45 graus) ou em decúbito dorsal.

D. Calçar as luvas de procedimento.

E. Medir o comprimento da sonda, marcando-se com uma tira de esparadrapo o ponto em que a sonda deve ser inserida.

A literatura é bastante controversa com relação aos pontos utilizados como referência para a obtenção da medida necessária à introdução da sonda nasogástrica. A maior parte dos autores e dos artigos sugere tomar a medida da ponta do nariz até a base da orelha e deste ponto até o apêndice xifoide. Porém, estudo realizado em 2003 utilizando esofagogatrosduodenoscopia para predizer as medidas antropométricas adequadas para a sondagem gástrica concluiu que a obtenção de medidas seguras para a localização adequada da sonda deve tomar como pontos anatômicos de referência a distância entre o lóbulo da orelha na porção distal do apêndice xifoide e o ponto médio do umbigo. Nos pacientes que deambulam, a altura em posição ortostática também pode ser usada como indicadora do comprimento necessário para se introduzir a sonda no estômago.

F. Lubrificar os 10 cm iniciais da sonda com uma substância solúvel em água e introduzir delicadamente por uma narina elevando a ponta do nariz com o polegar livre, anteroposteriormente em direção ao occipital. Ao chegar à faringe, os movimentos de deglutição auxiliam na progressão da sonda. Neste momento, a ocorrência de tosse intensa, cianose e sufocação revela que a sonda está nas vias aéreas.

G. Introduzir a sonda até a marca do esparadrapo.

H. Confirmar o posicionamento da sonda com testes realizados na beira do leito:
- Injetar ar com auxílio de uma seringa e auscultar simultaneamente o epigástrio do paciente para verificar os ruídos (introdução no estômago).
- Mergulhar a extremidade externa da sonda em soro fisiológico e solicitar (ou estimular) que o paciente tussa. A presença de borbulhamento indica a introdução na árvore brônquica.
- Aspirar o conteúdo gástrico com seringa calibrosa (no mínimo 20 mL) e determinar seu pH com fita.

Esses métodos de avaliação à beira do leito têm-se mostrado úteis nos casos de sondas de grande calibre, entretanto não se aplicam de forma eficaz para as sondas de pequeno calibre, havendo grande grau de imprecisão para determinar se a sonda foi inserida no estômago ou em local inadequado (intestinos ou vias aéreas).

I. Fixar a sonda na região nasogeniana.

J. Encaminhar o paciente para a radiografia. A verificação radiológica é o modo mais preciso e confiável para se verificar o posicionamento da sonda antes do início da dieta. O custo para a avaliação radiológica é pequeno em comparação com os riscos para o paciente de uma sonda com posicionamento inadequado.

Em geral, a sondagem envolve no mínimo dois profissionais e é realizada no próprio leito do paciente. Este procedimento requer um tempo médio de 10,53 min, com um tempo mínimo de 6 min e um tempo máximo de 17,4 min. A sonda deve ser substituída a cada 48 ou 72 h, pela diminuição da sua flexibilidade e pelo risco de colonização bacteriana.

COMPLICAÇÕES

As complicações relacionadas com o procedimento de sondagem gástrica estão associadas a: mau posicionamento da sonda, traumatismo durante a inserção da sonda, administração inadequada ou contaminação da dieta.

Há risco de pneumonia aspirativa, principalmente nos pacientes inconscientes ou com diminuição dos reflexos. Para evitar tal complicação, deve-se manter o paciente em decúbito elevado durante a dieta até aproximadamente 1 hora após; além de utilizar de preferência uma bomba de infusão na administração da dieta a fim de se evitar um excesso de volume no estômago. Diarreia pode ocorrer pela contaminação direta da dieta ou infusão rápida da solução hiperosmolar.

Trações exageradas da asa nasal podem causar ulcerações.

A introdução da sonda nasogástrica provoca grande desconforto para os pacientes, resultando às vezes em náuseas, vômitos e até recusa do procedimento. Estudos mostram que a inserção de sonda nasogástrica é um dos procedimentos mais dolorosos realizados em medicina de urgência, sendo mais traumático que a drenagem de abscessos, a redução de fratura e a cateterização uretral. Os estudos com recém-nascidos sugerem que respondem ao procedimento como se sofressem um estímulo doloroso, porém as alterações fisiológicas ocorridas no procedimento não são específicas para a avaliação da dor. Com a finalidade de evitar tais transtornos, pode-se utilizar a inalação de lidocaína por meio de nebulização, *spray* ou respiração intermitente com pressão positiva através de nebulização pela boca.

Portanto, apesar de ser um procedimento usual na emergência e nas enfermarias, a sondagem gástrica é um procedimento que implica grande desconforto e está sujeita a diversas complicações potencialmente graves, devendo ser indicada com precisão e realizada com os devidos cuidados referentes à técnica e por profissional habilitado.

REFERÊNCIAS

Borrell JG, Silva IA. Sonda gástrica em recém-nascido pré-termo: estudo das alterações de flexibilidade do polímero constituinte. Rev Esc Enf Usp 2000; 34(3):302-8.

Brasil. Ministério da Saúde, RDC 63 de 06 de julho de 2000. Aprova o Regulamento Técnico para fixar os requisitos mínimos exigidos para a Terapia Nutricional Enteral. Diário Oficial da República Federativa do Brasil, Brasília, DF, 2000.

Ceribelli MIPF, Malta MA. Inserção da sonda nasogástrica: análise dos pontos de referência. Rev Bras Nutr Clin 2006; 21(1):54-9.

Cullen L, Taylor D, Taylor S, Chu K. Nebulized lidocaine decreases the discomfort of nasogastric tube insertion: a randomized, double-blind trial. Ann Emerg Med 2004; 44(2):131-7.

Ferreira AM. Sondas nasogástricas e nasoentéricas: como diminuir o desconforto na instalação? Rev Esc Enferm USP 2005; 39(3):000-00.

Gomes OM. Técnica de Timóteo (MG) para intubação nasogástrica em duplo estágio. Quando indicar e como fazer? Rev Assoc Med Bras 2002; 48(4).

Malta MA. Predição de medidas antropométricas para a sondagem nasogástrica, determinadas por esofagogastroduodenoscopia. Universidade Estadual de Campinas. Faculdade de Ciências Médicas. Campinas – SP, 2003.

Mattu A. Intubação nasogástrica: quão necessário é este procedimento? J Emerg Med 2007; 33:61-64.

Palucci MH, Melo L, Larcher MH, Andrade D. Administracion de nutricion atraves de sonda nasogastrica: problemas comunes e intervenciones de enfermeria. Actual Enferm 2003; 6(1):8-13.

Pedroso AGS, Magallhães AMM. Análise da punção venosa e sondagem nasogástrica e nasoenteral em unidade de internação pediátrica. Rev Gaúcha Enferm 2008; 29(1):18-25.

Santos JA, Procianoy RS, Bohrer BBA, Noer C, Librelato GAS, Campelo JN. Os recém-nascidos sentem dor quando submetidos à sondagem gástrica? J Pediatr 2001; 77(5):374-80.

Singer AJ, Richman PB, Kowalska A, Thode HC Jr. Comparison of patient and practitioner assessments of pain from commonly perfomed emergency department procedures. Ann Emerg Med 1999; 33(6):652-8.

Troncon LEA, Marchini JS, Unamuro MRDL, Moraes AC. Tubagens intestinais. In: Tubos, sondas e drenos. 1ª ed. Rio de Janeiro: Guanabara Koogan, 2000.

Unamuro MRDL, Marchini JS. Sonda nasogástrica/nasoentérica: cuidados na instalação, na administração da dieta e prevenção de complicações. Medicina, Ribeirão Preto 2002; 35:95-101.

CAPÍTULO 11

Sondagem Vesical

Karla Sandra Piancó do Rêgo Vilar Calheiros • Rebecca Cavalcante Di Matteo

INTRODUÇÃO

A sondagem vesical é um dos procedimentos em pediatria mais utilizados na prática clínica. A importância deste ultrapassa o âmbito das salas de emergência e encontra-se presente em todos os setores do hospital, como enfermarias e UTIs, principalmente como técnica confiável de obtenção de urina para análise laboratorial e para monitoração do débito urinário em pacientes graves. Por este motivo, este capítulo dedica-se a descrever o procedimento em detalhes, com suas indicações, contraindicações e complicações associadas.

Ao indicar um procedimento como este, devemos ter em mente a importância de explicar aos familiares da criança a maneira como será realizado e seus objetivos, para evitar angústias desnecessárias oriundas, inclusive, de alguns mitos arraigados na cultura popular, como alguns pais que acreditam que sua filha poderia ser violada ao ser cateterizada.

ANATOMIA

Antes de iniciar a descrição do procedimento em si, é de extrema importância fazer uma breve revisão da anatomia do trato urinário de meninos e meninas, pois do conhecimento aprofundado desta depende a boa realização da técnica.

A anatomia da criança é similar à do adulto, exceto pela diferença óbvia de tamanho e ausência de caracteres sexuais secundários.

- **Meninos:** a anatomia da uretra masculina é marcada por algumas "curvas" e estreitamentos. A Fig. 11-1 mostra um paciente na posição supina, isto é, a posição ideal para o cateterismo. Após a introdução do cateter pelo meato uretral, este cruzará a primeira angulação para baixo, seguido por uma curvatura abrupta de 90° para cima (as duas setas vermelhas), logo antes de ultrapassar os dois estreitamentos: o esfíncter externo da

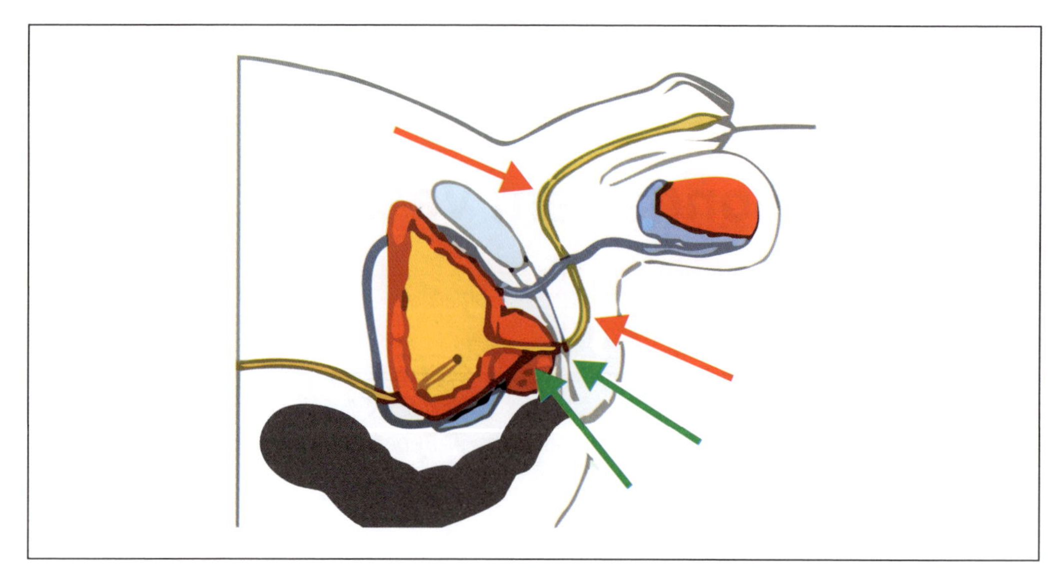

Fig. 11-1 Anatomia masculina.

uretra e a próstata (as duas setas verdes). Embora o cateter seja flexível, devem-se ter em mente estas particularidades para que a introdução seja a menos traumática possível.

- **Meninas:** em contraste, a uretra feminina é mais simples que a masculina e mais curta e sem angulações ou estreitamentos (Fig. 11-2). Embora haja esfíncter na uretra feminina, este não representa um obstáculo à introdução do cateter. O único real desafio na sondagem vesical feminina é a identificação do meato uretral, que pode ser difícil por conta da grande quantidade de pele e mucosa que o recobrem.
- **Particularidades:** em meninos não circuncisados, e que apresentam estreitamento prepucial, a localização do meato uretral pode ser dificultada. Para sanar esta dificuldade, uma delicada retração do prepúcio deve ser realizada.

Outra importante particularidade seriam os meninos portadores de hipospádia: nestas crianças, uma cuidadosa exploração da parte ventral do pênis deve ser realizada para que se possa identificar o meato.

Alguns meninos ainda podem apresentar estreitamento uretral decorrente de dermatite amoniacal crônica (dermatite de fraldas), além de outras causas de estreitamentos que também devem ser lembradas, como o pós-traumático (algumas vezes decorrente inclusive de abuso sexual) ou algumas anomalias congênitas.

Em meninas, o cateterismo vesical é um procedimento que transcorre sem maiores dificuldades desde que o meato uretral seja individualizado. Para tal, pode-se lançar mão de uma suave retração dos grandes lábios em direção lateral e da rima vaginal para baixo (veja na Fig. 11-3).

A hipospádia feminina constitui outro desafio para a realização do procedimento, uma vez que a uretra se exterioriza na parede superior do canal vaginal. Existem cateteres com a ponta curva que permitem a cateterizacão em casos como este.

Há ainda os casos de adesão dos pequenos lábios, o que não permite a visualização do meato. Uma alternativa para esta situação seria a punção suprapúbica.

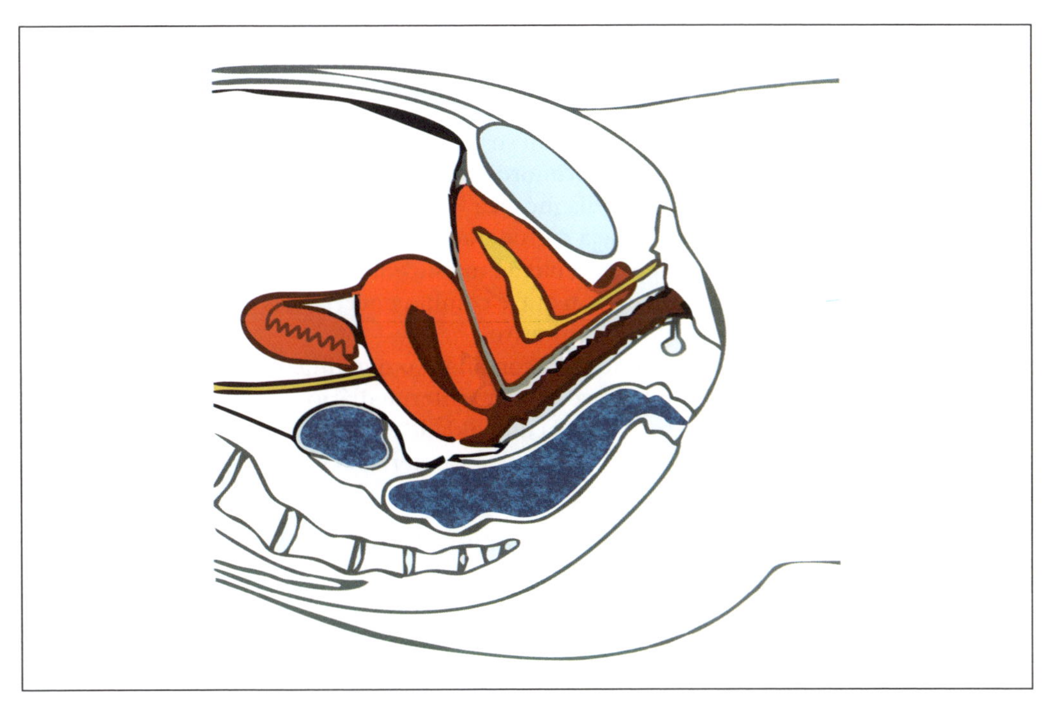

Fig. 11-2 Anatomia feminina.

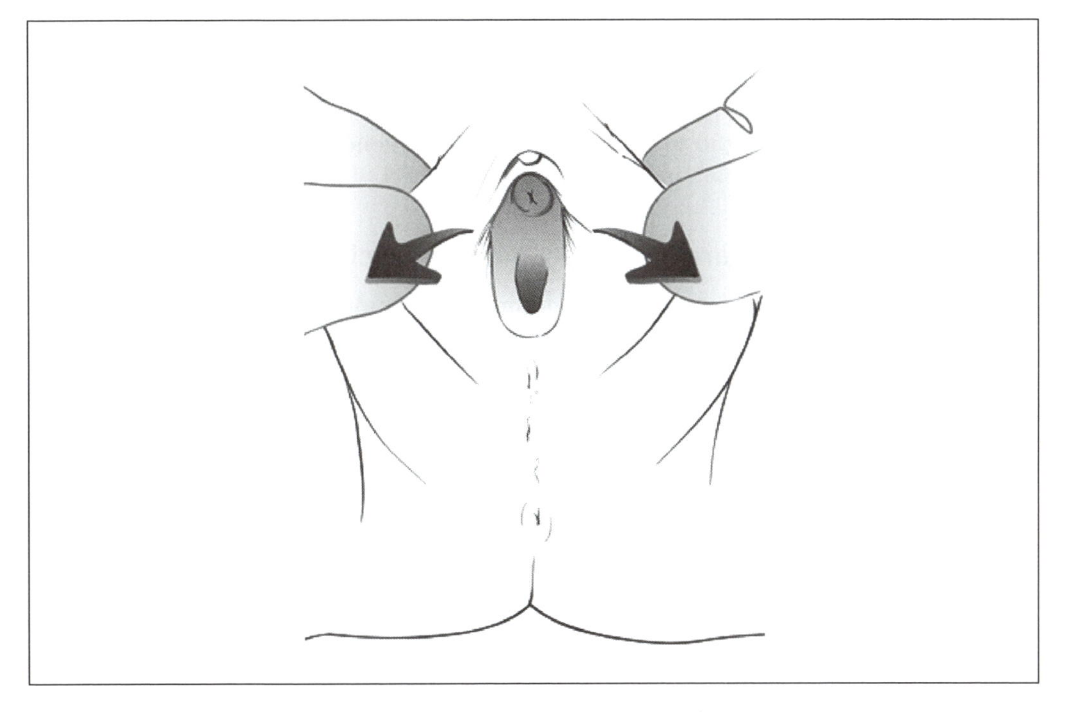

Fig. 11-3 Identificação do meato uretral feminino.

INDICAÇÕES

Obtenção de urina para análises bioquímica e microbiológica

Em lactentes jovens e pré-escolares com suspeita de infecção do trato urinário, febre sem sinais localizatórios ou sepse é de primordial importância que uma amostra urinária confiável seja obtida para a conclusão diagnóstica.

Embora a punção suprapúbica seja considerada padrão-ouro para a obtenção de urina estéril, este procedimento é frequentemente malsucedido quando a bexiga está preenchida com pequenos volumes urinários, o que é comum em crianças doentes ou desidratadas, além de ser um procedimento mais invasivo.

Como essas crianças não respondem a comando, o que dificulta bastante a obtenção de uma amostra urinária confiável através do jato intermediário e pela alta taxa de contaminação com o uso do saco coletor, além da dificuldade de manuseio correto do mesmo, a melhor opção para tais crianças seria realmente o cateterismo vesical.

Monitoração do débito urinário em pacientes graves

Um cateter vesical de demora é frequentemente utilizado em pacientes críticos para o acompanhamento do balanço hídrico.

Alívio ou prevenção de retenção urinária

Crianças com bexiga neurogênica (secundária à espinha bífida, meningomielocele, traumas e outros) cursam com retenção urinária e normalmente necessitam de cateterização intermitente.

Outra indicação seria uma obstrução urinária baixa, por exemplo, em meninos com válvula de uretra posterior.

Nos casos de crianças que sofreram contusão ou queimadura perineal, nas quais há o risco iminente de obstrução urinária por edema ou estenose do meato, um cateter de demora deve ser instalado para prevenir tal intercorrência.

Injeção de contraste para a realização de uretrocistografia miccional

Apenas se promove a cateterização intermitente quando o contraste é injetado para o procedimento.

Quantificação de urina residual

Este método vem caindo em desuso, uma vez que existem formas menos invasivas de quantificar esta urina residual, como a ultrassonografia.

CONTRAINDICAÇÕES

Antes de mais nada, é importante levar em conta que este é um procedimento invasivo e, portanto, não isento de complicações. Dessa forma, somente deve ser indicado quando há a necessidade de obtenção de urina o mais estéril possível. Para casos em que a urina será analisada bioquimicamente em procura de hematúria, glicosúria, análise de densidade e pH, a obtenção desta pode-se dar por métodos não invasivos, como o jato médio ou mesmo o saco coletor, em crianças que ainda não são continentes.

A única contraindicação absoluta seria uma possível lesão uretral, como a que ocorre nos casos de trauma pélvico. Deve-se suspeitar desta condição quando uma criança que sofreu este tipo de trauma apresenta sangue em meato uretral, hematoma perineal ou deslocamento cranial da próstata ao toque retal. Para este caso, estaria indicada uma punção suprapúbica.

Uma avaliação cuidadosa também deve ser realizada em casos de pacientes que foram submetidos à cirurgia recente do trato geniturinário; uma consulta ao urologista assistente seria importante antes da realização do procedimento.

PROCEDIMENTO

Equipamento utilizado

- Luvas estéreis.
- Gaze estéril.
- Esparadrapo.
- Solução degermante (clorexidina ou povidine).
- Anestésico tópico (lidocaína em gel).
- Lubrificante (vaselina estéril).
- Sonda vesical.
- Tubo estéril para a coleta do material.
- Conexão para a bolsa coletora (se cateterismo de demora).

Tipos e modelos de cateteres

Vários tipos e modelos de cateteres encontram-se disponíveis, cada um com sua indicação específica:

- **Nelaton cateter:** cateter simples, reto, com um orifício na ponta. Usado normalmente para a cateterização intermitente e a coleta de urina para análise.

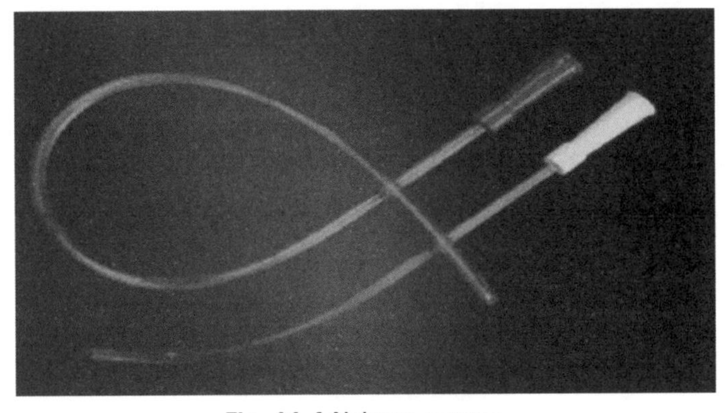

Fig. 11-4 Nelaton cateter.

- **Cateter de Foley:** cateter com balão inflável em sua porção distal, utilizado para manter o mesmo dentro da bexiga. É o cateter de demora mais utilizado na prática diária.

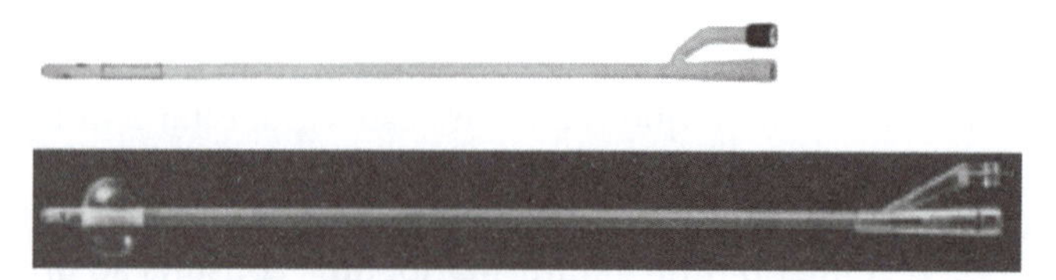

Fig. 11-5 Cateter de Foley.

- ***Three-way* (cateter hemostático):** normalmente é um cateter de Foley especial com uma via de entrada extra, o que permite irrigar a bexiga em casos de obstrução por sangue ou debris celulares.

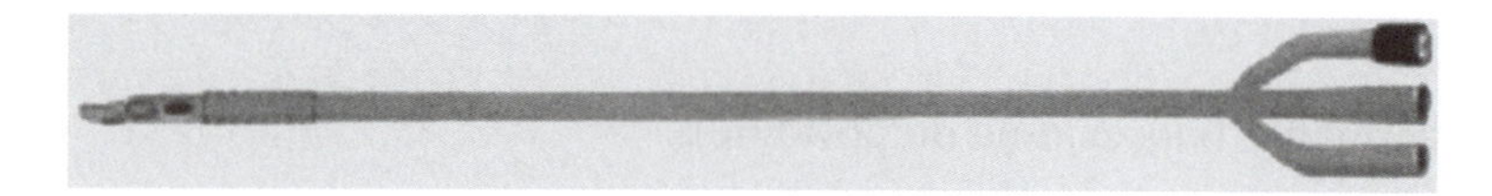

Fig. 11-6 *Three-way* cateter.

O tamanho do cateter é determinado pela escala French. O diâmetro em milímetros pode ser estimado em 3 French por milímetro. Normalmente, usa-se um cateter French 5 para lactentes menores que 6 meses, French 8 entre 6 meses e 10 anos e French 10 a 12 para crianças maiores.

Quadro 11-1 Escala French

Cor		French	Diâmetro
	Laranja	6	2 mm
	Vermelho	8	2,7 mm
	Amarelo	10	3,3 mm
	Branco	12	4,0 mm
	Verde	14	4,7 mm
	Laranja	16	5,3 mm
	Vermelho	18	6,0 mm
	Amarelo	20	6,7 mm
	Lilás	22	7,3 mm
	Azul	24	8 mm
	Preto	26	8,7 mm

Técnica

Em primeiro lugar, um consentimento verbal deve ser obtido dos pais ou responsáveis pela criança após uma explicação do procedimento, evitando-se utilizar jargões médicos ou termos anatômicos.

A fim de se evitarem complicações do procedimento, devemos questionar sobre a história de alergia ao látex ou ao degermante e a dificuldade de cateterização prévia, o que poderia sugerir anatomia aberrante, estenose uretral ou outros.

Para a realização do procedimento, é essencial que todo o material a ser utilizado seja checado e inspecionado e que uma pessoa esteja presente para auxiliar. Cortinas ou biombos são importantes para garantir a privacidade do paciente e permitir maior cooperação.

Antes de iniciar o procedimento, é necessário examinar o períneo, identificar o meato uretral e remover o excesso de material, como cremes e talcos, muito utilizados em bebês.

Vale lembrar que, em crianças desidratadas, a cateterização urinária somente deve ser realizada após uma hidratação inicial adequada, caso contrário a urina que seria obtida estaria extremante concentrada e pouco útil para a análise de seus parâmetros.

O paciente deve estar em posição supina, com as pernas fletidas e coxas abduzidas (posição de patas de rã) para as meninas, e no caso dos meninos, pernas estendidas sobre a mesa. Neste momento é realizada antissepsia do períneo, parte do abdome e raízes de coxas utilizando-se de gazes embebidas em solução degermante. No meato uretral deve ser colocado, por cerca de 2 minutos, um pouco do anestésico tópico, para então injetar de 0,5 a 2 mL do anestésico pela uretra; são necessários mais 2 minutos para que o medicamento faça efeito. Essa sequência pode ser repetida por mais duas vezes para maximizar a anestesia.

MENINOS (Fig. 11-7)

A cateterização em meninos é realizada com um cateter de lúmen único. Em pacientes circuncidados, deve-se segurar o pênis com a mão não dominante (esquerda em destros) e, então, o limpar sempre da glande em direção à base do pênis. Nos não circuncidados a pele do prepúcio deve ser levemente retraída para visualização e limpeza do meato. A mão dominante deve sempre ser mantida em condição estéril, pois é com ela que será introduzido o cateter. Segurá-lo envolvido na mão (como um *loop*) permite prevenir a sua contaminação através do contato inadvertido com áreas não estéreis.

Para a inserção do cateter, a sua ponta deve ser lubrificada e o pênis deve ser verticalizado (ficar a 90° com o corpo) e tracionado para cima a fim de minimizar a resistência. A introdução do cateter nunca deve ser forçada, pois pode causar o desenvolvimento de fístula ou falso trajeto.

A primeira resistência ocorre no nível da uretra prostática, mais especificamente causada pela contração do esfíncter interno da uretra. Neste momento, deve-se manter leve pressão sobre o cateter aguardando o relaxamento do esfíncter, o qual pode ser obtido mais facilmente durante a inspiração ou quando se faz uma flexão plantar dos dedos dos pés.

No momento em que se exterioriza a urina, isto significa que o cateter penetrou na bexiga. Alguns médicos desprezam as primeiras gotas de urina para então coletar o material, com o objetivo de prevenir a contaminação por micro-organismos ou células localizadas no meato uretral. Entretanto, em crianças muito jovens, esta manobra não deve ser realizada, já que na maioria das vezes apenas uma pequena quantidade de urina é tudo o que existe na bexiga desses pacientes.

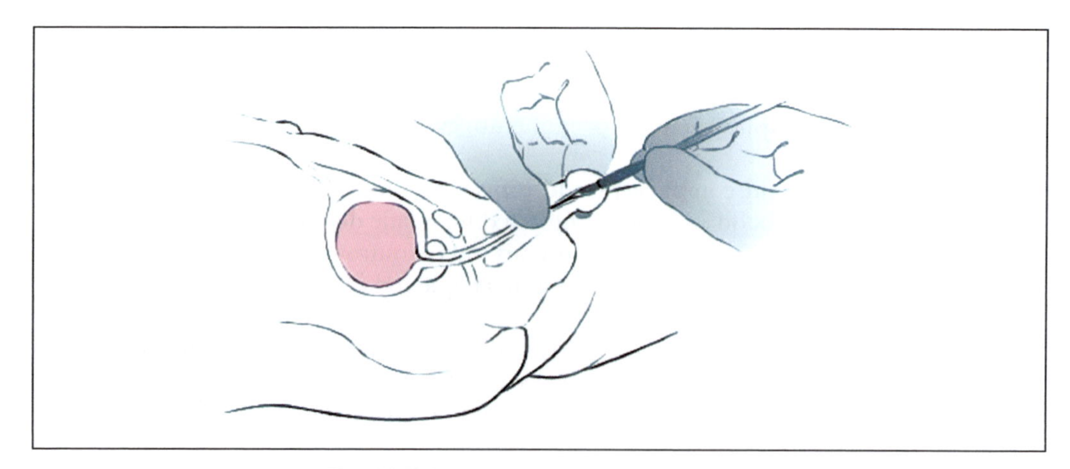

Fig. 11-7 Sondagem vesical em meninos.

Após a obtenção da quantidade suficiente de urina, o cateter é lentamente retirado. Ao término do procedimento, lembrar sempre de protrair o prepúcio até completa oclusão da glande naqueles pacientes não circuncidados, para evitar parafimose.

MENINAS (Fig. 11-8)

Em pacientes do sexo feminino, a localização do meato uretral é mais difícil do que em meninos, como descrito anteriormente; contudo, uma vez visualizada a uretra, a cateterização é bem mais simples do que a masculina. A uretra feminina é mais curta e não oferece resistência à passagem do cateter. Com a mão não dominante, afastam-se os grandes lábios lateralmente e com a mão dominante insere-se o cateter. Se a vagina for acidentalmente cateterizada, novo cateter deve ser utilizado para a uretra.

Cateterismo de demora (Fig. 11-9)

Para o cateterismo de demora são utilizadas sondas com balão inflável na porção distal do cateter (Cateter de Foley), para assegurar que este fique dentro da bexiga.

Antes de realizar o procedimento, o balão deve ser inflado com água destilada até sua capacidade máxima, a fim de checar se há vazamento, e depois desinsuflado completamente para verificar se este se esvazia por inteiro.

Após a introdução do cateter, o *cuff* só deve ser insuflado quando o fluxo de urina tiver sido estabelecido. Para garantir que o *cuff* não seja inflado ainda na uretra, o cateter deve ser introduzido em todo o seu comprimento. Depois disto, o cateter é tracionado gentilmente até oferecer alguma resistência, o que significa que este tocou no colo vesical. Neste momento é realizada a fixação na perna do paciente e conectado a um sistema fechado de coleta.

Precauções

- Usar técnica estritamente asséptica.
- Garantir iluminação adequada do campo.

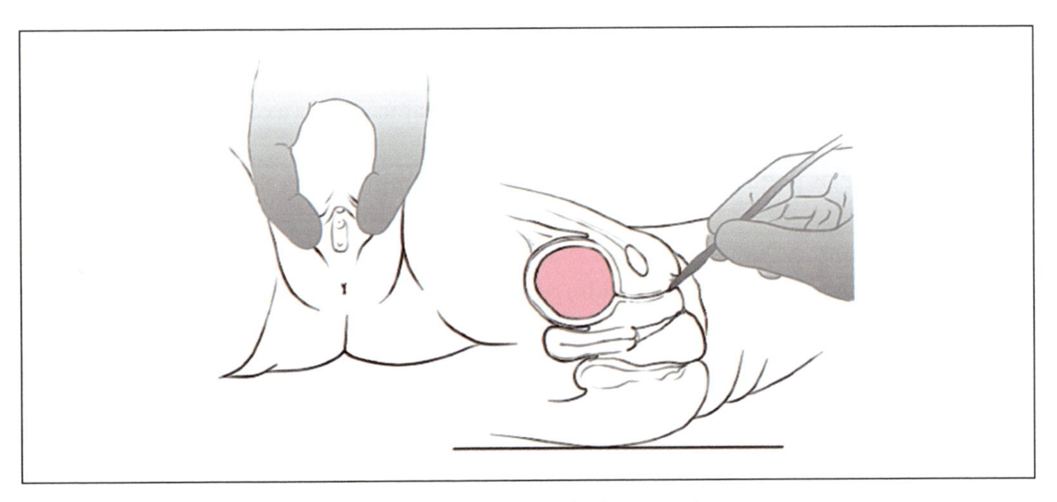

Fig. 11-8 Sondagem vesical em meninas.

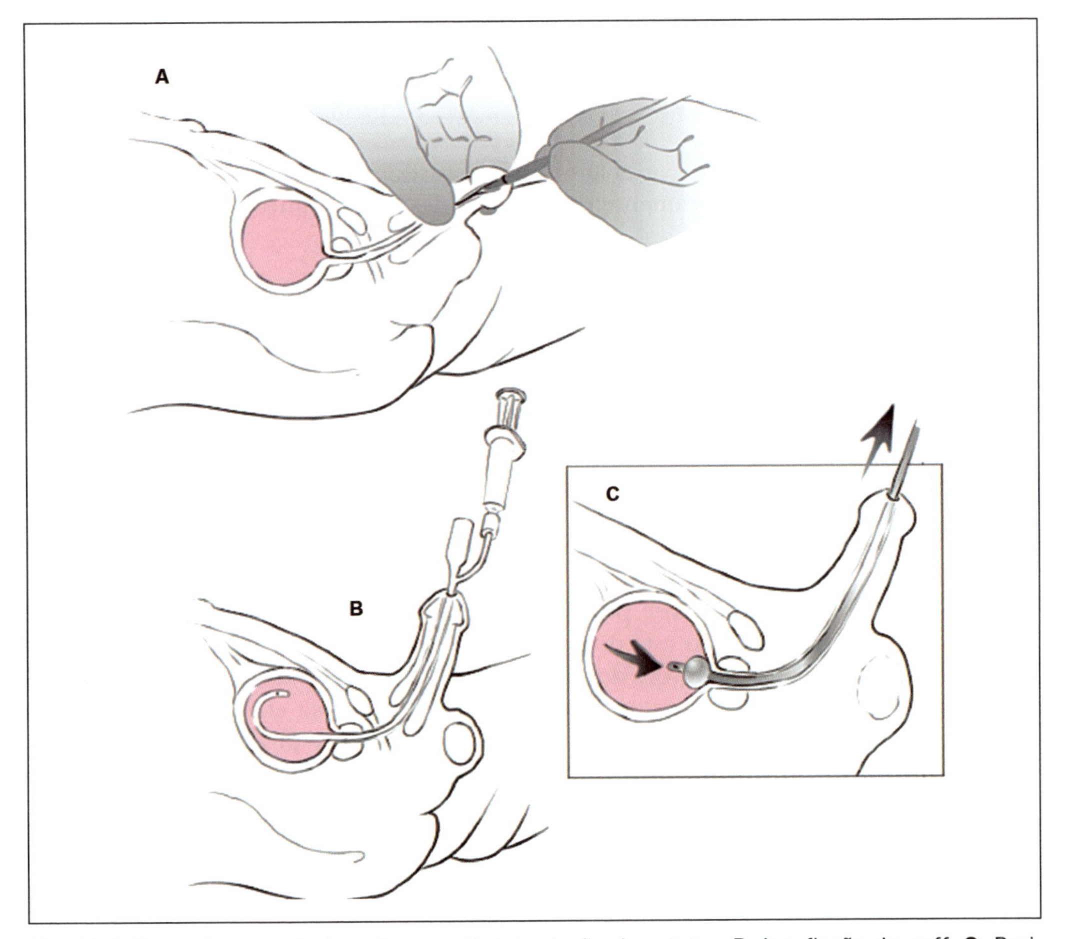

Fig. 11-9 Cateterismo vesical de demora. **A.** Introdução do cateter. **B.** Insuflação do *cuff*. **C.** Posicionamento final do cateter.

- Realizar o procedimento após 1 ou 2 horas da última micção em lactentes jovens garante maior enchimento vesical e reduz a possibilidade de tentativas malsucedidas.
- Evitar irrigação vigorosa do períneo durante a preparação para a cateterização, pois esta manobra pode carrear bactérias para dentro do trato urinário.
- Evitar separar os pequenos lábios de forma muito ampla, a fim de prevenir fissuras na mucosa.
- Escolher sempre o cateter de menor diâmetro, para evitar complicações traumáticas.
- Se o cateter não passar com facilidade, não utilizar força, suspeitar de obstrução e abandonar o procedimento.
- Para evitar dobras e enovelamento do cateter, introduzir somente o suficiente para obter a urina.
- Se não obtiver urina após a introdução do cateter em criança do sexo feminino, checar a localização do cateter, pois este pode ter sido colocado no introito vaginal.
- Retirar o cateter assim que possível para evitar complicações infecciosas.
- Se o cateter não sair com facilidade, não o tracionar vigorosamente. Consultar um urologista, pois pode ter sido formado um nó ou ocorrido aderência local.

COMPLICAÇÕES

As complicações relacionadas com a sondagem vesical são geralmente raras e evitáveis. Podemos dividi-las didaticamente em três grandes grupos: infecciosas, traumáticas e mecânicas.

Infecciosas

- Uretrites.
- Cistites.
- Pielonefrites.
- Sepse de foco urinário.

A complicação mais comum relacionada com o cateterismo urinário é, de longe, a introdução de bactérias no trato urinário. A sondagem vesical é a primeira causa de infecção do trato urinário e sepse por Gram-negativos adquiridas dentro do ambiente hospitalar. O risco de infecção está diretamente relacionado com o tempo de cateterismo. Cinquenta a 75% das infecções do trato urinário adquiridas em ambiente hospitalar ocorrem em pacientes cateterizados, sendo os neonatos a faixa etária mais acometida. As complicações infecciosas podem ser evitadas ao se realizar o procedimento da forma mais asséptica possível, mantendo o sistema de coleta fechado e estéril e retirando o cateter assim que possível.

Traumáticas

- Hematúria.
- Lesão ou ruptura uretral.

- Falso trajeto uretral.
- Perfuração uretral ou vesical.
- Fissuras da mucosa vaginal.
- Desenvolvimento de estenose de meato ou uretral.
- Retenção urinária secundária a edema uretral pós-cateterismo.

As complicações traumáticas podem ser evitadas utilizando sempre a sonda de menor diâmetro possível, nunca forçar a sua introdução, progredir o cateter apenas o necessário para obter urina e retirá-lo o mais rápido possível.

Mecânicas

- Mau posicionamento do cateter.
- Nó no cateter.

O risco de se formar um nó no cateter pode ser minimizado ao se introduzir o menor comprimento possível. De uma forma geral, em recém-nascidos a termo devemos introduzir 6 cm em meninos e 5 cm em meninas. Bebês prematuros merecem menores comprimentos.

Na falta de cateter apropriado, ao utilizar uma sonda orogástrica para a cateterização, o risco de formação de nós fica muito aumentado devido ao fato de esta ser feita de material mais flexível que a sonda vesical.

REFERÊNCIAS

Bajaj L, Bothner J, Urine collection techniques in children, eds. Uptodate, 2007.

Barkemeyer BM. Suprapubic aspiration of urine in very low birth weight infants. Pediatrics 1993; 92:457.

Donovan DJO, Urinary tract infections in newborns, eds. Uptodate, 2006.

Fekete T. Urinary tract infection associated with indwelling bladder catheters eds. Uptodate, 2007.

Long SS, Klein JO. Bacterial infections of the urinary tract. In: Remington JS, Klein JO, Wilson CB, Baker CJ. Infectious Diseases of the Fetus and Newborn. 6th ed. Philadelphia: Saunders, 2006. p. 335.

Suzanne BS, Schwab S. Bladder Catheterization. In: King C, Henretig FM eds. Textbook of Pediatric Emergency Procedures. 2nd ed. 2007: Chapter 95.

Woods SL. In: MacDonald MG, Ramasethu J, eds. Atlas of Procedures in Neonatology, 4th ed., Chapter 18.

Zbaraschuk I, Berger RE, Hedges JR. Emergency urologic procedures. In: Roberts JR, Hedges JR, eds. Clinical Procedures in Emergency Medicine. Philadelphia: WB Saunders, 1991.

CAPÍTULO 12

Punção Suprapúbica

Karla Sandra Piancó do Rêgo Vilar Calheiros • Rebecca Cavalcante Di Matteo

INTRODUÇÃO

A punção suprapúbica é considerada o método mais confiável na obtenção de urina para cultura em menores de 2 anos de idade. Nesta faixa etária, a bexiga, quando está distendida, assume posição intra-abdominal e pode ser acessada facilmente por via percutânea (Fig. 12-1).

A verificação de qualquer quantidade de bactérias por este método é considerada indicativa de infecção urinária. Contaminação pela flora da pele pode ocorrer em menos de 1% dos casos, podendo ser facilmente prevenida pela assepsia correta durante a preparação para o procedimento.

Embora a cateterização vesical tenha maior taxa de sucesso que a punção suprapúbica, tem também maior índice de falso-positivos. A taxa de sucesso na punção suprapúbica varia amplamente de 25 a 100% e depende muito da forma como o procedimento ocorre. Em lactentes jovens, com a bexiga cheia, o índice de sucesso fica em torno de 89 a 95%. Para assegurar se há repleção vesical, pode-se lançar mão de alguns artifícios, como o uso de ultrassom portátil ou transiluminação.

INDICAÇÕES

- Obtenção de urina para cultura.
- Alívio da retenção urinária, quando a cateterização não pode ser realizada.
- Ruptura de uretra.

CONTRAINDICAÇÕES

- Bexiga vazia (seja por esvaziamento recente ou no caso de a criança estar desidratada).

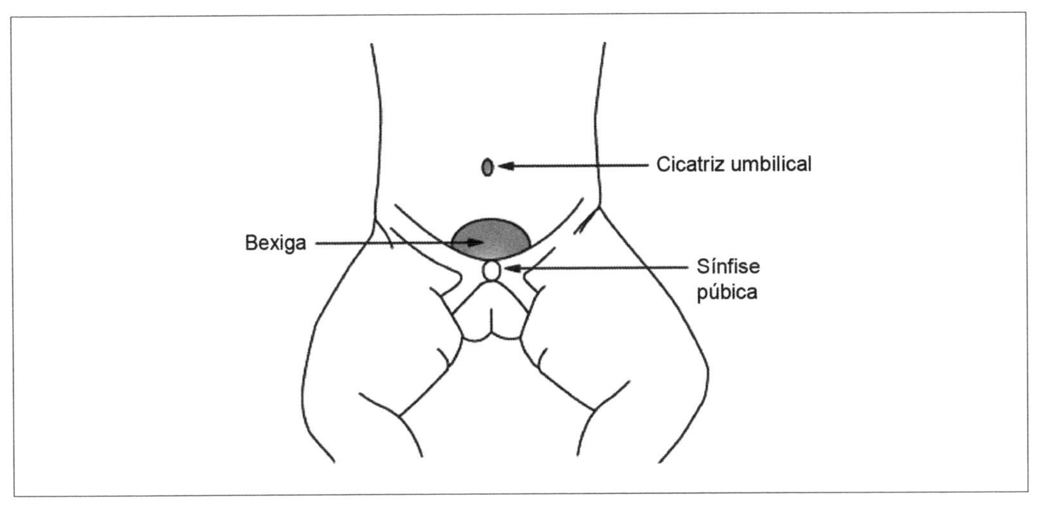

Fig. 12-1 Posição intra-abdominal da bexiga.

- Infecção de pele no sítio de punção.
- Visceromegalias (distensão de alças intestinais, hepatomegalia maciça).
- Anomalia do trato geniturinário ou hipertrofia de estruturas pélvicas (cisto ovariano, distensão uterina).
- Trombocitopenia acentuada ou diátese hemorrágica.
- Carcinoma de bexiga, pouco frequente na faixa etária pediátrica.

PROCEDIMENTO

Equipamento utilizado

- Luvas estéreis.
- Gazes.
- Cuba com solução antisséptica (clorexidina ou povidine).
- Seringa de 3 mL.
- Agulha.

Técnica

- Colocar a criança em posição de "patas de rã" (pernas fletidas e coxas abduzidas).
- Para evitar o reflexo urinário, solicitar ao assistente:
  - Em meninas: colocar o dedo no meato uretral e aplicar leve pressão.
  - Em meninos: apertar suavemente a base do pênis.
- Para determinar se há a presença de urina na bexiga:
  - Verificar se a fralda está seca há, pelo menos, 1 hora.
  - Palpar ou percutir a bexiga.
  - Opcional: utilizar o método de transiluminação ou guiar-se pelo ultrassom.

- Fazer a marcação do ponto a ser puncionado (1 a 2 cm acima da sínfise púbica).
- Lavar as mãos cuidadosamente e colocar luvas estéreis.
- Limpar a região pélvica, incluindo o osso púbico, com solução antisséptica três vezes. Secar a área com gaze estéril.
- Fazer botão anestésico com lidocaína no sítio de punção ou, como alternativa, aplicar anestésico tópico 2 min antes da limpeza da área. Muitos médicos não costumam realizar este passo, pois pensam que este seria mais doloroso do que o procedimento em si.
- Palpar novamente a sínfise púbica e puncionar 1 a 2 cm acima, respeitando a linha mediana.
  - Manter a agulha perpendicular à criança ou direcioná-la levemente para baixo.
  - Introduzir a agulha 2 a 3 cm; no momento da penetração na bexiga ocorre uma leve diminuição da resistência (Fig. 12-2).
- Introduzir a agulha sempre sob pressão negativa.
  - Quando a tentativa é malsucedida, a agulha pode ser parcialmente retirada e redirecionada em uma direção mais perpendicular.
  - Em caso de insucesso, aguardar de 30 a 60 min para uma nova tentativa.
- Retirar a agulha assim que a quantidade satisfatória de urina for coletada. Pressionar com gaze estéril a área da punção.
- Transferir o conteúdo da seringa para os tubos destinados à análise bioquímica e à cultura.

Precauções

- Usar técnica asséptica rigorosa.
- Adiar o procedimento se a criança tiver urinado na última hora. Maiores taxas de sucesso são obtidas quando a criança não esvaziou a bexiga 60 minutos antes do procedimento.

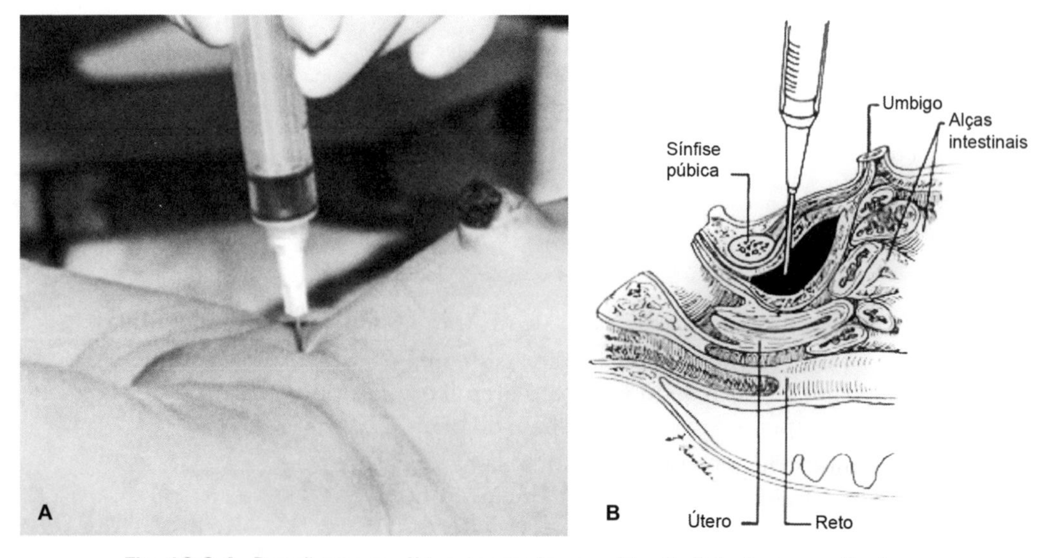

Fig. 12-2 A. Punção suprapúbica em recém-nascido. **B.** Estruturas anatômicas.

- Percussão ou palpação da bexiga em algumas crianças pode causar estímulo à micção.
- Corrigir distúrbios da coagulação antes do procedimento, caso não seja possível considerar o cateterismo vesical como uma opção.
- Ter certeza da marcação. Não inserir a agulha no osso púbico ou fora da linha mediana.
- Aplicar leve pressão durante a aspiração da urina. Utilizar demasiada pressão de sucção pode causar aspiração da mucosa vesical e lesão de sua parede.

COMPLICAÇÕES

Hemorrágicas

- Hematúria macroscópica transitória (é a complicação mais comum, reportada em 0,6 a 10% dos casos).
- Hematúria maciça.
- Hematoma de parede abdominal.
- Hematoma de parede vesical.
- Hematoma pélvico.

Infecciosas

- Abscesso de parede abdominal.
- Osteomielite de osso púbico.
- Sepse.

Traumáticas

- Perfuração intestinal.
- Perfuração de outros órgãos pélvicos.

REFERÊNCIAS

Bajaj L, Bothner J, Urine collection techniques in children, eds. Uptodate, 2007.

Barkemeyer BM. Suprapubic aspiration of urine in very low birth weight infants. Pediatrics 1993; 92:457.

Donovan DJO, Urinary tract infections in newborns, eds. Uptodate, 2006.

Fekete T., Urinary tract infection associated with indwelling bladder catheters eds. Uptodate, 2007.

Long SS, Klein JO. Bacterial infections of the urinary tract. In: Remington JS, Klein JO, Wilson CB, Baker CJ, eds. Infectious Diseases of the Fetus and Newborn. 6th ed. Philadelphia: Saunders, 2006:335.

Pollack CV, Pollack ES, Andrew ME. Suprapubic bladder aspiration versus urethral catheterization in ill infants: success, efficiency, and complication rates. Ann Emerg Med 1994.

Suzanne BS, Schwab S. Bladder Catheterization. In: King C, Henretig FM, eds. Textbook of Pediatric Emergency Procedures. 2nd ed., 2007: Chapter 95.

Woods SL. In: MacDonald MG, Ramasethu J, eds. Atlas of Procedures in Neonatology, 4th ed., Chapter 18.

SEÇÃO II

Emergências Pediátricas e Risco de Morte

Coordenadora

Mônica Menezes Lins

CAPÍTULO 13

Parada Cardiorrespiratória

Sílvio Sandro Alves Rodrigues • Mônica Menezes Lins

Define-se parada cardiopulmonar como a interrupção da circulação de sangue por ausência ou ineficiência da atividade cardíaca e clinicamente o paciente se encontra não responsivo, em apneia e sem pulsos palpáveis.

Uma melhor sobrevida de crianças criticamente enfermas e vítimas de trauma é fortemente influenciada pelo fornecimento de cuidados de emergências pediátricos apropriados, tanto no ambiente pré-hospitalar quanto no hospitalar. Em lactentes e crianças, a parada cardiorrespiratória (PCR) é geralmente consequente de condições que produzem insuficiência respiratória ou choque, levando a insuficiência cardiopulmonar e assistolia quando não conduzidas adequadamente. Parada cardíaca por arritmia primária (fibrilação ventricular – FV e taquicardia ventricular – TV sem pulso) pode ser a causa em aproximadamente 5 a 15% das crianças vítimas de PCR, principalmente as que têm perda súbita da consciência. Nestes casos, miocardites, golpe violento sobre o tórax, cardiopatias congênitas ou adquiridas, anormalidades eletrolíticas graves, hipotermia profunda e intoxicação por fármacos/drogas são as principais causas.

A sobrevivência a uma parada cardíaca pediátrica vai variar conforme a localização da parada e o ritmo encontrado. A sobrevivência e a evolução favorável, livres de sequelas, são maiores quando o evento ocorre nos hospitais. Os "ritmos chocáveis" (FV e TV sem pulso) têm um índice de sobrevivência maior (25 a 33%) que os ritmos "não chocáveis" (7 a 11%). Entretanto, quando estas arritmias se desenvolvem durante uma parada cardiopulmonar, haverá uma piora no prognóstico, com relação aos ritmos não chocáveis (11% contra 27%).

Em 2005, novas diretrizes de ressuscitação cardiopulmonar (RCP) e atendimento cardiovascular de urgência foram publicadas na edição de dezembro da revista *Circulation*, trazendo modificações relacionadas com o atendimento para todos os socorristas e alterações em procedimentos no suporte básico de vida (SBV) e no suporte avançado de vida em pediatria (SAVP). Foram enfatizadas recomendações para melhor eficácia na aplicação das compressões torácicas, única relação de compressão-ventilação para todos os socorristas sozinhos no atendimento a todas as vítimas, com exceção dos recém-nascidos, choque único seguido de RCP imediata por 2 minutos na desfibrilação nas PCR com FV e recomendação do uso do desfibrilador externo automático (DEA) em crianças de 1 a 8 anos.

SUPORTE BÁSICO DE VIDA

No ambiente pré-hospitalar, sabe-se que o início rápido e efetivo do SBV caracterizado por abertura adequada das vias aéreas, respiração de resgate, manobras de compressão torácica efetiva e uso do DEA associados a uma ativação rápida do serviço médico de urgência (SME) melhora o retorno da circulação espontânea e aumenta as chances de sobrevivência com preservação neurológica.

O ABC DA RCP

Avaliação rápida

Aproximar-se da vítima, fazer exame visual rápido observando movimentos, choro ou respiração, avaliar o tônus muscular e a cor.

Estimulação e avaliação do estado de consciência

Estimule e pergunte se a vítima está bem. Se estiver inconsciente e só houver um socorrista, procure auxílio e inicie as manobras de RCP por 2 min ou 5 ciclos antes de ativar o SME. Nas vítimas em que houver evidente colapso cardíaco súbito ou em crianças maiores de 8 anos, ative o SME inicialmente pela possibilidade de arritmia primária e pela necessidade de desfibrilação. Nesta situação, caso o DEA esteja disponível, use-o imediatamente (Fig. 13-1).

VIAS AÉREAS (A)

Posicione a vítima em decúbito dorsal, em superfície plana, virando cuidadosamente a cabeça e o tronco como uma unidade. Os socorristas leigos devem abrir as vias aéreas usando a inclinação da cabeça e a elevação do queixo (classe I) para todas as vítimas, inclusive as vítimas de trauma. Para o profissional de saúde (PDS), a manobra de tração da mandíbula com estabilização da coluna cervical (classe IIb) deve ser realizada nas vítimas com suspeita de lesão de coluna cervical. Caso não haja suspeita de lesão de coluna cervical ou a tração da mandíbula não ofereça uma via aérea pérvia, procede-se pela inclinação da cabeça e pela elevação do queixo (classe I).

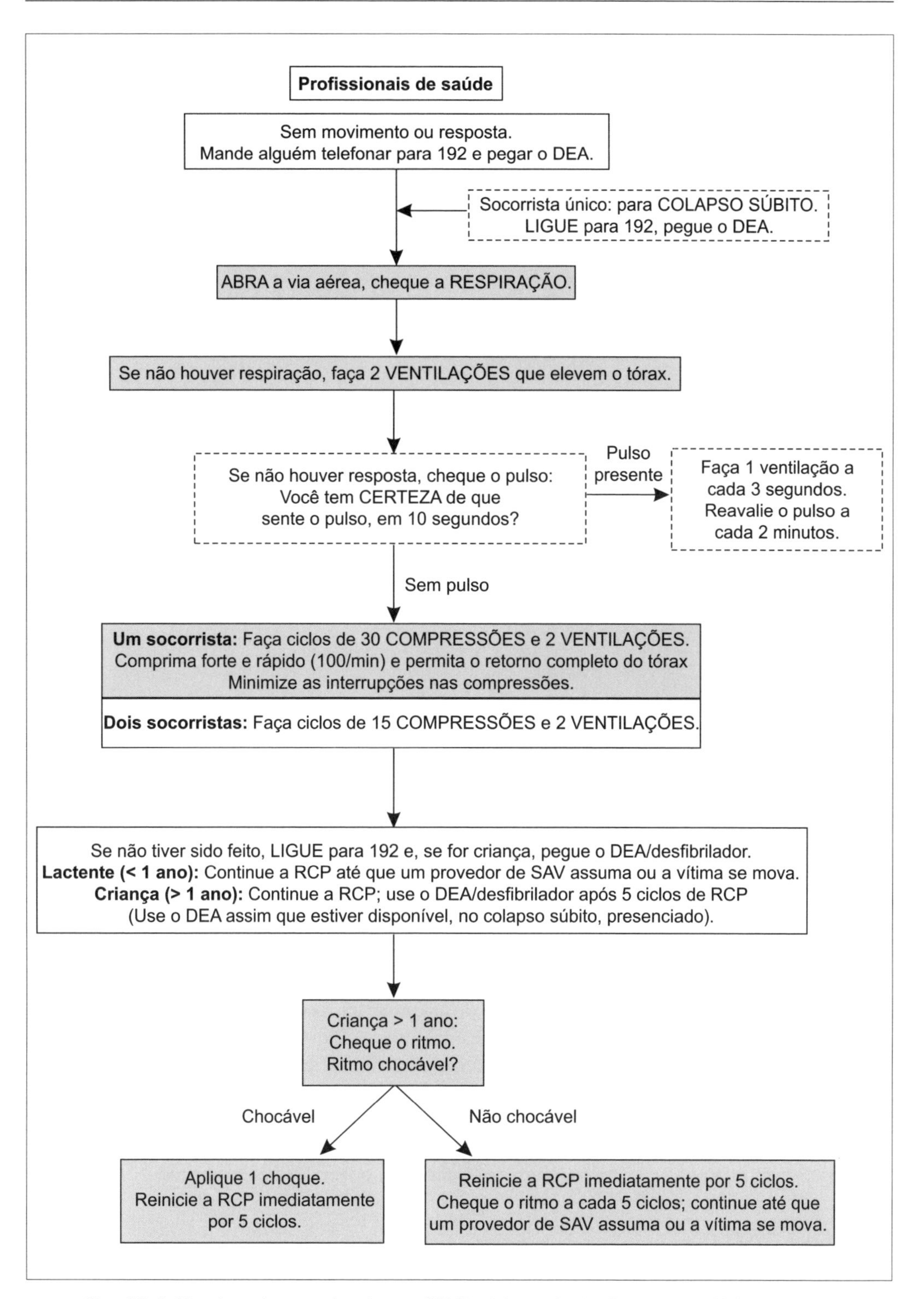

Fig. 13-1 Algoritmo internacional para SBVP. Adaptado do *Circulation.* 2005: IV-158.

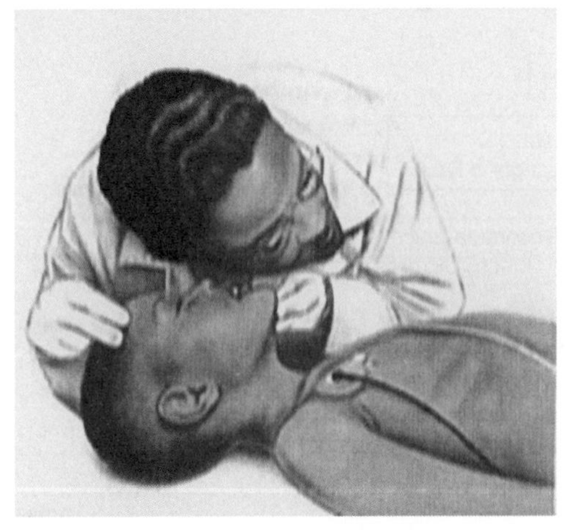

Fig. 13-2 Observe, escute e sinta. Adaptado do SAVP – Manual para Provedores da AHA.

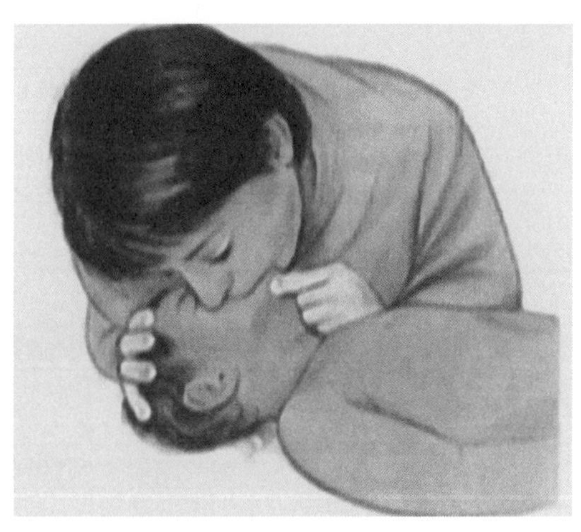

Fig. 13-3 Boa a boca-nariz. Adaptado do SAVP – Manual para Provedores da AHA.

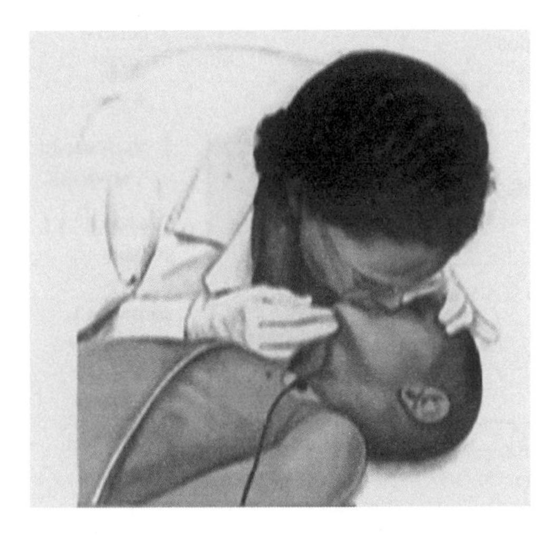

Fig. 13-4 Boa a boca pinçando o nariz. Adaptado do SAVP – Manual para Provedores da AHA.

RESPIRAÇÃO (B)

Verifique se existe respiração, observando os movimentos do tórax e do abdome, escutando os sons expiratórios e sentindo o fluxo de ar exalado (observe, escute e sinta) (Fig. 13-2). Caso não exista movimento respiratório ou se a respiração for ineficaz, providencie **respiração de resgate**, fornecendo pelo menos duas respirações efetivas lentas (1 seg cada) e observe a expansibilidade torácica. Em crianças até 1 ano de idade usar a técnica boca a boca-nariz (Fig. 13-3) e, em crianças de 1 a 8 anos, boca a boca pinçando o nariz (Fig. 13-4). Os dispositivos de barreira (máscara facial e dispositivo bolsa-máscara) devem ser utilizados quando disponíveis. Não existe comprovação de prevenção de infecção com o uso dos lenços faciais.

CIRCULAÇÃO (C)

Determine se existe sinal de circulação na palpação do pulso. Pulso braquial ou femoral nos lactentes e pulso carotídeo ou femoral nas crianças e nos adultos. Se o pulso estiver

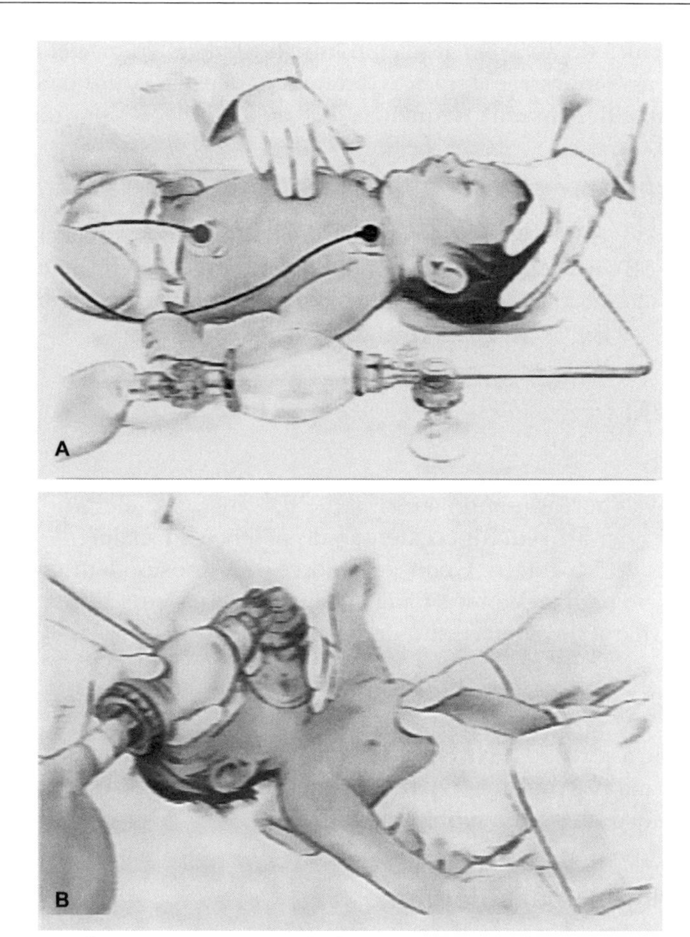

Fig. 13-5 A. Compressão com 1 socorrista. **B.** Compressão com 2 socorristas. Adaptado do SAVP – Manual para Provedores da AHA.

presente, mantenha as ventilações de resgate na frequência de 12 a 20 por minuto. Se os pulsos estiverem ausentes ou abaixo de 60 bpm nos lactentes ou nas crianças e associados à alteração de perfusão, inicie as compressões torácicas com um terço à metade da profundidade do tórax. Nos lactentes, a técnica de compressão com dois dedos é a preferida na presença de um único socorrista. Quando estiverem presentes dois ou mais socorristas, a opção da técnica dos dois polegares envolvendo o tronco com as mãos deve ser a de escolha (Fig. 13-5). Nas crianças de 1 a 8 anos (socorristas leigos) ou até a adolescência (PDS) usa-se a técnica da região hipotenar de uma mão, com ou sem a segunda mão por cima, dependendo do tamanho da vítima e das mãos do socorrista. O ponto de referência para a compressão em lactentes é imediatamente abaixo da linha do mamilo. Para crianças a partir de 1 ano até a idade adulta, o centro do peito, entre os mamilos, é a localização adequada. Pela inabilidade dos socorristas leigos em encontrar um pulso, a verificação foi eliminada para os mesmos, devendo-se começar as compressões torácicas imediatamente após a respiração de resgate. A proporção de compressão-ventilação deve ser de 30:2 desde lactentes até adultos para todos os socorristas que estão sozinhos. Para RCP com dois socorristas (PDS), a proporção é de 15:2 para lactentes e crianças de 1 ano até a adolescência. Em adultos, utilize sempre a técnica de 30:2. No ambiente intra-hospitalar, em pacientes com via aérea avançada definida, as compressões torácicas devem ser aplicadas continuamente (100/min) e as ventilações oferecidas em uma frequência de 8 a 10 ventilações por minuto.

O ABC DO SAVP

O início do SAVP começa ainda no ambiente pré-hospitalar com a chegada do SME e consiste no uso do SBV otimizado pelo emprego de monitoração clínica e por equipamento auxiliar, técnicas avançadas e medicamentos para a obtenção de oxigenação, ventilação e perfusão estável.

VIAS AÉREAS (A)

Posicionamento

Abertura das vias aéreas usando a inclinação da cabeça e a elevação do queixo. Uma posição neutra "de cheirar" sem hiperextensão do pescoço é usualmente apropriada para lactentes e crianças de 1 a 4 anos. Crianças maiores de 2 anos podem requerer acolchoamento sob o occipício para melhorar a patência das vias aéreas superiores (VAS) e lactentes sob o dorso para evitar a flexão excessiva do pescoço.

Aspiração

Dispositivos de aspiração flexíveis são usados para secreções fluidas, e os dispositivos rígidos de grande calibre (Yankauer), para a aspiração de corpos estranhos, fragmentos de dentes, sangue e muco no paciente politraumatizado.

Cânulas orofaríngea e nasofaríngea

Nas VAS não sustentáveis com as manobras descritas anteriormente, o uso de cânula orofaríngea em pacientes inconscientes deve ser considerado (Fig. 13-6). A cânula nasofaríngea deve ser usada em pacientes conscientes e semiconscientes (Fig. 13-7).

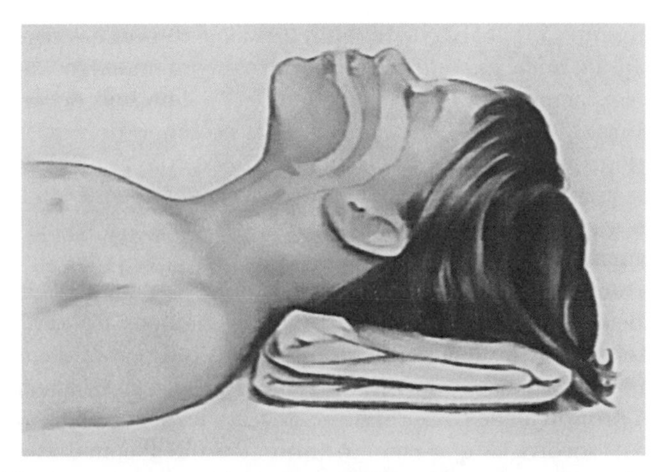

Fig. 13-6 Cânula orofaríngea. Adaptado do SAVP – Manual para Provedores da AHA.

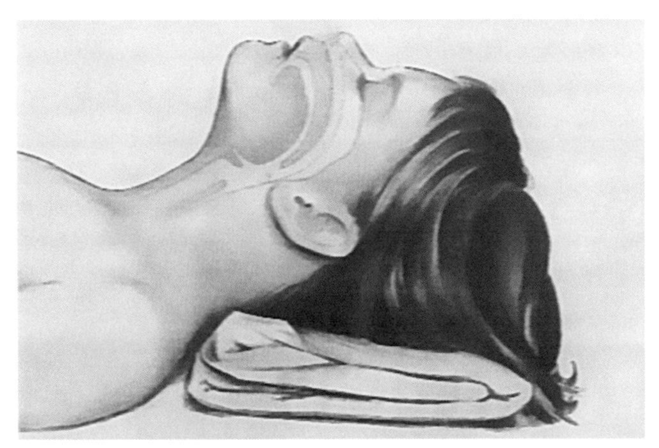

Fig. 13-7 Cânula nasofaríngea. Adaptado do SAVP – Manual para Provedores da AHA.

RESPIRAÇÃO (B)

Bolsa-máscara

Ventilação com bolsa-máscara é o procedimento inicial quando a ventilação assistida é necessária. Máscaras transparentes, de silicone e com *cuff* inflável são preferíveis, pois proporcionam melhor vedação, visualização da coloração dos lábios, visualização da exalação pela condensação da máscara e detecção de vômitos. A área correta para a aplicação vai da ponta do nariz à cisura do queixo, evitando desta forma pressão sobre os olhos. A finalidade é fornecer um volume corrente necessário para a expansão do tórax. Orientamos a técnica do **E-C** para os pacientes sem possibilidade de trauma (Fig. 13-8). Ventilação realizada com dois profissionais é mais efetiva, principalmente nos casos de patologias obstrutivas (asma, laringites) e doenças de complacência (Fig. 13-9). A pressão cricoide **(manobra de Sellick)** é fundamental para reduzir a distensão gástrica nos pacientes inconscientes. Usamos de preferência o ressuscitador manual autoinflável com reservatório, por ser de fácil manuseio e fornecer uma concentração próxima de 100% de oxigênio na compressão da bolsa quando gerado por um fluxo mínimo de 10 a 15 L/min. A bolsa para recém-nascidos a termo, lactentes e crianças até 1 ano deve ter um volume mínimo de 450 a 500 mL, e para crianças acima de 1 ano, de 1.000 mL. A bolsa-máscara pode fornecer ventilação e oxigenação igualmente efetivas à intubação traqueal, nos ambientes extra-hospitalares com tempo de transporte curto. O ressuscitador manual fluxoinflável requer mais experiência pelos socorristas.

Tubo traqueal

A ventilação com tubo traqueal (TT) é o método mais efetivo e seguro de ventilação assistida, pois possibilita melhor isolamento da via aérea, diminuição do risco de aspiração pulmonar do conteúdo gástrico, facilidade de aspiração de secreções, controles de tempo inspiratório, PEEP e pico de pressão inspiratória. Atualmente o uso de tubos com *cuff* pode ser tão seguro quanto os sem *cuff* para lactentes e crianças e devem ser considerados nas doenças pulmonares de complacência e de resistência. O diâmetro interno do tubo em crianças até 35 kg pode ser determinado pela altura (**fita de Broselow**) e no uso de fórmulas baseadas na idade (Quadro 13-1). Tubos traqueais 0,5 mm menores e maiores devem estar disponíveis. Consideramos o

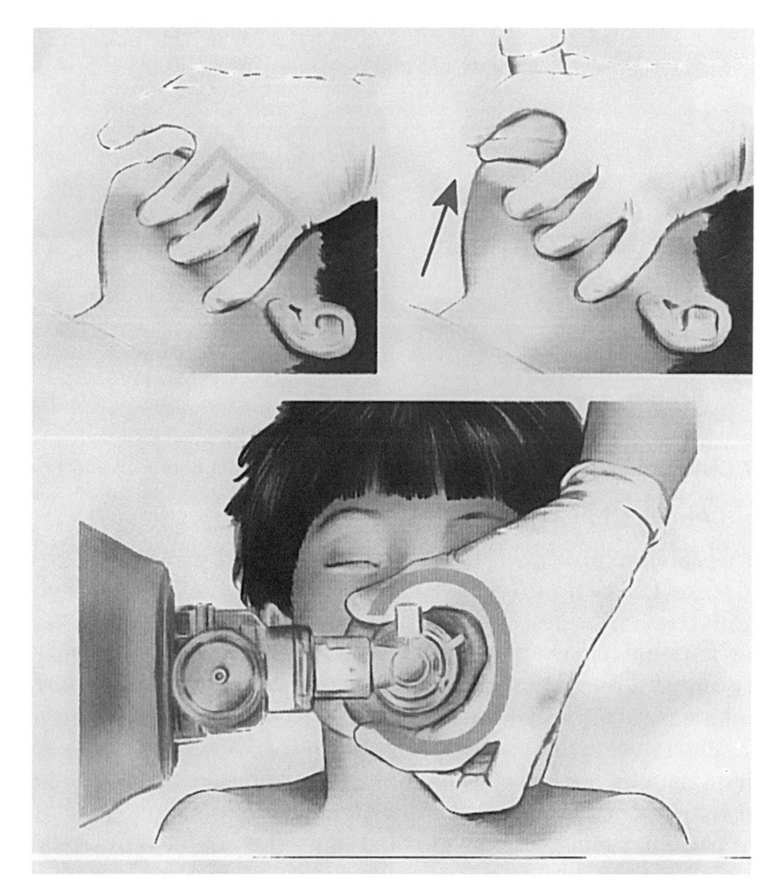

Fig. 13-8 Técnica C-E. Adatado do SAVP – Manual provedor da AHA.

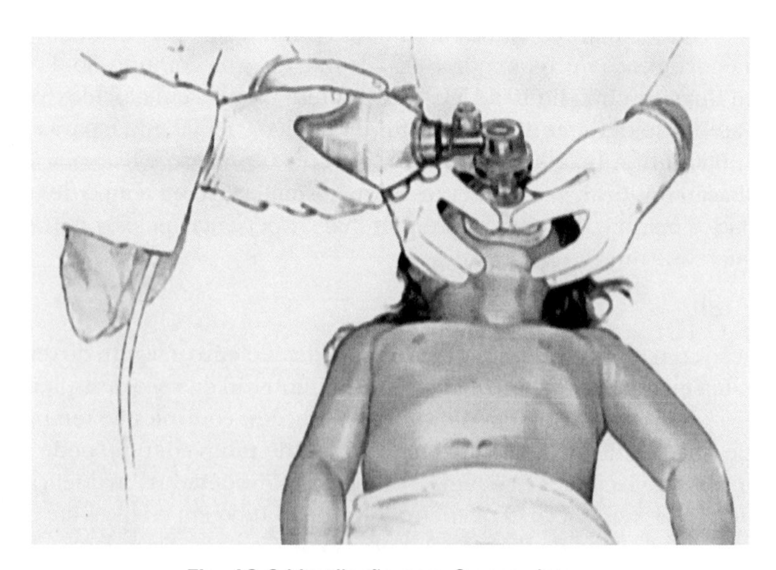

Fig. 13-9 Ventilação com 2 socorristas.

Quadro 13-1 Regras para diâmetro interno e comprimento do tubo traqueal (TT)

DI do TT (mm)	Distância desde a metade da traqueia até os lábios ou gengivas (cm)
$\frac{\text{Idade (anos)} + 4}{4}$	< 44 semanas de idade gestacional: 6 + peso (kg):
$\frac{\text{Idade (anos)} + 4 \text{ (sem } cuff)}{4}$ $\frac{\text{Idade (anos)} + 3 \text{ (com } cuff)}{4}$	> 44 semanas de idade gestacional: 3 × TT

critério de medida baseada no dedo mínimo, impreciso. A profundidade adequada pode ser determinada pelos marcadores das cordas vocais encontrados na maioria dos TT ou por fórmulas baseadas na idade de crianças acima de 2 anos e no diâmetro interno do TT, considerando a saliência alveolar dos dentes como o ponto de fixação (Quadro 13-1).

PREPARAÇÃO E TÉCNICA PARA INTUBAÇÃO

Providencie a monitoração cardíaca e a oximetria de pulso para os pacientes com o ritmo de perfusão presente. Dispositivos para a aspiração das VAS e do TT, ressuscitador manual, fio-guia, um TT com o tamanho estimado e outros 0,5 mm menor e 0,5 mm maior, laringoscópio com lâmina reta (lactentes e crianças de 1 a 4 anos) e lâmina curva (crianças mais velhas) e um detector de CO_2 exalado devem estar disponíveis. A intubação orotraqueal é preferida durante a RCP, por ser mais rápida e segura. Alinhe o eixo oral, faríngeo e traqueal colocando o paciente na posição de cheirar. Segure o cabo na mão esquerda e introduza a lâmina na linha média ou no lado direito da boca até a base da língua, movendo a extremidade proximal da lâmina para a linha média. Com a lâmina reta, levante a epiglote e visualize a abertura glótica; com a lâmina curva, introduza-a na valécula e desloque a língua anteriormente. Tracione a lâmina para cima sem fazer movimento de alavanca e sem usar os dentes e as gengivas como apoio. Considerar o uso de anticolinérgicos (atropina) em crianças abaixo de 1 ano e para qualquer idade se estiver em bradicardia. Nas crianças em PCR, realize intubação imediata.

CONFIRMAÇÃO DO TT

Confirmação primária

Expansibilidade torácica, presença de murmúrio vesicular nos campos pulmonares periféricos e ausência de murmúrio na parte superior do abdome. Vapor de água no TT é sugestivo. Detector de CO_2 exalado, capnógrafo ou dispositivo detector esofagiano devem ser usados como confirmação adicional.

CIRCULAÇÃO (C)

Determine a ausência de pulso ou bradicardia com comprometimento cardiorrespiratório grave e inicie as compressões torácicas. Aplique um eletrocardiograma (ECG) contínuo, de preferência com capacidade de desfibrilador. Nas crianças com confirmação clínica e eletrocardiográfica de bradicardia (FC abaixo de 60 bpm) com repercussão, ou nos ritmos de colapso caracterizado por atividade elétrica sem pulso (AESP) e assistolia, mantenha as compressões, providencie o acesso venoso e avalie o uso de drogas. Nos ritmos de colapso caracterizados por TV sem pulso e FV, proceda pela sequência de desfibrilação (Fig. 13-10).

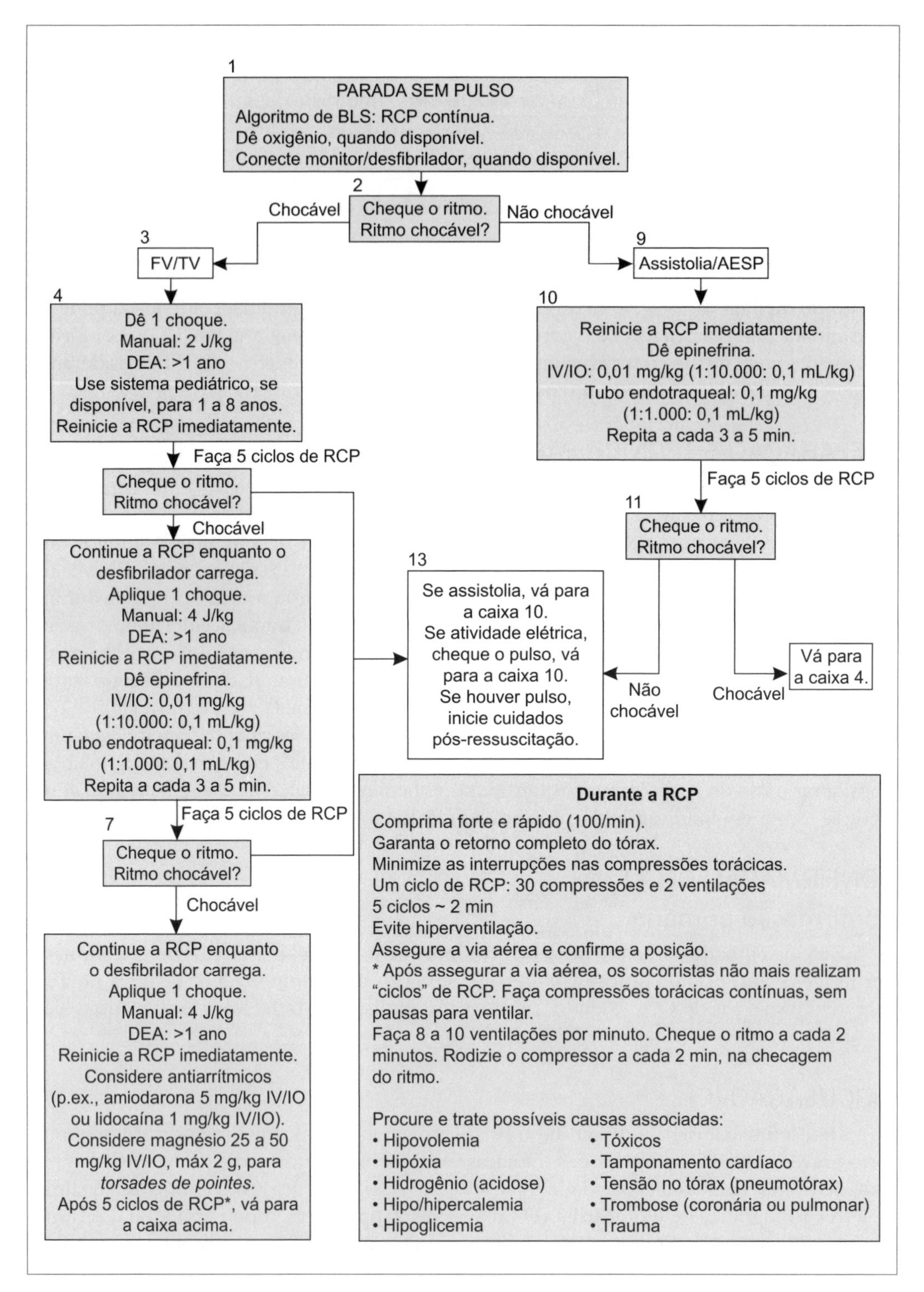

Fig. 13-10 Algoritmo para parada sem pulso pediátrico. Adaptado do *Circulation.* 2005: IV-173.

Acesso vascular

O que determina a prioridade de acesso venoso é a condição clínica do paciente. Em pacientes em choque descompensado e PCR, a disponibilidade de um acesso imediato é fundamental, e, nesta situação, a via intraóssea (IO) é preferível, por ser disponível em qualquer idade e possuir um plexo venoso não colapsável, acessível para a administração de drogas, cristaloides, coloides e hemoderivados. É rotineiramente conseguida em torno de 30 a 60 segundos. Normalmente o local de introdução de uma agulha IO é a tíbia anterior, mas outros sítios, como o fêmur distal em sua face anterior, o maléolo medial da tíbia distal e a espinha ilíaca anterossuperior, podem ser a opção para pacientes de todas as idades. Em crianças maiores e adultos, o rádio distal ou a ulna distal podem ser utilizados. Existem vários tipos de agulhas IO disponíveis para todas as idades. Na sua ausência, uma agulha de aspiração de medula óssea tipo *jamshidi* pode ser a opção mais acessível. Agulhas hipodérmicas e escalpes têm sido utilizados com bons resultados, apesar de não possuírem estilete, e aumentarem assim o risco de obstrução. Agulhas espinais curtas com estiletes internos não são recomendadas, por serem muito flexíveis. O acesso venoso central oferece um acesso mais seguro à circulação na administração de líquidos que podem lesar os tecidos. A veia femoral é a opção preferível, por ser de mais fácil cateterização e não interferir na RCP. As veias jugular interna, jugular externa ou subclávia podem ser cateterizadas por profissionais experientes. O acesso periférico pode ser uma opção, quando conseguido rapidamente.

Em linhas gerais, os objetivos para o uso de drogas na RCP são elevar as pressões de perfusão coronariana e cerebral, intensificar o fluxo sanguíneo, estimular a contratilidade miocárdica espontânea ou aumentar sua eficácia, acelerar a frequência cardíaca, corrigir e tratar a causa da acidose metabólica.

Drogas

EPINEFRINA

Catecolamina endógena com propriedades α e β-adrenérgicas, é considerada a medicação-chave no tratamento na RCP. A ação α-adrenérgica é considerada a ação farmacológica mais importante, já que reduz, com a vasoconstrição, os fluxos sanguíneos esplâncnico, renal, muscular e dérmico, aumenta a RVS, as pressões diastólica na aorta e de perfusão coronariana e acentua a oferta de oxigênio para o coração durante as compressões torácicas. A ação β-adrenérgica aumenta a contratilidade miocárdica e a frequência cardíaca e relaxa a musculatura lisa nos vasos da musculatura esquelética e dos brônquios. A dose recomendada de epinefrina na RCP é 0,01 mg/kg, ou seja, 0,1 mL/kg da solução de 1:10.000 pela via intraóssea (IO) e endovenosa (EV) (classe IIa). Doses subsequentes devem ser administradas 3 a 5 minutos após a primeira dose. O uso de doses subsequentes mais altas (0,1 mg/kg EV ou IO) tem sido desaconselhado, pois estudos não mostraram melhora nas taxas de sobrevivência após o seu uso quando comparadas com a dose convencional. A administração de doses altas de epinefrina leva a um estado tóxico hiperadrenégico pós-ressuscitação, caracterizado por taquicardia atrial, TV, hipertensão grave e disfunção miocárdica, além de estar associada a pior evolução neurológica e ser prejudicial nos casos de PCR por asfixia. (classe III). Altas doses de epinefrina podem ser consideradas em situações excepcionais, como *overdose* de β-bloqueadores (classe IIb).

BICARBONATO DE SÓDIO

Seu uso rotineiro não melhora os resultados da RCP (classe IIb), pois a insuficiência respiratória é a principal causa de PCR na criança, e o uso precoce e frequente de bicarbonato de sódio pode elevar transitoriamente a tensão de CO_2, agravar a acidose respiratória existente e provocar acidose paradoxal no líquido cerebroespinal, devido à sua passagem mais rápida que o HCO_3^- pela barreira hematoencefálica e pelas membranas celulares. Administração excessiva pode provocar alcalose metabólica e levar ao deslocamento da curva de dissociação da oxiemoglobina para a esquerda, com consequentes diminuição da liberação de oxigênio para os tecidos, deslocamento intracelular do potássio para os tecidos, diminuição da concentração intraplasmática de cálcio ionizado, diminuição do limiar de FV, hipernatremia e hiperosmolaridade com aumento do risco de hemorragia intracraniana em recém-nascidos prematuros. O bicarbonato de sódio está indicado na acidose metabólica grave com suporte ventilatório presente, hipercalemia, hipermagnesemia, intoxicação com antidepressivos tricíclicos, intoxicação por bloqueadores do canal de sódio e RCP prolongada. A dose preconizada é de 1 mEq/kg (1 mL/kg da solução 8,4%) EV ou IO; doses mais altas podem ser necessárias nas intoxicações por ADT. Soluções diluídas a 4,2% devem ser feitas no período neonatal.

GLICOSE

Indicada na hipoglicemia documentada por dosagem rápida à beira do leito ou na suspeita com clínica sugestiva, caso a dosagem à beira do leito não esteja disponível, na dose de **0,5 a 1g/kg EV ou IO**, preparada na diluição a 25% (2 a 4 mL/kg) ou a 10% (5 a 10 mL/kg). Em recém-nascidos, não ultrapassar a diluição de 12,5%.

CÁLCIO

Indicado especificamente para PCR associada a hipocalcemia documentada, hipercalemia, hipermagnesemia e nas intoxicações por bloqueadores dos canais de cálcio. Sua administração rotineira não melhora a reversão da PCR. Seu acúmulo citoplasmático após a isquemia e a reperfusão de órgãos isquêmicos relaciona-se com a via final da morte celular pela ativação de enzimas intracelulares. A dose recomendada é de 5 a 7 mg/kg de cálcio elementar. O cloreto de cálcio é a preparação de escolha pela sua maior biodisponibilidade de cálcio ao gluconato de cálcio. Preconiza-se a dose 0,2 mL/kg de cloreto de cálcio ou 0,5 a 1 mL/kg de gluconato de cálcio EV ou IO lentamente em 10 a 20 segundos na PCR, podendo ser repetida a cada 10 minutos.

REFERÊNCIAS

American Heart Association Guidelines for Cardiopulmonary Resuscitation and Emergency Cardiovascular Care: Part 11. Pediatric Basic Life Support. Circulation, Dec 2005; 112:IV-156-IV-166.

American Heart Association Guidelines for Cardiopulmonary Resuscitation and Emergency Cardiovascular Care: Part 12. Pediatric Advanced Life Support. Circulation, Dec 2005; 112:IV-167-IV-187.

Hazinski MF. PALS Provider Manual. American Heart Association. Dallas, Texas, 2002.

Houri et al. A randomized, controlled trial of two-thumb vs. two-finger chest compression in a swine model of cardiac arrest. Prehospital Emergency Care 1997; 1:65-67.

Perondi MBM, Reis AG, Paiva EF, Nadkarni VM, Berg RA. Comparison of High-Dose and Standard-Dose Epinephrine in Children with Cardiac Arrest. New England Journal of Medicine 2004; 350:1722-30.

Ralston Mark, Hazinski MF, Zaritsky AL, Schexnayder SM, Kleinman ME. PALS Provider Manual. American Heart Association. Dallas, Texas, 2005.

Whitelaw et al. Comparison of two-finger and two-thumb method for chest compressions by healthcare providers in an infant mechanical model. Resuscitation 2000; 43:213-216.

Zaritsky AL, Nadkarni VM, Berg RA, Hickey RW, Schexnayder SM. PALS Instructor's Manual. American Heart Association. Dallas, Texas, 2001.

CAPÍTULO 14

Choque

Zelma de Fátima Chaves Pessôa

INTRODUÇÃO

Disfunção microcirculatória progressiva de etiologia variada determinante da falha na perfusão tissular e desordens metabólicas e hidroeletrolíticas. Pode levar à disfunção de múltiplos órgãos e sistemas e ao óbito.

CLASSIFICAÇÃO E ETIOLOGIA DO CHOQUE

A etiologia do choque encontra-se resumida no Quadro 14-1.

MECANISMOS COMPENSATÓRIOS

Alterações hemodinâmicas do choque ⇒ mecanismos neuro-humorais compensatórios (angiotensina II, catecolaminas e ADH) ⇒ manutenção da pressão arterial adequada ⇒ garantia da perfusão tissular.

Choque cardiogênico

Mecanismos compensatórios ⇒ agravamento do quadro por aumento do tônus adrenérgico (aumento da frequência cardíaca e da resistência vascular) ⇒ maior consumo de oxigênio.

No paciente pediátrico, parece haver maior comprometimento do transporte com relação à extração tecidual de oxigênio, ao contrário dos adultos. Por isso, uma oferta supranormal de oxigênio está relacionada com o aumento na sobrevida no choque pediátrico.

Quadro 14-1 Classificação e etiologia do choque

Tipo de choque	Causas
Hipovolêmico	Hemorragia Desidratação por diarreia Grande queimado Perdas renais Cetoacidose diabética Insuficiência adrenal
Cardiogênico (alterações de pré-carga, pós-carga, ritmo e contratilidade)	ICC Doenças cardíacas congênitas Arritmias Cardiomiopatias Miocardites PO de cirurgia cardíaca IAM Fatores depressores do miocárdio (FDM)
Distributivo (hipovolemia relativa)	Sepse Anafilaxia Choque neurogênico (dor, lesão espinhal)

DIAGNÓSTICO

O diagnóstico é **essencialmente clínico**, devendo ser feito antes da instalação de hipotensão arterial através de sinais como: **alteração de consciência**, **alteração de temperatura corpórea** e **prolongamento do tempo de preenchimento capilar**.

Choque inicial ou compensado

Taquicardia, taquipneia, alteração do nível de consciência, hiper ou hipotermia e tempo de preenchimento capilar (tipo *flash*, no choque quente, ou > 3 segundos, no choque frio).

A **resposta hemodinâmica** mais frequente no **choque séptico pediátrico** (58%) é **baixo débito cardíaco** e **vasoconstrição periférica** (Ceneviva – 1998). Hipotensão arterial em criança com choque demonstra diagnóstico tardio.

Exames complementares

Gasometria, ionograma, hemograma, LCR, funções renal e hepática, coagulograma, sorologias, hemocultura e culturas de outros líquidos e secreções, bem como exames de imagem, são úteis à descoberta da causa e do acompanhamento de complicações e resposta ao tratamento. A **dosagem do lactato** é importante por demonstrar alterações do metabolismo celular mais do que hipoperfusão tecidual. O lactato representa um importante marcador da resposta à reposição volêmica.

MONITORAÇÃO

- **Não invasiva** – em pacientes responsivos à fluidoterapia (80%), a aferição de sinais vitais (FC, pulso, FR, débito urinário e PA) e a avaliação da oximetria, em geral, são suficientes.

- **Invasiva** – no choque refratário a fluidos e resistente à dopamina e no choque resistente à catecolamina são necessários, além das medidas anteriores, a aferição e o acompanhamento da pressão venosa central (PVC) e da pressão de perfusão dos órgãos (PPO), como guias na utilização de drogas inotrópicas e vasoativas (recomendação grau D).

PRESSÃO DE PERFUSÃO DOS ÓRGÃOS (PPO) = PAM – PVC (CM H_2O)

RN	55
< 1 ano	60
1-2 anos	65
2-7 anos	65

Hipotensão – níveis de pressão arterial < percentil 5 para a idade

< 4 anos – PA sistólica < 75 mmHg
> 4 anos – PA sistólica < 85 mmHg

PAM – Pressão arterial média

CONDUTA NA URGÊNCIA

a) **Reposição agressiva de volume**

b) **Tratamento da causa básica**

Avaliação clínica pelo método do ABCD – abrir a via aérea, verificar a respiração efetiva, avaliar o pulso e considerar as drogas.

Intubação traqueal – se Glasgow ≤ 8 ou quando há necessidade de tanto ou mais que 40 mL/kg de infusão líquida para a estabilização hemodinâmica na primeira hora ou antes.

- **Acesso vascular – dois acessos periféricos** com **cateteres curtos e grossos**. Em caso da não viabilidade de acesso venoso periférico, a **via intraóssea** é uma alternativa segura e eficaz na administração de fluidos e drogas, podendo ser mantida por 8 a 12 horas. Quando existir profissional tecnicamente habilitado, ao menos **um acesso venoso central** deve ser obtido para a monitoração da PVC, coleta de sangue para exames e administração de fluidos e drogas.
- **Fluidoterapia** – SF a 0,9% EV, 20 mL/kg em *bolus* em 5 a 10 min, repetindo-se até tanto ou mais que 40 a 60 mL/kg nos primeiros 30 minutos a 1 hora ou até que haja crepitações pulmonares e hepatomegalia ou se atinja PVC entre 8 e 12 mmHg.

  Se houver necessidade de três expansões com SF, pode-se utilizar **albumina 5% – 1 g/kg** (recomendação grau C). Não usar **plasma fresco** ou **sangue** como expansor.
- **Transfusão sanguínea** – controversa no choque. Níveis de Hb de 8 a 10 g% (recomendação grau D) são bem tolerados no paciente em choque. Em caso de descompensação hemodinâmica, saturação da veia cava superior (VCS) < 70% e acidose metabólica grave, considerar a transfusão de concentrado de hemácias.
- **Correção de fatores inotrópicos negativos** – distúrbios da glicose, acidose e distúrbios eletrolíticos.

- **Acidose metabólica** – após a correção da hipovolemia, o uso do **bicarbonato de sódio** 8,4%, em solução 1:5, para a correção de acidose com pH < 7,10 e bicarbonato < 10, utilizando 30 a 50% do volume encontrado pela fórmula:

$$\text{Peso} \times 0{,}3 \times \text{déficit de base} = \text{mEq ou mL}$$

- **Distúrbios da glicose** – nas primeiras 18 horas do choque séptico ocorre uma resistência à insulina levando à hiperglicemia. Após esse período, em geral, ocorre um controle dos níveis glicêmicos, podendo haver hipoglicemia.
- Recomenda-se manter normoglicemia.
- **Hipoglicemia** < 40 mg%: glicose a 10% – 0,5 g/kg em *bolus*, nos casos graves, embora a tendência atual seja o aumento da taxa de infusão de glicose (TIG) sem a administração prévia de *bolus*.
- **Hiperglicemia** – envolvida com o aumento de incidência de sangramentos e infecções, maior mortalidade por disfunção múltipla de órgãos, além de maior permanência em ventilação mecânica.

Esquemas de administração de insulina – ainda controversos, pelo risco de hipoglicemia durante a administração; sugere-se o uso da insulina com glicemia > 150 mg%, a despeito da redução da concentração de glicose nos líquidos administrados. O controle glicêmico deve ser realizado em UTI, utilizando insulina EV contínua, se necessário.

- **Inotrópicos, vasopressores e vasodilatadores** – em caso de manutenção de sinais de choque a despeito da agressiva expansão volêmica (40-60 mL/kg nos primeiros 30 minutos), deve ser iniciada a dopamina – 10 µg/kg/min, mesmo por veia periférica. Em caso de PVC > 12 e hipotensão arterial, pode-se usar dobutamina + adrenalina (administração e doses no Quadro 14-2).
- No **choque anafilático** – adrenalina 1:1.000, 0,1 mL EV associada à expansão com SF 0,9%, hidrocortisona – 10 mg/kg/dia e prometazina – 0,25 a 0,5 mg/kg EV. Pode ser usada adrenalina EV contínua nos casos mais graves.
- **Medidas gerais – omeprazol**: 0,4 a 0,8 mg/kg, máximo de 40 mg, a cada 12 ou 24 horas. A **cateterização urinária** é usada para o monitoramento da diurese. A **dieta** deve ser reiniciada, tão logo possível, de preferência por via digestiva (oral, SNG ou enteral). A NPT é utilizada em caso de impedimento do trato digestivo.

Quadro 14-2 Doses das drogas vasoativas

Droga	Doses – µg/kg/min
Dopamina	10-20
Dobutamina	10-20
Adrenalina	0,05-1
Noradrenalina	0,5-0,5
Nitroprussiato de sódio	0,05-1
Milrinona	0,25-0,75
Vasopressina	0,0005 U/kg/min

- **Sedação e analgesia** – midazolam – 1 a 4 µg/kg/min + fentanil – 1 a 5 µg/kg/h.
- Ventilação mecânica protetora – vide capítulo específico.
- **Antibioticoterapia** – no choque séptico, o esquema antibiótico relacionado com o foco infeccioso deve ser iniciado imediatamente após a suspeita de sepse, dentro da primeira hora.

INDICAÇÃO DE UTIPED

- Sempre que não haja reversão do choque com a administração de fluidos, havendo necessidade de inotrópicos ou vasopressores
- Em caso de sepse, distúrbios hidroeletrolíticos ou ácido-básicos.
- Quando houver perdas que predisponham à nova descompensação hemodinâmica.

O tratamento do choque, apesar de necessitar de admissão e monitoramento em UTIPED, deve ser iniciado o mais precoce possível, com a reposição agressiva de cristaloide e uso precoce de dopamina, já no primeiro atendimento à criança na emergência, evitando o retardo da terapêutica e o comprometimento do prognóstico.

REFERÊNCIAS

Brierley J, Carcillo J et al. Clinical practice parameters for hemodynamic support of pediatric and neonatal septic shock. American College of Critical Care Medicine.

Bunn FA, Hawkins PV. Colloid solutions for fluid resuscitation. In: The Cochrane Library, issue 2, 2005.

Ceneviva G, Paschall JA, Maffei F et al. Hemodynamic support in fluid-refractory pediatric septic shock. Pediatrics 1998; 102:19.

Dasgupta SJ, Gill AB. Hypotension in the very low birthweight infant: the old, the new, and the uncertain. Arch Dis Child Fetal Neonatal, vol 88,450-454/23002.

Didier KEH et al. Corticosteroyd thetapy in patients with severe sepsis and septic shock. Seminars in Respiratory Crit Care Med 2004; 25(6).

Jonathan ES et al. Recent Advances in the treatment of Septic Shock. Contemporary Crit Care 2005; 3(8).

Pessôa Z. Choque. In: Manual de Terapia Intensiva Pediátrica do Instituto de Medicina Integral Prof. Fernando Figueira, cap. 5; 45-62.

Piva JP, Celiny PRG. Ressuscitação volumétrica no choque. In: Medicina Intensiva em Pediatria, 1ª ed. Rio de Janeiro: Editora Revinter, 2005; 135-752145, cap. 7.

Vijay S et al. Associação do momento, duração e intensidade da hiperglicemia com a mortalidade em unidade de terapia intensiva em crianças gravemente doentes. Critical Care Medicine, The Children's Hospital of Philadelphia, USA. Pediatric Critical Care Medicine, July 2004; 5(4).

SEÇÃO III

Do Sintoma ao Diagnóstico Diferencial e Manuseio na Urgência

Coordenador

Eduardo Jorge da Fonseca Lima

CAPÍTULO 15

Febre

Rosane Simões Ramos Schüler

CONCEITO E EPIDEMIOLOGIA

Febre ocorre quando há uma elevação da temperatura > 38°C. A temperatura oral é 0,5°C e a retal é 1°C maior que a axilar. No nosso meio é mais rotineira a aferição da temperatura axilar, tendo o cuidado de permanecer com o termômetro no local por 3 minutos. Devido ao ritmo circadiano, o pico de temperatura ocorre entre 17 e 19 h (↑ 1°C) e é menor entre 4 e 5 h. Devido à superfície corpórea, a febre é mais elevada em recém-nascidos e lactentes, com diminuição gradual aos 2 anos. A atividade e o exercício (dentro de 30 minutos), a alimentação e as refeições (dentro de 1 hora) e os alimentos quentes (dentro de 1 hora) podem causar elevações da temperatura corporal.

Mais de um terço dos atendimentos pediátricos é motivado pela febre que, na maioria das vezes, tem como causas infecções benignas e de evolução autolimitada. A febre deve ser diferenciada da hipertemia, situação em que não ocorre a participação do SNC como centro termorregulador. Observam-se sensação de calor, vasodilatação cutânea e sudorese.

ETIOPATOGENIA/ANATOMIA (PARA OS CAPÍTULOS CIRÚRGICOS)

A temperatura corporal normal é regulada pelo centro termorregulador na área pré-óptica do hipotálamo anterior e que funciona como termostato, equilibrando perda e produção. Na febre, o organismo se adapta através da vasoconstrição periférica e da abolição da sudorese, as extremidades ficam frias por vasoconstrição periférica, além da sensação de frio e tremores.

São pirógenos exógenos: bactérias, fungos, vírus, endotoxinas e produtos bacterianos, complexos antígenos-anticorpos e alguns antígenos ou substâncias de destruição celular. Quando os pirógenos exógenos entram em contato com os leucócitos com capacidade de fagocitose, tecidual ou circulante, ocorre a produção de pirógenos endógenos, proteínas que têm a capacidade de ativar o centro termorregulador.

São pirógenos endógenos: interleucina 1 (1α e 1β) e 6, interferon (INF) e fator de necrose tumoral (FNT). Estes agem na área pré-óptica do hipotálamo anterior e produzem prostaglandinas E2, causando febre. Os crescimentos bacteriano e viral podem ser inibidos por meio de elevação da temperatura.

Recém-nascidos e prematuros podem não apresentar febre quando infectados, devido à imaturidade do centro termorregulador. Já os desnutridos graves não apresentam febre, devido à diminuição da quimiotaxia de linfócitos T e à produção deficiente de interleucina 1.

QUADRO CLÍNICO

- Contínuo: temperatura sempre elevada, com pequenas flutuações (até 0,3°C) entre o dia e a noite.
- Remitente: temperatura sempre elevada, com quedas diárias, sem retornar ao normal. É comum em infecções bacterianas.
- Intermitente: temperatura elevada, com quedas diárias de período afebril curto.
- Recidivante: períodos de febre intercalados com período afebril.
- Febre de origem obscura: é a presença de febre persistente (temperatura > 38°C) em que dados clínicos e laboratoriais são normais e a duração varia de ≥ 8 dias a ≥ 2 a 3 semanas.
- Febre sem sinais de localização: febre com duração inferior a 7 dias, sem localização de infecção ao exame clínico. Destes, 3 a 5% podem evoluir com bacteremia oculta (BO – hemocultura positiva).

DIAGNÓSTICO/DIAGNÓSTICO DIFERENCIAL

a) Produção exagerada de calor (exercício físico vigoroso).
b) Falha na perda de calor (temperatura elevada do ambiente ou alteração ectodérmica).
c) Processos infecciosos virais: influenza, dengue, exantema súbito, varicela, AIDS, mononucleose infecciosa, rubéola, parotidite, citomegalovírus, hepatites, encefalites, febre amarela, herpangina, estomatite, síndrome mão-pé-boca (coxsáckie A) etc.
d) Processos infecciosos bacterianos: otites, pneumonias, ITU, amigdalites, estafilococcias, estreptococcias, meningites, tuberculose, septicemia, sífilis, epiglotite, endocardite, apendicites, salmonelose septicêmica prolongada, febre tifoide etc.
e) Processos infecciosos fúngicos: candidíase, blastomicose, coccidioidomicose, histoplasmose, sepse fúngica etc.
f) Processos infecciosos parasitários: toxoplasmose, malária, toxocaríase, esquistossomose, doença de Chagas, doença de Lyme (carrapato), leishmaniose visceral, amebíase, filariose etc.
g) Tumores: leucemias, linfoma de Hodgkin e não Hodgkin, tumores do SNC, neuroblastoma, tumor de Wilms, histiocitose etc.
h) Reações de hipersensibilidade + autoimune: por drogas, pneumonite, doença do soro, vasculites, poliarterite nodosa etc.

i) Intoxicações exógenas: alcaloide da beladona, figueira-do-inferno, alguns cogumelos, anti-histamínicos, antidepressivos tricíclicos, escopolamina, salicilatos, alguns fenóis, trietiltina, clorofenoxi-herbicidas, anfetaminas, feniciclidina, cocaína, *crack*, fenilpropanolamina, metilfenidato, teofilina, cafeína etc.

j) Doenças vasculares: doença de Kawasaki (provavelmente após a exposição de toxina estreptocócica ou estafilocócica), arterite de Takayasu, poliarterite nodosa, púrpura de Henoch-Schönlein,

k) Reumatológica: artrite juvenil idiopática, lúpus eritematoso sistêmico, doença reumática, dermatomiosite, doença de Behçet etc.

l) Processos inflamatórios crônicos: doença de Crohn (DC), retocolite ulcerativa (RCUI) e colite indeterminada (CI).

m) Reação à vacinação: DPT, MMR

n) Reação medicamentosa: antibióticos ou antifúngicos de uso prolongado, ver intoxicação exógena.

o) Imunodeficiências adquiridas ou congênitas: doença granulomatosa crônica, hipogamablobulinemia, agamaglobulinemia etc.

p) Febre de origem central: hipertermia maligna (autossômica dominante, pode haver distrofias musculares ou miopatias, desencadeadas por anestésicos locais ou gerais); febre hipotalâmica (central), disautonomia familiar etc.

q) Desconhecida: sarcoidose, síndrome de Reye etc.

CONDUTA – DAR ÊNFASE AO MANEJO NA EMERGÊNCIA

Nome da droga	Nome comercial/ apresentação	Via de administração/dose	Observação
Acetaminofen/ paracetamol	Tylenol® Comprimido 500 e 750 mg Gotas: 200 mg/mL Bebê: gotas 100 mg/mL Criança: 160 mg/5 mL	VO: 10-15 mg/kg/ dose de 4-6 h	Dose máxima: 90 mg/kg/dia Meia-vida 1-3 h Efeitos colaterais: hepatotoxidade, náusea, vômito, agranulocitose, leucopenia e trombocitopenia tonturas, reações alérgicas e euforia Contraindicados em deficiência G6PD
Dipirona	Novalgina® Comprimido 500 mg e 1 g Gotas: 500 mg/mL Solução oral: 50 mg/mL Ampola: 500 mg/mL Supositório infantil: 300 mg	EV, IM, VO e retal 15-25 mg/kg/dose de 6-6 h	Dose máxima: 4 g/dia. Efeitos colaterais: reações alérgicas, agranulocitose, leucopenia e trombocitopenia Contraindicada em deficiência G6PD e porfiria

Nome da droga	Nome comercial/ apresentação	Via de administração/dose	Observação
Ibuprofeno	Dalsy® Comprimido 400 mg Suspensão 100 mg/5mL Alivium® Gotas 100 mg/mL	Somente acima de 6 meses de idade. VO: 5-10 mg/kg/dose de 8-6 h	Dose máxima: 40 mg/kg/dia Efeitos colaterais: dor abdominal, náusea, vômito, diarreia, melena, tontura hematêmese, estomatite ulcerosa, hemorragia digestiva, reações alérgicas, broncoespasmo, edema, trombocitopenia agranulocitose, neutropenia, anemia hemolítica, hepatite, icterícia, vertigem, parestesia, cefaleia, depressão, nefrite intersticial, síndrome nefrótica e insuficiência renal *Não está liberado em casos de dengue*

REFERÊNCIAS

Alves JGB, Ferreira OS, Maggi RS, Fernando Figueira Pediatria 2004, p. 68-72.

Bacarat ECE, Abramovici S, Sociedade de Pediatria de São Paulo – Emergências Pediátricas 2005, p. 141-147.

Behrman RE, Kliegman RM, Jenson HB, Nelson Tratado de Pediatra 2002, p. 729-731 e 2126-2138.

Oliveira RG. Blackbook Pediatria 2005, p. 528.

Polin RA, Ditmar MF. Segredos em Pediatria 2007, p. 334-340.

Selbst SM, Cronan K. Segredos em Emergência Pediátrica 2003, p. 91-97.

Silva LR, Mendonça DR, Moreira DE. Pronto-Atendimento em Pediatria 2006, p. 490-495.

CAPÍTULO 16

Vômitos

Christine Audet de Almeida

CONCEITO

É a expulsão forçada do conteúdo gástrico pela boca na qual se observam contrações vigorosas do diafragma e da musculatura abdominal. Geralmente, precede-se de náuseas, sensação desagradável e acompanha-se de palidez, pulso acelerado, respiração profunda, rápida e irregular, salivação e sudorese.

ETIOPATOGENIA

Existe na medula oblonga (bulbo raquidiano) um centro coordenador – o centro do vômito – que recebe, através de fibras aferentes do simpático e do parassimpático (vago), excitantes de diversas regiões do corpo, e transmite os estímulos motores por vários pares cranianos (V, VII, IX, X, XI) e nervos raquidianos. Este mecanismo deflagrado pelo centro do vômito pode ser ativado por estímulos de quatro fontes principais:

a. Zona de gatilho quimiorreceptor: localizada na área prostrema da medula, fora da barreira hematoencefálica, possui vários quimiorreceptores expostos ao sangue e ao liquor, estimulados, por exemplo, por algumas drogas, uremia, acidose e hipóxia. Esta região é rica em receptores serotoninérgicos 5HT3 e dopaminérgicos D2.
b. Fibras vagais aferentes e fibras esplâncnicas: estimuladas por fatores irritantes ou infecciosos no lúmen gastrointestinal, distensão gástrica ou biliar ou irritação peritoneal. São ricas em receptores serotoninérgicos 5HT3.
c. Centros superiores do sistema nervoso central: doenças do SNC, assim como certos estímulos visuais ou olfativos ou mesmo experiências emocionais podem ativar o centro do vômito.

d. Sistema vestibular: pode ser estimulado tanto por infecções quanto pelo movimento. As fibras são ricas em receptores histaminérgicos H1 e colinérgicos muscarínicos.

O vômito ocorre, então, quando, por aumento da contração dos músculos abdominais, o diafragma é pressionado contra o tórax levando ao aumento da pressão intratorácica, o que proporciona a abertura do esfíncter esofágico superior com a expulsão do conteúdo gástrico pela boca. Ao mesmo tempo, há a elevação do véu palatino, que tapa as coanas e evita a passagem do vômito pelo nariz.

QUADRO CLÍNICO

O vômito pode ser a queixa principal que leva a criança ao pediatra ou fazer parte do quadro clínico de várias doenças. É importante, a princípio, considerar os seguintes aspectos:

a. Idade do paciente: o conhecimento das causas mais frequentes por faixa etária ajuda bastante no diagnóstico diferencial, como veremos mais adiante.
b. Aspecto do vômito: vômitos biliosos podem sugerir obstrução intestinal abaixo da ampola de Váter, mas também podem ocorrer nos quadros de vômitos persistentes por relaxamento do piloro ou em crianças com íleo paralítico (sugerindo o diagnóstico de sepse). Vômitos de alimentos não digeridos podem sugerir atresia ou estenose esofágica, refluxo gastroesofágico ou estenose de piloro. Vômitos fecaloides sugerem obstrução do intestino grosso ou peritonite. Hematêmese geralmente decorre de sangramento digestivo alto, mas também pode ser apenas eliminação de sangue deglutido proveniente da rinofaringe ou fissuras do seio materno. Vômitos em jato caracterizam-se por serem inesperados, súbitos e não precedidos por náuseas. Estes estão relacionados com os quadros obstrutivos intestinais e hipertensão intracraniana. Vômitos com muco podem ser provenientes do trato respiratório superior ou da hipersecreção de muco gástrico.
c. Sinais e sintomas de doença extra-abdominal: nas doenças que acometem o SNC, pode haver cefaleia, rigidez de nuca, visão dupla ou diplopia, alterações do comportamento, tonturas, letargia ou irritabilidade. Em patologias do aparelho geniturinário podem ocorrer dor lombar ou em fossa ilíaca, disúria e urgência miccional. Nas doenças infecciosas chamam atenção a febre, as manifestações respiratórias ou de outros segmentos corpóreos.
d. Evidências de abdome agudo: devemos estar sempre atentos para esse diagnóstico, uma vez que a maioria dos casos de resolução cirúrgica necessita de conduta rápida e eficaz. O pediatra deve, então, solicitar a avaliação do cirurgião, o que auxiliará a estabelecer o diagnóstico e o tratamento. No abdome agudo, observamos dor de aparecimento súbito com vômitos e/ou parada de eliminação de gases e fezes. Outros sinais de alerta importantes são: tumoração abdominal, distensão abdominal, enterorragia e peristaltismo visível.

Outros fatores que devemos ter em mente na criança que vomita são: frequência e duração (para avaliar a gravidade do quadro e a possibilidade de desidratação), ingestão de corpo estranho ou de produtos químicos, ingestão acidental ou habitual de medicações, sintomas associados (febre, diarreia, icterícia, tosse, dispneia, dor abdominal etc.), se há suspeita de intoxicação alimentar, antecedentes familiares de doença péptica, alergia, enxaqueca, distúrbios do apetite (anorexia nervosa, obesidade), relato de trauma, suspeita de maus-tratos ou mudança de comportamento recente.

CLASSIFICAÇÃO

É importante ainda classificar os vômitos em:

- **Agudos:** O vômito é uma manifestação aguda que se inicia e logo em seguida surgem outros sintomas que ajudam a fazer o diagnóstico.
- **Recorrentes:** O vômito recorrente é definido como, pelo menos, três episódios em um período de 3 meses, geralmente secundários a distúrbios de motilidade. Metade dos lactentes tem regurgitações como queixa isolada, e poucos têm associações com outras doenças. As situações mais comuns são o refluxo gastroesofágico, a técnica alimentar inadequada, as alterações do aparelho renal, a enxaqueca e os distúrbios da relação do binômio mãe-filho.
- É importante ressaltar a *síndrome dos vômitos cíclicos:* esta caracteriza-se por crises de náuseas e vômitos intensos que ocorrem de forma recorrente, podendo durar horas ou dias (geralmente 24 horas) com períodos assintomáticos entre as crises. Geralmente obedece um padrão em uma mesma criança. Inicia-se principalmente à noite ou no início da manhã, com instalação súbita e absoluta intolerância gástrica associada a cetonemia. Pode não ter nenhum outro sintoma associado ou apresentar também dor abdominal no início do quadro, de moderada a forte intensidade, fotofobia, cefaleia, diarreia leve, febre baixa e também HAS e taquicardia, que desaparecem com a resolução da crise. Os vômitos repetem-se a curtos intervalos, a princípio são alimentares, depois mucosos e biliosos e, por fim, se não se faz o devido tratamento, chegam a ficar com raios de sangue ou cor escura. O hálito é, desde o início, tipicamente cetônico, e a cetonúria será evidenciada em seguida. A média de hospitalização é de 12 vezes ao ano. As faixas etárias mais acometidas são a pré-escolar e a escolar, diminuindo na adolescência e sendo rara em adultos. Representa uma dismotilidade que ocorre por ativações repetidas dos reflexos eméticos e seu mecanismo é ainda obscuro.

Geralmente se conseguem identificar os fatores desencadeantes, dentre eles: situações que geram ansiedade ou euforia, enxaqueca, exaustão física, infecções, cinetose, menstruação, frio, entre outros. Na investigação, deve-se buscar sempre excluir as causas orgânicas, uma vez que outras doenças podem manifestar-se como vômitos cíclicos.

DIAGNÓSTICO

Para chegarmos até ele é importante um exame físico detalhado e ter sempre em mente as causas mais frequentes por faixa etária, o que auxilia bastante no diagnóstico diferencial. O exame deve ser completo, com avaliação nutricional (peso e altura), de pele e fâneros (sinais de eczema atópico, desnutrição crônica), sinais de obesidade (sugerem hiperalimentação ou regurgitações funcionais).

Nos casos graves, priorizar a avaliação dos sinais vitais como padrão respiratório, avaliação cardíaca, nível de hidratação e consciência.

No aparelho respiratório, verificar a presença de amigdalite e otites que, por sua vez, que por si sós podem provocar vômitos, ou se cursam com tosse, que também pode provocar vômitos, assim como na sinusite, na coqueluche e na pneumonia.

No aparelho cardiovascular, lembrar de aferir a PA e atentar para a presença de sinais de insuficiência cardíaca congestiva.

No exame do abdome, procurar identificar se há sinais de alarme para abdome agudo (já descritos), se há visceromegalias e regiões dolorosas à palpação. O toque retal deve ser feito principalmente nos casos de enterorragia associada a vômitos e na suspeita de doença de Hirschsprung, na qual há liberação explosiva de fezes e gazes ao toque.

No exame das regiões inguinal e genital, avaliar a presença de hérnia inguinal encarcerada, comprometimento dos testículos (orquite ou torção) ou genitália ambígua e sinais de virilização na menina (podem estar relacionados com hiperplasia congênita suprarrenal).

No exame neurológico, devem-se avaliar o comprometimento do SNC (também já descrito) e também o desenvolvimento neuropsicomotor, que pode estar atrasado, nos casos de erro inato do metabolismo.

Causas mais frequentes por faixa etária

Como já descrito é de grande valia o conhecimento das causas mais comuns de vômitos por faixa etária para fazermos o diagnóstico diferencial das patologias envolvidas. São elas:

NO PRIMEIRO MÊS DE VIDA

1. Técnica alimentar inadequada.
2. Refluxo gastroesofágico fisiológico.
3. Doença do refluxo gastroesofágico associado ou não a hérnia de hiato.
4. Quadros obstrutivos (atresias intestinais, doença de Hirschsprung, volvo de intestino médio, íleo meconial, peritonite meconial, obstrução por rolha de mecônio, anomalias anorretais).
5. Quadros inflamatórios (enterocolite necrosante).
6. Doença metabólica (erros inatos do metabolismo).
7. Doenças endocrinológicas (hiperplasia congênita de suprarrenal).
8. Infecções (meningite, sepse).

LACTENTE

1. Técnica alimentar inadequada.
2. Refluxo gastroesofágico fisiológico.
3. Doença do refluxo gastroesofágico associada ou não a hérnia de hiato.
4. Quadros obstrutivos (estenose hipertrófica de piloro, invaginação intestinal, doença de Hirschsprung, bridas congênitas, estenose congênita do esôfago).
5. Doenças inflamatórias (divertículo de Meckel, íleo paralítico).
6. Enteroparasitoses.
7. Distúrbios metabólicos.
8. Infecções: sepse, meningite, infecção urinária, otite média etc.
9. Gastroenterite aguda.
10. Alergias alimentares.
11. Hipertensão intracraniana.

PRÉ-ESCOLAR

1. Gastroenterites agudas.
2. Intoxicações alimentares/intoxicações exógenas.
3. Doença do refluxo gastroesofágico.
4. Infecções sistêmicas.
5. Hepatite aguda.
6. Doença celíaca.
7. Alergias alimentares.
8. Malformações do tubo digestivo.
9. Invaginação intestinal.
10. Suboclusão ou oclusão intestinal por áscaris.
11. Cinetose.
12. Síndrome dos vômitos cíclicos/úlcera péptica secundária.
13. Hipertensão intracraniana.

ESCOLAR

1. Gastroenterites agudas.
2. Intoxicações alimentares.
3. Infecções sistêmicas.
4. Gastrite erosiva secundária/úlcera péptica secundária.
5. Síndrome dos vômitos cíclicos.
6. Malformações do tubo digestivo.
7. Apendicite aguda.
8. Distúrbios do apetite (anorexia, bulimia).
9. Doenças metabólicas.
10. Vômitos psicogênicos.
11. Enxaqueca.
12. Hipertensão intracraniana.

ADOLESCENTES

1. Intoxicações alimentares.
2. Gastroenterites agudas.
3. Infecções respiratórias.
4. Enxaqueca.
5. Hepatite aguda.
6. Úlcera péptica.
7. Gravidez.
8. Distúrbios do apetite(anorexia, bulimia).
9. Intoxicações exógenas (drogas, álcool, tentativa de suicídio).
10. Pancreatite aguda.
11. Colecistopatias.

12. Hipertensão intracraniana.
13. Doença inflamatória intestinal.
14. Distúrbios psiquiátricos.

COMPLICAÇÕES

Desidratação, alcalose metabólica, hipocalemia, comprometimento do estado nutricional, broncoaspiração, rotura ou laceração esofágica (síndromes de Boerhaave e Mallory-Weiss, respectivamente), esofagite péptica e hematêmese secundárias a vômitos intensos, repetitivos e contínuos por mais de 24 horas.

Os exames complementares poderão ser necessários

Suas indicações baseiam-se na história e no exame físico de cada caso. Nos acompanhados de febre, o *leucograma*, o *sumário de urina*, as *culturas* e outros exames específicos podem ser necessários. Na suspeita de abdome agudo, o *exame radiológico de abdome (em pé e deitado)* poderá ser indicado. Outros casos, como na apendicite, poderão necessitar de *avaliação ultrassonográfica*. Os *estudos radiológicos de esôfago, estômago e duodeno* podem ser necessários para afastar anomalias congênitas do trato digestivo, estenose hipertrófica do piloro e refluxo gastroesofágico. Nos casos de gastroenterites, podemos solicitar a *pesquisa de elementos anormais nas fezes*. Se houver desidratação grave, devem ser feitas as seguintes avaliações: *eletrolítica (Na, K, Cl), ácido-básico (hemogasimetria)*. Em algumas situações, poderão ser indicados outros exames: *liquor (bioquímica e cultura)*, nos casos de menigoencefalites ou encefalites, *função hepática e pancreática* (na suspeita de hepatite ou pancreatite, respectivamente). A *endoscopia digestiva alta* é muito útil para identificar esofagite, gastrite, duodenite, úlceras, varizes esofágicas, corpo estranho e síndrome de Mallory-Weiss.

Em certas situações, podem ser ainda necessárias a tomografia computadorizada e a ressonância magnética, além de estudos manométricos.

CONDUTA

Deve-se sempre procurar afastar as causas cirúrgicas e patológicas do SNC. Tratar a desidratação ou manter a hidratação adequada deve ser sempre uma prioridade. Como a desidratação é um fator importante na manutenção do quadro agudo de vômitos, seu tratamento geralmente é eficaz na regressão dos sintomas. Pode-se administrar solução de hidratação oral ou outros líquidos, aos poucos, conforme a aceitação. Se os vômitos persistirem, avaliar a indicação de medicação antiemética e/ou a necessidade de hidratação por gastróclise ou hidratação parenteral. Restabelecer o equilíbrio hidroeletrolítico e ácido-básico do organismo com as devidas correções, quando necessário. O tratamento da causa básica dos vômitos (quando indicado) deve ser realizado, lembrando sempre que existem também situações em que os antieméticos não devem ser utilizados, como nos casos de: depressão respiratória, depressão da consciência, quadros de choque, anomalias estruturais do trato digestivo, na maioria dos casos de gastroenterite e quadros de emergências cirúrgicas como apendicite, obstrução intestinal, cálculo renal ou lesão expansiva intracraniana.

Principais drogas utilizadas

1. Bloqueadores de receptores histamínicos H1:
   - Dimenidrato: bastante utilizado pela eficácia e segurança.
2. Procinéticos:
   - Metoclopramida: antagonista dos receptores dopaminérgicos em nível central e periférico. O efeito procinético é mediado pelo aumento da sensibilidade do trato digestivo à acelticolina.

ATENÇÃO!

- A metoclopramida pode causar sintomas extrapiramidais, especialmente se usada em altas doses, como hipertonia, sensação de inquietude, torcicolo, crises oculógiras, protrusão da língua, fala do tipo bulbar e trismo.
- Antídoto: Biperideno (Akineton 5 mg/mL) dose: 0,04 mg/kg IM.
- Repetir com 30 minutos, se necessário.
  - Domperidona: é um antagonista dopaminérgico, mas sua principal ação se relaciona com o estímulo da motilidade propulsiva do estômago, pela atuação direta nos receptores da musculatura lisa.
  - Bromoprida: tem ação normalizadora da motilidade gastrointestinal com ação antiemética central e periférica.

3. Antagonistas do receptor 5HT3 (serotoninérgico):
   - Ondansetrona: tem indicação em náuseas e vômitos por quimioterapia, radioterapia, e pós-operatório. É um antagonista serotoninérgico do tipo três, em níveis central e periférico, com ação nas terminações periféricas vagais e no SNC.

Quadro 16-1 Posologia: dimenidrato

Nome comercial/apresentação	Via de administração/dose	Efeitos colaterais/advertências
Dramin: Comp.: 100 mg Sol. oral: 12,5 mg/5 mL	IM ou EV: 1 a 1,25 mg/kg/ dose 6/6 h ou 8/8 h VO: 1 gota/kg/dose 6/6 h	Sonolência, sedação, fadiga, fraqueza, hiporreflexia, insônia, cefaleia, tonturas, zumbidos, turvação visual, tremores, boca seca, náuseas, vômitos, diarreia, anorexia, hipotensão, taquicardia, síncope, anorexia, leucopenia, agranulocitose, anemia hemolítica, hepatite, retenção urinária, febre Contraindicações: Glaucoma de ângulo fechado, risco de retenção urinária
Dramin B6: Comp.: 50 mg Amp.: 50 mg/mL Gotas: 25 mg/mL (1 mg/gota)	Dose máxima: 2 a 6 anos: 75 mg/dia 6-12 anos: 150 mg/dia >12 anos: 300 mg/dia adultos: 50-100 mg/dose × 4 Não usar EV em crianças	
Dramin B6 DL: Amp: 30 mg/10 mL		

Observação: Os antieméticos não devem ser prescritos de forma contínua (exceto nas crianças com refluxo gastroesofágico); usar apenas se necessário, em casos de vômitos repetidos, incoercíveis. Crianças com infecções agudas, com um a dois vômitos por dia, provavelmente não se beneficiam do uso de antieméticos.

Quadro 16-2 Posologia: metoclopramida

Nome comercial/apresentação	Via de administração/dose	Efeitos colaterais/advertências
Plasil: Sol. oral: 5 mg/5 mL Comp.: 10 mg Amp.: 10 mg/2 mL Gotas: 4 mg/mL	EV, IM, VO ou VR Menores de 6 anos: 0,1 mg/kg/dose 8/8 h Maiores de 6 anos: 0,15 mg/kg/dose 8/8 h Dose máxima: 10 mg/dose	Sedação, sonolência, *rash* cutâneo, fadiga, fraqueza, ginecomastia, hiporreflexia, náuseas, insônia, cefaleia, tremores, convulsões, síncope, taquicardia, hipotensão, diminuição do apetite, leucopenia, agranulocitose, anemia hemolítica, hepatite Deve ser sempre iniciada com doses mais baixas. A dose EV deve ser feita lentamente em 1-2 min Contraindicações: Obstrução gastrointestinal, feocromocitoma, convulsões mal controladas
Eucil: Comp.: 10 mg Amp.: 10 mg/2 mL Xarope: 5 mg/5 mL Gotas ped.: 4 mg/mL Gotas adulto: 10 mg/mL Supositórios: 5 e 10 mg		

Quadro 16-3 Posologia: domperidona

Nome comercial/apresentação	Via de administração/dose	Efeitos colaterais/advertências
Motilium/domperol Susp. oral: 1 mg/mL Comp.: 10 mg	VO: 0,3-0,4 mg/kg/dose 8/8 h ou 6/6 h	Sonolência e sedação. Manifestações extrapiramidais raras, aumento da prolactina, ginecomastia (doses altas e tempo prolongado), alergia. Arritmias cardíacas (dose alta, bolo EV) Ajustar a dose em casos de insuficiência renal. Se usada após as refeições, a absorção será retardada. Contraindicações: Hemorragia gastrointestinal, obstrução mecânica, ou perfuração intestinal

Quadro 16-4 Posologia: bromoprida

Nome comercial/apresentação	Via de administração/dose	Efeitos colaterais/advertências
Digesan/Plamet: Amp.: 10 mg/2 mL Sol. oral: 1 mg/mL Gotas: 4 mg/mL (1mL = 24 gotas) Cáps.: 10 mg	VO: 0,5 mg/kg/dia 6/6 h ou 8/8 h IM ou EV: 0,03 mg/kg/dose 8/8 h Evitar uso EV em crianças	Espasmos musculares localizados, sonolência, cefaleia, calafrios, astenia, distúrbios da acomodação ocular e fraqueza. Não deve ser empregada associada a atropina ou digoxina Contraindicações: Hemorragia gastrointestinal, íleo mecânico (obstrutivo), feocromocitoma
Pridecil: Gotas: 4 mg/mL Cáps.: 10 mg	Refluxo gastroesofágico: 0,2-0,3 mg/kg/dose VO × 3	
Pangest: Cáps.:10 mg Gotas: 4 mg/mL Sol. oral: 5 mg/5 mL	Da apresentação em gotas (4 mg/mL) em geral usa-se 1 gota/kg/dose × 3 e da solução (5 mg/5 mL) usa-se 1 mL para cada 5 kg por dose × 3 Adultos: 10 mg/dose × 3 VO, IM ou EV Dose máxima: 60 mg/dia	

Quadro 16-5 Posologia: ondasetrona

Nome comercial/apresentação	Via de administração/dose	Efeitos colaterais/advertências
Zofran: Comp.: 4 e 8 mg Amp.: 4 mg/2 mL e 8 mg/4 mL	Vômitos por quimioterapia: VO: crianças < 4 a: Até 0,3 m²: 1 mg/kg/dose × 3 De 0,3-0,6 m²: 2 mg/dose × 3 De 0,6-1 m²: 3 mg/dose × 3 Crianças de 4-12 anos: 4 mg/dose × 3 Adultos e > 12 anos: 8 mg/dose × 3 EV: crianças > 3 anos: 0,15 mg/kg/dose Adultos até 80 kg: 8 mg/dose Adultos > 80 kg: 12 mg/dose Manutenção EV 1 mg a cada hora Vômitos do pós-operatório: Crianças > 2 anos: 0,10-0,15 mg/kg/dose EV antes da indução da anestesia e repetido 1 vez após 8 h, SN Adultos: 4 mg/dose EV Rediluir para 0,08 mg/mL (4 mg em 50 mL) de SF ou SGI e infundir em 15 min	Reações adversas são raras e, quando presentes, incluem: taquicardia, cefaleia, diarreia, obstipação, aumento das transaminases, hipocalemia, broncoespasmo, febre, calafrios, *rash*, fraqueza, cansaço Contraindicações: gravidez, lactação, insuficiência hepática
Vonau: Comp.: 4 e 8 mg Amp.: 4 mg/2 mL e 8 mg/2 mL		

REFERÊNCIAS

Allan SG. Antiemetics. Gastroenterol Clin North Am 1992; 21:597-611.

Figueira F, Alves JGB, Bacelar CH. Manual de Diagnóstico Diferencial em Pediatria – IMIP 2002:491-501.

Henretig FV. In: Fleisher G, Ludwig S. (eds.). Textbook of Pediatric Emergency Medicine. 3nd ed., New York: Williams and Williams, 1993; 506-13.

Marcondes E, Vaz FAC, Ramos JLA, Okay Y. Pediatria Básica Tomo 1- Pediatria geral e neonatal. 2002:238-242.

Murahovschi J. Pediatria Diagnóstico + Tratamento 2006:238-242.

Oliveira RG. Blackbook Pediatria 2005:69-71.

Pernetta C. Diagnóstico Diferencial em Pediatria (643-660).

Piva JP, Carvalho P, Garcia PC. Terapia Intensiva em Pediatria 4ª edição 1997. p. 561.

Selbst SM, Cronan K. Segredos em Emergência Pediátrica 2003:177-181.

Silva LR, Mendonça DR, Moreira DEQ. Pronto Atendimento em Pediatria 2006:991-1002.

CAPÍTULO 17

Cianose

Danielle Matoso Torreão • Teresinha de Jesus Marques Sousa Vasconcelos

CONCEITO E EPIDEMIOLOGIA

É comum no dia a dia da emergência pediátrica nos depararmos com uma situação de cianose, a coloração azulada da pele e das mucosas. Pode ocorrer em qualquer faixa etária, sendo mais comum no período neonatal. Sua causa mais comum é a cardiopatia congênita.

ETIOPATOGENIA

A cianose deve-se a dois mecanismos diferentes:

- Concentração da hemoglobina reduzida (aquela não ligada ao O_2) maior que 5 g/100 mL, fato que vai depender da concentração total da hemoglobina e da saturação de oxigênio. Na anemia, temos baixa concentração da hemoglobina total, o que pode dificultar o aparecimento da cianose. O oposto se dá na policitemia, em que a alta concentração de hemoglobina aumenta a viscosidade sanguínea e diminui a velocidade do fluxo nos capilares periféricos, cedendo maior quantidade de O_2 aos tecidos e aumentando a hemoglobina reduzida.
- Presença de hemoglobinas anormais: 1. metemoglobinemia, em que o ferro ligado à hemoglobina está na forma férrica, fortemente ligado ao oxigênio, dificultando sua liberação para os tecidos. Pode ser manifestação de uma doença metabólica rara de caráter autossômico recessivo ou por uso de algum tóxico exógeno (derivados da anilina, óxido nítrico, sulfonamidas, nitritos). 2. hemoglobina M, que apresenta o mesmo mecanismo citado anteriormente, sendo raríssima, de caráter autossômico dominante.

Do ponto de vista fisiopatológico, a cianose se divide em dois grupos:

- **Cianose periférica:** ocorre lentificação da circulação em nível dos capilares, aumentando a oferta de oxigênio para os tecidos e, consequentemente, a hemoglobina reduzida. Causas: instabilidade vasomotora, excesso de hemácias (policitemia), constrição arteriolar reflexa (frio, fenômeno de Raynaud, punção venosa femoral), choque (sepse, desidratação).
- **Cianose central:** o sangue arterial estará insaturado por um *shunt* direito-esquerdo em nível do coração ou por deficiência na troca gasosa em nível pulmonar. Situação de emergência, necessitando de rápida intervenção e determinação de suas possíveis causas.

CAUSAS

1. SNC: imaturidade do centro respiratório ou lesão do centro respiratório (TCE, sepse).
2. Cardiovascular: cardiopatias congênitas que levam à ICC ou crise de hipóxia.
3. Aparelho respiratório: obstrução respiratória passageira ou pneumopatias.
4. Distúrbios metabólicos: hipoglicemia, hipocalcemia.

Podemos citar ainda a cianose diferencial, na qual haverá cianose de uma das extremidades (superior ou inferior), falando a favor de uma cardiopatia grave.

DIAGNÓSTICO E MANEJO NA EMERGÊNCIA

Em primeiro lugar, devemos colher uma boa história clínica: história do pré-natal materno, uso de drogas, parto, condições de nascimento. Na criança maior, saber sobre uso de medicações, doenças preexistentes (cardiopatias, pneumopatias, diabetes), sintomas de infecções, acidentes domésticos (como possibilidade de aspiração de corpo estranho). Devemos ficar atentos para diferenciar a causa cardíaca da pulmonar.

O exame físico deve ser detalhado:

1. Ausculta cardiopulmonar: identificar os sopros cárdicos (sua ausência não afasta cardiopatia), segunda bulha.
2. A palpação de pulsos nos membros superiores e inferiores, como também a medida da pressão arterial, é importante para a elucidação diagnóstica. Na coartação da aorta, temos a diminuição dos pulsos nos membros inferiores.
3. Frequência cardíaca.
4. Frequência respiratória: taquipneia geralmente está ligada a causas respiratórias; cardiopatias cursam com hiperpneia, uma respiração profunda e rápida.
5. Baqueteamento digital e crise de hipóxia são manifestações de cardiopatias.

Exames laboratoriais: a solicitação vai depender das evidências clínicas, importantes no diagnóstico diferencial.

1. Hemograma completo: na detecção de infecções e contagem de hematócrito, no caso de policitemia.

2. Bioquímica: dosagem de glicemia, cálcio e função renal (importante marcador da perfusão renal), útil no caso de suspeita de insuficiência cardíaca congestiva e no caso de necessidade do uso de indometacina na PCA.
3. Gasimetria arterial: no caso de crise de hipóxia e outras situações que cursam com distúrbios do equilíbrio ácido-básico, como a acidose metabólica e na realização do teste de hiperóxia para ver a concentração de PaO_2.
4. Rx de tórax: importante método diagnóstico. Detecta ou afasta as causas pulmonares primárias. Deve ser solicitado em PA (posição anteroposterior) e perfil. Alguns achados são específicos de determinadas cardiopatias, como: arco aórtico à direita com hipofluxo pulmonar na tetralogia de Fallot; pedículo estreito e aumento do fluxo pulmonar na transposição das grandes artérias; aumento da área cardíaca com congestão pulmonar na insuficiência cardíaca congestiva.
5. ECG: deve ser solicitado no caso de suspeita de causa cardíaca.
6. Ecocardiograma: para confirmar o diagnóstico de cardiopatia e definir a conduta terapêutica específica.

TRATAMENTO

Vai depender da causa da cianose. Iniciamos com as medidas gerais na emergência. É importante lembrar que se trata de uma situação de emergência, por isso a atuação deve ser rápida e eficiente para evitar danos permanentes causados pela hipóxia.

1. Desobstrução de vias aéreas superiores.
2. Posicionamento adequado (posição genupeitoral ou decúbito elevado) com descompressão do pescoço.
3. Administração de oxigênio. Existe o teste de hiperóxia, em que se oferece oxigênio a 100% durante 5 a 10 minutos. Depois, colhe-se gasometria na artéria radial direita. A elevação da PO_2 acima de 250 mmHg exclui a cardiopatia congênita como a causa da cianose. Este é um teste simples na avaliação inicial de um recém-nascido cianótico. No caso da crise de hipóxia, seu uso é controverso.
4. Aquecimento e controle da temperatura na hipertermia.
5. Hidratação venosa nos casos de desidratação grave usando solução fisiológica 0,9% 20 mL/kg na primeira fase aberto, levando em conta a doença de base para administração de volumes.
6. Correção de distúrbios metabólicos: venóclise com VIG (velocidade de infusão de glicose) adequada controlando com dextros de horário, correção da acidose metabólica com administração de bicarbonato de sódio 1 a 2 mEq/kg (dose empírica) ou pela fórmula BIC desejado – BIC encontrado × 0,6 × peso, após colher gasometria.
7. Repouso.

O tratamento específico dependerá da causa-base. No caso específico da crise de hipóxia, além das medidas gerais, devemos usar: meperidina na dose de 1 a 2 mg/kg IM ou morfina 0,1 a 0,2 mg/kg IM; β-bloqueador 0,1 a 0,2 mg/kg.

REFERÊNCIAS

Carvalho WB, Proença JO Filho. Emergências em Pediatria e Neonatologia.

Carvalho WB, Souza N, Souza RL. Emergências e terapias intensivas em Pediatria.

CBMI – Séries Clínicas Brasileiras de Medicina Intensiva, Ano 11. Vol. 17, 2006.

Figueira F, Alves JGB, Bacelar CH. Manual de diagnóstico diferencial em Pediatria – Instituto Materno Infantil de Pernambuco: MEDSI, 2002.

Perneta C. Diagnóstico diferencial em pediatria. 3ª ed., São Paulo: Sarvier, 1987.

Polin RA, Ditmar MF. Segredos em Pediatria.

CAPÍTULO 18

Anemias

Danielle Matoso Torreão • Teresinha de Jesus Marques Sousa Vasconcelos

DO SINTOMA AO DIAGNÓSTICO DIFERENCIAL E MANUSEIO NA URGÊNCIA

Conceito

A anemia é definida como a situação em que ocorre a redução da massa de eritrócitos ou da concentração de hemoglobina (Hb) abaixo dos níveis mínimos normais para a idade e o sexo.

- 6 meses – 4 anos: Hb menor que 11 g/dL e hematócrito menor que 33%.
- 5 anos – 11 anos: Hb menor que 11,5 g/dL e hematócrito menor que 34%.
- Adolescentes do sexo feminino: Hb menor que 12 g/dL e hematócrito menor que 35%.
- Adolescentes do sexo masculino: Hb menor que 13 g/dL e hematócrito menor que 36%.

QUADRO CLÍNICO

A palidez é o primeiro sinal clínico sugestivo de anemia, porém este apresenta boa sensibilidade na anemia moderada ou grave. Dependendo da intensidade e da causa da anemia, outros sinais e sintomas também podem estar associados, como veremos mais adiante.

A anemia representa um "marcador de doença", e não uma entidade patológica propriamente dita. Representa, também, a principal causa de palidez cutânea na criança. A palidez da pele depende da concentração da hemoglobina e também de outros fatores.

Temos palidez de causa familiar ou étnica, vasoconstrição periférica com diminuição do afluxo de sangue à derme e edema ou qualquer outro tipo de infiltração cutânea (mixedema), aumentando a espessura e reduzindo a translucidez das camadas superficiais da pele, dão origem ao seu descoramento, independentemente da anemia.

A determinação da causa da anemia é importante para se estabelecer seu fator patogênico e instituir o tratamento adequado.

Na emergência, diante de uma criança com palidez cutânea, devemos tentar identificar alguns aspectos:

- Há realmente anemia?
- A anemia é aguda ou crônica?
- A anemia é causada por diminuição da produção, aumento da destruição dos glóbulos vermelhos (hemólise) ou perda de sangue?
- Esta anemia está repercutindo no estado geral e hemodinâmico do paciente?
- Há necessidade de intervenção na emergência?

Deficiência de ferro, infecções e perdas sanguíneas são as causas mais comuns de palidez e anemias vistas no setor de emergência pediátrica, porém existem outras causas que devem ser consideradas.

A avaliação diagnóstica inicial do paciente inclui história e exame físico detalhados e o mínimo de exames laboratoriais.

O exame físico minucioso buscando distúrbios hemodinâmicos, como taquicardia, sopro cardíaco, terceira bulha e diminuição da pressão arterial, bem como a pesquisa de hepatomegalia e edema, é o que vai definir se realmente há necessidade de conduta na emergência (medidas de suporte, incluindo transfusão sanguínea).

Perdas sanguíneas

A perda sanguínea aguda geralmente é relatada espontaneamente pelo paciente ou seu acompanhante (p. ex., epistaxe, melena, HDA, traumática). Nestes casos, usualmente, há repercussão hemodinâmica, necessitando intervenção na emergência. A hemorragia crônica, mesmo não sendo profusa, pode, pela persistência, provocar anemia e levar o paciente à emergência e, eventualmente, haver repercussão do estado geral e hemodinâmico (p. ex., parasitoses intestinais, alergia ao leite de vaca, colite ulcerativa crônica).

Anemias hemolíticas

Suspeitamos que a anemia seja hemolítica naquelas crianças com palidez de pele e mucosas e astenia associadas à icterícia.

Existem outras situações, que, junto com a palidez, fazem-nos pensar em anemia hemolítica; são elas: esplenomegalia, raça negra com dor articular, anemia que não responde ao tratamento, crise aplástica, cólica hepática e/ou calculose biliar e hemoglobinúria.

Na crise hemolítica, normalmente há icterícia. Na fase crônica, podemos detectar apenas a anemia.

Quando um paciente chega à emergência com palidez e quadro clínico sugestivo de hemólise, o principal exame que nos permite avaliar a intensidade desta anemia é o hemograma. No caso de pacientes graves, com alguma patologia de base ou com hemoglobina muito baixa (geralmente abaixo de 4 ou 5), faz-se necessário avaliar se há descompensação cardiorrespiratória mesmo antes do resultado do hemograma.

O hemograma também nos revela muitas vezes formas especiais de hemácias em seu esfregaço, por exemplo, drepanócitos, esferócitos ou ovalócitos.

A contagem de reticulócitos é outro exame importante e que nos auxilia no diagnóstico. Normalmente há aumento de reticulócitos, salvo nas crises aplásticas.

Encontramos elevação das bilirrubinas, com predomínio da indireta, a não ser que haja comprometimento hepático.

As anemias hemolíticas normalmente são hereditárias, logo não é raro o histórico pessoal ou familiar de anemia.

Em nosso meio, a anemia hemolítica mais encontrada é a anemia falciforme. Também fazem parte deste grupo as talassemias, deficiência da enzima G6PD, hemólises causadas por venenos, toxinas e mecanismos imunológicos (autoimune).

A anemia falciforme é uma anemia hemolítica hereditária, consequente a uma hemoglobina anormal (HbS). A acentuação aguda da palidez pode resultar de uma crise aplástica, sequestro esplênico ou distúrbios hemolíticos. A hemólise é contínua, mas a doença normalmente evolui com períodos de piora intercalados por acalmia. Estas crises agravam o estado anêmico e geralmente levam o paciente à emergência.

A anemia por deficiência enzimática de G6PD é sugerida por uma história de crises de hemólise entremeadas por longos períodos de normalidade. As crises normalmente são precipitadas por infecções, acidose ou medicamentos (sulfas, nitrofurantoína, cloranfenicol etc.). Frequentemente já se inicia no período neonatal, fazendo parte do diagnóstico diferencial das icterícias do recém-nascido. Tem o seu diagnóstico confirmado pela pesquisa da atividade biológica desta enzima.

A anemia hemolítica autoimune é uma entidade na qual os indivíduos produzem autoanticorpos (IgG ou IgM) dirigidos contra um dos seus próprios antígenos na membrana eritrocitária. Pode ocorrer isoladamente (idiopática) ou associada a várias outras doenças (anemia hemolítica secundária): LES, linfoma, tuberculose, infecções virais (CMV), inflamações crônicas ou drogas. Usualmente neste tipo de anemia encontramos um teste de Coombs positivo e contagem de reticulócitos aumentada.

Na síndrome talassêmica pode haver redução ou inexistência de uma ou mais cadeias de globinas, que compõem a hemoglobina humana. São diversos os tipos de talassemias, sendo a alfa e a beta as mais comuns. A confirmação diagnóstica, a classificação e a conduta terapêutica devem ser realizadas em acompanhamento ambulatorial.

Anemias não hemolíticas

Neste caso não há hemólise, a eritropoiese pode estar dificultada na hipoplasia da medula óssea, na infiltração medular por células neoplásicas, nas disfunções nutricionais – carências de ferro, ácido fólico, vitamina B12 ou outros fatores mais raros – e na exposição a agentes tóxicos ou, ainda, não ter suas causas reconhecidas.

A anemia ferropriva é a forma de anemia que mais se destaca na infância. Tem o seu pico de incidência entre os 6 e 18 meses. Uma alimentação inadequada e perdas sanguíneas crônicas podem afetar ainda mais o equilíbrio entre necessidades, perdas e ganhos. Também acontece nos pacientes com traços talassêmicos alfa ou beta e nas anemias das doenças crônicas.

O diagnóstico frequentemente pode ser feito com base somente na história clínica.

Quadro 18-1 Causas mais comuns de anemia não hemolítica na prática da emergência pediátrica

Produção diminuída dos eritrócitos ou hemoglobinas: Ferropriva Aplasia Anemias de doenças crônicas (renal, neoplasias etc.)
Destruição aumentada de eritrócitos: Anemia falciforme Anemia hemolítica autoimune Infecções bacterianas, virais e parasitárias Hemorragias

O exame físico pode estar alterado apenas pela palidez cutânea, que pode ser de grau variado. Por vezes, podemos encontrar sopro cardíaco leve e sem irradiação.

Além do hemograma que demonstra microcitose com hipocromia, temos o CVE elevado e reticulócitos normais. Ferro sérico e níveis de ferritina não têm valor no manejo na emergência. Esses pacientes podem ter o seu diagnóstico definido na urgência, porém o acompanhamento e o tratamento normalmente são realizados ambulatorialmente, com orientação de dieta e ferro oral. O ferro parenteral está em desuso devido aos riscos de efeitos colaterais. A hemotransfusão está indicada apenas nos casos em que há descompensação cardiorrespiratória.

Na leucemia aguda, a palidez é uma das principais manifestações clínicas. O começo em geral é rápido, com febre, anorexia, emagrecimento e palidez crescente. No hemograma pode haver redução dos três tipos de glóbulos e presença, em número variável, de leucócitos imaturos. O mielograma evidencia redução do tecido leucopoético normal, dos precursores das hemácias e dos megacariócitos, com proliferação das células leucêmicas.

Numerosos distúrbios que não são primariamente hematológicos podem estar associados a palidez e anemia. A palidez pode ser o único achado inicial de uma doença sistêmica, como ARJ e colite ulcerativa, ou de infecções crônicas, como AIDS e endocardite bacteriana subaguda.

CONDUTA

O tratamento na emergência é baseado na necessidade de melhorar a oxigenação dos tecidos e estabilizar o paciente no sentido hemodinâmico. Normalmente, a hemotransfusão está indicada apenas nos casos em que há descompensação cardiorrespiratória (taquipneia, taquicardia ou sinais de ICC). É feito o concentrado de hemácias na dose de 10 mL/kg, e nos casos graves fraciona-se em duas vezes a dose total (intervalo de 6 ou 12 h) ou usa-se a fórmula:

$$\textit{Volume de concentrado de hemácias} = \textit{hemoglobina} \times 2 \times \textit{peso}.$$

Lembrando que cada caso deve ser avaliado de forma individual, principalmente nas anemias crônicas.

O tratamento específico depende da causa da anemia (p. ex., anemia ferropriva – corrigir a causa da deficiência de ferro, repor ferro; anemia falciforme – protocolos específicos de tratamento etc.).

REFERÊNCIAS

Braga JA, Torre LG, Loggetto SR. Hematologia para o pediatra. São Paulo: Sociedade de Pediatria de São Paulo, 2007.

Carvalho CN, Miranda VM, Fontoura MD, Fonseca S, Acosta A & Mello AB. Manual de condutas médicas do departamento de pediatria da Faculdade de Medicina da Bahia. Salvador, 2005.

Figueira F, Barcelar CH & Alves JG. Manual de diagnóstico diferencial em pediatria. Recife: Medsi, 2002.

Fleisher G & Ludwind S. Compêndio de pediatria de urgência. Porto Alegre: Artes Médicas, 1998.

Oliveira RG. Black Book: Manual de referência de pediatria, medicamentos e rotinas médicas. Belo Horizonte, 2005.

CAPÍTULO 19

Icterícia

Michela Cynthia da Rocha Marmo

ASPECTOS RELEVANTES

- As anemias hemolíticas consistem em causas importantes de hiperbilirrubinemia indireta.
- As doenças infecciosas e metabólicas são duas das causas envolvidas na etiopatogenia da colestase.
- No diagnóstico clínico é importante evidenciar o acometimento de mucosas para atestar a existência de icterícia.
- No diagnóstico laboratorial, deve-se inicialmente diferenciar o pigmento predominante: bilirrubina direta ou indireta.
- A conduta é orientada pela doença de base que leva à icterícia.

CONCEITO

A hiperbilirrubinemia pode refletir uma produção aumentada de bilirrubina ou um metabolismo hepático alterado, o que implica doenças hematológicas e hepáticas, respectivamente.

ETIOPATOGENIA

A bilirrubina é o produto final do catabolismo do heme, originado da hemoglobina e de outras hemoproteínas no sistema reticuloendotelial (SRE). Após a sua formação é liberada no sangue, onde está fortemente ligada à albumina para ser levada ao fígado, chegando ao hepatócito através de um processo ativo mediado pela membrana sinusoide. Uma vez no hepatócito, a bilirrubina é conjugada com o ácido glucorônico para a forma de mono e diglucoronídeo. Assim que é transformada em pigmento solúvel em água, a bilirrubina pode ser excretada na bile, e ao chegar no trato gastrointestinal é degradada pelas bactérias do intestino, transformada em estercobilina e eliminada nas fezes. Uma fração do pigmento é reabsorvida na parede intestinal, entrando na circulação geral e é eliminada na urina como urobilina.

DIAGNÓSTICO DIFERENCIAL

Hiperbilirrubinemia indireta

Diversas situações podem levar ao aumento da produção de bilirrubina indireta. As anemias hemolíticas configuram causas importantes, como a incompatibilidade materno-fetal, as hemoglobinopatias (talassemias, anemia falciforme), os defeitos das hemácias (a deficiência de G6PD e a esferocitose) e a hemólise produzida por drogas e do tipo autoimune. As situações como reabsorção de hematomas (céfalo-hematomas, por exemplo) e policitemias também podem elevar a hemoglobina não conjugada e assim criar condições que levem ao aumento da circulação êntero-hepática, como ocorre na estenose pilórica, no pâncreas anular, no íleo meconial e na deglutição de sangue, por exemplo. A diminuição da captação hepática no jejum prolongado e na sepse também pode levar ao aumento da bilirrubina não conjugada.

Outras condições levam à hiperbilirrubinemia indireta através da diminuição da conjugação pela glicuroniltransferase. São exemplos: a icterícia fisiológica do RN, a deficiência hereditária da glicuroniltransferase (síndrome de Gilbert, Crigler-Najjar I e II), as deficiências adquiridas, a inibição por drogas, a icterícia pelo leite materno e o hipotireoidismo. As condições que ocorrem no período neonatal serão discutidas no capítulo referente à icterícia neonatal.

Hiperbilirrubinemia direta

A bilirrubina direta é hidrossolúvel e impregna os tecidos, sendo sua eliminação feita pelos rins, o que caracteriza a colúria. A colestase não consiste em uma doença, e sim no reflexo de sinais e sintomas que significam a diminuição ou a interrupção da excreção biliar por obstrução do fluxo através da árvore biliar intra ou extra-hepática ou por alteração funcional do hepatócito comprometendo sua formação, caracterizado pela tríade icterícia, colúria e hipocolia ou acolia fecal. No período neonatal, entre as causas mais encontradas, estão as colestases familiares (doença de Byler), a atresia de vias biliares, as doenças metabólicas (tirosinemia, galactosemia, hipotireoidismo congênito, doença de Niemann-Pick, entre outras), a deficiência de α1-antitripsina, as infecciosas (TORCH, hepatite B) e as idiopáticas. Na criança mais velha, entre as etiologias mais abrangentes, além das doenças infecciosas, está a colangite esclerosante primária (CEP), a hepatite tóxica (paracetamol, por exemplo), a hepatite autoimune, as colangites pós-cirurgia de Kasai, os cálculos ou a doença de Caroli associada ou não a colelitíase.

No geral, as infecções representam um papel de destaque, principalmente na nossa região, sendo a hepatite viral aguda do tipo A uma causa infecciosa comum de icterícia na infância. O abscesso hepático piogênico, a infecção por citomegalovírus, a mononucleose, a sepse, as infecções urinárias, a tuberculose, a sífilis congênita, a leptospirose, a malária e o calazar também são causas infecciosas importantes. A doença de Wilson, distúrbio do metabolismo do cobre, também pode cursar com icterícia e deve ser suspeitada em crianças maiores e adolescentes com insuficiência hepática aguda. As síndromes de Dubin-Johnson e de Rotor são afecções de caráter benigno e geralmente são detectadas na adolescência.

QUADRO CLÍNICO E DIAGNÓSTICO

Na anamnese, é importante perguntar sobre o tempo de duração da icterícia, o modo de instalação (súbita ou gradativa), se evolui com piora ou intercala períodos de melhora. Também merece atenção a existência de sinais e sintomas associados, como o prurido, a colúria e a acolia fecal.

A icterícia mostra-se clinicamente evidente quando os valores de bilirrubina estão maiores que 2 mg/dL. O exame físico de um paciente com icterícia deve ser realizado em um ambiente com luz solar natural onde é vista a coloração amarelada da pele e das mucosas. Na icterícia há impregnação de bilirrubina na pele e nas escleróticas, sendo o frênulo lingual um local útil para a avaliação da existência da icterícia. Frequentemente em algumas crianças a pele pode tornar-se amarelada pela ingestão de alguns alimentos ricos em caroteno, conferindo a carotenemia. Neste caso, a esclerótica mantém sua cor normal. E, ainda, nas pessoas da raça negra pode ser evidenciada uma coloração amarelada na parte exposta da esclerótica pelo acúmulo de pequena camada gordurosa na conjuntiva. Esses pacientes apresentam apenas parte da conjuntiva amarelada, diferentemente dos pacientes com icterícia.

Diante de um paciente com icterícia, é necessário tentar caracterizar o tipo de pigmento predominante biliar acumulado no plasma. As condições que levam à maior produção de bilirrubina (hemólise), defeitos de captação ou conjugação da bilirrubina promovem o aumento da icterícia não conjugada. Os casos de lesão hepatocelular, anormalidades da excreção canalicular e obstrução biliar resultam em acúmulo de bilirrubina conjugada.

Avaliação laboratorial

Através dos testes de atividade bioquímica, pode-se tentar identificar a existência de lesão hepática ou canalicular. Exames como a avaliação do tempo de protrombina (TP), do tempo de tromboplastina parcial ativada (TTPa), albumina, lípides, lipoproteínas, colesterol e triglicerídeos vão ser úteis para verificar a função de síntese do hepatócito. No caso de suspeita de aumento da bilirrubina não conjugada, são necessárias as provas de hemólise, como hemograma, reticulócitos, DHL, entre outros exames que irão avaliar as condições que levem à destruição das hemácias. Além destes, são vistos:

- Bilirrubinas – a bilirrubinúria é um sinal tardio de colestase, aparecendo só quando cerca de 80% da capacidade excretora do fígado está comprometida. Também não ajuda a diferenciar colestase intra ou extra-hepática.
- Aminotransferases – são enzimas intracelulares que podem avaliar se a presença de necrose hepatocelular está ocasionando a icterícia. A aspartato aminotrasferase (AST ou TGO) está presente no fígado, nos músculos cardíaco e esquelético, nos rins, no cérebro, no pâncreas, nos pulmões, nos leucócitos e nas hemácias, em ordem decrescente de concentração. A alanina aminotransferase (ALT ou TGP) está presente principalmente no fígado e em segundo lugar nos músculos, portanto, é mais específica para a doença hepática do que a AST.

- Fosfatase alcalina (FA) – é encontrada em vários tecidos; no fígado está presente na membrana canalicular. Condições que aumentam a FA: a obstrução de ductos biliares, a colestase induzida por drogas, as doenças infiltrativas granulomatosas do fígado (tuberculose, sífilis, sarcoidose), os tumores hepáticos e metastáticos, a colestase intra-hepática da hepatite viral, a doença alcoólica e, na rejeição hepática, o abscesso hepático piogênico ou amebiano. Apesar de o aumento da FA preceder a icterícia, seu aumento é pouco útil para caracterizar a colestase.
- Gamaglutamiltranspeptidase ou transferase (GGT) – é uma enzima encontrada no epitélio dos dúctulos biliares e nos hepatócitos, nos túbulos renais, no pâncreas, no baço, no cérebro, nas mamas e no intestino delgado. A GGT é um dos indicadores mais sensíveis de doença hepatobiliar e é importante nas doenças genéticas. Esta enzima aumenta na doença pancreática, na insuficiência renal, no diabetes, e com o uso de anticonvulsivantes como fenobarbital, fenitoína, ácido valproico e com usos de dicumarínicos.
- A 5'nucleotidase catalisa a hidrólise de nucleotídeos como a adenosina 5'-fosfato; é encontrada nas membranas canalicular e sinusoidal dos hepatócitos. Tem o mesmo valor da FA na diferenciação de colestases intra e extra-hepáticas.
- Leucina aminopeptidase – catalisa a hidrólise de aminoácidos N-terminal de peptídeos e proteínas. É encontrada em alta atividade no epitélio biliar hepático, e também não diferencia entre a colestase intra e extra-hepática.
- Urobilinogênio urinário – formado pela degradação da bilirrubina pelas bactérias do lúmen intestinal. Cerca de 20% são reabsorvidos e entram na circulação êntero-hepática e uma pequena porção é excretada na urina.
- Ácidos biliares (AB) – o nível de AB sérico representa um balanço entre a entrada de AB pela absorção intestinal e sua saída através da captação pelos hepatócitos. Avalia a circulação êntero-hepática.

Na investigação da etiologia da icterícia, podem-se solicitar:

- Sorologia para hepatites virais e doenças infecciosas agudas (mononucleose, citomegalovirose).
- FAN, anticorpo antimúsculo liso e anti-LKM1 (hepatite autoimune).
- Ceruplasmina (doença de Wilson).
- Ferritina e saturação da transferrina (hemocromatose).

Os exames de imagem são indicados principalmente na suspeita de causa obstrutiva:

- USG – verifica a dilatação de vias biliares, não invasivo e de baixo custo, baixa sensibilidade para o diagnóstico de coledocolitíase.
- Tomografia computadorizada – tem alto custo e maior risco para crianças (necessidade de sedação em alguns casos). Avalia também os sinais de obstrução.
- Colangiorressonância – tem sensibilidade elevada para localizar o sítio de obstrução e dilatação ductal, sendo um exame de alto custo.
- Colangiopancreatografia endoscópica retrógrada (CPER) – verifica a presença de obstrução, sendo superior à tomografia computadorizada e à ultrassonografia. Também pode exercer papel terapêutico (retirada de cálculos, esfincterotomia, dilatação de estenoses – procedimentos mais comuns em adultos).

Quadro 19-1 Drogas recomendadas para o tratamento do prurido

Medicamento	Dose	Efeito
Colestiramina	0,25 a 0,5 g/kg/dia ÷ 3-4 x/dia	Melhora do prurido
Fenobarbital	2 a 5 mg/kg/dia	Sedativo
Rifampicina	10 mg/kg/dia ÷ 2 x/dia	Melhora do prurido
Ácido ursodesoxicólico (Ursacol®)	10 a 15 mg/kg/dia	Diminui a quantidade dos ácidos biliares lesivos aos hepatócitos, colerético e imunomodulador
Ondansentrona (Zolfran®)	0,1 mg/kg	Melhora do prurido

CONDUTA

O tratamento consiste no diagnóstico da doença de base, direcionando assim o controle da hiperbilirrubinemia. Algumas situações especiais devem ser contornadas no paciente com icterícia:

- Insuficiência hepática aguda – trata-se de uma condição grave que necessita de pronta avaliação e conduta, pelo paciente apresentar-se, na maioria das vezes, grave e instável.
- Prurido – complicação que gera irritabilidade e angústia nos pacientes. Pode estar presente em todas as causas de colestase. O prurido caracteriza-se de moderado a intenso, interferindo no sono, podendo diminuir de intensidade quando se instala a falência hepática aguda. No caso da colestase, há hiperestimulação dos sistemas opiodérgicos e serotonérgicos. O tratamento inclui uma combinação de medidas gerais e o uso de drogas (Quadro 19-1). As medidas gerais consistem na hidratação da pele (o ressecamento estimula a piora do prurido), além dos cuidados com a limpeza de unhas e mãos. O tratamento medicamentoso objetiva diminuir o acúmulo de substâncias pruridogênicas, como os ácidos biliares.

Pacientes com prurido intenso refratário ao tratamento devem ser avaliados quanto à necessidade de transplante hepático.

REFERÊNCIAS

Azevedo RA. Tratamento do Prurido. In: Ferreira CT, Carvalho E, Silva LR. Gastroenterologia e hepatologia em pediatria: diagnóstico e tratamento. Rio de Janeiro: Medsi, 2003. p. 677.

Bezerra JA. Colestase neonatal. In: Ferreira CT, Carvalho E, Silva LR. Gastroenterologia e hepatologia em pediatria: diagnóstico e tratamento. Rio de Janeiro: Medsi, 2003. p. 677.

Fabris L, Cadamuro M, Okolicsanyi L. The patient presenting with isolated hyperbilirubinemia. Dig Liv Dis 2009; 41:375-381.

Haber B, Ferreira CT, Aw M, Bezerra J, Sturm E, Thompson R et al. Cholestasis: current issues and plan for the future. J Pediatr Gastroenterol Nutr 2008; 47:220-224.

Kurbegov AC, Karpen S. Bile formation and cholestasis. In: Walker WA. Pediatric Gastrointestinal Disease. 4ª cidade: Ed. BC Decker; 2004. p. 70-79.

Miura IK. Hepatopatias: exploração diagnóstica. In: Ferreira CT, Carvalho E, Silva LR. Gastroenterologia e hepatologia em pediatria: diagnóstico e tratamento. Rio de Janeiro: Medsi, 2003. p. 677.

Porta G. Abordagem diagnóstica das doenças colestáticas na infância childhood cholestatic diseases. Gaz Méd Bahia 2006; 76:(Supl. 1):S31-S33.

Porto CC. Exame clínico – bases para a prática médica. 6ª ed. Rio de Janeiro: Guanabara Koogan, 2008.

Thompson RJ, Azevedo RA, Galoppo C, Lewindon P, McKiernan P. Cholestatic and metabolic liver diseases: Working Group Report of the Second World Congress of Pediatric Gastroenterology, Hepatology, and Nutrition. J Pediatr Gastroenterol Nutr 2004; 39:S611-S615.

CAPÍTULO 20

Dor Abdominal

Joaquim José Lapa Torres

INTRODUÇÃO

A dor abdominal aguda é um dos sintomas mais presentes nas salas das emergências. O alívio da dor e o diagnóstico preciso e diferencial são um desafio para o médico urgentista. Cabe ao médico localizar e identificar os processos que causam a lesão tecidual. O caráter, a evolução cronológica e a localização da dor abdominal constituem indícios diagnósticos importantes para o alívio rápido e eficaz da mesma.

A dor aguda está associada a uma reatividade comportamental, a uma resposta ao estresse, com elevação da pressão arterial, dos batimentos cardíacos e dos níveis plasmáticos de cortisol. É descrita como uma sensação de punhalada, em queimação, dilacerante, em contorção ou compressiva. Pode aparecer como único sintoma ou estar associada a febre e/ou vômitos.

Anamnese detalhada e exame físico completo são importantes para um diagnóstico preciso. É importante lembrar que distúrbios emocionais podem estar associados à dor abdominal aguda.

Na condução do paciente com dor abdominal, o médico deve ter bom-senso clínico ao solicitar exames subsidiários, como também ao utilizar o analgésico adequado, levando em conta a intensidade da dor e a via de administração da medicação.

APRESENTAÇÃO DA DOR ABDOMINAL

- Dor como único sintoma.
- Dor associada a febre e/ou vômitos (sugere processo infeccioso ou inflamatório agudo).
- Dor secundária a uma doença de base.

DIAGNÓSTICO DIFERENCIAL

Dor abdominal aguda cirúrgica.
Dor abdominal aguda clínica.
Dor abdominal secundária a doenças extra-abdominais.

Dor abdominal aguda cirúrgica

- Apendicite aguda.
- Obstrução intestinal.
- Traumatismo abdominal.
- Estenose hipertrófica do piloro.
- Invaginação intestinal.
- Hérnia inguinal estrangulada.
- Divertículo de Meckel inflamado.
- Volvo.

Dor abdominal clínica

- Choro excessivo do lactente.
- Infecções virais (dengue).
- Infecções urinárias.
- Hidronefrose.
- Anemia falciforme.
- Cetoacidose diabética.
- Doenças inflamatórias do intestino.
- Medicações irritantes do sistema digestivo.
- Gastrite.
- Doenças tubo-ovarianas.
- Pancreatite aguda.
- Parasitoses intestinais.
- Constipação intestinal.
- Febre reumática.
- Gastroenterites.
- Adenite mesentérica.
- Pielonefrite aguda.
- Cálculos renais.
- Púrpura de Henoch- Schönlein
- Hepatites.
- Erro alimentar.
- Intoxicação alimentar.

- Úlcera péptica.
- Ginecológica (em meninas púberes).
- Tumores abdominais (Wilms, neuroblastoma).
- Psicológica.
- Asma brônquica em crise.
- Dismenorreia.

Dor abdominal secundária a doenças extra-abdominais

- Pneumonia lobar.
- Doenças da coluna vertebral.
- Torção de testículo.
- Doenças do quadril.

ANAMNESE

A obtenção da história clínica detalhada é importante para o diagnóstico etiológico preciso. Para tal, com o paciente em local calmo e confortável, deve-se inquirir sobre as características da dor: tipo, localização, duração, irradiação, periodicidade e que fatores intensificam a dor; tipo de alimentação; história de febre; vômitos; sintomas urinários. Saber se a dor decorre de uma doença aguda, recorrente ou crônica. A intensidade da dor é de difícil avaliação devido ao caráter pessoal e subjetivo da mesma. Por isso, as reações faciais, corpóreas e emocionais auxiliam nesta aferição.

EXAME FÍSICO

No exame físico, deverão ser realizados: inspeção, ausculta, percussão e palpação.

Inspeção

Iniciar pela inspeção geral do paciente. Verificar a postura, posição antiálgica, dificuldade para andar e movimentar os membros. Em seguida, inspecionar o abdome: observar forma, volume, abaulamentos localizados, presença de movimentos peristálticos que indicam obstrução em alguma parte do tubo digestivo.

Ausculta

Deve ser feita antes da percussão e da palpação, para não alterar os sons intestinais. Auscultar todos os quadrantes por pelo menos 15 segundos, cada. O normal é auscultar cinco ruídos hidroaéreos por minuto. O peristaltismo pode estar aumentado ou diminuído. No íleo paralítico, os ruídos hidroaéreos estão ausentes. O sopro venoso periumbilical é um ruído que sugere circulação colateral.

Percussão

Para realizar a percussão, o examinador deve estar do lado direito do paciente, com a mão esquerda espalmada e aquecida sobre a parede abdominal, mantendo os dedos afastados um do outro. A percussão é feita com o dedo médio ou indicador da mão direita sobre os dedos da mão esquerda, exceto sobre o polegar. Deve ser iniciada pela fossa ilíaca direita e, em seguida, nos outros quadrantes, verificando se há timpanismo ou macicez.

Palpação

Tranquilizar e relaxar o paciente – colocá-lo em decúbito dorsal com os braços e as pernas estendidas. Aquecer as mãos e iniciar a palpação superficial com a mão espalmada sobre a parede abdominal. Avaliar a tensão da parede abdominal, o tecido celular subcutâneo, a sensibilidade e a continuidade da parede.

Realizar a palpação profunda – iniciar pela fossa ilíaca direita, percorrendo a seguir todos os outros quadrantes do abdome, observando reações de dor, presença de tumorações e visceromegalias. Caso seja possível, realizar o toque retal.

Pesquisar os sinais de Blumberg e de Rovsing.

- Sinal de Blumberg – dor no ponto de McBurney (fossa ilíaca direita) à descompressão brusca. Sugere irritação peritoneal secundária a apendicite aguda.
- Sinal de Rovsing – caracteriza-se pela presença de dor no quadrante inferior direito durante a compressão exercida do lado esquerdo. Indica irritação peritoneal ocasionada por apendicite aguda e pelveperitonite.

EXAMES LABORATORIAIS E DE IMAGEM

A investigação laboratorial depende da suspeita do diagnóstico etiológico. Hemograma, ionograma, Rx simples do abdome e ultrassonografias são alguns dos exames que poderão ser solicitados, de acordo com a possibilidade diagnóstica pensada. Nos casos suspeitos de abdome agudo cirúrgico, deve-se solicitar ajuda do especialista e preparar o paciente para possível ato cirúrgico.

QUANDO OPTAR POR OBSERVAÇÃO OU INTERNAÇÃO DO PACIENTE

- Nos casos suspeitos de abdome cirúrgico.
- Nos casos com dores de forte intensidade e que necessitem investigação e medicação venosa.
- Nas dores secundárias a uma doença de base, na qual o internamento seja necessário (cetoacidose diabética, anemia falciforme, por exemplo).

MANEJO DA DOR

Em Pediatria não existe até o momento um protocolo de dor para pacientes portadores de dor abdominal aguda. O uso do analgésico, assim como sua via de administração, deve-se basear na intensidade da dor que a criança apresenta. Se houver vômitos, náuseas ou diarreia, deve-se dar preferência à via venosa, que permite analgesia rápida, melhor titulação da dose a ser administrada, e por ser menos dolorosa em relação à via intramuscular.

O medo dos efeitos colaterais e do risco de dependência aos analgésicos opioides não deve ser justificativa para negligenciar a dor do paciente, bem como o seu direito a medicamentos mais potentes no controle da dor e do estresse.

CONDUTA E MEDICAMENTOS

Manter o paciente tranquilo, relaxado, hidratado e em ambiente calmo.

Apoio psicológico ao paciente e familiares: tranquilizar a criança e a família é fundamental!

Compressas mornas no abdome.

Medicamentos

Medicamentos na dor abdominal aguda

Nome farmacológico	Dose e intervalos de administração	Apresentação/nome comercial
Dipirona	10 mg a 15 mg/kg/dose 6 em 6 horas	Solução oral – 250 mg/5 mL (Novalgina, Magnopyrol) Supositório infantil – 300 mg (Novalgina, Magnopyrol) Gotas – 500 mg/20 gotas (Novalgina, Magnopyrol) Ampolas – 500 mg/mL (Novalgina) Comprimidos – 500 mg (Novalgina, Magnopyrol)
Paracetamol	10 mg a 15 g/kg/dose 6 em 6 horas	Gotas – 200 mg/mL (Tylenol, Dôrico) Comprimidos – 500 mg e 750 mg (Tylenol, Dôrico)
Ibuprofeno (acima de 6 meses de idade) **Evitar em suspeita de hemorragia**	10 mg/kg/dose 6 em 6 horas	Gotas – 100 mg/mL (Allivium – 1 gota = 10mg) Gotas – 50 mg/mL (Doraliv – 1 gota = 5 mg) Comprimidos – 600 mg (Allivium)
Codeína + paracetamol	1 mg/kg/dose de codeína 4 em 4 horas	Comprimidos – 7,5 mg de codeína + 500 mg de paracetamol Comprimidos – 30 mg de codeína + 500 mg de paracetamol (Tylex)
Morfina	0,1 mg a 0,2 mg/kg/dose IM ou EV, lentamente 4 em 4 horas Dose máxima – 15 mg/dose Dose endovenosa – ampola 10 mg/mL – diluir **1 mL** em **9 mL** de água destilada (1 mL = 1 mg)	Ampolas – 10 mg/mL Ampolas – 0,2 mg/mL e 1 mg/mL Solução oral – 10 mg/mL Comprimidos de 10 mg e 30 mg (Dimorf)
Meperidina	1 mg a 1,5 mg/kg/dose IM ou EV a cada 3 ou 4 horas Dose máxima – 100 mg Dose endovenosa – ampola 100 mg/2 mL – diluir **1 ampola** em **8 mL** de água destilada (1 mL = 10 mg)	Ampolas – 100 mg/2 mL (Dolantina, Dolosal)
Tramadol	Via oral – 1mg a 1,5 mg/kg/dose 12 em 12 horas IM – 1 mg/kg/dose 8 em 8 horas Dose máxima – 400 mg/dia ou 100 mg de 6 em 6 horas	Gotas – 100 mg/mL (2,5 mg/gota) Cápsulas – 50 mg Supositório – 100 mg Ampolas – 50 mg/mL (Tramal e Sylador)

REFERÊNCIAS

Booth I. Gastroenterologia. In: Lissauer T, Clayden G (eds.). Manual ilustrado de pediatria. 2ª ed. Rio de Janeiro: Guanabara Koogan, 2003. p. 172-3.

Murahovschi J. A criança com dor abdominal. In: Murahovschi J. Pediatria: diagnóstico e tratamento. 2ª ed. São Paulo: Sarvier, 2003. p. 425-30.

Oliveira RG. Blackbook Pediatria. 3ª ed. São Paulo: Black Book, 2005. p. 580.

Pereira RM, Silva ACS. Dor abdominal aguda. In: Silva YP, Silva JF (eds.). Dor em pediatria. Rio de Janeiro: Guanabara Koogan, 2006. p. 171-5.

Sdepanian VL, Mattar RHGM, Tahan S. Sistema digestório. In: Puccini RF, Hilário MOE (eds.). Semiologia da criança e do adolescente. Rio de Janeiro: Guanabara Koogan, 2006. p. 160-73.

Silen W. Dor abdominal. In: Kasper DL, Fauci AS, Longo DL, Braunwald E, Hauser SL, Jameson JL (eds.). Harrison Medicina Interna. 16ª ed. Rio de Janeiro: Mc Graw Hill, 2006. p. 88-9.

Silva MRA, Barros E. Dor abdominal. In: Rosa AAA, Soares JLMF, Barros E (eds.). Sintomas e sinais da prática médica: consulta rápida. Reimpressão. Porto Alegre: Artmed, 2006. p. 267-74.

CAPÍTULO 21

Edema

Carlos Henrique Bacelar Lins de Albuquerque

Edema consiste no acúmulo anormal de líquido no espaço intersticial e/ou nas cavidades pré-formadas do corpo. A água, principal componente orgânico, encontra-se distribuída em dois compartimentos:

- Intracelular.
- Extracelular:
  - Intravascular.
  - Intersticial.

Em condições normais, a quantidade e a composição do líquido contido nos setores intravascular, intersticial e intracelular são mantidas em nível constante, graças à ação dos mecanismos de homeostasia que regulam as trocas contínuas entre esses três compartimentos. As forças que regulam a distribuição de líquido entre os dois compartimentos do espaço extracelular são denominadas forças de Starling.

De um modo geral, duas forças tendem a promover o movimento de líquido do espaço vascular para o espaço intersticial: a pressão hidrostática do sistema vascular e a pressão oncótica coloidal no líquido intersticial. Por outro lado, os fatores que determinam o movimento do líquido para o espaço vascular são a pressão oncótica plasmática e a pressão hidrostática do líquido intersticial. Como consequência, há um grande movimento de água e solutos do espaço vascular na extremidade arteriolar da microcirculação e o seu retorno nas extremidades venulares. Além disto, o líquido retorna do espaço intersticial para o sistema vascular pela via linfática. Se qualquer desses fatores sofrer alteração significativa, ocorrerá um movimento de líquido de um componente do espaço extracelular para outro.

Assim, poderá ocorrer o surgimento de edema em uma das seguintes condições:

EDEMA POR AUMENTO DA PRESSÃO HIDROSTÁTICA

Ocorre em função do aumento localizado ou generalizado da pressão venosa, que é derminada pelo volume de sangue dentro das veias e pelo tônus vascular. O aumento do volume de sangue nas veias é ocasionado por um débito cardíaco inadequado. Isso ocorre por:

- Obstrução local na drenagem venosa por tumores, tromboflebites, hipertensão porta.
- Insuficiência cardíaca congestiva.
- Pericardite constritiva.
- Administração de grandes volumes de líquidos em velocidade maior que a capacidade dos rins de excretar.
- Retenção primária de sal e água, como ocorre na glomerulonefrite aguda e na necrose tubular aguda.

EDEMA POR DIMINUIÇÃO DA PRESSÃO COLOIDOSMÓTICA DO PLASMA

Causada por **hipoalbuminemia** e determinada por:

- Falta de produção – pela ingesta alimentar inadequada por doença hepática.
- Perdas – renal, tubo digestivo e pele.

Edema por aumento da permeabilidade capilar

Responsável pelos edemas **inflamatório** e **angioneurótico**.

Edema por diminuição da drenagem linfática (linfedemas)

A seguir, descreveremos um fluxograma a fim de facilitar a investigação inicial das causas mais frequentes de edema na infância.

Edema

Localizado	Generalizado
Inflamatório	Com sinais de envolvimento cardíaco
Alérgico	SIM – ICC ou pericardite constritiva
Obstrução venosa	Solicitar Rx de tórax, ECG
	Avaliar ecocardiograma
Obstrução linfática	
Albumina sérica diminuída	NÃO – solicitar albumina sérica

FALTA DE PRODUÇÃO

- História de ingesta alimentar deficiente (desnutrição primária) – iniciar o protocolo de desnutrição do serviço.
- Evidências clínicas de acometimento hepático – solicitar provas de função hepática.

PERDA

Há proteinúria (através de fita reagente de análise urinária)?

SIM – Investigar doença renal: avaliar a solicitação de sumário de urina, função renal, colesterol e triglicerídeos, proteinúria de 24 horas e complemento sérico.

NÃO – Avaliar se há doença dermatológica ou enteropatia perdedora de proteínas.

REFERÊNCIAS

Alves JCB, Ferreira OS, Maggi RS. Fernando Figueira – Pediatria – Instituto Materno Infantil de Pernambuco (IMIP) 3ª ed. Rio de Janeiro: Guanabara Koogan, 2004.

Berhman ER, Kliegman RM, Jenson HB. Nelson Textbook of Pediatrics. 16th ed. Philadelphia: WB Saunders Company, 2000.

Figueira F, Alves JGB, Bacelar CH. Manual de diagnóstico diferencial de pediatria. 2ª ed. Rio de Janeiro: Guanabara Koogan, 2005.

Marcondes E, Vaz FAC, Ramos JLA, Okay Y. Pediatria básica. Tomo II 9ª ed. São Paulo: Sarvier, 2003.

SEÇÃO IV

Assistência ao RN Encaminhado à Emergência Pediátrica

Coordenadora

Danielle Cintra Bezerra Brandão

CAPÍTULO 22

Sepse Neonatal

Luciana Cordeiro Souza Lima

INTRODUÇÃO

O termo sepse neonatal abrange infecções que ocorram nos primeiros 28 dias de vida, havendo presença de sinais clínicos de enfermidade e sendo confirmada por, pelo menos, uma hemocultura positiva.

Pela baixa sensibilidade das hemoculturas, alguns pacientes que apresentem sinais clínicos de infecção poderiam ficar de fora deste diagnóstico, o que tem dificultado a definição diagnóstica e a indicação precisa de antimicrobianos. A positividade de uma hemocultura em recém-nascidos sadios poderia inferir uma bacteremia transitória, além de contaminação da amostra.

CLASSIFICAÇÃO

A classificação em função do período de aparecimentos dos sinais e sintomas tem sido a mais utilizada por estabelecer relação com possíveis agentes etiológicos.

- Sepse precoce: geralmente adquirida durante o período perinatal e do parto, com aparecimento do quadro clínico nas primeiras 72 horas de vida.
- Sepse tardia: geralmente adquirida em hospital, podendo ser na comunidade, e apresentar início do quadro clínico após 72 horas de vida.

ETIOLOGIA

- Sepse precoce: o recém-nascido é inicialmente exposto à flora microbiana materna, incluindo agentes não patogênicos (p. ex.: *Lactobacillus* e *Peptostreptococcus*) e patogênicos. Dentre os agentes patogênicos, os de maior importância têm sido *Streptococcus* ß-hemolítico do grupo B e Gram-negativos, como *E. coli* e *Klebsiella* sp. Em locais com população com melhores condições de saúde e assistências pré-natal e perinatal adequadas, a utilização de medicações profiláticas para a infecção pelo *Streptococcus* ß-hemolítico do grupo B, por exemplo, a penicilina cristalina, há uma diminuição da frequência deste patógeno. Em nosso meio, o *Streptococcus* ß-hemolítico do grupo B ainda é um importante agente de sepse, especialmente em prematuros. Outros agentes patogênicos que devem ser lembrados são: *Listeria monocytogenes, Enterococcus, H. influenzae, S. pneumoniae, S. epidermidis* e *S. aureus.*

- Sepse tardia: os agentes etiológicos destas infecções costumam ser mais comumente adquiridos em meio hospitalar e relacionados com assistência à saúde, o que pode tornar-se um problema ainda maior para pediatras que atendem em emergências e recebem pacientes provenientes de serviços dos quais desconhecemos as floras microbianas. Os Gram-negativos *Klebsiella* sp. e *Pseudomonas* sp. e o *Staphylococcus* coagulase-negativo, com algumas cepas multirresistentes, são agentes comuns em flora hospitalar. Outros patógenos a serem lembrados são o *Staphylococcus aureus,* os vírus e a *Candida albicans.* A sepse fúngica é mais frequente em casos de sepse tardia, na qual os pacientes apresentem fatores de risco, como prematuridade, uso de bloqueador H2 (p. ex., ranitidina), cateteres venosos centrais de longa permanência, uso de corticoides, uso de nutrição parenteral com emulsão lipídica, uso de ventilação mecânica, uso de antibioticoterapia de largo espectro prolongada (em geral com duração ≥ 15 dias), colonização maciça por fungos no trato genital materno e imunodeficiências congênita ou adquirida. O fungo de ocorrência mais comum é a *Candida albicans,* e quando suspeitamos devemos seguir a mesma linha diagnóstica da usada para sepse bacteriana, dando atenção a coleta de hemocultura e especificação na solicitação do exame da necessidade de isolamento fúngico. O tratamento deve ser realizado inicialmente com fluconazol, aguardando o isolamento do agente e o antibiograma, quando possíveis. Outra opção terapêutica seria a anfotericina B, porém não é habitual que seja necessário o início de antifúngicos já no atendimento em emergências. Em casos de sepse tardia adquirida na comunidade e com focos infecciosos específicos, considerar patógenos próprios; por exemplo, focos respiratórios e gantrointestinais. Dentre estes, chamamos a atenção para os casos de sepse de foco urinário, pois costumam ser infecções de quadro clínico mais silencioso.

FATORES DE RISCO

Como o quadro clínico da sepse neonatal pode ser inespecífico, o conhecimento da presença de fatores de risco para infecção é de fundamental importância na determinação da necessidade de investigação e na decisão sobre o início empírico de esquemas antibióticos. Com base na presença destes fatores, podemos tomar melhor decisão diagnóstica e terapêutica evitando uso abusivo de antimicrobianos e investigação muito invasiva na maioria das vezes.

- **Maternos**: baixo nível socioeconômico e de escolaridade, mães adolescentes, história prévia de partos prematuros sem causa definida e abortos, realização de pré-natal incompleto (< 6 consultas) ou inadequado (verificar solicitação e resultados de exames diagnósticos e de controle, e cumprimento da prescrição médica quando indicada alguma terapêutica), além da presença de doenças maternas relacionadas com sepse neonatal (infecção do trato urinário, amniorrexe prematura e prolongado

> 18 horas, febre intraparto, trabalho de parto prolongado, corioamnionite, diabetes, pesquisa para *Streptococcus* ß-hemolítico do grupo B positiva, doença hipertensiva da gravidez).

- **Neonatais**: baixo peso ao nascer (peso < 2.500 g), prematuridade, sexo masculino, hipóxia e malformações congênitas. Doenças do recém-nascido que determinem a necessidade de longa permanência em unidade hospitalar.
- **Ambientais**: longa permanência em unidades de terapia intensiva neonatal, unidades de internamento superlotadas e com relação profissional de saúde/paciente inadequada. Necessidade de procedimentos invasivos de curta ou longa duração (considerar cateter venoso central, tubos orotraqueais, sonda vesical de demora e sondas gástricas ou entéricas para a administração de dieta).

QUADRO CLÍNICO

As manifestações de sepse neonatal costumam ser inespecíficas e de tempo de evolução variável, podendo ser insidiosa até casos fulminantes de evolução em 12 a 24 horas de vida para o óbito.

- **Sepse precoce**: em geral ocorre de maneira inespecífica, por tratar-se na maioria das vezes de sepse sem foco definido e com contaminação primária de corrente sanguínea. Algumas estatísticas apontam que até 90% dos recém-nascidos com sepse precoce já apresentam sinais ou sintomas nas primeiras 24 horas, sendo pouco comum que estes pacientes se apresentem de maneira assintomática. O quadro clínico pode apresentar-se com instabilidade térmica, letargia, irritabilidade, hipoatividade, hipotonia, apneias, bradicardia, taquicardia, má perfusão periférica, choque, cianose, distensão abdominal, hepatoesplenomegalia, distúrbios da glicose, icterícia, escleredema, intolerância a dieta, recusa alimentar, regurgitações frequentes e volumosas, e vômitos. O desconforto respiratório é um dos sinais mais frequentes e pode ser confundido com outros diagnósticos próprios da faixa etária; neste diagnóstico diferencial ganha muita importância a presença dos fatores de risco citados.
- **Sepse tardia**: apesar de também apresentar quadro clínico inespecífico, como a sepse de início precoce, devemos considerar nos casos de início tardio a maior probabilidade de aparecimento de sinais localizatórios de infecção. Além de todos os sintomas descritos para sepse precoce, especial atenção deve ser dada a pacientes com quadros de hipoatividade ou irritabilidade, recusa alimentar e baixo ganho de peso, pois estas são queixas algumas vezes subjetivas referidas pelos cuidadores, que podem ser negligenciadas pelos pediatras sendo, às vezes, os únicos sintomas iniciais de infecções graves. Casos de infecções urinárias nesta faixa etária são muitas vezes silenciosos, cursando inicialmente apenas com dificuldade de ganho de peso, já que as queixas urinárias seriam dificilmente identificadas em pacientes com uso de fraldas e ainda de hábitos urinários desconhecidos pelas genitoras, sendo o diagnóstico retardado para o momento em que o quadro de urossepse grave já está presente. Outro dado que exige atenção por parte de pediatras em emergência geral são os recém-nascidos que apresentam febre (temperatura axilar ≥ 38°C) confirmada, mesmo que se apresente de maneira isolada – a maior parte dos especialistas e a literatura médica apontam para a valorização deste sinal, ainda que de curta duração (< 12 a 24 horas), devendo dar especial atenção a este recém-nascido e considerar investigação clínica e laboratorial mais cuidadosa.

DIAGNÓSTICO LABORATORIAL

A presença de fatores de risco sozinhos não é confirmatória de infecção. Por outro lado, mesmo na ausência de fatores de risco a presença de sinais e sintomas sugestivos de infecção, deve ser valorizada e realizada a investigação laboratorial. Por fim, a definição de sepse neonatal resulta da interpretação acertada da história clínica, do exame físico e da investigação laboratorial, não devendo ser fundamentada em apenas um desses pilares. Podemos considerar sepse confirmada aquela com hemocultura positiva, sepse provável a que possua quadro clínico sugestivo e exames inespecíficos alterados, e sepse clínica a que apenas apresenta alterações clínicas sem comprovação laboratorial.

- **Hemocultura:** o isolamento do agente infeccioso na corrente sanguínea é o exame confirmatório para sepse neonatal. Possui alta especificidade, porém sua baixa sensibilidade tem exigido a realização de outros exames que possam ser interpretados juntamente com a clínica apresentada pelo paciente, apesar da baixa especificidade destes. Não devemos deixar de solicitar hemocultura de nenhum paciente com suspeita de sepse neonatal, devendo ser colhida antes do início da antibioticoterapia, o que contribui para aumentar sua sensibilidade. Em pacientes que possuam cateter venoso central, deve-se, na reavaliação laboratorial para sepse tardia, considerar a coleta de culturas transcateteres.
- **Hemograma:** a avaliação hematológica, apesar de pouco específica para o diagnóstico de sepse, possui um alto valor preditivo negativo, e quando avaliada conjuntamente com outros dados clínicos e laboratoriais, pode facilitar o diagnóstico. Com o objetivo de facilitar a interpretação, sem superdiagnosticar infecção, há normogramas e escores que podem ser utilizados. Comumente utilizamos o escore de Rodwell (Quadro 22-1) com os gráficos, normogramas de Monroe (Figs. 22-1 a 22-3), porém alguns estudos procuram elaborar normogramas e escores apropriados para cada idade gestacional. A interpretação do escore de Rodwell quando menor que três apresenta um valor preditivo negativo de 99%, quando maior que três sugere presença de infecção, porém com baixa especificidade.

  Alguns estudos têm associado a presença de neutropenia com maior mortalidade no período neonatal. Por outro lado, neutropenia em neonatos pode estar relacionada com outras situações comuns, como a hipertensão materna.

Quadro 22-1 Escore hematológico de Rodwell

I:T	↑ ≥ 0,2
Total de PMN	↑ ou ↓ (Figs. 22-1 e 22-2)
I:M	≥ 0,3
PMN imaturos	↑ (Fig. 22-3)
Total de leucócitos	↑ ou ↓ (≤ 5.000 em qualquer idade ou ≥ 25.000 ao nascimento, 30.000 12 a 24 h e 21.000 do 2º dia em diante)
Alterações degenerativas	Vacuolização ou granulações tóxicas grosseiras
Plaquetas	≤ 150.000

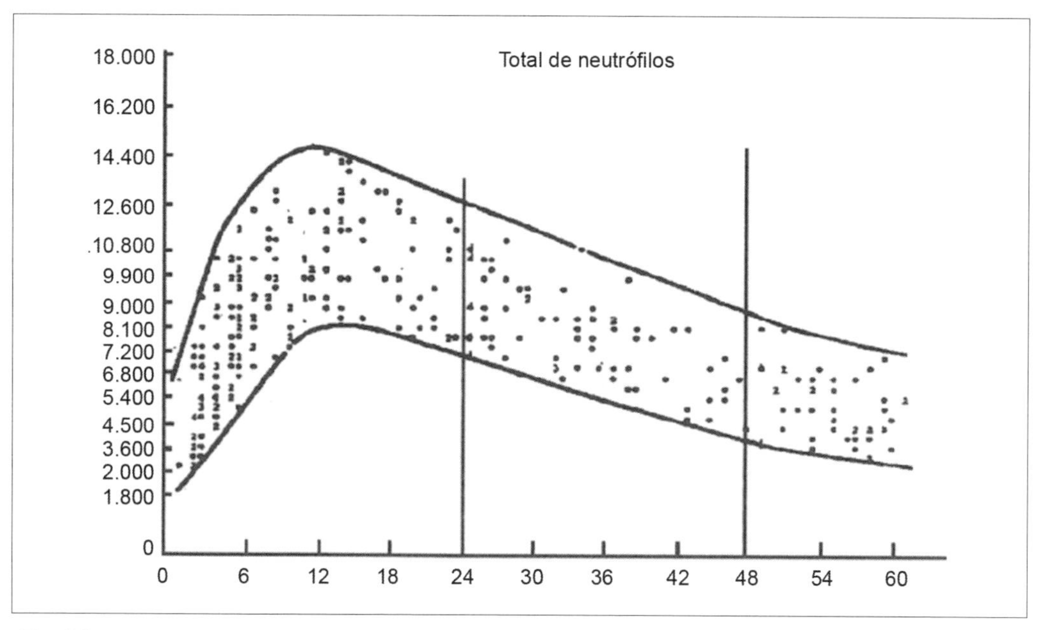

Fig. 22-1 Valores de referência da contagem global de neutrófilos nas primeiras 60 horas de vida.

- **Provas de atividade inflamatória – proteína C-reativa:** algumas provas de atividade inflamatória, como a proteína C-reativa (PCR), velocidade de hemossedimentação, procalcitonina, interleucinas e fator de necrose tumoral, tem sido estudadas como marcadores para sepse neonatal. Destas, a mais usada e adotada em nosso serviço é a PCR. Esta proteína é uma das que se elevam mais precocemente após o início da reação de fase aguda e pode já estar presente com 6 a 8 horas de seu início. É um exame de alta sensibilidade e baixa especificidade. Seu pico de produção ocorre após 36 a 48 horas e permanece aumentada enquanto persistir o estímulo inicial. Como possui meia-vida curta (4 a 7 horas), sua normalização ocorre precocemente quando cessado o estímulo, o que torna sua dosagem sequenciada seguida de normalização um possível parâmetro de cura. Como esta proteína atravessa apenas em pequena quantidade a barreira placentária, a detecção deste reagente no sangue do recém-nascido tem relação direta com a produção endógena.
- **Urocultura:** poderá ser coletada por punção suprapúbica ou sondagem vesical, devendo-se, no entanto, respeitar o quantitativo de unidades formadoras de colônias para cada técnica utilizada. Pelo seu questionável papel nas primeiras 72 horas de vida, tem maior importância na investigação da sepse tardia. Em pacientes sintomáticos e com diagnóstico de malformações urinárias pré-natal, devemos colher urocultura precocemente.
- **Análise de líquido cefalorraquidiano (celularidade, bioquímica e cultura):** o padrão-ouro para o diagnóstico de meningite é a cultura de LCR positiva. A análise bioquímica e celular do LCR pode, quando positiva, sugerir o acometimento do sistema nervoso, porém, quando normal não é suficiente para afastá-lo. O LCR deve ser colhido nos casos de sepse provável ou confirmada. O ideal é que a coleta seja realizada antes do início da antibioticoterapia. Os parâmetros de interpretação podem variar com a idade

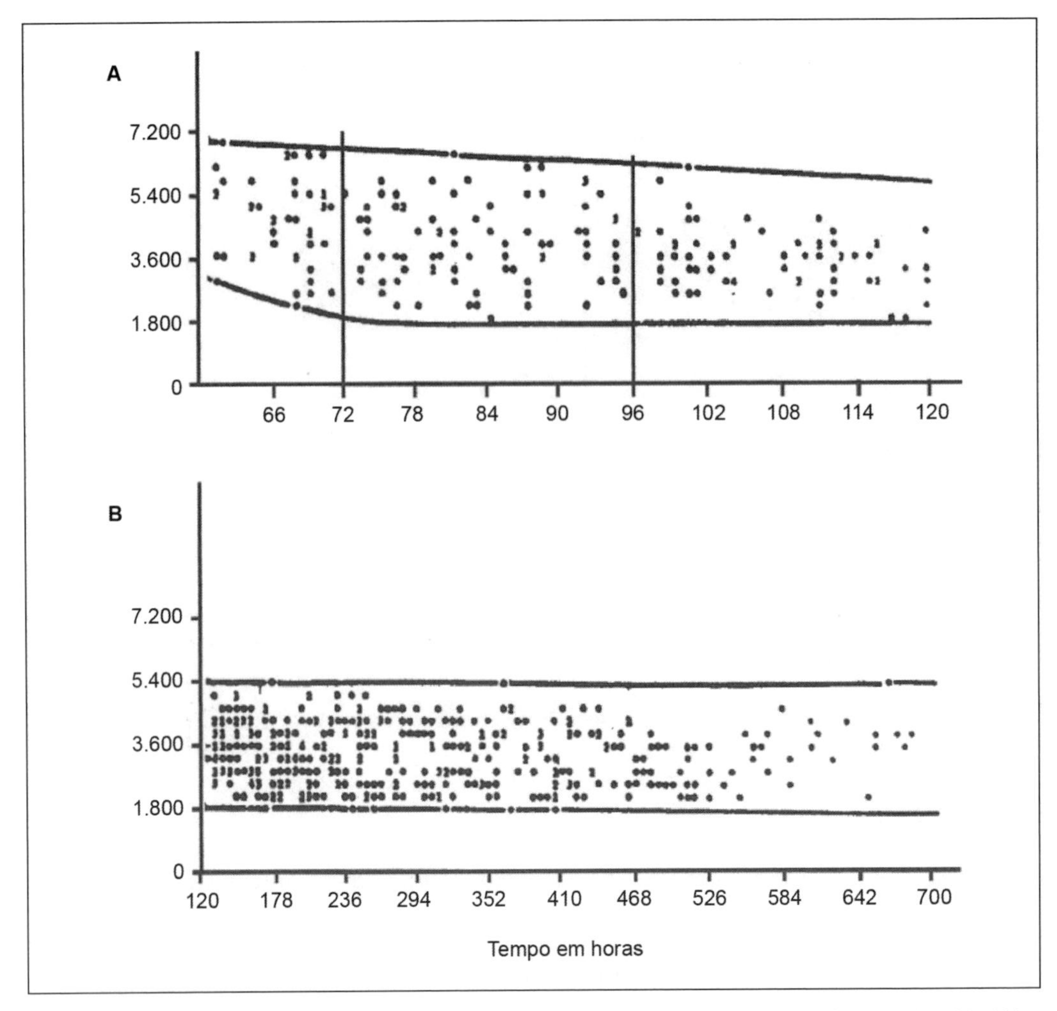

Fig. 22-2 Valores de referência da contagem total de neutrófilos entre 60 e 120 horas de vida (A) e 120 e 700 horas de vida (B).

gestacional e temos considerado celularidade normal quando < 20 células no termo e < 23 células no pré-termo, assim como proteinorraquia normal quando < 150 mg/mL no termo e < 200 mg/mL no pré-termo. A glicorraquia deve ser avaliada em comparação com a glicemia, devendo estar próximo a dois terços da glicemia, esta sendo quantificada por coleta capilar ou sérica concomitante à coleta do LCR.

TRATAMENTO

- **Suporte:** o tratamento da sepse inclui mais que antibioticoterapia. A dieta deve permanecer, sempre que possível, administrada preferencialmente com leite materno, sendo suspensa nos casos graves ou que cursem com sinais sugestivos de enterocolite necrosante. Quando apresentar desconforto respiratório, realizar saturometria

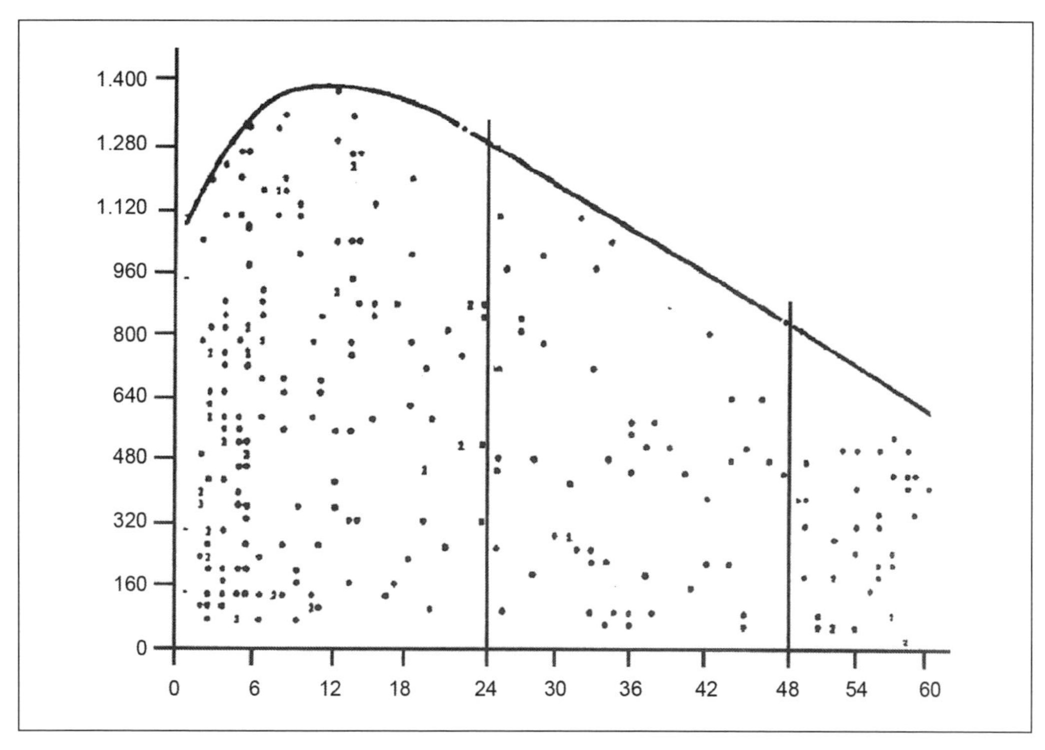

Fig. 22-3 Valores de referência para neutrófilos imaturos nas primeiras 60 horas de vida.

ou gasometria arterial para a análise dos gases e estabelecer o suporte ventilatório, conforme seja necessário, para manter a boa oxigenação. Realizar monitoração de peso, pressão arterial, diurese, densidade urinária e sinais clínicos hemodinâmicos; se detectado choque séptico, fazer tratamento específico. Corrigir distúrbios hidroeletrolíticos e ácido-básicos, quando necessário. Suporte hemoterápico com transfusão de concentrado de hemácias, plaquetas ou plasma fresco deve ser cuidadosamente indicado, sem nunca esquecer suas possíveis complicações. Considerar sempre a gravidade potencial de infecção em recém-nascidos e estar atento a informar a família sobre a real situação clínica do paciente e seus riscos.

- **Antibioticoterapia:** neste capítulo abordaremos principalmente o tratamento da sepse precoce. Sempre que diante de um recém-nascido com sepse, provável ou clínica, deverá ser iniciado esquema antibiótico. Nos casos de sepse clínica, considerar sempre a possibilidade de os sinais e sintomas serem referentes a outras condições próprias da faixa etária. Sempre que considerarmos o início de antibioticoterapia, devemos questionar-nos quanto aos possíveis agentes etiológicos, analisar a presença de fatores de riscos específicos para agentes, avaliar os esquemas antimicrobianos prévios, determinar se existe acometimento do sistema nervoso central, e fazer uso racional da antibioticoterapia, utilizando sempre um esquema que dê boa cobertura terapêutica aos possíveis agentes etiológicos, com menos efeitos adversos e menor custo. Sempre respeitar rigorosamente as doses por faixa etária e peso, vias de administração e intervalos, além de avaliar possíveis interações medicamentosas com outras medicações

Quadro 22-2 Modo de preparo e administração de antibióticos

Antibiótico	Apresentação	Diluição	Rediluição e infusão
Ampicilina	1 g	1 FA + 10 mL de AD	Infundir em 5 minutos EV
Penicilina cristalina	5.000.000 UI	1 FA + 7,5 mL de AD	Rediluir 1:10 com SG 5% e infundir em 30 minutos EV
Cefalotina	1 g	1 FA + 10 mL de AD	Infundir em 5 minutos EV
Oxacilina	500 mg	1 FA + 5 mL de AD	Rediluir 1:5 com SG 5% e infundir em 15 minutos EV
Gentamicina	40 mg/mL ou 80 mg/2 mL	—	Diluir 1:5 com SG 5% e infundir em 15 minutos EV Se IM, não é necessário diluir
Amicacina	100 mg/2 mL	—	Diluir 1:10 com SG 5% e infundir em 30 minutos EV Se IM, não é necessário diluir
Cefotaxima	1 g	1 FA + 10 mL de AD	Infundir em 5 minutos EV

em uso pelo paciente. As doses e o modo de preparo e administração dos antibióticos citados estão nos Quadros 22-2 e 22-3.

- **Sepse precoce:** temos utilizado um esquema combinado de penicilina cristalina com gentamicina em casos sem evidência de comprometimento do SNC e ampicilina com gentamicina se houver acometimento do SNC. Podemos substituir a gentamicina, associando amipicilina à amicacina em casos de sepse grave com evolução clínica desfavorável, ou nos casos maternos de corioamnionite ou infecções intraparto por provável agente Gram-negativo. Considerar a possibilidade de outros esquemas iniciais em casos nos quais as genitoras estivessem internadas em uso de antimicrobianos por muito tempo, antecedendo ao parto se recém-nascidos gravemente enfermos.
- **Sepse tardia:** o tratamento da sepse tardia quando o recém-nascido é admitido em emergências dá-se de maneira empírica, pois é pouco provável que conheçamos a flora microbiana dos hospitais de onde estas crianças provêm. Considerando a flora microbiana mais comum em nosso serviço, temos utilizado como segundo esquema a associação de amicacina com droga antiestafilocócica, como cefalotina e amicacina, em pacientes sem comprometimento do SNC e oxacilina e amicacina ou cefotaxima em pacientes com comprometimento do SNC. Considerar para a associação da droga antiestafilocócica a presença de fatores de risco para infecção estafilocócica, como cateter venoso central, lesões cutâneas e osteoarticulares, uso de ventilação mecânica e drenos torácicos. Não utilizamos em primeira linha a vancomicina, por desconhecermos o perfil de resistência de maneira empírica, sendo apenas prescrito após o isolamento de cepas de estafilococos oxacilino-resistentes. A utilização de outros esquemas envolvendo drogas, como piperacilina/tazobactam, ciprofloxacina e meropenem, deve ser criteriosamente discutida entre a equipe médica assistente e a CCIH, e provavelmente não serão prescritos em primeira ou segunda linhas quando da admissão em emergência. A duração do tratamento varia de 7 a 10 dias em casos sem meningite e de 14 a 21 dias se houver acometimento de sistema nervoso central.

Quadro 22-3 Doses de antibióticos preconizadas no IMIP para recém-nascidos por peso e idade pós-natal

Antibiótico	Via	Peso e idade pós-natal				
		< 1.200 g	1.200 – 2.000 g		> 2.000 g	
		0-4 semanas	0 a 7 dias	> 7 dias	0 a 7 dias	> 7 dias
Ampicilina Sem meningite Com meningite	EV/IM	50 mg/kg/dia 12/12 h 100 mg/kg/dia 12/12 h	50 mg/kg/dia 12/12 h 100 mg/kg/dia 12/12 h	100 mg/kg/dia 8/8 h 200 mg/kg/dia 8/8 h	100 mg/kg/dia 8/82 h 200 mg/kg/dia 8/8 h	100 mg/kg/dia 6/6 h 200 mg/kg/dia 6/6 h
Penicilina cristalina Sem meningite Com meningite	 EV/IM EV	50.000 U/kg/d 12/12 h 100.000 U/kg/d 12/12 h	50.000 U/kg/d 12/12 h 100.000 U/kg/d 12/12 h	100.000 U/kg/d 8/8 h 150.000 U/kg/d 8/8 h	100.000 U/kg/d 8/8 h 150.000 U/kg/d 8/8 h	100.000 U/kg/d 6/6 h 200.000 U/kg/d 6/6 h
Cefalotina	EV	40 mg/kg/dia 12/12 h	40 mg/kg/dia 12/12 h	100 mg/kg/dia 8/8 h	100 mg/kg/dia 8/8 h	100 mg/kg/dia 6/6 h
Oxacilina Sem meningite Com meningite	 EV/IM EV	50 mg/kg/dia 12/12 h 100 mg/kg/dia 12/12 h	50 mg/kg/dia 12/12 h 100 mg/kg/dia 12/12 h	100 mg/kg/dia 8/8 h 200 mg/kg/dia 8/8 h	100 mg/kg/dia 8/8 h 200 mg/kg/dia 8/8 h	100 mg/kg/dia 6/6 h 200 mg/kg/dia 6/6 h
Gentamicina	EV/IM	2,5 mg/kg/dia 24/24 h	5 mg/kg/dia 24/24 h	5 mg/kg/dia 24/24 h	5 mg/kg/dia 24/24 h	5 mg/kg/dia 24/24 h
Amicacina	EV/IM	15 mg/kg/dia 24/24 h	15 mg/kg/dia 24/24 h	15 mg/kg/dia 24/24 h	15 mg/kg/dia 24/24 h	15 mg/kg/dia 24/24 h
Cefotaxima	EV/IM	100 g/kg/dia 12/12 h	100 g/kg/dia 12/12 h	150 g/kg/dia 8/8 h	150 g/kg/dia 12/12 h	150 g/kg/dia 8/8 h

COMPLICAÇÕES

As complicações inerentes à sepse neonatal são frequentemente as mesmas que ocorrem em outras faixas etárias, no entanto alguns aspectos do manuseio podem ser específicos para recém-nascidos.

- **Choque séptico:** o tratamento da sepse, quando acompanhada de hipotensão e hipoperfusão tecidual resultando em hipóxia, pode ser reconhecido em recém-nascidos com taquicardia constante, dificuldade respiratória com queda de saturação, débito urinário reduzido, hipotensão, aumento do tempo de preenchimento capilar, pulsos periféricos fracos e alterações cutâneas como palidez ou cianose. O manuseio inicial do choque séptico envolve expansões volumétricas com 10 mL/kg em 10 minutos nos termos, podendo ser repetido até completar 60 mL/kg em 1 hora; para prematuros usar 10 mL/kg, porém em 60 minutos, podendo repetir até duas vezes. Se não há reversão do choque, iniciar drogas vasoativas como dopamina (dose inicial 5 a 15 mcg/kg/min) e dobutamina (dose inicial 5 a 15 mcg/kg/min). A utilização de hidrocortisona deve ser considerada em casos sem melhora. Alguns sinais de melhora do choque serão a diminuição do tempo de preenchimento capilar, aumento do débito urinário e da pressão arterial.
- **Coagulação intravascular disseminada (CIVD):** acompanha com frequência os casos de choque séptico, podendo manifestar-se com sangramento mucoso importante, hemorragias digestiva e pulmonar, hematúria, sangramentos em locais de punção venosa e coto umbilical, petéquias, equimoses e hepatoesplenomegalia. O tratamento específico envolve a transfusão de plasma fresco, plaquetas e fibrinogênio.

REFERÊNCIAS

Brierley J, Carcillo JA, Choong K et al. Clinical practice parameters for hemodynamic support of pediatric and neonatal septic shock: 2007 update from the American College of Critical Care Medicine. Crit Care Med 2009; 37(2):666-88.

Caldas J. Acurácia diagnóstica do leucograma, proteína C-reativa, interleucina-6 e fator de necrose tumoralalfa na sepse neonatal tardia. J Pediatr (RJ) 2008; 84(6):536-542.

Dulay AT, Buhimschi IA, Zhao G et al. Nucleated red blood cells are a direct response to mediators of inflammation in newborns with early-onset neonatal sepsis. Am J Obstet Gynecol 2008; 198(4):426.e1-9.

Ferraz S. Sepse Neonatal. In: Lima G, Braga T, Meneses J, eds. Neonatologia. Rio de Janeiro: Guanabara Koogan, 2004. p. 267-84.

Koenig J, Keenan W. Group B streptococcus and early-onset sepsis in the era of maternal prophylaxis. Pediatr Clin North Am 2009; 56(3):689-708.

Manroe BL, Weinberg AG, Rosenfeld CR, Browne R. The neonatal blood count in health and disease I. Reference values for neutrophilic cells. J Pediatr 1979; 95:89-98.

Robinson D, Kumar P, Cadichon S. Sepsis in the Emergency Department. CPEM 2008; 9(3):160-168.

Seale AC, Mwaniki M, Newton C, Berkley J. Maternal and early onset neonatal bacterial sepsis: burden and strategies for prevention in sub-Saharan Africa. Lancet Infect Dis 2009; 9(7):428-38.

CAPÍTULO 23

Hipóxia Neonatal

Danielle Cintra Bezerra Brandão • Taciana de Araújo Cerqueira

INTRODUÇÃO

A asfixia perinatal decorre da deficiência de oxigênio (hipóxia) aos tecidos e da falta de perfusão (isquemia) aos órgãos, podendo levar a manifestações de intensidades variáveis em diversos órgãos do feto e/ou neonato. A Academia Americana de Pediatria utiliza os seguintes critérios para diagnosticar a asfixia perinatal: acidemia metabólica ou mista em sangue de cordão umbilical (pH menor que 7), escore de Apgar de 0 a 3 por mais de 5 minutos, manifestações neurológicas no período neonatal (convulsões, hipotonia ou outras), disfunções orgânicas multissistêmicas, tais como alterações no sistema cardiovascular, gastrointestinal, pulmonar, hematológico ou renal.

Durante a última década, a asfixia perinatal foi responsável por 23% dos óbitos neonatais. A falta de pré-natal, a assistência inadequada ao parto e a ausência de profissionais treinados para realizar uma boa assistência neonatal em sala de parto contribuem para elevar o nascimento de recém-nascidos com hipóxia perinatal. O pediatra necessita de uma coleta adequada de informações sobre o pré-natal, o parto e o pós-natal para saber diagnosticar e conduzir o recém-nascido.

Etiologia

A asfixia perinatal pode ocorrer no período anteparto, no período intraparto e no pós-parto.

- Período anteparto
  - Causas maternas: diabetes materna, toxemia gravídica, nefropatias, doenças crônicas maternas, adolescente e idosa primíparas, insuficiência placentar.
  - Causas fetais: prematuro, retardo de crescimento intrauterino, malformações congênitas e infecção fetal.

- Período intraparto:
  - Condições placentárias: descolamento prematuro de placenta, placenta prévia.
  - Condições do parto: parto prolongado, prolapso de cordão, fórceps alto, uso de drogas depressoras na mãe, hipotensão materna, uso excessivo de ocitocina.
- Período pós-natal:
  - Sepse, crises severas e recorrentes de apneia, ducto arterial patente grande, doença pulmonar severa, doença cardíaca, distúrbios metabólicos.

Fiopatologia e quadro clínico

O feto em condições intrauterinas, quando sofre asfixia, apresenta elementos sugestivos de sofrimento fetal agudo, tais como diminuição dos movimentos fetais, líquido amniótico com mecônio, arritmia cardíaca e alterações de frequência cardíaca fetal. Após o nascimento, há um envolvimento multissistêmico. Os órgãos mais acometidos são cérebro, pulmões, coração, rins, adrenais e intestino.

- Cardiovascular: a isquemia miocárdica transitória pode ocorrer na asfixia perinatal, caracterizada por sinais de insuficiência cardíaca congestiva.
- Pulmonar: na hipóxia perinatal, é comum a manutenção da circulação fetal, também conhecida como hipertensão pulmonar persistente, mais comum em recém-nascidos a termo e pré-termo tardio. Podem ocorrer e intensificar a síndrome do desconforto respiratório (SDR) no recém-nascido prematuro, pois o evento da asfixia compromete a síntese e liberação do surfactante, favorecendo casos graves de SDR. A síndrome da aspiração meconial ocorre principalmente em neonatos a termo em sofrimento fetal agudo, cujo mecônio foi liberado no ambiente intrauterino. A hemorragia e o edema pulmonar também são complicações da asfixia perinatal.
- Renal: o baixo fluxo renal acarreta oligúria (diurese menor que 1 mL/kg/hora). Inicialmente, a insuficiência é pré-renal, e depois evolui para renal, apresentando necrose tubular aguda. Algumas alterações no sistema genitourinário podem ser encontradas, tais como a bexiga neurogênica, a bexiga palpável com oligúria e recém-nascido clinicamente hidratado. A hiperpotassemia é um achado frequente nos recém-nascidos que sofreram asfixia pela insuficiência renal.
- Endócrino: a lesão cerebral pode acarretar a secreção inadequada do hormônio antidiurético, levando à oligúria nas primeiras 72 horas de vida, o neonato aumenta de peso, ocorre edema, hiponatremia com sódio menor que 120 (hiponatremia diluicional) e há uma resposta terapêutica à restrição hídrica.
- Gastrointestinal: a isquemia intestinal predispõe a enterocolite necrosante. O jejum é importante até a estabilização do quadro clínico.
- Hematológico: sangramentos são encontrados em neonatos que sofreram asfixia grave, pois há risco de coagulação intravascular disseminada com lesão de vasos sanguíneos; o fígado pode não produzir os fatores de coagulação, bem como a medula óssea pode não produzir as plaquetas (plaquetopenia).
- Metabólicos: durante o processo de asfixia perinatal há um grande consumo de glicose. Isto ocorre pela liberação de catecolaminas com depleção do glicogênio hepático e um estado de hiperinsulinismo inexplicado. Outra alteração esperada é a hipocalcemia. Tanto a hipoglicemia como a hipocalcemia podem causar convulsões, e a correção dos

distúrbios metabólicos é importante para estabilização do quadro convulsivo. Nos casos graves de asfixia, encontra-se uma acidose metabólica decorrente da glicólise anaeróbia, com produção de lactato e consequente acidemia metabólica com níveis de bicarbonato abaixo de 10, e é necessária a sua correção para melhorar a perfusão e oxigenação dos órgãos e evitar a lesão cerebral.

- Cérebro: a encefalopatia hipóxico-isquêmica (EIH) é um estágio avançado da hipóxia-isquemia tecidual, e nos casos graves é comum lesão cerebral. A lesão neuropatológica difere com a idade gestacional: no recém-nascido a termo predomina a lesão neuronal; no pré-termo predominam lesões da substância branca periventricular. A EIH é a síndrome clínica mais temida e tem manifestações variáveis. Sarnat e Sarnat estabeleceram critérios para avaliar a gravidade e a evolução da lesão cerebral em recém-nascido com mais de 36 semanas de idade gestacional através de três estágios (Quadro 23-1):
  - Estágio I: recém-nascido é hiperalerta, costuma ser favorável a evolução, asfixia leve.
  - Estágio II: recém-nascido se encontra letárgico, asfixia moderada. Vinte por cento de sequelas.
  - Estágio III: recém-nascido evolui com estupor, asfixia grave, taxa elevada de óbito e 100% de sequelas.

Diagnóstico

A história clínica do pré-natal e o período do parto e nascimento do recém-nascido são fundamentais para o diagnóstico da asfixia perinatal. Durante o período anteparto e do parto, alterações na frequência cardíaca fetal e no ritmo cardíaco são dados sugestivos de sofrimento fetal. A microanálise do sangue fetal do cordão umbilical constata diminuição do Ph e da PO_2, com aumento da PCO_2. Após o nascimento, alguns exames complementares podem ajudar no manuseio do recém-nascido com hipóxia:

- Raios X de tórax para avaliação do pulmão e da área cardíaca, assim como eletrocardiograma.
- Gasometria para avaliar alterações respiratórias e metabólicas. A asfixia perinatal grave pode evoluir com acidose metabólica que necessita de correção com bicarbonato de sódio.
- Bioquímica com dosagem de cálcio, magnésio, sódio e potássio séricos é fundamental para correção de possíveis distúrbios metabólicos.
- Nos casos de insuficiência hepática, a dosagem da função hepática, tal como transaminases, tempo parcial de tromboplastina, tempo de protrombina e albumina, se faz necessária.
- Avaliação da função renal com dosagem de ureia e creatinina e monitoração da diurese.
- Hemograma com plaquetas para avaliar consumo de hemoglobina e plaquetas na CIVD.
- Nos casos específicos de encefalopatia hipóxico-isquêmica (EHI), podem-se realizar exames específicos, tais como: eletroencefalograma informando a localização da injúria cerebral e a severidade; ultrassonografia transfontanela para avaliar hemorragia intracraniana e leucomalacia periventricular; tomografia computadorizada e ressonância magnética para ajudar a delinear as lesões cerebrais.

Quadro 23-1 Estágios da encefalopatia hipóxico-isquêmica – Sarnat e Sarnat

	Estágio 1 (leve)	Estágio 2 (moderada)	Estágio 3 (grave)
Nível de consciência	Hiperalerta	Letargia	Torpor e coma
Movimentos espontâneos	Aumentados	Diminuídos	Diminuídos ou ausentes
Tônus muscular	Normal ou hipertonia leve	Hipotonia leve	Flacidez
Postura	Flexão distal suave	Flexão distal forte	Descerebração intermitente
Reflexos complexos	Normais	Diminuídos	Ausentes
Função autonômica	Predomínio do simpático	Predomínio do parassimpático	Ambos deprimidos
Pupilas	Midriáticas	Mióticas	Médias, pouco reativas, anisocoria
Respiração	Espontânea	Espontânea ou apneias ocasionais	Periódica ou apneias
Frequência cardíaca	Taquicardia	Bradicardia	Variável
Secreção brônquica e salivar	Escassa	Abundante	Variável
Motilidade gastrintestinal	Normal ou diminuída	Aumentada, diarreia	Variável
Convulsões	Ausentes	Frequentes (focal ou multifocal)	Descerebração
EEG	Normal	Baixa voltagem espículas focais e multifocais	Periódico, com fases isoelétricas ou isoelétrico
Duração dos sintomas	Menos de 24 horas	2 a 14 dias	Horas a semanas
Prognóstico neurológico	Normal	80% normal, alterado se sintomas persistem por mais de 5 a 7 dias	50% de óbito e o restante com sequelas

Fonte: Sarnat HB, Sarnat MS. Neonatal encephalopaty following fetal distress: A clinical and eletroencephalographic study. Arch Neurol 1976; 33:696-705.

Tratamento

MEDIDAS DE SUPORTE VITAL

- **Manuseio mínimo:** manter o ambiente ao redor com o menor nível possível de luz e ruído.
- **Ventilação e oxigenação:** é necessário um suporte ventilatório para a estabilização do recém-nascido. Dependendo da gravidade, o suporte pode variar desde Hallo a ventilação mecânica. Manter PaO_2 de 50 a 70 mmHg e $PaCO_2$ entre 35-50 mmHg e pH ≥ 7,30. A hiperoxia pode promover redução do fluxo sanguíneo cerebral ou potencializar a lesão de reperfusão causada pelo acúmulo de radicais livres. A hipercapnia pode causar acidose e vasodilatação cerebral. A hipocapnia excessiva pode diminuir o fluxo sanguíneo cerebral.

- **Controle da temperatura:** evitar hipertermia, pois sua ocorrência pode aumentar o consumo de oxigênio. Manter temperatura na faixa de normalidade. O uso de hipotermia com a intenção de diminuir o metabolismo cerebral ainda é um tema controverso, porém bastante estudado.
- **Controle hemodinâmico:** a cardiopatia isquêmica causada pela lesão asfíxica provoca diminuição da contratilidade cardíaca e do débito cardíaco. Os recém-nascidos que sofreram asfixia perinatal grave apresentam perda da autorregulação do fluxo sanguíneo cerebral, e a elevação da pressão arterial pode levar ao hiperfluxo cerebral, aumentando o risco de lesões hemorrágicas, sobretudo em neonato prematuro. Quando necessário, o uso de drogas vasopressoras está indicado para assegurar uma pressão de perfusão efetiva. A dobutamina na dose de 5 a 20 mcg/kg por minuto é uma boa opção para tratar a hipotensão. A dopamina poderá ser também associada na dose 5 a 15 mcg/kg/min, caso não haja controle da pressão arterial. Deve-se reservar o uso de expansores para casos de persistência de sinais de falência cardiocirculatória.
- **Hidroeletrolítico e metabólico:** a hipocalcemia é uma alteração comum e pode comprometer a contratilidade cardíaca e causar crises epilépticas. A hipoglicemia também é frequente e os níveis glicêmicos devem ser mantidos dentro da faixa de normalidade. Rastreio da glicemia por meio do Dextrostix com 3, 6, 12 e 24 horas de vida.
- **Suporte renal:** o dano renal ocorre com certa frequência por diminuição da perfusão renal. Pode evoluir tanto com oligúria como com poliúria. O princípio básico para melhorar a perfusão renal é a manutenção adequada da hemodinâmica cardiocirculatória. Caso a oligúria persista por mais de 12 a 24 horas, iniciar expansão com soro fisiológico a 0,9% em 1 hora, seguida de 1 mg/kg por dia de furosemida (Lasix®). Se ocorrer a diurese, confirma a lesão pré-renal. Quando o diagnóstico se tratar de lesão renal, é necessário restringir a quota de líquido da via parenteral, deixando em torno de 40 mL/kg/dia e aumentar a furosemida progressivamente (2 a 6 mg/kg por dia). Evitar a infusão de potássio.
- **Restrição hídrica:** para atenuar o edema cerebral e prevenir a SIADH, utilizam-se 60 a 80% da QH basal nas primeiras 72 horas de vida, com aumento cauteloso posteriormente. Vigiar diurese e não permitir que a restrição hídrica agrave a isquemia renal.
- **Suporte nutricional:** deve haver um jejum de 48 a 72 horas de vida após o nascimento de um recém-nascido que sofreu asfixia grave, pelo risco de enterocolite necrosante. Só iniciar a dieta com estímulo trófico com leite materno da própria mãe, de preferência, e após estabilização hemodinâmica.

TRATAMENTO DAS CRISES CONVULSIVAS

As convulsões ocorrem precocemente na evolução clínica da encefalopatia hipóxico-isquêmica, e são focais ou multifocais. As seguintes drogas são utilizadas no tratamento das crises convulsivas (Quadro 23.2)

- **Fenobarbital:** é a droga de primeira escolha. O fenobarbital (Fenocris®) é administrado com dose de ataque de 20 mg/kg EV. Se persistirem as crises, a cada 15 minutos, administrar dose adicional de 10 mg/kg até completar o total de 40 mg/kg/dose. Tais níveis deixam o paciente sedado. A dose de manutenção é realizada com 3 a 5 mg/kg/dia de 12/12 horas. Na maioria das vezes controla-se a crise apenas com o uso do fenobarbital. Na impossibilidade de usar o fenobarbital venoso, podemos utilizar o fenobarbital IM (Gardenal®) na dose de ataque de 25 mg/kg/dose, podendo também ser administrados até 45 mg/kg/dose intramuscular.

Quadro 23-2 Doses de ataque de anticonvulsivantes e apresentações de medicações

Nome	Nome comercial e apresentação	Dose de ataque
Fenobarbital	Gardenal® IM (1 mL/200 mg) Fenocris® (2 mL/200 mg)	25 mg/kg–45 mg/kg 20 mg/kg–40 mg/kg
Fenitoína	Hidantal® (50 mg/mL)	20 mg/kg
Midazolam	Dorminid® (3 mL/15 mg)	0,15 mg/kg

- **Fenitoína:** se após completar a dose de fenobarbital de 40 mg/kg não tiver ocorrido o controle das convulsões, utilizamos a fenitoína. A dose de ataque é de 15 a 20 mg/kg endovenosos lentamente, na velocidade de 1 mg/kg/minuto. Após 24 horas, faz-se a manutenção com 5 a 10 mg/kg/dia de 12/12 horas. Assim que possível, suspender a fenitoína (Hidantal®) e manter apenas o fenobarbital como droga única de manutenção.
- **Midazolam:** é utilizado quando não há resposta ao uso do fenobarbital e da fenitoína. É a terceira droga de escolha, usada nos casos de mal convulsivo. Iniciar com a dose de ataque de 0,15 mg/kg, por via endovenosa em 5 minutos, seguida da dose em infusão contínua que varia de 0,1 a 0,4 mg/kg/hora. Nome comercial: Dorminid®.

*** Deve-se estar atento ao risco de depressão respiratória causada por estas drogas.**

PREVENÇÃO DA MORTE NEURAL TARDIA

Todas as medidas para prevenção da morte neural ainda estão em fase de estudo e não devem ser aplicadas na prática: fenobarbital em altas doses, bloqueadores de canais de cálcio, varredores de radicais livres e hipotermia seletiva. O que estes estudos têm mostrado é que estas medidas são neuroprotetoras e interromperiam a cascata de eventos que levam ao dano neuronal. Porém, necessitam de mais estudos.

PROGNÓSTICO

O prognóstico do recém-nascido depende basicamente da intensidade e da duração do processo asfíxico. Quanto maior o período da síndrome neurológica, quanto mais precoce forem as crises convulsivas e mais intensa a hipotonia, pior será o prognóstico.

REFERÊNCIAS

Hill A. Neonatal seizures. Pediatr Ver 2000; 21:117-21.

Glass HC, Glidden D, Jeremy RJ et al. Clinical neonatal seizures are independently associated with outcome in infants at risk for hypoxic-ischemic brain injury. J Pediatric 2009; 155(3):318-23.

Jesen FE. Neonatal Seisures: an update on mechanisms ans management. Clin Perinat 2009; 36:881-900.

Meneses JA. Asfixia perinatal e encefalopatia hipóxico-isquêmica. In: Lima G, Duque T, Meneses JA. Neonatologia IMIP. Rio de Janeiro: Medsi, 2004. p. 307-313.

Santos AMN, Miyoshi MH. Asfixia Perinatal: cuidados pós-reanimação. In: Kopelman BI. Diagnóstico e tratamento em neonatologia. São Paulo: Ed. Atheneu, 2004. p. 39-43.

Santos AMN, Miyoshi MH. Encefalopatia hipóxico-isquêmica. In: Kopelman BI. Diagnóstico e tratamento em neonatologia. São Paulo: Ed. Atheneu, 2004. p. 565-71.

Shankaran S. The postnatal management of the asphyxiated term infant. Clin Perinat 2002; 29(4):675-82.

Volpe JJ. Hypoxic-isquemic Encefalopathy. In: Volpe JJ. Neurology of the newborn. 4th ed. Philadelphia: WB Saunders, 2001. p. 217-394.

CAPÍTULO 24

Desconforto Respiratório no Período Neonatal

Danielle Cintra Bezerra Brandão • Maria Maia Vieira de Freitas
Manuela Carvalho de Abreu e Lima

INTRODUÇÃO

O desconforto respiratório é uma manifestação clínica frequente em recém-nascidos (RN) atendidos em emergências pediátricas. A história clínica materna tem grande importância para realizar o diagnóstico da doença causadora do desconforto respiratório, antecipando ao neonatologista inúmeras complicações no período neonatal. As condições de nascimento e o tempo de vida do recém-nascido também são fundamentais para a formulação do diagnóstico diferencial.

As manifestações clínicas do desconforto respiratório são: taquipneia, bradipneia ou apneia, gemido respiratório, batimento de asas do nariz, tiragens intercostais, subcostais e de fúrcula. O boletim de Silverman-Anderson (BSA) ajuda na interpretação do desconforto respiratório. Notas acima de 4 sugerem dificuldade respiratória moderada a grave (Fig. 24.1).

A abordagem de um recém-nascido com desconforto respiratório deve ser realizada imediatamente, pois a terapêutica apropriada e precoce evita a evolução do comprometimento respiratório, melhorando assim o prognóstico. O pediatra, ao se deparar com um recém-nascido com sinais clínicos de insuficiência respiratória, tais como apneia prolongada, cianose que não melhora com oxigênio, aumento do desconforto respiratório, respiração irregular, presença de taquicardia, hipotensão e má-perfusão, tem que indicar um suporte respiratório adequado. A assistência ventilatória no período neonatal pode ser realizada por meio do cateter nasal, CPAP nasal, capacete (Hallo) ou tubo traqueal com ventilação mecânica. A escolha do suporte respiratório irá depender da avaliação criteriosa de cada caso. Os exames iniciais que devem ser solicitados são:

- Gasimetria arterial: indicada a coleta em desconfortos respiratórios com BSA maior que 3, avalia os distúrbios ventilatórios, a adequação da oxigenação e o estado ácido-básico do paciente.

Boletim de Silverman-Andersen					
Movimentos de tórax e abdome	Retração costal inferior	Retração xifoide	Batimento de asas do nariz	Gemido expiratório	Nota (somar)
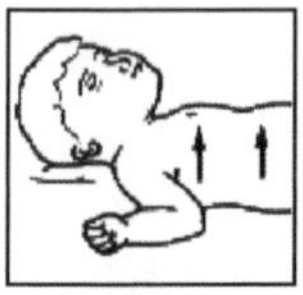 Sincronismo	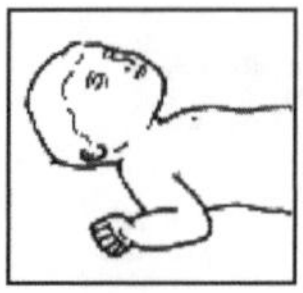 Retração ausente ou mínima	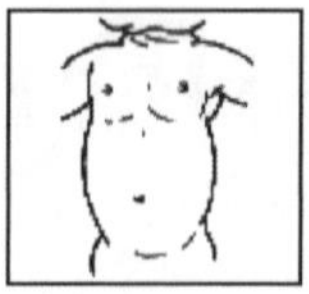	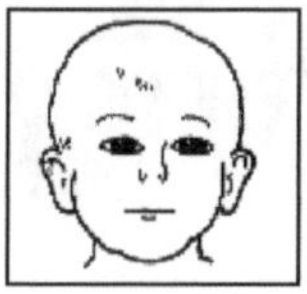 Ausente	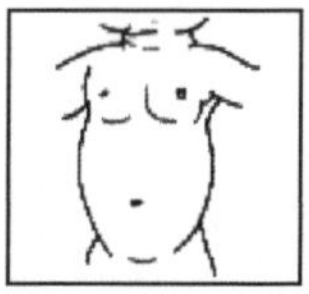 Ausente	0
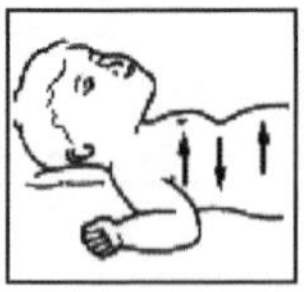 Declínio inspiratório	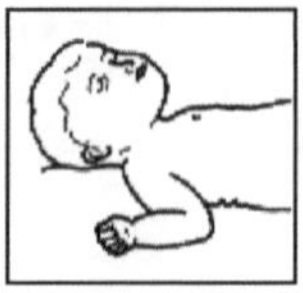 Retração leve ou moderada	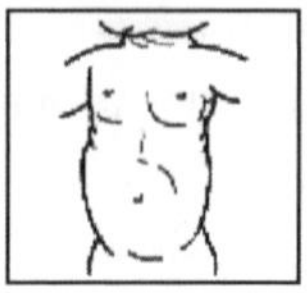	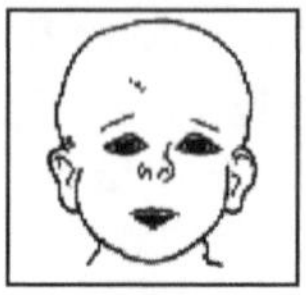 Discreto	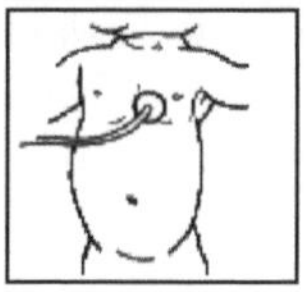 Audível com estetoscópio	1
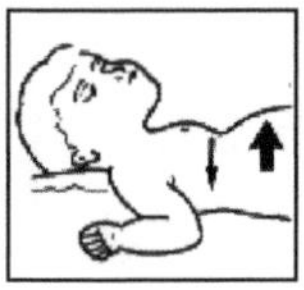 Balancim	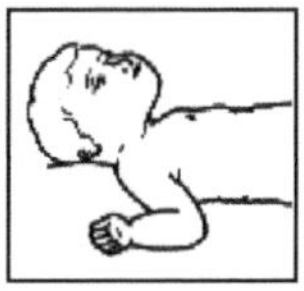 Retração intensa	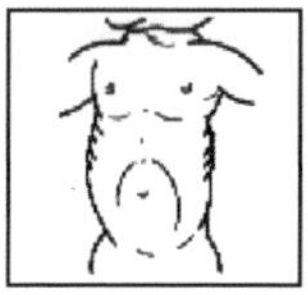	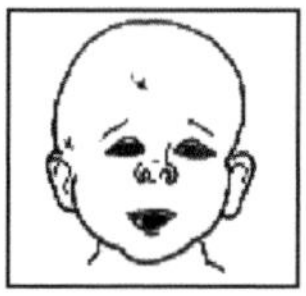 Intenso	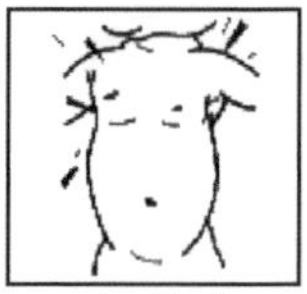 Audível sem estetoscópio	2

Fig. 24-1 Boletim de Silverman-Andersen.

- Raios X de tórax.
- Hemograma com plaquetas.
- Proteína C-reativa.
- Glicemia e dextrostix.
- Exames específicos caso a caso.

São várias as doenças que se expressam no período neonatal sob a forma de desconforto respiratório. Embora a maioria das causas seja de origem pulmonar, existem também causas extrapulmonares, como problemas cardiovasculares, neuromusculares, metabólicos, hematológicos e mecânicos. O tratamento específico e a condução dependem da patologia de cada paciente.

CAUSAS PULMONARES

As doenças pulmonares são as principais causas de internamento no período neonatal. Nos prematuros, principalmente de muito baixo peso, as patologias respiratórias são responsáveis por mortalidade e morbidade. Entretanto, o progresso da medicina e o conhecimento da fisiopatologia respiratória têm-nos proporcionado novas estratégias diagnósticas e terapêuticas na condução das doenças respiratórias, ressaltando corticoide antenatal, terapêutica com surfactante exógeno pulmonar e novas modalidades respiratórias.

O nascimento prematuro invariavelmente interfere no desenvolvimento morfológico e funcional do pulmão. Durante a vida intrauterina ocorre uma série de fases que culminam em desenvolvimento estrutural, bioquímico e neuromuscular do aparelho respiratório.

DESENVOLVIMENTO PULMONAR

O desenvolvimento pulmonar tem início na fase embrionária e se estende até 8 anos de idade pós-natal. Divide-se em cinco fases:

1. Fase embrionária: a partir de 4 semanas de gestação, há um broto que dará origem a laringe e a traqueia, dividindo-se em dois brônquios-fontes: direito e esquerdo.
2. Período pseudoglandular: período de 7 a 16 semanas. Ocorre o surgimento das vias aéreas inferiores. Após a 16ª semana não ocorrem mais divisões e os brônquios e bronquíolos só crescem em tamanho. Alterações neste período podem resultar em anormalidades, como cisto brônquico e enfisema lobar congênito. Ao redor de 7 semanas de gestação ocorre a formação do diafragma; caso o diafragma não feche completamente, as alças intestinais podem ocupar a cavidade torácica e acarretar a hérnia diafragmática.
3. Período canalicular: entre 17 e 26 semanas, ocorre o desenvolvimento dos bronquíolos intra-acinares. Formam-se as estruturas básicas de trocas gasosas, há o desenvolvimento dos capilares e a formação do tecido conectivo. Com 20 semanas, as células epiteliais (pneumócitos tipo I) e os pneumócitos tipo II são encontrados, porém ainda não produzem o surfactante.
4. Período sacular: há o início em torno de 27 semanas e continua até 35 semanas. Ocorre um aumento das áreas de contato do ar com o sangue e aumento do volume pulmonar. Por volta de 30 semanas evidenciam-se algumas estruturas alveolares. Alguns estudos demonstram que, após o nascimento, alguns sáculos funcionam como alvéolos.
5. Período alveolar: a partir de 37 semanas a 3 anos pós-natal. Há uma expansão de superfície de trocas gasosas através da mudança da estrutura sacular para alveolar. O tecido conectivo desaparece e há uma invasão dos capilares. Com cerca de 40 semanas, existem cerca de 50 milhões de alvéolos.

Dados maternos, perinatais e características do RN são importantes no diagnóstico diferencial do desconforto respiratório. A prematuridade, por exemplo (principalmente menor que 34 semanas), tem grande relação com a síndrome do desconforto respiratório. Febre materna, infecção urinária, corioamnionite e bolsa rota maior que 18 horas sugerem infecção ou pneumonia pelo *Streptococcus* do grupo B. Em parto cesariano em prematuro tardio e RN de termo, pensar em taquipneia transitória do recém-nascido e hipertensão pulmonar persistente. As condições e o tipo de parto ajudam a formular possíveis diagnósticos. O sofrimento fetal agudo e o líquido meconial podem estar relacionados com insuficiência respiratória por síndrome de aspiração meconial.

SÍNDROME DO DESCONFORTO RESPIRATÓRIO

A síndrome do desconforto respiratório (SDR), anteriormente conhecida como doença da membrana hialina, acomete primariamente recém-nascidos prematuros (RNPT). Sua incidência é inversamente proporcional à idade gestacional, sendo afetados cerca de 50%

dos RNPT com peso ao nascimento menor que 1.500 g e em torno de 60 a 80% dos prematuros com menos de 28 semanas de idade gestacional, reduzindo para 15 a 30% daqueles entre 32 e 36 semanas e aproximadamente 5% na 37ª semana. Há maior incidência em recém-nascidos de mães diabéticas, gestação múltipla, parto cesáreo, asfixia perinatal, sexo masculino, raça branca, história prévia de RN acometido e hemorragias maternas no último trimestre. O risco de SDR é reduzido em hipertensão crônica ou hipertensão associada à gestação, mães usuárias de opioides, rotura prolongada das membranas e uso antenatal de corticosteroides.

Fisiopatologia

A deficiência de surfactante, tanto em quantidade quanto em qualidade, é a causa primária da síndrome do desconforto respiratório, pois a presença desta substância no interior dos alvéolos reduz a tensão superficial na interface ar-líquido e auxilia na manutenção da estabilidade alveolar pela prevenção do colapso no final da expiração. Ele é composto por lipídios (90%) e proteínas (10%), destacando-se as apoproteínas SP-A, SP-B, SP-C e SP-D. Sua produção tem início na 20ª semana, atingindo concentrações similares ao recém-nascido a termo após a 35ª semana de gestação.

A deficiência da síntese ou da liberação do surfactante, juntamente com unidades respiratórias pequenas e uma parede torácica muito complacente, produz atelectasias e resulta na má ventilação-perfusão (V/Q), levando à hipoxemia. A redução da complacência pulmonar, pequeno volume corrente, aumento do espaço morto fisiológico, aumento do trabalho respiratório e ventilação alveolar insuficiente eventualmente resultam em hipercapnia. A combinação de hipercapnia, hipóxia e acidose produzem vasoconstrição arterial pulmonar com aumento do *shunt* direito-esquerdo através do forame oval e ducto arterioso e no interior do próprio pulmão. O fluxo pulmonar fica reduzido, as lesões isquêmicas das células produtoras de surfactante e do leito vascular resultam em efusão de material proteico no interior dos espaços alveolares.

Quadro clínico

O recém-nascido apresenta dificuldade respiratória desde o nascimento. Observa-se dispneia, respiração rápida e superficial (> 60 ipm), gemência, retrações intercostais e subcostais, batimento de asas de nariz, cianose não responsiva à administração de oxigênio, com pico por volta das 36 a 48 horas e melhora progressiva até 72 horas. Na ausculta pulmonar existe uma diminuição global do murmúrio vesicular.

Esse desconforto respiratório pode ser quantificado pelo BSA; quanto mais elevada a pontuação, mais grave o desconforto respiratório. Nos casos de má evolução, os sinais clínicos acentuam-se com crises de apneia e deterioração do estado hemodinâmico e metabólico. Apneia e respiração irregular são sinais de necessidade de intervenção imediata. Durante esse período, algumas complicações podem surgir, como pneumotórax, *shunt* através do ducto arterioso, hemorragia intracraniana, infecção secundária, distúrbios metabólicos até choque, complicações estas mais frequentes nos casos mais graves.

Diagnóstico

A ocorrência de parto prematuro, a história materna pré-natal, a identificação de fatores de risco mais determinantes, o curso clínico, a radiografia de tórax e a gasometria arterial ajudam a estabelecer o diagnóstico clínico. A radiografia de tórax típica mostra infiltrado reticu-

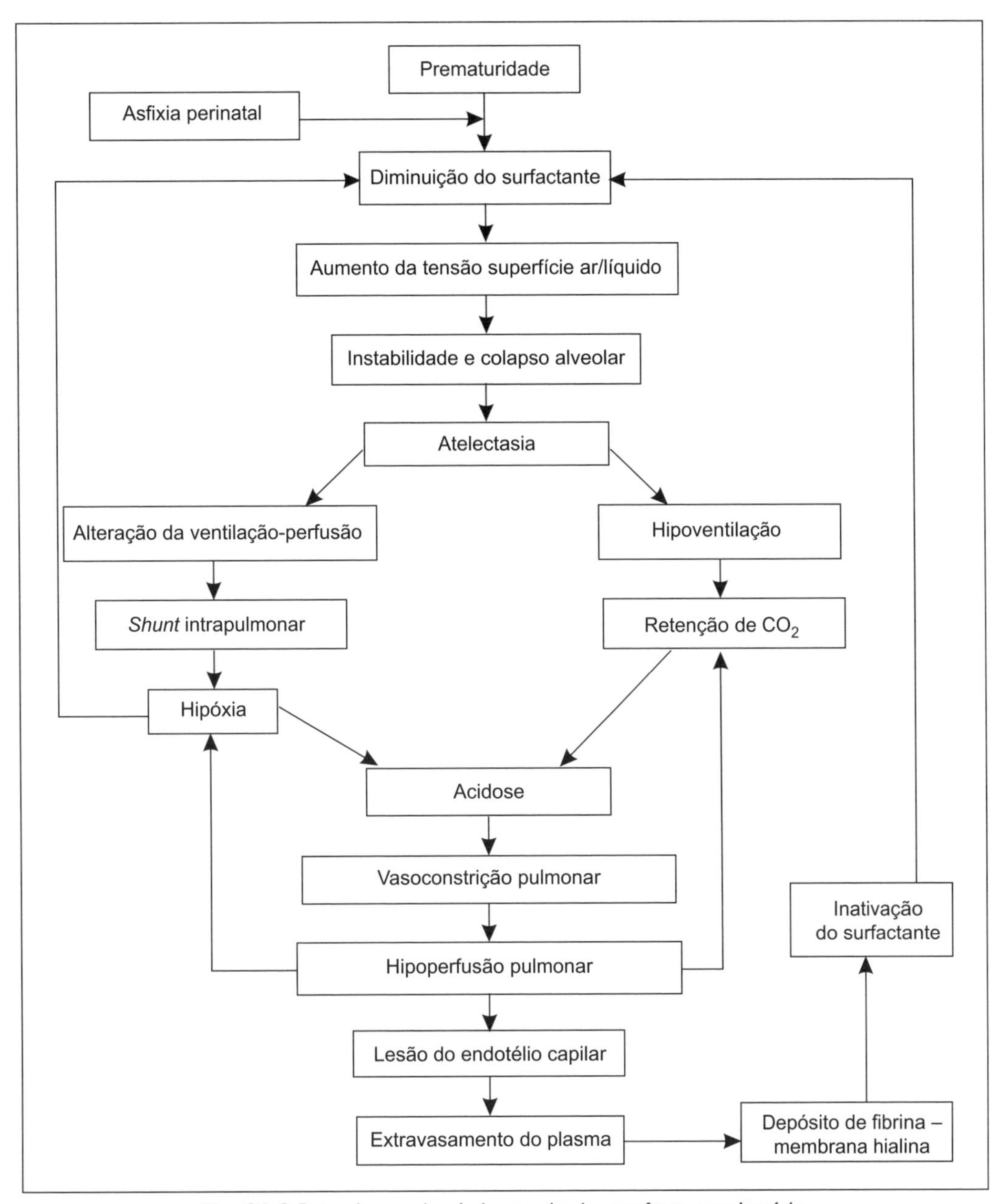

Fig. 24-2 Patogênese da síndrome do desconforto respiratório.

logranular difuso distribuído de maneira uniforme (aspecto de "vidro fosco ou vidro moído"), broncograma aéreo periférico e aumento de líquido pulmonar. Os prematuros extremos podem apresentar poucas alterações radiológicas pela imaturidade de seus pulmões, com número reduzido de alvéolos, ou radiografia normal, com o padrão típico se desenvolvendo após 6 a 12 horas. A gasometria arterial revela hipoxemia importante, associada à hipercapnia com a evolução do quadro. A acidose, inicialmente respiratória, pode evoluir para acidose mista.

Quadro 24-1 Diagnóstico radiológico da síndrome do desconforto respiratório

Grau I	Aspecto reticulogranular leve, pequena quantidade de broncograma aéreo, que não chega até borda cardíaca, e imagem cardíaca normal
Grau II	Aspecto reticulogranular moderado, broncograma aéreo já fora do mediastino, chegando até borda cardíaca, e imagem cardíaca normal
Grau III	Aspecto reticulogranular mais grave, broncograma aéreo alcançando a periferia, e imagem cardíaca pouco visível
Grau IV	Opacificação completa dos campos pulmonares e imagem cardíaca não visualizada

De acordo com o comprometimento dos campos pulmonares evidenciado na radiografia de tórax, a SDR pode ser classificada baseando-se na presença do aspecto reticulogranular, na quantidade de broncograma aéreo e no aspecto da imagem cardíaca, em graus I, II, III e IV (Quadro 24-1).

Tratamento

SUPORTE

O tratamento precoce de suporte nos RNMBP, especialmente o tratamento da acidose, hipóxia, hipotensão e hipotermia, reduz a gravidade da SDR. Dessa maneira, o recém-nascido necessita de admissão em UTI em ambiente neutro, suporte hidroeletrolítico e nutricional e monitoração contínua.

SUPORTE RESPIRATÓRIO

CPAP (pressão positiva contínua em vias aéreas)

O uso de CPAP vem sendo muito estimulado com o intuito de minimizar a lesão pulmonar. Exerce importante função fisiológica por meio do aumento da capacidade residual

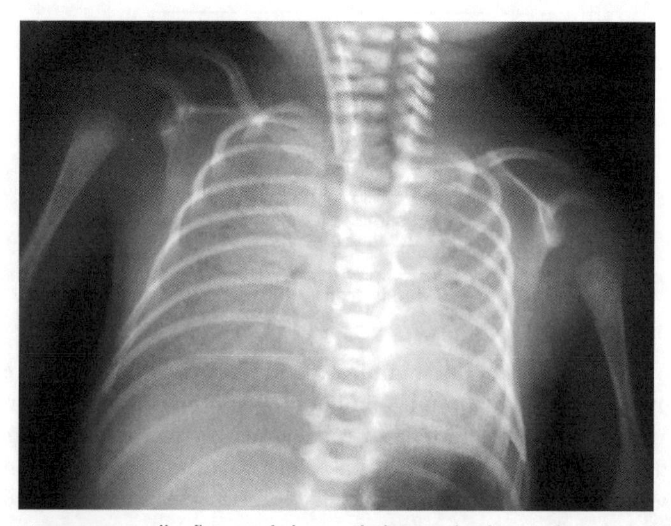

Fig. 24-3 Prematuro em ventilação mecânica e síndrome do desconforto respiratório grau III.

funcional e promoção do crescimento pulmonar do RNPT. Também promove melhora da complacência pulmonar, reduz a resistência de vias aéreas, aumentando seu diâmetro e mantendo-as abertas, diminui a frequência respiratória, melhora a aposição do diafragma e sua contratilidade e apresenta papel na conservação do surfactante exógeno.

Inicia-se com os seguintes parâmetros: PEEP de 5 cm de H_2O, FIO_2 0,4 a 0,5 e fluxo de 8 L/min. De acordo com a resposta clínica e por meio da determinação da saturação de oxigênio contínua, feita pela oximetria de pulso e gasometria, esses parâmetros poderão ser modificados. Naqueles casos com insuficiência respiratória grave, caracterizada por hipóxia acentuada com PaO_2 abaixo de 50 mmHg apesar de FIO_2 80 a 100%, e acidose respiratória grave ($PaCO_2$ > 60 mmHg), a ventilação mecânica deve ser indicada.

Ventilação mecânica assistida (VMA)

Indicações para VMA:

- pH do sangue arterial < 7,20.
- PCO_2 do sangue arterial > 60 mmHg.
- PO_2 do sangue arterial < 50 mmHg com oxigênio na concentração de 70 a 100%.
- Apneia persistente.
- RNPT com SDR intubado em sala de parto e que não suporta a extubação.

Deve-se proceder a intubação traqueal com tubo orotraqueal adequado (Quadro 24.2), FIO_2 mínima para manter saturação acima de 89%, fluxo 6 a 8 L/min, PEEP 5 a 6 cm de H_2O, pressão inspiratória (PIP) mínima necessária para boa expansibilidade torácica (15 a 25 cm H_2O), tempo inspiratório (TI) 0,4 a 0,5 segundo e frequência respiratória entre 30 e 40 incursões por minuto.

Surfactante exógeno

Todas as evidências científicas apontam para o benefício do seu uso precoce, principalmente quando administrado nas primeiras 2 horas de vida. Aumenta dramaticamente a sobrevida, com decréscimo de 30 a 40% dos óbitos de RN com SDR, e reduz a incidência de escape de ar pulmonar, mas não diminui de modo consistente a incidência de DBP. Efeitos imediatos incluem melhora dos gradientes de oxigenação alvéolo-arterial, redução da pressão média das vias aéreas no ventilador, aumento da complacência pulmonar e melhora do padrão radiológico. O intervalo mínimo entre as doses é de 6 horas, e os pacientes que permanecem intubados com pouca melhora no padrão radiológico e com persistência de hipoxemia e dificuldade respiratória são candidatos a novas doses.

Um número de preparações de surfactantes tem sido estudado e utilizado amplamente, incluindo surfactantes sintéticos e naturais derivados de fontes animais. Exosurf® é um surfactante sintético. Os surfactantes naturais incluem Survanta® (bovino), Infasurf® (ovi-

Quadro 24-2 Diâmetro de tubo traqueal

Idade gestacional/peso	< 28 semanas ou < 1.000 g	28 a 34 semanas ou 1 a 2 kg	34 a 38 semanas ou 2 a 3 kg	Acima de 38 semanas ou 3 kg
TOT	2 ou 2,5 mm	2,5 ou 3 mm	3,5 mm	4 mm

no) e Curosurf® (porcino). Embora tanto o surfactante sintético quanto o natural sejam efetivos no tratamento da SDR, o surfactante natural parece ser superior, provavelmente devido à presença de proteínas associadas ao surfactante. Eles apresentam início de ação mais rápido e estão associados ao menor risco de pneumotórax e melhora na sobrevida. As complicações da terapia com surfactante incluem hipóxia e hipotensão refratária, obstrução do tubo orotraqueal e hemorragia pulmonar.

Como indicação de uso do surfactante deve-se adotar como regra a estratégia terapêutica, ou seja, administrar tão logo se tenha o diagnóstico da doença.

Indicação do uso do surfactante

- RNPT com SDR em VMA.
- RNPT com SDR e CPAP nasal necessitando de FIO_2 > ou = 0,6 para manter uma PaO_2 > 50 mmHg ou saturação de O_2 > 89%.

Dose: 100 a 150 mg/kg.

Após intubação orotraqueal, certificar-se da posição adequada do TOT através da ausculta simétrica e bilateral e administrar o surfactante em *bolus* único ou no máximo em duas alíquotas em até 60 segundos. Durante o procedimento pode haver queda de saturação de oxigênio e frequência cardíaca, porém estes eventos são transitórios e rapidamente superados. Deve-se interromper, por alguns segundos, a administração da droga até a estabilização do paciente. Ventilar por 2 a 3 minutos para garantir a distribuição uniforme da droga. Ajustar parâmetros respiratórios (normalmente há redução da necessidade do suporte respiratório), evitar a aspiração traqueal até 2 horas após a administração do surfactante, colher gasometria arterial 2 horas após e realizar a radiografia de tórax 6 horas após o procedimento.

A cada 6 horas, reavaliar a necessidade de doses adicionais. Caso o RN necessite de retratamento, deve-se, sempre, afastar a possibilidade de síndrome de escape de ar, pneumonia congênita, persistência do canal arterial e hipertensão pulmonar persistente neonatal.

Procurar instilar a droga até 1 hora de vida, independentemente do quadro respiratório ou radiológico, desde que o paciente permaneça em ventilação mecânica. A cada 6 horas, reavaliar a necessidade de doses adicionais. Indicar o primeiro retratamento se o paciente permanecer em VMA e estiver dependente de FIO_2 acima de 40% para sustentar uma PaO_2 entre 50 e 70 mmHg ou $SatO_2$ entre 89 e 93%.

Tipos de surfactantes:

- **Natural**
  - CUROSURF® (surfactante porcino) 1 mL = 80 mg de surfactante.
  - 1 FA = 1,5 mL = 120 mg ou 1 FA = 3,0 mL = 240 mg.
  - SURVANTA® (surfactante bovino) 1 mL = 25 mg de surfactante.
  - 1 FA = 8 mL = 200 mg.
  - ALVEOFACT® (surfactante bovino) 1 mL = 41 mg de surfactante.
  - 1 FA = 1,2 mL = 50 mg.
- **Artificial**
  - EXOSURF® (fosfolipídios sem proteínas) 1 mL = 13,5 mg de sufactante.
  - 1 FA = 8 mL = 108 mg.

TAQUIPNEIA TRANSITÓRIA DO RECÉM-NASCIDO

A taquipneia transitória do recém-nascido (TTRN) ou síndrome do pulmão úmido é uma doença pulmonar aguda e autolimitada, que acomete neonatos a termo e prematuros, em geral, de parto cesáreo eletivo. O edema pulmonar resultante da demora de reabsorção do líquido pulmonar fetal é considerado o responsável pelo surgimento dos sinais e sintomas respiratórios. A grande maioria dos casos evolui de forma satisfatória.

A incidência de TTRN varia em torno de 1 a 2% dos recém-nascidos, sendo a frequência mais elevada no sexo masculino e nos filhos de mães diabéticas. Há evidência de fatores genéticos devido à maior frequência em filhos de mães asmáticas. O quadro clínico pode surgir pelo aumento na quantidade do líquido pulmonar ou na demora na sua reabsorção (Quadro 24-3).

Fisiopatologia

Ao final da gestação, cerca de 2 dias antes do início do trabalho de parto espontâneo, as células epiteliais pulmonares começam um processo de reabsorção, preparando o pulmão para o ambiente extrauterino. Observa-se diminuição na taxa de secreção e inicia-se reabsorção do líquido, com efeitos mais evidentes com o início do trabalho de parto, quando ocorre uma redução drástica na secreção do líquido, com cerca de 70% do líquido pulmonar sendo absorvido. Estudos experimentais evidenciam que a quantidade de líquido pulmonar é cerca de 50% maior em animais extraídos por cesariana sem trabalho de parto quando comparados com os que nasceram com trabalho de parto. Até mesmo o trabalho de parto prematuro atua na reabsorção do líquido, embora seja em menor escala quando comparado com recém-nascido a termo. Há também a ação de hormônios relacionados com o estresse do trabalho de parto, como a epinefrina, arginina-vasopressina e os beta-agonistas. Durante a passagem pelo canal de parto, a compressão do tórax expulsa o líquido pulmonar pela boca e pelo nariz, porém corresponde apenas a cerca de 10% do total.

Ao nascimento, ocorrem alterações cardiopulmonares importantes, que são fundamentais na adaptação do feto à vida pós-natal. Observa-se nesse período um movimento de líquido do espaço aéreo para o interstício e deste para os linfáticos e microcirculação. Qualquer fator que altere a dinâmica do líquido pulmonar no período de transição feto-neonatal pode retardar a absorção do líquido, levando a dificuldades na adaptação respiratória na vida pós-neonatal imediata. A principal repercussão é o aumento da resistência das vias aéreas pela compressão das vias condutoras com excesso de líquido intersticial e

Quadro 24-3 Fatores relacionados com o desenvolvimento da taquipneia transitória do recém-nascido

Fatores que aumentam a quantidade de líquido pulmonar	• Parto cesáreo eletivo, sem trabalho de parto. • Prematuridade. • Hiper-hidratação e hiponatremia materna no parto.
Fatores que dificultam a absorção do líquido pulmonar	• Depressão do centro respiratório por asfixia perinatal aguda ou uso materno de drogas sedativas e/ou analgésicas durante o parto. • Insuficiência cardíaca congestiva. • Policitemia, macrossomia. • Clampeamento tardio do cordão umbilical. • Hipoproteinemia. • Diabetes materna.

pelo aumento da resistência viscosa ou tecidual. Além da alteração da resistência, pode-se observar diminuição da complacência pulmonar decorrente da inativação do surfactante da superfície alveolar pelo líquido presente no interior dos alvéolos.

Quadro clínico

Presente classicamente em recém-nascidos a termo ou pré-termo tardio. Porém, pode acometer recém-nascidos mais imaturos, sendo o diagnóstico nesses casos mais complicado, pois o quadro de deficiência de surfactante pode predominar sobre o de excesso de líquido. Admite-se que o retardo na absorção do líquido pulmonar ou a eliminação inadequada pelas vias aéreas superiores resulta em maior quantidade de líquidos no pulmão (edema pulmonar) e consequente redução da complacência pulmonar, condicionando assim o aparecimento dos sintomas.

O desconforto respiratório é de início precoce, nas primeiras horas após o nascimento, sendo caracterizado principalmente pela taquipneia, em geral com frequências acima de 80 respirações por minuto. Além disso, podem-se observar o gemido expiratório, a retração da caixa torácica e o batimento de asa de nariz. Os sintomas são transitórios e persistem, em geral, por 2 a 5 dias. Uma pequena parcela apresenta quadro de insuficiência respiratória grave, caracterizada por hipertensão pulmonar e insuficiência cardíaca.

Quadro radiológico

Os achados radiológicos mais frequentes consistem em congestão peri-hilar radiada e simétrica com acentuação da trama vascular (congestão), com redução da transparência pulmonar; espessamento de cisuras interlobares ("cisurite"), em geral, dos lobos médio e superior direito; hiperinsuflação pulmonar de graus variáveis, como o diâmetro anteroposterior do tórax aumentado, retificação do arcos costais, inversão da cúpula diafragmática e herniação intercostal e ocasionalmente discreta cardiomegalia e/ou derrame pleural (Fig. 24-4).

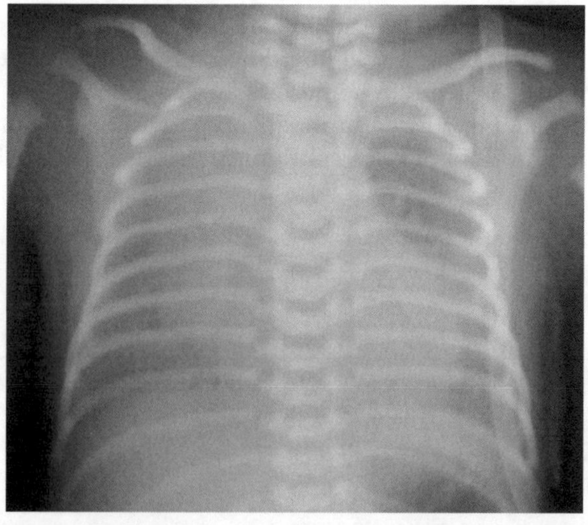

Fig. 24-4 Recém-nascido pré-termo tardio com redução da transparência pulmonar e retificação de arcos costais e discreta cardiomegalia.

Tratamento

MEDIDAS TERAPÊUTICAS

Cuidados gerais

Evitar as agressões ao recém-nascido, visando a diminuir os riscos da instalação da hipertensão pulmonar. Realizar cuidados visando à manipulação mínima, manter temperatura corporal (em torno de 36,5°C) e decúbito elevado. A dieta deve ser suspensa se o boletim de Silverman-Andersen for maior que 3 (ver Fig. 24-1), e, se necessário, iniciar aporte hídrico com oferta de 70 mL/kg por dia com velocidade de infusão de glicose de 4 a 6 mg/kg/minuto. Antibioticoterapia não é indicada, a não ser que haja suspeita de infecção associada e enquanto se esclarece o diagnóstico.

Oxigenoterapia

A necessidade de suplementação de oxigênio e suporte respiratório é feita com base no grau de desconforto respiratório e na análise de oxigenação arterial. No início do quadro, a necessidade de oxigênio suplementar é maior, diminuindo rápida e progressivamente, em geral, a partir do 2º dia de vida.

Halo

Indicações:

Neonato com respiração espontânea e BSA < 4, mantendo saturação < 89% ou PaO_2 < 50 mmHg em ar ambiente. Oferece concentrações conhecidas e estáveis de oxigênio e possibilita fácil acesso e manuseio do paciente. Deve-se oferecer a mistura gasosa (oxigênio + ar comprimido) umidificada e aquecida. Iniciar com FIO_2 entre 0,40 e 0,60 e observar a $SatO_2$ pela oximetria de pulso.

Pressão positiva contínua em vias aéreas (CPAP)

Indicações:

RN com respiração espontânea e efetiva com BSA > 4 e/ou falha no uso do halo (saturação < 89% ou PO_2 < 50 com FIO_2 > 0,4). A pressão aplicada pelo CPAP nas vias aéreas auxilia na distribuição do líquido pulmonar e pode melhorar os distúrbios da relação ventilação-perfusão (V/Q). Porém, devido ao aumento da resistência das vias aéreas presente pelo excesso de líquido pulmonar, o uso de CPAP com PEEP elevada aumenta o risco de aparecimento de complicações, como a síndrome de escape de ar. Na falha do CPAP e na necessidade de ventilação mecânica, temos que pensar em outros diagnósticos, como hipertensão pulmonar, SDR, pneumonia, pneumotórax e cardiopatia.

HIPERTENSÃO PULMONAR PERSISTENTE NEONATAL

A hipertensão pulmonar persistente neonatal (HPPN) é uma síndrome clínica caracterizada por hipoxemia severa e refratária resultante da diminuição do fluxo sanguíneo pulmonar e *shunt* direito-esquerdo através do forame oval e/ou canal arterial. Tem incidência de 1 a 2 para cada 1.000 nascidos vivos e elevada morbimortalidade.

A circulação fetal é caracterizada por *shunt* direito-esquerdo pelo forame oval e canal arterial em consequência da elevada resistência vascular pulmonar e da baixa resistência vascular sistêmica.

Após o nascimento, com a ligadura do cordão umbilical, há um aumento da resistência vascular sistêmica. Em contrapartida, o enchimento dos pulmões com a primeira respiração gera um aumento da PO_2 e do pH sanguíneo e diminuição da PCO_2, liberando substâncias vasoativas com consequente queda da resistência vascular pulmonar.

Em alguns neonatos essa mudança de circulação não ocorre de forma efetiva e estes mantêm o padrão fetal de hipertensão pulmonar.

Pode ocorrer de forma primária (rara) ou secundária a diversas doenças, principalmente cardiorrespiratórias (forma mais frequente).

As principais causas de HPPN são:

- Má adaptação: há uma vasoconstrição pulmonar ativa. A anatomia e o desenvolvimento dos vasos pulmonares são normais. É potencialmente reversível e os principais exemplos são: pneumonias, síndrome de aspiração de mecônio (SAM), hipóxia perinatal aguda, TTRN, SDR, policitemia, hipoglicemia, hipotermia.
- Mau desenvolvimento: ocorre muscularização excessiva dos vasos pulmonares. Hipóxia crônica, pós-maturidade, uso de anti-inflamatórios não hormonais pela mãe (causa fechamento do canal arterial), filho de mãe diabética, cardiopatia congênita com hiperfluxo (estenose de veias pulmonares, retorno venopulmonar anômalo, transposição dos grandes vasos, coarctação da aorta), SAM e hipertensão pulmonar idiopática são alguns exemplos.
- Subdesenvolvimento: doenças que causam hipoplasia pulmonar (hérnia diafragmática, oligoâmnio, malformação adenomatoide cística e broncodisplasia pulmonar).

Quadro clínico

A doença é mais comum em neonato de termo, termo limítrofe ou pós-termo. Os sinais e sintomas são precoces, ocorrendo na sala de parto ou nas primeiras 12 horas de vida. Os recém-nascidos (RN) apresentam cianose persistente e desconforto respiratório. O grau elevado de hipoxemia/cianose frequentemente não é compatível com o do desconforto respiratório (mais leve). Na ausculta cardíaca pode haver desdobramento de segunda bulha, sopro contínuo decorrente de *shunt* direito-esquerdo pelo canal arterial e sopro sistólico devido à insuficiência tricúspide nos neonatos que sofreram asfixia. Há quedas frequentes na saturação de oxigênio ($SatO_2$) durante o choro e o manuseio.

Exames complementares

- **Radiografia de tórax:** o parênquima pulmonar pode ser normal ou apresentar imagem característica de doença associada (pneumonia, hérnia diafragmática etc.). A trama vascular é geralmente diminuída, pode haver cardiomegalia e proeminência do tronco da artéria pulmonar. Avalia também presença de cardiopatia estrutural.
- **Ecocardiografia:** método mais importante para diagnóstico da HPPN. As principais alterações observadas são: *shunt* direito-esquerdo pelo canal arterial e/ou forame oval,

pressão da artéria pulmonar elevada (medida pelo grau de regurgitação tricúspide), hipertrofia de ventrículo direito e eventual cardiopatia estrutural.

- **Teste da hiperóxia:** quando expomos o neonato a altas concentrações de oxigênio, praticamente não há melhora da oxigenação, tanto na HPP quanto na cardiopatia estrutural. Na doença parenquimatosa pulmonar há elevação da PO_2.
- **Oxigenação pré e pós-ductal:** colhe-se simultaneamente gasometria pré-ductal (artéria radial direita) e pós-ductal (artéria umbilical, tibial posterior direita ou esquerda). A PO_2 pré-ductal difere em cerca de 20 mmHg com relação à pós-ductal quando há *shunt* direito-esquerdo. A medida do gradiente também pode ser realizada através da oximetria de pulso, em que a diferença maior que 10% na $SatO_2$ pré e pós-ductal sugere HPPN.
- **Índice de oxigenação (IO):** avalia a gravidade da insuficiência respiratória e ajuda na definição do tratamento. O índice é igual ao produto da pressão média nas vias aéreas (MAP) e fração inspirada de oxigênio (FIO_2), multiplicado por 100 e dividido pela PO_2 pós-ductal. Em casos com IO maior que 40, a mortalidade é bastante elevada.

$$AP \times FiO_2/PO_2 \times 100$$
$$IO = M$$

- **Eletrocardiograma:** pode mostrar sinais de isquemia miocárdica.

Tratamento

A terapêutica baseia-se no aumento da oxigenação tecidual (vasodilatação pulmonar), correção de fatores agravantes (hipovolemia, hipocalcemia, policitemia) e tratamento da doença de base (nos casos de HPPN secundária). Os principais cuidados são:

- Minimizar estimulação ambiental: manuseio excessivo causa vasoconstrição pulmonar com queda da $SatO_2$.
- Analgesia e sedação: como é uma doença grave, os neonatos são constantemente submetidos a múltiplos procedimentos que podem liberar mediadores vasoconstritores. Os medicamentos mais utilizados são o fentanil (dose de 1 a 4 mcg/kg/hora, EV contínuo) e midazolam (dose de 1 a 5 mcg/kg/hora, EV contínuo).
- Correção de distúrbios metabólicos: corrigir hipoglicemia, acidose metabólica, hipocalcemia, hipomagnesemia, diminuindo assim a demanda de oxigênio.
- Evitar anemia e policitemia: manter hematócrito entre 40 e 50, melhorando assim o transporte de oxigênio, porém evitando a policitemia pelo aumento do consumo de oxigênio.
- Antibióticos: pela gravidade da doença, recomenda-se o uso de antibiótico profilático ou terapêutico (dependendo da doença de base).
- Suporte hemodinâmico: deve-se manter o débito cardíaco e a pressão arterial adequados para que haja uma adequada distribuição de oxigênio para os tecidos. A monitoração de parâmetros, como perfusão periférica (normal < 3 segundos), pressão arterial média (manter entre 50 e 60 mmHg), pressão venosa central (ideal entre +3 e +8 cmH_2O) e

diurese (maior que 1 mL/kg/hora), é importante para avaliar a necessidade de drogas vasoativas e/ou expansores de volume. As drogas mais usadas são a dopamina (inicia-se com 1 a 2 mcg/kg/minuto, podendo-se aumentar até 10 mcg/kg/minuto) e a dobutamina (iniciada com 2 mcg/kg/minuto, podendo chegar até 20 mcg/kg/minuto). Para expansão venosa, recomenda-se o uso de cristaloide (soro fisiológico a 0,9% 10 mL/kg em 15 a 30 minutos).

- Assistência ventilatória: visa a manter a $PO_2 > 60$, $PCO_2 > 50$ e $pH > 7{,}3$. Dependendo do grau da HPPN, pode-se usar oxigenoterapia através de halo (casos leves), CPAP nasal (casos moderados) ou ventilação mecânica (casos graves). Nos casos que necessitam de ventilação mecânica, a primeira opção é a ventilação convencional. Tenta-se manter uma PEEP baixa (+3), uma PIP necessária para uma boa expansibilidade torácica, uma frequência de ciclagem para manter uma PCO_2 de 45 a 50, um tempo inspiratório (TI) curto de 0,3 e uma FIO_2 adequada para manter $PO_2 > 60$ e $SatO_2$ entre 89 e 93%. Nos casos que não respondem à ventilação convencional, pode ser utilizada a ventilação oscilatória de alta frequência.
- Surfactante: nos casos de comprometimento do parênquima pulmonar (SDR, pneumonias, SAM) com IO > 10, mostrou melhora da oxigenação.
- Óxido nítrico: é um potente vasodilatador pulmonar seletivo, melhorando significativamente a oxigenação no RN com HPP. É administrado por via inalatória através da ventilação mecânica e só deve ser utilizado em unidade de terapia intensiva com adequada infraestrutura tanto de equipamentos quanto de pessoal e sob vigilância constante. É indicado nos casos com IO maior ou igual a 25.
- Oxigenação por membrana extracorpórea (ECMO): utilizada em neonatos criticamente doentes, com IO maior ou igual a 40 (somente disponível em grandes centros terciários).
- Sildenafil: inibe a enzima 5-fosfodiesterase, que no pulmão causa um relaxamento da musculatura lisa vascular. Trabalhos recentes têm mostrado que o sildenafil pode ser uma nova alternativa no tratamento da HPPN nos casos em que não há resposta à terapia convencional, porém estudos clínicos randomizados são necessários para avaliar eficácia e segurança desse medicamento no RN, assim como dose e via adequadas de administração.

SÍNDROME DA ASPIRAÇÃO MECONIAL

Doença respiratória resultante da aspiração de líquido amniótico meconial antes ou durante o parto, acometendo principalmente neonatos de termo ou pós-termo.

A presença de mecônio no líquido amniótico ocorre em 13 a 15% das gestações e em 10 a 20% dos casos pode causar a síndrome de aspiração meconial (SAM). É uma doença de mortalidade elevada ainda hoje em dia, principalmente quando leva a quadro de hipertensão pulmonar persistente (HPP).

A eliminação de mecônio intraútero ocorre, em geral, nos casos de sofrimento fetal agudo ou crônico (o processo asfíxico gera estímulo vagal com aumento da peristalse intestinal e relaxamento do esfíncter anal) e de pós-maturidade. Os principais fatores predisponentes são: pré-eclâmpsia, obesidade, hipotensão e tabagismo maternos, uso de drogas pela mãe, corioamnionite, partos difíceis, nó e prolapso de cordão, descolamento prematuro da placenta, placenta prévia e apresentação pélvica.

Fisiopatologia

A fisiopatologia da Sam baseia-se em três fatores:

- Obstrução das vias aéreas (o mecônio pode causar obstrução total das vias aéreas, levando à atelectasia, ou parcial, gerando um mecanismo valvar com consequente hiperinsuflação e risco de pneumotórax e pneumomediastino).
- Inflamação (há inicialmente uma pneumonite química com posterior infecção secundária).
- Inativação do surfactante (ocorre lesão dos pneumócitos tipo II com diminuição do surfactante, contribuindo para atelectasias e desequilíbrio da ventilação-perfusão).

O RN com SAM apresenta dispneia precoce de grau variável (dependendo da gravidade da aspiração). Há também um aumento do diâmetro anteroposterior do tórax pela hiperinsuflação, podendo haver sinais de HPP, como cianose ao manuseio.

No Rx de tórax, observam-se estrias grosseiras e irregulares com áreas de hiperinsuflação. Pode também mostrar pneumotórax, pneumomediastino, condensação lobar, enfisema, líquido em cisura e seio costofrênico.

Tratamento

O tratamento consiste em:

- Aquecimento.
- Hidratação e aporte calórico adequados.
- Oxigenoterapia (Hallo, CPAP ou ventilação mecânica dependendo do grau de desconforto respiratório, procurando-se manter nos casos de CPAP e VMA uma PEEP mais reduzida pelo risco de pneumotórax).

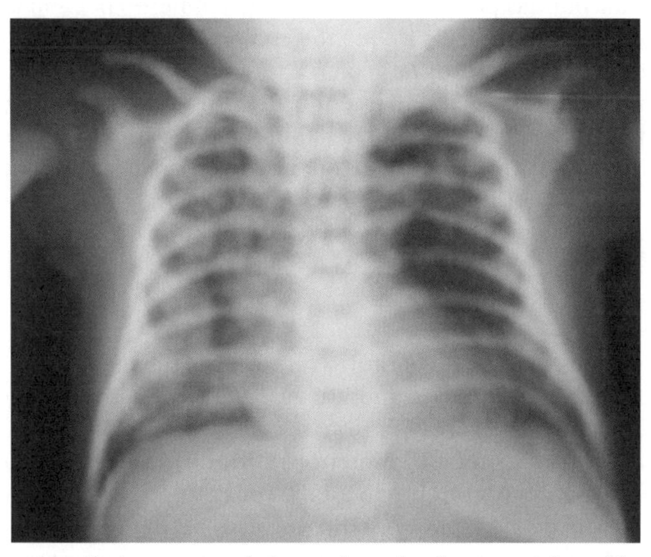

Fig. 24-5 Recém-nascido pós-termo com síndrome de aspiração meconial e estrias grosseiras e áreas de condensações.

- Antibiótico profilático (penicilina + gentamicina).
- Sedação/analgesia (principalmente nos casos de HPP associada).
- Manuseio mínimo (importante na HPP).
- Surfactante exógeno (mostrou melhorar a oxigenação na SAM, mas ainda não é rotina na unidade neonatal do IMIP).
- Óxido nítrico (vide HPP).

Pneumonias

As pneumonias constituem causa importante de morbidade e mortalidade no período neonatal. Na pneumonia, ocorre uma inflamação dos pulmões, difusa ou localizada, resultante de agentes como bactérias, vírus, protozoários ou fungos. Pode ser adquirida de três formas: intraútero ou por via transplacentária, através do canal de parto e após o nascimento.

Os agentes da pneumonia adquirida por via transplacentária ou através do canal de parto são os vírus da rubéola, da hepatite B, da varicela, do herpes simples e da imunodeficiência adquirida; os protozoários como o *Toxoplasma gondii* ou o *Treponema pallidum* e as bactérias como a *Listeria monocytogenes*, o *Streptococcus* do grupo B, a *Escherichia coli*, a *Clamydia tracomatis* e o *Ureaplasma urealyticum*.

A pneumonia adquirida após o nascimento ocorre pela exposição do neonato aos patógenos encontrados no meio ambiente. Das pneumonias comunitárias, a viral é a mais frequente, sendo causada principalmente por vírus sincicial respiratório e adenovírus.

O neonato em unidade de terapia intensiva pode evoluir com pneumonia hospitalar, sendo a intubação traqueal o principal fator de risco para a aquisição da infecção (10 a 15% dos recém-nascidos intubados evoluem com pneumonia). Os patógenos mais frequentes são as bactérias, transmitidas por contactantes, principalmente pelas mãos ou equipamentos contaminados. As bactérias mais frequentes são *Staphylocoscus aureus*, o *S. epidermidis*, e os bacilos entéricos Gram-negativos tais como *Pseudomonas aeruginosa* e *Serratia marcescens*, cuja principal fonte de transmissão são os equipamentos. Nos recém-nascidos gravemente enfermos e prematuros com vários esquemas antibióticos, o fungo é outro agente possível. No período do inverno, os vírus *Influenzae*, adenovírus e sincicial respiratório podem provocar casos isolados de surtos na unidade de terapia intensiva, provavelmente por contaminação da equipe de saúde ou visitantes.

Quadro clínico

Na pneumonia, os sinais de desconforto respiratório são taquipneia, batimento da asa de nariz, retração costal e esternal, cianose e ausculta rica em estertores e subcreptantes com gemência, apneia e falência respiratória.

A pneumonia intrauterina e a pneumonia adquirida no canal de parto apresentam um surgimento precoce, com início ao nascimento ou nas primeiras horas de vida geralmente até o 3º dia de vida, podendo provocar sinais como dificuldade respiratória, apneia e, nos casos mais graves, o óbito. Nestes casos a história obstétrica tem grande importância, como a prematuridade, rotura prolongada das membranas, corioamnionite e asfixia. Já os neonatos que adquirem pneumonia após o nascimento, o início é tardio e os sinais ocorrem após 72 horas de vida. Costuma ter início insidioso, com sinais sutis de infecção e comprometimento lento do aparelho respiratório. Geralmente são pacientes que foram submetidos a procedimentos invasivos (intubação traqueal, suporte ventilatório com equipamentos contaminados e mãos dos profissionais de saúde contaminadas).

Diagnóstico

A história materna e neonatal e a idade do surgimento dos sintomas ajudam no diagnóstico. Laboratorialmente, a hemocultura, a cultura do liquor ou urina positiva podem auxiliar no diagnóstico etiológico. Nos casos de derrame pleural devem ser realizados o Gram e a cultura de secreção no momento da drenagem.

O diagnóstico radiológico é realizado pela radiografia de tórax, porém várias patologias no período neonatal se manifestam com alterações radiológicas, e a confirmação diagnóstica da pneumonia é um desafio para o neonatologista. A pneumonia por *Streptococcus* do grupo B ao nascimento caracteriza-se por um infiltrado difuso com broncogramas aéreos bilaterais. Na pneumonia intrauterina, a imagem radiográfica mostra áreas de opacificação difusa em ambos os pulmões. A pneumonia de etiologia viral apresenta imagem radiológica com hiperexpansão, atelectasia e infiltrado intersticial peribrônquico e para-hilar; já na pneumonia de etiologia bacteriana ocorrem imagens de consolidação, aerobroncograma, derrame pleural, abscesso e pneumatocele. A presença de abscessos, pneumatoceles ou derrame pleural sugere bactérias como *Staphylococcus aureus* e *Streptococcus.*

Tratamento

Medidas inespecíficas, como suporte ventilatório adequado, suporte nutricional e hidroeletrolítico, correção da anemia e manutenção da temperatura, são importantes.

O tratamento específico inclui o início imediato de antibioticoterapia específica endovenosa após a coleta da hemocultura.

Na pneumonia de surgimento precoce, os agentes etiológicos são os mesmos da sepse neonatal precoce, o antimicrobiano utilizado é penicilina cristalina associada a um aminoglicosídeo. Nos casos de pneumonia por listeria, utiliza-se de preferência a ampicilina associada ao aminoglicosídeo (Fig. 24-6).

- Pneumonia precoce: penicilina cristalina e gentamicina ou ampicilina e gentamicina.
- Nas pneumonias de início tardio, a história epidemiológica juntamente com os achados radiológicos sugerem o agente etiológico.
- Pneumonia com epidemiologia para *Staphylococcus aureus*: oxacilina e amicacina.
- Pneumonia por *Staphylococcus* coagulase-negativo: vancomicina e amicacina.
- Pneumonia por Gram-negativos (*Klebisiela* e *Pseudomonas*): piperacilina com tazobactan.
- Pneumonia por fungo: fluconazol ou anfotericina B.

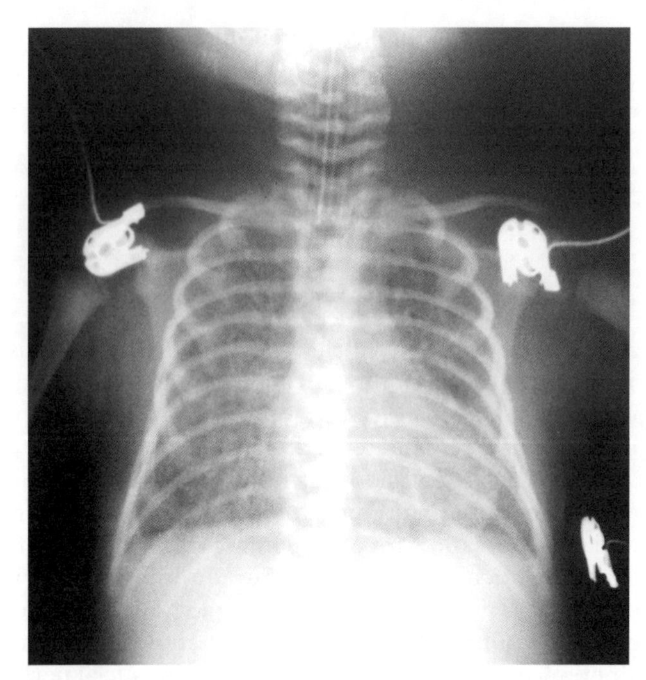

Fig. 24-6 Recém-nascido com 34 semanas com pneumonia por *Listeria monocytogenes*.

DISPLASIA BRONCOPULMONAR

Doença pulmonar encontrada em recém-nascido prematuro com desconforto respiratório e dependência de oxigênio com 36 semanas de idade pós-natal, acompanhada de alterações radiológicas compatíveis com a doença. A sua incidência é inversamente proporcional à idade gestacional e ao peso de nascimento.

A etiologia é multifatorial, resultante de uma soma de fatores, como prematuridade e imaturidade pulmonar, ventilação pulmonar mecânica, toxicidade do oxigênio, mediadores inflamatórios, processos infecciosos, corioamnionite, edema pulmonar, persistência do canal arterial, desnutrição e predisposição familiar.

O quadro clínico típico de broncodisplasia pulmonar é um recém-nascido de muito baixo peso que evolui com desconforto respiratório e dependência de oxigênio. As alterações radiológicas podem ser diferentes e não indicam uma classificação evolutiva, mas sim radiológica. Pode ocorrer redução difusa da transparência pulmonar, sem consolidações ou hiperinsuflação (tipo edema alveolar/intersticial), hiperinsuflação com enfisema alveolar/intersticial e translucências císticas (tipo enfisematoso) ou graus variados de consolidação alternando com áreas de enfisema (tipo misto).

O tratamento deve ser individualizado e consiste em assistência respiratória, nutrição adequada (aumentando 30% a oferta calórica, pois o gasto energético é maior pelo desconforto respiratório) e drogas. São comumente utilizados os diuréticos (pelo edema pulmonar), beta-2 agonistas inalatórios (nas crises de broncoespasmo) e corticoides inalatórios ou endovenosos (controversos pelos efeitos adversos). Em casos excepcionais de dependência do oxigênio e não tolerância à retirada do ventilador pode-se utilizar dexametasona 0,1 mg/kg/dia EV por 3 dias consecutivos. A suplementação com vitamina A faz-se necessária pela deficiência desta nestes neonatos.

Causas mecânicas

- **Malformações congênitas da boca:** macroglossia, glossoptose, síndrome de Pierre Robin, cisto tireoglosso, higroma cístico, teratoma cervical e anomalia vascular podem causar compressão da traqueia, dificultando a respiração do neonato.
- **Atresia de esôfago com fístula traqueoesofágica:** causa dispneia de graus variados, principalmente durante a alimentação (vide capítulo de urgências cirúrgicas).
- **Atresia unilateral ou bilateral de coanas:** malformação das vias aéreas surperiores relativamente rara, resulta da persistência da membrana bucofaríngea embrionária. Pode ser óssea ou cartilaginosa. O desconforto respiratório é grave e imediato ao nascer quando a atresia é bilateral, e o choro alivia a dispneia. Suspeita-se de atresia quando não há progressão da sonda nasogástrica pela narina. O diagnóstico é confirmado pela tomografia computadorizada da face ou raios X de crânio em perfil com administração de contraste na cavidade nasal. O tratamento consiste na assistência respiratória e colocação de "chupeta" oral para facilitar a respiração bucal. A alimentação é realizada por sonda orogástrica. O tratamento cirúrgico é realizado com a perfuração sob visão direta.
- **Doenças congênitas da laringe:** estenose e membranas laríngeas e lesões traumáticas de laringe pós-intubação podem causar estridor e dispneia de graus variados. A laringoscopia confirma o diagnóstico.
- **Extravasamento de ar:** pneumotórax (quando extenso, necessita de drenagem torácica para melhora da dispneia) e pneumomediastino, quando importantes, podem levar a quadro de dispneia e insuficiência respiratória.
- **Efusão pleural:** a causa mais comum no período neonatal é o quilotórax, que é definido como o acúmulo de linfa no espaço pleural. O quilotórax pode ser congênito ou adquirido. O congênito está presente ao nascimento em 50% dos casos e em 75% manifesta-se na primeira semana de vida. O adquirido pode ocorrer após cirurgias torácica e cardíaca por lesão acidental do ducto torácico. O diagnóstico do quilotórax no RN pode ser feito quando a análise do fluido pleural mostrar nível de triglicérides maior que 1,1 mmol/litro (96 mg%) com dieta, contagem absoluta de células maior que 1.000 células/mm^3 e uma fração de linfócitos maior que 80%. O tratamento baseia-se em punções pleurais para esvaziamento ou drenagem torácica em selo de água nos casos mais graves.
- **Cisto pulmonar congênito:** são lesões que se localizam dentro do parênquima pulmonar e quando se expandem causam dispneia. O diagnóstico pode ser realizado na ultrassonografia fetal e, após o nascimento, pela radiografia simples de tórax. Caso haja ruptura do cisto, há evolução para pneumotórax e piora clínica súbita. A infecção bacteriana é uma das complicações, causando piora da dispneia pela pneumonia. O tratamento é a ressecção do lobo pulmonar acometido.
- **Enfisema lobar congênito:** a dispneia ocorre pela hiperinsuflação do lobo pulmonar ou grande distensão de um determinado lobo pulmonar, causando compressão e ate-

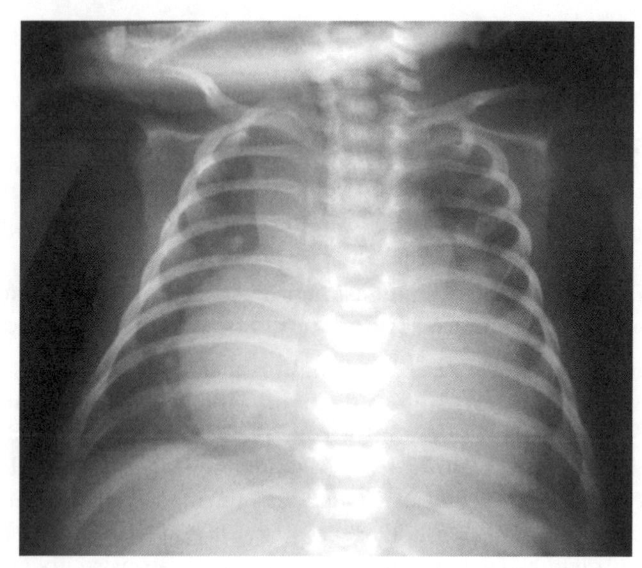

Fig. 24-7 Recém-nascido com aneurisma da veia de Galeno e insuficiência cardíaca de difícil controle.

lectasia dos outros lobos, desvio de mediastino e hérnia de pulmão para o lado contralateral. Metade das crianças pode apresentar desconforto respiratório ao nascer, e na outra metade o desconforto respiratório é mínimo e evolui com o passar das semanas. A radiografia simples de tórax revela insuflação do lobo afetado, com delicada trama vasobrônquica. A interpretação radiológica deve ser realizada com cuidado, pois pode haver confusão diagnóstica com o pneumotórax. O tratamento é a retirada cirúrgica do lobo afetado.

- **Hérnia diafragmática:** a abertura do diafragma possibilita a passagem dos órgãos abdominais para a cavidade torácica. Caso o defeito do diafragma seja pequeno, o desconforto é leve. No entanto, se o defeito for grande, o desconforto respiratório é grave. O diagnóstico é realizado com raios X de tórax e abdome (vide capítulo de urgências cirúrgicas).
- **Distensão abdominal:** pode impedir o movimento do diafragma. A descompressão abdominal com sonda orogástrica de grosso calibre geralmente diminui a dispneia.

Causas cardiovasculares

Ocorrem tanto nas cardiopatias congênitas como nas causas cardíacas não estruturais. Dentre estas causas, a insuficiência cardíaca congestiva (ICC) é a mais frequente.

- **Cardíacas não estruturais:** arritmias cardíacas como taquicardia supraventricular (causa mais comum); aneurisma da veia de Galeno (malformação vascular cerebral rara na infância, prevalente no sexo masculino; cerca de 40 a 60% dos casos são diagnosticados no período neonatal e 50% deles apresentam-se com insuficiência cardíaca congestiva precoce) e miocardites (Fig. 24-7).

- **Cardiopatias congênitas:** cardiopatia cianótica e cardiopatia não cianótica ressaltando a persistência do canal arterial, bastante frequente no prematuro de muito baixo peso menor que 32 semanas de idade gestacional. Sua incidência é inversamente proporcional à idade gestacional e ao peso de nascimento. O quadro clínico depende da repercussão hemodinâmica. Pode apresentar taquicardia, sopro sistólico, precórdio hiperdinâmico, pulso amplo, hepatomegalia, taquipneia e desconforto respiratório. O diagnóstico é realizado através do ecocardiograma que evidencia o canal arterial com *shunt*. O suporte ventilatório e o tratamento específico com indometacina fazem-se necessários.

Causas neuromusculares

A característica dominante destes distúrbios são a fraqueza muscular e a hipotonia. As principais etiologias são:

- Síndrome hipóxico-isquêmica e malformações do sistema nervoso central.
- Hemorragia intracraniana: os fatores de risco mais importantes são prematuridade, tocotraumatismo e asfixia perinatal.
- Intoxicação fetal por administração de drogas analgésicas e sedativas no período intraparto.
- Encefalopaia por *kernicterus* e encefalopatias degenerativas, principalmente as relacionadas aos distúrbios com os lipídios.
- Doenças neuromusculares congênitas: a doença de Werdnig-Hoffmann manifesta-se ao nascimento ou nos primeiros meses de vida (antes de 6 meses). As mães relatam movimentos fetais fracos. Nos RN severamente afetados, ocorre asfixia e desconforto respiratório logo ao nascer. O Rx de tórax revela deformidade de caixa torácica e costelas finas.

Causas metabólicas e hematológicas

Entre as causas metabólicas, destacam-se hipoglicemia, hipocalcemia, erros inatos do metabolismo (defeitos do ciclo da ureia, acidemias orgânicas, aminoacidopatias ou galactosemia) e sepse neonatal levando a acidose metabólica e consequente respiração acidótica. A anemia, policitemia e hipovolemia são as causas hematológicas mais importantes.

REFERÊNCIAS

Baraldi E, Filippone M. Chronic lung disease after premature birth. N Engl J Med 2007; 357:1946-55.

Bentlin MR et al. Sildenafil for pulmonary hypertension treatment after cardiac surgery. J Pediatr (RJ), Mar/Apr. 2005, 81(2):175-178. ISSN 0021-7557.

Kliegman RM. Distúrbios do trato respiratório. In: Behrman RE et al. Nelson tratado de pediatria 15ª ed. Rio de Janeiro: Editora Guanabara Koogan, 1997.

Lima N. Hipertensão pulmonar do recém-nascido. In: Segre CAM. Perinatologia fundamentos e prática. São Paulo: Editora Sarvier, 2002.

Meneses JA. Hipertensão pulmonar persistente do recém-nascido. In: Lima GS et al. Neonatologia (Instituto Materno Infantil de Pernambuco). Rio de Janeiro: Editora Guanabara Koogan, 2004.

Miyoshi MH. Hipertensão pulmonar persistente neonatal. In: Kopelman BI et al. Diagnóstico e tratamento em neonatologia. São Paulo: Editora Atheneu, 2004.

Ramos JRM, Bhering CA, Costa AM. Conduta no recém-nascido com insuficiência respiratória. In: Carvalho WB, Filho JOP. Emergências em pediatria e neonatologia. São Paulo: Editora Atheneu, p. 101-35.

Suguihara C. Tratamento da hipertensão pulmonar persistente do recém-nascido. J Pediatr (RJ) 2001; 77(Suppl 1): S17-24.

Tin W, Crupta S. Optimum oxygen therapy in pretermbabus. Arch Dis Child Fetal Neonatal Ed 2007; 92:F143-F147.

CAPÍTULO 25

Icterícia Neonatal

Luciana Cordeiro Souza Lima

INTRODUÇÃO

A icterícia é um dos sinais clínicos mais comuns no período neonatal, estando presente em 25 a 50% dos recém-nascidos a termo e em até 80% dos prematuros. Podemos considerar como hiperbilirrubinemia os níveis de bilirrubina sérica total acima de 1,5 mg/dL, mas esta costuma se manifestar clinicamente quando atinge níveis superiores a 5 a 6 mg/dL.

METABOLISMO DA BILIRRUBINA

A bilirrubina origina-se da degradação das proteínas que contêm o grupamento heme, sendo 75% originados do metabolismo da hemoglobina e outros 25% originados a partir de componentes eritropoéticos (p. ex., eritropoese ineficaz) e não eritropoéticos (ex.: mioglobina, citocromos e peroxidase). A produção normal de bilirrubina no recém-nascido está entre 6 a 10 mg/kg/dia, sendo que cada grama de hemoglobina metabolizada origina 34 mg de bilirrubina.

A bilirrubina indireta (BI) ou não conjugada é lipofílica e precisa estar ligada à albumina para ser transportada no plasma. É liberada da albumina nos sinusoides hepáticos e captada pelo hepatócito, e através da ligação com a ligandina (proteína Y) é carreada para o retículo endoplasmático liso.

Para tornar a bilirrubina um composto solúvel em água e passível de ser eliminado, o hepatócito combina a bilirrubina ao ácido glicurônico, pela ação da enzima uridina-difosfato-glicuronil-transferase (UDPGT), tendo como produtos o monoglicuronídio e diglicuronídio de bilirrubina, formas conjugadas ou bilirrubina direta (BD). A atividade da UDPGT atinge 1% da do adulto por volta de 30 a 40 semanas de idade gestacional, atingindo os níveis do adulto com 6 a 14 semanas de vida. Estes produtos são excretados pelos canalículos biliares e entrarão na composição da bile, sendo liberados no intestino, onde sofrem a ação de bactérias colônicas e formam urobilinogênio para ser eliminado, ou são desconjugados pela ação da β-glicuronidase, tornando-se composto lipossolúvel e sendo reabsorvido.

A CONSULTA DE UM RECÉM-NASCIDO COM ICTERÍCIA

Alguns dados clínicos são de fundamental importância na avaliação da icterícia, devendo-se questionar sobre:

- Idade quando do aparecimento da icterícia, se precoce (< 24 horas de vida) ou tardia (> 24 horas de vida).
- Presença de outros sintomas ou sinais (p. ex., palidez cutâneo-mucosa, hipoatividade, acolia fecal, colúria, irritabilidade, febre, recusa alimentar e fenômenos hemorrágicos).
- Dados sobre gestações anteriores, abortos, classificação sanguínea dos genitores e dos outros filhos, presença de icterícia e necessidade de fototerapia em outros filhos, realização de fator Rhogan (quando genitora Rh-negativa), hemotransfusões e outras formas de sensibilização materna.
- Dados sobre a gestação atual quanto a infecções específicas e inespecíficas, sangramentos durante a gravidez, realização de pré-natal adequado, e se a genitora for Rh-negativa, questionar sobre realização de Coombs indireto.
- Dados sobre as condições de nascimento, valor de Apgar, peso ao nascer e idade gestacional, dificuldades com a amamentação e peso atual (avaliar perda de peso). Buscar fatores de risco associados a hiperbilirrubinemia severa, como hipóxia e infecções.

No exame físico, o primeiro passo é determinar se há ou não icterícia, preferencialmente em ambiente com luz natural ou boa iluminação. A progressão craniocaudal da icterícia possibilita relacionarmos a intensidade da icterícia com os níveis de bilirrubina através da utilização das chamadas zonas de Kramer (Quadro 25-1). Apesar de o exame clínico poder levar a erros na apreciação da icterícia, especialmente em pacientes de pele morena, isso não invalida sua importância.

Devemos procurar sinais de anemia, como palidez cutâneo-mucosa, taquicardia, taquipneia e hepatoesplenomegalia, alterações hemorrágicas e edema, que podem sugerir insuficiência cardíaca ou hipoalbuminemia. Se possível, apreciar coloração das fezes e urina, pois a coloração escura da urina, sobre fezes hipocólicas ou acólicas, pode confundir a impressão materna. Procurar também tocotraumatismos e coleções sanguíneas.

Quadro 25-1 Correlação das zonas clínicas de Kramer com nível sérico de bilirrubina

Zonas de Kramer	Nível de bilirrubina (mg/dL)
I – Cabeça e pescoço	5,9 ± 0,3
II – Tronco até umbigo	8,9 ± 1,7
III – Até raiz de coxas	11,8 ± 1,8
IV – Braços e pernas	13 ± 1,7
V – Região palmoplantar	> 15

ENCEFALOPATIA BILIRRUBÍNICA AGUDA E KERNICTERUS

O kernicterus e a encefalopatia bilirrubínica aguda são duas entidades clínicas distintas, apesar de tratarem diferentes fases evolutivas de uma mesma doença. Sua patogenia depende de fatores como o pH sérico que altera a solubilidade da bilirrubina, tornando-a menos solúvel em água em pH fisiológico e ácido, e a quantidade de BI livre que varia com a quantidade de albumina ou na presença de substâncias que a desloquem de seu sítio de ligação na albumina, como ácidos graxos livres e algumas drogas.

Outro fator fundamental na gênese do kernicterus é a permeabilidade da barreira hematoencefálica. Esta pode sofrer influência da hipóxia, hipercapnia com acidose respiratória, hiperosmolaridade e prematuridade, que determinam aumento da permeabilidade.

Há relatos de ocorrência de impregnação bilirrubínica mesmo em níveis mais baixos de bilirrubina, por isso devemos conhecer bem a clínica. Os recém-nascidos na fase aguda passam por três fases distintas de manifestações clínicas:

- Fase inicial: estupor leve, hipotonia discreta, movimentos escassos, sucção leve e choro ligeiramente agudo.
- Fase intermediária: estupor moderado, irritabilidade, tônus variável, podendo estar aumentado com hipertonia dos músculos extensores, *retrocollis* (arqueamento do pescoço para trás) e opistótono (arqueamento do tronco para trás), alimentação mínima, choro agudo e febre.
- Fase avançada: estupor profundo e coma, tônus aumentado com *retrocollis*-opistótono, não se alimenta, choro estridente, apneias, febre, podendo ocorrer convulsões e morte.

Acredita-se que pacientes que foram tratados nas fases inicial e intermediária tenham prognóstico melhor que aqueles que chegaram à fase clínica avançada. O kernicterus aparece após os primeiros meses e a criança tende a apresentar hipotonia, alimentando-se com dificuldade e com choro estridente, mantendo o reflexo tônico cervical persistente e retardo motor. O paciente pode apresentar sinais extrapiramidais com atetose, com movimentos incontroláveis e descoordenados. Anormalidades auditivas, alterações do olhar para cima, déficit intelectual e alterações dentárias podem ocorrer.

DIAGNÓSTICO DIFERENCIAL

A alta produção de bilirrubina pelo recém-nascido deve-se a maior massa eritrocitária e menor tempo de meia-vida das hemácias, o que, associado a imaturidade enzimática hepática na captação e conjugação da bilirrubina, menor número de bactérias intestinais e maior atividade da enzima β-glicuronidase, levaria de maneira dita fisiológica a maiores concentrações de bilirrubina, o que chamamos de icterícia própria do recém-nascido. Esta condição não ocasiona danos, tem aparecimento tardio e apresenta características bem definidas que a diferenciam de condições patológicas. Em pacientes em aleitamento materno exclusivo, o padrão descrito no Quadro 25-2 pode sofrer modificações.

Uma vez descartada a possibilidade de icterícia fisiológica, especialmente naqueles com icterícia de início precoce (< 24 horas de vida), ou presença de outros sinais e sintomas, devemos prosseguir a investigação etiológica.

Podemos iniciar determinando se este evento decorre de hiperbilirrubinemia indireta ou direta. A presença de acolia/hipocolia fecal e colúria é sugestiva de colestase. Porém, a determinação laboratorial das frações de bilirrubina é mandatória.

Quadro 25-2 Características clínicas da icterícia própria do recém-nascido por idade gestacional

Característica	Recém-nascido a termo	Recém-nascido pré-termo
Início	Após 24 horas de vida	Após 24 horas de vida
Duração	Até 7 a 10 dias de vida	Até 10 a 15 dias de vida
Pico de intensidade	Do 3º ao 5º dia de vida	Do 4º ao 6º dia de vida
Intensidade máxima	Zona III de Kramer	Zona IV de Kramer
Bilirrubina sérica máxima	Até 12 mg/dL	Até 15 mg/dL
Outros sinais e sintomas	Ausentes	Ausentes

- **Bilirrubina indireta**: responsável pela maioria dos casos de icterícia neonatal, especialmente nos primeiros 15 dias de vida. Sempre deve ser definido se há hemólise associada através da dosagem de hematócrito, hemoglobina, reticulócitos e eritroblastos e caracterização da morfologia das hemácias. Uma vez sendo associada à hemólise, é mandatório que tenhamos tipagem sanguínea do recém-nascido e da genitora, assim como o Coombs direto do recém-nascido e Coombs indireto da genitora, teste do eluato e painel de hemácias, quando necessário, visto a importância das isoimunizações materno-fetais nos casos de icterícia por etiologia hemolítica. Podemos também determinar dosagem de G6PD, prova de resistência globular e eletroforese de hemoglobina nos casos de hemólise não justificados pela isoimunização materno-fetal. Uma vez afastada hemólise, podemos prosseguir o diagnóstico diferencial entre as causas que cursam com alteração no metabolismo hepático, aumento da circulação êntero-hepática e reabsorção de coleções sanguíneas.
- **Bilirrubina direta**: apesar de não ser a mais comum e também de não apresentar risco teórico de kernicterus, o aumento da fração direta da bilirrubina exige investigação imediata. Podem-se considerar valores aumentados de BD quando esta corresponde a mais de 20% do valor total, ou em absoluto valores maiores que 2 mg/dL. Nestes casos podemos prosseguir com exames bioquímicos que definam padrão de colestase obstrutivo ou hepatocelular (p. ex., dosagem de transaminases, fosfatase alcalina, gama-GT, tempo de protrombina, albumina e glicose), exames de imagem (p. ex., ultrassonografia de abdome) e investigação para causas infecciosas específicas (p. ex., sorologias para infecções congênitas) e inespecíficas (abordagem para sepse neonatal) e a partir daí dosagem de hormônios tireoidianos, exames para definição de erros inatos de metabolismo, biópsia hepática e outros. Estudo recente demonstrou que níveis de bilirrubina direta maiores que 1,6 mg/dL estão associados a maior mortalidade, devendo, em todas as condições, estarmos atentos aos níveis desta fração de bilirrubina.

O Quadro 25-3 resume as várias possibilidades diagnósticas, sendo algumas discutidas a seguir.

Isoimunização materno-fetal

A isoimunização materno-fetal (IMF) decorre de incompatibilidade entre o sangue fetal e o materno, resultando em hemólise imunomediada. Dos casos de IMF, 68% envolvem o sistema ABO, no entanto as formas mais graves são de IMF-Rh. Outros subgrupos podem

Quadro 25-3 Causas de hiperbilirrubinemia neonatal por mecanismo fisiopatológico

Mecanismo	Etiologias
Aumento do substrato formador de bilirrubina **Com hemólise**	Isoimunização materno-fetal Eritroenzimopatias (deficiência de G6PD e piruvatoquinase) Defeitos na membrana dos eritrócitos (esferocitose, eliptocitose, estomatocitose, piropecilocitose, picnocitose) Hemoglobinopatias hereditárias (α-talassemias) Hemoglobinas instáveis (anemia hemolítica congênita com corpúsculo de Heinz) Outras: drogas (vitamina K_3, ocitocina) Infecções
Aumento do substrato formador de bilirrubina **Sem hemólise**	Reabsorção de coleções sanguíneas Policitemia e macrossômicos filhos de mãe diabética Sepse com coagulação intravascular disseminada
Interferência na ligação bilirrubina albumina	Ceftriaxone, sulfonamidas Aminofilina Nutrição parenteral
Defeito na captação ou conjugação da bilirrubina	Síndrome de Crigler-Najjar, Síndrome de Gilbert Síndrome de Lucey-Driscoll Galactosemia, tirosinemia, hipermetioninemia Hipotireoidismo, hipopituitarismo Drogas: pregnandiol e novobiocina
Aumento da circulação êntero-hepática	Icterícia do leite materno Icterícia associada ao aleitamento materno Jejum prolongado, obstruções intestinais Estenose hipertrófica do piloro
Alterações dos ductos biliares	Atresia de vias biliares extra hepáticas Perfuração espontânea do colédoco Cisto de colédoco/doença de Caroli Secreção biliar espessada/cálculos biliares Colangite esclerosante neonatal
Dano ao hepatócito	Infecções sistêmicas (hepatite transinfecciosa) Hepatite por toxoplasmose, rubéola, citomegalovirose, herpes simples, echovírus, adenovírus, vírus coxsáckie, varicela-zóster, HIV, vírus das hepatites B e C
Distúrbios hereditários e metabólicos	Deficiência de α_1-antitripsina, síndrome de Alagille, galactosemia, fibrose cística, Niemann-Pick tipo C, doença de Gaucher, tirosinemia, síndrome de Dubin-Johnson, síndrome de Rotor Hipotireoidismo, hipopituitarismo Trissomia do 13, 18 e 21, síndrome de Turner
Causas tóxicas	Nutrição parenteral Síndrome de álcool fetal Hidrato de cloral

ser responsáveis pela IMF, porém são menos comuns (p. ex., Kell e Duffy). A IMF implica produção materna de anticorpos contra antígenos do recém-nascido e sua passagem transplacentária. A ligação desses anticorpos à superfície das hemácias fetais determina que estas sejam retiradas da circulação pelo sistema reticuloendotelial. Podem desenvolver IMF:

- ABO: mãe O e recém-nascido A ou B. São mais comuns as com RN A e mãe O, e mais graves as com RN B e mãe O.
- Rh: mãe Rh – /Du – e recém-nascido Rh +/Du +. O sistema Rh possui determinantes antigênicos diferentes (Cc, D, E), mas é a presença ou ausência do antígeno D (variante Du) que determina se há positividade para o fator Rh.

Quando o paciente apresentar as duas possibilidades de incompatibilidade (ABO e Rh), é mais provável que desenvolva quadro hemolítico pelo sistema ABO devido à sensibilização prévia, o que funciona como fator protetor.

A sensibilização materna pode ocorrer por transfusão de hemoderivados, hemorragias fetomaterna (p. ex., descolamento de placenta, placenta prévia), procedimentos intrauterinos (p. ex., amniocentese), gestação prévia (nascido vivo, aborto ou natimorto), transfusão feto-fetal entre gêmeos discordantes, antígenos naturais de alimentos e bactérias (sistema ABO), teoria da avó (p. ex., recém-nascido Rh +/D+ de mãe Rh –/D– e avó materna Rh +/D+).

A ação do sistema reticuloendotelial resulta em esplenomegalia e anemia. A anemia determina maior produção eritroide medular, com aparecimento de formas eritroides jovens no sangue periférico (reticulócitos e eritroblastos) e recruta o fígado e o baço como órgãos hematopoéticos, resultando em hepatoesplenomegalia e diminuição de outras funções hepáticas, como produção de albumina e fatores de coagulação. A anemia manifesta-se com palidez, hipoatividade, taquicardia, taquipneia e, nas formas mais graves, com sinais de insuficiência cardíaca e edema. Nas formas graves, com repercussão intrauterina, pode ocorrer hidropisia fetal nos casos de IMF-Rh.

As formas clínicas mais leves tendem a apresentar icterícia precoce com evolução benigna, podendo ser tardia, anemia leve ou ausente e menor frequência do aparecimento de hepatoesplenomegalia. Nas formas moderadas, a icterícia é precoce, com progressão mais rápida e sinais de anemia sempre presentes. As formas graves apresentam anemia com alterações hemodinâmicas e aparecimento de fenômenos hemorrágicos, assim como icterícia precoce e de rápida progressão.

O diagnóstico exige definição da tipagem sanguínea e do processo hemolítico, caracterização do mecanismo imunológico através da presença de anticorpos aderidos às hemácias. A positividade do Coombs direto é obtida nos casos de IMF-Rh devido à alta sensibilidade do teste nesta condição, porém nos casos de IMF-ABO podemos ter falso-negativos, realizando-se assim a técnica do eluato. Se houver hemólise imunomediada (Coombs direto +), porém sem incompatibilidade ABO ou Rh, devemos pensar em incompatibilidade por outros subgrupos e solicitar painel de hemácias.

Aumento da circulação êntero-hepática

A icterícia causada pelo leite materno ocorre em 20 a 30% dos recém-nascidos alimentados ao seio materno e costuma aparecer após 4 a 7 dias de vida e atingir um pico em 10 a 15 dias de vida, com níveis de bilirrubina total de até 25-30 mg/dL, podendo ter duração prolongada por até 3 meses. Acredita-se que ocorram altos níveis de enzimas como a β-glicuronidase no leite materno, determinando maior reabsorção da bilirrubina, e a presença de lipase no leite materno, com maior produção de ácidos graxos não esterificados que poderiam determinar inibição de glicuronil-transferase e saturar o sistema de captação e transporte do hepatócito. Apesar da possibilidade de atingir altos níveis de bilirrubina total, não há indicação de suspender o aleitamento materno, face aos inúmeros benefícios do leite materno e ao fator psicológico que esta atitude possa causar para a genitora.

A icterícia associada ao aleitamento materno é relacionada com menor ingesta calórica e maior perda de peso nos primeiros 2 a 4 dias de vida, assim como dificuldades na amamentação e menor frequência das mamadas. O tratamento é estabelecer maior número de mamadas, corrigir dificuldades na técnica de amamentação, acompanhar a curva de ganho de peso, ajustar a dieta quando necessário e associar fototerapia, quando indicada. A prescrição de complemento com fórmula apropriada para a idade deve ser criteriosa, ficando indicada quando não ocorrer ganho de peso satisfatório, mesmo após serem corrigidas todas as deficiências do aleitamento materno, devendo ser revista posteriormente e empreendidos esforços para suspender o complemento logo que possível.

Recém-nascido pré-termo tardio

O número de recém-nascidos com idade gestacional entre 34 semanas completas e menos que 37 semanas completas, chamados de pré-termo tardio, tem aumentado, por motivos como: melhores técnicas e maior variedade de possibilidade terapêutica em obstetrícia, idade gestacional mal definida em cesáreas eletivas e aumento de gravidezes gemelares. Com este aumento, cresce a preocupação de que estes pacientes sejam tratados como recém-nascidos a termo, pois quando comparados, os pré-termo tardios possuem maiores morbidade e mortalidade e maior risco de reinternações, sendo uma das principais causas a icterícia.

Quando comparados com os a termo, os recém-nascidos pré-termo tardios apresentam mais icterícia (38% *versus* 54%, respectivamente). Também apresentam icterícia própria do recém-nascido mais intensa e prolongada, provavelmente por maior imaturidade hepática. Possuem maior volume eritrocitário, produzindo mais bilirrubina, e maior atividade intestinal da β-glicuronidase. A icterícia nestes pacientes também apresenta maior risco de encefalopatia bilirrubínica, pela menor capacidade de ligação da bilirrubina à albumina, pela menor quantidade desta em pré-termo, maior permeabilidade da barreira hematoencefálica e maior suscetibilidade neuronal. Todos estes fatores exigem atenção especial quanto à condução e ao acompanhamento após a alta deste pacientes, não esquecendo de que são prematuros.

CONDUZINDO UM PACIENTE COM ICTERÍCIA

Excetuando-se o aumento do número de vezes por dia em que o neonato vai ao seio (oito a 12 vezes por dia), e manobras direcionadas para promover o aleitamento materno nos primeiros dias de vida, não há, ainda, evidências de outras formas de prevenção primária. A melhor maneira de reduzir a ocorrência de hiperbilirrubinemia severa e kernicterus constitui-se um conjunto de medidas com intenção de prevenir a hiperbilirrubinemia severa e tratá-la adequadamente.

Prevenção da hiperbilirrubinemia severa

No pré-natal, realizar a tipagem sanguínea materna, e caso seja Rh-negativa, realizar a pesquisa de anticorpos (Coombs indireto) na genitora e tipagem sanguínea paterna, o que permite identificar a situação de risco. Isto torna obrigatória a realização da tipagem sanguínea e Coombs direto do recém-nascido do sangue do cordão umbilical, e o acompanhamento clínico rigoroso.

A medida transcutânea da bilirrubina apresenta relação com o valor sérico até 12 a 13 mg/dL e se o paciente não se encontra em fototerapia. Assim, ainda não substitui a dosagem sérica de bilirrubina, quando indicada. Portanto, a ausência deste equipamento não prejudica a abordagem da icterícia. A investigação da icterícia está indicada quando esta ocorrer nas primeiras 24 horas de vida, se história e exame clínico forem incompatíveis com icterícia fisiológica, quando há sinais de elevação de bilirrubina direta e quando ocorre em neonatos doentes ou com outros sinais e sintomas.

Entre os fatores de risco para hiperbilirrubinemia severa, temos a icterícia precoce, presença de doença hemolítica, idade gestacional menor que 38 semanas, necessidade de fototerapia prévia em irmãos, policitemia e coleções sanguíneas, aleitamento materno exclusivo ou dificuldades no aleitamento materno e perda de peso excessiva.

Na tentativa de estabelecer risco para hiperbilirrubinemia severa no momento da alta, Bhutani *et al.* publicaram normograma relacionando nível de bilirrubina com horas de vida no momento da alta, em recém-nascidos com ≥ 36 semanas de idade gestacional e peso ao nascer ≥ 2.000 g ou ≥ 35 semanas de idade gestacional e peso ao nascer ≥ 2.500 g. Neste estudo, 39,5% dos recém-nascidos que se encontravam na zona de alto risco (percentil 95) e 12,9% dos que se encontravam na zona de alto risco intermediário desenvolveram nível de bilirrubina acima do percentil 95 após a alta. Este gráfico não determina a história natural da hiperbilirrubinemia, nem pode ser usado para recém-nascidos com idade gestacional ou peso menores que os da população do estudo, mas associado à avaliação dos fatores de risco anteriormente citados, pode servir de parâmetro para marcação do momento do retorno e prevenção subsequente de hiperbilirrubinemia severa.

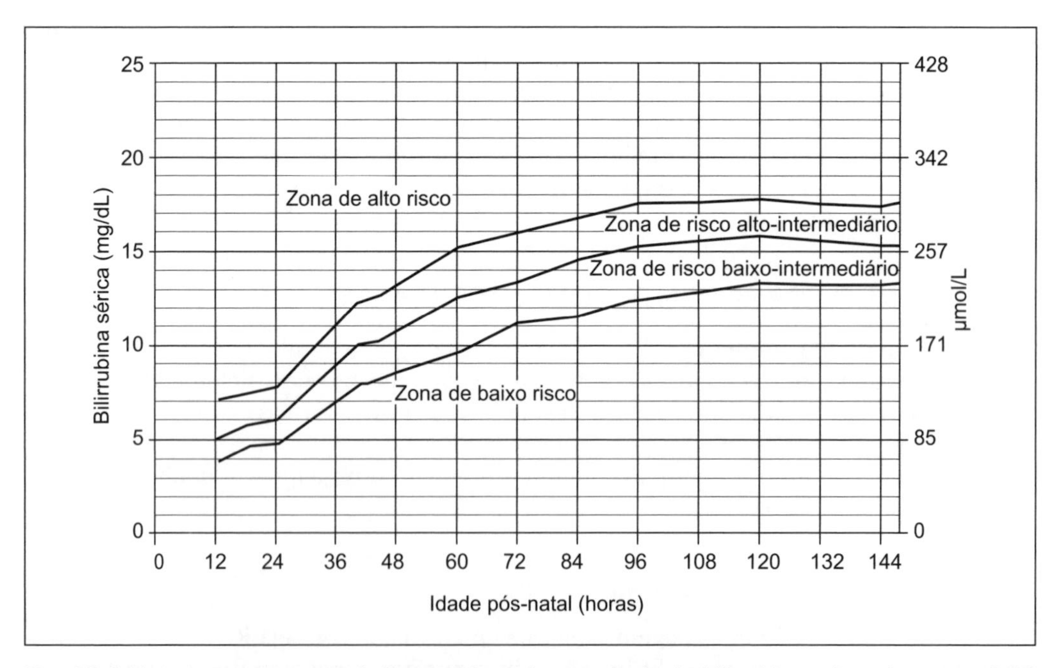

Fig. 25-1 Normograma para estabelecer o risco de ocorrência de bilirrubina acima do percentil 95 baseado no valor sérico de bilirrubina hora de vida específico. Adaptado de Bhutani *et al.*

Tratamento da hiperbilirrubinemia

FOTOTERAPIA

A fototerapia é a modalidade de tratamento mais utilizada no manuseio da hiperbilirrubinemia neonatal. Seu efeito decorre da fotoisomerização e foto-oxidação da bilirrubina indireta a formas hidrossolúveis que possam ser eliminadas, quando exposta a um espectro de emissão entre 400 a 500 nm.

Ainda não há definição sobre qual nível de bilirrubina indica fototerapia, já que este nível varia com a idade gestacional, o tempo de vida, o peso, a etiologia e a associação a outras doenças ou fatores de risco para kernicterus. Pacientes com icterícia com menos que 24 horas de vida devem ser colocados em fototerapia até que se obtenha a primeira dosagem de bilirrubina. Em 2004, a *American Academy of Pediatrics* (AAP) elaborou consenso sobre o manuseio da hiperbilirrubinemia em neonatos ≥ 35 semanas de idade gestacional.

As orientações para utilização deste gráfico (Fig. 25-2) são:

- Utilizar a idade do momento da coleta da bilirrubina.
- Usar a bilirrubina total, não subtrair a fração direta.
- Levar em consideração como fatores de risco: doença hemolítica isoimune, deficiência de G6PD, asfixia neonatal, letargia significante, instabilidade térmica, sepse, acidose, albumina menor que 3 g/dL (se foi mensurada).
- A indicação no gráfico refere-se à utilização de fototerapia intensiva (30 $\mu W/cm^2/nm$); níveis menores que 2-3 mg/dL do indicado poderão ser ainda indicativos da utilização de fototerapia convencional.

Para recém-nascidos com < 35 semanas de idade gestacional, poderia ser utilizado o gráfico da Fig. 25-2 e considerá-los sempre como alto risco, mas ainda não há evidências de

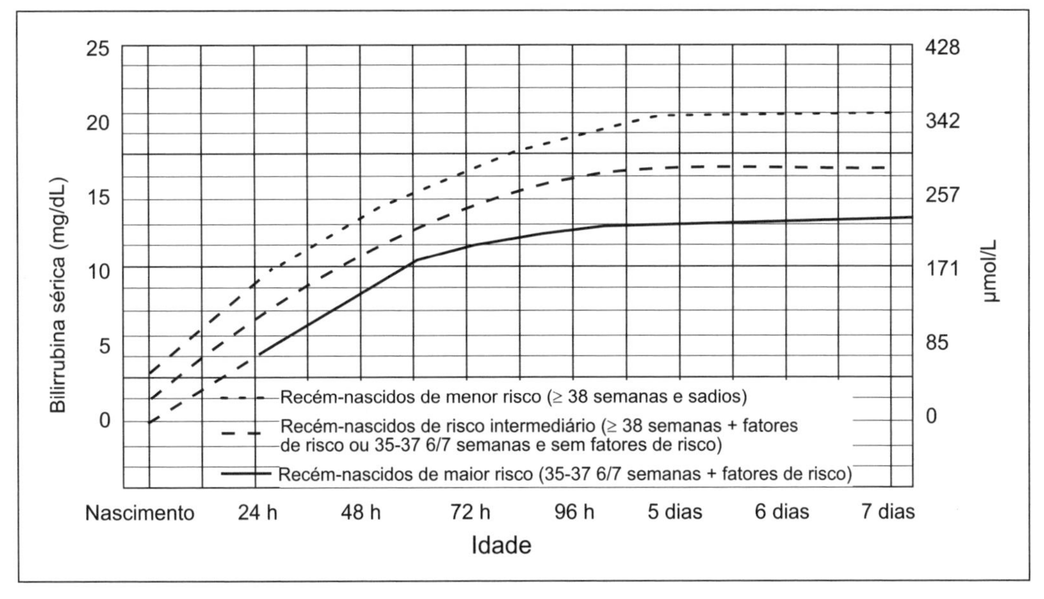

Fig. 25-2 Indicação de fototerapia em pacientes com ≥ 35 semanas de idade gestacional. Adaptado de *Clinical Practice Guideline*.

Quadro 25-4 Indicação de fototerapia em recém-nascidos com peso menor que 2.000 g ou menor que 35 semanas de idade gestacional, por peso e fatores de risco

Peso	Com fatores de risco	Sem fatores de risco
≤ 1.000 g	5 mg/dL	5 mg/dL
1.000-1.499 g	6 mg/dL	6-8 mg/dL
1.500-1.999 g	8 mg/dL	10-12 mg/dL

que esta seja a melhor maneira de conduzi-los. Em nosso serviço temos utilizado os valores constantes no Quadro 25-4.

A escolha do equipamento a ser usado pode depender do peso do recém-nascido e da avaliação da irradiância que o equipamento oferece. Quanto maior a irradiância do equipamento, maior a área de superfície corporal do recém-nascido exposta à luz e menor a distância do equipamento ao paciente, maior será a eficácia da fototerapia. Em nosso meio, temos utilizado mais frequentemente a fototerapia convencional, o *bilispot*, o biliberço e o bilitron.

- Convencional: utiliza seis a oito lâmpadas fluorescentes e deve ser posicionada a 30 cm do paciente. Possui espectro de emissão de luz amplo e irradiância de 4 $\mu W/cm^2/nm$. Para melhorar sua eficácia, devem-se utilizar aparelhos com sete a oito lâmpadas, com duas a três lâmpadas azuis no centro.
- *Bilispot*: utiliza luz halógena, que possui maior emissão de alta irradiância na faixa azul. Atinge diâmetro de 20 cm quando colocado a 50 cm do paciente, mas para evitar queimaduras não deve ser colocado a menos que 40 cm de distância. É eficaz em recém-nascidos prematuros e de baixo peso. Se estiver usando mais de um aparelho, não deixar que os focos de luz fiquem superpostos. Preferencialmente, trocar as lâmpadas se irradiância < 10 $\mu W/cm^2/nm$.
- Biliberço: utiliza lâmpadas fluorescentes colocadas em uma base de berço de acrílico a curta distância do paciente. Quando utilizadas lâmpadas brancas, atinge irradiância de 20 $\mu W/cm^2/nm$ e se houver substituição de duas ou mais por lâmpadas azuis pode atingir 30 $\mu W/cm^2/nm$. A cobertura refletora pode ser removida se utilizada em associação a outros aparelhos. Recém-nascidos de muito baixo peso não devem utilizar este aparelho, pelo risco de hipotermia.
- Bilitron: utiliza a LED (*Light Emiting Diode*), diodo semicondutor que emite luz quando conectado a um circuito elétrico. A depender da distância do paciente, atinge irradiâncias variáveis. Se colocado a 50 cm, atinge 30 a 35 $\mu W/cm^2/nm$, e se aproximado a 40 cm pode atingir 40 a 45 $\mu W/cm^2/nm$. Apesar de alta eficácia, é um equipamento de alto custo.

A velocidade da queda da bilirrubina pela fototerapia também será maior nas causas não hemolíticas de hiperbilirrubinemia indireta, sendo a falha da fototerapia indicativa de que se trata de hemólise ainda em atividade. Quanto maior o nível de bilirrubina no momento da indicação da fototerapia, maior deve ser a queda inicial, devendo-se esperar maior queda quando bilirrubina total > 20 mg/dL. A indicação de fototerapia em pacientes com bilirrubina direta aumentada pode levar à síndrome do bebê bronze, apesar de necessitar de mais estudos avaliando sua indicação, atualmente levamos em consideração a bilirrubina total.

É considerada fototerapia com alta intensidade aquela com liberação de energia entre 20 e 40 µW/cm²/nm, porém a indicação de fototerapia na Fig. 25-2 recomenda que seja utilizada uma irradiância mínima de 30 µW/cm²/nm. Para isso, deveríamos medir a irradiância através de equipamentos (irradiômetros). Esta aferição deverá ser realizada periodicamente, não sendo necessário realizá-la antes de cada utilização, na distância recomendada entre o equipamento e o paciente, e na região central e periférica que a luz abranger. A associação de diferentes equipamentos pode ser utilizada sob a forma de fototerapia dupla ou tripla, a depender da irradiância desejada e dos equipamentos disponíveis e de suas irradiâncias. Se utilizar o biliberço com outros equipamentos, deve-se retirar a cobertura acrílica.

Medidas séricas de controle de bilirrubinas devem ser solicitadas com os objetivos de avaliar resposta e reavaliar indicação terapêutica. Para os pacientes com bilirrubina total ≥ 25 mg/dL, deverá ser realizada nova medida após 2 a 3 horas, se entre 20 e 25 mg/dL após 3 a 4 horas e se < 20 mg/dL após 4 a 6 horas. Se os níveis continuarem caindo, as medidas poderão ser realizadas com intervalos de 8 a 12 horas.

Não há um valor fixo de bilirrubina que determine que a fototerapia possa ser suspensa. A AAP sugere que poderia ser suspensa quando a bilirrubina total atingir um valor entre 13 e 14 mg/dL para recém-nascidos ≥ 35 semanas de idade gestacional. Mas o nível que define esta conduta também varia com a idade do paciente e a causa da hiperbilirrubinemia. A depender da causa e da idade do paciente, poderá ser realizada uma dosagem de bilirrubina após 24 horas sem fototerapia para avaliar a possibilidade de rebote.

Os cuidados a serem tomados durante a fototerapia são proteção ocular, manutenção da hidratação e aporte calórico. Não está indicada de rotina a reposição venosa de fluidos e caloria. Não há indicação formal de proteção genital, pois a profundidade de penetração da luz não parece ser suficiente para lesar o DNA das células nesta região; se por higiene utilizar fraldas, procurar adequá-las ao tamanho do recém-nascido, especialmente nos de muito baixo peso. Em pacientes que estejam utilizando nutrição parenteral, esta deve ser protegida da luz.

Entre os efeitos colaterais mais comuns estão os exantemas e a síndrome do bebê bronzeado, na maior parte dos casos sem gravidade. A utilização de lâmpadas halogênicas em distância mais curta que a indicada pelo fabricante pode levar a queimaduras, o que não costuma ocorrer com as fluorescentes. Podem ocorrer aquecimento e desidratação, estando indicado aumentar a necessidade hídrica quando os pacientes já estiverem em venóclise e/ou nutrição parenteral e acompanhar ganho de peso, diurese e densidade urinária para melhor ajuste. Outros efeitos são diarreia, dano ao DNA celular e alterações no balanço oxidante/antioxidante.

EXSANGUINEOTRANSFUSÃO

A exsanguineotransfusão é um procedimento terapêutico que visa aumentar os níveis de hemoglobina e diminuir os de bilirrubina, além de ter efeito adicional na redução de anticorpos circulantes. Apresenta muitos efeitos adversos e complicações, o que exige indicação precisa e técnica rigorosa para sua realização. Neste capítulo, discutiremos as indicações deste tratamento, abordando técnica, cuidados na realização e complicações deste procedimento em capítulo próprio.

Assim como para indicação da fototerapia, a AAP, em 2004, elaborou gráfico para indicação de exsanguineotransfusão em pacientes com mais de 35 semanas de idade gestacional (Fig. 25-3), que deve ser usado com as seguintes recomendações:

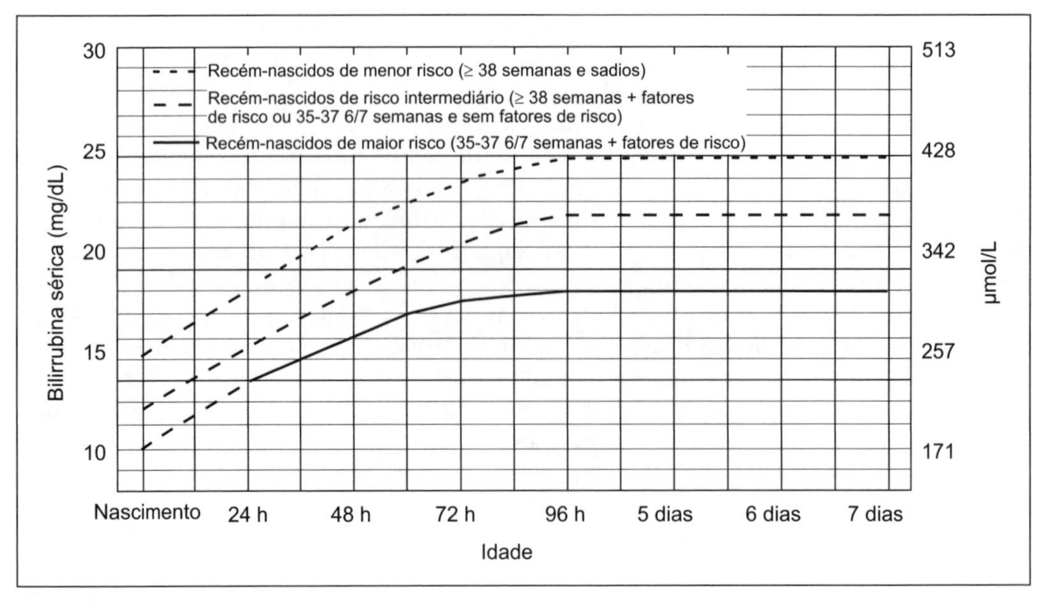

Fig. 25-3 Indicação de exsanguineotransfusão em pacientes com 35 semanas ou mais de idade gestacional. Adaptado de *Clinical Practice Guideline*.

- As áreas tracejadas nas primeiras 24 horas de vida não são bem definidas pelas variáveis respostas terapêuticas à fototerapia.
- Exsanguineotransfusão imediata está indicada nos casos com sinais de encefalopatia bilirrubínica aguda ou nível de bilirrubina total ≥ 5 mg/dL do nível indicado nestas linhas.
- São considerados fatores de risco: doença hemolítica isoimune, deficiência de G6PD, asfixia, letargia significante, instabilidade térmica, sepse e acidose.
- Avaliar nível sérico de albumina e relação bilirrubina/albumina (ver adiante).
- Usar bilirrubina total.
- Se o recém-nascido estiver bem e tiver 35 a 37 semanas ao nascimento, poderá ser utilizada, para indicação de exsanguineotransfusão, a idade gestacional corrigida.

Outra recomendação da AAP é que, nos casos de pacientes internados desde o nascimento e que já vinham sendo tratados, os níveis indicados nos gráficos sejam determinantes de exsanguineotransfusão imediata. No caso de paciente readmitido, deverá ser colocado em fototerapia intensiva, repetindo-se a dosagem de bilirrubina após 2 a 3 horas, e indicando exsanguineotransfusão se os níveis persistirem acima das linhas indicadas após 6 horas de fototerapia intensiva.

A avaliação da relação bilirrubina/albumina deve ser vista como fator adicional na indicação de exsanguineotransfusão quando estiver acima dos valores indicados no Quadro 25-5.

Ainda não é consenso a indicação de exsanguineotransfusão em recém-nascidos com menos de 35 semanas de idade gestacional, devendo ser lembrado que esta população tem fatores de riscos adicionais para kernicterus. Em nosso serviço, utilizamos os valores descritos no Quadro 25-6, que levam em consideração a idade, o peso ao nascer e a avaliação de fatores de risco.

Quadro 25-5 Valores de relação bilirrubina/albumina por categoria de risco para definir exsanguineotransfusão. Adaptado de *Clinical Practice Guideline*

Categoria de risco	Relação bilirrubina (mg/dL)/albumina (g/dL)
Recém-nascido de menor risco	8
Recém-nascido de risco intermediário	7,2
Recém-nascido de maior risco	6,8

Quadro 25-6 Indicação de exsanguineotransfusão em recém-nascidos menores que 35 semanas de idade gestacional por peso, tempo de vida e fatores de risco

Peso	< 24 horas	> 24 horas com doença hemolítica	> 24 horas sem doença hemolítica
<1.000 g	8-10 mg/dL	10 mg/dL	13 mg/dL
1.000-1.249 g	10-12 mg/dL	10 mg/dL	13 mg/dL
1.250-1.499 g	12-14 mg/dL	13 mg/dL	15 mg/dL
1.500-1.999 g	13-15 mg/dL	15 mg/dL	17 mg/dL

Pode haver indicação de exsanguineotransfusão logo ao nascimento, se o principal objetivo for correção de anemia grave ou casos de hidropisia fetal, ou quando hemoglobina < 13 g% no sangue do cordão umbilical. Outro dado que deve ser considerado quando na dúvida da indicação de exsanguineotransfusão em doenças hemolíticas é a velocidade de hemólise > 0,5 mg%/h. Sugere-se que níveis elevados de bilirubina (> 4-5 mg/dL) no sangue do cordão umbilical também possam indicar exsanguineotransfusão precoce, porém a resposta variável a fototerapia nestes pacientes não permite que esta medida seja um consenso.

TRATAMENTOS MEDICAMENTOSOS

A administração de gamaglobulina está indicada nos casos de IMF-Rh e ABO. É indicada nos casos em que, a despeito da fototerapia intensiva, os níveis de bilirrubina persistem 2 a 3 mg/dL dos níveis de exsanguineotransfusão. Pode ser feita na dose de 0,5 a 1 g/kg em 2 horas, podendo ser repetida após 12 horas.

O uso do fenobarbital como indutor do metabolismo hepático através da estimulação do gene UGT1A1 e produção de glicuronosil-transferase nos recém-nascidos, e seu uso antenatal em gestantes com isoimunização ou fatores de risco para hiperblirrubinemia do recém-nascido apresentam resultados conflitantes.

A tin mesoporfirina também poderá ser administrada ao recém-nascido, com consequente redução na produção de bilirrubina por seu efeito inibitório na produção da hemeoxigenase. Ainda não há indicação formal da utilização desta droga, mas há evidências de que sua utilização diminui a necessidade de realização de exsanguineotransfusão em pacientes que não respondem à fototerapia.

O uso do clofibrato associado a fototerapia pode reduzir mais intensa e rapidamente os níveis de bilirrubina total e indireta, a duração do internamento e a necessidade de fototerapia, quando do rebote após a sua suspensão inicial, comparados a recém-nascidos que utilizaram somente fototerapia. São necessárias mais evidências que permitam o uso seguro e consciente deste medicamento na icterícia neonatal.

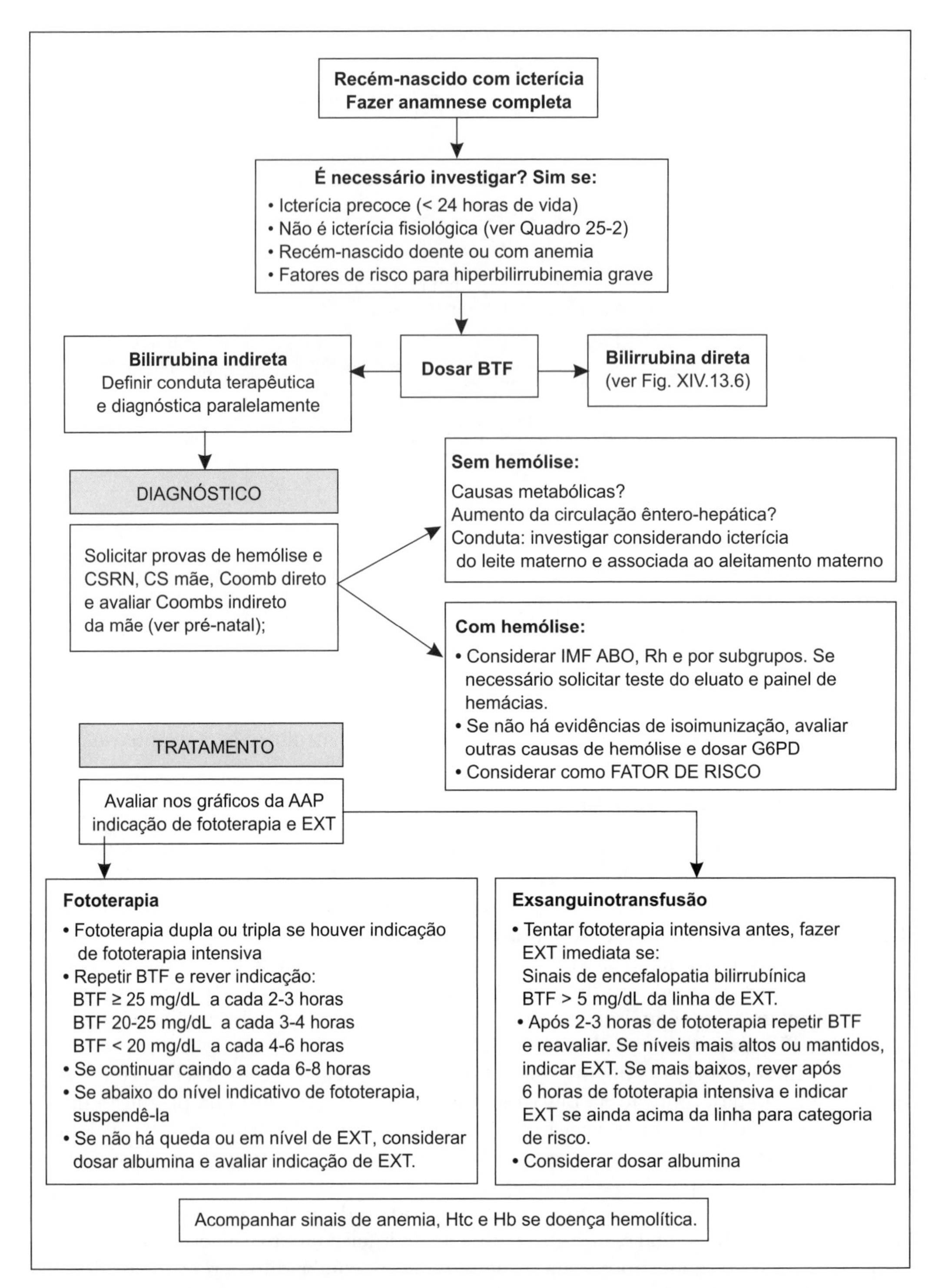

Fig. 25-4 Fluxograma para investigação e tratamento de recém-nascidos com hiperbilirrubinemia indireta.

CONCLUSÃO

A icterícia neonatal tem sido desafio diagnóstico e terapêutico ao longo dos anos, e a despeito de todo avanço tecnológico que ocorreu na neonatologia, ainda ocorrem casos de kernicterus. Na intenção de promover abordagem satisfatória da icterícia no período neonatal, elaboramos os fluxogramas constantes nas Figs. 25-4 e 25-5 para manuseio diagnóstico e terapêutico.

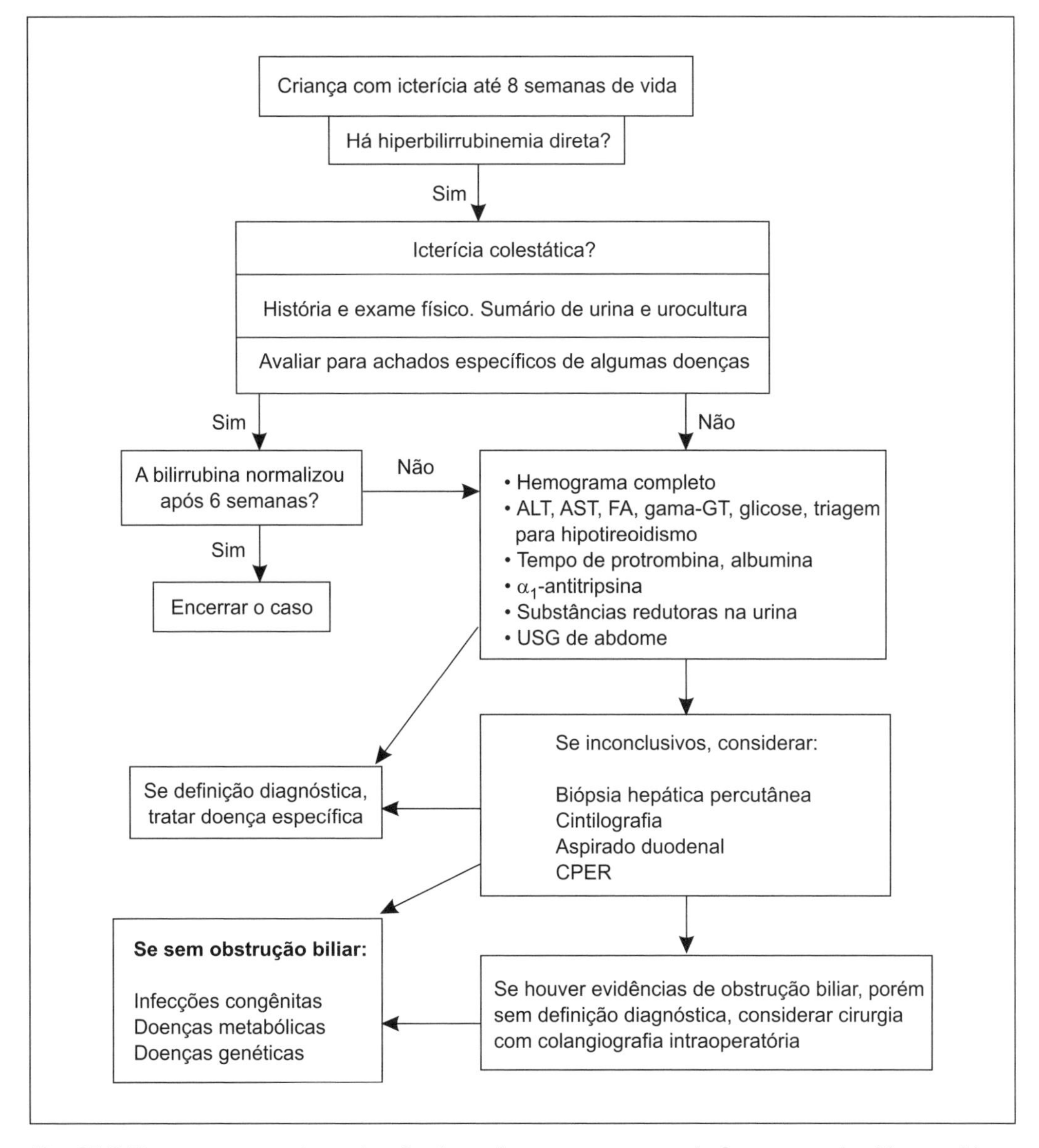

Fig. 25-5 Fluxograma para investigação de pacientes com menos de 8 semanas de vida com hiperbilirrubinemia direta.

REFERÊNCIAS

Aycicek A, Erel O. Total oxidant/antioxidant status in jaundiced newborns before and after phototherapy. J Pediatr 2007; 83(4):319-22.

Aycicek A, Kocyigit A, Erel O, Senturk H. Phototherapy causes DNA damage in peripheral mononuclear leukocytes in term infants. J Pediatr (Rio J) 2008; 84(2):141-46.

Bertini G, Dani C, Tronchin M, Rubaltelli FF. Is breastfeeding really favoring early neonatal jaundice? Pediatrics 2001; 107(3):E41.

Bhutani VK, Johnson L, Sivieri EM. Predictive ability of a predischarge hour-specific serum bilirubin for subsequent significant hyperbilirubinemia in healthy term and near-term newborns. Pediatrics 1999; 103(1):6-14.

Cunha G, Vilarim J, Braga T. Icterícia. In: Lima G, Braga T, Meneses J eds. Neonatologia. Rio de Janeiro: Guanabara Koogan, 2004. p. 137-54.

Dennery PA. Metalloporphyrins for the treatment of neonatal jaundice. Curr Opin Pediatr 2005; 17(2): 167-9.

DeSandre GH, Wong RJ, Morioka I, Contag CH, Stevenson DK. The effectiveness of oral tin mesoporphyrin prophylaxis in reducing bilirubin production after an oral heme load in a transgenic mouse model. Biol Neonate 2006; 89(3):139-46.

Eghbalian F, Pourhossein A, Zandevakili H. Effect of clofibrate in non-hemolytic indirect hyperbilirubinemia in full term neonates. Indian J Pediatr 2007; 74(11): 1003-6.

Engle WA, Kominiarek MA. Late preterm infants, early term infants, and timing of elective deliveries. Clin Perinatol 2008; 35:325-41.

Maisels MJ. Icterícia. In: MacDonald MG, Mullett MD, Seshia MMK. Avery Neonatologia: fisiopatologia e tratamento do recém-nascido. Rio de Janeiro: Guanabara Koogan, 2007. p. 703-78.

Mamtani M, Patel A, Renge R, Kulkarni H. Prognostic value of direct bilirubin in neonatal hyperbilirubinemia. Indian J Pediatr 2007; 74(9):819-22.

Nasseri F, Mamouri GA, Babaei H. Intravenous immunoglobulin in ABO and Rh hemolytic diseases of newborn. Saudi Med J 2006; 27(12):1827-30.

Subcommittee on Hyperbilirubinemia, Management of Hyperbilirubinemia in the Newborn Infant 35 or More Weeks of Gestation. Pediatrics 2004; 114:297-316.

Thomas JT, Muller P, Wilkinson C. Antenatal phenobarbital for reducing neonatal jaundice after red cell isoimmunization. Cochrane Database Syst Rev 2007(2):CD005541.

CAPÍTULO 26

Cianose Neonatal

Carolina Alves Pinto Basto

CONCEITO E EPIDEMIOLOGIA

Cianose é a coloração azulada da pele e das membranas mucosas pelo aumento na quantidade de hemoglobina desoxigenada no sangue ou por um defeito estrutural na molécula de hemoglobina. Quando a cianose está presente em todo o corpo, incluindo membranas mucosas e língua, é denominada cianose central; se, por outro lado, estiver limitada às extremidades, é chamada de cianose periférica ou acrocianose. Na cianose central, a saturação de oxigênio encontra-se diminuída, por retorno de sangue pulmonar insaturado ou por *shunt* direito-esquerdo. Já na acrocianose, ocorre remoção excessiva do oxigênio para os tecidos em nível dos capilares periféricos, o que aumenta a taxa de hemoglobina reduzida no local.

Existe ainda a cianose diferencial, que ocorre quando a cianose é mais pronunciada nas extremidades inferiores do que nas superiores ou vice-versa. Algumas cardiopatias congênitas promovem esta condição. Harlequim é um fenômeno no qual um quadrante ou metade do corpo pode tornar-se cianótico ou pálido, enquanto o restante permanece róseo. Nesta condição, mãos e pés persistem aquecidos. A razão exata para justificar este fenômeno ainda é desconhecida, mas deve-se provavelmente à instabilidade vasomotora. Trata-se de condição transitória e inofensiva. Durante o choro mais vigoroso de uma criança, sua cor pode tornar-se mais escura com o fechamento da glote. Uma cianose mais significativa pode ser mascarada pela palidez de uma anemia ou falência circulatória; de outro modo, a concentração alta de hemoglobina nos primeiros dias de vida e a pele fina podem contribuir para produzir uma aparência de cianose. A cianose localizada é diferenciada da equimose por uma palidez momentânea que ocorre após a digitopressão.

CLASSIFICAÇÃO E ETIOPATOGENIA

Inicialmente é fundamental determinar se a cianose é central ou periférica. Lembrar que a cianose periférica geralmente não requer preocupação, enquanto a central se deve a causas mais graves, como cardíacas, respiratórias, do sistema nervoso central, dentre outras. O pediatra deve afastar qualquer possibilidade de acometimento das vias respiratórias que promova a cianose. A cianose sem doença pulmonar é quase sempre o resultado de uma anormalidade cardíaca, mesmo que não se detecte sopro cardíaco (lembrar que cardiopatias cianogênicas complexas nem sempre apresentam sopros precocemente).

Cianose periférica

A cianose periférica pode ter como causas as seguintes condições:

I. Acrocianose benigna – fenômeno vasomotor que surge por alteração do controle autonômico do fluxo sanguíneo cutâneo, acometendo, sobretudo, crianças de pele branca.

II. Exposição ao frio – observada mais frequentemente nos primeiros meses de vida. Responde bem ao aquecimento.

III. Desidratação aguda – nos casos graves podem ocorrer cianose por hemoconcentração e choque hipovolêmico.

IV. Policitemia – ocorre quando o hematócrito atinge níveis maiores que 65%, com consequente aumento da viscosidade sanguínea. Como se trata de sinais e sintomas inespecíficos, é recomendado determinar o hematócrito de qualquer neonato que pareça pletórico, com fator de risco para policitemia e que tenha sintomatologia compatível, ou que por alguma razão não esteja bem. A cianose é exacerbada com o choro e os esforços.

Cianose central

Podemos classificar as causas de cianose central em: respiratórias, cardiovasculares, neurológicas, infecciosas, metabólicas e de defeito estrutural na hemoglobina.

CAUSAS RESPIRATÓRIAS

As doenças respiratórias constituem a causa mais frequente de admissão em unidades de terapia intensiva, tanto de RN termo quanto pré-termo. Dentre as causas respiratórias, para cianose podemos encontrar diversas entidades clínicas e subdividi-las de acordo com sua fisiopatologia:

- Doença pulmonar parenquimatosa primária: pneumonia, síndrome do desconforto respiratório, síndrome de aspiração meconial, taquipneia transitória do RN, tumores, hipoplasia pulmonar.
- Compressão extrínseca dos pulmões: pneumotórax, derrame pleural, hérnia diafragmática, cistos, pneumatocele, tumores, distrofias torácicas.
- Obstrução da via aérea (com consequente hipoventilação): atresia ou estenose de coanas, estenose traqueal, síndrome de Pierre-Robin, traqueomalacia, corpo estranho ou aspiração de substâncias (vômito, muco, leite), macroglossia. Lembrar que na aspiração de substâncias como muco, leite ou vômito, a cianose tem início súbito e desaparece

imediatamente após a remoção do material aspirado. A cianose associada à alimentação pode ser causada pela incoordenação de sucção e deglutição, paralisia de corda vocal ou ainda fenda palatina.

- Lesões neuromusculares respiratórias: paralisia diafragmática, doenças neuromusculares.
- Persistência do padrão circulatório fetal – hipertensão arterial pulmonar persistente no recém-nascido (HPPRN) – pode associar-se a doenças respiratórias, como SAM, pneumonia, hérnia diafragmática, e também a outras, como hipóxia perinatal, sepse, cardiopatias.

CAUSAS CARDIOVASCULARES

Especialmente na primeira semana de vida, a cianose pode ser a única evidência de uma lesão cardíaca importante. Um terço dos neonatos com cardiopatia congênita potencialmente letal tem cianose como principal sintoma, outro terço tem cianose associada a sintomas respiratórios. As cardiopatias congênitas com obstrução ao fluxo sanguíneo pulmonar ou aquelas com circulação em paralelo podem levar ao desenvolvimento de cianose; há também as cardiopatias mais complexas, de prognóstico mais reservado, que cursam com cianose e insuficiência cardíaca congestiva (ICC) associada. Algumas cardiopatias inicialmente acianogênicas podem vir a apresentar-se cianogênicas, caso haja inversão do *shunt* esquerdo-direito.

- Hipofluxo pulmonar: tetralogia de Fallot (T4F), estenose pulmonar com comunicação interventricular (CIV), atresia pulmonar (AP), persistência do padrão fetal. Há ainda as cardiopatias de cavidade única: ventrículo único, átrio único, drenagem anômala total das veias pulmonares, hipoplasia do coração direito.

  Nas cardiopatias com obstrução ao fluxo pulmonar (T4F, EP e AP), o grau de cianose está relacionado com o grau de obstrução na via de saída do ventrículo direito, que aumenta o *shunt* direito-esquerdo. No caso da persistência do padrão fetal, ocorre uma obstrução funcional pela resistência vascular pulmonar aumentada, promovendo *shunt* direito-esquerdo através do forame oval ou do canal arterial persistente. Nas cardiopatias de cavidade única, ocorre uma mistura do sangue arterial com o venoso, e o grau da cianose está na dependência do fluxo pulmonar.
- Hiperfluxo pulmonar: transposição de grandes artérias (TGA) com CIV ou EP.

  Nestes casos, formam-se duas circulações em paralelo e a cianose vai depender da mistura das duas circulações através de uma CIV, CIA ou PCA; quanto menor a mistura, maior a cianose. A TGA cursa frequentemente com ICC no período neonatal.
- Congestão pulmonar: drenagem anômala total das veias pulmonares e hipoplasia do coração esquerdo.
- Acianogênicas com inversão do *shunt* esquerdo-direito: comunicação interventricular, persistência do canal arterial (PCA), defeito do septo atrioventricular. Nestas cardiopatias, o *shunt* esquerdo-direito vai diminuindo à medida que a resistência arterial pulmonar aumenta, até ocorrer a inversão do *shunt*, que então passa a ser direito-esquerdo, diminuindo a saturação de O_2 sistêmica, promovendo a cianose.
- Insuficiência cardíaca congestiva (ICC): esta condição pode acompanhar algumas cardiopatias mais complexas, quando descompensadas, e a cianose será proveniente de um

débito cardíaco diminuído para o pulmão e/ou edema pulmonar, o que diminui a troca gasosa no mesmo (cianose central), além disso, com o retorno venoso prejudicado, haverá estagnação do sangue na circulação periférica (cianose periférica).

CAUSAS NEUROLÓGICAS (COM CONSEQUENTE HIPOVENTILAÇÃO)

- Lesões do SNC (hemorragias, hipertensão intracraniana, asfixia perinatal) – a hipotonia pode ser observada como um dos sinais mais precoces nestes casos.
- Doenças neuromusculares.
- Sedação (direta ou através da via materna) – a sedação materna durante o parto deprime o centro respiratório do recém-nascido, causando cianose. A hipertonia é comumente observada nestes neonatos.
- Imaturidade do centro respiratório do prematuro
- Encefalopatia bilirrubínica aguda – impregnação amarelada do cérebro pela bilirrubina; reconhecida pela presença de icterícia importante, em RN com altos níveis de bilirrubina. A apresentação clínica inicial (1ª fase) inclui hipotonia, letargia, choro agudo, sucção fraca, além da cianose.

CAUSAS INFECCIOSAS

Sepse neonatal (precoce ou tardia) – a cianose pode ser o 1º sintoma, apesar de, na maioria das vezes, as manifestações clínicas iniciais serem inespecíficas, sendo necessária uma boa observação clínica associada ao reconhecimento de fatores de risco maternos e neonatais, visto que pode ser confundida com outras situações graves, como uma cardiopatia congênita.

CAUSAS METABÓLICAS

- Hipoglicemia – a maioria dos casos é transitória, responde prontamente ao tratamento e está associada a excelente prognóstico. Os sinais e sintomas são inespecíficos; além da cianose, podemos encontrar letargia, apatia, choro fraco, recusa alimentar, tremores e até convulsões. Torna-se então importante sua suspeição em neonatos com fatores de risco (filhos de mães diabéticas, prematuros, pequenos para a idade gestacional – PIG) para a triagem rotineira dos mesmos através da medição dos níveis sanguíneos da glicose. A cianose persistente secundária a hipoglicemia é rara.
- Hipocalcemia – secundária a diversas causas, sua sintomatologia também costuma ser inespecífica, em geral inclui apneia, tremores, tônus extensor aumentado, hiper-reflexia, convulsões, estridor, cianose (pelo espasmo da laringe e dos músculos da respiração).

DEFEITO ESTRUTURAL NA HEMOGLOBINA

- Metemoglobinemia (congênita ou adquirida) – a metemoglobina contém o ferro no estado férrico (na Hb normal está no estado ferroso), o qual fixa fortemente o oxigênio e não o libera para os tecidos; quando a metemoglobina atinge 10% surge cianose importante, porém não acompanhada de dispneia. O óxido nítrico (gás utilizado no tratamento da hipertensão arterial pulmonar) pode elevar a metemoglobinemia, sobretudo se utilizado em doses mais elevadas (80 ppm); com a interrupção do gás, o processo tende a se resolver.

- Hemoglobina M – herança autossômica dominante, acomete raras famílias e tem quadro clínico semelhante ao da metemoglobinemia; também esta forma de hemoglobina alterada se fixa fortemente ao oxigênio, impedindo sua liberação aos tecidos.

DIAGNÓSTICO E DIAGNÓSTICO DIFERENCIAL

Como a maioria das causas de cianose central neonatal é decorrente de problemas cardiopulmonares, é importante diferenciar entre estas causas, já que estão entre os eventos ameaçadores da vida mais comuns em crianças. Uma abordagem simples e consistente é necessária para uma avaliação rápida e eficiente do paciente pediátrico que pode estar em estado grave.

Um grande número de condições respiratórias e circulatórias causadoras de cianose pode conduzir à insuficiência respiratória, e se esta não for rapidamente corrigida, pode levar à parada cardíaca, com evolução insatisfatória. Quando a insuficiência respiratória é causada por problemas respiratórios, as respirações tendem a ser rápidas e podem ser acompanhadas pela retração da caixa torácica. Se secundária à depressão neurológica, a respiração tende a ser irregular e fraca; a cianose não associada aos sinais evidentes de dificuldade respiratória sugere doença cardíaca congênita cianótica ou metemoglobinemia.

A cianose neonatal de origem cardiogênica precisa ser diferenciada daquela de outras origens, e a suposição da existência de uma cardiopatia exige algumas medidas fundamentais, como a oximetria de pulso e a gasometria arterial, além de, principalmente, teste de hiperoxia, fundamental para seu diagnóstico. A avaliação cardíaca imediata de todos os neonatos cianóticos é imprescindível, visto que em algumas cardiopatias a intervenção rápida pode ser essencial à sobrevida, como o uso da prostaglandina para manter um canal arterial patente ou a colocação de um cateter para abrir uma comunicação interatrial.

Na história obstétrica, os antecedentes gestacionais (alterações no crescimento fetal intrauterino, hidropisia não imune, malformações extracardíacas, disritmias cardíacas e *situs* anormal) podem ser indicativos de defeitos estruturais ou funcionais cardíacos ainda durante o período fetal. Do ponto de vista familiar, antecedentes de cardiopatias congênitas ou síndromes genéticas e mães com algumas doenças (diabetes, hipertireoidismo, colagenoses, rubéola, feocromocitoma, infecção por CMV, toxoplasmose, estreptococo B, sífilis, neoplasias), uso de drogas (anticonvulsivantes, anticoagulantes, antineoplásicos, lítio, trimetadiona, álcool, anfetamina) e infecção no período gestacional podem sinalizar defeito cardíaco congênito fetal. Aliás, essas são as principais indicações para o estudo ecocardiográfico no período fetal.

Na história clínica do RN, verificar se além da cianose há relato de irritabilidade, dificuldade para alimentar, desconforto respiratório, aumento rápido do peso pelo edema, palidez cutânea, baixa temperatura nas extremidades, letargia, o que pode sugerir fortemente cardiopatia cianogênica.

A avaliação clínica cardiovascular sistematizada deve abranger: inspeção e palpação do *ictus* cardíaco, das bulhas e de eventuais frêmitos precordiais; palpação dos pulsos periféricos e ausculta cardíaca.

No exame físico, é importante observar se há dismorfismo fenotípico, que, quando presente, pode sugerir síndromes genéticas típicas associadas a cardiopatias congênitas (CC), como, por exemplo, a síndrome de Down, na qual 50% dos portadores cursam com

CC (CIV, tetralogia de Fallot), a síndrome de Turner (20% – coarctação da aorta, estenose aórtica), a trissomia do 18 (90% – CIV, PCA) e a trissomia do 13, de elevada letalidade (80% – CIV, PCA).

A cianose, dependendo da cardiopatia, pode ocorrer desde o nascimento ou surgir mais tardiamente; é particularmente evidente nos lábios. A cianose perioral ou dos leitos ungueais não acompanhada de cianose labial geralmente não é causada por cardiopatia cianótica. Mesmo em cardiopatias que não tenham *shunt* da direita para a esquerda, a cianose reflete acentuação do edema pulmonar e comprometimento das trocas gasosas. Outras alterações no exame físico podem surgir em decorrência da cianose: hiperpneia, aumento das células vermelhas, crise de hipóxia, entre outras.

Na inspeção e na palpação, observar abaulamentos e/ou hiperdinamia do precórdio. A localização do *ictus* auxilia a avaliar se há dextrocardia. Precórdio hiperativo é geralmente causado por aumento da atividade ventricular.

Os pulsos periféricos são de grande valia para o diagnóstico de algumas cardiopatias; normalmente eles têm amplitude semelhante nos quatro membros e são sincrônicos. A comparação deve ser feita entre os cubitais e os femorais. Pulsos de amplitude aumentada geralmente refletem situação de hiperdinamia, como grande canal arterial e insuficiência aórtica; pulsos diminuídos podem refletir quadro de baixo débito, como na sepse, disfunção miocárdica e estenose aórtica valvar. Pulsos cubitais palpáveis e femorais impalpáveis traduzem uma obstrução da circulação sistêmica após a saída dos vasos da base, como na coarctação da aorta ou interrupção do arco aórtico. O inverso (pulsos cubitais impalpáveis e femorais palpáveis) refletem ausência de fluxo na aorta ascendente (atresia de aorta, hipoplasia de coração esquerdo), e o fluxo para os membros inferiores é mantido através de um canal arterial patente.

A frequência cardíaca (FC) é importante parâmetro a ser avaliado – no neonato a termo, encontra-se normalmente em torno de 120 bpm, com margem de 100 a 160. No estado de repouso, pode ser menor que 100. Frequências maiores que 160 em repouso não são vistas como normais; numa taquicardia supraventricular a FC é maior que 200. A variabilidade da FC também é importante; na sepse grave e asfixia, por exemplo, essa variabilidade não está presente.

Na ausculta cardíaca, sobretudo a 2ª bulha (B2) deve ser avaliada, pois fornece subsídios importantes para o diagnóstico diferencial das cardiopatias congênitas. Ela normalmente apresenta desdobramento fisiológico em crianças e os componentes aórtico e pulmonar têm amplitudes semelhantes. A hiperfonese de B2 pode ocorrer à custa do componente pulmonar, como na hipertensão pulmonar (aumento na pressão arterial pulmonar), ou pelo componente aórtico, como na transposição de grandes artérias (a aorta se encontra mais próxima da parede torácica). Pode ocorrer ainda uma B2 única, como na estenose pulmonar severa ou na atresia pulmonar.

É ainda importante registrar o tipo e a qualidade dos sopros. Lembrar que nem todos os sopros cardíacos são patológicos e que nem todas as patologias cardíacas apresentam sopros. Se for uma cardiopatia com obstrução à circulação pulmonar, haverá um sopro sistólico por estenose pulmonar, como na tetralogia de Fallot. Se na cardiopatia de base há circulação em paralelo, como na transposição de grandes artérias com CIV ou estenose pulmonar, haverá um sopro correspondente a uma estenose da via de saída de um dos ventrículos ou a uma CIV. No entanto, se na cardiopatia presente a lesão for extrema, com total obstrução da via de saída, como na atresia da valva pulmonar ou na persistência do padrão fetal, não haverá sopro.

Quadro 26-1 Causas de cianose no RN (Modificado do Pediatric Clinics of North America, 2004)

História clínica	**Possível diagnóstico**
Materna	
• Diabetes	TTRN, SDR, hipoglicemia, macrossomia
• Asma	TTRN
• Drogas	Síndrome de abstinência
• DHEG	CIUR, policitemia, hipoglicemia
• Poli-hidrâmnio	Fístula traqueoesofágica
• Oligo-hidrâmnio	Hipoplasia pulmonar
Natal	
• Ruptura prolongada das membranas	Sepse, pneumonia
• Anestesia/analgesia	Depressão, apneia
• Asfixia	Edema cerebral, acidose metabólica
• Corioamnionite	Sepse
• Cesariana eletiva	TTRN, SDR, hipertensão pulmonar
Neonatal	
• Cianose ao nascimento	TTRN, SDR, pneumotórax, SAM, hérnia diafragmática, malformação adenomatosa cística
• Cianose horas após o nascimento	Cardiopatia congênita cianótica, síndrome de aspiração, fístula traqueoesofágica

A cardiopatia pode estar descompensada por uma insuficiência cardíaca congestiva (ICC). É importante reconhecê-la, a fim de compensar o paciente antes mesmo do diagnóstico da cardiopatia de base. As cardiopatias que cursam com associação de cianose e ICC são geralmente mais complexas, de prognóstico mais reservado.

A história obstétrica materna, do parto e do período neonatal são de grande importância na elucidação do diagnóstico; a partir delas, podem-se obter valiosas informações.

O Quadro 26-1 relaciona algumas causas de cianose associadas com a história obstétrica materna, do parto e do período pós-natal.

CONDUZINDO O RN COM CIANOSE

A avaliação/condução de qualquer recém-nascido com cianose requer inicialmente sua estabilização; assim, medidas iniciais, mesmo antes do diagnóstico, podem ser adotadas, para promover conforto ao RN. Ambiente térmico adequado, manutenção da temperatura corporal em torno de 36,5°C, o transporte da criança e todos os procedimentos diagnósticos devem atender, rigorosamente, às necessidades de conforto térmico (a redução da demanda metabólica nos portadores de cardiopatias congênitas descompensadas pode ser obtida por meio destas medidas). A redução do trabalho respiratório, se presente, pode ser obtida por meio de medidas que diminuam o esforço para alimentação ou até sua suspensão, além de suporte ventilatório adequado. Os balanços hídricos e calóricos têm importância fundamental frente às necessidades de restrição hídrica, em confronto com o elevado metabolismo basal nos cardiopatas. A manutenção da cabeça do neonato numa posição neutra, a otimização da permeabilidade das vias aéreas, além de um acesso vascular em casos de sinais de choque presente, fazem parte da avaliação inicial.

A oximetria de pulso faz parte dos cuidados básicos em todos os neonatos com cianose e/ou desconforto respiratório. É um método de boa acurácia e confiável no monitoramento da saturação de oxigênio em neonatos; altamente recomendado durante a estabilização e o transporte, já que os profissionais de saúde não podem detectar hipoxemia com segurança somente pelo exame clínico. Além disso, a oximetria de pulso pode colaborar na detecção de gradiente através do ducto arterial; para isso, o oxímetro deve ser posicionado na mão direita e numa extremidade inferior. A maior saturação em membro superior direito, em comparação com o esquerdo ou o membro inferior, indica *shunt* da direita para a esquerda, como na coarctação da aorta ou na interrupção do arco aórtico, ou na ausência de cardiopatia, na síndrome da hipertensão pulmonar persistente, devido à resistência pulmonar elevada. Entretanto, a estimativa transcutânea da saturação arterial de oxigênio não é uma alternativa precisa para a detecção de gradiente pelo canal arterial, pois qualquer PO_2 arterial acima de 70 mmHg resulta em saturação superior a 95%.

Após a avaliação/condução inicial, além da coleta detalhada da história clínica e da realização do exame físico, como já descrito anteriormente, parte-se, então, para a realização de exames complementares.

Primeiro passo – teste de hiperoxia

Este teste permite o diagnóstico diferencial entre cianose de origem cardíaca ou não; para realizá-lo, deve ser obtido sangue arterial para analisar os gases em ar ambiente e após suplemento de oxigênio.

Inicialmente, colhe-se gasometria arterial em ar ambiente no braço direito (para evitar influência de um possível canal arterial patente com fluxo direito-esquerdo); aplica-se oxigênio a 100% com cateter por 10 minutos e então se colhe nova gasometria arterial.

A resposta da pressão parcial arterial de oxigênio (PO_2) à administração de oxigênio a 100%, com algumas exceções, pode diferenciar entre cardiopatia cianótica e doença pulmonar. O neonato que responde com elevação da PO_2 acima de 150 mmHg não tem cardiopatia cianótica, enquanto aquele que não eleva sua PO_2 pré-ductal acima de 100 mmHg provavelmente tem cardiopatia, ou tem uma doença pulmonar grave.

Quando o teste da hiperoxia é positivo, geralmente podemos administrar oxigênio com segurança. Quando negativo, melhor aguardar maior esclarecimento da cardiopatia para evitar a utilização de oxigênio numa cardiopatia "canal-dependente", o que poderá acelerar o fechamento do canal arterial com consequente agravo do quadro clínico.

Lembrar que a própria gasometria fornece outros dados importantes na diferenciação de cardiopatias ou pneumopatias, como, por exemplo, a retenção de CO_2, que nos neonatos geralmente indica doença pulmonar primária, apesar de algumas anomalias cardíacas graves poderem cursar com hipercapnia acentuada. Os gases arteriais auxiliam ainda na determinação do estado ácido-básico do neonato; na presença de acidose metabólica importante, pensar em sepse, asfixia, distúrbios metabólicos. Na metemoglobinemia a PO_2 encontra-se normal, mesmo na presença de cianose.

Segundo passo – Rx de tórax

A radiografia de tórax é muito esclarecedora e impõe-se em todos os casos de avaliação de cianose. Este exame é parte integral da avaliação inicial da criança com dificuldade respiratória.

Em combinação com os achados do exame físico, Rx de tórax pode fornecer informações relevantes a respeito da possível presença de anomalias cardíacas específicas, que poderão ajudar no tratamento inicial, antes mesmo da obtenção de um ecocardiograma. A localização do estômago, do fígado e do coração deve ser determinada para excluir dextrocardia e *situs inversus.* O tamanho e a forma do coração podem auxiliar no diagnóstico; cardiomegalia severa é vista na anomalia de Ebstein; moderada é observada nos neonatos de mães diabéticas (hiperinsulinemia), nas miocardiopatias (por infecções, distúrbios metabólicos ou asfixia) e nas ICC. Entretanto, é preciso lembrar que no período neonatal pode haver imagem sugestiva de cardiomegalia falsamente interpretada desta maneira pela presença do timo no mediastino superior ou mesmo pela expiração pulmonar durante a realização do exame.

Uma radiografia de tórax pode sugerir doença pulmonar, sobretudo se os achados forem assimétricos. Na presença de alterações simétricas difusas possivelmente compatíveis com edema pulmonar ou aumento da trama vascular, é preciso cautela, principalmente no RN a termo. O diagnóstico diferencial entre doença pulmonar e cardiopatia causando edema pulmonar pode ser difícil. Também pode ser difícil diferenciar entre anomalia cardíaca com hipofluxo sanguíneo pulmonar e sopro suave (p. ex., atresia pulmonar) e hipertensão pulmonar sem outra doença parenquimatosa pulmonar evidente aos Rx. Aumento na trama vascular pulmonar e congestão pulmonar são indicativos de um *shunt* esquerdo-direito (PCA, transposição de grandes vasos com CIV), e diminuição na trama é geralmente indicativa de estenose pulmonar severa ou atresia pulmonar com *shunt* ductal inadequado e ocasionalmente hipertensão pulmonar.

Ao avaliar a expansibilidade pulmonar em ambos os lados, a inspiração normal deve apresentar oito espaços intercostais, a paralisia diafragmática (mais comumente vista no lado direito) é manifestada pela elevação do hemidiafragma direito por mais de dois espaços intercostais, comparando com o lado esquerdo. Isto pode simular uma atelectasia do lobo inferior direito. Campos pulmonares hiperinsuflados são vistos ocasionalmente em enfisema lobar ou lesões císticas pulmonares.

A incidência de escape de ar espontâneo originando pneumotórax e pneumomediastino em neonatos a termo é de aproximadamente 1 a 2%.

Derrame pleural ou quilotórax são geralmente vistos como opacidade linear; naqueles mais extensos, a área inteira de um lobo pode estar opaca, desviando o mediastino para o lado contralateral. Nas atelectasias lobares, há desvio do mediastino para o lado ipsilateral. Em consolidações pulmonares, que podem simular atelectasias, não há desvio do mediastino.

Na hérnia diafragmática congênita, já após o nascimento pode haver área importante de opacidade, e este pode ser o único achado, em vez do achado clássico de gás no tórax. Deve ser feito o diagnóstico diferencial com a malformação adenomatosa cística congênita.

Rx de tórax normal aponta a favor das outras possíveis causas de cianose neonatal, como asfixia, hipoventilação por causas neurológicas, anormalidades na hemoglobina e causas metabólicas.

Terceiro passo – exames laboratoriais

A contagem completa das células sanguíneas com o seu diferencial é importante para descartar sepse (neutropenia ou neutrofilia, razão de neutrófilos imaturos por maduros, trombocitopenia) e, se há suspeita de sepse, devem-se obter cultura de sangue e coleta de LCR antes de se instituir a terapêutica com antibióticos. A série vermelha pode informar sobre policitemia e anemia. São ainda importantes a glicemia sanguínea e o ionograma.

Quarto passo – ECG/ecocardiograma

O ECG permite definir o ritmo cardíaco, a frequência cardíaca, a atividade atrial (sobrecarga), bloqueios na condução atrioventricular, hipertrofias ventriculares, entre outros.

A ecocardiografia consagrou-se como o método não invasivo disponível mais seguro para a avaliação cardíaca neonatal, inclusive à beira do leito. Este exame permite a elucidação anatômica das cardiopatias congênitas e também a diferenciação entre as hipoxemias de origem cardiogênica ou não.

CONDUZINDO O RN COM CARDIOPATIA

Na suposição da existência de uma cardiopatia congênita no RN, algumas medidas específicas para controle e tratamento específico das cardiopatias podem ser iniciadas após programação com o especialista. Todos os portadores de cardiopatias congênitas que apresentam descompensação no período neonatal, exceto aqueles com drenagem anômala obstrutiva de veias pulmonares, podem beneficiar-se de condutas clínicas até a programação do tratamento, a transferência eventual para centros especializados e a obtenção de condições adequadas a intervenções cirúrgicas. Podemos citar algumas destas medidas: suporte farmacológico vasoativo, digitálico, vasodilatador, diuréticos, prostaglandina. Neonatos com cardiopatia ou dificuldade respiratória grave devem preferencialmente ser transferidos para ambiente de terapia intensiva.

REFERÊNCIAS

Behrman RE, Kliegman RM, Jenson HB. In: Nelson. Tratado de pediatria. 17ª ed. Rio de Janeiro: Elsevier, 2005.

Cloherty JP, Eichenwald EC, Stark AR, eds. Manual de neonatologia. Rio de Janeiro: Guanabara Koogan, 2005.

Figueira F, Alves JGB, Bacelar CH. Manual de diagnóstico diferencial em pediatria: Instituto Materno-Infantil Professor Fernando Figueira (IMIP). 2ª ed. Rio de Janeiro: Guanabara Koogan, 2005.

MacDonald MG, Seshia MMK, Mullett MD. Avery, neonatologia: fisiopatologia e tratamento do recém-nascido. Rio de Janeiro: Guanabara Koogan, 2007.

Mattos SS. Cardiologia para o pediatra. Série Caduceus. Recife, 2004.

Pediatric Clinics of North America – Elsevier Saunders – 2004.

CAPÍTULO 27

Distúrbios Hemorrágicos no Recém-Nascido

Manuela Carvalho de Abreu e Lima

O sistema de hemostasia do neonato apresenta características peculiares que lhe conferem maior predisposição a sangramentos. Ao nascimento, a concentração de fatores da vitamina K-dependentes (II, VII, IX e X) e de fatores de contato (XI, XII, pré-calicreína e cininogênio) está reduzida em cerca de 50% com relação aos valores de um adulto. Nos prematuros, esses valores ainda são mais reduzidos. Da mesma forma, as concentrações de antitrombina, proteína C e proteína S estão baixas, tendo como consequência uma diminuição na formação e também na inibição da trombina. No sistema vascular encontramos uma maior fragilidade capilar com o tempo de sangramento mais curto no RN de termo e mais longo no pré-termo. No setor plaquetário, verifica-se uma diminuição da capacidade de agregação das plaquetas.

ASPECTOS CLÍNICOS

Recém-nascidos (RN) graves de unidade de terapia intensiva têm maior predisposição à hemorragia. Contudo, neonatos com aspecto saudável também podem apresentá-la. Podemos então fazer o diagnóstico diferencial da etiologia do sangramento de acordo com a avaliação clínica.

No RN com aparência saudável, as principais causas são:

- Déficit de vitamina K.
- Distúrbios herdados dos fatores de coagulação (hemofilias, doença de von Willebrand).
- Trombocitopenias imunes.
- Sangramento por fatores locais (trauma, anormalidade anatômica).

- Distúrbios qualitativos das plaquetas.
- Sangue materno deglutido.

No RN doente são mais frequentes:

- Plaquetopenias por doenças infecciosas (adquiridas ou congênitas).
- CIVD.
- Enterocolite necrosante.
- Nutrição parenteral prolongada.
- Trombose da veia renal.
- Uso de cateteres venosos.
- Erro inato do metabolismo.
- Isoimunizaçao RH.
- Exsanguineotransfusão.
- Integridade vascular comprometida (hipóxia, prematuridade, acidose, hipotermia).
- Doença hepática.

AVALIAÇÃO LABORATORIAL

Como investigação inicial, devem ser solicitados: hemograma completo e coagulograma (tempo de protrombina – TPAE, tempo de tromboplastina – TTP, e fibrinogênio). Dependendo desses resultados, pode ou não ser necessária dosagem de fatores de coagulação. Na possibilidade de processo infeccioso, colher também PCR e culturas. Outros exames serão pedidos de acordo com suspeita etiológica. O Quadro 27-1 mostra as alterações laboratoriais nos distúrbios hemorrágicos mais frequentes.

Quadro 27-1 Investigação laboratorial dos distúrbios de coagulação neonatal

Condição	TP	TTP	Fibrinogênio	Plaquetas
Distúrbios herdados				
Hemofilia A	N	↑	N	N
Hemofilia B	N	↑	N	N
vWD (tipo III)	N	↑	N	N/↓
FVII	↑	N	N	N
FX	↑	↑	N	N
Fibrinogênio	N/↑	N/↑	↓	N
FXIII	N	N	N	N
Distúrbios adquiridos				
CIVD	↑	↑	↓	↓
Deficiência de vitamina K	↑	N/↑	N	N
Doença hepática	↑	↑	N/↓	N/↓

SANGRAMENTO POR DEFICIÊNCIA DE VITAMINA K

Conhecido anteriormente como doença hemorrágica do RN, o sangramento por déficit de vitamina K define-se como a hemorragia que ocorre durante os primeiros 6 meses de vida causada pela falta da vitamina. Foi renomeado pelo fato de manifestar-se também após o primeiro mês de vida e por existirem outras causas de hemorragia no período neonatal.

A vitamina K está relacionada com a produção dos fatores de coagulação II, VII, IX e X. Pode ser encontrada em alimentos como leite e verduras (vitamina K1) ou sintetizada pela flora intestinal (vitamina K2). A quantidade de vitamina K no leite materno é relativamente baixa em comparação com o leite artificial e influenciada pela dieta materna. O intestino do neonato é estéril, havendo deficiência na produção e absorção da vitamina K. Além disso, há uma menor capacidade de armazenamento hepático neste período, tornando o RN mais propenso à doença.

Pode ser dividido em três formas: precoce (ocorre nas primeiras 24 h de vida, relacionada com o uso de drogas como anticonvulsivantes, antibióticos de amplo espectro ou anticoagulantes pela mãe, que interferem no metabolismo da vitamina); clássica (acontece na primeira semana de vida, principalmente no 2º dia, em geral por não administração da vitamina K profilática); e tardia (manifesta-se após a 2ª semana, associada a baixa ingestão, má absorção ou déficit de produção da vitamina K, como por exemplo bebês em uso de nutrição parenteral total, antibióticos de amplo espectro, com diarreia crônica, fibrose cística, doença celíaca etc.).

Nas formas precoce e clássica, o RN apresenta-se com bom estado geral, podendo apresentar sangramento umbilical, hematomas ou sangramentos em locais de punção. A hemorragia digestiva é comum na forma clássica, devendo ser diferenciada do sangue materno deglutido (em casos de fissura mamária) por meio do teste do APT. A forma tardia é mais grave, ocorrendo principalmente em bebês doentes, havendo maior risco de hemorragia intracraniana.

Nos exames laboratoriais encontramos um aumento do TPAE, aumento do TTP com fibrinogênio e plaquetas normais.

O tratamento baseia-se na administração de vitamina K endovenosa (EV) ou intramuscular (IM) de 1 a 3 mg, dando-se preferência à via endovenosa pelo menor risco de hematomas. Em casos de sangramentos intensos, pode se usar plasma fresco (10 a 20 mL/kg EV) visando a repor fatores de coagulação.

A profilaxia faz-se através da administração, em todos os RN, de vitamina K 1 mg IM em dose única. Em alguns centros se utiliza a vitamina K por via oral, porém esta via só se mostrou eficaz se feita em múltiplas doses, principalmente na forma tardia. Nos casos de gestantes que fazem uso de hidantoína, anticoagulantes ou antibióticos de amplo espectro, recomenda-se administrar uma dose de vitamina K (10 mg IM) no último trimestre da gravidez e, após o nascimento, fazer no neonato a profilaxia da doença com 1 mg de vitamina K, repetindo a dose após 24 h. Nos RN que estão em uso de NPT ou antibióticos de amplo espectro por tempo prolongado, deve-se fazer uma dose semanal de vitamina K (1 mg).

ALTERAÇÕES PLAQUETÁRIAS

As plaquetopenias são importante causa de sangramento, afetando de 22 a 35% dos neonatos de unidade de terapia intensiva. Processos infecciosos adquiridos ou congênitos são sua principal causa.

A trombocitopenia pode ser causada por: produção inadequada (trombocitopenia e ausência de radio – TAR: anemia de Fanconi, acidemia metilmalônica, trissomias do 13, do 18 e do 21, trombocitopenia amegacariocítica); aumento na destruição (infecções congênitas ou adquiridas, trombocitopenias imunes); ou sequestro (hiperesplenismo).

Podem-se manifestar de maneira precoce (menos de 72 h de vida) ou tardia (mais de 72 h).

Na forma precoce, a infecção perinatal deve ser sempre cogitada, principalmente no RN que não está bem e apresenta fatores de risco como infecção urinária materna, tempo de bolsa rota maior que 18 h, corioamnionite etc. Porém, naqueles neonatos que parecem saudáveis, não têm fatores de risco para infecção, com plaquetas maiores que 50.000/mm^3 e com evidência de insuficiência placentária (pré-eclâmpsia materna, retardo do crescimento intrauterino), a plaquetopenia pode ser benigna e geralmente se normaliza em 10 dias. Se afastada a infecção inespecífica ou a insuficiência placentária, devemos procurar dados na história materna ou exame físico que sugiram outras doenças, como: trombocitopenia, ausência de rádio, erro inato do metabolismo, trombose da veia renal, trissomias, anemia de Fanconi, síndrome de Turner, esplenomegalia, síndrome de Kassabach-Merrit e infecções congênitas. Outra causa importante de plaquetopenia precoce severa e isolada com RN clinicamente bem é a trombocitopenia aloimune, na qual há destruição das plaquetas do feto por anticorpos maternos. Também pode ocorrer plaquetopenia nos casos de púrpura trombocitopênica idiopática materna (PTI).

As plaquetopenias tardias são causadas principalmente por sepse bacteriana tardia, fúngica ou enterocolite necrosante (acometendo mais prematuros com menos de 1,5 kg e com mais de 15 dias de vida). Se essas causas são excluídas, pensar em trombose secundária a cateteres venosos centrais, induzida por drogas (vancomicina, heparina, hidantal, sulfonamidas), insuficiência hepática ou erro inato do metabolismo.

A maioria das plaquetopenias não é grave o suficiente para necessitar hemotransfusões. Todavia, em 20 a 25% das vezes ocorre de forma severa, e a terapia com concentrado de plaquetas deve ser considerada. A dose recomendada é de 5 a 10 mL/kg, em 20 a 30 minutos, o que aumentaria cerca de 50.000 plaquetas/mm^3 (exceto em crianças sépticas, com CIVD ou outra coagulopatia de consumo). Os critérios para transfusão variam em cada centro. Na unidade neonatal do IMIP a terapia está indicada nos seguintes casos:

- Plaquetas < 20.000 em neonatos estáveis sem sangramento.
- Plaquetas < 30.000 em neonatos instáveis sem sangramento.
- Plaquetas < 50.000 em neonatos estáveis com sangramento ativo e/ou submetidos a procedimento invasivo.
- Plaquetas < 100.000 em neonatos instáveis com sangramento e/ou submetidos a procedimento invasivo.

Nas plaquetopenias imunes, a transfusão é recomendada em casos de sangramentos graves ou procedimento cirúrgico programado, pois o mesmo mecanismo que destrói as plaquetas autólogas pode destruir as plaquetas transfundidas.

Na plaquetopenia aloimune, a transfusão deve ser feita com plaquetas maternas compatíveis e pode ser necessário o uso de imunoglobulina. Em RN filhos de mãe com PTI recomenda-se o uso de corticosteroide (prednisona 2 mg/kg/dia). Nesses casos é importante o acompanhamento do hematologista.

Existem também as alterações qualitativas das plaquetas. Podem ser congênitas: síndrome de Bernard-Soulier (falha na adesão plaquetária), trombastenia de Glazmann (defeito na agregação) e síndrome de Wiskott-Aldrich (associada à eczema e imunodeficiência); e podem ser adquiridas: ação de drogas (AAS, indometacina, penicilina), fibrose cística, insuficiência hepática e renal. O tratamento vai depender da etiologia.

COAGULAÇÃO INTRAVASCULAR DISSEMINADA

Problema relativamente comum no neonato grave. Geralmente ocorre como consequência de doenças como hipóxia perinatal, acidose, síndrome do desconforto respiratório, sepse, enterocolite, aspiração de mecônio, trombose etc. Podem ocorrer sangramentos digestivos, em locais de punção, hemorragia pulmonar, hematomas, hepatoesplenomegalia, icterícia e até fenômenos trombóticos. Nos exames há plaquetopenia, TPAE e TTP alargados, há encontro de produtos de degradação de fibrina no soro do paciente e hemácias fragmentadas no esfregaço sanguíneo. O tratamento de suporte faz-se com plasma fresco, transfusão de plaquetas, vitamina K e crioprecipitado.

HEMOFILIAS A E B

São as desordens hemorrágicas herdadas mais comuns no RN e resultam da deficiência dos fatores VIII e IX, respectivamente. São condições recessivas ligadas ao X e acometem praticamente meninos. No 1º mês de vida, os sangramentos podem ocorrer em 15 a 33% dos casos. Clinicamente podem aparecer hematomas em locais de punção ou em local de aplicação da vitamina K e nos casos mais graves até hemorragia intracraniana. Nos exames, o TTP está prolongado e a confirmação faz-se através da dosagem dos fatores de coagulação envolvidos.

DOENÇA DE VON WILLEBRAND

Resulta da anormalidade qualitativa e quantitativa do fator de von Willebrand. O tipo I raramente se manifesta no período neonatal, o tipo II pode evoluir com sangramento associado ocasionalmente à plaquetopenia neste período e o tipo III (forma mais grave) ocorre em populações com casamentos consanguíneos, podendo causar sangramentos intensos. Testes de coagulação mostram TTP aumentado e a confirmação do diagnóstico se dá com a dosagem do fator de von Willebrand e fator VIII. Outros distúrbios de coagulação mais raros são: deficiência de fibrinogênio, fator VII, X e XIII.

ALTERAÇÕES VASCULARES

Hemorragias podem ser causadas por distúrbios vasculares hereditários ou adquiridos. Os hereditários são: síndrome de Ehles-Danlos (alteração do tecido conjuntivo com fragilidade capilar), síndrome de Osler-Weber-Rendu (telangiectasia hemorrágica familiar) e hemangiomatose neonatal difusa (hemangiomas cavernosos disseminados pelo corpo). As adquiridas são trauma, asfixia, hipotermia e infecções.

OUTRAS CAUSAS

Nos casos de hemorragia digestiva no RN, além das causas citadas, devemos sempre lembrar da deglutição de sangue materno (neonato saudável), trauma por sondas gástricas, sangramento nasal e gastrites ou úlceras de estresse (principalmente nos neonatos de UTI). No caso do sangue materno deglutido, o diagnóstico faz-se pelo teste do APT, que consiste na diluição da secreção sanguínea em cinco partes de água, centrifugação e, após adição de NaOH a 1%, se ficar róseo o sangue é do RN (Hb fetal) e se marrom-amarelado, da mãe (HbA). Nos casos de gastrites ou úlceras, além das medidas gerais, como lavagem gástrica, suporte hidroeletrolítico e reposição de sangue, nos casos graves podem ser usadas drogas como ranitidina (1 a 2 mg kg/dia EV em duas doses) ou cimetidina (5 a 10 mg/kg/dia EV em três doses).

REFERÊNCIAS

Roseff SD, Chambers L, Eder A, Pisciotto P, Sloan S, Strauss R, Triulzi DJ. Concentrado de Plaquetas. In: Transfusão Pediátrica. Bethesda: American Association of Blood Bank, 2006. p. 16-22.

Roseff SD, Chambers L, Eder A, Pisciotto P, Sloan S, Strauss R, Triulzi DJ. Trombocitopenia aloimune neonatal. In: Transfusão Pediátrica. Bethesda: American Association of Blood Bank, 2006. p. 66-70.

Andrade MAB. Hemorragias no período neonatal. In: Lima GS, Braga TDA, Meneses JA. Neonatologia. Instituto Materno-Infantil de Pernambuco. 1ª ed. Rio de Janeiro: Medsi e Guanabara Koogan, 2004. p. 165-173.

Sola-Visner M et al. Neonatal thrombocytopenia: What we do and don't know. Early Human Development, 2008. p. 84:499-506.

Chalmers EA. Neonatal coagulation problems. Arch Dis Child Fetal Neonatal Ed 2004; 89:F475-F478.

Kaplan C. Foetal and neonatal alloimmune thrombocytopaenia. Orphanet J Rare Dis 2006; 1:39.

Autret-Leca E, Jonville-Béra AP. Vitamin K in Neonates. How to Administer, When and to Whom. Paediatr Drugs 2001; 3(1):1-8.

Balda RCX. Distúrbios hemorrágicos no período neonatal. In: Kopelman BI, Santos AMN, Goulart AL, Almeida MFB, Miyoshi MH, Guinsburg R. Diagnóstico e tratamento em neonatologia. 1ª ed. São Paulo: Atheneu, 2004. p. 413-421.

CAPÍTULO 28

Distúrbios Hidroeletrolíticos e Metabólicos

Emanuela Andrade Camêlo de Sena • Evelise Rêgo Alves Pereira
Maria Maia Vieira de Freitas

INTRODUÇÃO

Os distúrbios hidroeletrolíticos são frequentes no período neonatal, principalmente nos prematuros, nos quais há maior necessidade de fluidoterapia parenteral. O aporte de água e eletrólitos deve ser feito de forma muito rigorosa, levando-se em consideração o peso, o tempo de vida após o nascimento e os fatores que aumentam ou diminuem as perdas insensíveis de água. Há uma perda fisiológica de peso na primeira semana de vida.

METABOLISMO DO MAGNÉSIO NO RECÉM-NASCIDO

Hipermagnesemia

DEFINIÇÃO

Caracteriza-se por magnésio sérico maior que 2,5 mEq/L; geralmente sintomático apenas quando o magnésio é maior que 4 mEq/L.

ETIOLOGIA

- Nutrição parenteral total (NPT).
- Medicação oral com magnésio.
- Recém-nascidos (RN) de mães com pré-eclâmpsia e eclâmpsia que fizeram tratamento com sulfato de magnésio.
- Insuficiência renal aguda (IRA).
- Hipotireoidismo.
- Doença de Addison.

Quadro 28-1 Quotas hídricas adotadas na Unidade Neonatal IMIP

Dia/peso	> 750 g	750-999 g	1.000-1.500 g	1.500-2.500 g	> 2.500 g
1 (mL/kg)	70-100	90-110	80-100	60-80	60-80
2 (mL/kg)	100-120	110-130	110-130	90-110	80-100
3 (mL/kg)	120-150	130-140	120-140	110-140	100-120

Após 72 h: RNPT – máximo 150 mL/kg/dia. RNT – máximo 120 mL/kg/dia.

Quadro 28-2 Quota de eletrólitos adotada na Unidade Neonatal do IMIP

Sódio (cloreto de sódio) Nacl 20% (1 mL/3,4 mEq) Nacl 10% (1 mL/1,7 mEq)	Após 24 h; se > 35 semanas e RNT 2 mEq/kg/dia e se < 35 semanas 3-4 mEq/kg/dia
Potássio (cloreto de potássio) Kcl 19,1% (1 mL/2,5 mEq) Kcl 10% (1 mL/1,3 mEq)	Após 48 h, RNT 2 mEq/kg/dia e RNPT 1 mEq/kg/dia
Cálcio 10% Gluconato de cálcio (1 mL/100 mg)	Ao nascer RNT: 200 mg/kg (2 mL/kg) RNPT: 300 mg/kg (3 mL/kg)

QUADRO CLÍNICO

Caracteriza-se por diminuição do trânsito intestinal, retenção de resíduos gástricos com distensão abdominal, atraso na liberação de mecônio, podendo evoluir para perfuração intestinal.

TRATAMENTO

- Restrição ou supressão do aporte de magnésio.
- Reposição com soro fisiológico e furosemida (que aumentam a excreção de Mg++).
- Gluconato de cálcio (gluconato de cálcio 10% = 1 mL), fazer 2-3 mL/kg nos quadros graves.

Exemplo: RNPT de 2,5 kg, 3 × 2,5 = 7,5 mL de gluconato de cálcio.

- Diálise ou exsanguineotransfusão (em casos extremamente graves).

Hipomagnesemia

DEFINIÇÃO

Caracteriza-se por magnésio sérico menor que 1,5 mEq/L; os sinais e sintomas geralmente aparecem quando o magnésio é menor que 1,2 mEq/L.

ETIOLOGIA

- Aporte inadequado por via oral ou parenteral.
- Diabetes materna (déficit de função da paratireoide).

- Crescimento intrauterino retardado (CIUR).
- Hiperfosfatemia.
- Exsanguineotransfusão com sangue citratado.
- Uso de diuréticos (p. ex., furosemida, que pode causar magnesiúria).
- Hipotireoidismo neonatal.
- Hiperparatireoidismo materno.
- Má absorção.
- Defeitos tubulares renais.
- Hiperaldosteronismo.
- Atresia biliar congênita.
- Hepatite neonatal.

QUADRO CLÍNICO

O RN geralmente é assintomático. Se sintomático, pode ter: irritabilidade, tremores, contrações musculares, hiper-reflexia, convulsões, arritmia cardíaca (podem ser observadas no ECG onda T achatada e invertida, depressão do segmento ST).

TRATAMENTO

- Corrigir de forma lenta e com monitoração cardíaca.
- Sulfato de magnésio 50% (1 mL = 4 mEq) na dose de 0,5-1 mL/kg EV, pode repetir de 12/12 h ou 24/24 h. Manter tratamento até normalização da magnesemia e resolução dos sintomas.
- Se RN já com manutenção, avaliar necessidade de aumento do aporte.
- Corrigir hipocalcemia.

METABOLISMO DO SÓDIO NO RECÉM-NASCIDO

Hipernatremia

DEFINIÇÃO

Caracteriza-se por sódio sérico maior que 150 mEq/L. Tem morbidade neurológica potencial relacionada com a hiperosmolaridade plasmática, aumentando os riscos de hemorragia intracraniana periventricular e hemorragia intracraniana ventricular.

ETIOLOGIA

- Aporte hídrico inadequado.
- Aumento das perdas insensíveis.
- Oferta excessiva de sódio.
- Uso de bicarbonato de sódio.
- Após exsanguineotransfusão.

- Diurese osmótica.
- Diabetes insípido.
- Diarreia com perda de água maior que de sódio.

QUADRO CLÍNICO

O RN pode apresentar: irritabilidade, choro estridente, tremores, hipertonia, hiperreflexia, convulsão e até coma.

TRATAMENTO

- Correção da causa de base.
- Reposição das perdas insensíveis.

OBS. 1: Inicialmente ajusta-se o volume e depois se restringe o sódio.
OBS. 2: A correção deve ser de forma lenta para não diminuir o sódio além de 0,5 mEq/kg/h e evitar edema cerebral.

Hiponatremia

DEFINIÇÃO

Caracteriza-se por sódio sérico menor que 135 mEq/L e é geralmente assintomática. Tem maior gravidade quando o sódio é menor que 120 mEq/L e há necessidade de correção imediata, porém cuidadosa.

ETIOLOGIA

- Aporte inadequado de sódio e água (normo ou hipovolemia).
- Administração excessiva de líquidos (normo ou hipervolemia).
- Prematuridade (imaturidade renal).
- Líquidos hipotônicos feitos na mãe durante o parto.
- Perdas gastrointestinais.
- Perdas para o 3º espaço (enterocolite, peritonite).
- Diuréticos.
- Diurese osmótica.
- Defeitos de túbulo renal.
- Hiperplasia adrenal congênita.

QUADRO CLÍNICO

O RN pode apresentar: hipoatividade, diminuição da aceitação alimentar, náuseas, vômitos, agitação, alteração do nível de consciência, tremores, convulsões, torpor e até coma.

TRATAMENTO

- Tratar doença de base.
- Se RN assintomático e sódio entre 125 e 135 mEq/L, não corrigir, aumentar o aporte na nutrição parenteral.
- Se RN sintomático ou sódio menor que 120 mEq/L, corrigir com solução salina a 3% (1 mL = 0,5 mEq) pela fórmula:

Na (mEq) = Na desejado – Na encontrado × peso × 0,6.

Se hiponatremia aguda, corrigir até Na 130; se crônica, até Na 120 mEq/L.

Para o preparo da solução salina a 3%: 15 mL de NaCl a 20% + 85 mL AD = 100 mL de NaCl a 3%.

METABOLISMO DO CÁLCIO NO RECÉM-NASCIDO

Hipocalcemia

DEFINIÇÃO

Cálcio total menor que 8 mg/dL em RN a termo e
Cálcio total menor que 7,0 mg/dL para RN prematuro.

A hipocalcemia neonatal pode ser precoce – iniciada antes das primeiras 48 a 72 horas de vida, e tardia – por volta da primeira semana de vida.

Hipocalcemia precoce

RN pré-termo: neste grupo a queda do cálcio pós-natal é mais rápida e mais acentuada. A diminuição do paratormônio (PTH) e a alta concentração de calcitonina contribuem para a hipocalcemia no RNPT.

RN filho de mãe diabética: a hipomagnesemia materna e fetal, bem como a menor atividade biológica do PTH nestes neonatos, explica a maior incidência e duração da hipocalcemia.

Asfixia perinatal: várias são as causas nesse grupo, como acidose, insuficiência renal e o catabolismo acentuado.

RN filho de mãe epiléptica: as medicações anticonvulsivantes, especialmente o fenobarbital e a hidantoína, aumentam o catabolismo hepático da vitamina D, determinando hipocalcemia materna e neonatal.

Hipocalcemia tardia

Desordens da paratireoide: o hipoparatireoidismo congênito transitório idiopático assemelha-se à hipocalcemia precoce, com hipocalcemia, hiperfosfatemia e demora da resposta ao PTH. Pode ocorrer resolução espontânea ou após suplementação de vitamina D. O hipoparatireoidismo congênito verdadeiro pode fazer parte da síndrome de Di George ou representar doença de herança autossômica recessiva.

Distúrbios do equilíbrio acidobásico: correção de acidose com álcalis pode causar tetania pós-acidótica com queda do cálcio total.

Hiperfosfatemia: o excesso de potássio exerce o mesmo efeito da calcitonina, aumentando o depósito de cálcio nos ossos e tecidos, com queda sérica do mesmo, além de inibir a resposta do PTH de acordo com a calcemia.

Deficiências de cálcio: doença celíaca ou síndrome do intestino curto.

Uso de furosemida e bicarbonato de cálcio: a hipocalcemia é resultado da alcalose decorrente destas terapias, que induz a queda do cálcio ionizado e da reabsorção de cálcio ósseo. A furosemida também promove a calciurese.

Infusão de lipídios: ocorre a elevação dos ácidos graxos livres, que formam complexos insolúveis com o cálcio.

QUADRO CLÍNICO

Pode ser sintomática ou assintomática. Não existe relação entre os sintomas e a concentração sérica de cálcio, e estes, quando presentes, podem ser decorrentes do aumento da excitabilidade neuromuscular, como tremores, hiperatividade, hiperacusia, laringoespasmo, vômitos, hipertonia extensora, apneia, taquicardia, edema, taquipneia e convulsão generalizada ou focal.

DIAGNÓSTICO

Dosagem laboratorial do cálcio total e ionizado.

TRATAMENTO

A decisão de tratar ou não um recém-nascido com hipocalcemia precoce dependerá da magnitude da hipocalcemia e do quadro clínico apresentado.

Hipocalcemia assintomática ou sintomática sem convulsão, apneia ou tetania: infusão contínua de gluconato de cálcio a 10%, 5 a 8 mL/kg. Quando a via oral é tolerada, essa dose pode ser dividida em 3 ou 4 tomadas.

Hipocalcemia com convulsão, apneia ou tetania: gluconato de cálcio a 10% 1 a 2 mL/kg, em 5 a 10 minutos, que pode ser repetido 3 a 4 vezes nas 24 horas. Após a estabilização do quadro clínico, inicia-se a infusão endovenosa de 5 a 8 mL/kg/dia.

METABOLISMO DO POTÁSSIO NO RECÉM-NASCIDO

Hipopotassemia

DEFINIÇÃO

Potássio plasmático inferior a 3,5 mEq/L.

ETIOLOGIA

- Baixa oferta via oral ou venosa.
- Aumento da captação celular de potássio (alcalose metabólica, hipotermia, aumento de insulina).
- Excreção de potássio aumentada (perdas gastrointestinais – diarreia, vômitos, sonda gástrica/enteral, perdas renais – déficit na absorção tubular e uso de medicamentos, hiperglicemia, hipomagnesemia, insuficiência renal, uropatia obstrutiva).

QUADRO CLÍNICO

O quadro clínico apresentado pelo recém-nascido pode ser composto por hipoatividade, hipotermia, arritmias, distensão abdominal e íleo paralítico. No eletrocardiograma podemos encontrar sinais de defeitos na condução, como intervalo QT aumentado, onda T achatada, onda U e segmento ST diminuídos.

TRATAMENTO

O tratamento da hipopotassemia é feito com reposição de potássio e correção da causa base do distúrbio, como redução de perdas renais e/ou gastrointestinais. De modo geral, a reposição deve ser lenta, mas se houver necessidade de correção rápida é recomendada a monitoração contínua com eletrocardiograma. A terapêutica inicial visa eliminar os riscos da hipopotassemia, e o restante do déficit é corrigido de forma mais lenta. Deve-se ter cuidado com a correção da acidose, que pode agravar a hipopotassemia.

- **KCl 19,1% (2,5 mEq/mL):** reposição venosa com *0,3 a 0,5 mEq/kg/hora em 6 horas com concentração máxima de 20 a 40 mEq/L de potássio*, com monitoração do ECG. Pode-se também aumentar a oferta diária de 2,5 a 3 mEq/kg além da manutenção, com controle sérico dos níveis de potássio.
- **Xarope de KCl 6% (0,8 mEq/mL):** usado por via oral para reposição na hipopotassemia leve ou na sua prevenção em RN com uso crônico de diurético e digital. Dose 3 mEq/kg/dia de 6 em 6 horas. Também, pode-se associar o KCl 19,1% ao leite, na dose 2,5 a 3 mEq/kg.

Hiperpotassemia

DEFINIÇÃO

Potássio plasmático superior a 6,5 mEq/L.

ETIOLOGIA

- Aumento da liberação de potássio secundário a destruição tecidual, traumatismo, cefalo-hematoma, hipotermia, sangramento, hemólise intra/extravascular, asfixia, isquemia e hemorragia intraventricular.
- Diminuição na depuração do potássio devida à insuficiência renal, oligúria, hiponatremia e hiperplasia suprarrenal congênita.
- Outras associações, como desidratação, peso ao nascer menor que 1.500 g, transfusão sanguínea, administração excessiva inadvertida (KCl).
- RN prematuro de muito baixo peso, sem oligúria ou déficit de função renal (hiperpotassemia não oligúrica). Verifica-se mortalidade significativa devido a arritmia com valor de potássio igual ou maior que 7,0 mEq/L nas primeiras 48 horas.
- Transfusão de sangue, aumento da liberação de potássio intracelular (acidose metabólica/asfixia perinatal), coleções sanguíneas, hemólise por venopunção, catabolismo tecidual, hemorragia intracraniana), excreção renal de potássio diminuída (imaturidade renal, insuficiência renal aguda).
- Insuficiência renal crônica, doença renal policística/nefropatia de refluxo, uropatia obstrutiva.

- Medicamentos (espirolactona, captopril, indometacina).
- Na acidose metabólica ocorre hiperpotassemia, mesmo com o potássio corporal total normal ou baixo, em média um aumento de 0,2 a 0,4 mEq/L para cada queda de 0,1 no pH arterial.

QUADRO CLÍNICO

O neonato hipercalêmico pode ser assintomático ou apresentar-se com espectro de sinais, incluindo bradiarritmias ou taquiarritmias, instabilidade cardiovascular ou colapso. Os achados do eletrocardiograma evoluem com o potássio sérico crescente a partir de ondas T apiculadas (maior taxa de repolarização), ondas P achatadas e intervalo PR crescente (supressão da condutividade atrial), para alargamento do QRS (retardo da condução ventricular, assim como no próprio miocárdio), e finalmente taquicardia supraventricular/ventricular, bradicardia ou fibrilação ventricular. Os achados eletrocardiográficos podem ser a primeira indicação de hipercalemia.

TRATAMENTO

O tratamento da hiperpotassemia depende de causa básica, gravidade, concentração plasmática e alterações no ECG. O diagnóstico e a terapêutica precoce ajudam a diminuir a morbidade e a mortalidade.

Hiperpotassemia leve sem alterações eletrocardiográficas, a terapêutica inicial é a suspensão da oferta de potássio. Na hiperpotassemia moderada ou grave com alterações no eletrocardiograma, está indicada a remoção das fontes exógenas de potássio, a avaliação da hidratação e a instituição de terapêutica imediata para a diminuição de potássio:

- **Furosemida – Lasix (10 mg/mL):** se a função renal estivar normal, na dose de 2 a 6 mg/kg/dia de 6/6 horas ou se necessário em infusão contínua. O aumento do fluxo urinário resulta em aumento da secreção de potássio.
- **Gluconato de cálcio a 10% (100 mg/mL):** via EV, 1 a 2 mL/kg, em 5 a 10 minutos, podendo ser repetida após 5 a 10 minutos. Ação temporária com duração de 30 a 40 minutos. Restaura a excitabilidade da membrana celular, estabilizando os tecidos de condutância.
- **Bicarbonato de sódio a 4,2% (0,5 mEq/mL):** na dose de 1 a 3 mEq/kg em 10 minutos. Efeito transitório de 2 a 4 horas. Corrige a acidose e promove a entrada de potássio na célula. Não usar o mesmo acesso de infusão do cálcio.
- **Insulina simples regular (100 U/mL):** uso endovenoso com 0,2 U de insulina para cada grama de glicose + 0,5 g/kg de glicose (solução 5 a 10%); infusão superior a 2 horas. O início de ação é imediato, com diminuição do potássio de 1 a 3 mEq/L em 30 minutos. Duração de 30 minutos a 4 horas por aumento da captação celular de potássio.
- **Salbutamol (500 μg/mL):** dose de 4 mg/kg EV com tempo de infusão maior que 20 minutos ou via inalatória. O efeito é transitório com redução de 0,7 a 1,8 mEq/L após 1 ou 2 horas. Age pela transferência do potássio do extracelular para o intracelular. Dose 5 μg/kg do Salbutamol. **Preparo:** 1 mL de Salbutamol + 9 mL de AD (500 μg/10mL = 50 μg/mL).

- **Resinas permutadoras:** poliestirenossulfonato de cálcio (Sorcal®) ou poliestirenossulfonato de sódio (Kayexalate®) – suspensão de 15 g/60 mL – da dose de 1 g/kg ou 4 mL/kg da solução via retal ou via oral de 6/6 horas. Início de ação de 1 a 2 horas, com duração de 4 a 6 horas. A eficácia é baixa no recém-nascido e leva a alterações como hipercalcemia, calcificação no trato digestivo, obstrução intestinal quando do uso do Sorcal® e retenção de sódio, sobrecarga de volume e feito hiperosmolar no uso do Kayexalate®.
- **Diálise peritoneal:** situações de urgência ou quando outras medidas não forem eficazes. Ocorre remoção rápida do potássio por mecanismo de difusão (gradiente de concentração) e por convecção (associada ao transporte da água ou ultrafiltração).

METABOLISMO DA GLICOSE NO RECÉM-NASCIDO

Hipoglicemia

A hipoglicemia no recém-nascido foi primeiramente descrita em 1937 por Hartmann e Jaudon. Existem controvérsias a respeito dos limites considerados normais para a glicemia. Na maioria dos serviços de neonatologia, considera-se hipoglicemia a concentração de glicose plasmática menor que 40 mg%, independentemente da idade gestacional e do tempo de vida.

ETIOLOGIA

- RN prematuro, crescimento intrauterino restrito, pós-termo: menor reserva de glicogênio e deficiência de substrato devido a insuficiência placentária.
- RN com baixo peso: baixa reserva de energia como gordura.
- RN com asfixia, hipotermia ou desconforto respiratório: há aumento no consumo de glicose pelo gasto de energia no esforço respiratório.
- RN de mãe diabética: este grupo recebe na vida intrauterina suprimento maior de glicose decorrente da hiperglicemia materna, resultando em hiperinsulinismo fetal. Após o nascimento, com a queda no fornecimento de glicose, há hipoglicemia. Ocorre também maior sensibilidade da célula betapancreática à glicose, produzindo maior quantidade de insulina e, consequentemente, hipoglicemia.
- RN com hiperviscosidade sanguínea: aumento no consumo da glicose pelos eritrócitos.
- RN com sepse: aumento na utilização periférica por sensibilidade anormal do receptor de insulina, depleção do glicogênio hepático e prejuízo na neoglicogênese.
- RN com cardiopatia congênita (especialmente cianótica): a má perfusão hepática leva ao distúrbio da neoglicogênese, resultando na hipoglicemia.
- Doença hemolítica por incompatibilidade sanguínea materno-fetal: há descrição de hiperplasia das células beta e hiperinsulinismo, mas a causa é desconhecida.
- Fármacos administrados à mãe: salicilatos, diuréticos tiazídicos, tocolíticos e propanolol associam-se à hiperinsulinemia, ocasionando hipoglicemia.

A hipoglicemia neonatal persistente ou recorrente é definida como a hipoglicemia tratada adequadamente mas que persiste por mais de 5 a 7 dias. Pode ser encontrada em recém-nascidos com:

- Síndrome de Beckwith-Weidemann: RN com macroglossia, onfalocele e visceromegalia. 50% dos pacientes têm hipoglicemia.
- Nesidioblastose: doença decorrente de alterações da célula beta e caracterizada pela produção excessiva de insulina pelo pâncreas. Podem ocorrer sintomas nas primeiras 24 a 48 horas com convulsões, apneia e cianose. O tratamento consiste na indicação precoce de pancreatectomia.
- Erros inatos do metabolismo: glicogenoses, galactosemia, defeitos de oxidação de ácidos graxos e intolerância hereditária à frutose podem levar à hipoglicemia.
- Alterações endócrinas: insuficiência adrenocortical e deficiência hipofisária.
- Cateter arterial umbilical mal posicionado entre T11 e L1: infusão direta de glicose na circulação arterial do pâncreas estimulando a liberação da insulina.

QUADRO CLÍNICO

A maioria dos casos é assintomática. Os sintomas, quando estão presentes, são inespecíficos: hipoatividade, recusa alimentar, náuseas, vômitos, tremores de extremidades, cianose, taquicardia, apneia, convulsões e coma.

DIAGNÓSTICO

Realização de rastreamento nos RN de risco através de fitas reagentes:

- RN prematuros, pequenos para a idade gestacional, asfixiados graves e isoimunizados – 3, 6, 12 e 24 horas de vida.
- Filho de mãe diabética – 1, 2, 3, 6, 12 e 24 horas de vida.

É necessária a dosagem de glicemia plasmática para a confirmação diagnóstica se o valor na fita reagente for menor que 40 mg%, já que a fita é um teste de triagem. Os valores de glicose dosados em sangue total são cerca de 10 a 15% inferiores aos plasmáticos. Uma investigação mais detalhada só deve ser realizada caso haja uma hipoglicemia refratária ao tratamento e persistente sem causa definida. Pensar em dosar insulina, glucagon, cortisol, hormônio do crescimento, teste para erros inatos do metabolismo e a ultrassonografia de abdome.

TRATAMENTO

Hipoglicemia assintomática

Glicemia capilar (fitas reagentes) entre 20 e 40 mg%: RN sem fator de risco, oferecer precocemente dieta, de preferência leite materno. Evitar solução glicosada a 5% ou 10% por via enteral, pois há aumento na secreção de insulina, redução na secreção do glucagon e retardo no processo da gliconeogênese. Se persistir entre 20 e 40 mg%, proceder de acordo com o item a seguir.

Glicemia capilar menor que 20 mg%: colher glicemia e iniciar infusão de glicose 6 mg/kg/min. Iniciar redução da VIG (velocidade de infusão de glicose) após a estabilização da glicemia. Reduzir 1 mg/kg/min a cada 12 horas.

Hipoglicemia sintomática

Colher glicemia. Iniciar infusão de glicose 6 mg/kg/min e acompanhar a glicemia capilar 1 a 3 horas após. Sintomas graves como apneia e convulsões: *bolus* de 2 mL/kg com soro glicosado a 10% durante 3 minutos e depois iniciar a infusão de glicose. Respeitar o volume hídrico recomendado para o RN, considerando o peso de nascimento, os dias de vida e os limites de concentração de glicose para a veia periférica (12,5%) ou central (20%).

Hidrocortisona: se houver necessidade de VIG (velocidade de infusão de glicose) maior que 10 mg/kg/min e não se conseguir controlar a hipoglicemia, fazer a hidrocortisona. Iniciar na dose de 5 a 10 mg/kg/dia endovenosa de 12/12 horas.

Nos casos mais graves de hipoglicemia refratária, tratamento mais específico pode ser necessário com glucagon, diazóxido, somatostatina e hormônio do crescimento.

Glucagon: 0,1 a 0,3 mg/kg na endovenosa ou intramuscular. Usado nos recém-nascidos de mães diabéticas.

Diazóxido: usado nos casos de hipoglicemia hiperinsulinêmica. Via oral: 8 a 15 mg/kg/dia, 8/8 horas ou 12/12 horas. Via endovenosa: 3 a 5 mg/kg/dose. Repetir após 20 minutos.

Somatostatina: suprime a secreção da insulina 2 a 10 μg/kg/dia subcutânea (a cada 8 ou 6 horas).

Hormônio do crescimento: nos casos de hipopituitarismo congênito, 50 a 60 μg/kg intramuscular ou subcutâneo três vezes por semana.

Nos casos não responsivos ao tratamento clínico indica-se a cirurgia. Exemplo, Nesidoblastose ou adenoma de pâncreas.

Hiperglicemia

Não existe consenso na literatura, mas a maioria dos autores define hiperglicemia como glicemia plasmática superior a 145 mg/dL.

ETIOLOGIA

- RN com peso inferior a 1.000 g: hiperglicemia ocorre pela oferta excessiva de glicose, imaturidade dos sistemas regulatórios da glicose e elevação dos níveis circulantes de hormônios relacionados com estresse (catecolaminas e corticoides).
- Infusão excessiva de glicose: RN recebe oferta excessiva de glicose no soro ou nutrição parenteral.
- Diabetes melito transitório neonatal: entidade rara que ocorre principalmente nos RN pequenos para a idade gestacional. A produção de insulina pelo pâncreas está muito diminuída, acarretando elevação da glicemia, desidratação, acidose metabólica e cetonemia. O tratamento consiste na reposição de perdas hídricas, correção da acidose e insulinoterapia.
- Sepse: alterações no receptor de insulina e liberação de substâncias que interferem na glicogenólise e neoglicogênese.
- Pós-operatório: a dor e o estresse induzem a liberação de substâncias hiperglicemiantes e hormônios, como glucagon e catecolaminas.
- Drogas: teofilina, cafeína, dexametasona.

QUADRO CLÍNICO

Os RN geralmente são assintomáticos. Sinais específicos são: desidratação por diurese osmótica, perda de peso ou dificuldade de ganhar peso, febre, glicosúria, cetose e acidose metabólica.

DIAGNÓSTICO

Laboratorial: fitas reagentes para triagem e dosagem sérica da glicose para confirmar.

TRATAMENTO

Deve-se procurar a causa para atuar de forma específica. Nos casos de infusão excessiva de glicose, reduzir gradativamente. No controle dos casos de sepse observa-se queda da glicemia.

Diabetes melito transitório: níveis acima de 300 mg/dL, após ter baixado a velocidade de infusão de glicose (VIG) para 3; pode-se usar insulina na forma contínua ou intermitente. Dose: 0,1-0,5 U/kg/dose, endovenosa ou subcutânea intermitente 8 em 8 horas ou contínua 0,1 U/kg/hora.

REFERÊNCIAS

Alves JGB, Ferreira OS, Maggi RS. Pediatria Fernando Figueira. Rio de Janeiro: Editora Guanabara Koogan, 2004. Capítulos 12 (p. 266-271) e 13 (p. 272- 275).

Barros MCMB. Assistência ao Recém-Nascido de Mãe Diabética. Diagnóstico e Tratamento em Neonatologia. São Paulo: Editora Atheneu, 2004:25-30.

Cloherty JP et al. Manual de Neonatologia. Rio de Janeiro: Editora Guanabara Koogan, 2005. Capítulos 9 (p. 88-99) e 29 (p. 497-504).

Cornblath M, Ichord R. Hypoglycemia in the neonate. Seminars in Perinatology, Vol 24, No 2 (April). 2000. p. 136-149.

Costa HPF. Recém-Nascido de Mãe Diabética. Programa de Atualização em Neonatologia/Sociedade Brasileira de Pediatria. Porto Alegre: Artmed/Panamericana Editora, 2004:9-46.

Girão SARC, Draque CM. Distúrbios do Metabolismo de Hidratos de Carbono. Diagnóstico e Tratamento em Neonatologia. São Paulo: Editora Atheneu, 2004:297-301.

Kopelman BI et al. Diagnóstico e Tratamento em Neonatologia. São Paulo: Editora Atheneu, 2004. Capítulos 33 (p. 303-306) e 34 (p. 307-314).

Mhairi GM, Martha DM e Mary MK. Neonatologia Avery – Fisiopatologia e tratamento do recém-nascido. Rio de Janeiro: Editora Guanabara Koogan, 2007; Capítulos 20 (p. 330-345) e 36 (p. 779-805).

Nelson/Behrman, Kliegman, Jenson. Tratado de Pediatria. Rio de Janeiro: Elsevier Editora. Capítulo 95 (p. 646-649).

Nizard J, Ville Y. The fetus of a diabetic mother: Sonographic evaluation. Seminars in Fetal e Neonatal Medicine 2009; 14:101-105.

Ozanil C. Fluidos e Eletrólitos no Período Neonatal. Neonatologia Instituto Materno Infantil de Pernambuco. Rio de Janeiro: Editora Guanabara Koogan, 2004:107-118.

Segre CAM, Júnior MS. Recém-Nascido de Mãe Diabética. Perinatologia. Fundamentos e Prática. São Paulo: Sarvier, 2002:72-75.

Silva AS. Distúrbios Metabólicos. Manual de Neonatologia. Rio de Janeiro: Medsi Editora, 2002:417-428.

Simões A. Manual de Neonatologia. Rio de Janeiro: Editora Medsi, 2002:383-416.

Trindade CEP. Distúrbios da Glicemia no Recém-Nascido de Risco. Programa de Atualização em Neonatologia/Sociedade Brasileira de Pediatria. Porto Alegre: Artmed/Panamericana Editora, 2004:45-76.

CAPÍTULO 29

Urgências Cirúrgicas no Recém-Nascido

Danielle Cintra Bezerra Brandão • Roberta Leal Queiroz Silveira
Cláudia Virgínia de Araújo Dantas • Luciana Santana Lima

As urgências cirúrgicas neonatais compreendem uma grande variedade de sintomas clínicos que estão intimamente relacionados com as malformações dos sistemas em questão. Deste modo, o neonatologista bem como o cirurgião pediátrico devem estar familiarizados com a embriologia a fim de saber diagnosticar e conduzir estes casos.

A suspeita de sinais sugestivos de urgência cirúrgica ao nascimento começa no pré-natal: a história materna e a ecografia gestacional devem ser observadas. A avaliação no momento do parto e no pós-parto são fundamentais para o neonatologista suspeitar de uma patologia cirúrgica.

ATRESIA DE DUODENO

Descrição

Falta de recanalização do intestino por falha no processo de vacuolização das células intestinais. Incidência 1:7.000 a 1:20.000 nascidos vivos, sem preferência por sexo. Associação com outras malformações em 30% dos casos. Classificada em obstruções intrínsecas e extrínsecas.

Diagnóstico

- Pré-natal: ultrassonografia evidencia poli-hidrômnio e dupla bolha líquida.
- Pós-natal: volume aspirado em sala de parto por sonda orogástrica é maior que 20 mL.
  - Vômitos de início precoce, de aspecto bilioso.
  - Distensão em epigástrio.

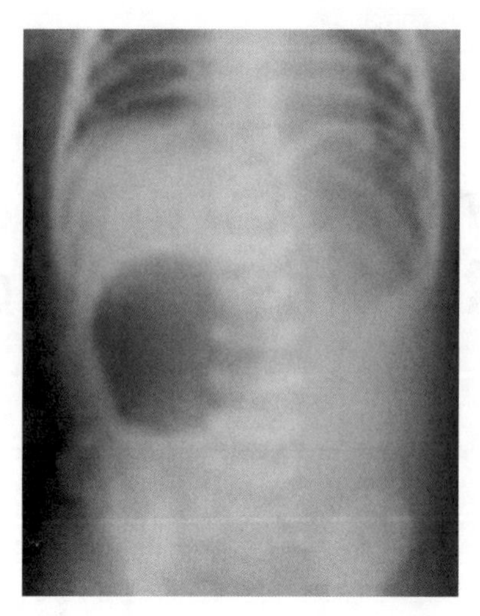

Fig. 29-1 Imagem de dupla bolha.

- Pode haver eliminação de mecônio de coloração não usual.
- Radiografia simples de abdome: sinal da dupla bolha (gás em topografia do estômago e 1ª porção do duodeno). Ausência de gás no restante da cavidade abdominal nos casos de obstrução total (Fig. 29-1).

- Diagnóstico tardio:
  - Vômitos biliosos persistentes.
  - Desidratação e distúrbios hidroeletrolíticos.
  - Perda de peso acentuada.
  - Peristaltismo visível.
  - Relato de eliminação de mecônio de coloração não usual.
  - Icterícia.

Abordagem

- Decúbito elevado.
- Aquecimento, hidratação, correção de distúrbios hidroeletrolíticos.
- Passagem de sonda orogástrica (aspirar a cada 3 horas) e reposição das perdas.

A correção cirúrgica está indicada no momento do diagnóstico, após a correção dos distúrbios metabólicos e hidroeletrolíticos.

Iniciar antibiótico (ampicilina e gentamicina) na indução anestésica; não há indicação para antibioticoprofilaxia antes da cirurgia.

Pós-operatório

- Manter sonda orogástrica aberta (aspirar a cada 3 horas).
- Venóclise de manutenção e reposição das perdas.

- Analgesia.
- Antibioticoterapia profilática por 24 a 48 horas. Fazer antibioticoterapia caso haja infecção ou contaminação grosseira no transoperatório.
- Iniciar nutrição parenteral.
- Iniciar dieta oral quando trânsito estiver restabelecido.

Complicações

- Deiscência de anastomose: vigiar sinais clínicos de peritonite.
- Íleo paralítico prolongado (possibilidade de diafragma intraluminal não percebido no intraoperatório).

MÁ ROTAÇÃO INTESTINAL

Descrição

Engloba as múltiplas alterações da rotação e da fixação do intestino durante seu desenvolvimento intrauterino. É representado, principalmente, por quadro clínico de obstrução intestinal em recém-nascido. Considera-se posicionamento adequado do intestino quando o ligamento de Treitz está fixado à esquerda da coluna e o ceco está localizado no quadrante inferior direito. Este grupo de afecções congênitas inclui desde a ausência total de rotação até o simples ceco móvel, dependendo do grau de rotação sofrido. É presente em cerca de 3% da população, metade dos casos apresenta sintomas no período neonatal e é duas vezes mais comum no sexo masculino. Em 30 a 60% dos casos está associada a outra malformação e sempre está presente na gastrosquise, onfalocele e hérnia diafragmática.

Diagnóstico

- Clínico: vômitos biliosos e distensão abdominal alta. O quadro clínico manifesta-se por:
  - Obstrução duodenal: pode ser aguda ou crônica e estar ou não associada ao volvo intestinal. Pode haver distensão epigástrica, desidratação, alterações do equilíbrio ácido-básico; a eliminação de mecônio não exclui o diagnóstico. As crianças maiores podem manifestar dor abdominal recorrente ou desnutrição.
  - Volvo do intestino médio.
  - Hérnia interna: a falta de fixação do mesentério pode resultar na formação de bolsas do mesocólon, que funcionam como sacos herniários. Causa dor abdominal recorrente e vômitos; pode evoluir para obstrução intestinal, encarceramento e necrose de alças.
- Exames de imagem:
  - Radiografia simples de abdome – apresenta distensão gástrica, sinal da dupla bolha e pouco ar no restante do abdome.
  - Contrastados – enema opaco (revela o ceco mal posicionado) e trânsito intestinal (distensão gástrica e duodenal, imagem típica "em saca-rolha" do duodeno dilatado e torcido, obstrução duodenal entre a 2ª e 3ª porções, segmento da porção duodenojejunal no quadrante superior direito e demais alças à direita).

- Ultrassonografia – pode evidenciar veia mesentérica superior (VMS) à esquerda da artéria mesentérica superior (AMS).

Tratamento

O tratamento cirúrgico está indicado nos casos sintomáticos (pacientes com obstrução ou isquemia do intestino).

Nos casos de crianças com sintomatologia decorrente de obstrução duodenal, deve-se observar a presença ou não de desidratação, realizar a correção dos distúrbios hidroeletrolíticos e acidobásicos, além de utilizar a sonda naso/orogástrica.

Iniciar a antibioticoprofilaxia (ampicilina e gentamicina) na indução anestésica.

Em todas as formas de má rotação, deve-se certificar de que não há obstrução intrínseca do duodeno (25% dos casos).

Cuidados de pós-operatório

- Dieta zero.
- Sonda gástrica calibrosa aberta (aspirar a cada 3 horas).
- Venóclise de manutenção e reposição das perdas.
- Antibioticoterapia se houver indicação.
- Analgesia venosa.
- Iniciar dieta oral quando trânsito estiver restabelecido.

Complicações

- Infecção do sítio cirúrgico.
- Íleo paralítico prolongado.
- Recorrência dos sintomas (20% dos casos).
- Surgimento de aderências.

VOLVO NEONATAL

Descrição

É a principal complicação da má rotação intestinal. Ocorre quando o mesentério se prende por uma base estreita e a distensão e o peristaltismo intestinal podem iniciar a torção sobre o eixo da artéria mesentérica superior. Ocorre em cerca de 45% dos pacientes portadores de má rotação intestinal, sendo mais frequente no período neonatal. Com o suprimento e a drenagem sanguínea interrompidos, a isquemia e a necrose instalam-se rapidamente. É considerada ***emergência cirúrgica pediátrica.***

Diagnóstico

- Clínico: geralmente ocorre em recém-nascidos na 2ª semana de vida, sem comorbidades associadas. Caracteriza-se por: dor abdominal de início súbito, vômitos biliosos e distensão. A enterorragia, a peritonite, o choque hipovolêmico e a sepse ocorrem mais tardiamente, quando há comprometimento vascular. O abdome torna-se distendido, com edema e hiperemia da parede, com extrema sensibilidade e, às vezes, coloração violácea periumbilical.

- Radiografia simples de abdome: não apresenta sinais específicos; pode revelar sinais de obstrução intestinal ou perfuração com pneumoperitônio.
- USG Doppler: revela ausência ou diminuição de fluxo na artéria mesentérica superior por rotação do mesentério sobre esta (sinal do redemoinho ou catavento).

Tratamento

PRÉ-OPERATÓRIO

Cirurgia indicada em caráter de urgência:

- Uso de sonda naso/orogástrica calibrosa para descompressões gástrica e intestinal.
- Correção da hipovolemia e dos distúrbios hidroeletrolíticos e acidobásicos concomitante com o procedimento cirúrgico.
- Iniciar antibioticoterapia: ampicilina e gentamicina.

Cirurgia

Realizar redução do volvo. Se após esta, o comprometimento intestinal persiste, deve-se ressecar o segmento isquêmico, conservando o máximo possível de extensão intestinal. Diante de áreas extensas de perfusão duvidosa ou de vários segmentos de necrose, pode-se optar por nova laparotomia 12 a 48 h após a primeira cirurgia, para melhor definição das áreas de necrose.

PÓS-OPERATÓRIO

- Sonda naso/orogástrica calibrosa (aspirar a cada 3 horas).
- Manter antibioticoterapia.
- Venóclise de manutenção e reposição das perdas.
- Analgesia venosa.
- Iniciar nutrição parenteral total (NPT).
- Observar sinais de deiscência de anastomose, enterocolite, recorrência do volvo.
- Iniciar dieta oral quando trânsito estiver restabelecido.

Complicações

- Sangramento por distúrbio de coagulação.
- Infecção do sítio cirúrgico.
- Recorrência de volvo (10% dos casos).
- Síndrome do intestino curto.
- Enterocolite.
- Sepse.

ATRESIA INTESTINAL

Descrição

Obstrução completa da luz intestinal, que pode ocorrer em qualquer segmento do tubo digestivo. A causa mais provável são acidentes vasculares mesentéricos, distais à zona atrésica. Incidência 1:1.000 até 1:5.000 nascidos vivos, sem preferência por sexo; 50% dos casos ocorrem em recém-nascidos pré-termo. Classificam-se de acordo com o tipo de obstrução (Fig. 29-2).

Diagnóstico

- Ultrassonografia pré-natal: poli-hidrâmnio e/ou dilatação de alças intestinais.
- Sala de parto: passagem de sonda orogástrica com débito maior que 20 mL.
- Quadro clínico:
  - Vômitos biliosos.
  - Graus variados de distensão abdominal (quanto mais distal é a obstrução, maior é a distensão abdominal).
  - Presença de ondas peristálticas em abdome.
  - Eliminação de mecônio de coloração não usual ou não eliminação.

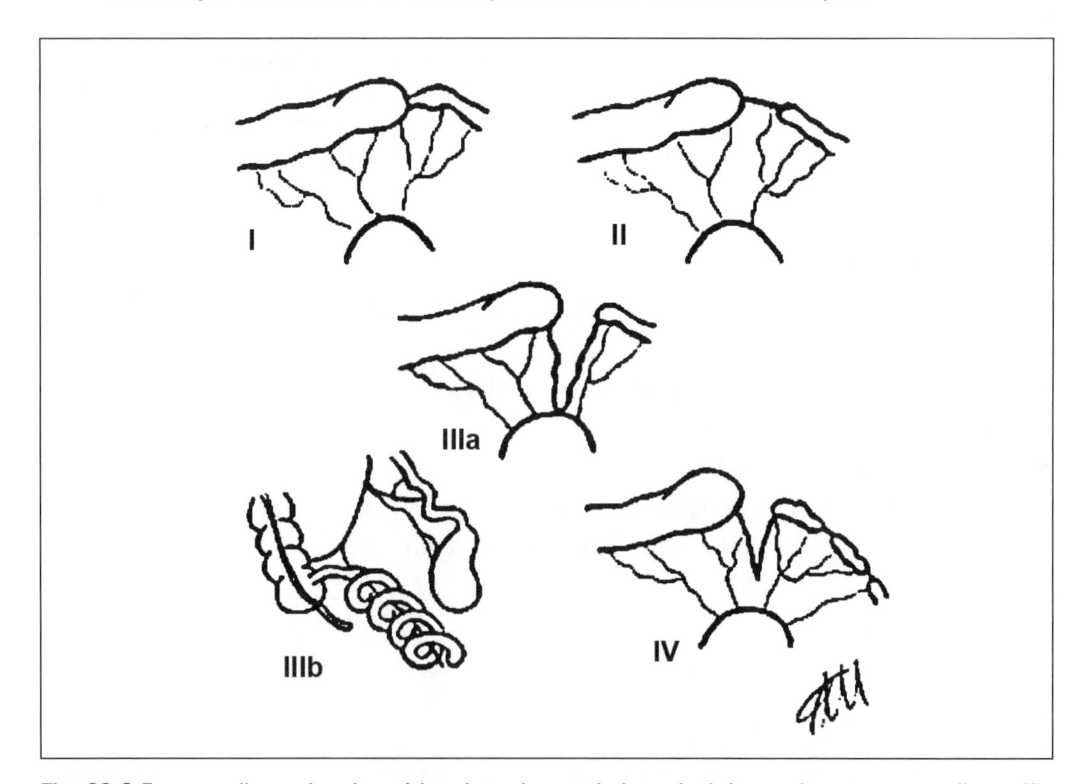

Fig. 29-2 Esquema ilustrativo dos vários tipos de atresia intestinal. I, membrana mucosa; II, cordão fibroso no intervalo; IIIa, com *gap* mesentérico em V; IIIb, atresia em "casca de maçã"; IV, atresias múltiplas. (Fonte: Della Cecchia LK *et al.* Intestinal atresia and stenosis: a 25-year experience with 277 cases. Arch Surg 1998;133:490–7.)

- A radiografia simples do abdome realizada 18 a 24h após o nascimento demonstra alças intestinais dilatadas com níveis hidroaéreos. Quando há considerável distensão e múltiplas alças intestinais dilatadas, devem-se incluir no diagnóstico diferencial a doença de Hirschsprung e o íleo meconial.

Abordagem inicial

- Decúbito elevado.
- Aquecimento.
- SNG aberta (aspirar a cada 3 horas).
- Hidratação, correção de distúrbios hidroeletrolíticos e reposição de perdas por SNG.
- Antibioticoterapia profilática com ampicilina e gentamicina.

Cirurgia

Ressecção de segmento atrésico e anastomose primária na maioria dos casos; evitar grande ressecções intestinais.

PÓS-OPERATÓRIO

- Manter sonda orogástrica aberta (aspirar a cada 3 horas).
- Venóclise de manutenção e reposição das perdas.
- Analgesia.
- Antibioticoterapia profilática por 24 a 48 horas. Fazer antibioticoterapia caso haja infecção ou contaminação grosseira no transoperatório.

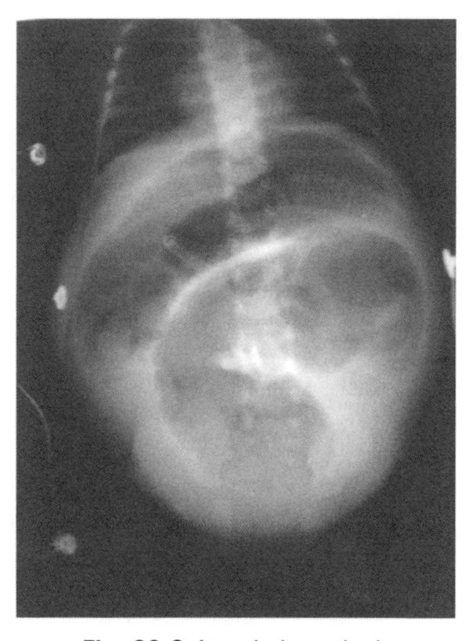

Fig. 29-3 Atresia intestinal.

- Iniciar nutrição parenteral.
- Iniciar dieta oral quando o trânsito estiver restabelecido.

Complicações

- Deiscência de anastomose e peritonite.
- Síndrome do intestino curto: ocorre quando há atresia múltipla e faz-se a ressecção de todo o segmento atrésico, restando apenas 30 cm ou menos de comprimento do intestino. Pode complicar com dificuldade de manuseio de dieta por via oral com: perda de peso, translocação bacteriana, colestase, deficiência nutricional (má absorção de lipídios, baixos níveis de zinco, magnésio, cálcio e de vitaminas lipossolúveis).

ATRESIA DE CÓLON

Descrição

Obstrução completa da luz intestinal ocorrendo no cólon, sendo a mais rara das atresias do trato gastrointestinal. A causa mais provável é por acidentes vasculares mesentéricos (artérias mesentéricas superior e inferior). A incidência é cerca de 1:20.000 nascidos vivos e é infrequente a presença de múltiplas atresias. Sem preferência por sexo. Dois terços dos casos ocorrem na metade distal do cólon. É rara a presença de outras malformações associadas.

O diagnóstico, a abordagem inicial, a cirurgia e as complicações são as mesmas descritas na atresia intestinal.

ÍLEO MECONIAL

Descrição

Obstrução intestinal perinatal que ocorre no nível do íleo terminal, provocada por mecônio anormalmente espesso. Acomete de 10 a 20% dos pacientes portadores de mucoviscidose. É considerada uma manifestação da fibrose hepática congênita. Por tratar-se de doença autossômica recessiva, a possibilidade de recorrência da doença em uma mesma família é de 25%. Pode apresentar-se como obstrução intestinal, volvo intestinal, atresia intestinal e peritonite meconial.

Diagnóstico

- Ultrassonografia pré-natal: poli-hidrômnio e calcificações.
- Quadro clínico:
  - Vômitos biliosos.
  - Distensão abdominal.
  - Massa palpável em flanco direito (alça intestinal repleta de mecônio).
  - Eliminação de mecônio espesso e viscoso lembrando “massa de vidraceiro”.
- A radiografia simples do abdome demonstra imagem com aspecto de “miolo de pão” ou de “bolhas de sabão” na fossa ilíaca direita e alças intestinais distendidas à montante;

no diagnóstico diferencial devem ser incluídas a doença de Hirschsprung e a atresia intestinal.

- Devem ser realizados testes específicos para o diagnóstico de fibrose cística.

Abordagem inicial

O íleo meconial é passível de tratamento clínico ou cirúrgico. Faz-se necessário, antes de tudo, determinar quando se trata da forma complicada ou não, já que esta última pode ser tratada clinicamente. Esta distinção nem sempre é fácil de se estabelecer. Se persistirem dúvidas quanto ao diagnóstico, mesmo após a realização de exames laboratoriais, deve-se proceder ao tratamento cirúrgico.

Para o tratamento clínico, utilizam-se substâncias que sejam capazes de diluir e remover o mecônio espesso (mucolíticos). São elas: o clister opaco hiperosmolar ou a N-acetilcisteína. Se não for observada resposta satisfatória, deve-se proceder à cirurgia. Em todo o momento deve-se manter a criança em:

- Decúbito elevado.
- Aquecimento.
- SNG aberta (aspirar a cada 3 horas).
- Hidratação, correção de distúrbios hidroeletrolíticos e reposição de perdas por SNG.
- Antibioticoterapia nos casos em que a cirurgia foi indicada (ampicilina e gentamicina).

Cirurgia

Ressecção de segmento acometido e anastomose primária na maioria dos casos; se esta não for possível, deve-se proceder à derivação externa (ileostomia) com irrigação com substâncias mucolíticas do estoma.

PÓS-OPERATÓRIO

Semelhante à conduta no pós-operatório da atresia intestinal.

Complicações

Deiscência de anastomose com peritonite, complicações decorrentes da própria doença de base – mucoviscidose (alterações pulmonares, baixa absorção intestinal etc.)

PNEUMOTÓRAX

Descrição

O pneumotórax corresponde à distensão alveolar com conseguinte ruptura para o espaço pleural. A frequência é maior nos pacientes que estão em suporte ventilatório com elevada pressão nas vias áreas. O pneumotórax espontâneo ocorre com mais frequência no recém-nascido, enquanto, nas crianças maiores, ocorre como complicações infecciosas ou traumáticas. O quadro clínico caracteriza-se pelo o aparecimento súbito de taquipneia e taquicardia com retração costal, diminuição ou abolição do murmúrio vesicular.

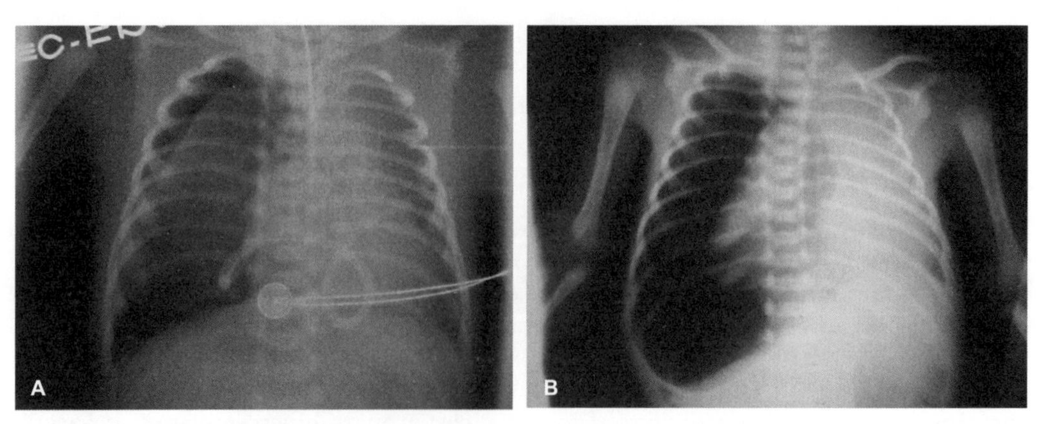

Fig. 29-4 A. Pneumotórax à direita. **B.** Pneumotórax à direita, com desvio do mediastino para o lado contralateral.

Diagnóstico

- Clínico.
- Radiografia de tórax: evidencia-se hipertransparência no hemitórax acometido, com desvio do mediastino para o lado contralateral (Fig. 29-4).

Tratamento

O pneumotórax de pequeno volume geralmente é assintomático ou oligossintomático. Nesses casos, o tratamento conservador pode ser indicado, e, na piora clínica, realizar drenagem torácica. Na suspeita de pneumotórax hipertensivo em paciente grave e instável, deve-se realizar uma toracocentese diagnóstica e de alívio com introdução de uma agulha no segundo espaço intercostal, na linha hemiclavicular, conectada a um sistema fechado com um frasco de ampola de água destilada, enquanto prepara-se o material para a drenagem torácica fechada.

A drenagem é realizada no 4º ou 5º espaço intercostal do lado correspondente no bordo superior da costela inferior. Procede-se à introdução de dreno torácico no espaço pleural e à observação da oscilação do sistema. Controle com radiografia de tórax após a drenagem.

DERRAME PLEURAL

Descrição

Presença anormal de líquido acumulado no espaço pleural levando à compressão pulmonar do lado correspondente.

Classificação

- Transudato: presença de líquido seroso secundário ao transbordamento de líquido pela diminuição da pressão oncótica.
- Exsudato: relaciona-se a processos inflamatórios agudos ou crônicos.

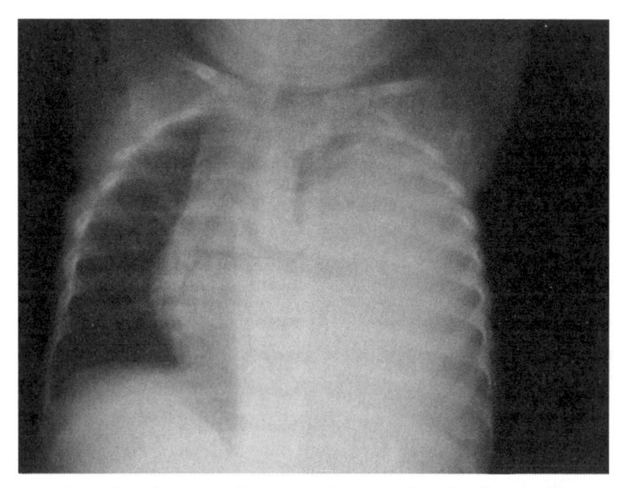

Fig. 29-5 Derrame pleural volumoso à esquerda com desvio do mediastino para a direita.

- Empiema pleural: presença de secreção purulenta ocupando o espaço pleural secundária geralmente a um processo infeccioso pulmonar.
- Quilotórax: acúmulo de linfa na cavidade pleural. Pode ser congênito, devido a uma malformação dos ductos linfáticos (obstrução, hipoplasia, fístulas linfaticopleurais), ou adquirido, secundário a procedimentos cirúrgicos, trauma, neoplasias, trombose da veia cava superior ou quadros infecciosos. Ocorre frequentemente no lado direito e mais raramente é bilateral.

Diagnóstico

- Clínico: desconforto respiratório progressivo, diminuição do murmúrio vesicular do lado afetado.
- Radiológico: hipotransparência pulmonar e apagamento do seio costofrênico.

Tratamento

Realizar toracocentese diagnóstica no lado correspondente. Na presença de líquido seroso, proceder ao esvaziamento do líquido e enviar material para cultura e bioquímica. Caso a punção seja positiva para secreção purulenta, realizar drenagem torácica em selo de água no 6º espaço intercostal do lado correspondente. Realizar radiografia de tórax e controle após a drenagem.

HÉRNIA DIAFRAGMÁTICA (HDC)

Descrição

A hérnia diafragmática congênita (HDC) é a anormalidade do desenvolvimento mais comum do diafragma, ocorre em aproximadamente 1/2.000 a 1/5.000 nascidos vivos e está associada a elevado índice de morbimortalidade. Corresponde a um defeito congênito do diafragmática pelo fechamento incompleto das membranas pleuroperitoneais e permite a herniação de estruturas abdominais para a cavidade torácica, causando compressão e hipoplasia pulmonar. É mais frequente no sexo masculino (2:1). Geralmente os defeitos diafragmáticos são unilaterais (97%) e mais localizados à esquerda. Define-se como hérnia de Bochdalek o defeito posterolateral presente em 80 a 90% dos casos. Em 3 a 4% são bilaterais.

A hérnia diafragmática congênita envolve na sua fisiopatologia a hipoplasia pulmonar, hipertensão pulmonar e a deficiência de surfactante. Ocorre hipertensão pulmonar com a persistência do padrão de circulação fetal e a redução do volume corrente e complacência pulmonares. Essas manifestações são de intensidade altamente variável, podendo ir desde praticamente inexistentes até incompatíveis com a vida.

As principais malformações associadas incluem defeitos cardíacos (9 a 23% – sendo a mais frequente a síndrome do coração hipoplásico), defeitos abertos do tubo neural (28%) e trissomias (do 13, 18 e 21). O neonato revela ao exame físico abdome escavado, pode apresentar abaulamento do hemitórax correspondente, desvio lateral dos batimentos cardíacos, ruídos intestinais no interior do tórax e desconforto respiratório de início precoce. O murmúrio vesicular está diminuído bilateralmente, mas é ainda menor no lado da hérnia.

Diagnóstico

- Clínico.
- Ultrassonografia fetal: presença do estômago dentro do tórax, não visualiza cúpula diafragmática em cortes longitudinais, desvio do mediastino contralateral, pequena circunferência abdominal e poli-hidrâmnio. A radiografia de tórax após o nascimento confirma o diagnóstico demonstrando alças intestinais localizadas no tórax causando deslocamento das estruturas do mediastino para o lado contralateral, com presença de sonda orogástrica no tórax.

Diagnóstico diferencial

Os principais diagnósticos diferenciais são com as patologias cirúrgicas pleuropulmonares, que cursam com dispneia no período neonatal: cistos pulmonares, enfisema lobar congênito, pneumotórax, malformação adenomatoide cística do pulmão, eventração diafragmática, entre outras.

Tratamento

- Não realizar manobras com ventilação positiva (CPAP), prosseguir com a intubação orotraqueal ao nascimento.
- O surfactante tem sido indicado pelos melhores resultados obtidos quando utilizado profilaticamente, antes da primeira respiração ou dentro das primeiras 6 horas de vida.
- Passar SOG para descomprimir o estômago e prevenir a distensão intestinal dentro do tórax.

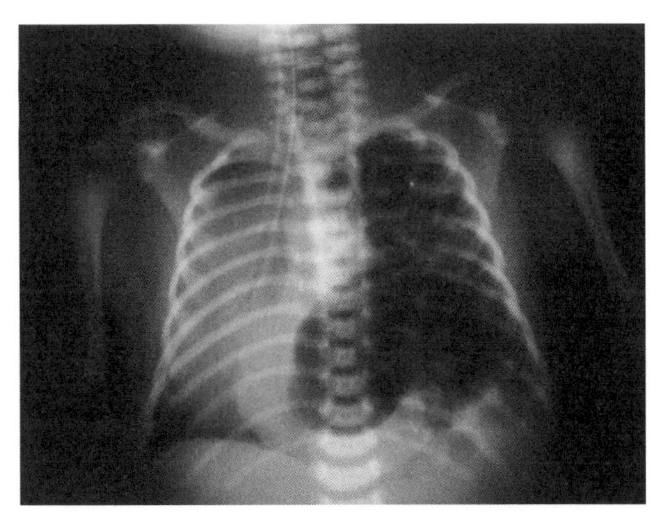

Fig. 29-6 Hérnia diafragmática à esquerda: presença de alças intestinais em hemitórax esquerdo.

- Manter o decúbito elevado sobre o lado afetado (facilita a expansão do lado torácico normal).
- A ventilação mecânica convencional deve ser realizada com pressões baixas e frequência elevada.
- Monitoração da pressão arterial: a hipoxemia, a hipercapnia e a acidose decorrem basicamente, do *shunt* D-E pelo ducto arterioso e/ou forame oval, pela intensa vasoconstrição pulmonar (hipertensão pulmonar), agravando-se na presença de hipotensão arterial. A sedação e a analgesia facilitam o manuseio do RN.
- O óxido nítrico (NO): indicado nos casos de hipertensão pulmonar persistente do RN confirmada por ecocardiograma e hipoxemia severa.
- ECMO (membrana de oxigenação extracorpórea) corresponde a um suporte extracorpóreo prolongado indicado para a estabilização pré-operatória, durante ou após a cirurgia, quando há deterioração da função respiratória.

O reparo cirúrgico é realizado após a estabilização clínica e o controle da hipertensão pulmonar com redução manual das alças e demais estruturas para o interior da cavidade abdominal e a correção do defeito diafragmático seguida de drenagem pleural em selo de água.

A hérnia diafragmática é considerada uma urgência clínica e não cirúrgica.

Complicações

As complicações da HDC são principalmente: pneumotórax contralateral (observado em casos de pós-operatório em que o RN cursa com persistência ou agravamento da dispneia com sobrecarga de ventilação, podendo evoluir para um barotrauma), deterioração temporária da mecânica respiratória, sangramento, diminuição do retorno venoso por compressão da veia cava inferior, obstrução intestinal devido a bridas precoces, volvo gástrico ou intestinal.

Prognóstico

A severidade dos sinais e sintomas presentes ao nascimento determina a mortalidade. Cerca de 65% das crianças com o defeito diafragmático morrem logo após o nascimento. Quando não há malformação associada importante, a presença de hipoplasia pulmonar é a principal causa de mortalidade dessas crianças.

ATRESIA DE ESÔFAGO

Descrição

Malformação congênita onde ocorre uma falha da continuidade do esôfago no nível torácico, mantendo, na maioria dos casos, a comunicação com a traqueia ao nível da carina. Incidência de 1 em cada 3.000 a 10.000 nascidos vivos. A prematuridade está presente em 35% dos casos e há um discreto predomínio do sexo masculino. A atresia de esôfago é frequentemente encontrada associada a outras malformações (50 a 70%), sendo as mais comuns as cardíacas e as gastrointestinais. Pode haver associação de anomalias, que incluem: anomalias vertebrais, anorretais, cardíacas, fístulas traqueoesofágicas, renais e de membros (VACTERL). Clinicamente, o RN com atresia de esôfago apresenta salivação excessiva, eliminação de secreção aerada pelo nariz e pela boca, respiração ruidosa com episódios de cianose após as alimentações. Há relato de poli-hidrâmnio durante a gestação e, na sala de parto, não se consegue progredir a sonda até o estômago. Pode desenvolver pneumonia por refluxo de secreção gástrica para a árvore respiratória.

Classificação

- Tipo A (8%): atresia de esôfago isolada sem fístula.
- Tipo B (1%): atresia de esôfago com fístula proximal.
- Tipo C (86%): mais comum, atresia de esôfago superior com fístula traqueoesofágica distal.
- Tipo D (1%): atresia de esôfago com fístulas traqueoesofágicas proximal e distal.
- Tipo E (4%): fístula traqueoesofágica isolada sem atresia de esôfago, conhecida como fístula em H.

Diagnóstico

CLÍNICO

- Ultrassonografia gestacional: poli-hidrâmnio, dilatação do coto esofagiano superior, câmara gástrica dilatada ou reduzida.
- Radiografia de tórax: dilatação do coto esofagiano proximal com identificação da sonda neste nível; identifica anormalidades da coluna vertebral e das costelas. A presença de gás no abdome confirma a existência de uma fístula traqueoesofágica distal.
- Atresia de esôfago com fístula distal.
- Sonda orogástrica no esôfago torácico (coto proximal).

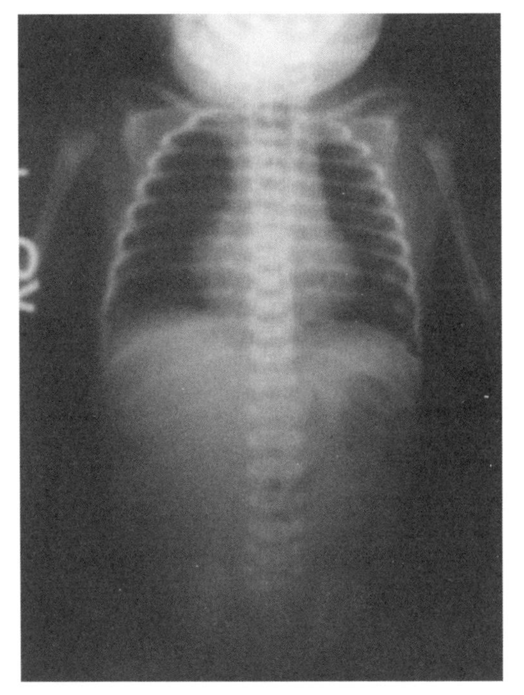

Fig. 29-7 Radiografia de tórax AP.

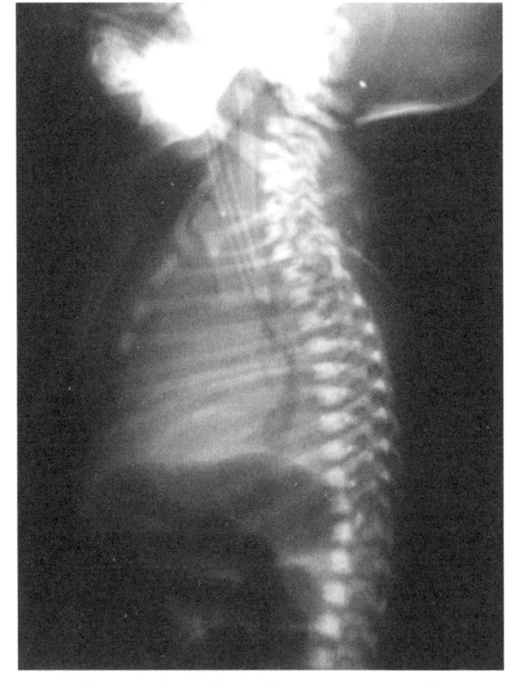

Fig. 29-8 Radiografia de tórax perfil.

Tratamento

- Manter coto esofagiano proximal em aspiração contínua (sonda de Reploge).
- Decúbito elevado, exceto nos casos de atresia sem fístula, em que a posição deve ser Trendelemburg.
- Manter RN em jejum, instalar venóclise de acordo com o peso e a idade gestacional.
- Iniciar antibioticoterapia profilática (ampicilina + gentamicina).
- Suporte de O_2 apenas para os pacientes dispneicos e, caso necessite de maior pressão nas vias aéreas (CPAP), optar pela intubação orotraqueal.

A abordagem cirúrgica depende do estado geral do paciente e do tipo de atresia.

Na atresia de esôfago com fístula distal, o tratamento ideal é a ligadura da fístula e a anastomose primária do esôfago com passagem de sonda transanastomótica.

Geralmente, na atresia de esôfago sem fístula, realiza-se gastrostomia associada à esofagostomia (cotos esofagianos distantes).

Cuidados no pós-operatório

- Não hiperestender o pescoço e evitar reintubação.
- Decúbito elevado.
- Manter ventilação assistida caso seja necessário.

- Analgesia por 24 a 48h.
- Manter antibioticoterapia.
- Iniciar dieta por sonda transanastomótica ou gastrostomia quando restabelecido trânsito intestinal.
- ***Caso perca sonda transanastomótica, nunca repassar.***
- Esofagograma com bário no 8º DPO para avaliar a integridade da anastomose.

Complicações

- Deiscência de anastomose é a complicação mais precoce e grave, podendo apresentar: pneumotórax, saída de secreção salivar pelo dreno torácico.
- Estenose da anastomose é a complicação mais frequente e tardia.
- Recidiva da fístula esofagotraqueal.
- Refluxo gastroesofágico e alterações do peristaltismo com esofagite, estenose esofágica e episódios de infecção pulmonares de repetição.

ENTEROCOLITE NECROSANTE

Descrição

Corresponde a uma necrose de coagulação da parede intestinal de causa multifatorial: hipoxemia tecidual, colonização e invasão bacteriana da parede intestinal e alimentação artificial precoce em prematuros com intestino ainda imaturo. A grande maioria, 80% dos casos, contitui-se de recém-nascidos prematuros, com baixo peso ou muito baixo peso ao nascimento. É diagnosticada com maior frequência nas primeiras 2 semanas de vida. Inicialmente os sinais são inespecíficos, comuns na sepse neonatal, até o aparecimento da distensão abdominal, evacuações com sangue, vômitos ou resíduo gástrico esverdeado e edema com celulite de parede abdominal (Fig. 29-9).

Diagnóstico

- Clínico.
- Radiografia simples do abdome: nas fases iniciais da doença evidenciam-se distensão e edema de alças (Fig 29-10).
  - Persistência de um seguimento de alça fixa em radiografias seriadas sugere a existência de uma alça isquêmica.
  - *Pneumatose intestinal* (sinal patognomônico da ECN) presente em 40 a 90% dos casos.
  - Pneumoperitônio: imagem de hipertransparência subdiafragmática. Em casos duvidosos, realizar radiografia de abdome em decúbito lateral esquerdo com raios horizontais.
  - Pneumoporta: presença de gás no espaço porta (10 a 20% dos casos).
  - Ascite: hipotransparência de todo abdome.
- Ultrassonografia de abdome: presença de gás na parede intestinal, assim como ascite (perfuração da alça com líquido livre na cavidade).
- Exames laboratoriais são sugestivos de um quadro de sepse neonatal.

Na suspeita de ECN, antes mesmo da confirmação dos exames, deve-se:

- Suspender a dieta oral.
- Passar a sonda orogástrica calibrosa e aspirar a cada 3 horas.
- Manter o RN aquecido.
- Hidratação venosa de acordo com a idade e o peso.
- Solicitar os exames para a correção dos distúrbios metabólicos.
- Antibioticoterapia.

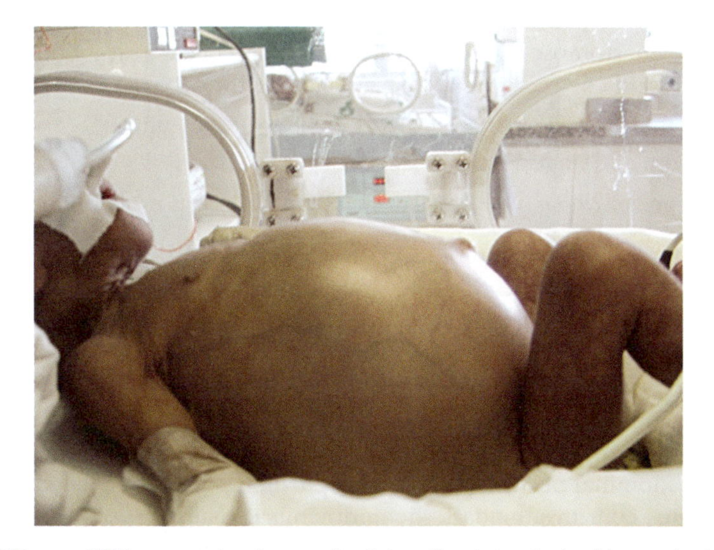

Fig. 29-9 RN com ECN apresentando grande distensão abdominal e hiperemia de parede.

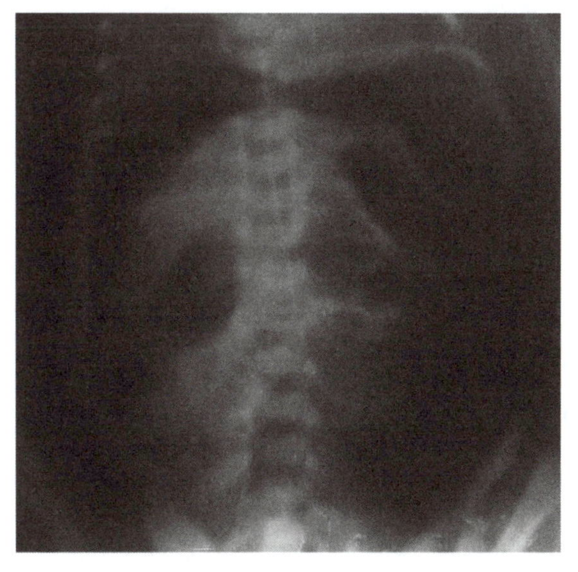

Fig. 29-10 Radiografia de abdome com grande pneumoperitônio.

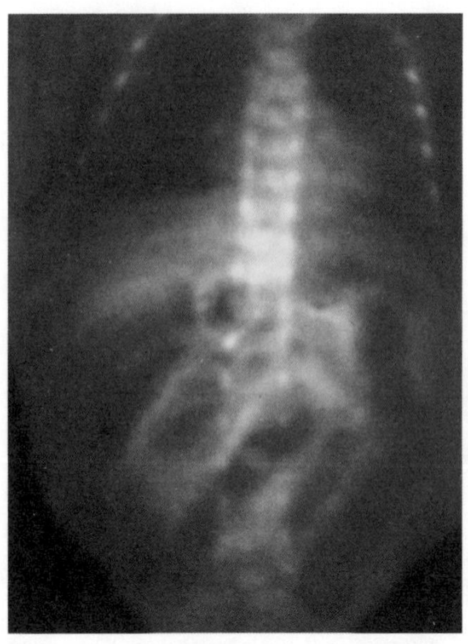

Fig. 29-11 Radiografia de abdome com distensão gasosa e área extensa de pneumatose circundando a parede de alças.

A exploração cirúrgica está indicada: nos pacientes com piora clínica, evidência de alça dilatada e fixa em radiografias seriadas, na presença de pneumoperitônio/pneumoporta, punção abdominal positiva para líquido purulento ou achocolatado.

Em pacientes com instabilidade hemodinâmica, realizar o tratamento conservador com drenagem cavitária para a descompressão abdominal. Após a melhora clínica, o paciente será encaminhado para a cirurgia.

ANOMALIAS ANORRETAIS

Descrição

Malformação do trato digestivo baixo, podendo haver comunicação com trato geniturinário. A incidência é de 1:4.000 a 1:5.000 nascidos vivos. Quanto mais alto o defeito e a localização da fístula, pior o mecanismo esfincteriano, maior a possibilidade de malformação do sacro, hipotrofia de glúteo e impressão anal mal definida. Podem estar associadas a outras malformações como: geniturinárias (20 a 60% dos casos), sacrais, vertebrais, atresia de esôfago e duodenal e malformações cardíacas.

Classificação

Baseada em critérios terapêuticos e prognósticos.

- Masculino:
  - Fístula perineal (+ benigna). Pode apresentar ponte de pele na rafe mediana (alça de balde).
  - Fístula retouretral (bulbar ou prostática) (+ frequente).
  - Fístula retovesical (10% dos casos).

- Feminino:
  - Fístula perineal.
  - Fístula retovestibular (+ frequente).

Persistência de cloaca (rara): malformação em que o reto, a vagina e o trato urinário se unem e terminam num canal comum. A associação com hidrocolpos é frequente.

Ânus imperfurado sem fístula: Ocorre em ambos os sexos, em 5% dos casos. O reto termina em fundo cego 1 a 2 cm acima do períneo. Frequentemente ocorre em paciente com síndrome de Down.

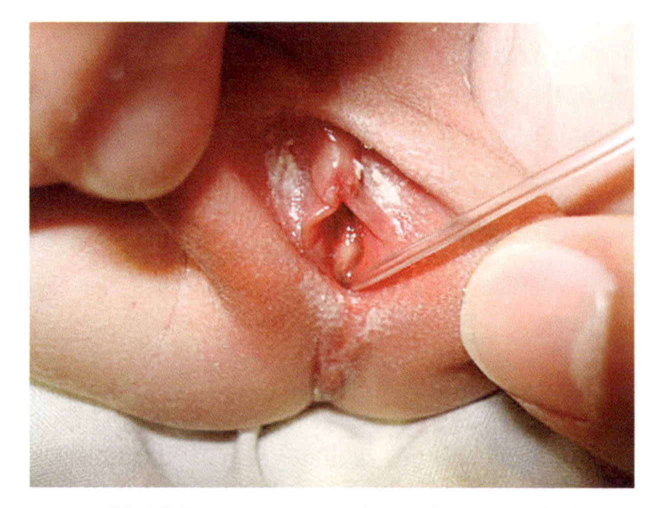

Fig. 29-12 Anomalia anorretal com fístula vestibular.

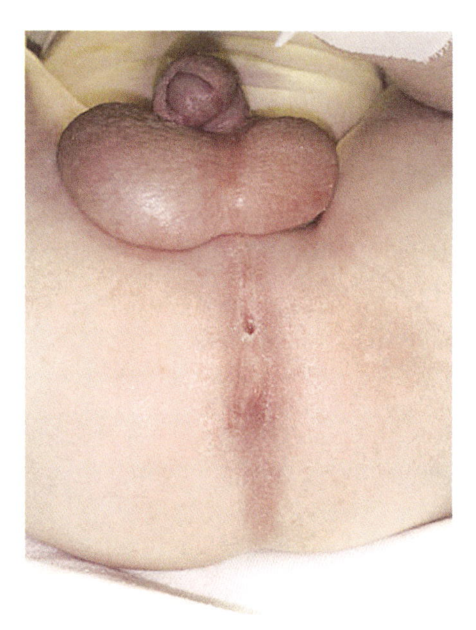

Fig. 29-13 Anomalia anorretal com fístula perineal.

Diagnóstico

A inspeção do períneo é suficiente para diagnosticar as malformações anorretais. No sexo feminino, para facilitar a identificação e a localização da fístula, devem-se elevar os grandes lábios e tracioná-los para fora. A presença de um único orifício indica cloaca. No sexo masculino, observar a saída de mecônio pelo pênis ou por orifício, desde o períneo até a bolsa escrotal (trajeto da fístula subepitelial).

- *Deve-se esperar a visualização de saída de mecônio através da fístula por 24 h.* Invertograma: utilizado nos casos de ânus imperfurado sem fístula e nos casos em que não houve saída de mecônio pela urina. Determina a distância entre o fundo cego retal e a impressão anal.

Condutas pré-operatórias

- Jejum, sonda orogástrica se distensão abdominal.
- Aquecimento, hidratação.
- Iniciar antibioticoprofilaxia nos casos com fístula para o trato geniturinário.
- Realizar ultrassonografia de vias urinárias.
- Radiografia da coluna lombossacra.

Tratamento cirúrgico

Quando apresentar fístula perineal, e nos casos de ânus imperfurado em que o reto está a < 2 cm da margem anal, em ambos os sexos, realizar anorretoplastia sagital posterior sem colostomia.

Confeccionar colostomia em dupla boca nos demais pacientes.

Após 4 a 8 meses, realizar anorretoplastia sagital posterior à Pena.

Cuidados pós-operatórios

- Manter a sonda orogástrica aberta até a normalização do trânsito.
- Limpeza da anoplastia com soro fisiológico em jato de seringa.
- Deverão ter alta após o início das dilatações anais com velas de Hegar no 8º dia de pós-operatório. As dilatações são necessárias para evitar as estenoses anais.

Complicações

- Constipação intestinal (+ frequente).
- Incontinência fecal (*soiling*).
- Deiscência e retração do reto.
- Lesão da uretra.
- Persistência da fístula.

ONFALOCELE

Descrição

Malformação da parede abdominal, na região umbilical, onde as vísceras estão localizadas fora da cavidade abdominal e são recobertas por membranas translúcidas (geleia de Warthon,

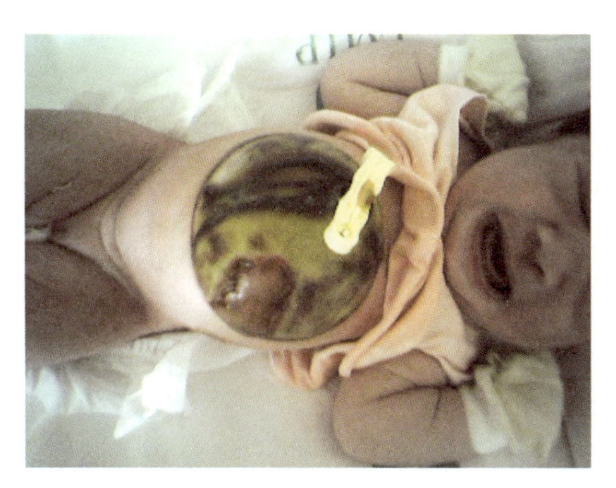

Fig. 29-14 Onfalocele gigante.

peritônio e membrana amniótica). Não há retorno das vísceras à cavidade abdominal em torno da 10ª semana de gestação, o que ocasiona hipodesenvolvimento da mesma e má rotação intestinal. Em 40 a 50% dos casos, associa-se a outras anomalias, sendo as mais comuns as cardiopatias e as cromossomopatias, trissomias do 12, 13, 18 e 21. É classificada de acordo com seu diâmetro em: hérnia de cordão (< 2,5 cm), onfalocele pequena (< 4 cm), onfalocele grande (> 4 cm) e gigante (> 8 cm e com fígado). Pode apresentar-se rota em 10% dos casos.

Diagnóstico

O diagnóstico antenatal é feito através do ultrassonografia, na qual são visualizadas alças exteriorizadas envoltas por membrana.

GASTROSQUISE

Definição

Defeito da parede abdominal. Caracteriza-se pela exposição de alças intestinais sem envolvimento de membranas, ao nascimento. Localiza-se à direita do umbigo (local de involução da 2ª veia umbilical). O intestino continua a crescer solto no interior da cavidade amniótica, banhado pelo líquido amniótico. Há uma menor associação com outras malformações congênitas, com relação à onfalocele (10 a 15%).

Diagnóstico pré-natal

A ultrassonografia pode visualizar alças intestinais fora da cavidade abdominal do RN sem envolvimento de membranas.

Abordagem inicial

Encaminhar a gestante com diagnóstico pré-natal para acompanhamento em hospital terciário que disponha de serviços de obstetrícia, neonatologia (UTI) e cirurgia pediátrica. O parto e a abordagem cirúrgica do RN deverão ser realizados de forma simultânea e integrada.

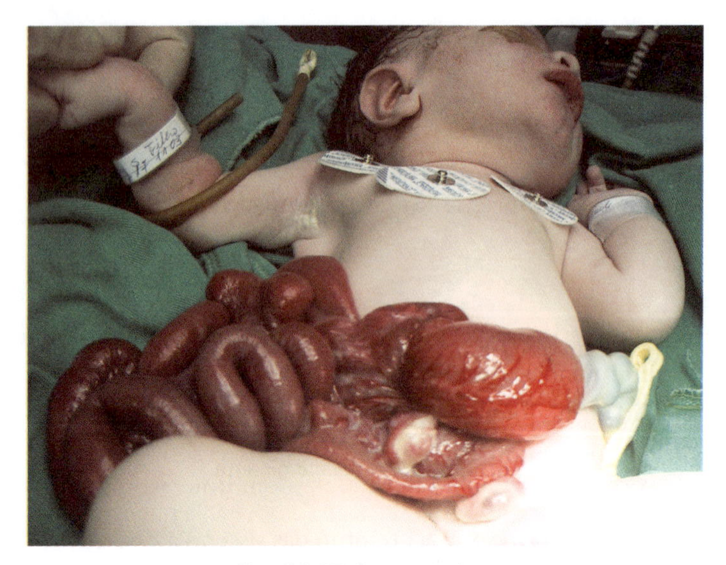

Fig. 29-15 Gastrosquise.

Tratamento

PRÉ-OPERATÓRIO (NA IMPOSSIBILIDADE DE ABORDAGEM CIRÚRGICA IMEDIATA)

- Envolver as alças em saco estéril e transparente.
- Incubadora aquecida.
- Hidratação adequada com o uso de cotas maiores de líquido e de sódio pelas perdas através do conteúdo intestinal exposto.

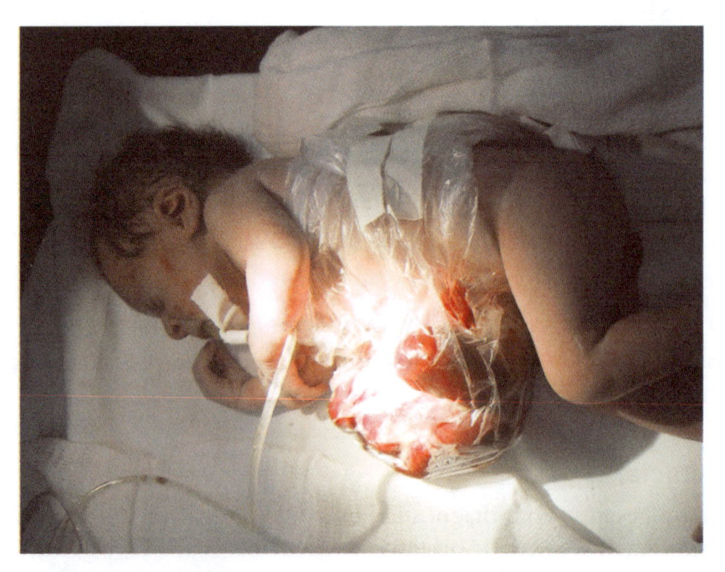

Fig. 29-16 Conduta pré-operatória do RN com gastrosquise.

- Decúbito lateral direito com cabeceira elevada para facilitar a drenagem de secreções com aspiração gástrica por SOG calibrosa aberta.
- Antibioticoterapia – ampicilina e gentamicina, nas doses usuais.
- Reserva de sangue (20 mL/kg – CH) e de vaga em UTI com respirador.

Nunca colocar gazes, compressas úmidas, ou envolver em soluções.

CIRURGIA

- Limpeza de conteúdo eviscerado com SF a 0,9% morno + substâncias iodóforas.
- Descompressão intestinal através de ordenha por SOG e sonda retal.
- Ampliação da cavidade abdominal com manobra bidigital.
- Fechamento primário, quando o volume de alças eviscerado for acomodado sem tensão no interior da cavidade abdominal (atenção para síndrome compartimental)*.

O fechamento em estágios com silo plástico fica reservado aos casos em que exista uma desproporção entre o volume eviscerado e a cavidade abdominal. No pós-operatório, faz-se a ordenha diária do mesmo por um período de 4 a 7 dias, até recolocar todo o intestino de volta no abdome. Deve-se investigar a associação com atresias ou estenose intestinal.

PÓS-OPERATÓRIO

- Manter a analgesia venosa.
- Radiografia de tórax.
- SOG calibrosa aberta.
- Iniciar NPT (íleo paralítico prolongado).
- Manter antibioticoterapia com ampicilina e centomicina em doses usuais (ATB).

Complicações

- Síndrome compartimental
- Enterocolite.
- Sepse.
- Deiscência de pontos do silo.

A taxa de mortalidade varia de 10 a 30%, estando relacionada com prematuridade, longo tempo de hospitalização e presença ou não de outras malformações e complicações.

---

*A síndrome compartimental é decorrente do aumento continuado da pressão intra-abdominal, definida como estado mórbido de deterioração da fisiologia respiratória, cardiovascular, renal, esplâncnica e/ou do sistema nervoso central. Sinais observados: abdome tenso, oligúria/anúria, picos elevados das pressões de vias aéreas, ventilação inadequada, hipoxemia, hipercapnia, diminuição de pulsos em MMII, cianose de MMII, instabilidade hemodinâmica, entre outros.

HÉRNIA INGUINAL ENCARCERADA

Descrição

Hérnia inguinal é a insinuação de conteúdo abdominal através do conduto peritôniovaginal patente. O termo hérnia encarcerada refere-se ao momento em que este conteúdo permanece irredutível na região inguinal. A incidência de hérnia em prematuros é de 30% e no RN a termo varia de 1 a 5%. É mais comum à direita (60%) e bilateral em 15% dos casos. Tem predomínio no sexo masculino (4:1). O risco de encarceramento é de 12 a 15% no lactente e de até 30% antes do primeiro ano de vida, particularmente no prematuro. O tempo de permanência do conteúdo na região inguinal pode comprometer a vascularização do testículo e do segmento de alça intestinal, podendo levar a isquemia e necrose (hérnia estrangulada).

Diagnóstico

- Tumoração irredutível em região inguinal, dolorosa à palpação.
- Choro, irritabilidade e recusa alimentar.
- Obstrução intestinal com dor tipo cólica, distensão abdominal, vômitos e flexão da perna homolateral.
- Pode apresentar sinais inflamatórios na região (dor, edema e hiperemia).
- Radiografia e ultrassonografia da região inguinal, em casos duvidosos.
- Diagnóstico diferencial com torção de testículo inguinal, linfadenite, orquiepididimite.

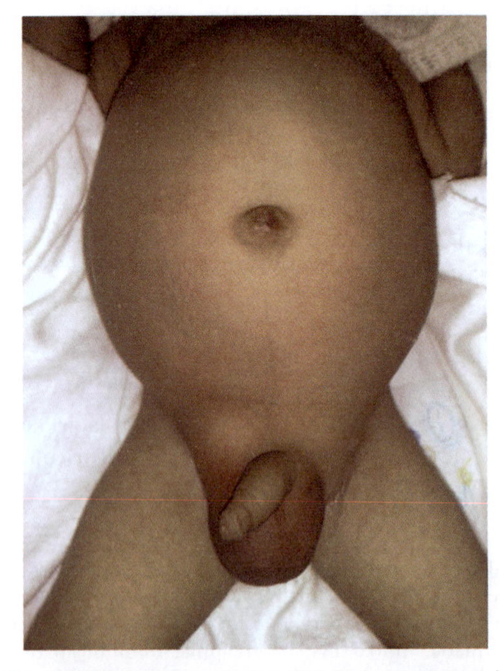

Fig. 29-17 Aspecto clínico da hérnia encarcerada.

Abordagem inicial no encarceramento

- Dieta zero.
- Analgesia.
- Sedação com meperidina (1 mg/kg/dose).
- Tentativa de redução manual do conteúdo herniário com paciente relaxado.
- No insucesso da redução, realizar cirurgia de urgência.
- Nos casos de redução, internar e programar cirurgia em 48 horas.
- Em paciente com sinais de toxemia, irritação peritoneal, sangue nas fezes, não há indicação de redução manual e será realizada a cirurgia de urgência.

Pós-operatório

- Iniciar a dieta após o restabelecimento do trânsito intestinal.
- Analgesia fixa.

Complicações

Sangramento, infecção do sítio cirúrgico, recidiva, criptorquidia iatrogênica, atrofia testicular.

MEGACÓLON CONGÊNITO

Descrição

A doença de Hirschsprung (MC) representa uma das principais causas de obstrução intestinal funcional no período neonatal. A incidência é de 1:5.000 nascidos vivos. A proporção entre os sexos masculino e feminino é de 4:1. Ocorre alteração na migração de células da crista neural em direção ao intestino distal. A parada da migração pode ocorrer em qualquer parte do intestino, mas em cerca de 80% ocorre no nível do retossigmoide. A patologia fundamental da doença é a ausência de células ganglionares nos plexos mioentéricos e submucosos de Auerbach e Meissner. Fisiopatologicamente, o segmento desnervado encontra-se espástico e atua como uma obstrução, impedindo a passagem de conteúdo fecal e levando a uma dilatação do segmento intestinal proximal.

Diagnóstico

O quadro clínico entre os períodos neonatal e pós-neonatal difere em alguns aspectos.

Período neonatal

Manifesta-se como um quadro de obstrução intestinal baixa com distensão abdominal, vômitos biliosos e ausência de eliminação de mecônio nas primeiras 48 h após o nascimento. Esse é um sinal clássico.

Ao toque retal, evidencia-se diminuição do diâmetro do reto (espasmo retal) e, à retirada do dedo, eliminação explosiva de fezes líquidas e gases.

Período pós-neonatal

Presença de constipação intestinal crônica que vai tornando-se mais intensa, à medida que alimentos sólidos vão sendo introduzidos na dieta, podendo chegar a distensão importante, com peristaltismo visível das alças na parede abdominal e desnutrição crônica.

Há períodos oligossintomáticos intercalados com períodos de distensão abdominal e diarreia. Ao toque retal, pode não haver eliminação explosiva de fezes.

Diagnóstico

- Radiografia simples de abdome: distensão de alças intestinais e presença de níveis hidroaéreos.
- Enema opaco: identifica-se o segmento de cólon dilatado localizado acima da zona de transição e a zona espástica (sinal radiológico clássico). No período neonatal é um exame pouco sensível. Após o exame contrastado deve-se repetir uma radiografia simples de abdome com 24 horas para identificar a presença de contraste no cólon (chapa tardia).
- Manometria anorretal com ausência do reflexo retoesfincteriano.
- Biópsia retal: o diagnóstico é feito através do exame histopatológico da mucosa retal, demonstrando a ausência de células ganglionares e hipertrofia dos filetes nervosos.
- Teste da acetilcolinesterase positivo.

Diagnóstico diferencial

Síndrome do colo esquerdo, hipotireoidismo, atresia intestinal baixa, íleo meconial, constipação funcional.

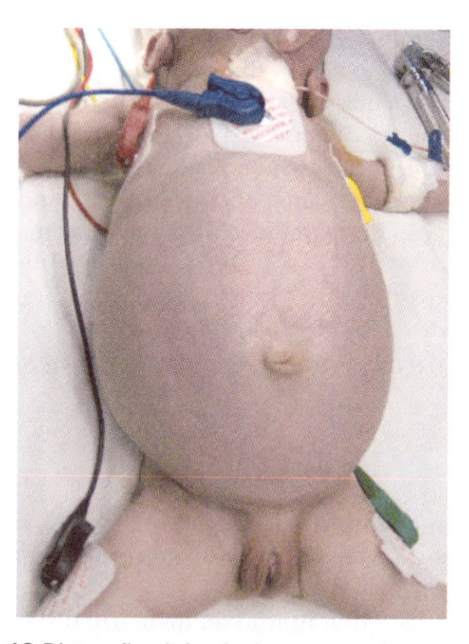

Fig. 29-18 Distensão abdominal em megacólon congênito.

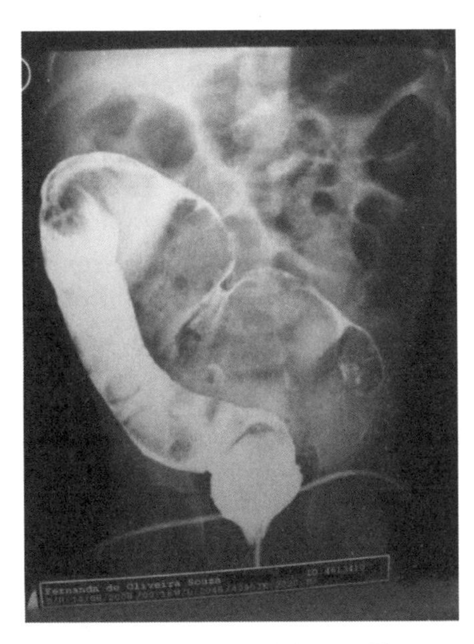

Fig. 29-19 Enema opaco mostrando a zona de transição e a diferença de calibre entre o cólon dilatado e o reto sigmoide.

Abordagem inicial

Classicamente, o tratamento do MC baseia-se em: limpeza mecânica do cólon (irrigação retal), delineamento histopatológico da zona de transição e abaixamento colorretal.

Limpeza mecânica do cólon: visa aliviar rapidamente a obstrução intestinal, tratar ou evitar a enterocolite. Introduz-se uma sonda retal onde será infundido soro fisiológico e aspirado a seguir.

Biópsias escalonadas: identifica-se a zona de transição prosseguindo com a biópsia seromuscular abaixo e acima da zona de transição.

Cirurgia

O tratamento cirúrgico visa à retirada da parte agangliônica e à restauração da continuidade do intestino, sendo as técnicas cirúrgicas mais comumente utilizadas: a de Soave, Duhamel e De La Torre Mondragon (neste caso não sendo nescessária a confecção de colostomia).

Complicações

Hemorragia, bridas, abscesso de ferida operatória, fístulas e deiscência do coto retal e da anastomose.

Os pacientes, mesmo no pós-operatório, ainda podem desenvolver enterocolite de Hirschsprung, que será tratada clinicamente.

Complicações mais tardias incluem: incontinência fecal, retenção fecal com formação de fecaloma, principalmente em coto retal.

ENTEROCOLITE DE HIRSCHSPRUNG

Manifesta-se com queda do estado geral, hipoatividade, febre, vômitos, distensão abdominal e evacuações sanguinolentas.

Na suspeita da doença, deverão ser solicitados hemograma completo com contagem de plaquetas para rastreio infeccioso, radiografias de abdome em pé e deitado e iniciar irrigação retal.

Confirmado o quadro infeccioso, iniciar a antibioticoterapia com gentamicina e metronidazol, mantendo a irrigação retal até a melhora clínica.

Abordagem inicial

- Encaminhar a gestante com diagnóstico pré-natal para o acompanhamento em hospital terciário que disponha de serviços de obstetrícia, neonatologia (UTI) e cirurgia pediátrica.
- Após o nascimento, pesquisa de cardiopatia associada (parecer cardiológico).
- Iniciar a antibioticoterapia (ampicilina e gentamicina) nas onfaloceles rotas.
- Passar SOG calibrosa; se débito desprezível, iniciar dieta.

Tratamento

A cirurgia está indicada nos casos de onfalocele rota e para aqueles RN com defeito pequeno. Para onfaloceles gigantes e RN de alto risco, priorizar o tratamento conservador.

Tratamento conservador: curativo com substâncias esclerosantes (álcool a 70%, álcool iodado) a cada 24 h.

TRATAMENTO CIRÚRGICO

- Fechamento primário.
- Não sendo possível o fechamento primário do defeito, coloca-se então o silo.

Pós-operatório

Ver Gastrosquise.

- Manter ATB nas onfaloceles rotas.

Complicações

- Síndrome compartimental, enterocolite, sepse.
- Taxa de mortalidade: 30 a 60%.

O prognóstico depende do tamanho do defeito (presença ou não do fígado herniado), da prematuridade, da ruptura do saco, e das anomalias associadas, sendo este o fator mais importante.

REFERÊNCIAS

Ashcraft KW, Murphy JP, Sharp RJ, Sigalet DL, Snyder CL. Pediatric Surgery. Pennsylvania: W.B. Saunders Company, 2000.

Duarte MCMB, Pessôa ZFC, Amorim AMR, Mello MJG, Lins MM. Terapia Intensiva em Pediatria. Rio de Janeiro: Medbook, 2007.

Maksoud JG. Cirurgia Pediátrica. Rio de Janeiro: Revinter, 2003.

Puri P, Hollwarth ME. Pediatric Surgery. Germany: Springer-Verlag Berlin Heldelberg, 2006.

Rolsen NG. Atresia, Stenosis, and others obstruction of the cólon. Disponível em: emedicine.medscape.com/article/934014-overview

Spitz L, Coran AG. Cirurgia Pediátrica. Rio de Janeiro: Revinter, 2000.

SEÇÃO V

Emergências Cardiovasculares

Coordenadora

Cleusa Cavalcanti Lapa Santos

CAPÍTULO 30

Insuficiência Cardíaca

Sabrina de Matos Ribeiro • Andrea Lúcia Marques Lasalvia

CONCEITO

A insuficiência cardíaca ocorre quando o coração é incapaz de manter o débito cardíaco adequado às necessidades do organismo, podendo causar hipoperfusão dos órgãos vitais. É considerada uma síndrome clínica na qual há envolvimento de fatores neuroumorais, celulares e de desenvolvimento, além das alterações hemodinâmicas já conhecidas.[1-3]

ETIOLOGIA

A etiologia pode ser dividida de acordo com a idade em que a insuficiência cardíaca é desencadeada.

Quadro 30-1 Etiologia da IC no coração estruturalmente normal[4]

Pré-natal	**Neonatos e lactentes** (*continuação*)
Anemia	Hipotireoidismo
Arritmia	Injúria isquêmica-hipóxica
Fístula arteriovenosa	Hipertensão
Cardiomiopatia	Infecção/sepse
Transfusão feto-fetal	Síndrome de Kawasaki
Neonatos e lactentes	**Infância**
Anemia	Valvopatia adquirida
Arritmia	Anemia
Fístula arteriovenosa	Arritmia
Cardiomiopatia dilatada	Cardiomiopatia dilatada
Endocrinopatia	Hipertensão
Hipoglicemia	Insuficiência renal
	Cardiomiopatia restritiva

Quadro 30-2 Etiologia da IC em pacientes com doença cardíaca congênita[4]

Pré-natal
Regurgitação valvar atrioventricular
Estenose mitral sem defeito de septo atrial

Neonatos e lactentes
Obstrução ao fluxo sistêmico
Estenose de valva aórtica
Coarctação da aorta
Estenose subaórtica
Estenose da valva truncal
Obstrução ao enchimento
Cor triatriatum
Estenose mitral
Estenose de veias pulmonares

Neonatos e lactentes (*continuação*)
Sobrecarga de volume ventricular
Regurgitação aórtica ou mitral
Defeito do septo atrial
Defeito do septo atrioventricular
Canal arterial patente
Ventrículo único
Drenagem anômala total das veias pulmonares
Truncus arteriosus
Defeito de septo ventricular
Janela aortopulmonar
Transposição das grandes artérias sem EP

Infância
Regurgitação aórtica e mitral
Estenose mitral
Estenose de veias pulmonares

FISIOPATOLOGIA[2]

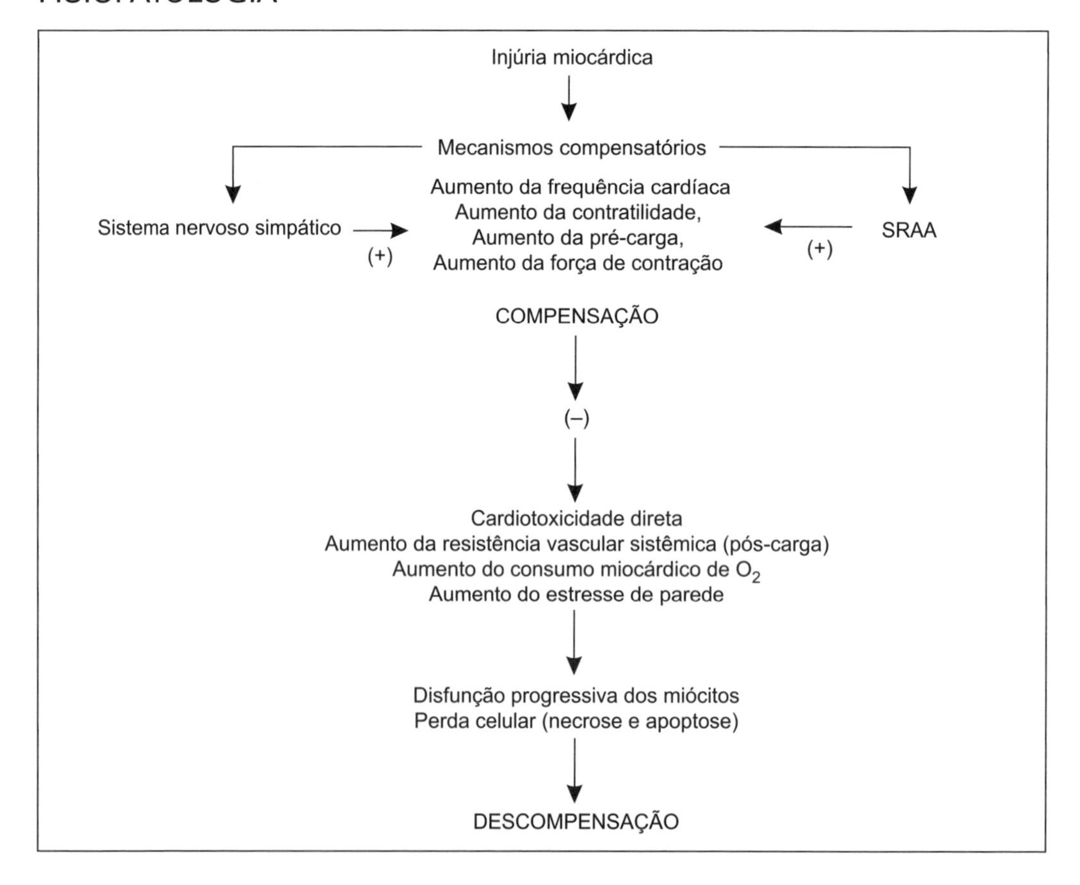

APRESENTAÇÃO CLÍNICA[4-6]

Neonatos e lactentes

- Dificuldade para se alimentar – tempo prolongado, taquicardia, taquipneia e sudorese.
- Exame físico:
  - Taquicardia – frequência cardíaca em repouso > 160 bpm no neonato e > 120 bpm no lactente mais velho.
  - Taquipneia.
  - Batimento de asa de nariz e retrações intercostais quando a insuficiência cardíaca se torna mais severa.
  - Sibilos e estertores podem ser detectados à ausculta pulmonar, podendo fazer confusão com o diagnóstico de bronquiolite e pneumonia.
  - O exame do sistema cardiovascular dependerá da causa de base. O precórdio poderá estar calmo (ex.: cardiomiopatia); poderão ser auscultados sopros (p. ex., regurgitação ou obstrução valvar, *shunts*); a 3ª bulha deverá estar presente, mas, devido à taquicardia, será difícil auscultá-la.
  - Estase jugular é mais visível no lactente mais velho.
  - Hepatomegalia que acompanha o aumento da pressão venosa sistêmica.
  - Edema periférico é incomum em neonatos e lactentes. Só ocorre quando a insuficiência cardíaca é severa.
  - Extremidades frias, pulsos fracos e pressão arterial baixa indicam baixo débito cardíaco.

Infância

- Dispneia com piora aos esforços, o que se correlaciona com o grau de severidade da IC.
- Tosse crônica, secundária à congestão da mucosa brônquica.
- Ortopneia – pode ser detectada com uma pergunta simples: "com quantos travesseiros o paciente dorme?" Devido à ortopneia, eles precisam elevar a cabeceira da cama.
- Fadiga ocorre em estágios mais avançados.
- Exame físico:
  - Aqueles pacientes com IC leve a moderada podem permanecer sem sofrimento intenso. Já aqueles com insuficiência cardíaca severa podem estar com dispneia em repouso.
  - Na IC aguda, os pacientes parecerão ansiosos, mas bem nutridos. Já na IC crônica, estarão emagrecidos, mas não ansiosos.
  - Taquicardia e taquipneia.
  - Baixo débito resultará em extremidades pálidas, frias, cianóticas e com perfusão diminuída.
  - Estase jugular secundária ao aumento da pressão venosa sistêmica.
  - Hepatomegalia e dor à palpação pela distensão aguda da cápsula hepática.
  - Edema periférico.
  - Ascite, efusão pericárdica e derrame pleural podem ocorrer.
  - Exame cardiovascular: precórdio pode estar calmo como na cardiomiopatia, mas, geralmente, é hiperativo devido às regurgitações valvares e *shunts*. Terceira bulha presente. Pulso *alternans* (ritmo regular alternando com pulsações fortes e fracas) ou pulso paradoxal (queda da pressão arterial na inspiração e aumento na expiração) podem aparecer ocasionalmente.

DIAGNÓSTICO[7-9]

Baseia-se na história clínica e no exame físico do paciente. Radiografia de tórax poderá ajudar no diagnóstico, mas a maioria dos exames complementares servirão para investigar a doença de base que está causando a insuficiência cardíaca.

- Raio X tórax – cardiomegalia (exceções incluem as lesões obstrutivas do átrio esquerdo como *cor triatriatum* e drenagem anômala total das veias pulmonares com obstrução); hiperfluxo pulmonar (IC secundária a *shunt* esquerdo-direito). Redistribuição de fluxo para o lobo superior não ajuda no diagnóstico dos lactentes, já que eles passam a maior parte do tempo em posição supina, diferentemente das crianças, nas quais esse padrão ajudará no diagnóstico de IC.
- Eletrocardiograma geralmente alterado ajudará para descobrir a doença de base.
- Ecocardiograma – verificar a função ventricular, se há derrame pericárdico, avaliar a severidade da regurgitação mitral e se há associação com doença cardíaca congênita.
- Hemograma, PCR, VSH e ASO – se hipótese diagnóstica de cardiopatia reumática.
- Proteinúria e densidade urinária elevada, e aumento nos níveis de ureia e creatinina séricas – isso ocorre na insuficiência cardíaca crônica, assim como hiponatremia por retenção de líquido.
- Anormalidades nas enzimas hepáticas e elevação de bilirrubina podem ocorrer na congestão e cirrose hepática.
- Hemocultura – pensando-se em endocardite infecciosa.
- Holter 24 horas – detectar arritmias.
- Biópsia endomiocárdica e ressonância magnética – diagnosticar miocardite.
- Biópsia do músculo esquelético – diagnosticar desordens metabólicas.
- Ressonância magnética e cintilografia miocárdica também podem ser usadas, a depender do caso.

TRATAMENTO

O sucesso no tratamento da insuficiência cardíaca deve-se ao entendimento do que pode estar levando àquela condição e dos tratamentos disponíveis para tal, sejam eles medicamentosos ou cirúrgicos.

- Medidas gerais:
  - Decúbito elevado.
  - Repouso.
  - Oxigênio.
  - Acesso venoso.
  - Correção de anemia, distúrbios hidroeletrolíticos e ácido-básicos.
  - Intervenção nutricional – são pacientes com dificuldade para se alimentar, mas ao mesmo tempo, necessitam de alta ingesta calórica.
  - Restrição de sal e fluidos naqueles com insuficiência cardíaca descompensada.
- Medicamentos:

DIURÉTICOS

Aumentam a excreção renal de sal e água. Atuam no túbulo proximal (acetazolamida), na alça de Henle (furosemida, ácido etacrínico e bumetanida) e no túbulo distal (tiazídicos e espironolactona). O mais comumente usado na pediatria é a furosemida, que diminuirá a reabsorção de sódio, aumentando sua excreção e, consequentemente, a excreção de água pelos rins.

Os efeitos colaterais devem ser observados e prontamente combatidos. Hipocalemia pode ser tratada com adição da espironolactona (poupadora de potássio). Hiponatremia deve ser agressivamente tratada com restrição hídrica. Alcalose metabólica secundária à depleção de cloro pode ocorrer ocasionalmente com diuréticos de alça potentes que, juntamente à diminuição de volume intravascular, levarão ao aumento da produção de aldosterona, que deve ser evitado. Suplemento de cloreto de potássio oral pode ser efetivo.[4,10]

- Furosemida
  - Apresentação: comprimidos de 40 mg e ampola de 10 mg/mL.
  - Via de administração: VO, EV ou IM.
  - Dose: 0,5 a 6 mg/kg/dia.
  - Frequência: a cada 4/24 horas.
- Espironolactona
  - Apresentação: comprimidos de 25 mg, 50 mg e 100 mg.
  - Via de administração: VO.
  - Dose: 1 a 3 mg/kg/dia.
  - Frequência: 1 a 4 vezes ao dia.
- Hidroclorotiazida
  - Apresentação: comprimidos de 25 mg e 50 mg.
  - Via de administração: VO.
  - Dose: 2 a 3 mg/kg/dia (máx. = 100 mg).
  - Frequência: 2 vezes ao dia.

AGENTES INOTRÓPICOS POSITIVOS

Digitálicos

Aumentam a força e a velocidade de contração do músculo cardíaco. Os digitálicos ainda sensibilizam os barorreceptores, provocam diminuição da norepinefrina e da renina plasmática. A nível de cronotropismo, atua prolongando o tempo de condução sinoatrial e atrioventricular.

Apesar de bastante utilizada para ICC, estudos mostram eficácia limitada naqueles pacientes que apresentam função sistólica praticamente normal, como é o caso de lactentes e crianças com lesões de *shunt*. Algumas arritmias e lesões com disfunção sistólicas ainda são beneficiadas com o uso dos digitálicos.[11]

- Digoxina
  - Apresentações: comprimido de 0,25 mg, elixir pediátrico 0,05 mg/mL, solução oral de 0,5 mg/mL e gotas 0,5 mg/mL.
  - Via de administração: via oral.

  - Dose: prematuros – 0,005 mg/kg/dia; RN – 0,008 a 0,01 mg/kg/dia; lactentes e crianças maiores – 0,01 mg/kg/dia; pré-adolescentes e adolescentes até 25 kg – 0,125 mg/dia e > 25 kg = 0,25 mg/dia.
  - Frequência: 1 a 2 vezes ao dia.
- Deslanosídeo (Cedilanide)
  - Apresentação: ampola 0,4 mg/2 mL.
  - Via de administração: EV.
  - Dose: 0,01 mg/kg/dia (máx. = 0,2 mg/dia).
  - Frequência: 12 em 12 horas.

Dopamina

Indicada em insuficiência cardíaca moderada, especialmente quando houver retenção hídrica pela própria insuficiência ou pós-CEC (circulação extracorpórea). Seu uso deve ser evitado em hipertensão arterial prévia, pois aumenta a resistência vascular pulmonar em doses elevadas.[12]

- Apresentação: ampola de 50 mg/10 mL.
- Via de administração: EV.
- Dose: 2,5 a 5 microgramas/kg/min (efeito dopa – vasodilatação coronária, renal e mesentérica); 5 a 10 microgramas/kg/min (efeito beta – aumenta o inotropismo e causa vasoconstrição periférica); maior que 10 microgramas/kg/min (efeito alfa – vasoconstrição de artérias e veias, permanecendo o efeito inotrópico positivo).
- Frequência: contínua.

Dobutamina

Indicada na insuficiência cardíaca não acompanhada por hipotensão severa. Ação predominante beta-1 adrenérgica e tem pouca ação nos vasos periféricos. Aumenta o débito cardíaco, diminui a resistência vascular sistêmica e a pressão de enchimento ventricular. Tem efeito cronotrópico positivo.[12]

- Apresentação: ampola de 250 mg/20 mL.
- Via de administração: EV.
- Dose: 0,5 a 20 microgramas/kg/min.
- Frequência: contínua.

Norepinefrina

Atua nos receptores beta-1 adrenérgicos com potente efeito vasoconstritor.[8]

- Apresentação: 1 mg/mL.
- Via de administração: EV.
- Dose: 0,1 a 2 microgramas/kg/min.
- Frequência: contínua.

Epinefrina

Usada no tratamento de insuficiência cardíaca grave com diminuição do débito cardíaco e choque cardiogênico. Tem ação nos receptores beta-1, beta-2 e alfa dos vasos periféricos, com potente efeito vasoconstritor.[8]

- Apresentação: ampola 1 mg/mL.
- Via de administração: EV.
- Dose: 0,1 a 0,3 micrograma/kg/min (efeito beta – aumenta a força de contração e a frequência cardíaca); 0,3 a 1 micrograma/kg/min (efeito alfa – vasoconstrição de artérias e veias).
- Frequência: contínua.

Inibidores da fosfodiesterase

A inibição da fosfodiesterase leva ao aumento do AMPc. Isso acarretará o crescimento do cálcio iônico intracelular, aumentando a contratilidade miocárdica. O acúmulo de AMPc também é responsável pelo relaxamento da musculatura lisa dos vasos arteriais e venosos, e pelo aumento do lusitropismo. [8]

Milrinone é o mais utilizado em nosso serviço.

- Apresentação: ampola de 20 mg/20 mL.
- Via de administração: EV.
- Dose: ataque de 50 microgramas/kg/min e manutenção de 0,35 a 0,75 micrograma/kg/min.
- Frequência: contínua.

Inibidores da enzima conversora de angiotensina (IECA)

A ativação crônica do sistema nervoso simpático e do sistema renina-angiotensina-aldosterona contribui para a progressão da insuficiência cardíaca. Esse grupo de medicamentos vai agir bloqueando a formação da angiotensina.

Em adultos, há diversos estudos comprovando os benefícios dessas drogas, enquanto, em crianças, há poucos estudos, e estes são inadequados. Entretanto, este grupo de medicamentos parece melhorar o *status* fisiológico, a qualidade de vida e a sobrevida das crianças com IC.[13,14]

- Captopril
  - Apresentação: comprimidos de 12,5 mg, 25 mg, 50 mg e 100 mg.
  - Via de administração: oral.
  - Dose: 0,5 a 6 mg/kg/dia.
  - Adolescentes: 12,5 a 25 mg/dose (máx. = 150 mg/dia).
  - Frequência: 3 vezes ao dia.
- Enalapril
  - Apresentação: comprimidos de 5 mg, 10 mg e 20 mg.
  - Via de administração: oral ou EV.
  - Dose: 0,1 a 0,5 mg/kg/dia.
  - Adolescentes e adultos: 2,5 a 10 mg/dose (máximo de 2 doses/dia).
  - Frequência: 1 ou 2 vezes ao dia.

Betabloqueadores

Bloqueia a ação da norepinefrina aumentando a fração de ejeção ventricular esquerda.

O betabloqueador de maior eficácia é o carvedilol, que tem propriedades bloqueadoras nos receptores beta-1, beta-2 e alfa, possuindo, assim, também ação vasodilatadora e efeitos antioxidante e antiproliferativo no miocárdio.

Os efeitos colaterais devem ser observados guiando a dose da droga e até sua suspensão – hipotensão, tontura, síncope, cefaleia, vômito, fadiga, dispneia, dor torácica, refluxo ácido e *flutter* atrial. Em crianças, deve-se investigar história de broncoespasmo anterior, evitando-se o uso do betabloqueador, principalmente propranolol.[1,15,16]

- Propranolol
  - Apresentação: comprimidos de 40 mg.
  - Via de administração: via oral.
  - Dose: 1 a 7 mg/kg/dia.
  - Frequência: 6 em 6 horas.
- Carvedilol
  - Apresentação: comprimidos de 3,125 mg; 6,25 mg; 12,5 mg e 25 mg.
  - Via de administração: via oral.
  - Dose: 0,05 mg/kg/dia, dobrar a dose a cada 2 semanas até 0,8 mg/kg/dia.
  - Frequência: 6 em 6 horas.

Bloqueadores do receptor da angiotensina (BRA)

São antagonistas competitivos do receptor da angiotensina I (AT1).

Tem a vantagem de poder ser utilizado quando houver intolerância aos IECA. Entretanto, também não há estudos seguros que comprovem sua eficácia em crianças.[17]

TRATAMENTO ETIOLÓGICO

As medidas terapêuticas já citadas no manuseio da insuficiência cardíaca na infância, na grande maioria dos casos, funcionam como tratamento de suporte para a remoção da causa, no momento adequado.

Entretanto, algumas patologias que causam insuficiência cardíaca necessitam de tratamento intervencionista através de cateterismo ou cirurgia cardíaca para o controle da descompensação cardíaca.

CONSIDERAÇÕES ESPECIAIS

Insuficiência cardíaca aguda em recém-nascido ou lactente: no neonato em insuficiência cardíaca duas entidades devem ser primordialmente lembradas: septicemia e cardiopatia canal-dependente. A criança deve ser colocada em UTI pediátrica e ter acesso venoso garantido. Na presença de baixo débito, infusões de dopamina e/ou dobutamina estão indicadas. A realização de ecocardiograma impõe-se de imediato a outras medidas terapêuticas, conforme o diagnóstico.[8]

Crianças maiores em insuficiência cardíaca aguda: hospitalização em UTI, aquisição de acesso venoso, furosemida EV, dopamina e/ou dobutamina, realização de ECG, raios X de tórax e o estudo ecocardiográfico são as medidas iniciais de maior importância para a estabilização e o esclarecimento do quadro.[8]

REFERÊNCIAS BIBLIOGRÁFICAS

1. Di Filippo. Beta-adrenergic receptor antagonists and chronic heart failure in children. Therapeutics and Clinical Risk Management 2007; 3:847-854.
2. Auslender M. Pathophysiology of pediatric heart failure. Progress in Pediatric Cardiology. 2000; 11: 175-184.
3. Teles ACO, Souto Maior MMM. Insuficiência cardíaca na infância. In: Croti UA et al. Cardiologia e cirurgia cardiovascular pediátrica. 1 ed. 2008 p. 173-180.
4. Blume ED, Freed MD, Colan SD. Congestive Heart Failure. In: Keane JF, Lock JE, Fyler DC. Nada's Pediatric Cardiology 2 nd ed. 2006. p. 83-96.
5. Williams Jr JF, Ritchie JL, et al. Guidelines for the Evaluation and Management of Heart Failure. Report of the American College of Cardiology/American Heart Association. Task Force on Practice Guidelines (Comittee on Evaluation and Management of Heart Failure). Circulation 1995; 92:2764-2784.
6. Chang AC, Towbin JA. Heart failure in children and young adults: from molecular mechanisms to medical and surgical strategies. Saunders Elsevier, 2006; 195-200.
7. França NAC. Insuficiência cardíaca. In: Alves JGB, Ferreira OS, Maggi RS. Pediatria – IMIP. 3 ed. 2004. p. 737-741.
8. Kaufman BD, Shaddy RE, Girish SS, Tanel R, Towbin JA. Assessment and management of the failing heart in children. Cardiol Young 2008; 18:63-71.
9. Lowrie L. Diuretic therapy of heart failure in infants and children. 2000; 12:45-55.
10. Hougen TJ. Digitalis use in children: an uncertain future. Progress in Pediatric Cardiology 2000; 12:37-43.
11. Abellan DM, Gimenez SC. In: Santana MVT. Cardiopatias Congênitas no Recém-Nascido. 2 ed. 2006. p. 103-115.
12. Auslender M, Artman M. Overview of management of pediatric heart failure. Progress in Pediatric Cardiology 2000; 11:231-241.
13. Grenier MA et al. Angiotensin-converting enzyme inhibitor therapy for ventricular dysfunction in infants, children and adolescents: a review. 2000; 12:91-111.
14. Rusconi P et al. Carvedilol in Children With Cardiomyopathy: 3-Year Experience at a Single Institution. J Heart Lung Transplant 2004 Jul; 23(7):832-8.
15. Giardini A et al. Modulation of neutohumoral activity after treatment of children in heart failure with carvedilol. Cardiol Young 2003; 13:333-336.
16. Moffett BS, Chang AC. Future Pharmacologic Agents for treatment of heart failure in children. Pediatr Cardiol 2006; 27:533-551.

CAPÍTULO 31

Crises de Hipóxias

Anuska Elizabeth Loureiro Lins da Gama

INTRODUÇÃO

A crise de hipóxia, ou hipoxêmica, também denominada crise de cianose, é uma situação clínica de emergência que deve ser prontamente reconhecida, instituindo-se tratamento imediato e adequado. Está, frequentemente, relacionada com cardiopatias congênitas que se apresentam com hipofluxo pulmonar. Ocorre mais nos lactentes, com maior incidência entre o segundo e o sexto mês de vida por modificações fisiológicas, ou mesmo após o primeiro ano de vida, quando há aumento de atividade física da criança.

FISIOPATOLOGIA (Fig. 31-1)

As bases fisiopatológicas para os episódios de hipóxia permanecem obscuras, porém o substrato inicial para o desencadeamento da crise hipoxêmica parece estar relacionado com o desequilíbrio abrupto entre as resistências pulmonar e sistêmica. Atribuídas, inicialmente, a espasmo do infundíbulo do ventrículo direito (VD) por estimulação simpática, acredita-se, atualmente, que o mecanismo mais associado seria um centro respiratório vulnerável a mudanças buscas nos níveis de saturação arterial sistêmica, o que provocaria hiperpneia, que se torna, posteriormente, o elemento básico de manutenção da crise. A contração do infundíbulo do VD pode ter um papel secundário nestas crises, mas não parece ser a causa inicial, já que se sabe que o músculo cardíaco somente será capaz de espasmo espontâneo sob condições metabólicas adversas, como hipocalcemia e hipotermia.

As causas que podem desencadear a crise hipoxêmica podem ser classificadas como:

- Fisiológicas:
  - Exercício.

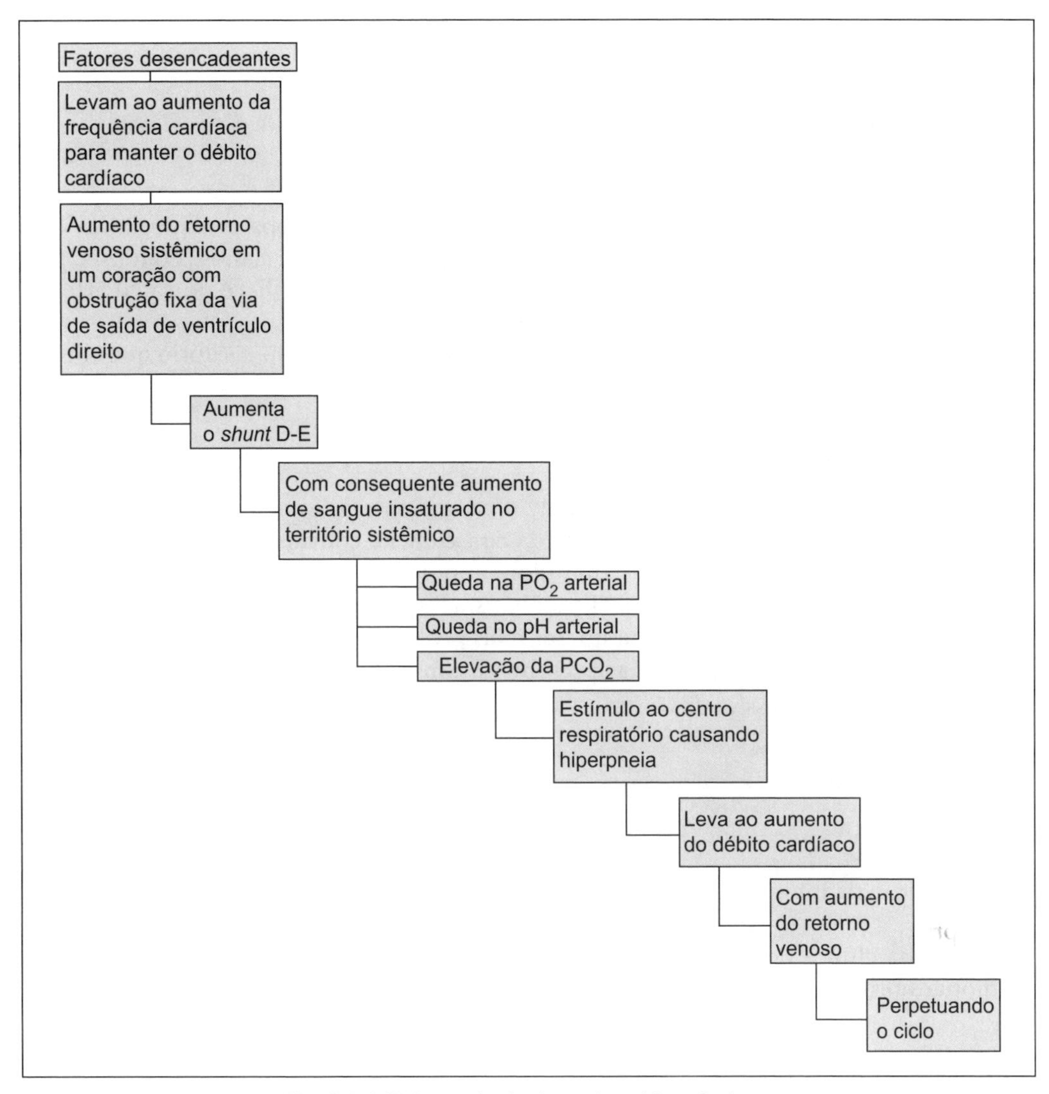

Fig. 31-1 Fisiopatologia das crises hipoxêmicas.

- Patológicas espontâneas:
  - Febre.
- Iatrogênicas:
  - Uso de drogas vasodilatadoras.

Ou ainda, como causas que cursem com:

- Aumento da resistência pulmonar:
  - Esforço físico.
  - Choro.
  - Taquicardia.
  - Uso inadvertido de drogas como digital.

- Redução da resistência sistêmica:
  - Hipertermia.
  - Hipotensão.
  - Infecção.
  - Exercício físico.

No recém-nascido ou no lactente jovem, portador de cardiopatia cianogênica com fluxo pulmonar dependente do canal arterial, uma piora súbita da cianose com precipitação de crise de hipóxia pode ser devida à diminuição crítica do calibre do canal arterial, com a consequente redução do fluxo pulmonar.

Após o início da crise de hipóxia, inicia-se um mecanismo compensatório que alimenta o círculo vicioso:

MANIFESTAÇÃO CLÍNICA

O quadro clínico pode apresentar-se de uma maneira tão sutil que passe despercebido, ou severa, podendo seguir-se de perda da consciência, convulsões, coma e até morte. Caracteristicamente, a criança pode exibir piora importante e súbita da cianose, geralmente ao despertar, pela manhã. Os episódios são, usualmente, autolimitados, durando entre 15 e 30 minutos, mas podem, entretanto, ser mais prolongados.

A criança com crise hipoxêmica apresenta-se com:

- Piora súbita e progressiva da cianose.
- Irritabilidade.
- Choro excessivo.
- Taquipneia.
- Hipoatividade.
- Diminuição da intensidade do sopro.

História clínica de hiperpneia, aumento importante do grau de cianose e ausculta pulmonar normal é patognomônica desta situação clínica.

EXAMES COMPLEMENTARES

Diante de um paciente que vem apresentando crises hipoxêmicas, devem-se afastar fatores precipitantes ou agravantes, como anemia, deficência ferropriva, infecção, desidratação, alterações metabólicas, hidroeletrolíticas etc. No entanto, esta investigação laboratorial, em paralelo, não deve atrasar o atendimento imediato da crise.

Os exames complementares a serem realizados são:

- Gasometria arterial.
- Radiografia do tórax.
- Eletrocardiograma.
- Ecocardiograma
- Cateterismo cardíaco.
  - Utilizado nos casos em que o ecocardiograma não consegue estabelecer o diagnóstico de certeza e/ou mesmo na terapêutica em casos selecionados.

TRATAMENTO

Deve ser instituído de forma emergencial, podendo refletir na sobrevida do paciente. Este tratamento objetiva otimizar a oferta de oxigênio aos tecidos e pode ser dividido em terapêutica geral e específica.

Gerais

- Instalação imediata de uma linha venosa com o objetivo de manter a hidratação e administrar drogas.
- Posição genupeitoral, com o intuito de elevar a resistência sistêmica diminuindo o *shunt* D-E.
- Manter a temperatura do paciente adequada.
- Corrigir possíveis fatores desencadeantes ou agravantes, como dor, infecção e anemia.
- O uso de oxigênio por cateter ou máscara é medida controversa, para qual não existe consenso.
- Em algumas situações, a assistência ventilatória pode ser necessária.

Específicas

CORREÇÃO DA ACIDOSE

O efeito deletério da acidose, que ocorre por hipóxia tecidual, provoca vasoconstrição do leito vascular pulmonar e vasodilatação sistêmica, aumentando o *shunt* da direita para a esquerda, desviando, assim, o fluxo dos pulmões, e perpetuando a crise.

Tratamento empírico: bicarbonato de sódio 1 mEq/kg, que pode ser repetido após 10 a 15 minutos.

Tratamento baseado em dados gasimétricos.

Fórmula de Astrup: mEq de bicarbonato = peso × excesso de base × 0,3 (o bicarbonato deve ser diluído em 1:1 com água destilada para evitar modificações bruscas na osmolaridade plasmática).

TRATAMENTO MEDICAMENTOSO

- Sedação com o intuito de suprimir o centro respiratório, cessar a hiperpneia e interromper o círculo vicioso.
  - Morfina – 0,1 a 0,2 mg/kg/dose (subcutânea, intramuscular ou endovenosa). Dose máxima diária – 10 mg.
  - Meperidina (Dolantina) – 1 mg/kg/dose. Dose máxima de 6 mg/kg/dia (intramuscular ou endovenosa)
- Betabloqueadores: podem ser utilizados nos casos que não responderam às medidas iniciais:
  - Propranolol na dose de 0,01 a 0,25 mg/kg por via endovenosa. Diluir em 10 mL de água destilada, infundir metade da dose em *bolus* e a outra metade em 5 a 10 minutos, caso a dose inicial não tenha revertido a crise. Os betabloqueadores podem ser usados, profilaticamente, na prevenção das crises.
  - Propranolol na dose de 0,5 a 1,5 mg/kg (8/8 h ou 6/6 h).
    - Dose máxima = 6 mg/kg/dia.
    - Administração via oral.

- Prostaglandinas: indicadas nos casos de cardiopatias dependentes de canal arterial, seja para manter o fluxo pulmonar ou o sistêmico, no período neonatal em situações de hipoxemia grave ou insuficiência cardíaca.Utiliza-se a PGE1 por agir melhor na musculatura do canal arterial, com menos efeitos colaterais.
  - Dose = 0,01 a 0,1 mcg/kg/min.
  - Avaliação do efeito terapêutico.
    1. Aparecimento de sopro cardíaco.
    2. Melhora da cianose visualizada pela oximetria de pulso.
    3. Elevação da PO_2 na gasimetria arterial.
  - Efeitos colaterais:
    1. Hipotensão.
    2. Edema pelo extravasamento capilar.
    3. Febre.
    4. Apneia.
    5. Mioclonias.
    6. Bradicardia.
    7. Convulsão.
    8. Rigidez muscular.
    9. Irritabilidade.

TERAPÊUTICA INVASIVA

Cateterismo cardíaco

Permite a confirmação diagnóstica, quando os métodos não invasivos foram inconclusivos, podendo, ainda, ser utilizado como medida terapêutica.

Atriosseptostomia com balão de Rashkind

Consiste na ampliação de uma CIA restritiva por via percutânea com cateter-balão, permitindo uma mistura maior do sangue, melhorando a hipoxemia e a acidose. Deve ser realizada em crianças < 2 meses devido à espessura do septo interatrial, que aumenta com a idade.

As complicações inerentes ao procedimento são:

- Distúrbios do ritmo.
- Perfuração do coração.
- Embolização de fragmento do balão, quando este se rompe.
- Lesão das valvas atrioventriculares.
- Lesão das veias sistêmicas e pulmonares.

Valvoplastia pulmonar percutânea com cateter-balão

É a abertura da valva pulmonar estenótica através de cateter-balão. Complicações podem ocorrer em 10 a 30% dos procedimentos e são:

- Ruptura do balão.
- Taqui e bradiarritmia.

- Sangramento no local de punção.
- Perfuração na via de saída do ventrículo direito.

Nos casos de atresia da valva pulmonar, utiliza-se *laser* ou radiofrequência para se abrir um orifício valvar e, aí, permitir a introdução de um cateter-balão, completando a dilatação.

Colocação de stent *no canal arterial, para manter sua permeabilidade*

CIRURGIA

- Pode ser indicada na falha dos procedimentos descritos anteriormente.
- Atriosseptectomia cirúrgica (cirurgia de Blalock-Hanlon).
  - Ampliação cirúrgica da CIA.
- Anastomose sistêmico-pulmonar.
  - Cirurgia de Blalock-Taussing (clássica ou modificada). Consiste na anastomose entre a aorta e um dos ramos da artéria pulmonar, objetivando um aumento do fluxo pulmonar.
- Valvotomia pulmonar (cirurgia de Brock).
  - Abertura cirúrgica da valva pulmonar.

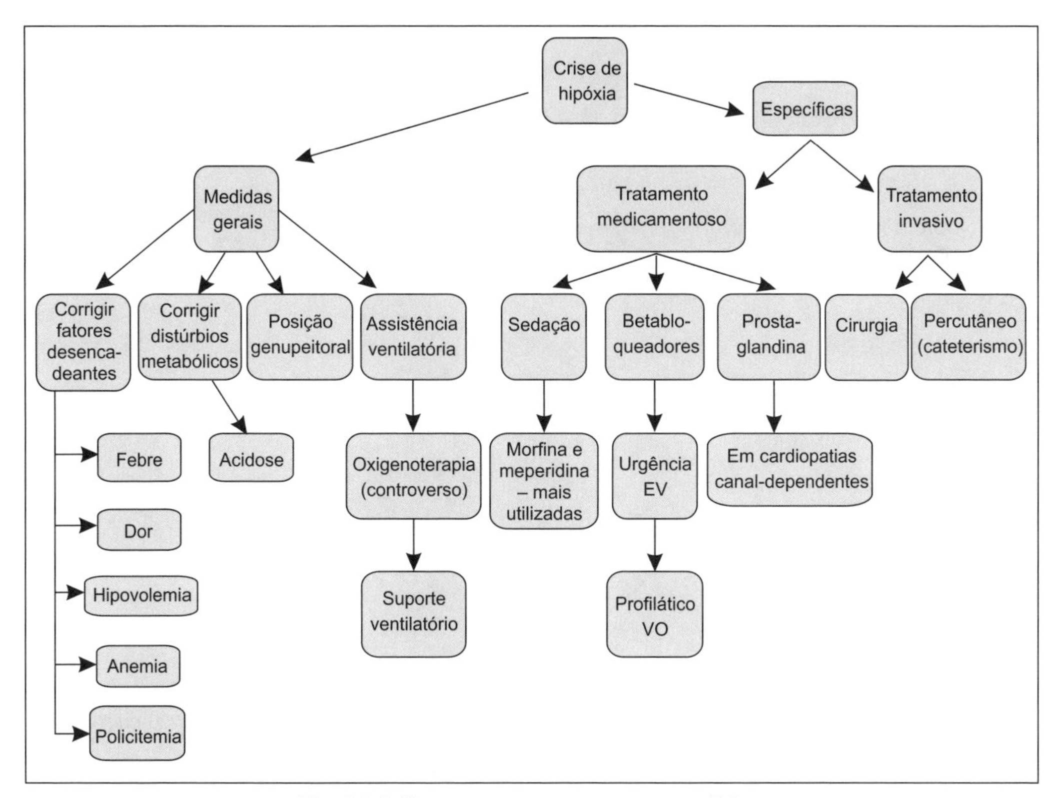

Fig. 31-2 Fluxograma para tratamento clínico.

REFERÊNCIAS

2ª edição revisada e ampliada. Editora Atheneu, 2005. Maria Virgínia Tavares Santana. Capítulo 10, páginas 116 a 125 – Crises hipoxêmicas (Lúcia Maria Vieira de Oliveira Salerno)

Cardiologia e cirurgia cardiovascular pediátrica. Editora Rocca, 2008

Cardiologia em pediatria, temas fundamentais. Editora Rocca ltda, 2000. Munir Ebaid; Edmar Atik; Nana Miura Ikari; Jorge Yussef Afiune. Capítulo 9, páginas 213 a 222 – Crise hipoxêmica ou de cianose (Elisa Rumiko Iwahashi; José Fernando Cavalini)

Cardiopatias congênitas no recém-nascido diagnóstico e tratamento

Critical Heart disease in Infants and Children Second edition

Essential pediatric cardiology. Editora Peter Koenig; Ziyad M. Hijazi; Frank Zimmerman, Capítulo 5, páginas 35 a 40 – Cyanosis (Peter Koenig)

John F. Keane; James E. Lock; Donald C. Fyler Capítulo 8, páginas 97 a 102 – Hypoxemia (Alexander S. Nadas and Donald C. Fyler)

Mosby Elsevier,2006. David G. Nichols; Ross M. Ungerleider; Philip J. Spevak; William J. Greeley; Duke E. Cameron; Dorothy G. Lappe; Randall C. Wetzel. Capítulo 3, páginas 73 a 112 – Regulation of Pulmonary vascular resistance and blood flow (Lynn D. Martin; Daniel Nyhan; Randall C. Wetzel)

Nada's pediatric cardiology. Second edition. Sauders elsevier, 2006

Terapia intensiva pediátrica. Editora Atheneu,1997. Segunda edição, volume 1. Toshio Matsumoto; Werther Brunow de Carvalho; Mário Roberto Hirschheimer. Capítulo 12, páginas 86 a 99 - Crises hipoxêmicas (Antônio Carlos C. Carvalho; Luiz Antônio Belli)

Ulisses Alexandre Croti; Sandra da Silva Mattos; Valdester Cavalcante Pinto Jr; Vera Demarch Aiello. Capítulo 6, páginas 85 a 102 – Abordagem inicial da criança com suspeita de cardiopatia congênita (Maurício Laerte Silva, Sandra da Silva Mattos)

CAPÍTULO 32

Hipertensão Arterial e Crise Hipertensiva

Ana Cláudia de Aquino Carneiro Lacerda • José Pacheco Martins Ribeiro Neto

A incidência de hipertensão na infância tem aumentado, segundo dados americanos, de 1 a 3% para 4,5%, devido a fatores como obesidade infantil, estilo de vida, dietas hipercalóricas e com conteúdo aumentado de sal. A hipertensão arterial primária, essencial ou idiopática é definida como uma alta pressão arterial sem a presença de uma doença de base. A sua fisiopatologia não é bem conhecida, envolvendo fatores genéticos predisponentes, influências do meio ambiente e do estilo de vida. A história familiar é um relevante fator de risco para o desenvolvimento da hipertensão arterial primária.

Hipertensão é, então, definida como níveis pressóricos sistólico e/ou diastólico maiores ou iguais ao percentil 95 em três ocasiões diferentes. Pré-hipertensão ou pressão normal alta será quando a pressão sistólica e/ou diastólica estiverem entre o percentil 90 e 95 ou quando a PA ultrapassar 120 × 80 mmHg, mesmo quando menor que o percentil 90. A pressão normal será quando a PA – sistólica e diastólica – for menor que o percentil 90. Hipertensão do jaleco branco é quando a PA está sempre acima ou igual ao percentil 95 apenas dentro do consultório médico.

MEDIDA DA PRESSÃO ARTERIAL EM CRIANÇAS

A PA deve ser aferida no braço direito com a criança em repouso pelo menos por 3 a 5 minutos, com o braço na altura do coração. O *cuff* apropriado deve corresponder a cerca de 40% da circunferência do meio do braço. O *cuff* ou manguito deverá cobrir de 80% a 100% da circunferência do braço.

É recomendado que crianças a partir de 3 anos de idade tenham sua pressão arterial (PA) verificada durante as visitas médicas de rotina e nas emergências. Crianças menores que 3 anos com história de prematuridade, baixo peso ao nascer, cardiopatia congênita, doenças renais ou história familiar de doença renal congênita ou de transplante de órgão sólido ou de medula também deverão ter sua PA verificada.

ETIOLOGIA

Doenças parenquimatosas renais e renovasculares (cerca de 80% das causas de HAS em crianças).

Entre as crianças menores de 6 anos: doenças renais e coarctação da aorta. Nas crianças entre 6 e 10 anos: doenças parenquimatosas renais e renovasculares, e nos maiores de 10 anos a HAS essencial prevalece. A obesidade é atualmente um dos fatores mais associados a HAS essencial nesta faixa etária.

Outras causas de HAS em crianças são relativamente raras: arterites sistêmicas, oncológicas e endocrinológicas, doenças neurológicas e induzidas por drogas.

A hipertensão secundária (na qual uma causa orgânica pode ser identificada) é mais comum em crianças pequenas, e a HAS essencial tem sua prevalência aumentando com a idade.

AVALIAÇÃO CLÍNICA

História clínica: história familiar de HAS essencial, doenças cardiovasculares, endócrinas e renais e de AVC, história de intercorrências no período neonatal, distúrbio do sono, neurofibromatose e esclerose tuberosa.

Sinais e sintomas: encefalopatia hipertensiva (cefaleia importante, vômitos, convulsão, ataxia, estupor e distúrbios visuais); em crianças pequenas a HAS severa pode manifestar-se com insuficiência cardíaca congestiva, desconforto respiratório e falência de crescimento.

Exames complementares: sumário de urina, ionograma, ureia, creatinina, cálcio e ácido úrico. Se um desses estiver alterado, realizar urocultura e ultrassonografia renal. Para pacientes com PA maior ou igual ao percentil 95, ou obeso com PA normal alta, além dos exames anteriores, realizar perfil lipídico. Ecocardiograma para avaliar comprometimento cardíaco: hipertrofia do ventrículo esquerdo (HVE) e avaliação oftalmológica (fundoscopia) para pesquisa de cruzamentos arteriais patológicos.

Nos pacientes com suspeita de HAS secundária, direcionar para a provável causa: renina e aldosterona séricas; em urina coletada em 24 horas, dosagem de catecolaminas ou aldosterona e cortisol; T3, T4 e TSH; arteriografia renal (padrão-ouro para o diagnóstico de estenose de artéria renal em crianças); teste de tolerância à glicose e dosagem de insulina em pacientes com sobrepeso para identificar síndrome metabólica; MAPA – medida da PA ambulatorial – para descartar HAS do jaleco branco.

TRATAMENTO DA HAS

HAS leve, assintomática e sem lesão de órgão-alvo: terapia inicial não farmacológica.

HAS essencial sintomática, HAS secundária, HAS associada à diabetes melito, evidência de lesão de órgão-alvo ou falha nas medidas não farmacológicas em 6 meses de acompanhamento: terapia medicamentosa.

Nas emergências hipertensivas, a PA deve ser rapidamente controlada, porém evitar causar hipotensão pelo risco de AVC isquêmico. No caso da encefalopatia hipertensiva, o nitroprussiato de sódio é a droga de escolha, devendo a PA ser reduzida em 1/3 nas primeiras 6 horas e o restante ao longo das próximas 18 horas.

Quadro 32-1 Níveis de pressão arterial para meninas de acordo com idade no primeiro ano de vida

Idade	Percentis da pressão arterial sistólica e diastólica				
	5º	10º	50º	90º	95º
1 dia	46 × 38	50 × 42	65 × 55	80 × 68	84 × 72
3 dias	53 × 38	57 × 42	72 × 55	86 × 68	90 × 71
7 dias	60 × 38	64 × 41	78 × 54	93 × 67	97 × 71
1 mês	65 × 35	69 × 39	84 × 52	98 × 65	102 × 68
2 meses	68 × 34	72 × 38	87 × 51	101 × 64	106 × 68
3 meses	70 × 35	74 × 38	89 × 51	104 × 64	108 × 68
4 meses	71 × 35	75 × 39	90 × 52	105 × 65	109 × 68
5 meses	72 × 36	76 × 39	91 × 52	106 × 65	110 × 69
6 meses	72 × 36	76 × 40	91 × 53	106 × 66	110 × 69
7 meses	72 × 36	76 × 40	91 × 53	106 × 66	110 × 70
8 meses	72 × 37	76 × 40	91 × 53	106 × 66	110 × 70
9 meses	72 × 37	76 × 41	91 × 54	106 × 67	110 × 70
10 meses	72 × 37	76 × 41	91 × 54	106 × 67	110 × 71
11 meses	72 × 38	76 × 41	91 × 54	105 × 67	110 × 71

Tabela retirada de The Fourth Report on the Diagnosis, Evaluation, and Treatment of High Blood Pressure in Children and Adolescents, 1987.

Quadro 32-2 Níveis de pressão arterial para meninos de acordo com idade no primeiro ano de vida

Idade	Percentis da pressão arterial sistólica e diastólica				
	5º	10º	50º	90º	95º
1 dia	54 × 38	58 × 42	73 × 55	87 × 68	92 × 72
3 dias	55 × 38	59 × 42	74 × 55	89 × 68	93 × 71
7 dias	57 × 37	62 × 41	76 × 54	91 × 67	95 × 71
1 mês	67 × 35	71 × 39	86 × 52	101 × 64	105 × 68
2 meses	72 × 33	76 × 37	91 × 63	106 × 63	110 × 66
3 meses	72 × 33	76 × 37	91 × 50	106 × 63	110 × 66
4 meses	72 × 34	76 × 37	91 × 50	106 × 63	110 × 67
5 meses	72 × 35	76 × 39	91 × 52	105 × 65	110 × 68
6 meses	72 × 36	76 × 40	90 × 53	105 × 66	109 × 70
7 meses	71 × 37	76 × 41	90 × 54	105 × 67	109 × 71
8 meses	71 × 38	75 × 42	90 × 55	105 × 68	109 × 72
9 meses	71 × 39	75 × 43	90 × 55	105 × 68	109 × 72
10 meses	71 × 39	75 × 43	90 × 56	105 × 69	109 × 73
11 meses	71 × 39	76 × 43	90 × 56	105 × 69	109 × 73

Tabela retirada de The Fourth Report on the Diagnosis, Evaluation, and Treatment of High Blood Pressure in Children and Adolescents, 1987.

Quadro 32-3 Níveis de pressão arterial para meninas de acordo com idade e percentil da altura de 1 a 17 anos de idade

Age, y	BP Percentile	SBP, mm Hg							DBP, mm Hg						
		Percentile of Height							Percentile of Height						
		5th	10th	25th	50th	75th	90th	95th	5th	10th	25th	50th	75th	90th	95th
1	50th	83	84	85	86	88	89	90	38	39	39	40	41	41	42
	90th	97	97	98	100	101	102	103	52	53	53	54	55	55	56
	95th	100	101	102	104	105	106	107	56	57	57	58	59	59	60
	99th	108	108	109	111	112	113	114	64	64	65	65	66	67	67
2	50th	85	85	87	88	89	91	91	43	44	44	45	46	46	47
	90th	98	99	100	101	103	104	105	57	58	58	59	60	61	61
	95th	102	103	104	105	107	108	109	61	62	62	63	64	65	65
	99th	109	110	111	112	114	115	116	69	69	70	70	71	72	72
3	50th	86	87	88	89	91	92	93	47	48	48	49	50	50	51
	90th	100	100	102	103	104	106	106	61	62	62	63	64	64	65
	95th	104	104	105	107	108	109	110	65	66	66	67	68	68	69
	99th	111	111	113	114	115	116	117	73	73	74	74	75	76	76
4	50th	88	88	90	91	92	94	94	50	50	51	52	52	53	54
	90th	101	102	103	104	106	107	108	64	64	65	66	67	67	68
	95th	105	106	107	108	110	111	112	68	68	69	70	71	71	72
	99th	112	113	114	115	117	118	119	76	76	76	77	78	79	79
5	50th	89	90	91	93	94	95	96	52	53	53	54	55	55	56
	90th	103	103	105	106	107	109	109	66	67	67	68	69	69	70
	95th	107	107	108	110	111	112	113	70	71	71	72	73	73	74
	99th	114	114	116	117	118	120	120	78	78	79	79	80	81	81
6	50th	91	92	93	94	96	97	98	54	54	55	56	56	57	58
	90th	104	105	106	108	109	110	111	68	68	69	70	70	71	72
	95th	108	109	110	111	113	114	115	72	72	73	74	74	75	76
	99th	115	116	117	119	120	121	122	80	80	80	81	82	83	83
7	50th	93	93	95	96	97	99	99	55	56	56	57	58	58	59
	90th	106	107	108	109	111	112	113	69	70	70	71	72	72	73
	95th	110	111	112	113	115	116	116	73	74	74	75	76	76	77
	99th	117	118	119	120	122	123	124	81	81	82	82	83	84	84
8	50th	95	95	96	98	99	100	101	57	57	57	58	59	60	60
	90th	108	109	110	111	113	114	114	71	71	71	72	73	74	74
	95th	112	112	114	115	116	118	118	75	75	75	76	77	78	78
	99th	119	120	121	122	123	125	125	82	82	83	83	84	85	86
9	50th	96	97	98	100	101	102	103	58	58	58	59	60	61	61
	90th	110	110	112	113	114	116	116	72	72	72	73	74	75	75
	95th	114	114	115	117	118	119	120	76	76	76	77	78	79	79
	99th	121	121	123	124	125	127	127	83	83	84	84	85	86	87
10	50th	98	99	100	102	103	104	105	59	59	59	60	61	62	62
	90th	112	112	114	115	116	118	118	73	73	73	74	75	76	76
	95th	116	116	117	119	120	121	122	77	77	77	78	79	80	80
	99th	123	123	125	126	127	129	129	84	84	85	86	86	87	88
11	50th	100	101	102	103	105	106	107	60	60	60	61	62	63	63
	90th	114	114	116	117	118	119	120	74	74	74	75	76	77	77
	95th	118	118	119	121	122	123	124	78	78	78	79	80	81	81
	99th	125	125	126	128	129	130	131	85	85	86	87	87	88	89
12	50th	102	103	104	105	107	108	109	61	61	61	62	63	64	64
	90th	116	116	117	119	120	121	122	75	75	75	76	77	78	78
	95th	119	120	121	123	124	125	126	79	79	79	80	81	82	82
	99th	127	127	128	130	131	132	133	86	86	87	88	88	89	90
13	50th	104	105	106	107	109	110	110	62	62	62	63	64	65	65
	90th	117	118	119	121	122	123	124	76	76	76	77	78	79	79
	95th	121	122	123	124	126	127	128	80	80	80	81	82	83	83
	99th	128	129	130	132	133	134	135	87	87	88	89	89	90	91
14	50th	106	106	107	109	110	111	112	63	63	63	64	65	66	66
	90th	119	120	121	122	124	125	125	77	77	77	78	79	80	80
	95th	123	123	125	126	127	129	129	81	81	81	82	83	84	84
	99th	130	131	132	133	135	136	136	88	88	89	90	90	91	92
15	50th	107	108	109	110	111	113	113	64	64	64	65	66	67	67
	90th	120	121	122	123	125	126	127	78	78	78	79	80	81	81
	95th	124	125	126	127	129	130	131	82	82	82	83	84	85	85
	99th	131	132	133	134	136	137	138	89	89	90	91	91	92	93
16	50th	108	108	110	111	112	114	114	64	64	65	66	66	67	68
	90th	121	122	123	124	126	127	128	78	78	79	80	81	81	82
	95th	125	126	127	128	130	131	132	82	82	83	84	85	85	86
	99th	132	133	134	135	137	138	139	90	90	90	91	92	93	93
17	50th	108	109	110	111	113	114	115	64	65	65	66	67	67	68
	90th	122	122	123	125	126	127	128	78	79	79	80	81	81	82
	95th	125	126	127	129	130	131	132	82	83	83	84	85	85	86
	99th	133	133	134	136	137	138	139	90	90	91	91	92	93	93

Tabela retirada do consenso de HAS para crianças e adolescentes, 2004.

Quadro 32-4 Níveis de pressão arterial para meninos de acordo com idade e percentil da altura

Age, y	BP Percentile	SBP, mm Hg							DBP, mm Hg						
		Percentile of Height							Percentile of Height						
		5th	10th	25th	50th	75th	90th	95th	5th	10th	25th	50th	75th	90th	95th
1	50th	80	81	83	85	87	88	89	34	35	36	37	38	39	39
	90th	94	95	97	99	100	102	103	49	50	51	52	53	53	54
	95th	98	99	101	103	104	106	106	54	54	55	56	57	58	58
	99th	105	106	108	110	112	113	114	61	62	63	64	65	66	66
2	50th	84	85	87	88	90	92	92	39	40	41	42	43	44	44
	90th	97	99	100	102	104	105	106	54	55	56	57	58	58	59
	95th	101	102	104	106	108	109	110	59	59	60	61	62	63	63
	99th	109	110	111	113	115	117	117	66	67	68	69	70	71	71
3	50th	86	87	89	91	93	94	95	44	44	45	46	47	48	48
	90th	100	101	103	105	107	108	109	59	59	60	61	62	63	63
	95th	104	105	107	109	110	112	113	63	63	64	65	66	67	67
	99th	111	112	114	116	118	119	120	71	71	72	73	74	75	75
4	50th	88	89	91	93	95	96	97	47	48	49	50	51	51	52
	90th	102	103	105	107	109	110	111	62	63	64	65	66	66	67
	95th	106	107	109	111	112	114	115	66	67	68	69	70	71	71
	99th	113	114	116	118	120	121	122	74	75	76	77	78	78	79
5	50th	90	91	93	95	96	98	98	50	51	52	53	54	55	55
	90th	104	105	106	108	110	111	112	65	66	67	68	69	69	70
	95th	108	109	110	112	114	115	116	69	70	71	72	73	74	74
	99th	115	116	118	120	121	123	123	77	78	79	80	81	81	82
6	50th	91	92	94	96	98	99	100	53	53	54	55	56	57	57
	90th	105	106	108	110	111	113	113	68	68	69	70	71	72	72
	95th	109	110	112	114	115	117	117	72	72	73	74	75	76	76
	99th	116	117	119	121	123	124	125	80	80	81	82	83	84	84
7	50th	92	94	95	97	99	100	101	55	55	56	57	58	59	59
	90th	106	107	109	111	113	114	115	70	70	71	72	73	74	74
	95th	110	111	113	115	117	118	119	74	74	75	76	77	78	78
	99th	117	118	120	122	124	125	126	82	82	83	84	85	86	86
8	50th	94	95	97	99	100	102	102	56	57	58	59	60	60	61
	90th	107	109	110	112	114	115	116	71	72	72	73	74	75	76
	95th	111	112	114	116	118	119	120	75	76	77	78	79	79	80
	99th	119	120	122	123	125	127	127	83	84	85	86	87	87	88
9	50th	95	96	98	100	102	103	104	57	58	59	60	61	61	62
	90th	109	110	112	114	115	117	118	72	73	74	75	76	76	77
	95th	113	114	116	118	119	121	121	76	77	78	79	80	81	81
	99th	120	121	123	125	127	128	129	84	85	86	87	88	88	89
10	50th	97	98	100	102	103	105	106	58	59	60	61	61	62	63
	90th	111	112	114	115	117	119	119	73	73	74	75	76	77	78
	95th	115	116	117	119	121	122	123	77	78	79	80	81	81	82
	99th	122	123	125	127	128	130	130	85	86	86	88	88	89	90
11	50th	99	100	102	104	105	107	107	59	59	60	61	62	63	63
	90th	113	114	115	117	119	120	121	74	74	75	76	77	78	78
	95th	117	118	119	121	123	124	125	78	78	79	80	81	82	82
	99th	124	125	127	129	130	132	132	86	86	87	88	89	90	90
12	50th	101	102	104	106	108	109	110	59	60	61	62	63	63	64
	90th	115	116	118	120	121	123	123	74	75	75	76	77	78	79
	95th	119	120	122	123	125	127	127	78	79	80	81	82	82	83
	99th	126	127	129	131	133	134	135	86	87	88	89	90	90	91
13	50th	104	105	106	108	110	111	112	60	60	61	62	63	64	64
	90th	117	118	120	122	124	125	126	75	75	76	77	78	79	79
	95th	121	122	124	126	128	129	130	79	79	80	81	82	83	83
	99th	128	130	131	133	135	136	137	87	87	88	89	90	91	91
14	50th	106	107	109	111	113	114	115	60	61	62	63	64	65	65
	90th	120	121	123	125	126	128	128	75	76	77	78	79	79	80
	95th	124	125	127	128	130	132	132	80	80	81	82	83	84	84
	99th	131	132	134	136	138	139	140	87	88	89	90	91	92	92
15	50th	109	110	112	113	115	117	117	61	62	63	64	65	66	66
	90th	122	124	125	127	129	130	131	76	77	78	79	80	80	81
	95th	126	127	129	131	133	134	135	81	81	82	83	84	85	85
	99th	134	135	136	138	140	142	142	88	89	90	91	92	93	93
16	50th	111	112	114	116	118	119	120	63	63	64	65	66	67	67
	90th	125	126	128	130	131	133	134	78	78	79	80	81	82	82
	95th	129	130	132	134	135	137	137	82	83	83	84	85	86	87
	99th	136	137	139	141	143	144	145	90	90	91	92	93	94	94
17	50th	114	115	116	118	120	121	122	65	66	66	67	68	69	70
	90th	127	128	130	132	134	135	136	80	80	81	82	83	84	84
	95th	131	132	134	136	138	139	140	84	85	86	87	87	88	89
	99th	139	140	141	143	145	146	147	92	93	93	94	95	96	97

Tabela retirada do consenso de HAS para crianças e adolescentes, 2004.

Quadro 32-5 Drogas mais comumente utilizadas no controle ambulatorial da hipertensão arterial para crianças de 1 a 17 anos

Classe	Droga	Dose	Intervalo	Comentários
Inibidores da ECA	Captopril	Inicial: 0,3 a 0,5/kg/dose Máximo: 6 mg/kg/dia	2 a 3 vezes ao dia	Devem ser oferecidos 30 minutos antes das refeições; monitorar potássio e creatinina pelo risco de hipercalemia e azotemia
	Enalapril	Inicial: 0,08/kg/dose até 5 mg/kg Máximo: 0,6 mg/kg/dia até 40 mg/dia	1 vez ou até 2 vezes ao dia	Tosse e angioedema são menos frequentes do que com o captopril. Monitorar potássio e creatinina
Bloqueador do receptor da angiotensina	Losartan	Inicial: 0,7 mg/kg até 50 mg/dia Máximo: 1,4 mg/kg até 100 mg/kg	1 vez ao dia	Monitorar potássio e creatinina pelo risco de hipercalemia e azotemia
Betabloqueador	Atenolol	Inicial: 0,5 a 1 mg/kg/dia Máximo: 2 mg/kg/dia até 100 mg/dia	Dose única ou até 2 vezes ao dia	Agente não cardiosseletivo, contraindicado na asma e na falência cardíaca
	Propranolol	1 a 2 mg/kg/dia Máximo: 4 mg/kg/dia até 640 mg/dia	2 a 3 vezes ao dia	Agente não cardiosseletivo, contraindicado na asma e na falência cardíaca
Bloqueador do canal de cálcio	Amlodipina	Crianças 6-17 anos: 2,5-5 mg	1 vez ao dia	
	Nifedipina retard	Inicial: 0,25 a 0,5 mg/kg/dia Máximo: 3 mg/kg/dia até 120 mg/dia	1 vez até 2 vezes ao dia	Pode causar taquicardia. A droga na apresentação não retarda deve ser oferecida de 6/6 h ou 8/8 h (tem maior risco de hipotensão)
Alfa-agonista central	Clonidina	Crianças > 2 anos: Inicial: 0,2 mg/dia Máximo: 2,4 mg/dia	2 vezes ao dia	Pode causar sensação de secura na boca ou sedação; suspensão abrupta pode levar a hipotensão severa e rebote

(continua)

Quadro 32-5 Drogas mais comumente utilizadas no controle ambulatorial da hipertensão arterial para crianças de 1 a 17 anos (*continuação*)

Classe	Droga	Dose	Intervalo	Comentários
Diuréticos	Hidrocloro-tiazida	Inicial: 1 mg/kg/dia Máximo: 3 mg/kg/dia até 50 mg/kg	1 vez ao dia	Todos os pacientes em uso de diuréticos devem monitorar eletrólitos
	Furosemida	Inicial: 0,5 a 2 mg/kg/dose Máximo: 6 mg/kg/dia	2 a 3 vezes ao dia	É útil como terapia adicional para a hipertensão resistente
	Espirono-lactona	Inicial: 1 mg/kg/dia Máximo: 3,3 mg/kg/dia até 100 mg/dia	1 a 2 vezes ao dia	Pode causar severa hipercalemia, especialmente se dada com IECA ou receptores da angiotensina
	Amilorida	Inicial: 0,4 a 0,625 mg/kg/dia Máximo: 20 mg/dia	1 vez ao dia	
Vasodilatadores	Hidralazina	Inicial: 0,75 mg/kg/dia Máximo: 7,5 mg/kg/dia até 200 mg/dia	4 vezes ao dia	Efeitos colaterais comuns: taquicardia e edema; causa a síndrome lúpus-*like*
	Minoxidil	Crianças < 12 anos: Inicial: 0,02 mg/kg/dia Máximo: 50 mg/dia Crianças > 12 anos: Inicial: 5 mg/dia Máximo: 100 mg/dia	1 a 3 vezes ao dia	Geralmente é associada para hipertensão resistente a múltiplas drogas; o uso prolongado pode causar hipertricose

Quadro 32-6 Drogas utilizadas no manejo da hipertensão severa em crianças de 1 a 17 anos

Classe	Droga	Dose	Via de uso	Comentários
Mais úteis: Vasodilatador	Hidralazina	0,2 a 0,6 mg/kg/dose	EV, IM	Poderá ser repetida a cada 20 minutos até dose de 0,6 mg/kg; poderá ser feita de 4/4 h
	Nitroprussiato de sódio	0,5 a 10 µg/kg/min	Infusão contínua EV	Evitar uso prolongado (> 72 h)
Ocasionalmente útil: Alfa-agonista central	Clonidina	0,05 a 0,1 mg/dose, pode ser repetida até dose de 0,8 mg	VO	Efeitos colaterais incluem boca seca e sedação
Vasodilatador	Minoxidil	0,1 a 0,2 mg/kg/dose	VO	Mais potente vasodilatador oral; tem ação prolongada

REFERÊNCIAS

Harika A, Nihal Ö, Elke W, Ahmet T. Ambulatory blood pressure monitoring in healthy children with parental hypertension. Pediatric Nephrology 2009; 24:155-161.

The Fourth Report on the Diagnosis, Evaluation, and Treatment of High Blood Pressure in Children and Adolescents. National High Pressure Education Program Working Group on High Blood Pressure in Children and Adolescents. Pediatrics 2004; 114:555-576.

Mitsnefes MM. Hypertension in Children and Adolescents. Pediatric Clinics of North America, 2006; 53:493-512.

Bonilla MA, Yetman RJ, Portman RJ. Epidemiology of Hypertension In: Barratt TM, Avner ED, Harmon WE. Pediatric Nephrology. 4 ed., Editora Lippincott Williams & Wilkins, Media, Pennsylvania, 1999; 60:959-985.

CAPÍTULO 33

Pericardite Aguda e Tamponamento Cardíaco

Emily Murta Perez Rivera • Elza Sandrelly Moreira Costa

INTRODUÇÃO

O pericárdio é uma membrana que reveste o coração e a porção inicial dos grandes vasos da base. É composto de dois folhetos: um mais interno-visceral ou epicárdico e outro mais externo-parietal. Normalmente, há uma pequena quantidade de líquido seroso entre os folhetos, que promove a diminuição da fricção entre eles e permite a livre movimentação do coração dentro da cavidade pericárdica.

O pericárdio restringe o volume diastólico, mantém a posição do coração e o protege da disseminação de inflamação, adesão, infecção e neoplasias das estruturas contíguas. A inervação é realizada pelos nervos frênico e vago.

A incidência é muito variável, pois a grande maioria é subclínica e pode passar despercebida. Em serviços especializados constitui cerca de 5% dos casos diagnosticados.

Quanto ao tempo de evolução, as pericardites podem ser classificadas da seguinte forma:

- Aguda: 1 a 2 semanas.
- Subaguda: entre 6 semanas e 6 meses.
- Crônica: acima de 6 meses.

Fisiopatologia

O pericárdio, por ser pouco complacente, tem uma pequena reserva de volume que, quando é excedida, eleva a pressão intrapericárdica, culminando em grave compressão cardíaca. A diminuição do enchimento ventricular na diástole e as elevadas pressões venosas sistêmica e pulmonar, se não convenientemente tratadas, levarão a um comprometimento do débito cardíaco.

Os mecanismos compensatórios para manter um adequado débito cardíaco são acionados. Observam-se elevação da frequência cardíaca e vasoconstrição para aumentar a pós-carga do coração e o consequente aumento da pressão arterial média à custa de uma menor pressão de pulso.

Classificação etiológica

1. Idiopática.
2. Infecciosa (bactéria, vírus, fungo, tuberculose, protozoário).
3. Inflamatória-imune: doenças do tecido conectivo (lúpus eritematoso sistêmico, febre reumática, artrite reumatoide, esclerodemia), arterites, doença inflamatória intestinal.
4. Metabólica: hipotireoidismo e uremia.
5. Pós-operatório de cirurgia cardíaca: síndrome pós-pericardiotomia.
6. Neoplásica.
7. Medicamentosa: procainamida, hidralazina, isoniazida, quimioterápicos.
8. Pós-radioterapia.
9. Pós-infarto agudo do miocárdio.
10. Pós-traumática.
11. Congênita: cistos, ausência congênita de pericárdio.

Na pericardite viral, cerca de 60% dos pacientes apresentam história prévia de infecção respiratória ou intestinal. Na febre reumática, o envolvimento pericárdico ocorre em torno de 5 a 10% dos pacientes. A pericardite tuberculosa é uma etiologia mais comum nos países em desenvolvimento, sendo importante investigar.

Pericardite aguda

A pericardite é uma síndrome caracterizada por inflamação do saco pericárdico, sendo em geral de evolução benigna e autolimitada. Os casos que apresentam maiores morbidade e mortalidade estão relacionados com o tamponamento cardíaco, sendo necessária a drenagem pericárdica. O fluido pericárdico na pericardite pode ser seroso, purulento, fibrinoso ou hemorrágico.

QUADRO CLÍNICO

A dor torácica em criança é menos comum, mas pode ocorrer, sendo o local, a intensidade e o caráter muito variáveis. A dor pode ser em pontada, na região precordial, no ombro esquerdo ou no dorso. Piora com a posição supina e melhora com a posição sentada. Pode estar associada a sintomas inespecíficos, como febre, inapetência, queda do estado geral, tosse e dispneia. A presença de febre sugere processo inflamatório ou infeccioso.

EXAME FÍSICO

O atrito pericárdico é o sinal clínico mais frequente, sendo localizado principalmente na borda esternal esquerda e no ápex cardíaco, embora sua ausência não descarte a presença de pericardite, porque quando a quantidade de líquido aumenta, o atrito pericárdico pode diminuir de intensidade ou até desaparecer.

RAIO X DE TÓRAX

A silhueta cardíaca varia de acordo com a etiologia. Na pericardite aguda, a área cardíaca pode estar normal; no entanto, na presença de derrame pericárdico, pode estar aumentada. O coração com aspecto triangular ou de "moringa" pode ser observado quando há derrame pericárdico maciço e, geralmente, há comprometimento pulmonar.

ELETROCARDIOGRAMA

O achado clássico é a elevação difusa do segmento S-T. Em algumas horas ou dias, o segmento S-T torna-se isoelétrico e a onda T, achatada. Em um estágio tardio, a onda T pode inverter-se, em consequência da inflamação miocárdica associada. A depressão do segmento PR é comum e pode ocorrer na ausência da elevação do segmento ST e ser a manifestação inicial da pericardite aguda. A alternância elétrica, demonstrada pela amplitude do complexo QRS variável, pode estar presente. O ECG pode retornar à normalidade no estágio de convalescença, embora a inversão da onda T possa permanecer por vários meses ou tornar-se permanente.

ECOCARDIOGRAMA

Exame de grande importância na avaliação do volume e na progressão das efusões pericárdicas, quando existentes. No coração normal, o saco pericárdico dificilmente é identificado. Os pacientes com efusões pequenas a moderadas demonstram mobilidade cardíaca normal, já um tamponamento agudo de pequeno volume pode demonstrar limitação em sua mobilidade. Os grandes derrames pericárdicos podem promover um grande deslocamento cardíaco.

TRATAMENTO

- Hospitalização para investigação diagnóstica e tratamento específico.
- Repouso no leito.
- Na etiologia viral ou na pericardite idiopática, são utilizados anti-inflamatórios não hormonais ou corticosteroides.
- Nas demais etiologias, o tratamento deve ser direcionado para a doença de base, devendo ser instituído esquema antibiótico adequado nos casos de pericardite bacteriana.

Tamponamento cardíaco

O tamponamento cardíaco é a situação de maior gravidade, que se caracteriza pelo aumento rápido do líquido pericárdico, resultando em redução do débito cardíaco. Caracteriza-se por aumento da pressão venosa central, abafamento de bulhas e hipotensão. Hepatomegalia, edema periférico e sinais de choque cardiogênico podem estar presentes. Nesta situação pode-se detectar o pulso paradoxal, que consiste em redução da pressão sistólica durante inspiração maior que 10 mmHg.

Aproximadamente 50% dos pacientes necessitam de drenagem pericárdica (pericardiocentese) de emergência. Em alguns casos, quando o fluido é muito viscoso ou em recidivas, é necessária a realização de janela pericárdica ou pericardiectomia.

REFERÊNCIAS

Allen HD, Gutgesell HP, Clark EB, Driscoll DJ. Pericardial disease. In: Moss and Adams heart disease infants, children and adolescents, including the fetus and young adults, 6 ed., Lippincott Willians & Wilkins, 2001; 64:1287-1296.

Duarte MCMB, Pessoa ZFC, Amorim AMR, Mello MJG, Lins MM, Pericardite aguda e tamponamento cardíaco. Terapia intensiva em pediatria, 1 ed., Medbook, 2008; 10:111-115.

Hoit BD, MD. Pericardial disease and pericardial tamponade. In: Critical Care Medicie – volume 35, Issue 8 Suppl. Lippincott Williams e Wilkins, 2007.

LeWinter MM. Pericardial diseases. In: Braunwald's heart disease: a textbook of cardiovascular medicine, 8 ed., Saunders, 2007; 70:1829-1838.

Ramires JAF. Pericardiopatias. Cardiologia em pediatria: temas fundamentais, 1 ed., Roca, 2000; 18:463-477.

WS, MD, PE, MD. Echocardiography in pericardial disease. Journal of the American Society of Echocardiography – volume 21, Issue1. American Society of Echocardiography, 2008.

CAPÍTULO 34

Arritmias Cardíacas

Afonso Luiz Tavares de Albuquerque • Fernanda Pessa Valente

INTRODUÇÃO

As arritmias cardíacas decorrem de alterações na formação ou na condução do estímulo elétrico pelas estruturas do coração. Além disso, podem ser secundárias a modificações do substrato anatomofuncional pela presença de cardiopatias congênitas ou adquiridas, disfunções autonômicas ou tóxico-metabólicas.

Constituem um grande desafio para a maioria dos clínicos, principalmente quando ocorrem em crianças, já que frequentemente manifestam-se desde sintomas vagos e inespecíficos, por exemplo, irritabilidade ou sonolência, até quadros de pré-síncope, síncope ou morte súbita. Portanto, avaliações cuidadosas da história clínica, do exame físico e, sobretudo, do eletrocardiograma (ECG) são fundamentais para diagnóstico e tratamento corretos.

O pediatra geral, em especial o urgentista, é constantemente o primeiro a deparar-se com tal patologia. Dessa forma, deve estar apto a interpretar um ECG normal, com suas particularidades na infância, além de reconhecer e tratar as arritmias cardíacas.

Este capítulo tem como objetivo demonstrar as características gerais do ECG na criança e orientar a abordagem clínica e terapêutica frente às principais arritmias que ocorrem na infância.

ECG NORMAL NA CRIANÇA

Para a correta avaliação do ECG, é necessário seguir uma análise sistematizada do traçado, bem como o significado de cada componente (Fig. 34-1). Além disso, para a população pediátrica, sua interpretação correta está diretamente relacionada com a idade do paciente.

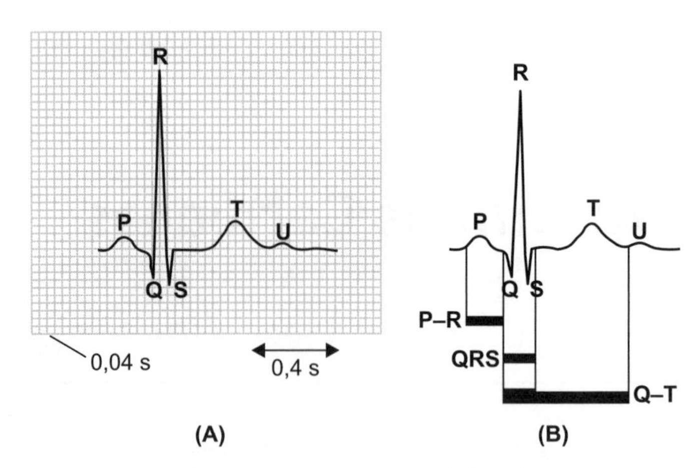

Fig. 34-1 Complexo normal do ECG.

Ritmo

O ritmo normal para qualquer idade é o ritmo sinusal, caracterizado por onda P positiva em D1, D2, D3 e aVF, precedendo o complexo QRS e intervalo PR regular. Em prematuros, há alta incidência de bradicardia e ritmos de suplência. A arritmia sinusal respiratória ocorre com frequência na criança e no adolescente e caracteriza-se pela variação cíclica dos intervalos PP e RR com a respiração.

Frequência cardíaca

A frequência cardíaca (FC) varia de acordo com a idade (Quadro 34-1). Por exemplo, FC considerada normal para adulto deve ser interpretada com bradicardia para lactentes. Isso reflete a imaturidade do sistema cardiovascular, que, na infância, tem predomínio do sistema nervoso simpático, com pico de atuação aos 3 meses de idade. À medida que a criança cresce, ocorre desenvolvimento e predominância do tônus vagal. Na prática, conta-se a FC dividindo-se 1.500 pelo número de quadradinhos contados no intervalo R-R.

Eixo do QRS

O eixo do QRS varia de acordo com a idade. Isso demonstra a dominância anatômica do ventrículo direito durante o período fetal, em razão da resistência pulmonar aumentada na vida intrauterina. Após o nascimento, ocorre a queda dessa resistência, com consequente diminuição dessa câmara, assemelhando-se às características do adulto geralmente aos 6 meses de idade. O eixo normal está entre – 30 e + 90 graus (QRS positivos em D1 e aVF).

Onda P

Representa a ativação elétrica dos átrios após o estímulo sinusal. A amplitude da onda P não ultrapassa 2,5 mm, e a duração tende a aumentar quanto maior for a idade, variando de 0,06 a 0,09 s em crianças, e é tanto menor quanto maior a FC. Sua morfologia é geralmente arredondada, mas pode apresentar-se pontiaguda em RN pela taquicardia quase sempre observada.

Quadro 34-1 Frequência cardíaca, intervalo PR e complexo QRS conforme a idade

Idade	Frequência cardíaca	Intervalo PR	Complexo QRS
1 a 3 semanas	100 a 180 bpm	0,08 a 0,15 s	0,03 a 0,08 s
1 a 2 meses	120 a 180 bpm	0,08 a 0,15 s	0,03 a 0,08 s
3 a 5 meses	105 a 185 bpm	0,08 a 0,15 s	0,03 a 0,08 s
6 a 11 meses	110 a 170 bpm	0,07 a 0,16 s	0,03 a 0,08 s
1 a 2 anos	90 a 165 bpm	0,08 a 0,16 s	0,03 a 0,08 s
3 a 4 anos	70 a 140 bpm	0,09 a 0,17 s	0,04 a 0,08 s
5 a 7 anos	65 a 140 bpm	0,09 a 0,17 s	0,04 a 0,08 s
8 a 11 anos	60 a 130 bpm	0,09 a 0,17 s	0,04 a 0,09 s
12 a 15 anos	65 a 130 bpm	0,09 a 0,18 s	0,04 a 0,09 s
> 16 anos	50 a 120 bpm	0,12 a 0,20 s	0,05 a 0,10 s

Intervalo PR

Medido do início da onda P ao início do complexo QRS. Também varia com idade e FC (Quadro 34-1). Em crianças, o intervalo PR (PRi) é mais curto do que em adultos. Reflete a condução atrioventricular, que pode estar lenta (p. ex., bloqueios atrioventriculares) ou curta (p. ex., pré-excitação ventricular). De uma maneira geral, o PRi menor que 0,07 s e maior que 0,20 s é anormal.

Complexo QRS

A duração do QRS também sofre influência da idade (Quadro 34-1). Em crianças, é mais curto devido a massa muscular cardíaca ser menor do que nos adultos. Considera-se anormal, em qualquer idade, quando a duração é maior que 0,09 s (distúrbio de condução ventricular). Se maior que 0,12 s, define-se como bloqueio ventricular.

Intervalo QT

Medido do início do QRS ao final da onda T. Este intervalo reflete a sístole ventricular elétrica e sofre influência direta da FC, devendo ser corrigido (QTc). A fórmula mais utilizada para seu cálculo é a fórmula de Bazett, na qual se divide o intervalo QT (QTi), em segundos, pela raiz quadrada do intervalo R-R, em segundos. É mais longo ao nascimento, decresce durante a primeira infância e depois aumenta ligeiramente com a idade. O QTc é considerado anormal se for maior que 0,44 s em todas as idades. No entanto, em alguns neonatos normais podem-se observar QTc de 0,47 s e, no primeiro dia de vida, até mesmo valores ligeiramente maiores.

Onda T

A morfologia da onda T também varia de acordo com a idade. Ela é positiva nas precordiais direitas (V1 e V2) nas primeiras 72 horas de vida, demonstrando o predomínio das forças ventriculares direitas. Após este período, ela fica negativa, tornando a positivar a partir da adolescência. Em adultos, alterações da onda T estão relacionadas principalmente com doenças isquêmicas cardíacas. Já em crianças, sem cardiopatia estrutural, deve-se pensar primeiramente em distúrbios eletrolíticos.

ARRITMIAS MAIS FREQUENTES NA INFÂNCIA

Para uma abordagem prática, dividem-se as arritmias em taquiarritmias, quando a FC está acima do limite normal para idade, em repouso, com ritmo cardíaco regular ou irregular; e bradiarritmias, quando a FC está abaixo do limite normal para idade, em vigília, com ritmo cardíaco regular ou irregular.

Taquiarritmias

Em geral, são classificadas de acordo com o local de origem do foco arritmogênico em: supraventriculares (acima da bifurcação do feixe de His-QRS estreito) e ventriculares (abaixo desta bifurcação, geralmente no ventrículo-QRS largo). Porém, em casos de bloqueio de ramo prévio, bloqueios funcionais dependentes de FC elevada ou condução atrioventricular por feixe anômalo, as taquicardias supraventriculares terão QRS largo.

Taquicardia sinusal

Caracteriza-se por FC maior que o limite normal para a idade, mantendo o ritmo sinusal (Fig. 34-2). É considerada como uma resposta fisiológica apropriada a um distúrbio de base, como, por exemplo, febre, dor, ansiedade, anemia, hipertireoidismo, sepse, desidratação, choque, uso de drogas adrenérgicas, afecções intrínsecas do coração (pós-operatório de cirurgia cardíaca, insuficiência cardíaca congestiva) e outros. Tem início e témino graduais.

No ECG, observam-se:

- Sequência elétrica normal (P-QRS-T), com onda P semelhante ao ritmo sinusal normal (em FC muito altas, pode tornar-se apiculada).
- FC maior que o normal para a idade e variando com atividade e estimulação.
- Em lactentes, usualmente, a FC não ultrapassa 220 bpm, e em crianças maiores é inferior a 180 bpm.
- QRS estreito normalmente.

Taquicardia paroxística supraventricular (TPSV)

É a taquiarritmia mais comum a produzir comprometimento cardiovascular durante a infância (Figs. 34-3 e 34-4). É mais frequente no sexo masculino (3:2). Neste grupo, meta-

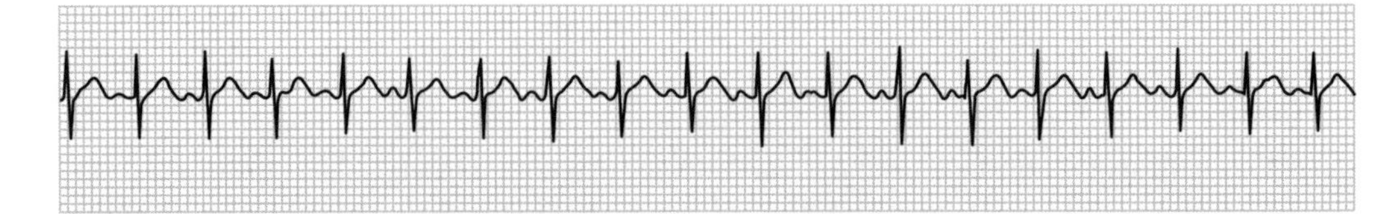

Fig. 34-2 Taquicardia sinusal.

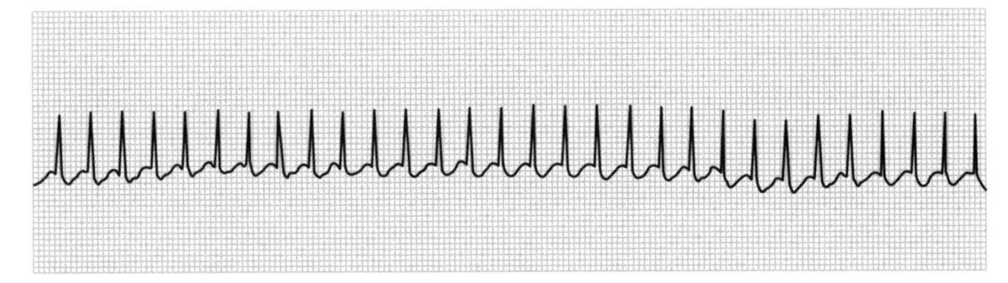

Fig. 34-3 Taquicardia paroxística supraventricular com FC em torno de 300 bpm.

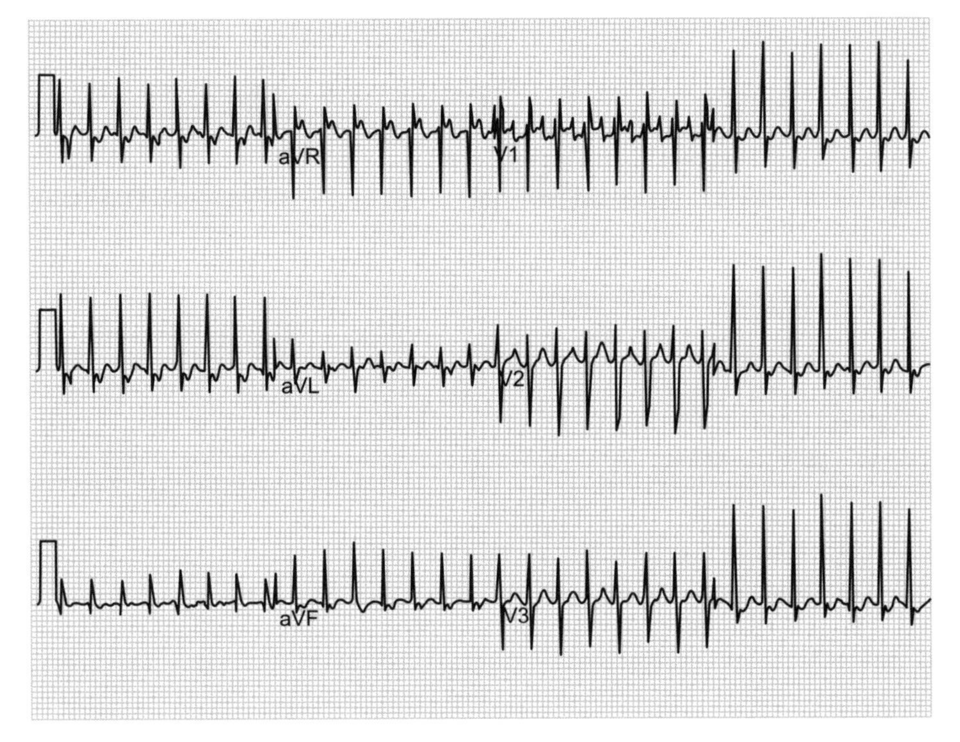

Fig. 34-4 Taquicardia paroxística supraventricular (reentrada atriovenricular por via acessória).

de dos casos são idiopáticos, 24% associados a condições como febre e exposição a drogas, 23% associados a doença cardíaca congênita (p. ex., doença de Ebstein, ventrículo único e L-transposição das grandes artérias) e 10 a 20% devidos à síndrome de Wolff-Parkinson-White.

É causada por mecanismo de reentrada que pode envolver o nó atrioventricular (reentrada nodal) ou o sistema de condução atrioventricular com a presença de via acessória (reentrada atrioventricular). Há, ainda, um terceiro tipo de TPSV: taquicardia atrial ectópica, manifestada por rápidos disparos de um foco atrial ectópico único (morfologia diferente da onda P).

A TPSV por reentrada nodal é rara na infância, porém é a causa mais comum de taquicardia supraventricular em adolescentes e adultos jovens. Em geral, acomete indivíduos com coração normal. Acredita-se que o nó atrioventricular (NAV) esteja funcionalmente dissociado em duas vias: uma de condução rápida (via beta) e outra de condução lenta (via alfa). A taquicardia inicia-se a partir de uma extrassístole atrial, cuja propagação é bloqueada na via rápida, seguindo pela via lenta e retornando pela via rápida, fechando o circuito.

A TPSV por reentrada atrioventricular é a mais frequente em crianças. Depende da presença congênita de um feixe anômalo e inicia-se comumente com uma extrassístole atrial que bloqueia a via acessória, sendo conduzida para os ventrículos de forma lenta através do NAV; este mesmo estímulo retorna ao átrio pela via acessória e novamente ao ventrículo pelo NAV, fechando o circuito de reentrada.

No ECG encontramos:

- RR regular.
- Em RNs e lactentes, a FC está entre 220 e 280 bpm. Em crianças maiores, a FC é maior que 180 bpm.
- Início e término abruptos (paroxismo).
- Onda P pode ser identificada em 55% dos casos e seu eixo é anormal. Quanto maior a FC, mais difícil será identificar a onda P. Quando identificada, deve-se medir o intervalo RP', que será menor que 0,07 s na TPSV por reentrada nodal e maior que 0,07 s na TPSV por reentrada atrioventricular.
- A presença de alternância elétrica do QRS é específica para TSV por reentrada atrioventricular.

No ECG de base do paciente com síndrome de Wolff-Parkinson-White é característico o PRi curto com onda delta.

Taquicardia atrial

Origina-se nos átrios (Fig. 34-5). Representa menos de 4% das taquicardias supraventriculares. Pode ter caráter incessante, ou seja, cessa e recomeça espontaneamente após alguns batimentos sinusais. Esse comportamento por longa duração pode levar à taquicardiomiopatia (disfunção ventricular e insuficiência cardíaca). Pode ser deflagrada por processos infecciosos.

Características no ECG:

- Onda P regular com orientação diferente do ritmo sinusal, a depender do local de origem do foco. Por exemplo, se a onda P for positiva em D1 e aVL, a origem da arritmia está no átrio direito; se negativa em D1 e aVL, no átrio esquerdo, e se negativa em D2, D3 e aVF, na região inferior.
- PRi tem relação com FC: longo, se FC elevada; normal ou pouco aumentado, com FC mais baixas.
- QRS estreito normalmente.

Taquicardia juncional ectópica

É a arritmia mais comum no período pós-operatório de cardiopatia congênita. Pode ainda ocorrer na intoxicação digitálica, hipocalemia, hipóxia e cardite reumática.

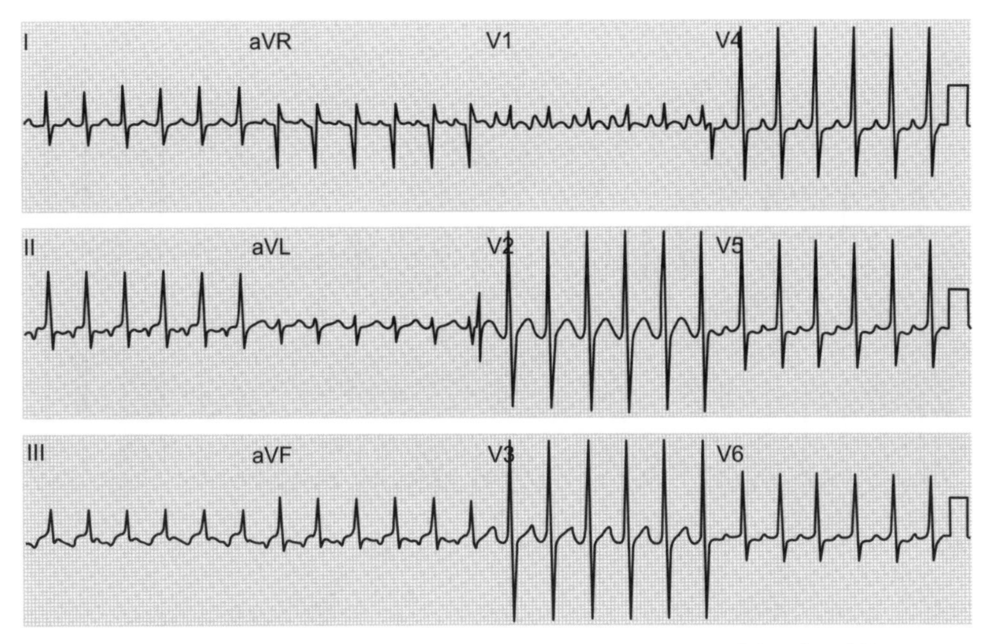

Fig. 34-5 Taquicardia atrial: onda P negativa nas derivações D2, D3 e aVF.

Características no ECG:

- Ritmo regular.
- FC varia entre 75 e 150 bpm, mas, em alguns casos, pode atingir 250 bpm.
- Início e término graduais.
- Frequência de QRS maior que das ondas P.
- Se a condução for retrógrada, as ondas P serão negativas em D2, D3 e aVF.
- QRS estreito normalmente.

Flutter atrial

Raro em pacientes pediátricos. Está mais relacionado com cardiopatia estrutural, com importante envolvimento atrial, como valvopatia mitral, miocardiopatias dilatadas, ou em estados pós-operatórios, como procedimento de Fontan para ventrículo único, cirurgia de Mustard ou Senning para D-transposição das grandes artérias. Também pode estar associado a distrofia muscular de Duchenne e injúrias do sistema nervoso central.

No ECG (Fig. 34-6), encontram-se:

- R-R regular, geralmente dependendo da condução pelo NAV, provocando respostas do tipo 2:1; 3:1; 4:1.
- Frequência atrial regular e rápida (em torno de 300 bpm).
- Ondas P com aspecto serrilhado ("dentes de serra").
- QRS estreito normalmente.

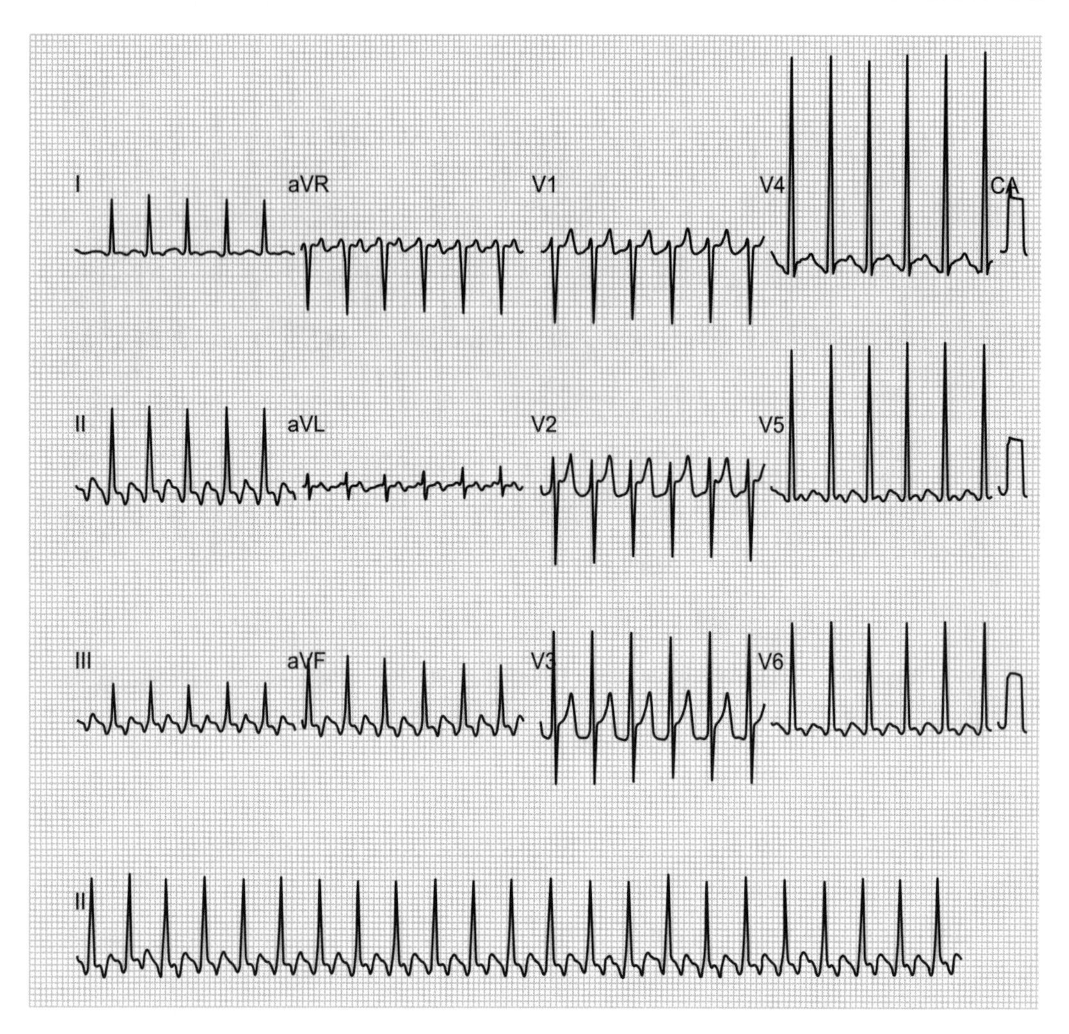

Fig. 34-6 *Flutter* atrial: ondas P com morfologia característica de "dentes de serra".

Fibrilação atrial

Caracteriza-se por uma atividade atrial caótica e irregular, com frequências atriais maiores que 300 bpm. Também é rara em crianças, estando relacionada com cardiopatias com comprometimento valvar mitral, anomalia de Ebstein, cardiomiopatias, tumores atriais e pós-operatórios de cirurgias cardíacas. Outras causas são hipertireoidismo e ingestão alcoólica.

No ECG observamos:

- RR irregular.
- Ondas f de baixa voltagem, com frequência atrial em torno de 400 bpm ou mais, e de morfologia variável.
- A frequência ventricular depende da condutância do NAV.
- QRS estreito normalmente.

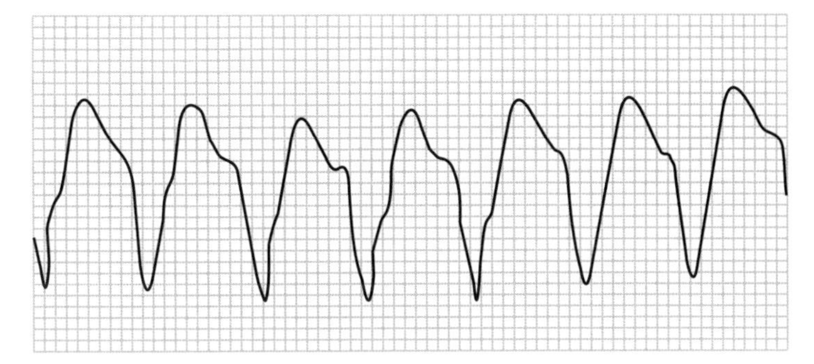

Fig. 34-7 Taquicardia ventricular.

Taquicardia ventricular

Caracteriza-se por uma sequência de três ou mais batimentos ectópicos de origem ventricular (QRS largo), com FC geralmente entre 120 e 200 bpm (Fig. 34-7). É incomum na faixa etária pediátrica, mas, quando presente, deve-se afastar cardiopatia estrutural, como miocardiopatia dilatada ou hipertrófica, displasia arritmogênica do VD, tumores cardíacos, pós-operatórios de cirurgia cardíaca e outras. Dentre as causas não cardíacas, devem-se investigar distúrbios eletrolíticos severos (hipocalemia, hipercalemia, hipocalcemia), intoxicação medicamentosa (digital, anestésicos, cafeína, nicotina, antidepressivos tricíclicos) e lesões do sistema nervoso central.

Pode apresentar-se na forma não sustentada, caracterizada pela duração menor que 30 segundos, ou sustentada, com duração maior que 30 segundos. Esta última deve ser reconhecida e prontamente tratada, já que são contrações ventriculares insuficientes para a manutenção do débito cardíaco adequado, mesmo que em alguns pacientes palpe-se pulso central.

De acordo com a morfologia dos complexos QRS, são classificadas também como monomórficas, batimentos com única morfologia, e polimórficas, com duas ou mais morfologias. Podem ter caráter paroxístico, esporádico ou incessante.

No ECG, encontram-se:

- Ondas P geralmente não identificadas; quando presentes, podem não estar relacionadas com QRS, caracterizando a dissociação atrioventricular, porém com frequência ventricular maior que a atrial.
- FC igual ou superior a 120 bpm e regular.
- QRS largo.
- Ondas T tipicamente opostas em polaridades ao QRS.

Fibrilação ventricular

Arritmia extremamente grave, mas pouco usual na infância (Fig. 34-8). Ritmo ventricular desorganizado, com complexos QRS bizarros, variando em forma e tamanho. Dentre as causas, podem-se citar complicações em pós-operatório de cirurgia cardíaca, hipoxemia severa, hipercalemia, miocardites, infarto miocárdico, choque elétrico, intoxicação medicamentosa (digital, quinidina, anestésicos) e síndrome do QT longo.

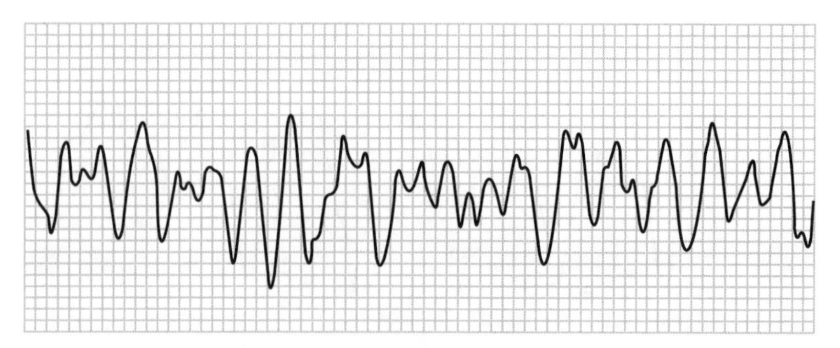

Fig. 34-8 Fibrilação ventricular.

Síndrome do QT longo

É uma doença arritmogênica incomum, mas não rara, caracterizada pelo retardo na repolarização ventricular, visto no ECG como intervalo QT maior que 0,44 s. Sua etiologia pode ser hereditária ou adquirida. É mais frequente em adolescentes e crianças. Na sua forma hereditária, geralmente manifesta-se por episódios de palpitações, dor torácica, síncope ou pré-síncope durante estresse físico ou emocional e pode resultar em morte súbita. Dentre as causas adquiridas, destacam-se os distúrbios eletrolíticos, como hipocalemia, hipocalcemia, hipomagnesemia, e uso de medicamentos, como antiarrítmicos (quinidina, procainamida, amiodarona, sotalol), cetoconazol, eritromicina, sulfametoxazol-trimetoprim, haloperidol, risperidona, cisaprida, amitriptilina, exposição a inseticidas organofosforados e outros.

O protótipo dessa síndrome é a taquicardia ventricular polimórfica conhecida por *Torsaides de Pointes* ("torção das pontas"), termo francês usado pela primeira vez em 1966 por Dessertenne para descrever a rotação em espiral do QRS sob a linha de base (Fig. 34-9). Tem alto potencial para degeneração em fibrilação ventricular.

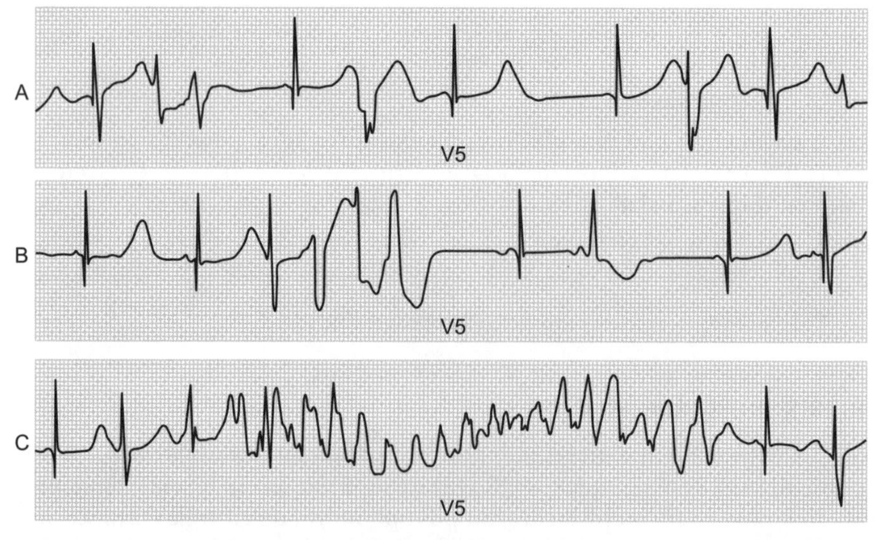

Fig. 34-9 *Torsaides de pointes*: no primeiro e no segundo traçado, evidencia-se o intervalo QT prolongado; no terceiro, observa-se a rotação em espiral do QRS sob a linha de base.

Bradiarritmias

As principais causas de bradiarritmias em crianças são: estimulação vagal (induzida por aspiração ou intubação traqueal), hipotermia, uso de fármacos (betabloqueadores, digital, bloqueadores de canal de cálcio), acidose, distúrbios eletrolíticos, elevação aguda da pressão intracraniana e principalmente hipoxemia. Entre as causas cardiológicas, incluem-se depressão da função de marcapasso do nó sinusal, bloqueio na condução atrioventricular, miocardites e transplante cardíaco.

Bradicardia sinusal

O estímulo origina-se no nó sinusal, porém a FC é menor que o limite inferior para a idade (Fig. 34-10). Dentre as causas, destacam-se tônus vagal acentuado, distúrbios metabólicos, hipotireoidismo, hipoxemia, disfunção do nó sinusal, pós-operatório de cirurgia cardíaca com manipulação atrial, miocardite e outras.

No ECG, encontram-se:

- Ritmo sinusal e regular.
- Onda P semelhante ao ritmo sinusal normal.
- FC menor que o limite inferior para a idade.

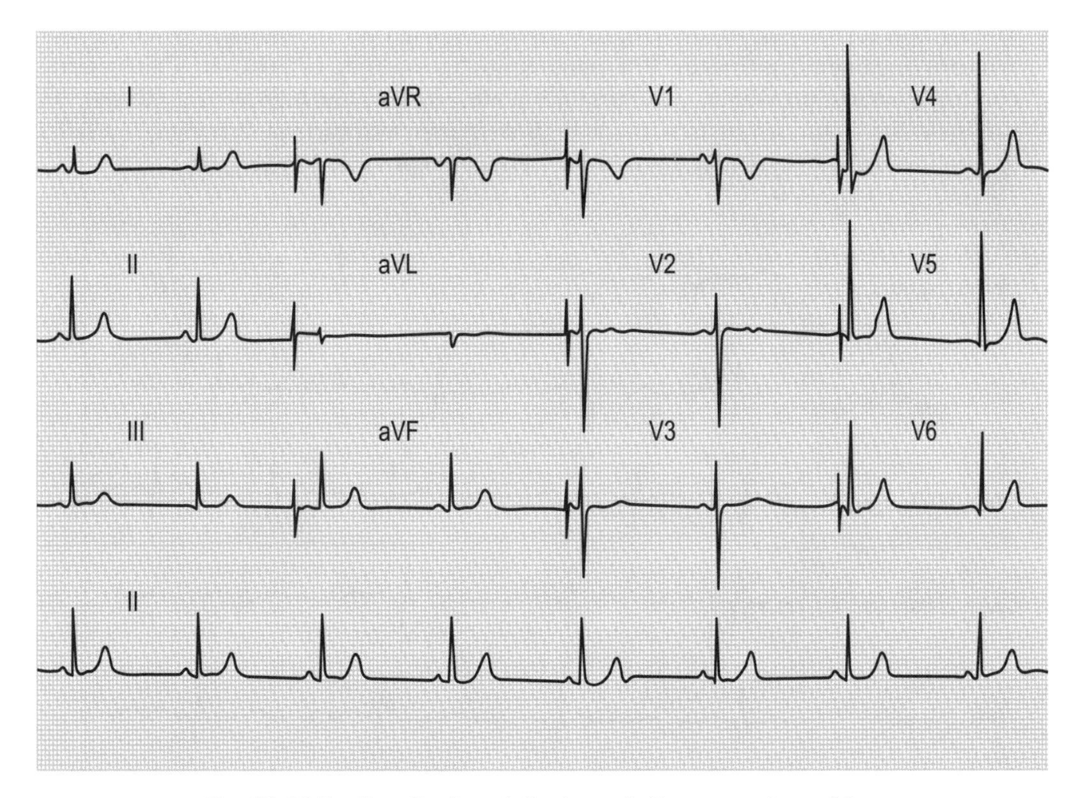

Fig. 34-10 Bradicardia sinusal. Paciente de 8 anos, assintomática.

Bloqueios atrioventriculares (BAV)

BAV 1º GRAU

Ocorre um retardo na condução atrioventricular (Fig. 34-11). É tipicamente assintomático e pode ser encontrado durante o sono, em "coração de atleta", cardiopatia reumática (fase aguda), miocardite, doença de Lyme, doença de Chagas, intoxicação digitálica, defeitos do septo atrial, anomalia de Ebstein e distúrbios metabólicos.

Observam-se no ECG:

- Ritmo sinusal.
- Para cada onda P um complexo QRS.
- Aumento do PRi.

BAV 2º GRAU

Raro na infância. De acordo com sua forma de apresentação, é dividido em dois tipos:

- Mobitz tipo I, no qual há um prolongamento progressivo do PRi até um estímulo não ser conduzido (fenômeno de Wenckebach). O distúrbio da condução ocorre geralmente dentro do nó AV. Pode ser encontrado em indivíduos saudáveis (atletas) ou em pacientes com miocardite, pós-operatório de cirurgia cardíaca, infarto miocárdico e intoxicação digitálica (Fig. 34-11).
- Mobitz tipo II, no qual há interrupção súbita e isolada da condução atrioventricular, sem prolongamento prévio do PRi (fenômeno "tudo ou nada"). Como a falência de condução ocorre no sistema His-Purkinje, pode evoluir para BAV 3º grau. Existe um subtipo deste bloqueio que é chamado de BAV 2º grau avançado ou 2:1, em que a falha de condução atrioventricular é repetitiva (relação P:QRS 2:1; 3:1) (Fig. 34-11).

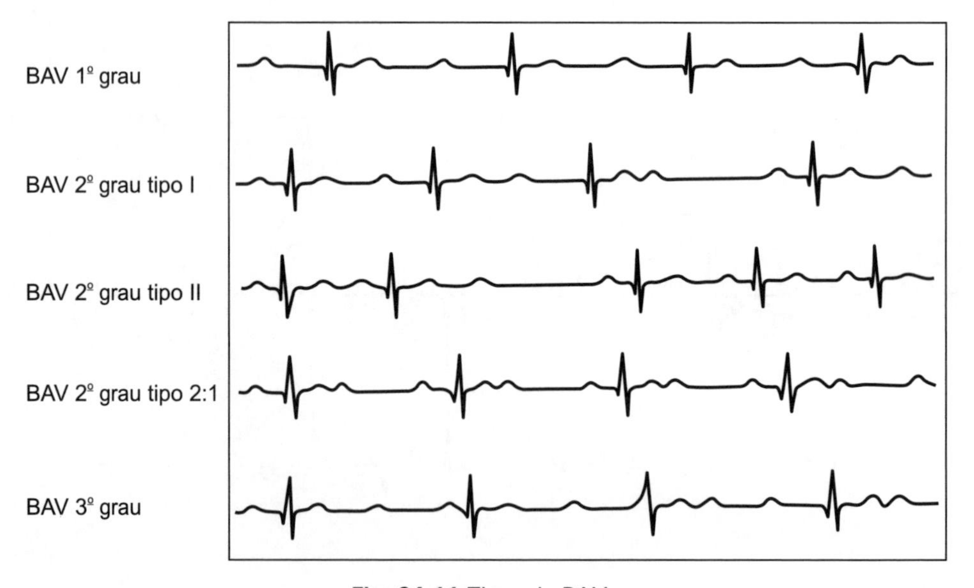

Fig. 34-11 Tipos de BAV.

BAV 3º GRAU

Ausência completa da condução do impulso atrial para os ventrículos (Fig. 34-11). A contração ventricular ocorre independente dos átrios (dissociação atrioventricular). Mesmo assim, os ritmos atrial e ventricular são regulares, ou seja, mantêm os intervalos PP e RR constantes, com a FC ventricular menor que a atrial. O QRS pode ser estreito ou largo, dependendo da localização do bloqueio.

Pode estar associado a lesões cardíacas estruturais, como L-transposição das grandes artérias, defeitos do septo atrioventricular, ventrículo único, tumores cardíacos, distrofias musculares ou pós-operatório de cirurgia cardíaca. Outras causas como doença de Lyme, miocardites, distúrbios eletrolíticos, intoxicação e lúpus neonatal (passagem transplacentária de anticorpos anti-Ro e anti-La) também são incluídas.

ABORDAGEM CLÍNICA DAS TAQUIARRITMIAS

Durante a avaliação da criança, é fundamental a obtenção de uma história clínica detalhada. Deve-se avaliar a arritmia como causa de sintomas. RNs e lactentes frequentemente têm sintomas vagos e inespecíficos, como irritabilidade, diminuição do apetite ou, apenas, detecta-se a FC aumentada durante a consulta de rotina. Crianças maiores e adolescentes podem queixar-se de palpitações ("batedeira no peito ou base do pescoço"), tonturas, dor torácica, episódios de pré-síncope ou síncope. Deve-se interrogar sobre a frequência e há quanto tempo esses episódios ocorrem, como começam e terminam (p. ex., início e término súbitos ou graduais), se há relação com exercício ou repouso, avaliar uso de medicamentos, doenças associadas (cardiopatia congênita, anemia, hipertireoidismo, miocardites, doença de Lyme). Na história familiar, devem-se investigar episódios de morte súbita, cardiopatias e arritmias.

Em seguida, o exame físico é essencial para avaliar o grau de comprometimento hemodinâmico. Aqueles pacientes com hipotensão, perfusão inadequada, sensório alterado, perda súbita da consciência ou indícios de progressão para parada cardíaca devem ser tratados como emergência. Muitas crianças com arritmia necessitam de avaliação do cardiologista pediátrico, porém esta não deve implicar retardo da conduta em situações agudas. O ECG de 12 derivações deve ser realizado sempre que possível.

A seguir, apresentamos o algoritmo de orientação frente a taquicardia com perfusão adequada (Fig. 34-12). Para cada etapa, segue uma explicação textual.

Etapa A: Manter vias aéreas prévias, com adequada ventilação, oxigenação e acesso vascular adequado (endovenoso ou intraósseo). Monitor e desfibrilador devem ser instalados. ECG de 12 derivações deve ser realizado.

Etapa B – Determinar se a taquicardia está associada a perfusão adequada.

Etapa C – Determinar a duração do QRS com relação à idade.

Etapa D – QRS estreito (avaliar o ritmo e determinar o tipo de arritmia supraventricular).

Etapa D1 – Taquicardia sinusal. Tratar causas subjacentes.

Etapa D2 – Taquicardia supraventricular.

Etapa E – Manobra vagal.

Nos pacientes com TPSV, a estimulação vagal intensa pode interromper as taquicardias que utilizam o NAV em seu circuito. As taxas de sucesso dessas manobras variam, dependendo das condições das crianças, do nível de cooperação e da idade. Em RNs, lactentes e

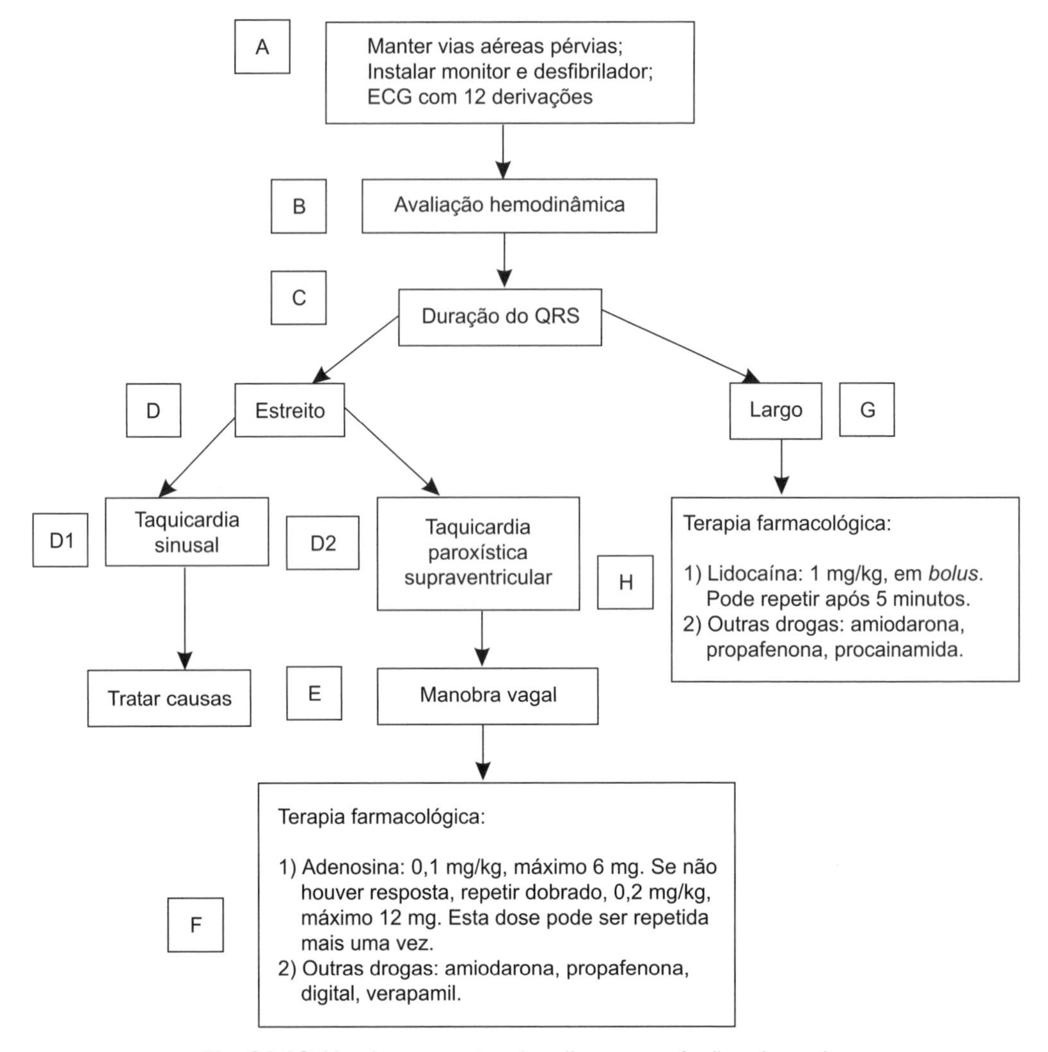

Fig. 34-12 Algoritmo para taquicardia com perfusão adequada.

crianças pequenas, a manobra vagal mais efetiva é o gelo na face. O gelo deve ser triturado, misturado ou não com água, em uma bolsa ou luva de plástico, e aplicado na face e na região submandibular por 5 a 20 segundos, sem que haja obstrução da ventilação. As crianças maiores podem realizar a manobra de Valsalva, soprando através de um canudo obstruído. Pode-se também provocar estímulo vagal por reflexo do vômito e massagem carotídea.

Se houver sucesso, a TPSV terminará em segundos. Se não houver reversão e o paciente mantiver-se estável, pode-se repetir. Caso a segunda tentativa falhe, deve ser selecionada a terapia farmacológica.

É importante ressaltar que a manobra vagal pode ser repetida no intervalo entre as drogas da próxima etapa.

Etapa F – Terapia farmacológica.

F1 – Adenosina.

É o fármaco de escolha para o tratamento de TPSV em crianças. Deve-se administrar 0,1 mg/kg/dose (dose máxima inicial 6 mg) em *bolus* endovenoso, rápido, seguido de infusão em *bolus* de água destilada ou soro fisiológico (3 a 5 mL). Isso deve ser feito em segundos, pois sua meia-vida é muito curta (15 segundos). Se o fármaco for efetivo, haverá conversão imediata do ritmo. Ao contrário, se não houver efeito, a dose deverá ser dobrada (0,2 mg/kg/dose, com dose máxima 12 mg). Se não houver resposta, pode-se repetir esta dose por mais uma vez.

Mecanismo de ação: causa depressão do automatismo das células nodais (nó sinusal e NAV), bloqueando temporariamente o estímulo através do NAV. É metabolizada rapidamente pela enzima adenosina deaminase, presente na superfície das hemácias.

A adenosina não é eficaz para *flutter* atrial, fibrilação atrial e taquicardia atrial que não utilizem o NAV em seu circuito de reentrada. Dessa forma, pode-se reforçar o diagnóstico desses distúrbios.

F2: drogas com ação no NAV, tecido atrial e vias acessórias.

Caso não haja reversão da taquiarritmia com uso da adenosina, outras drogas devem ser utilizadas.

- Amiodarona
  - Dose ataque: 5 mg/kg, por via endovenosa, durante 20 a 60 minutos. Dose de manutenção: 10 a 40 mg/kg/dia, via endovenosa, até cessar a arritmia ou, pelo menos, diminuir a FC.
  - Mecanismo de ação: inibe os receptores adrenérgicos alfa e beta, produzindo vasodilatação e supressão do NAV, diminuindo a condução. Inibe a corrente de potássio para fora da célula, prolongando a duração do segmento QT, bem como os canais de sódio, diminuindo a condução ventricular, prolongando a duração do QRS. Esses efeitos podem ser benéficos em alguns pacientes, mas podem aumentar o risco de TV polimórfica.
  - Efeitos colaterais: bradicardia excessiva, alargamento do QRS e principalmente hipotensão arterial.
- Propafenona
  - Dose: 1 a 2 mg/kg, via endovenosa, em 5 minutos.
  - Dose de manutenção: 5 a 15 mg/kg/dia, via oral, em três tomadas.
- Digital
  - Dose ataque: 20 a 30 mcg/kg em 24 horas, sendo metade da dose inicialmente, e ¼ a cada 6 horas, por via endovenosa.
  - Dose de manutenção: 10 mcg/kg/dia, via oral, em duas tomadas.

  Como a dose terapêutica é muito próxima da dose tóxica, na prática clínica não utilizamos a dose de ataque.
- Verapamil
  - Dose ataque: 100 a 150 mcg/kg, via endovenosa, em período de infusão de 5 minutos.
  - Dose de manutenção: 1 a 10 mg/kg/dia, infusão contínua.

Esta medicação é mais utilizada em adultos. Seu uso na população pediátrica deve ser com muita cautela, principalmente em crianças menores, pela baixa reserva de cálcio nesta idade, o que pode acarretar sérias complicações.

Etapa G – QRS largo.
Etapa H – Terapia farmacológica (drogas antiarrítimicas).

- Lidocaína
  - Dose: 1 mg/kg, via endovenosa, em *bolus*.
  - Dose de manutenção: 20 a 60 mcg/kg/min.
- Procainamida
  - Dose ataque: 10 a 15 mg/kg, via endovenosa, durante 30 a 60 minutos, com monitoração contínua do ECG e da pressão arterial sistêmica.
  - Dose de manutenção: 20 a 50 mg/kg/dia, via oral, em quatro a seis tomadas.

Deve ser administrada por infusão lenta para evitar toxicidade como bloqueio cardíaco, depressão miocárdica e prolongamento do intervalo QT. Atualmente, devido a esses efeitos colaterais, essa droga vem sendo cada vez menos utilizada.

Outras drogas, como amiodarona e propafenona, podem ser utilizadas caso não haja resposta com a lidocaína. Suas doses são as mesmas previamente descritas.

Deve-se destacar que diante de uma taquicardia de QRS largo, pode-se utilizar a adenosina na tentativa de se excluir aqueles casos de taquicardia supraventricular com QRS largo.

A seguir, segue-se o algoritmo para as taquiarritmias com perfusão inadequada (Fig. 34-13).

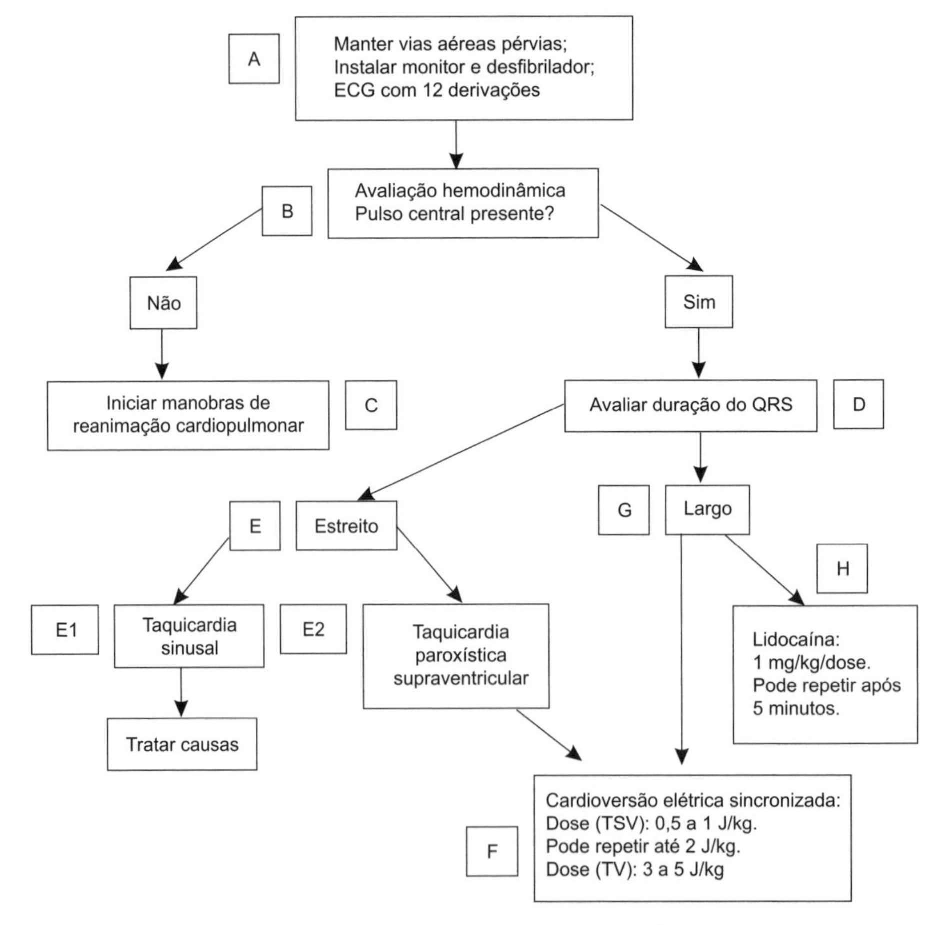

Fig. 34-13 Algoritmo para taquicardia com perfusão inadequada.

Etapa A – A manutenção das vias aéreas pérvias, com adequadas ventilação e oxigenação, e um acesso vascular (endovenoso ou intraósseo) são necessários. Devem-se instalar monitor e desfibrilador tão logo seja possível. Se as condições cardiorrespiratórias permitirem, a realização de ECG de 12 derivações é fundamental.

Etapa B – Identificação da ausência ou presença de pulso central.

Etapa C – Manobras de reanimação cardiopulmonar devem ser iniciadas.

Etapa D – Diante de taquicardia, avaliar a duração do QRS com relação à idade.

Etapa E – QRS estreito para a idade (avaliar o ritmo e determinar o tipo de arritmia supraventricular).

Etapa E1 – Taquicardia sinusal. Tratar causas subjacentes.

Etapa E2 – Taquicardia supraventricular.

Etapa F – Cardioversão sincronizada.

- Dose: 0,5 a 1 J/kg. Pode-se repetir com até 2 J/kg (taquicardia supraventricular).
- Dose: 3 a 5 J/kg (taquicardia ventricular).

A cardioversão consiste na aplicação de uma descarga elétrica sincronizada com a onda R, evitando a possibilidade de indução de fibrilação ventricular. Ocorre a despolarização e interrupção dos circuitos de reentrada, cessando a arritmia.

Para a correta aplicação, é importante:

- Execução em ambiente adequado, com equipe habilitada e distúrbios hidroeletrolíticos corrigidos.
- Suporte e monitoração adequados da oxigenação e da ventilação.
- Sedação e analgesia.
- A posição das placas no tórax deve seguir a direção do maior eixo do coração.
- A colocação do desfibrilador em modo *sync* antes de cada tentativa da cardioversão.
- Que os botões de descarga devam ser acionados e mantidos até o momento do choque.

Etapa G – QRS largo para a idade (taquicardia ventricular ou TPSV com aberrância). Como estamos numa situação de instabilidade cardiovascular, devemos tratá-la com TV.

Etapa H – Lidocaína.

- Dose: 1 mg/kg/dose em *bolus*. Pode ser repetida após 5 minutos.
- Dose manutenção: 20 a 60 mcg/kg/min.

Não se deve retardar a cardioversão sincronizada para a realização de drogas. A lidocaína pode ser administrada enquanto se prepara o material para o procedimento.

A seguir, apresentamos o algoritmo para bradicardia, com cada etapa detalhada em texto explicativo (Fig. 34-14).

Etapa A – A permeabilidade das vias aéreas, com adequadas ventilação e oxigenação, deve ser mantida. Acesso vascular (endovenoso ou intraósseo) deve ser providenciado para administração de possíveis medicações.

Etapa B – Identificação da FC menor para a idade.

Se as condições hemodinâmicas permitirem, deve-se realizar um ECG com 12 derivações.

Etapa C – Deve-se determinar se a bradicardia está associada ou não a comprometimento hemodinâmico.

A bradicardia clinicamente significativa é caracterizada por FC menor que 60 bpm e/ou associada a sintomas de perfusão inadequada, como hipotensão, dificuldade respiratória, alterações de consciência e má perfusão de órgão-alvo.

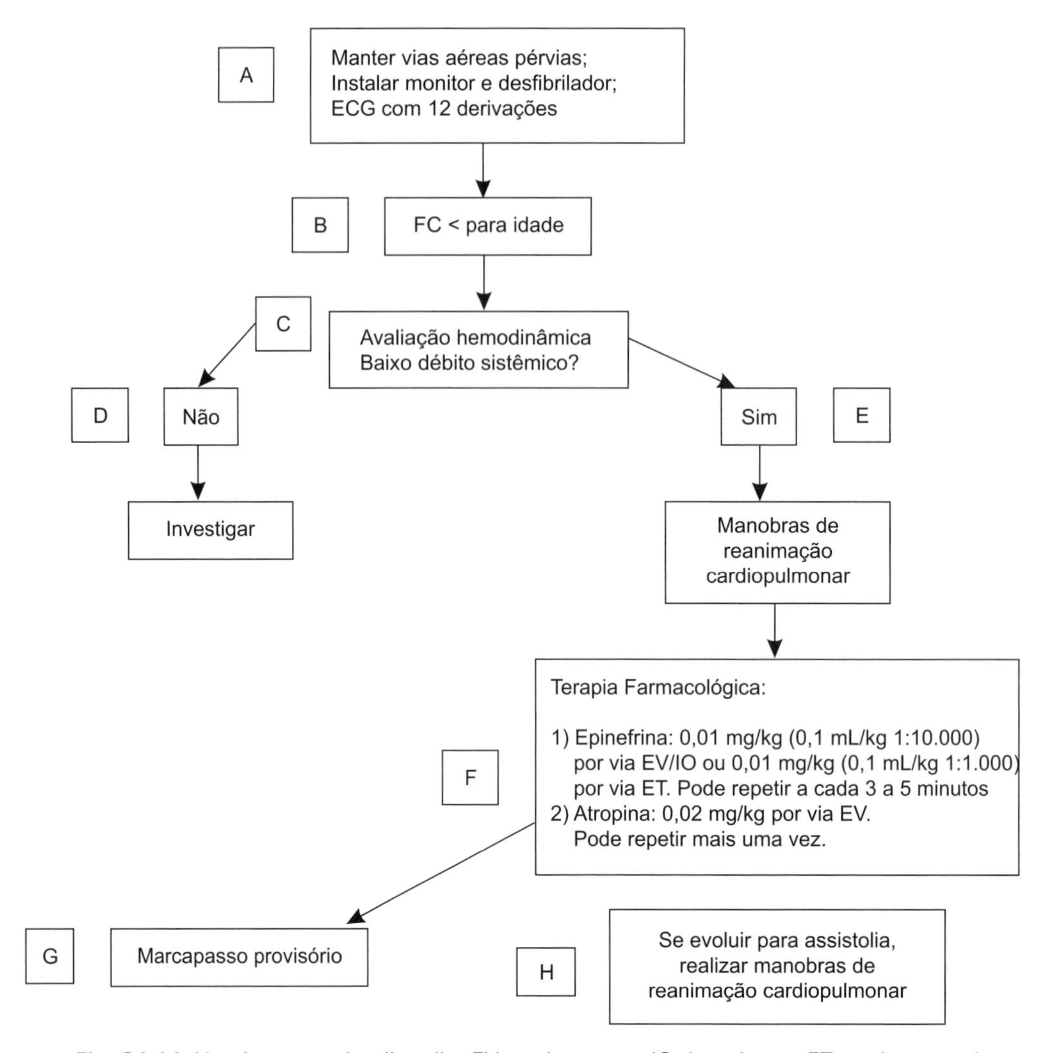

Fig. 34-14 Algoritmo para bradicardia. EV: endovenosa; IO: intraóssea; ET: endotraqueal.

Etapa D – Bradicardia associada a perfusão adequada.

Deve-se reavaliar o paciente e investigar as possíveis causas. As principais condições são: hipoxemia, hipotermia, traumatismo craniano, intoxicação (organofosforados, bloqueadores de canais de cálcio, betabloqueadores, digoxina), bloqueio atrioventricular.

Etapa E – Bradicardia com grave comprometimento cardiorrespiratório.

Se mesmo após efetivas ventilação e oxigenação a bradicardia persistir, devem-se iniciar as manobras de reanimação cardiopulmonar. Caso seja necessário, a intubação traqueal deve ser considerada.

Etapa F – Drogas.

Se o ritmo bradicárdico persistir, apesar das manobras de reanimação cardiopulmonar, serão necessários medicamentos para aumentar a FC e melhorar a perfusão, ou inibir a estimulação vagal.

Etapa F1 – Epinefrina (adrenalina).

- Dose: 0,01 mg/kg/dose (0,1 mL/kg da solução 1:10.000) a cada 3 a 5 minutos por via endovenosa ou intraóssea, ou 0,1 mg/kg (0,1 mL/kg da solução 1:1.000) por via endotraqueal.

Está indicada quando a bradicardia é sintomática e persistente. É a droga mais efetiva. A ação das catecolaminas pode ser reduzida por acidose e hipoxemia, indicando que a permeabilidade das vias aéreas, a ventilação, a oxigenação e a manutenção da massagem cardíaca externa são essenciais.

Etapa F2 – Atropina.

- Dose: 0,02 mg/kg/dose (limites para crianças, 0,1 a 0,5 mg; adolescente, 0,1 a 1 mg), via endovenosa, intraóssea ou endotraqueal. Pode ser repetida em 5 minutos.

É um fármaco parassimpaticolítico que acelera os batimentos sinusais e atriais e ainda aumenta a condução AV. Se houver suspeita de aumento do tônus vagal ou toxicidade por colinérgicos, deve-se administrar a atropina, de preferência após o estabelecimento da oxigenação e da ventilação. Um aumento exagerado da FC pode ocorrer com seu uso, mas, geralmente, é bem tolerado pelos pacientes pediátricos.

Etapa G – Implante de marcapasso provisório.

Está indicado em casos selecionados de bradicardia por bloqueio cardíaco avançado ou função anormal do NS que não responderam à terapia farmacológica. Neste caso, deve haver supervisão especializada.

Etapa H – Assistolia.

Deve-se recorrer às manobras de ressuscitação cardiopulmonar.

CONSIDERAÇÕES FINAIS

Arritmias cardíacas são incomuns na população pediátrica, mas devem ser prontamente reconhecidas e tratadas, em razão da morbimortalidade associada. Para isso, uma abordagem sistemática do ECG deve ser realizada, devendo o pediatra geral estar familiarizado com o padrão eletrocardiográfico normal e anormal das principais arritmias ocorridas nesses pacientes. Nosso objetivo é fornecer uma linha de raciocínio para a detecção das principais arritmias e sua abordagem imediata. Após a estabilização do quadro clínico do paciente, o especialista deverá ser chamado para a discussão e a resolução adequadas de cada caso.

REFERÊNCIAS

Doniger SJ, Sharieff GQ. Pediatric Dysrhythmias. Pediatric Clinics of North America 2006; 53: p. 85-105.

Kaltman J, Shah M. Evaluation of the child with an arrhythmia. Pediatric Clinics of North America 2004; 51: p. 1537-1551.

Moffa PJ. O eletrocardiograma nas disritmias mais frequentes. In: Moffa PJ, Sanches PCR. Tranchesi Eletrocardiograma Normal e Patológico. São Paulo: Editora Roca, 2001; p. 223-281.

O'Connor M, McDaniel N, Brady WJ. The pediatric electrocardiogram part I: age-related interpretation. American Journal of Emergency Medicine 2008; 26: p. 506-512.

______. The pediatric electrocardiogram part II: dysrhythmias. American Journal of Emergency Medicine 2008; 26: p. 348-358.

Pachon MJC et al. Arritmias na infância. Atualização em Cardiopatias Congênitas, 2007 Abril-Junho; 17(2); p. 1-9.

Semisel E, Öztürt B, Bostan OM, Cil E, Ediz B. The effect of age and gender on the electrocardogram in children. Cardiol Young 2008; 18:26-40

Stahmer SA. Disturbances of Cardiac Rhythm: Tachyarrhythmias. Multiprofessional Critical Care Review Course 2005; p. 1-15.

Tanaka ACS. Alterações do ritmo cardíaco em situações de emergência. In: Lopes AA, Tanaka ACS. Emergências em Cardiologia Pediátrica. São Paulo: Editora Atheneu, 2007; p. 51-96.

Tobias NMMO. O eletrocardiograma normal da criança. In: Moffa PJ, Sanches PCR. Tranchesi Eletrocardiograma Normal e Patológico. São Paulo: Editora Roca, 2001; p. 141-152.

Walsh EP, Berul CI, Triedman JK. Cardiac Arrhythmias. In: Keane JF, Lock JE, Fyler DC. Nada's Pediatric Cardiology. 2 ed. Philadelphia: Saunders Elsevier, 2007; p. 477-524.

CAPÍTULO 35

Edema Pulmonar Agudo

Adriana Santos Calado • Aline Borges Maciel • Luziene Alencar Bonates Lima

INTRODUÇÃO

Edema pulmonar é o acúmulo anormal de água e soluto no interstício pulmonar. Está presente na evolução de diversas patologias que acometem a faixa etária pediátrica.

O edema agudo de pulmão (EAP) é uma situação grave em que há rápida deterioração clínica do paciente, fazendo-se necessários diagnóstico e tratamento precoces. É responsável por cerca de 5% das admissões em unidades pediátricas de terapia intensiva na América do Norte.[2]

FISIOPATOLOGIA

O movimento de fluidos e solutos envolvidos nas trocas capilares pulmonares é regido segundo a equação de Frank-Starling, dada pela fórmula:

$$\text{Força de filtração} = k\ [(Pc + \pi i) - (Pi + \pi c)]$$

k = coeficiente de permeabilidade
πi = pressão oncótica no líquido intersticial
Pi = pressão hidrostática no líquido intersticial
πc = pressão oncótica no capilar

Existe um estado próximo ao equilíbrio na membrana capilar, no qual a quantidade de líquido que se filtra para fora das extremidades capilares é quase igual à quantidade de líquido que retorna à circulação por reabsorção. O líquido resultante do desequilíbrio entre essas forças é reabsorvido pelos capilares linfáticos (filtração efetiva).

Quadro 35-1 Principais causas de edema pulmonar

Alteração da permeabilidade	
Lesão pulmonar direta	• Toxinas inaladas: sulfato de amônio, aspiração, radiação, oxigênio, óxido nítrico, ozônio, halotano • Toxinas sistêmicas: halotano, histamina, monocrotalina, ácido oleico
Lesão pulmonar indireta	Sepse Coagulação intravascular disseminada Fenômenos embólicos Hemorragias Pancreatite *Overdose* Uremia Queimaduras Agentes tóxicos: oxigênio, ozônio
Aumento da pressão capilar pulmonar	Hipertensão arterial sistêmica Coarctação da aorta Persistência do canal arterial Comunicação interventricular Miocardite Obstrução à ejeção ventricular esquerda
Diminuição da pressão oncótica	Hipoalbuminemia: desnutrição, doença hepática, doença renal Insuficiência linfática congênita ou adquirida
Mecanismo misto ou idiopático	Aumento da pressão negativa intersticial: bronquiolite, asma brônquica, epiglotite, aspiração de corpo estranho Edema pulmonar neurogênico Edema pulmonar de altas altitudes

In: Garson, Bricker and Mcnamara – The science and practice of Pediatric Cardiology. 1990.

O EAP ocorrerá sempre que houver desequilíbrio entre as forças que controlam a transudação dos fluidos da microvasculatura pulmonar e os fatores protetores inerentes aos pulmões, resultando em interferência nas trocas gasosas.

Analisando a equação de Frank-Starling, inúmeros mecanismos podem elevar a filtração de fluidos nos pulmões e resultar na formação do edema.

As principais causas e mecanismos fisiopatológicos envolvidos na sua formação estão listados no Quadro 35-1. Podemos citar:

- Alteração da permeabilidade dos capilares pulmonares.
- Aumento da pressão capilar pulmonar.
- Diminuição da pressão oncótica.
- Mecanismo misto ou idiopático.

EDEMA PULMONAR POR AUMENTO DA PERMEABILIDADE

É decorrente de uma lesão na membrana capilar pulmonar que determina o rápido extravasamento de proteínas plasmáticas e de líquido dos capilares para os espaços intersticiais e alvéolos pulmonares. Esta lesão pode ser provocada por agressão direta, como na inalação de substâncias nocivas e nas pneumonias, ou agressão indireta, quando provocada por sepse, síndrome de desconforto respiratório agudo, coagulopatias, entre outras.[1-6]

EDEMA PULMONAR POR AUMENTO DA PRESSÃO CAPILAR PULMONAR (CARDIOGÊNICO)

Ocorre por elevação da pressão hidrostática no líquido intersticial, ultrapassando a capacidade de reabsorção do sistema linfático. Em crianças, o EAP cardiogênico pode ocorrer nas seguintes situações:

- Cardiopatias congênitas: principalmente nas cardiopatias de hiperfluxo que cursam com *shunt* esquerdo-direito (comunicações interventriculares, canal arterial patente), nos primeiros 6 meses de vida. E em lesões obstrutivas ao esvaziamento das veias pulmonares, como na drenagem anômala total obstrutiva e *cor triatriatum.*
- Lesões obstrutivas do ventrículo esquerdo: deficiência no enchimento ou no esvaziamento ventricular esquerdo com déficit na função ventricular, como na estenose aórtica crítica, valvopatias mitrais (principalmente as decorrentes de febre reumática) e miocardites.
- Iatrogênico: decorrente da administração excessiva de líquidos.

EDEMA PULMONAR POR DIMINUIÇÃO DA PRESSÃO ONCÓTICA

Pode desenvolver-se em situações que cursam com hipoalbuminemia, como na desnutrição calórico-proteica, nas doenças hepática e renal. De forma mais rara, em casos de insuficiência linfática congênita ou adquirida.[1]

EDEMA PULMONAR POR MECANISMO MISTO OU IDIOPÁTICO

Edema pulmonar por aumento da pressão negativa intersticial

Também conhecido como ***edema pulmonar pós-obstrutivo***, é um fenômeno raro que ocorre secundário à obstrução de vias aéreas superiores. Foi relatado em vários tipos de obstrução de vias aéreas, incluindo difteria, laringoespasmo pós-tonsilectomia, epiglotites, enforcamento, tumores, aspiração de corpo estranho, corpo estranho em esôfago, trauma cortante com máscara laríngea e em pacientes queimados com via aérea pérvia secundária à embolia pulmonar.

Sua etiologia é multifatorial, não se conhecendo o exato mecanismo. A pressão negativa intrapleural determina o aumento do fluxo linfático e o edema intersticial. Alterações hemodinâmicas associadas incluem o aumento do retorno venoso à circulação direita em combinação com o sangue da circulação venosa pulmonar durante a inspiração. As pressões sistólica e diastólica elevam-se com a pressão negativa pleural pelo aumento do retorno venoso ao ventrículo direito, causando distensão ventricular direita e desvio para a esquerda do septo interventricular, além de diminuição da complacência ventricular esquerda.

Edema pulmonar neurogênico

Nas lesões do sistema nervoso central, o desenvolvimento do edema baseia-se numa rápida descarga do sistema nervoso simpático em resposta à elevação da pressão intracraniana, levando à congestão vascular pulmonar com edema perivascular, extravasamento e acúmulo intra-alveolar de fluido rico em proteínas e hemorragia intra-alveolar.

O EAP seria secundário à diminuição da complacência ventricular e ao aumento da pós-carga (vasoconstrição sistêmica) e da pré-carga (desvio de sangue sistêmico para a circulação pulmonar).

Várias condições associadas, como trauma craniano, hemorragia subaracnoide, meningites, estado pós-ictal e lesões da coluna vertebral, têm sido relatadas como causa de edema pulmonar neurogênico.

QUADRO CLÍNICO

Os achados clínicos são decorrentes do acúmulo de líquido no interstício, diminuindo a capacidade pulmonar de manter as trocas gasosas, e manifesta-se com sinais e sintomas de insuficiência respiratória grave (Quadros 35-2 e 35-3).

DIAGNÓSTICO

O diagnóstico na sala de emergência é essencialmente clínico e baseado na história clínica e no exame físico. Exames complementares podem contribuir para a identificação do quadro e de possíveis etiologias.

Uma anamnese rápida e precisa deve ser colhida, enfatizando-se a identificação de doenças preexistentes ou de fatores que iniciaram a cascata de acontecimentos. Os pacientes portadores de cardiopatia são os mais propensos a desenvolver o quadro pulmonar, mas as causas não cardíacas, como obstruções das vias aéreas superiores, traumas e de origem neurogênica, devem ser aventadas como possíveis. Assim, a descrição do início, a forma de apresentação e a intensidade dos sintomas são fundamentais para um diagnóstico correto e precoce.

O exame físico evidenciará uma criança irritada, taquidispneica, com palidez cutânea, graus variados de cianose e extremidades frias. No aparelho respiratório, serão en-

Quadro 35-2 Principais achados do edema agudo de pulmão

Dispneia intensa
Taquipneia
Tosse
Expectoração espumosa rósea ou sanguinolenta
Ansiedade
Palidez ou cianose
Sudorese abundante

Quadro 35-3 Atenção especial aos seguintes sinais e sintomas

Agitação psicomotora (importante sinal de hipóxia, interpretado como medo)
Choro incessante (idem, RN e lactentes)
Cianose (pode ser tardia, Hb reduzida > 3 a 5 mg/dL)
Taquicardia (sempre presente)
Bradicardia (sinal de mau prognóstico)
Obnubilação progressiva e coma

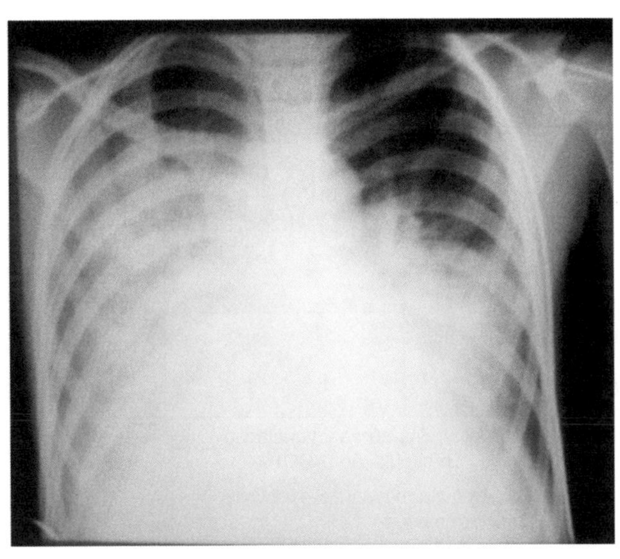

Fig. 35-1 Radiografia de tórax de uma adolescente de 13 anos exibindo hipotransparência pulmonar, mais evidente em hemitórax esquerdo secundário à miocardite viral.

contrados estertores bilaterais, sibilância expiratória e submacicez nas bases pulmonares. No aparelho cardiovascular, evidenciar-se-ão abafamento das bulhas cardíacas, ritmo de galope com terceira ou quarta bulhas e presença de sopro cardíaco em nos casos associados a cardiopatias.

EXAMES COMPLEMENTARES

- **Oximetria de pulso:** exame não invasivo de fácil realização na emergência, que mostrará o grau de hipoxemia do paciente.
- **Radiografia de tórax:** hipotransparência homogênea bilateral difusa, presença de infiltrados de padrão alveolar, irregulares, predominando nas bases, na maioria das vezes simétricos. Área cardíaca pode estar aumentada, embora seus limites não sejam bem definidos. Os seios costofrênicos, predominantemente o direito, na maioria das vezes, estão obstruídos.[13]
- **Eletrocardiograma:** será útil para o diagnóstico diferencial, sobretudo nos casos de etiologia cardiogênica e na identificação de distúrbios elétricos do coração.
- **Gasometria arterial:** a presença de hipoxemia ($PaO_2 < 60$ mmHg ou $SaO_2 < 90\%$) define a insuficiência respiratória independente do nível da $PaCO_2$.
- **Exames laboratoriais:** hemograma, eletrólitos, ureia, creatinina e função hepática.

TRATAMENTO

A abordagem terapêutica do EAP deve ser direcionada à estabilização clínica do paciente e ao afastamento de fatores que possam perpetuar o processo. Devido à natureza aguda do problema, são necessárias medidas iniciais que possam, de forma rápida e efetiva, restabelecer as trocas gasosas pulmonares, suprimindo o risco de morte iminente (Fig. 35-2).

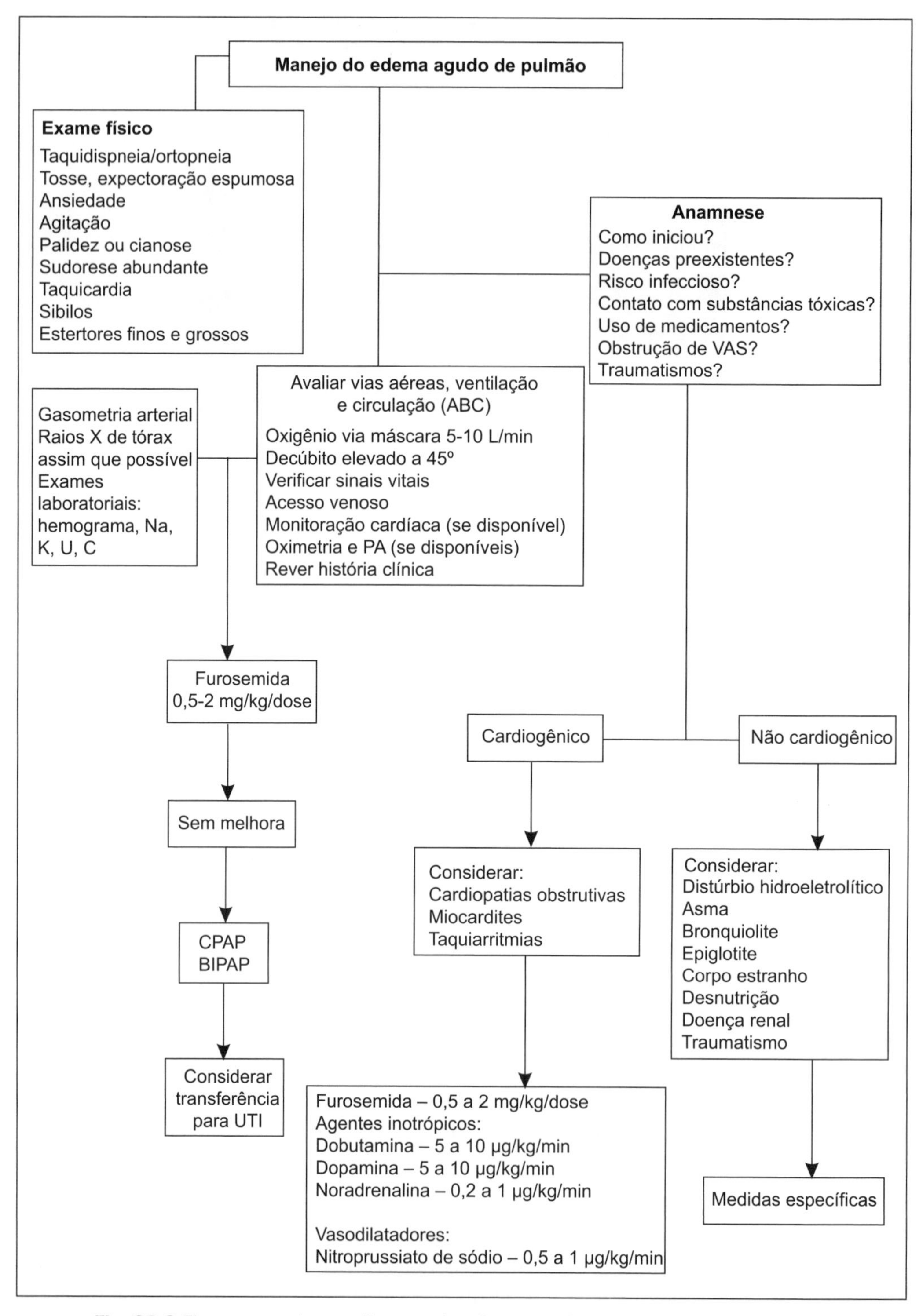

Fig. 35-2 Fluxograma de atendimento de edema agudo de pulmão na emergência.

O registro do exame físico deve ocorrer de forma simultânea à realização da anamnese, bem como de medidas básicas de reanimação (vias aéreas pérvias, avaliação da respiração e da circulação, obtenção de acesso venoso para infusão de drogas). Deve-se utilizar o arsenal de suporte disponível na unidade de atendimento, como monitoração cardíaca e oximetria de pulso, e os exames laboratoriais devem ser coletados após a estabilização inicial.

A **oxigenoterapia** é a primeira medida terapêutica a ser utilizada. Inicialmente, o paciente deve receber oxigênio suplementar por máscara facial aberta com fluxo inicial de 5 a 10 L/min). O decúbito elevado e a correção de distúrbios hidroeletrolíticos são também medidas importantes. A seguir, na tentativa de melhora cardiopulmonar, devem-se utilizar **diuréticos de alça** (furosemida) na dose endovenosa inicial de 0,5 a 2 mg/kg/dose. Nesta fase, a gasometria arterial é um exame complementar de grande utilidade para avaliar as trocas gasosas pulmonares.

Se a oxigenoterapia for insuficiente para reverter a insuficiência respiratória, devem-se avaliar outras formas de suporte ventilatório, como a ventilação pulmonar mecânica não invasiva. Esta modalidade proporciona a redução de pré e pós-carga, promove a melhora da contratilidade do ventrículo esquerdo e aumenta a complacência pulmonar através do recrutamento de alvéolos pulmonares previamente colabados. Pode ser realizada de duas formas:

- Pressão positiva contínua (CPAP): consiste na aplicação de uma pressão positiva única durante todo o ciclo respiratório. Deve ser iniciada com pressão entre 5 e 10 cmH_2O, podendo ser aumentada de acordo com a avaliação clínica.
- Ventilação em binível pressórico (BIPAP): consiste na alternância de uma pressão positiva menor durante a expiração e maior durante a inspiração. Reduz-se o trabalho respiratório do paciente de uma forma direta. A pressão inicial deve estar entre 8 e 10 cmH_2O, podendo ser aumentada conforme a avaliação clínica.

Essa duas formas de ventilação não invasiva aceleram a melhora clínica e gasométrica e diminuem a necessidade de intubação endotraqueal. Porém, os casos de pior evolução clínica podem necessitar de ventilação mecânica invasiva, que está indicada nas seguintes situações: rebaixamento do nível de consciência, fadiga da musculatura acessória, hipoxemia refratária e na presença de acidose metabólica.

Nos casos de EAP cardiogênico, o tratamento é direcionado à otimização do débito cardíaco. Podem ser necessárias manobras para limitar ou reduzir o consumo de oxigênio pelo miocárdio, como o suporte ventilatório já descrito e o tratamento de estados febris.[5] A contratilidade cardíaca pode ser aumentada através da administração de agentes inotrópicos (dopamina, dobutamina, epinefrina), sobretudo nos casos de insuficiência ventricular esquerda, como nas miocardites. O uso de vasodilatadores (nitroprussiato de sódio) pode trazer benefícios em algumas situações por redução da resistência vascular sistêmica, da pressão arterial e do *stress* da parede miocárdica, aliviando o edema pulmonar e a dispneia; a sua utilização requer ambiente de terapia intensiva pela necessidade de monitoração hemodinâmica contínua.

Quanto aos casos de EAP não cardiogênico, o tratamento específico é direcionado à causa básica. Nos casos neurogênicos, além das medidas descritas, podem ser necessárias medidas para a redução da pressão intracraniana; pacientes com escore na escala de coma de Glasgow de 8 ou menos têm indicação de intubação endotraqueal e ventilação pulmonar mecânica assistida.

O tratamento do edema pulmonar por pressão negativa é sintomático, pois seu curso é autolimitado. As vias aéreas devem ser mantidas pérvias, com alguns pacientes necessitando ventilação mecânica assistida. Os sintomas geralmente cessam num período de 12 a 24 horas; se persistirem, outras etiologias devem ser consideradas.

REFERÊNCIAS

Barbosa A.P, D'Elia C. Insuficiência Respiratória Aguda. In: Condutas de Urgência em Pediatria. Ed. Atheneu. 2006; 33:229-40.

Colice GL. Neurogenic pulmonary edema. Clin Chest Med 1985; 6:473-481.

Costello JM, Almodovar MC. Emergency Care for Infants and Children with Acute Cardiac Disease. Clin Ped Emergency Med 2007; 8:145-55.

Feltes TF, Hansen TN. Pulmonary Edema. In: Garson, Bricker and Mcnamara. The science and practice of Pediatric Cardiology Vol I. Pennsylvania, USA: Lea & Febiger, 1990. p. 386-89.

Gluecker T, Capasso T, Schyder P. Clinical and radiologic features of edema pulmonary. Radiographics 1999; 19:1507-31.

Iszak E. Pulmonary edema due to acute upper airway obstruction from aspirated foreign body. Pediatr Emerg 1986; 2:235-237.

Mercier JC, Dauger S, Durand P, et al. Acute Respiratory Distress Syndrome in Children. In: Fuhrman B, Zimmerman J. Pediatric Critical Care. Third Edition. Philadelphia, USA: Mosby Elsevier, 2006. p. 731-40.

Nardelli CCC, Mattar J, Torggler F. Padronização da Abordagem do Edema Agudo de Pulmão Cardiogênico. In: Diretrizes assistenciais do Hospital Sírio-Libanês. 2003. p. 229-41.

O'Brodovich H. Pulmonary edema in infants and children. Curr Opin Pediatr 2005; 17:381-384.

Pediatric Advanced Life Support. Circulation 2005; 112:167- 87.

Sedy, Zicha J, Kunes J et al. Mechanisms of Neurogenic Pulmonary Edema Development. Physiol Research 2008; 57:499-506.

Singhi S. Sepsis-induced pulmonary edema: What do we know? Pediatr Crit Care Med. 2006; 7(3):289-290.

Staub NC. Pulmonary edema. Physiol Rev 1974; 54:678-679.

Thiagarajan RR, Laussen PC. Negative pressure pulmonary edema in children – pathogenesis and cinical management. Pediatr Anesthesia 2007; 17:307-310.

Uejima T. General Pediatric Emergencies: Acute Pulmonary Edema. Anesthesiology Clins of North América 2001; 19(2).

Woods WA, McCulloch MA. Cardiovascular Emergencies in the Pediatric Patient. Emerg Med Clin N Am 2005; 23:1233-49.

SEÇÃO VI

Emergências do Aparelho Respiratório

Coordenadores

Eduardo Jorge da Fonseca Lima
Carla Adriane Fonseca Leal de Araújo

CAPÍTULO 36

Laringotraqueobronquites

Rita de Cássia Coelho Moraes de Brito • Karla Danielle Xavier do Bomfim
Patrícia Gomes de Matos Bezerra

CONCEITO E EPIDEMIOLOGIA

O termo crupe é usado para descrever uma variedade de condições respiratórias na criança, incluindo laringite, laringotraqueíte (LT), laringotraqueobronquite (LTB), crupe espasmódico, epiglotite e traqueíte bacteriana. Em conjunto, essas doenças podem ser referidas como síndrome do crupe (SC). No passado, o termo crupe também foi aplicado para descrever os quadros de laringite diftérica ou crupe membranoso. Atualmente, alguns autores preferem usar o termo crupe referindo-se apenas às LT ou LTB virais.

A SC é caracterizada por estridor inspiratório, tosse, rouquidão e graus variáveis de dispneia. Esses sintomas podem resultar de inflamações da laringe e da via aérea subglótica. Em geral, é considerada uma doença autolimitada, usualmente com sintomas leves. No entanto, obstrução severa da via aérea superior, falência respiratória e óbito podem ocorrer numa minoria dos casos.

Estudos internacionais referem que a SC acomete principalmente crianças na faixa etária de 6 meses a 3 anos de idade, sendo pouco observada em escolares. A incidência anual estimada é de 2 a 6% das crianças. É mais observada em meninos (4:1). É estimado que 13% de todas as crianças possam apresentar um quadro de SC durante a infância, com pico de incidência para a LTB viral entre 1 e 2 anos e da epiglotite, entre 2 e 6 anos.

A maior parte dos casos de SC tende a ocorrer nos meses frios, com maiores incidências coincidindo com uma maior atividade do vírus *Parainfluenza* tipo 1 e menores picos ocorrendo durante os períodos de atividade do vírus sincicial respiratório (VSR) e do vírus *Influenza*. Estima-se que um percentual de 4% das crianças com SC necessitem de hospitalização e apenas uma em cada 170 das crianças hospitalizadas (ou seja, uma em cada 4.500 crianças com SC) necessite de intubação traqueal. A procura dos pacientes às emergências por sintomas de SC ocorre mais frequentemente entre 22 e 4 h da manhã.

O uso disseminado na população de vacinas contra agentes bacterianos invasivos (*H. influenzae* e *C. diphiteriae*) representou importante impacto na redução do número de casos graves de SC.

ETIOPATOGENIA

Os agentes virais são responsáveis pela grande maioria dos casos de SC, excetuando-se os casos de epiglotite, difteria (*Corynebacterium diphtheriae*) e traqueíte bacteriana. Em crianças com cobertura vacinal insatisfatória, a difteria deve ser lembrada em crianças com quadros de laringite.

A maioria das LTB é causada pelo vírus *Parainfluenza* tipo 1, seguida pelos tipos 2 e 3. O vírus *Parainfluenza* tipo 1 é considerado o principal agente etiológico da forma epidêmica; o tipo 2 causa quadros mais brandos e o tipo 3 causa casos esporádicos de LTB que tendem a ter sintomatologia mais severa em comparação com os tipos virais 1 e 2.

Um grande número de vírus que causam doença típica das vias aéreas inferiores também pode ser a causa de quadros respiratórios das vias aéreas superiores (VAS), incluindo a SC: os vírus respiratório sincicial e o *Adenovírus* são causas relativamente frequentes de SC.

A LTB também pode ter causa bacteriana. O *Mycoplasma pneumoniae* foi implicado como agente etiológico em casos leves. Infecção bacteriana secundária pode ocorrer em crianças com LTB, LT ou laringotraqueobroncopneumonite. Os agentes bacterianos mais implicados nesses casos são *Staphylococcus aureus, Streptococcus pyogenes* e *S. pneumoniae.*

O *Staphylococcus aureus* é o principal agente da traqueíte bacteriana que, em alguns casos, pode ter etiologia inicialmente viral.

O *Haemophilus influenzae* tipo b (Hib) era o agente etiológico mais importante da epiglotite, antes da utilização em massa da vacina anti-Hib em crianças. A *Pseudomonas aeruginosa* e espécies de *Candida* podem estar associadas à epiglotite no hospedeiro imunocomprometido. Casos raros podem ser causados por: *Herpes simplex* (HSV) tipo 1, vírus *Parainfluenza* tipo 3 e vírus *Influenza* B.

Fatores ligados ao hospedeiro que podem contribuir para o desenvolvimento da SC incluem uma maior suscetibilidade da criança à obstrução da via aérea superior e possíveis variações na resposta imunológica.

Em comparação com os adultos, a criança apresenta diferenças anatômicas e funcionais que predispõem ao desenvolvimento de insuficiência respiratória aguda, como: calibre das vias aéreas diminuído; ângulo formado entre a glote e a epiglote mais agudo; tecido submucoso supraglótico frouxo; cartilagem supraglótica menos rígida; região infraglótica mais rígida.

Outros fatores ligados ao hospedeiro que predispõem a significante redução do calibre das VAS incluem: obstrução anatômica (estenose subglótica, membrana laríngea); hiperatividade das vias aéreas (possivelmente agravada pela atopia, como sugerido para crianças com crupe espasmódico ou recorrente); papilomas de laringe; cicatrizes pós-intubação.

Os vírus que causam SC infectam o epitélio das mucosas nasais e faríngeas e disseminam-se localmente, ao longo do epitélio respiratório para a laringe e a traqueia.

A marca anatômica da LT é a redução da luz traqueal na região subglótica. Esta porção da traqueia é circundada por um firme anel cartilaginoso que, na vigência de processo inflamatório, reduz a luz no local. Associada a esta redução "fixa" do calibre da via aérea, existe uma obstrução mecânica da traqueia extratorácica abaixo do anel cartilaginoso que pode ocorrer quando a criança chora ou fica agitada. A obstrução dinâmica ocorre em combinação com a alta pressão negativa existente na traqueia distal extratorácica e com a menor complacência da parede da traqueia na criança.

No crupe espasmódico, achados de laringoscopia demonstram edema não inflamatório, sugerindo que não há envolvimento viral direto no epitélio traqueal.

Pacientes com traqueíte bacteriana têm superinfecção bacteriana que leva à supuração dentro do lúmen da traqueia subglótica. Podem ocorrer ulcerações, pseudomembranas e microabscessos na superfície da mucosa. Os tecidos supraglóticos são geralmente normais.

A epiglotite é, usualmente, uma celulite da epiglote, ariepiglote e tecidos adjacentes. O processo inflamatório causa edema e expansão dos tecidos inflamados, obstruindo a entrada de ar na laringe, dificultando a fase inspiratória, podendo levar a hipoxemia e hipercapnia. A região subglótica, usualmente, não é afetada. Em infecções por *H. influenzae*, a bacteremia pode ocorrer em cerca de 75% dos casos.

DIAGNÓSTICO E CONDUTA NA EMERGÊNCIA

O diagnóstico da SC é clínico, baseado na presença de tosse estridente ou "ladrante", rouquidão, estridor e graus variáveis de dispneia.

O diagnóstico, portanto, é sugerido pela história clínica e pelo exame físico. Tipicamente, o diagnóstico laboratorial não se faz necessário, sendo reservado para os casos mais severos para guiar o manejo dos pacientes.

Elementos importantes da história clínica a serem abordados são os fatores associados a uma maior gravidade da doença: início súbito; progressão rápida dos sintomas (em menos de 12 horas); episódios prévios de SC; anomalias subjacentes das vias aéreas; condições clínicas que predispõem à falência respiratória (p. ex., doenças neuromusculares).

Na avaliação clínica do paciente com obstrução da via aérea superior alguns aspectos do exame físico são úteis para avaliar diferentes graus gravidade da doença.

Na inspeção, devem ser observados: o aspecto geral, a posição adotada pela criança (preferência por permanecer sentada, retificando as vias aéreas, com o pescoço em leve flexão e a cabeça levemente estendida, como se quisesse cheirar algo [*sniffing position*], significa obstrução da via aérea superior); a qualidade da voz (rouquidão; choro com potência diminuída; voz "camuflada", como se estivesse com uma "batata quente" na boca, sugestiva de epiglotite, abscesso retrofaríngeo ou abscesso peritonsilar); estridor em repouso (sinal de alerta para a obstrução de VAS), intensidade de dispneia (sinais de aumento importante do trabalho respiratório, que incluem: retrações subcostais e supraesternais, batimento de asas de nariz, gemido e uso de musculatura acessória); volume tidal (verificar se há boa expansão pulmonar, indicando a adequada entrada de ar); presença de cianose central (sugere hipoxemia); estado de hidratação (pode estar comprometido pelo aumento das perdas insensíveis associado à diminuição da ingesta oral).

O exame pulmonar pode revelar a existência de outros sons respiratórios, além do estridor; a presença de estertores pulmonares sugere acometimento do trato respiratório baixo (LTB, LTBP, traqueíte bacteriana).

O exame da orofaringe pode detectar os seguintes sinais: epiglote hiperemiada e edemaciada (sugestivo de epiglotite); hiperemia da orofaringe (leve na LT e mais pronunciada na epiglotite ou laringite); salivação excessiva (sugestiva de epiglotite); membrana difitérica (na difteria); assimetria de tonsilas palatinas ou desvio da úvula (sugestivo de abscesso peritonsilar); edema de linha média ou unilateral da parede posterior da faringe (abscesso retrofaríngeo); linfonodos cervicais aumentados de volume (sugestivos de abscesso retrofaríngeo ou abscesso peritonsilar); outros sinais físicos sugestivos de quadros virais (exantema, conjuntivite, faringite exsudativa e adenopatia são sugestivos de infecção por *Adenovirus*); otite média (aguda ou com efusão) pode estar presente em processo bacteriano secundário.

A confirmação radiográfica da SC não é requerida pela vasta maioria dos pacientes. As radiografias de tórax e/ou traqueia superior devem ser solicitadas nos casos de falhas na resposta terapêutica, curso atípico da doença, suspeita de aspiração/deglutição de corpo estranho (apesar de a maior parte dos corpos estranhos serem radiopacos) e recorrência dos sintomas.

Nas crianças com LTB, um Rx do tórax em incidência posteroanterior evidencia estreitamento da traqueia superior na região subglótica, e a incidência lateral demonstra distensão da hipofaringe durante a inspiração e o estreitamento subglótico (Figs. 36-1 e 36-2). A epiglote tem aparência normal nesses casos.

Na traqueíte bacteriana, a radiografia lateral da região cervical pode demonstrar sinais inespecíficos de edema, membranas intraluminares e irregularidades da parede da traqueia (Fig. 36-3).

Na epiglotite bacteriana, os achados clássicos da radiografia lateral do pescoço incluem: aumento de volume da epiglote ("sinal do polegar" – Fig. 36-4), espessamento das pregas aritenoepiglóticas e distensão da hipofaringe.

A avaliação da criança deve incluir os sinais vitais e a oximetria de pulso.

Crianças portadoras de anomalias estruturais das VAS devem ser consideradas de maior risco, pois podem ter predisposição a quadros mais severos.

A necessidade de intubação traqueal deve ser antecipada em crianças que apresentam progressiva deterioração do quadro respiratório.

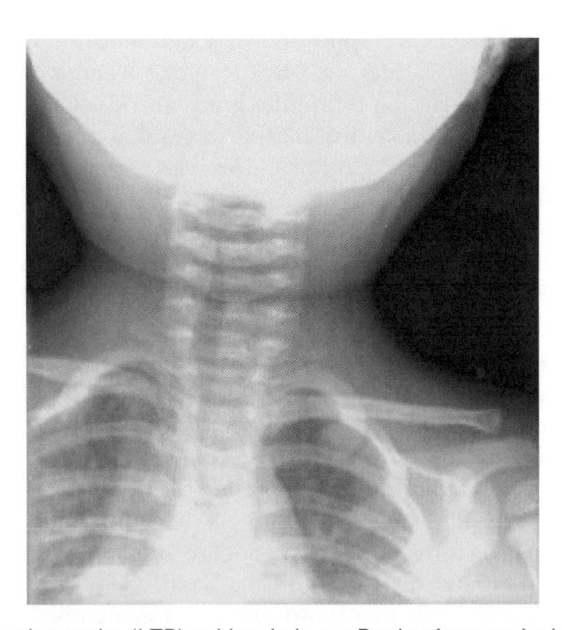

Fig. 36-1 Laringotraqueobronquite (LTB) evidenciada em Rx de tórax em incidência posteroanterior, em que se observa redução da luz da traqueia superior. Estes achados também podem ser simulados em crianças normais nas diferentes fase da respiração. (Fonte: http://www.uptodate.com/online/content/author.do?topicKey=pedi_id/22768.)

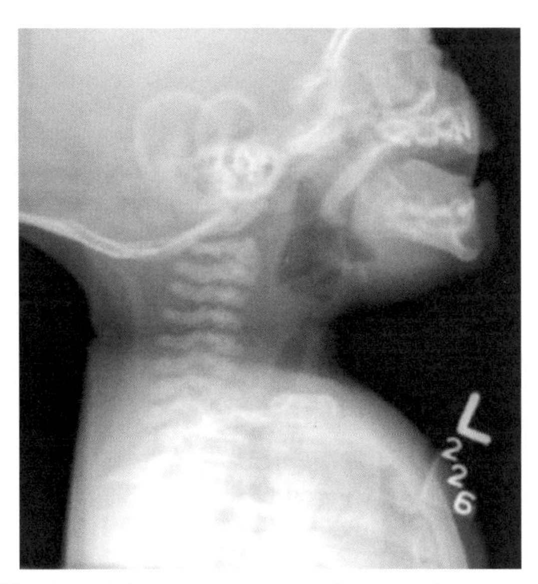

Fig. 36-2 Vista radiográfica lateral do pescoço mostrando o estreitamento subglótico e a distensão da hipofaringe, ambos sinais consistentes de laringotraqueíte. (Fonte: http://www.uptodate.com/online/content/author.do?topicKey=pedi_id/22768.)

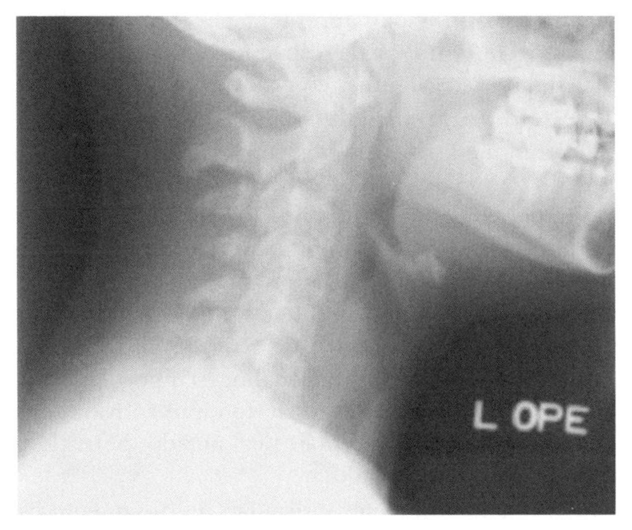

Fig. 36-3 Vista radiográfica lateral do pescoço mostrando as membranas intraluminais e as irregularidades na parede traqueal em um paciente com traqueíte bacteriana. (Fonte: http://www.uptodate.com/online/content/author.do?topicKey=pedi_id/22768.)

A falência respiratória pode ser identificada a partir dos seguintes sinais: fadiga; retrações marcantes da musculatura torácica durante o trabalho respiratório (importante: as retrações podem diminuir com o aumento da obstrução, associadas à diminuição da entrada de ar nos pulmões); diminuição ou desaparecimento dos sons respiratórios; redução do nível de consciência; taquicardia desproporcional à febre; cianose ou palidez.

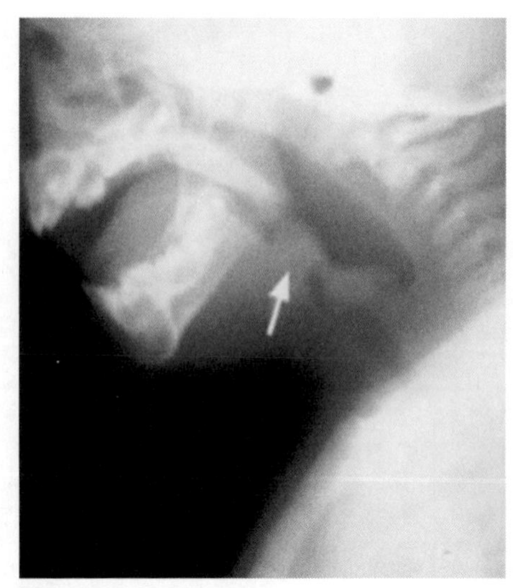

Fig. 36-4 Radiografia lateral do pescoço demonstrando a epiglote edemaciada ("sinal do polegar") em criança com epiglotite secundária ao *Haemophilus influenzae* tipo b. (Fonte: http://www.uptodate.com/online/content/author.do?topicKey=pedi_id/22768.)

A apresentação clínica da SC depende do tipo específico da doença e do grau de obstrução da via aérea superior.

O Quadro 36-1 resume as principais apresentações clínicas da SC, bem como os diagnósticos diferenciais mais frequentes e seus respectivos tratamentos.

O tratamento da LTB merece algumas considerações:

- O benefício dos corticoides no tratamento da LTB está bem estabelecido. Revisões sistemáticas demonstraram que houve melhora na severidade e na redução do tempo da doença, decréscimo do tempo de permanência na emergência, diminuição das internações hospitalares e da necessidade de intubação traqueal. Houve também menor número de readmissões hospitalares ou visitas ambulatoriais nas semanas subsequentes à alta hospitalar. Os corticoides administrados por via oral, bem como por via endovenosa ou intramuscular, foram igualmente efetivos; uma dose única de dexametasona pode ser o suficiente requerido para a maioria dos casos.
- Atualmente, muitos centros utilizam a adrenalina e o corticoide para tratar crianças com LTB. A adrenalina age primeiro, produzindo rápido alívio dos sintomas até que os corticoides comecem a agir por tempo mais prolongado, persistindo esta ação após o desaparecimento dos efeitos da adrenalina.
- A nebulização com adrenalina deve ser indicada criteriosamente e ser reservada para crianças com episódios moderado a grave. A dose da L-adrenalina é de 5 mL da solução de 1:1.000 (1 mg/mL), via nebulização, por 10 minutos, e oxigênio com fluxo de 6 a 8 litros/minuto. Deve ser usada cautelosamente em pacientes com taquicardia e outras patologias cardíacas, como tetralogia de Fallot ou obstrução de saída ventricular, por causa dos possíveis efeitos adversos.
- Recentes revisões e avaliações de recomendações sugerem que é seguro liberar uma criança que recebeu nebulização com adrenalina na emergência após 3 ou 4 horas de observação, se houve desaparecimento do estridor, se apresenta nível de consciência e cor normais e se recebeu uma dose de dexametasona por via oral ou intramuscular.

Quadro 36-1 Apresentação clínica, tratamento e diagnóstico diferencial da síndrome do crupe

Diagnóstico	Apresentação clínica	Exame oral	Tratamento
Laringotraqueobronquite viral	Início insidioso como leve infecção de VAS — coriza, obstrução nasal — mas, após 12 a 48 horas, progride para tosse ladrante, rouquidão, disfonia ou afonia e um estridor inspiratório de grau variável. As manifestações gerais de infecção – febre, toxemia, astenia – não são marcantes	Orofaringe normal ou com hiperemia	Vide algoritmo de tratamento (Fig. 36-5).
Crupe espasmódico	Tem natureza recorrente. Não há pródromo de infecção viral, surge ao final da tarde ou à noite e regride espontaneamente. Raramente leva à hipoxemia	Orofaringe normal	Orientações aos pais. Melhora espontânea. Pode ser usada a nebulização com soro fisiológico a 0,9%
Epiglotite aguda	Início abrupto. Febre alta, dor para deglutir a própria saliva; posição adotada: sentada, com "fome de ar, como se quisesse cheirar algo" (*sniffing position*); salivação excessiva, estridor, dispneia e toxemia	Epiglote muito edemaciada, cor de cereja e edema das pregas aritenoepiglóticas; assegurar via aérea artificial, antes do exame da cavidade oral, pois este pode desencadear espasmo da epiglote	Cloranfenicol 100 mg/kg/dia + ampicilina 200 mg/kg/dia. ou cefotaxime 100-200 mg/kg/dia ou cefuroxime 75-150 mg/kg/dia, por um período de 10 dias
Traqueíte bacteriana	Febre alta e toxemia refratária ao tratamento clínico; estridor; tosse rouca	Hiperemia da orofaringe	Admisão em UTI para intubação e aspiração cuidadosas das secreções. Tratamento por 10 dias com oxacilina (100 a 200 mg/kg/dia) + cloranfenicol 100 mg/kg/dia ou cefalosporina de 3ª geração
Laringite viral	Usualmente, ocorre em crianças mais velhas e adultos e, de forma similar à LTB, frequentemente tem causa viral; inflamação está limitada à laringe e manifesta-se clinicamente por rouquidão	Orofaringe normal ou com hiperemia	Melhora espontânea com repouso vocal ou ar umidificado
Malformação congênita da via aérea	Episódios recorrentes de sintomas e sinais de SC com duração superior a 5 dias. Início nas primeiras semanas de vida da criança. Exemplos: laringomalacia, membrana laríngea, paralisia das cordas vocais, anel vascular, hemangioma, entre outros	Orofaringe normal ou com sinais de comprometimento contíguo (p. ex., hemangioma)	Tratamento específico

Continua

Quadro 36-1 Apresentação clínica, tratamento e diagnóstico diferencial da síndrome do crupe (*continuação*)

Diagnóstico	Apresentação clínica	Exame oral	Tratamento
Corpo estranho	Início súbito com crises de tosse, engasgos, sufocação. Se inalado, pode localizar-se na laringe, produzindo rouquidão e estridor; se deglutido, o corpo estranho pode alojar-se na porção superior do esôfago, resultando em distorção da traqueia extratorácica, produzindo tosse "ladrante" e estridor	Orofaringe normal	Retirada do corpo estranho
Laringite diftérica	História de imunização antidiftérica inadequada; pródromo de 3 dias de sintomas de faringite; febre baixa, rouquidão, tosse "ladrante", estridor e disfagia; característica membrana faríngea ao exame da orofaringe	Membrana difitérica	Penicilina G cristalina (100.000 U/kg/dia), endovenosa, ou penicilina G procaína (25.000-50.000 U/kg/dia), intramuscular, por 14 dias
Laringoedema alérgico	Início súbito, sem antecedentes de febre ou sintomas de VAS; primeiros sintomas podem ser o edema de lábios e língua, *rash* urticariforme, disfagia sem rouquidão e, algumas vezes, estridor inspiratório; pode haver história de alergia ou quadro semelhante prévio, história de uso de medicações ou inalação de substâncias	Edema em lábios e orofaringe	Tratamento da crise alérgica (adrenalina, corticoide, anti-histamínico); ver capítulo específico sobre corticoide anti-histamínico
Abscesso retrofaríngeo	Toxemia variável, linfonodos cervicais dolorosos e aumentados de volume, extensão do pescoço, tosse rouca usualmente ausente	Edema e hiperemia de linha média ou unilateral da parede posterior da faringe	Antibioticoterapia empírica para *S. aureus*, estreptococos e anaeróbios
Abscesso peritonsilar	Toxemia variável, linfonodos cervicais dolorosos e aumentados de volume, extensão do pescoço, tosse rouca usualmente ausente	Assimetria de tonsilas palatinas ou desvio de úvula	Internamento; antibioticoterapia empírica para estreptococo beta-hemolítico do grupo A; drenagem do abscesso pode ser necessária

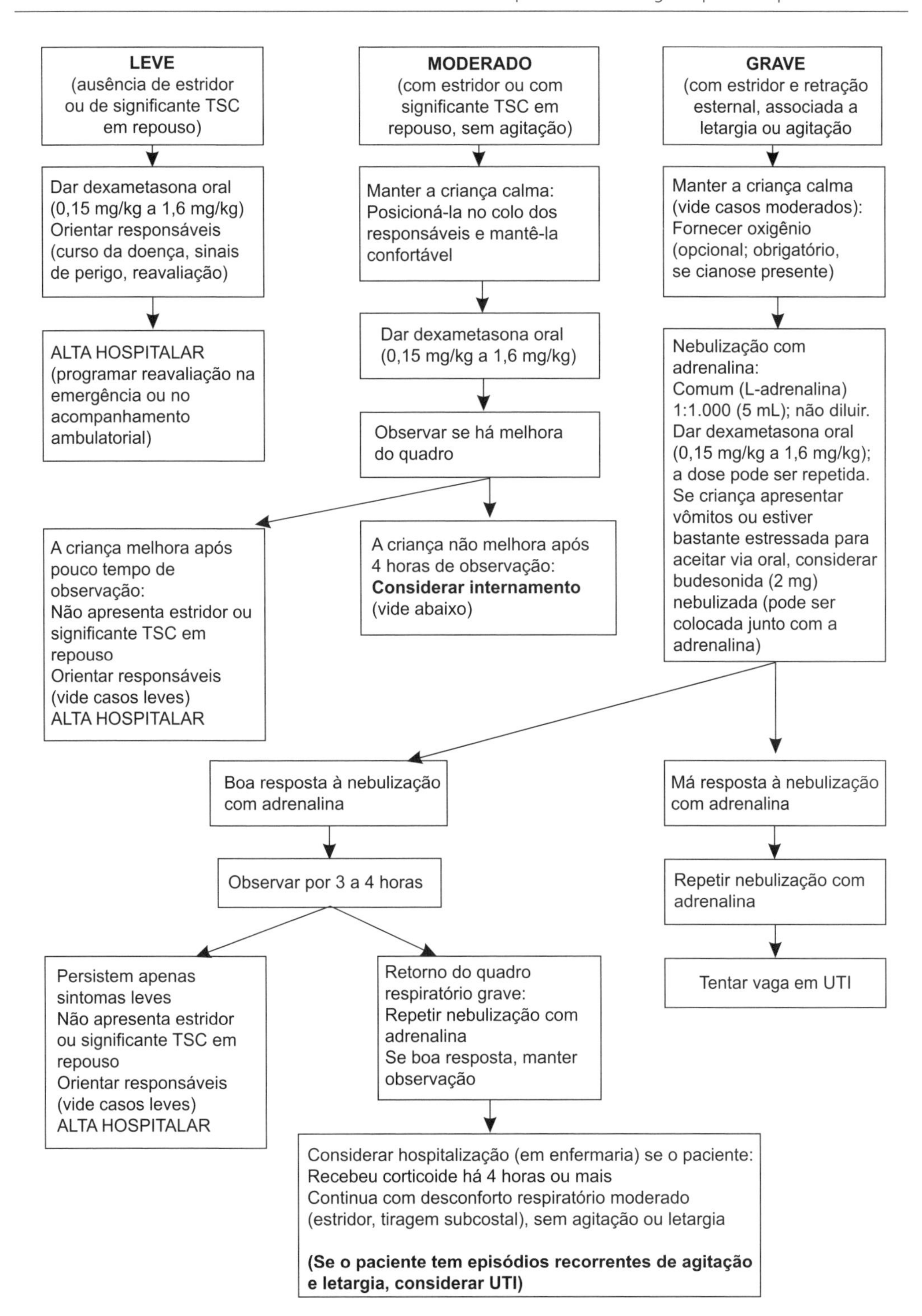

Fig. 36-5 Algoritmo de tratamento da laringotraqueobronquite viral na emergência (adaptado de Ref. 5: Paediatr Child Health, 2007; 12(6):473-477).

COMPLICAÇÕES

As principais complicações da SC incluem: *edema pulmonar,* após o alívio da obstrução das vias respiratórias; *barotraumas,* após traqueostomia ou intubação traqueal; *granuloma* ou *estenose subglótica,* após intubação traqueal; *encefalopatia hipóxico-isquêmica*; *óbito.*

REFERÊNCIAS

Bjornson CL, Johnson DW. Croup in the paediatric emergency department. Paediatr Child Health 2007; 12(6):473-477.

Britto MCA, Bezerra PGM, Barbosa SMF. Epiglotite, Laringotraqueobronquite viral e espasmódica e traqueíte bacteriana. In: Alves JGB, Ferreira OS, Maggi RS (eds.). Pediatria: Fernando Figueira. Recife: Medsi, 2004:604-608.

Moore Michael, Little Paul. Humidified air inhalation for treating croup. Cochrane Database of Systematic Reviews. In: The Cochrane Library, Issue 2, Art. No. CD002870. DOI: 10.1002/14651858.CD002870.pub3 http://cochrane.bvsalud.org/cochrane/show.php?db=reviews_en&mfn=&id=_ID_CD002870&lang=pt&dblang=en&lib=COC. Acesso: 07/07/2009.

Moore M, Little P. Humidified air inhalation for treating croup: a systematic review and meta-analysis. Family Practice 2007; 24(4):295-301; doi:10.1093/fampra/cmm022.

RACGP.org [site na internet]. Austrália: Mazza D, Wilkinson F, Turner T, Harris C. Evidence based guideline for the management of croup. http://www.racgp.org.au/Content/NavigationMenu/Publications/AustralianFamilyPhys/2008issues/afp200806paediatricconditions/200806supplementcroup.pdf. Acesso: 07/07/2009.

Russell KF, Wiebe N, Saenz A, Ausejo SM, Johnson DW, Hartling L, Klassen TP. Glucocorticoids for croup. Cochrane Database of Systematic Reviews. In: The Cochrane Library, Issue 2, Art. No. CD001955. DOI: 10.1002/14651858.CD001955.pub1http://cochrane.bvsalud.org/cochrane/show.php?db=reviews_en&mfn=&id=_ID_CD001955&lang=pt&dblang=en&lib=COC. Acesso: 07/07/2009.

Woods CH. Clinical features, evaluation, and diagnosis of croup. http://www.uptodate.com/online/content/author.do?topicKey=pedi_id/22768. Acesso: 07/07/2009.

Woods CH. Epiglotitis. http://www.uptodate.com/online/content/author.do?topicKey=pedi_id/15899. Acesso: 07/07/2009.

Worrall G. Croup. Can Fam Physician 2008; 54(4):573-574.

CAPÍTULO 37

Tosse Aguda

Rita de Cássia Coelho Moraes de Brito

Tosse é um sintoma frequente na prática pediátrica, sendo uma das queixas mais comuns no atendimento do ambulatório de pediatria. É um sintoma que causa grande ansiedade e angústia, pois afeta negativamente o sono e leva a preocupações por parte dos pais, desde o medo de a criança morrer asfixiada à possibilidade de que seu filho seja portador de doença pulmonar permanente. É motivo de grande número de absenteísmo escolar e falta ao trabalho pelos pais, e ainda uma das principais causas de uso inadequado e desnecessário de medicação na faixa etária pediátrica, gerando grande custo ao serviço de saúde pela realização de exames complementares.

A tosse é um importante mecanismo de defesa do trato respiratório, assim como o sistema mucociliar, as enzimas e o sistema linfático e os mecanismos imunes, que, juntos, formam excepcional barreira para os vários tipos de agressões que continuamente atingem o aparelho respiratório. A tosse e o sistema mucociliar são os principais mecanismos de depuração para a proteção das vias aéreas inferiores com relação à entrada de partículas oriundas do meio ambiente. Crianças saudáveis apresentam em média 11 episódios de tosse a cada 24 horas. Vários são os benefícios da tosse, destacando-se: eliminação das secreções das vias aéreas; proteção contra aspiração de elementos, secreções e corpo estranho; proteção contra arritmias potencialmente fatais. Porém a tosse também pode estar envolvida na disseminação de micro-organismos presentes nas vias aéreas, permitindo a transmissão de diversas doenças e ser o sintoma de alerta para doença pulmonar ou extrapulmonar.

Tossir é um ato reflexo, iniciado pelo estímulo dos receptores da tosse que se encontram em toda a mucosa das vias aéreas superiores até a bifurcação dos brônquios de médio calibre, seios paranasais, conduto auditivo externo, membrana timpânica, pleura, pericárdio, diafragma, estômago e esôfago. Os estímulos irritativos (químico, mecânico, térmico e inflamatório) nesses receptores são transmitidos através do nervo vago até um centro da tosse no cérebro que fica difusamente localizado na medula. Não se sabe ao certo o local exato desse centro, de onde partem os impulsos eferentes através dos nervos vago, frênico e outros nervos motores, estimulando a laringe, a árvore traqueobrônquica e os músculos constritores torácicos e abdominais e desencadeando o ato de tossir.

A tosse se inicia com uma inspiração profunda e rápida, ficando esse ar aprisionado nos pulmões em seguida ao fechamento da glote e das cordas vocais. Ocorre a contração dos músculos expiratórios (abdominais, intercostais), levando à rápida elevação dos níveis pressóricos pulmonar e das regiões subglóticas, pleural, abdominal, circulatória, cerebral e intraocular. A glote se abre repentinamente e, pela alta pressão na caixa torácica, ocorrerá a passagem de um fluxo rápido de ar que removerá as secreções respiratórias. Esse mecanismo pode ocorrer voluntária ou involuntariamente.

O sistema respiratório da criança difere no adulto em vários aspectos. O diâmetro da via respiratória subglótica é menor que o da supraglote em 92% das crianças. A forma arqueada e quase a metade da prega vocal, por ser rígida, reduzem a capacidade vibratória da estrutura e limitam o seu uso como um órgão fonador. Uma diferença básica observada no trato vocal infantil com relação ao do adulto é a posição mais alta da laringe no pescoço, o que permite respirar e deglutir, simultaneamente, até à idade aproximada de 3 a 4 meses. A traqueia, também curta, torna-se vulnerável à entrada de bactérias e substâncias irritantes, pois o ar segue direto da cavidade nasal para os pulmões. Existe um alinhamento relativamente horizontal da caixa torácica, que tem a forma arredondada, e por sua natureza cartilaginosa e seu ângulo horizontal de inserção do diafragma dificulta ação dos músculos intercostais e auxiliares.

As vias aéreas têm diâmetro reduzido: 0,4 mm dos brônquios e 0,1 mm dos bronquíolos, comparando-se com 12 mm e 0,6 mm nos adultos; existe maior número de glândulas mucosas no epitélio, menor quantidade de elastina e colágeno no interstício e menor número de alvéolos e comunicações interalveolar e bronquíolo-alveolar.

Portanto, uma pequena quantidade de muco e edema nas vias respiratórias desses pacientes leva a uma resistência ao fluxo aéreo aumentada. Nas vias aéreas de um lactente, um edema de 1 mm de circunferência resulta em uma redução de 50% do diâmetro e do raio das vias aéreas, em comparação com uma redução de 20% nas vias aéreas do adulto. Condições resultantes em acúmulo de muco nas vias aéreas da criança podem levar à angústia respiratória significativa.

Durante o aumento do esforço respiratório, retrações torácicas são vistas em crianças. Retrações torácicas podem contribuir para a angústia respiratória, aumentando o trabalho da respiração e reduzindo a eficiência da ventilação. Os músculos intercostais são subdesenvolvidos, e sua função principal é estabilizar o tórax até quando os músculos respiratórios estão desenvolvidos e tornam-se aptos para o trabalho da respiração. Crianças utilizam a respiração diafragmática (respiração abdominal) até os 7 anos, quando esta será substituída pela respiração torácica. Os imaturos e débeis músculos da respiração na criança fazem sua tosse ser menos enérgica e eficaz na desobstrução das vias respiratórias na presença de secreção ou de corpo estranho.

A tosse pode ser classificada, quanto ao tempo de duração, em **aguda** – tosse com duração menor que 3 semanas; **subaguda** – que tem duração de 3 a 4 semanas (neste grupo geralmente estão incluídos os pacientes com tosse que persiste após a infecção); e tosse **crônica**, que tem duração de mais de 4 semanas.

Quanto às suas **características**, a tosse pode ser **seca**. Quando não há presença de secreções, a tosse é irritativa, podendo ser paroxística, estridulosa, ladrante etc. Algumas causas de tosse seca são asma, aspiração de corpo estranho, irritantes inalatórios e agentes como *B. pertussis, Chlamydia* e outros. A tosse seca pode evoluir para produtiva.

Tosse **produtiva** é caracterizada pela presença de secreção. Na criança pequena, a secreção será arremessada à boca, e como a mesma não sabe escarrar, realizará a deglutição desse conteúdo, ou o eliminará por vômito. Algumas doenças caracterizam-se por levar à produção maior de secreções no nível do trato respiratório, determinando o tipo de tosse produtiva, como pode ser observado em infecções virais, bacterianas, discinesia ciliar primária, fibrose cística, fístulas traqueoesofágicas, doença do refluxo gastroesofágico (DRGE), infecções respiratórias recorrentes etc.

Quanto à **eficácia**, a tosse será **eficaz** quando desempenhar adequadamente sua função de toalete do aparelho respiratório; quanto maior for a fase inspiratória da tosse, melhor será seu papel na expulsão de secreções. A tosse **ineficaz** ocorre na presença de fatores que interfiram no reflexo da tosse ou alterem a sua capacidade de limpeza da via respiratória. É o que ocorre em pessoas que têm a musculatura respiratória comprometida por lesões neuromusculares, alterações na propriedade reológica do muco, deformidades da caixa torácica e das vias aéreas.

DIAGNÓSTICO

Tosse é um sintoma que pode ocorrer em uma grande variedade de patologias pulmonares e extrapulmonares, sendo de fundamental importância a elucidação de sua etiologia. Na investigação diagnóstica de tosse, uma história clínica detalhada abordando fatores de exposição ambiental (como fumo, poeira, odores fortes, fumaças, exposição a animais etc.), história parental e da criança de alergia (dermatite, alergia alimentar e medicamentosa, urticárias, rinites e asma), doenças respiratórias prévias (bronquiolite, pneumonias, tuberculose), melhora com uso de drogas, aspiração de corpo estranho, é fundamental para apontar em que direção o médico deve prosseguir na investigação da sua etiologia.

O diagnóstico está alicerçado na história clínica e em achados de exame físico para, a partir destes, direcionarem-se os exames laboratoriais a serem solicitados. A avaliação clínica é abrangente pela multiplicidade de causas e deve seguir a sequência normal e detalhada de uma consulta médica.

Inicialmente, a história clínica deve ser clara, precisa e ter cronologia com relação aos fatos e ao aparecimento dos sintomas. Alguns aspectos deverão sempre ser abordados no paciente com essa queixa: história neonatal, alimentação, engasgos, possibilidade de aspiração de corpo estranho, alergias, dermatites, contato com doentes de tuberculose, tratados ou não, história familiar de asma, bronquite, tosse crônica, fibrose cística, contato e/ou exposição a fatores ambientais (fumaça de cigarro, tinta fresca, almofadas, tapetes, carpetes, objetos guardados, mofo etc.), drogas utilizadas, tempo de uso, efeitos colaterais observados e respostas (agentes betabloqueadores, inibidores da ECA, drogas antineoplásicas, nitrofurantoína etc.). Importante é caracterizar o tipo de tosse, a sua intensidade, a interferência com o sono e com as outras atividades do dia, a duração e o aspecto da secreção, dentre outros. Na criança, geralmente, a tosse vem associada a outros sintomas que poderão guiar a investigação.

O exame físico deve ser minucioso e completo, incluindo a análise do crescimento pôndero-estatural, o desenvolvimento neurológico, malformações da caixa torácica e do abdome. Observar indícios de doença sistêmica, grave e crônica (hipóxia, baqueteamento digital, cianose e outros aspectos), alterações dermatológicas, cardíacas e abdominais que sugiram doença sistêmica. A semiótica respiratória deve ser incluir inspeção, palpação e ausculta detalhadas.

No roteiro diagnóstico da tosse aguda na infância, a história clínica é fundamental, pois fornece informações preciosas, fazendo com que muitas vezes a radiografia de tórax não seja um exame necessário, de modo diferente da investigação da tosse crônica.

Devido à multiplicidade das causas de tosse, é imprescindível que se determine sua etiologia para que o tratamento seja direcionado à causa e não ao sintoma.

PRINCIPAIS CAUSAS DE TOSSE AGUDA

- Rinofaringite aguda.
- Faringite aguda.
- Laringite aguda.
- Laringotraqueobronquite aguda.
- Bronquiolite aguda.
- Asma.
- Otite média aguda
- Aspiração de corpo estranho.
- Pneumonias.
- Sinusite aguda.
- Exposição ao cigarro/irritantes.
- Infecções virais recorrentes (pré-escolares).
- Asma – tosse variante de asma.

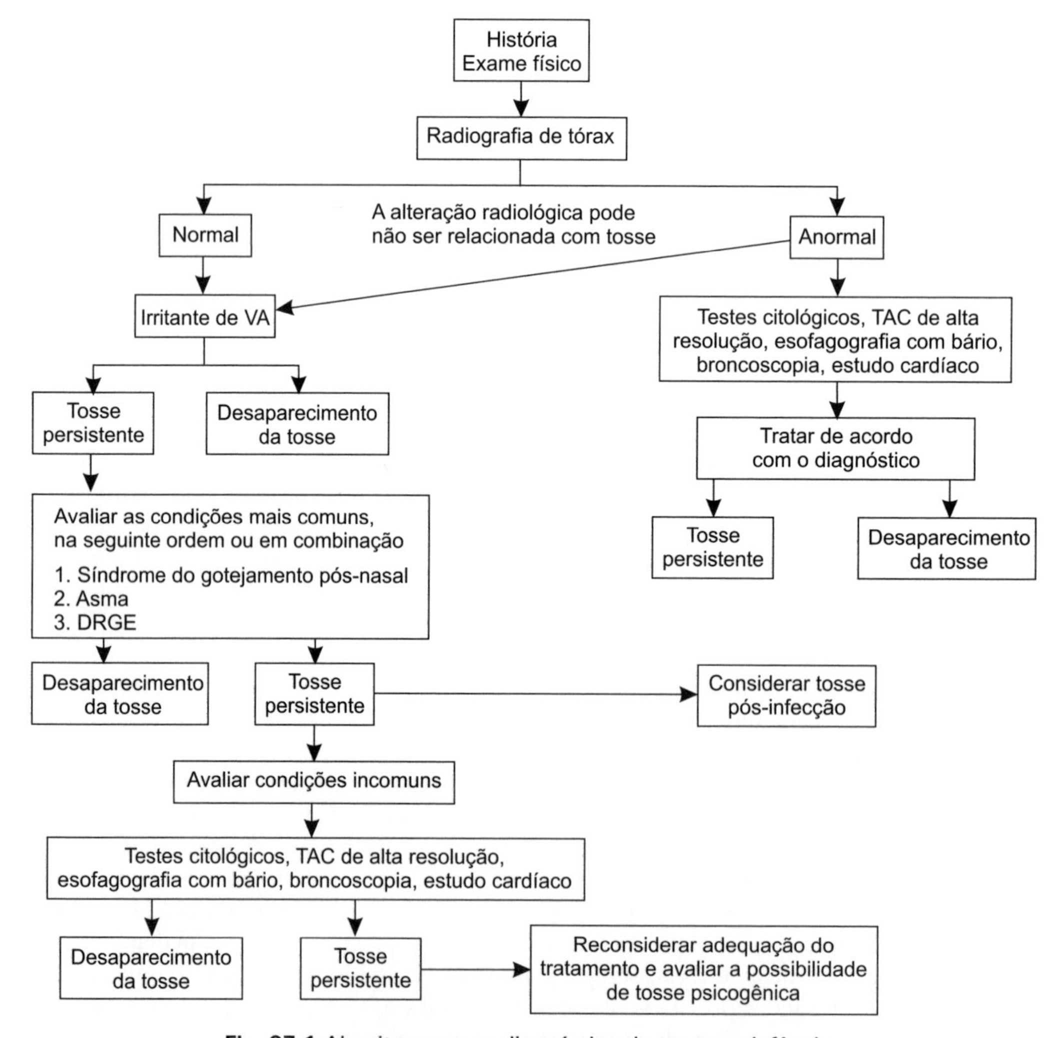

Fig. 37-1 Algoritmo para o diagnóstico de tosse na infância.

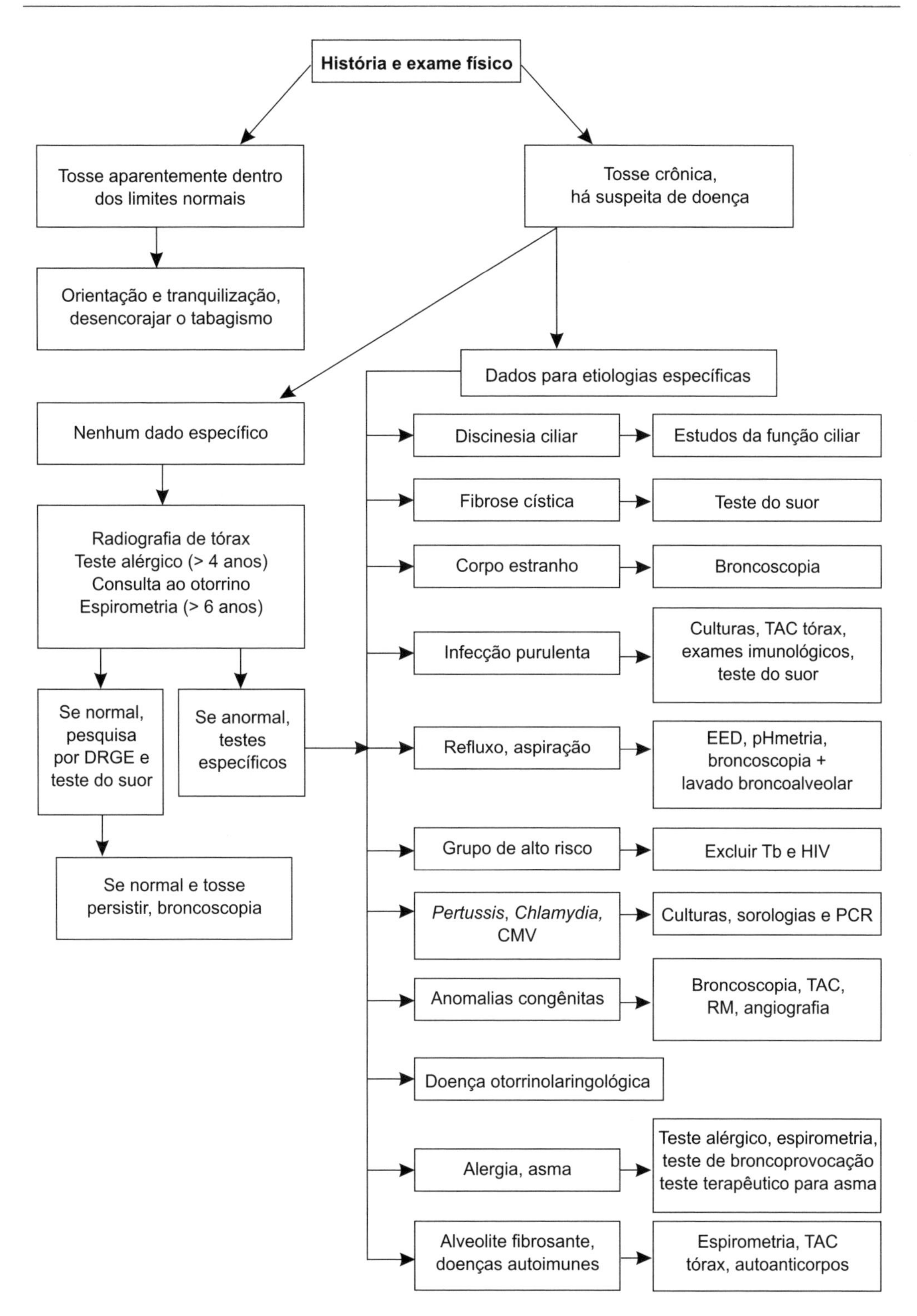

Fig. 37-2 Algoritmo para o diagnóstico diferenciaL de tosse crônica.

A maior parte das tosses em crianças pré-escolares é causada por infecções respiratória, sendo a segunda causa a crise de asma.

TRATAMENTO

Apesar de a tosse ser um sintoma incômodo, não se recomenda suprimi-la, pela sua função protetora da via respiratória. A tosse não é uma doença, mas um sintoma que carece de etiologia esclarecida. Estudos revelam que ocorre sucesso da terapêutica em 98% dos pacientes que tiveram a terapêutica direcionada para a etiologia da tosse.

Até o presente momento, estudos não têm comprovada a eficácia dos antitussígenos no tratamento da tosse na infância, e a dose terapêutica dessa classe de drogas é próxima das doses tóxicas, podendo causar sonolência, náuseas e depressão do sistema nervoso central. A codeína foi a droga antitussígena que se mostrou mais eficaz no controle da tosse em adultos, porém seu efeito em crianças é errático, e a dose terapêutica é próxima à dose tóxica. Três estudos, envolvendo 57, 50 e 100 crianças, avaliaram a eficácia de dextromethorphan e codeína com placebo nas doses única ou três tomadas ao dia. Em nenhum dos estudos houve diferença significativa que justifique o uso dessas drogas para o tratamento da tosse aguda quando comparada com o placebo.

Resultados semelhantes são observados em estudos de comparação de placebo com mucolíticos, anti-histamínicos e descongestionantes.

Os broncodilatadores (formoterol), assim como o brometo de ipratrópio e o cromoglicato, mostraram-se eficazes no tratamento da tosse; quando a etiologia da tosse se associa a situações de hiper-reatividade, como asma e exposição à fumaça ou a outros poluentes, resulta na eficácia dessas drogas para o controle da tosse.

Salientamos que deve ser muito cauteloso o uso dessas drogas, estando somente indicado e com ressalvas quando a tosse é irritativa e atrapalha o sono, exceto em crianças menores de 1 ano, nas quais o uso de antitussígenos, sobretudo opiáceos, aumenta o risco de depressão respiratória.

REFERÊNCIAS

Bricks L F, Judicious use of medication in children. J Pediatrr (Rio J) 2003; 79 (1):S107-S114.

Chang AB, Landau LI, Asperen PP, Glasgow NJ, Robertson CF, Marchant JM, Mellis CM. Cough in children: definitions and clinical of the Thoracic Society of Australia and New Zealand: MJA Vol 184 Nº 8, 17 april 2006.

Hay A D; Wilson A D; The natural history of acute cough in children aged 0 to 4 years in primary care: a systematic review. Britsh Journal of General Pratice, May 2002.

II Diretrizes Brasileiras no Manejo da tosse crônica. J Bras pneumol 2006; 32(6):S 403-S446.

Morice AH and committee members; The diagnosis and management of chronic cough. Eur Respir J 2004; 24:481-492.

Over-the-counter medications for acute cough in children and adults in ambulatory settings (Review) 11Copyright © 2009 The Cochrane Collaboration. Published by JohnWiley & Sons, Ltd.

CAPÍTULO 38

Infecções de Vias Aéreas Superiores

Eduardo Jorge da Fonseca Lima • Hegla Virginia Florêncio de Melo Prado
Rita de Cássia Coelho Moraes de Brito

INTRODUÇÃO

As infecções de vias aéreas superiores (IVAS) são muito comuns em crianças e uma das causas de maior procura nos serviços de pronto atendimento pediátrico, representando 20 a 40% de consultas em serviços de pediatria. Os lactentes podem apresentar 10 a 12 episódios de IVAS por ano, o que resulta em elevada morbidade nessa população em todo o mundo.

A maioria das IVAS têm etiologia viral e curso autolimitado, mas o desconhecimento sobre sua evolução natural e a pouca valorização dos dados obtidos pela anamnese e pelo exame físico e dos dados epidemiológicos levam ao uso abusivo de antibióticos para tratar essas infecções, principalmente em três situações: paciente com queixa de dor de garganta, criança que apresenta hiperemia de membrana timpânica ou, ainda, aquela que apresenta tosse com secreção e Rx de seios da face com velamento.

Uma melhor orientação dos pediatras no manejo clínico e terapêutico das crianças com IVAS, especialmente em serviços de pronto atendimento, é condição essencial para minimizar o uso excessivo de antibióticos e a emergência de micro-organismos resistentes a eles.

RESFRIADO COMUM (RINOSSINUSITE VIRAL)

Conceituação e epidemiologia

O resfriado comum é uma infecção viral aguda, autolimitada, que acomete o trato respiratório superior (mucosas nasal, paranasal e faríngea), constituído por um conjunto de sinais e sintomas característicos das vias aéreas superiores, que apresenta, na maior parte das vezes, curso benigno, mas, devido às diferentes etiologias virais, a evolução pode ser variada e algumas vezes apresentar maior gravidade, especialmente em pacientes de risco. Crianças são muito mais comumente acometidas, principalmente as que frequentam creches, sendo o número de episódios de resfriados por ano inversamente proporcional à idade do paciente.

É a infecção humana mais frequente, estimando-se que anualmente cerca de 25 milhões de indivíduos americanos procurem assistência médica por infecção de vias aéreas superiores não complicadas. Pode ocorrer em qualquer mês do ano, aumentando sua incidência nos meses de inverno, e as crianças são mais frequentemente afetadas, podendo ocorrer, em menores de 5 anos imunocompetentes, de cinco a oito episódios por ano e, habitualmente, com uma evolução mais prolongada do que nos adultos.

Um grupo especial de pacientes merece ainda maior atenção, os pacientes com alergias respiratórias, como asma e rinite alérgica, pois as crises se tornam mais frequentes e a associação de quadros virais e atopia traz desafios diagnósticos e incremento da morbidade entre as crianças.

Etiopatogenia

No início da década de 1980, a pesquisa etiológica pôde ser mais eficaz em razão da melhora dos métodos laboratoriais, capazes do cultivo e da identificação viral, o que permitiu identificar vários vírus implicados na etiologia do resfriado comum; porém, o agente patogênico mais intimamente implicado nesta situação é o rinovírus. Outros vírus também estão associados ao resfriado comum, como vírus respiratório sincicial, *Parainfluenza*, adenovírus e enterovírus, embora também possam estar relacionados com quadros de resfriado, apresentam, mais comumente, maior espectro de sintomas e diferentes gravidades, como bronquiolite (adenovírus, VRS), laringite (*Parainfluenza*) e herpangina (*Coxsackie*). Recentemente, tem sido associado ao metapneumovírus (HMPV) humano um quadro clínico do trato respiratório alto, assim como pneumonia viral e bronquiolite.

A transmissão do vírus pode ocorrer através da inalação de aerossol, contido em gotículas eliminadas durante tosse ou espirros, e também pelo contato de mãos contaminadas com a via aérea de indivíduos sadios por um período de tempo muito curto. Os vírus se depositam nas mucosas nasal e conjuntiva. Cerca de 2 dias após a inoculação viral, ocorre um afluxo de polimorfonucleares para a submucosa e o epitélio nasal, o que determinará a mudança na coloração da secreção nasal, que pode tornar-se esverdeada, não significando infecção bacteriana secundária, e aumento da permeabilidade vascular na submucosa nasal, resultando em obstrução.

Quadro clínico

A apresentação clínica do resfriado comum é variável conforme a faixa etária. Enquanto adultos apresentam sintomas caracterizados por congestão nasal predominante e febre habitualmente ausente, com duração em torno de 7 dias, crianças menores apresentam sintomas que podem persistir por até 14 dias. Nelas, a febre é comum nos primeiros 3 dias de doença, havendo ainda secreção nasal associada a espirros, tosse, irritabilidade, dificuldade para dormir e alimentar-se, com redução do apetite. Ao exame, podem ser observados hiperemia de orofaringe, conduto auditivo e amígdalas, adenomegalia cervical e roncos inspiratórios na ausculta pulmonar.

Nas crianças maiores, podem ocorrer rinorreia, dor de garganta, coriza, obstrução nasal, espirros, tosse seca e febre de intensidade variável, além de cefaleia, mialgias e calafrios. Alguns desses pacientes não apresentam quadro febril.

Diagnóstico

O diagnóstico é essencialmente clínico, dispensando, na maioria das vezes, a realização de exames complementares. O diagnóstico diferencial deve ser feito com a gripe, quadro sistêmico em que há decaimento significativo do estado geral da criança e maior duração do quadro febril; com a rinite alérgica, quadro crônico, manifestado principalmente por rinorreia hialina e sem febre, além das outras IVAS, como a rinossinusite bacteriana, devido à secreção nasal, que pode ter a mesma coloração e quantidade em ambas; e com a otite média aguda, na qual pode haver otalgia no resfriado comum devido ao quadro obstrutivo.

Tratamento

Tratamento geral: não há tratamento específico e eficiente direcionado para os vírus em geral até o momento. Porém, algumas medidas gerais podem ser adotadas, como repouso no período febril, higiene e desobstrução nasal, antitérmico e analgésico, para melhor conforto do paciente, e aumento da ingesta hídrica, para fluidificação das secreções. Irrigação nasal com solução salina através de gotas nasais nos lactentes e na forma de *spray* nasal nas crianças maiores pode ajudar a remover temporariamente as secreções nasais.

Em janeiro de 2008, o FDA publicou uma recomendação para o tratamento de resfriado comum, orientando que drogas como descongestionantes, antitussígenos e anti-histamínicos não fossem utilizadas, sobretudo em crianças menores de 2 anos de idade, tendo sido descritas três mortes em crianças menores de 6 meses no ano de 2005 atribuídas ao uso dessas medicações para o resfriado comum. O tratamento recomendado para as crianças com resfriado comum continua sendo o de suporte.

OUTROS TRATAMENTOS

- **Zinco:** a eficácia do zinco para o tratamento do resfriado comum ainda não está esclarecida. Os efeitos secundários do zinco podem incluir mau gosto, náuseas, irritação da garganta e diarreia.
- **Vitamina:** antigos estudos sobre o uso de grandes doses de vitamina C sugerem uma diminuição da duração dos sintomas do resfriado comum, mas esses estudos apresentavam problemas metodológicos. Uma revisão sistemática realizada em 2007 não comprova a eficácia do uso de vitamina C para o resfriado comum em crianças ou adultos.
- **Mel:** tem sido sugerido que uma única dose de mel ao deitar pode ser eficaz na redução da tosse noturna em crianças com IVAS. Porém, não há provas suficientes para recomendar mel como um tratamento para a tosse nas crianças com IVAS. Além disso, o mel deve ser evitado em crianças menores de 1 ano, devido ao risco de botulismo.
- **Terapia antibiótica (sistêmica ou tópica nasal):** não há papel para os antibióticos no tratamento do resfriado comum. Estes não impedem a infecção bacteriana secundária, podendo causar efeitos colaterais significativos, bem como contribuir para aumentar a

resistência antimicrobiana bacteriana. O uso de antibióticos deve ser reservado para as situações em que ocorrem infecções bacterianas secundárias, como otite média, sinusite e pneumonia.

OTITE MÉDIA AGUDA

Conceituação e epidemiologia

A otite média aguda (OMA), ou inflamação aguda da orelha média, é a doença bacteriana mais comum e o principal motivo de prescrição de antibióticos em países desenvolvidos. É estimado que mais de 80% das crianças apresentarão pelo menos um episódio de OMA antes dos 3 anos de idade e que aproximadamente 20% delas terão episódios recorrentes. O pico de incidência ocorre entre 6 e 12 meses de idade, com menor ocorrência em crianças maiores de 6 anos, pois a idade é um dos mais importantes fatores de risco para OMA. A suscetibilidade das crianças mais jovens pode ser explicada pela imaturidade do sistema imunológico, além das características da tuba de Eustáquio, que é mais curta e horizontalizada neste grupo. A ocorrência precoce de OMA (antes dos 6 meses de idade) é considerada fator de risco para OMA recorrente. Outros fatores de riscos relacionados com OMA são: malformações craniofaciais, imunodeficiências, frequência em creches e escolas, ausência de aleitamento materno, uso de mamadeira e tabagismo passivo.

Etiopatogenia

A maioria dos episódios de OMA em crianças relacionada com um quadro de infecção das vias aéreas superiores, que, associado à colonização bacteriana da nasofaringe e à disfunção da tuba de Eustáquio, permitem a invasão bacteriana da orelha média. A este cenário, acrescenta-se o sistema imunológico ainda em desenvolvimento, predispondo as crianças mais jovens a um maior risco de OMA.

Numerosos vírus e bactérias podem causar a OMA. Os vírus são isolados em aproximadamente 20% dos casos, enquanto a coinfecção com bactérias é encontrada em 65% das OMA. Entre os vírus, o coronavírus, o vírus sincicial respiratório, a adenovírus, o rinovírus, o *Influenza* e o *Parainfluenza* são os agentes causais mais frequentes; já com relação às bactérias, *S. pneumoniae* e *H. influenzae* são os patógenos mais comuns, implicados em até 80% dos casos, seguidos pela *M. catarrhalis*. O *S. pyogenes* pode ser encontrado em até 1 a 5% dos casos.

Quadro clínico

A OMA é geralmente precedida por uma infecção viral das vias aéreas superiores, compartilhando sintomas como febre, dor e irritabilidade com outras infecções respiratórias. A otalgia está presente em 50 a 75% das crianças com OMA, portanto sua ausência não exclui o diagnóstico. Constitui queixa de difícil avaliação em crianças pequenas, pois a dor costuma ser referida apenas a partir dos 2 anos de idade. Por outro lado, a otalgia também é referida em outras condições, por exemplo, na otite externa e na tonsilite. Anorexia, diminuição da atividade e vômitos são manifestações clínicas inespecíficas que podem fazer parte do quadro clínico. Há resolução dos sintomas da OMA em aproximadamente 60% das crianças após 24 horas e em 80% após 2 dias, independentemente do uso de antibióticos.

Alguns estudos sugerem que o envolvimento bilateral na otite média não é raro, sendo o quadro clínico frequentemente mais grave, em comparação com a otite unilateral. O *H. influenzae* não tipável é o agente etiológico mais comumente isolado nos casos de otite bilateral.

Diagnóstico

O diagnóstico clínico da OMA oferece algumas dificuldades, por conta dos sinais e sintomas, que podem ser semelhantes aos de outras infecções das vias aéreas superiores, além do fato de se basear principalmente na visualização (otoscopia), o que requer bons instrumentos e experiência. É recomendável realizar a otoscopia com a criança sentada no colo da mãe, para que a mesma se sinta mais segura, ao mesmo tempo em que há uma adequada contenção, facilitando o exame.

Para o diagnóstico de OMA, há necessidade da presença dos seguintes elementos:

- História de surgimento agudo dos sinais e sintomas.
- Presença de efusão na orelha média, evidenciada por qualquer um destes achados:
  - Abaulamento da membrana timpânica.
  - Ausência ou limitação da mobilidade da membrana timpânica (para a avaliação da mobilidade timpânica, faz-se a otoscopia pneumática, com um otoscópio especial).
  - Nível hidroaéreo posterior à membrana timpânica.
  - Otorreia.
- Sinais ou sintomas de inflamação da orelha média, caracterizados por:
  - Hiperemia da membrana timpânica.
  - Otalgia (afetando as atividades normais e/ou o sono).

A visualização da membrana timpânica, em crianças pequenas, nem sempre é fácil, principalmente quando a presença de cerume obstrui o estreitado conduto auditivo externo, havendo necessidade de remoção. Pode ainda haver dificuldades no diagnóstico diferencial entre OMA e otite média com efusão, especialmente na presença de febre e choro, quando há hiperemia da membrana timpânica.

Tratamento

A mudança observada na patogênese da OMA nos países desenvolvidos, onde há resolução espontânea em até 80% dos casos, além do declínio nas complicações supurativas e da crescente percepção da associação entre prescrição de antibióticos e resistência bacteriana, tem levado a questionamentos sobre o papel do tratamento com antibióticos em crianças com OMA. A identificação dos pacientes que se beneficiam do uso de antibióticos e daqueles que podem ser apenas observados persiste como desafio para o médico.

Crianças maiores de 2 anos, com quadro de OMA não complicada, sem sinais de gravidade, podem ser mantidas em observação, com sintomáticos, desde que haja possibilidade de reavaliação médica se houver piora ou persistência do quadro em 48 a 72 horas.

Deve-se, entretanto, considerar o uso de antibiótico nas seguintes situações:

- Crianças menores que 2 anos.
- Sintomas sugestivos de OMA por mais de 48 horas.
- Temperatura maior ou igual a 39°C nas últimas 48 horas.

- Estado toxêmico/sintomas sistêmicos.
- Episódio prévio de OMA nos últimos 3 meses.
- Membrana timpânica não intacta.
- Infecção bacteriana associada.
- Imunodeficiências, anormalidades craniofaciais.
- Dificuldade de acesso a serviços de saúde para a reavaliação.

TRATAMENTO MEDICAMENTOSO

Analgésicos orais: a prescrição de dipirona, ibuprofeno ou paracetamol é recomendada em caso de dor, o que é comum nas primeiras 24 horas.

Antibióticos: o uso é empírico, levando em conta a cobertura para as bactérias mais comuns, tendo como objetivos erradicar os patógenos, facilitar a recuperação e prevenir as recorrências e complicações.

Amoxicilina na dose de 50 mg/kg/dia por 7 a 10 dias é o tratamento de primeira escolha. Em algumas situações, tais como o uso recente de antibióticos (nos últimos 3 meses), suspeita de *S. pneumoniae* resistente na comunidade, crianças que frequentam creche ou educação infantil, recomenda-se utilizar amoxicilina na dose de 80 a 90 mg/kg/dia.

Nas crianças com história de alergia à penicilina (anafilática, mediada por IgE) podem ser utilizadas a azitromicina (10 mg/kg/dia no primeiro dia e 5 mg/kg/dia nos próximos 4 dias) ou a claritromicina (15 mg/kg/dia, 10 dias). Em casos de reações não anafiláticas à penicilina, recomenda-se o uso de cefuroxima (30 mg/kg/dia) ou cefprozil (30 mg/kg/dia), ambos por 10 dias.

A duração do tratamento é controversa; embora seja mais comum a utilização por 7 a 10 dias, cursos mais curtos de 5 a 7 dias podem ser empregados em crianças maiores de 2 anos, que não frequentam creches, sem história de recorrências ou importantes problemas médicos.

Caso a opção de observação, com o uso apenas de sintomáticos, seja a abordagem escolhida para as crianças maiores de 2 anos, é importante assegurar uma reavaliação em 48 a 72 horas, se não ocorrer resolução dos sintomas ou houver piora, quando então deverá ser introduzido o antibiótico nas doses habituais, com duração de tratamento entre 5 e 10 dias.

Nos quadros de OMA recorrentes com menos de 1 mês do primeiro episódio ou em caso de uso de antibióticos no último mês está indicada a prescrição de amoxicilina-clavulanato 80 a 90 mg/kg/dia, por 10 dias.

Outras medicações, como anti-histamínicos, corticoides, descongestionantes e anti-inflamatórios não hormonais, não apresentam benefícios.

Quando houver falha no tratamento inicial, recomenda-se o uso de amoxicilina-clavulanato (80 a 90 mg/kg/dia) ou cefuroxima (30 mg/kg/dia). Ceftriaxona na dose de 50 mg/kg/dia IM, dose única, durante 3 dias, fica reservada para situações de intolerância a medicamentos por via oral e vômitos e nas reações não anafiláticas à penicilina. Para as crianças com história de reações anafiláticas à penicilina, uma opção é a clindamicina (30 mg/kg/dia, 10 dias).

É importante recomendar que o paciente tratado para OMA tenha seguimento ambulatorial para a avaliação da persistência de efusão na orelha média (a maioria dos casos tem resolução em 3 meses após o tratamento do episódio agudo) e alterações na membrana timpânica (retrações, perfurações), além de prejuízo na audição.

RINOSSINUSITE BACTERIANA AGUDA (RSBA)

Conceituação e epidemiologia

É a inflamação da mucosa de revestimento das cavidades paranasais causada por bactérias e que de um modo geral decorre do resfriado comum (rinossinusite viral). O resfriado comum é a doença infecciosa mais comum em crianças e adultos, evoluindo em 5 a 10% dos casos com secreção nasal persistente por mais de 10 a 14 dias. Desse modo, a rinossinusite bacteriana torna-se um problema bastante frequente na prática médica.

Etiopatogenia

As cavidades dos ossos maxilar, etmoidal, frontal e esfenoidal formam os seios paranasais. Os seios mais frequentemente comprometidos são o maxilar e o etmoidal, o primeiro já sendo acometido a partir dos 6 meses de vida e o outro a partir de 1 ano. Como os seios frontais e esfenoidais apenas se desenvolvem por volta dos 4 anos de idade, só costumam estar acometidos a partir da idade escolar.

As bactérias que mais frequentemente causam a rinossinusite bacteriana são o *Streptococcus pneumoniae*, o *Haemophilus influenzae* não tipável e a *Moraxella catarrhalis*.

Quadro clínico

As principais manifestações clínicas da RSBA são: tosse produtiva, obstrução nasal e rinorreia por mais de 10 a 14 dias. A tosse costuma ser produtiva e piorar durante o sono devido ao gotejamento pós-nasal, que irrita as vias aéreas. A rinorreia não necessariamente tem que se apresentar de forma espessa e coloração esverdeada, podendo, inclusive, ser como no resfriado comum.

Febre pode ser recorrente após um período de aparente melhora clínica, mas muitas vezes não está presente. Dor e edema facial não estão presentes nas crianças, como acontece na idade adulta. Outras manifestações, como cefaleia, halitose e otalgia, podem estar presentes.

O exame físico não costuma ser rico, mas pode-se observar congestão da mucosa nasal, com presença de secreção mucopurulenta. Pode-se ainda flagrar secreção purulenta pós-nasal.

Diagnóstico

O diagnóstico da RSBA é sempre clínico. A suspeita deve ser feita em crianças com quadro de tosse e secreção nasal purulenta que não melhoram por mais de 10 a 14 dias ou quando houver persistência ou recorrência da febre após o 5º dia de evolução de um resfriado comum. O ponto-chave no diagnóstico das RSBA é a duração dos sintomas.

A radiografia simples das cavidades paranasais não tem utilidade para o diagnóstico da RSBA, pois tanto o resfriado comum quanto os quadros alérgicos podem causar velamento ou opacidade das cavidades paranasais indistinguíveis das alterações radiológicas observadas na RSBA. Quando houver suspeita de complicações da RSBA ou recorrência frequente dos sintomas, o exame de imagem mais indicado é a tomografia computadorizada, que também pode apresentar resultados falso-positivos. Além disso, tem seu uso limitado pelo custo e pela radiação. Atualmente, o exame padrão-ouro é a nasofibroscopia, método não invasivo, de fácil e rápida realização, mas que está indicado apenas nos quadros crônicos ou de repetição. A punção aspirativa dos seios da face apenas está indicada nos casos mais graves, e de crianças com imunodeficiências, refratários aos antibióticos mais usuais, na tentativa de se isolar o agente etiológico.

O diagnóstico diferencial inclui a rinossinusite viral não complicada, rinite alérgica, asma em crise (com tosse como principal manifestação), adenoidite, pneumonia atípica (especialmente em escolares e adolescentes) e corpo estranho nasal.

Tratamento

Todas as medidas gerais de suporte orientadas para o resfriado comum também estão indicadas no tratamento das RSBAs. Além disso, está indicado o uso de antibióticos com cobertura para os principais agentes etiológicos das RSBAs. Empiricamente, pela maior frequência do *Streptococcus pneumoniae,* a medicação de primeira linha deve ser a amoxicilina nas doses habituais (30-50 mg/kg/dia), por 14 a 21 dias, devendo ser mantida por pelo menos 7 dias após a remissão da tosse e/ou rinorreia. Quando não houver resposta, pode-se elevar a dose da amoxicilina (80 mg/kg/dia) ou ainda associar o ácido clavulânico (ou outro betalactâmico). Uma opção mais barata nesses casos seria o cloranfenicol (75 mg/kg/dia). Como terceira linha, tem-se a cefuroxima, 30 mg/kg/dia. Apesar de a claritromicina também se mostrar efetiva e segura para tratar a rinossinusite, é preciso considerar que seu custo é bem maior que o dos betalactâmicos. O mesmo é válido para os novos medicamentos, como a telitromicina, que tem demonstrado boa eficácia em adultos.

Outros tratamentos preconizados para tratar a RSBA incluem a solução salina hipertônica e o uso de corticosteroide tópico nasal. A maioria dos estudos comparando esses tratamentos com antibióticos ou placebo foi realizada em grupos selecionados de adultos, não havendo estudos controlados em crianças.

Só há indicação de internamento nos casos graves e com complicações.

As crianças inadequadamente tratadas podem aprentar complicações, mas são raras. As principais são: sinusite crônica, celulite periorbitária, abscesso orbitário e cerebral, meningite, trombose de seios cavernosos e epiema subdural.

FARINGOAMIGDALITE

Conceituação e epidemiologia

A faringoamigdalite é a infecção aguda da orofaringe, constituindo uma síndrome respiratória frequente na infância. É causa importante de uso excessivo e inadequado de antibióticos.

Acomete crianças em qualquer faixa etária e em qualquer época do ano, sendo que a faringoamigdalite estreptocócica acomete mais frequentemente crianças de 5 a 15 anos, correspondendo a 50% dos casos de faringoamigdalite nessa faixa etária, e sendo pouco frequente abaixo dos 3 anos de idade (apenas 5% dos casos), com pico de incidência no final do inverno e no início da primavera.

As principais complicações das faringoamigdalites, quando a etiologia é bacteriana, são as complicações não supurativas: a febre reumática, doença com significativa morbimortalidade e principal causa de cardiopatia adquirida em nosso meio; e a glomerulonefrite difusa aguda pós-estreptocócica.

Etiologia

Os vírus são os agentes causais mais frequentes, isolados em 80 a 85% dos casos, especialmente abaixo dos 5 anos de idade. Dentre os agentes virais, destacam-se: *Influenza*, *Parainfluenza*, rinovírus, adenovírus e o vírus sincicial respiratório.

As bactérias são responsáveis por 15 a 20% dos casos, sendo que, em 90% deles, o estreptococo β-hemolítico do grupo A ou *Streptococcus pyogenes* é a bactéria envolvida.

Quadro clínico

As manifestações clínicas vão depender da etiologia, se viral ou bacteriana. Nas faringoamigdalites virais, encontram-se, na quase totalidade dos casos, outras manifestações de IVAS: coriza, tosse, rouquidão, conjuntivite. Nesses casos, a febre geralmente é baixa e o estado geral da criança é conservado (Quadro 38-1).

Nas faringoamigdalites estreptocócicas, em geral, observa-se ausência de outras manifestações de IVAS, havendo associação com manifestações sistêmicas: febre alta, prostração, cefaleia, náuseas, vômitos e dor abdominal.

Odinofagia é um sintoma comum às duas etiologias.

No exame físico, destacam-se:

- Linfonodomegalias: presentes em ambas as etiologias; na viral os linfonodos são pequenos, mais significativos em cadeia cervical e pouco dolorosos. Nas faringoamigdalites estreptocócicas, os linfonodos são mais significativos, cervicais, principalmente em ângulo de mandíbula e bem dolorosos.
- Exsudato: está presente em até 60% dos casos de etiologia viral e pode estar ausente em até 20% daqueles de etiologia bacteriana. Nas faringoamigdalites estreptocócicas, observam-se mais frequentemente petéquias em palato e tonsilas.

Diagnóstico

Segundo orientações do Ministério da Saúde do Brasil, deve-se estabelecer o diagnóstico etiológico das faringoamigdalites para a tomada de decisão terapêutica com bases clínicas, valorizando-se a faixa etária, a febre e as linfonodomegalias. Pacientes com tosse, rouquidão e coriza não necessitariam de antibióticos. Entretanto, a sensibilidade desses critérios para identificar as faringoamigdalites bacterianas não é alta, e o diagnóstico de certeza só pode ser feito através de exames laboratoriais.

Quadro 38-1 Quadro clínico das faringoamigdalites

Manifestações clínicas	Viral	Bacteriana
Faixa etária	< 5 anos	5-15 anos, rara em < 3 anos
Linfonodos	Cervicais, pouco dolorosos	Âng. mandíbula, bastante dolorosos
Gerais	EGB, sintomas respiratórios (coriza, tosse, rouquidão)	EG decaído, dor abdominal, náuseas, vômitos

A cultura de secreção de orofaringe é considerada o teste padrão-ouro para o diagnóstico etiológico definitivo da faringoamigdalite estreptocócica, tendo aproximadamente 95% de acurácia, porém não é um exame facilmente disponível e seus resultados são bastante demorados.

A Academia Americana de Pediatria preconiza o uso de testes diagnósticos de detecção rápida do grupo específico de carboidratos do estreptococo (imunoensaio enzimático e aglutinação com látex) para diferenciar as faringoamigdalites virais das bacterianas, pois esses testes dão resultados rápidos e apresentam boas sensibilidade e especificidade. Deve-se salientar, entretanto, que nem a cultura de orofaringe, nem os testes rápidos para detecção do estreptococo são capazes de diferenciar os doentes dos portadores assintomáticos do estreptococo.

O hemograma não tem valor diagnóstico.

Resumindo, o diagnóstico etiológico das faringoamigdalites deve basear-se em manifestações clínicas. Pacientes que não apresentam outros sinais de IVAS (tosse, coriza, rouquidão) devem, quando possível, realizar exames complementares (teste rápido e/ou cultura de secreção de orofaringe). Em caso de dúvidas, a partir dos dados clínicos e da impossibilidade de realizar exames complementares, tratar sempre.

Além de diferenciar entre as etiologias viral e bacteriana, o diagnóstico diferencial ainda deve incluir a mononucleose infecciosa, faringites por micoplasma e clamídia (mais comum em adolescentes), herpangina (causada pelo *Coxksackie* B), febre faringoconjuntival (adenovírus), citomegalovirose, toxoplasmose, tumores de orofaringe.

Tratamento

Os principais objetivos do tratamento das tonsilites agudas com antibióticos, quando indicado, é reduzir as chances de complicações supurativas e não supurativas associadas ao estreptococo e reduzir a transmissão dessa bactéria na comunidade. Tão importante quanto diagnosticar as tonsilites por estreptococo é tratá-las de forma adequada, mas não é isso que ocorre na prática. Muitas crianças com queixa de dor de garganta recebem antibióticos inapropriadamente ou são tratadas por tempo insuficiente, ou em doses e intervalos incorretos.

O tratamento imediato das faringoamigdalites estreptocócicas não é essencial para a prevenção da febre reumática, pois a incidência dessa complicação é reduzida quando o tratamento é instituído até 9 dias após o início dos sintomas, sendo ideal a instituição do tratamento por volta do 4º dia de doença. O *Streptococcus pyogenes* permanece altamente sensível às penicilinas e cefalosporinas. Os antibióticos betalactâmicos persistem como primeira opção, tendo em vista a baixa prevalência de cepas resistentes a esses medicamentos e seu baixo custo. A penicilina benzatina (600.000 U para crianças com mais de 25 kg e 1.200.000 U para as com menos de 25 kg) deve ser sempre considerada, especialmente em serviços públicos, por seu baixo custo e pela administração em dose única, o que assegura a excelente adesão ao tratamento. Recomenda-se não realizar teste alérgico à penicilina e manter o paciente em observação por 30 minutos após sua aplicação. A amoxicilina (30 a 50 mg/kg/dia), de 8/8h, por 7 a 10 dias, é a outra opção terapêutica. Embora o uso de macrolídeos possa facilitar o tratamento das estreptocócias, esquemas terapêuticos com baixas doses de azitromicina parecem inadequados e, além disso, a resistência aos macrolídeos está diretamente associada à sua utilização, sendo aconselhável restringir o uso desses medicamentos para os casos de alergia à penicilina.

É importante lembrar que, se os sintomas persistirem, deve-se suspeitar de complicações (abscesso periamigdaliano) ou outras causas, como infecção por vírus ou bactérias atípicas.

Nas faringoamigdalites virais, proceder com orientações gerais, como aumento da ingesta hídrica, uso de sintomáticos e não utilização de anti-inflamatórios não hormonais, especialmente em menores de 6 anos de idade, devido aos efeitos colaterais. O gargarejo com água morna e sal pode diminuir o desconforto e a dor de garganta. Todos esses cuidados também devem ser tomados para as faringoamigdalites estreptocócicas.

As faringoamigdalites virais apresentam excelente prognóstico, enquanto 1 a 3% das faringoamigdalites estreptocócicas evoluem para febre reumática. Outras complicações destas últimas são as otites, adenites bacterianas, abscesso periamigdaliano ou retrofaríngeo (supurativas) e GNDA (não supurativa).

O portador assintomático do estreptococo só deverá ser tratado se possuir história de febre reumática ou conviver com pessoas que já apresentaram a doença; pertencer a comunidades com surto de doença grave pelo estreptococo ou de febre reumática; trabalharem em creches, escolas, asilos ou hospitais.

REFERÊNCIAS

American Academy of Pediatrics Subcommittee on Management of acute otitis media diagnosis and management of acute otitis media. Pediatrics 2004: 113:1451-65.

Behrman RE, Kliegman RM, Jenson HB. Nelson Textbook of Pediatrics. 17 ed. Philadelphia: W.B. Saunders, 2003.

Brook I. Current management of upper respiratory tract and head and neck infections. Eur Arch Otorhinolaryngol 2009; 266:315-23.

Castro APBM. Influenza and common cold and their relationship to respiratory allergiesIndexado na Lilacs Virtual sob n°: S0031-39202008000400007.

Conrad DA, Jenson HB. Management of acute bacterial rhinosinusitis. Curr Opin Pediatr 2002; 14(1):86-90.

Current AAP Policy Statements. Clinical practice guideline: management of sinusites [periódico eletrônico]. Disponível em: URL: http: www.aap.org/policy/0106.html. 2003.

Douglas, R, Hemila, H, Chalker, E, Treacy, B. Vitamin C for preventing and treating the common cold. Cochrane Database Syst Rev 2007; CD000980

Garbutt JM, Godstein M, Geliman E, Shannon W, Littenberg B. A randomized, placebo-controlled trial of antimicrobial treatment for children with clinically diagnosed acute sinusitis. Pediatrics 2001; 107(4):619-25.

Heikkinen, T, Jarvinen, A. The common cold. Lancet 2003; 361:51.

Leibovitz E, Asher E, Piglansky E,Givon-Lavi N, Satran R, Raiz S et al. Is bilateral acute otitis media clinically different than unilateral acute otitis media? Pediatr Infect Dis J 2007; 26:589-92.

Lima EJF, Souza MFT, Brito RCCM. Pediatria Ambulatorial. 1 ed. Medbook, 2008.

Nascimento-Carvalho CM. Antibioticoterapia ambulatorial como fator de indução da resistência bacteriana: uma abordagem racional para as infecções de vias aéreas. J Pediatr Rio de Janeiro. 2006; 82(8):s146.

Nash DR, Harman J, Wald ER, Kelleher KJ. Antibiotic prescribing by primary care physicians for children with upper respiratory tract infections. Arch Pediatr Adolesc Med 2002; 156(11):1114-19.

Pelton SI, Leibovitz E. Recent advances in otitis media. Pediatr Infect Dis J 2009; 28:S133-7.

Pitrez PMC, Pitrez JLB. Infecções agudas das vias aéreas superiores – diagnóstico e tratamento ambulatorial. J Pediatr Rio de Janeiro 2003; 79(7):s77.

Rafei K. Influenza virus vaccines in children and their impact on the incidence of otitis media. Semin Pediatr Infect Dis 2002; 13(2):129-33.

Revai K, Dobbs LA, Nair S et al. Incidence of acute otitis media and sinusitis complicating upper respiratory tract infection: the effect of age. Pediatrics 2007; 119:e1408.

Saffer M, Miura MS. Otites – Otite média aguda. In: Lopez FA, Campos Júnior D, organizadores. Tratado de pediatria – Sociedade Brasileira de Pediatria. Barueri: Manole, 2007. p. 1731-8.

Sih TM, Bricks LF. Optimizing the management of the main acute infections in pediatric ORL: tonsillitis, sinusitis, otitis media. Rev Bras Orrinolaringol 2008; 74:755-62.

Spiro DM, Arnold DH. The concept and practice of a wait-and-see approach to acute otitis media. Curr Opin Pediatr 2008; 20:72-8.

Temple ME, Nahata MC. Pharmacotherapy of acute sinusitis in children. Am J Health Syst Pharm 2000; 57(7):663-8.

Troster EJ, Brandão AC, Stape A, Britto JLBC, Fahl K, Moreira MCA et al. Albert Einstein – Hospital Israelita. Diretrizes assistenciais: Recomendações para o diagnóstico e tratamento da otite média aguda. Versão eletrônica atualizada em novembro – 2008. http://medicalsuite.einstein.br/diretrizes/pediatria/Recomendacoes_OMA2008.pdf

Vergison A, Dagan R, Arguedas A, Bonhoeffer J, Cohen R, DHooge I et al. Otitis media and its consequences: beyond the earache. Lancet Infect Dis 2010; 10:195-203.

Vergison A. Microbiology of otitis media: a moving target. Vaccine 2008; 26S:G5-10.

Whitley RJ, Hayden FG, Reisinger KS, Young N, Dutkowski R, Ipe D et al. Oral oseltamivir treatment if influenza in children. Pediatr Infect Dis J 2001; 20(2):127-33.

Winther, B, Alper, CM, Mandel, EM et al. Temporal relationships between colds, upper respiratory viruses detected by polymerase chain reaction, and otitis media in young children followed through a typical cold season. Pediatrics 2007; 119:1069.

CAPÍTULO 39

Asma

Patrícia Gomes de Matos Bezerra

INTRODUÇÃO

A asma é uma doença inflamatória crônica das vias aéreas, na qual participam várias células, principalmente mastócitos, eosinófilos e linfócitos T. O processo inflamatório, presente mesmo fora dos períodos de exacerbação da doença, causa crises recorrentes de sibilância, dispneia e tosse, associadas a uma obstrução variável ao fluxo aéreo, que será parcialmente reversível, espontaneamente ou com tratamento, além do aumento da responsividade aérea a vários estímulos.

Na infância, a asma representa a doença crônica mais prevalente. Nas grandes cidades brasileiras estima-se que 20% dos escolares apresentam sintomas de asma, colocando o Brasil em 8º lugar no *ranking* mundial em prevalência de asma (ISAAC). A asma tem morbidade elevada, gera absenteísmo escolar e no trabalho, altos gastos com medicamentos e figura entre as três primeiras grandes causas de internação no Brasil. A mortalidade por asma não é elevada, porém a maioria das mortes por asma pode ser evitada.

As exacerbações agudas da asma são os principais motivos de procura pelos serviços de emergência e um dos principais itens para a definição de controle da doença.

DEFINIÇÃO

A crise aguda de asma na infância é definida como exacerbação aguda da inflamação brônquica, acompanhada de broncoespasmo súbito, suficiente para causar desconforto respiratório, tosse, dispneia e sibilância. No acompanhamento de crianças com asma, o pediatra deve alertar os pais a reconhecerem os sintomas precoces de uma crise aguda de asma.

- Aumento do chiado no peito e dispneia.
- Piora da tosse, especialmente da tosse noturna.
- Letargia ou diminuição da tolerância ao exercício.
- Prejuízo nas atividades diárias, incluindo a alimentação.
- Má resposta às medicações de alívio de crise (broncodilatadores).

QUADRO CLÍNICO

Os sinais e sintomas de uma crise aguda de asma refletem as alterações da mecânica respiratória e da relação ventilação-perfusão pulmonar. A crise geralmente se inicia com acessos de tosse seca, seguida de taquidispneia, sibilância e tiragem. Com o agravamento, ocorrem diminuição da frequência respiratória, cianose e alterações do estado de consciência. A parada respiratória é precedida por respiração agônica e desaparecimento dos sibilos ("tórax silencioso").

DIAGNÓSTICO

O pediatra deverá realizar história clínica e exame físico objetivos, reunindo elementos para uma rápida tomada de decisões terapêuticas.

Diante de um paciente com história sugestiva de crise aguda de asma, deve-se questionar sobre:

- Início da crise atual e duração.
- Outros sintomas associados (febre, vômitos, sonolência, irritabilidade).
- Tratamento realizado em casa. Atentar para nomes das medicações, doses, último horário de administração, efeitos colaterais prévios.
- Resposta às medicações realizadas nessa crise e em crises anteriores. Atentar para o uso frequente de corticosteroides.
- Uso diário de medicações preventivas para o controle de asma persistente (corticosteroides inalatórios, broncodilatadores de longa duração etc.).
- Internações anteriores por asma. Atentar para as internações em unidade de terapia intensiva pediátrica (UTIP).

O exame físico tem como objetivos avaliar a gravidade da crise aguda e identificar complicações como atelectasia, pneumotórax, pneumomediastino ou pneumonia. O exame deve ser realizado sem causar transtorno à criança. Se necessário, mantê-la no colo de um dos pais. Porém, a camisa ou a blusa deverá ser levantada ou, de preferência, retirada para uma observação clara do uso de musculatura acessória da respiração. Verificar as frequências respiratória e cardíaca, avaliar o estado de consciência, o grau de dispneia, a presença de cianose e o estado de hidratação. Na ausculta respiratória avaliar a presença de sibilos, se o tempo expiratório está prolongado e se há diminuição do murmúrio vesicular.

Os exames complementares não são necessários na rotina, com exceção da oximetria de pulso, que é um método não invasivo de avaliação contínua da saturação arterial de oxigênio. A radiografia de tórax deve ser realizada nas suspeitas de complicações como atelectasia, pneumotórax/pneumomediastino ou pneumonia. A leucometria é inespecífica, evidencian-

Quadro 39-1 Escala de gravidade de crise aguda de asma

	1	2	3
Dispneia	Ausente ou leve; pronuncia frases completas	Moderada; pronuncia frases entrecortadas	Grave; pronuncia palavras isoladas
Cianose	Ausente	Ausente	Presente
Saturação de O_2	> 95%	90 a 95%	< 90%
Uso de musculatura acessória (retrações)	Ausente ou muito leve	Retrações intercostais moderadas e esternais	Retrações intercostais, esternais e supraesternais
Ausculta respiratória	Sibilos expiratórios	Sibilos expiratórios e inspiratórios	Ausência de sons respiratórios
Estado de consciência	Normal	Diminuído ou agitado	Obnubilado ou coma
Frequência respiratória	Normal ou aumentada < 30%	Aumentada entre 30 e 50%	Aumentada > 50%
PFE	70 a 90% do previsto	50 a 70% do previsto	< 50% do previsto

10 a 15 pontos – crise leve; 16 a 22 – moderada; 23 a 30 – grave.
Fonte: Terapia Intensiva em Pediatria – IMIP.

do leucocitose por estresse ou uso de corticosteroide prévio. A gasometria arterial está reservada para as crises mais graves de asma. A medida do pico do fluxo expiratório (PFE) não é fácil de ser obtida em crianças, pois necessita de conhecimento prévio da técnica. Entretanto, é um método objetivo que avalia, em poucos minutos, a resposta ao tratamento instituído.

Após a anamnese, o exame físico, a oximetria de pulso e, eventualmente, a medida do PFE, o pediatra deverá usar esses parâmetros para realizar a classificação da gravidade da crise de asma em leve, moderada ou grave (Quadro 39-1). Os critérios clínicos poderão ser utilizados isoladamente com cautela, caso o serviço não disponha de oximetria de pulso ou medidor de PFE.

TRATAMENTO NA EMERGÊNCIA

O fluxograma para tratamento da crise aguda de asma na emergência é o sugerido pela EV Diretrizes Brasileiras para o Manejo da Asma (Fig. 39-1).

Na crise aguda de asma, várias medidas terapêuticas podem ser utilizadas isoladamente ou em conjunto.

Oxigênio

Nas crises moderadas e graves de asma, o oxigênio deve ser administrado para manter a saturação de oxigênio no sangue arterial acima de 95% (evidência A). O oxigênio corrige a hipoxemia, reduz parcialmente a hipertensão pulmonar e tem ação broncodilatadora por efeito direto. As formas de administração são por cateter nasal a 2 litros/minuto, por máscara facial (simples ou Venturi) ou, mais raramente, por campânula (lactentes). A terapêutica deve ser monitorada pela oximetria de pulso.

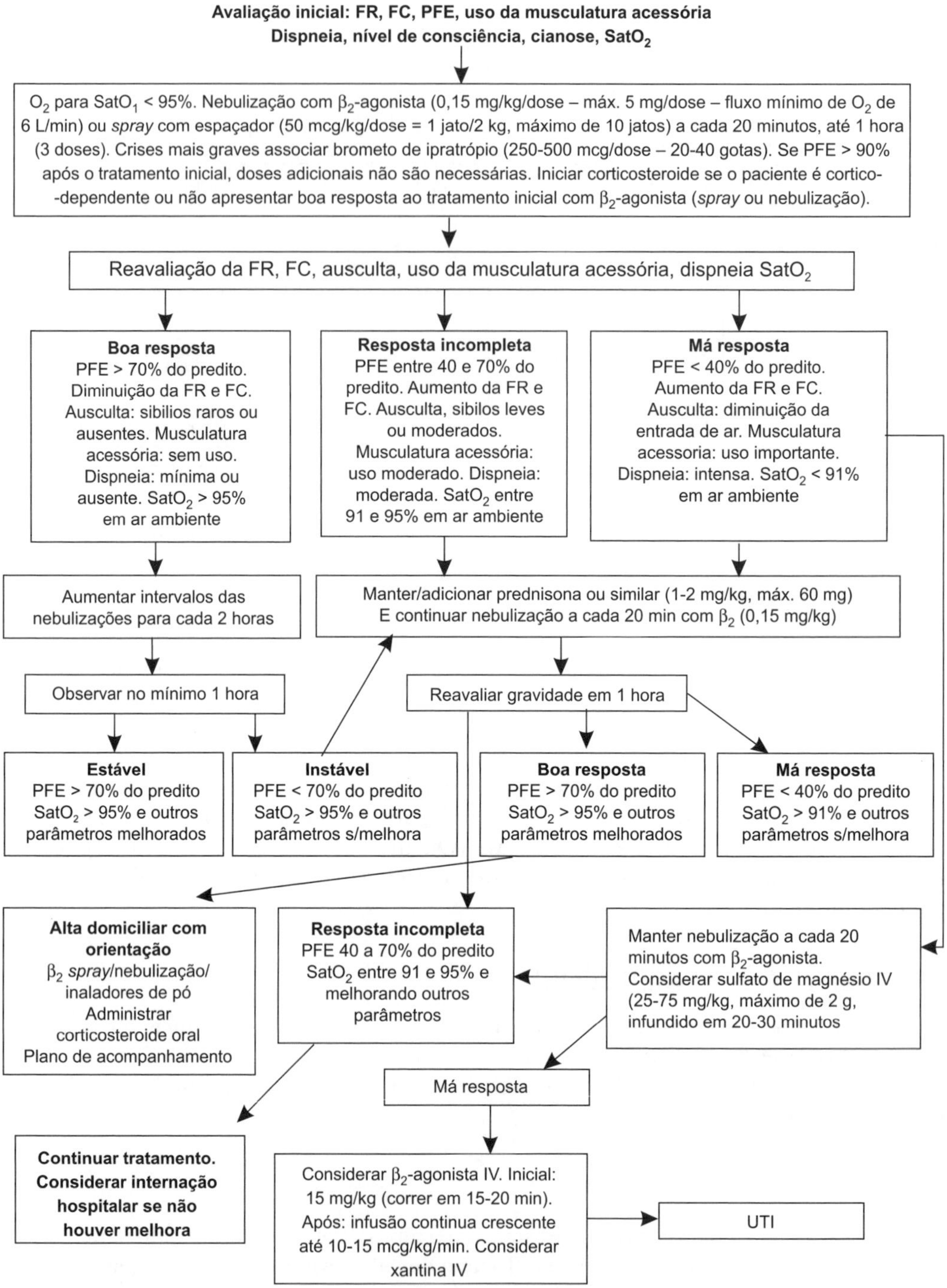

Avaliação inicial: FR, FC, PFE, uso da musculatura acessória
Dispneia, nível de consciência, cianose, $SatO_2$

O_2 para $SatO_1$ < 95%. Nebulização com β_2-agonista (0,15 mg/kg/dose – máx. 5 mg/dose – fluxo mínimo de O_2 de 6 L/min) ou *spray* com espaçador (50 mcg/kg/dose = 1 jato/2 kg, máximo de 10 jatos) a cada 20 minutos, até 1 hora (3 doses). Crises mais graves associar brometo de ipratrópio (250-500 mcg/dose – 20-40 gotas). Se PFE > 90% após o tratamento inicial, doses adicionais não são necessárias. Iniciar corticosteroide se o paciente é cortico-dependente ou não apresentar boa resposta ao tratamento inicial com β_2-agonista (*spray* ou nebulização).

Reavaliação da FR, FC, ausculta, uso da musculatura acessória, dispneia $SatO_2$

Boa resposta
PFE > 70% do predito. Diminuição da FR e FC. Ausculta: sibilios raros ou ausentes. Musculatura acessória: sem uso. Dispneia: mínima ou ausente. $SatO_2$ > 95% em ar ambiente

Resposta incompleta
PFE entre 40 e 70% do predito. Aumento da FR e FC. Ausculta, sibilos leves ou moderados. Musculatura acessória: uso moderado. Dispneia: moderada. $SatO_2$ entre 91 e 95% em ar ambiente

Má resposta
PFE < 40% do predito. Aumento da FR e FC. Ausculta: diminuição da entrada de ar. Musculatura acessoria: uso importante. Dispneia: intensa. $SatO_2$ < 91% em ar ambiente

Aumentar intervalos das nebulizações para cada 2 horas

Manter/adicionar prednisona ou similar (1-2 mg/kg, máx. 60 mg) E continuar nebulização a cada 20 min com β_2 (0,15 mg/kg)

Observar no mínimo 1 hora

Reavaliar gravidade em 1 hora

Estável
PFE > 70% do predito
$SatO_2$ > 95% e outros parâmetros melhorados

Instável
PFE < 70% do predito
$SatO_2$ > 95% e outros parâmetros s/melhora

Boa resposta
PFE > 70% do predito
$SatO_2$ > 95% e outros parâmetros melhorados

Má resposta
PFE < 40% do predito
$SatO_2$ > 91% e outros parâmetros s/melhora

Alta domiciliar com orientação
β_2 *spray*/nebulização/ inaladores de pó
Administrar corticosteroide oral
Plano de acompanhamento

Resposta incompleta
PFE 40 a 70% do predito
$SatO_2$ entre 91 e 95% e melhorando outros parâmetros

Manter nebulização a cada 20 minutos com β_2-agonista. Considerar sulfato de magnésio IV (25-75 mg/kg, máximo de 2 g, infundido em 20-30 minutos

Má resposta

Continuar tratamento. Considerar internação hospitalar se não houver melhora

Considerar β_2-agonista IV. Inicial: 15 mg/kg (correr em 15-20 min). Após: infusão continua crescente até 10-15 mcg/kg/min. Considerar xantina IV

UTI

Fig. 39-1 Fluxograma para tratamento da crise aguda de asma na criança na emergência. FR: frequência respiratória; FC: frequência cardíaca; PFE: pico de fluxo expiratório; $SatO_2$: saturação de oxigênio no sangue arterial; UTI: unidade de terapia intensiva.
Fonte: IV Diretrizes Brasileiras para o Manejo da Asma.

Broncodilatadores

A conduta inicial na crise de asma é a utilização de doses adequadas e repetidas de broncodilatadores (evidência A). Os principais broncodilatadores são os beta-2 adrenérgicos de curta duração, representados pelo fenoterol, salbutamol e terbutalina. Eles estimulam o relaxamento da musculatura lisa da via aérea, a depuração mucociliar, diminuem a permeabilidade vascular brônquica e promovem a vasodilatação pulmonar. As outras classes de broncodilatadores incluem os anticolinérgicos, representados pelo brometo de ipratrópio e as metilxantinas, representadas pela aminofilina.

O tratamento da crise de asma deve ser feito preferencialmente pela via inalatória. Para a nebulização, a dose recomendada do beta-2 adrenérgico é de 0,15 mg/kg (1 gota para cada 2 kg, dose mínima de 5 gotas e máxima de 20 gotas), com 3 mL de solução salina, com fluxo de 6 litros de oxigênio, durante 6 a 8 minutos, com máscara facial para crianças menores de 3 anos e com peça bucal para aquelas acima de 3 anos. A dose pode ser repetida a cada 20 minutos, até 3 doses, quando a criança deverá ser reavaliada. O efeito do beta-2 adrenérgico administrado por aerossol dosimetrado acoplado a espaçador é semelhante ao obtido por nebulizador, sendo eficaz mesmo em casos de crises graves (evidência A). Revisões sistemáticas apontam que a permanência da criança na emergência tratada com aerossol dosimetrado e espaçador é inferior àquela tratada com nebulizações, além de resultar em menor taxa de internamento de crianças com idade inferior a 5 anos. Outro aspecto favorável ao uso desses dispositivos é que o espaçador artesanal feito com frascos plásticos parece ser tão eficaz quanto os espaçadores comerciais. A dose do beta-2 adrenérgico por aerossol acoplado a espaçador é de 50 mcg/kg/dose ou 1 jato/2 kg, máximo de 10 jatos/dose, a dose podendo ser repetida a cada 20 minutos, até 3 doses, quando a criança deverá ser reavaliada. A técnica para o uso do aerossol dosimetrado com espaçador está no Quadro 39-2. Os principais efeitos colaterais do beta-2 adrenérgicos são tremores, taquicardia com palpitações, hipopotassemia, hiperglicemia e piora da relação ventilação-perfusão.

O brometo de ipratrópio é um bloqueador dos receptores muscarínicos que promove o relaxamento da musculatura lisa brônquica e bloqueia a produção de muco pelas glândulas mucosas. Ele deve ser utilizado sempre em associação ao beta-2 adrenérgico, nas crises graves de asma (evidência A). As revisões sistemáticas evidenciaram que essa combinação reduz as taxas de internamento e melhora a função pulmonar. Entretanto, em pacientes com crises leves ou moderadas, essa associação não mostra benefício, assim como a repeti-

Quadro 39-2 Técnica de uso do aerossol dosimetrado com espaçador

1. Agitar o frasco de aerossol e retirar a tampa.
2. Acoplar o aerossol na abertura de borracha do espaçador.
3. Adaptar a máscara do espaçador na face da criança, cobrindo nariz e boca; estimular a respiração bucal, se possível.
4. Disparar o jato da medicação e aguardar 10 segundos. Retirar o espaçador da face.
5. Para doses subsequentes, aguardar 30 segundos, agitar o aerossol e realizar nova aplicação.
6. Enxaguar a boca ao final (para corticosteroides inalatórios).
7. Para crianças maiores de 5 anos, usar a peça bucal, em vez da máscara.
8. Repetir as etapas 1 e 2 e expirar completamente.
9. Colocar o bucal entre os dentes, fechando os lábios em volta da peça.
10. Disparar a medicação, realizar a inspiração lenta e profunda e prender respiração por 10 segundos.
11. Expirar e enxaguar a boca (para corticosteroides inalatórios).

ção de suas doses após o tratamento inicial. A dose recomendada por via inalatória é de 250 a 500 mcg/dose associados ao beta-2 adrenérgico nas três nebulizações iniciais.

Apesar de ter sido muito utilizada no passado, a aminofilina tem um papel muito limitado na crise aguda de asma, seja pelos estudos mostrarem resultados conflitantes sobre sua eficácia ou pelos seus frequentes efeitos colaterais. Seu uso em crianças acima de 2 anos pode ser ponderado na seguinte situação clínica: crise grave com pobre resposta às doses habituais de beta-2 adrenérgicos, corticosteroides sistêmicos e sulfato de magnésio. A dose recomendada de ataque é de 5 mg/kg em 20 a 30 minutos, seguida por infusão contínua de 1 mg/kg/hora.

Corticosteroides

Por conta de sua ação anti-inflamatória, os corticosteroides são muito importantes no tratamento da crise aguda de asma. Eles impedem a progressão da crise para as formas mais graves, potencializando a ação dos beta-2 adrenérgicos, estabilizando as membranas dos lisossomas, diminuindo a permeabilidade capilar e inibindo a liberação de histamina (evidência A). Como seu início de ação é tardio (mínimo de 4 horas), eles devem ser usados precocemente. Não há diferença entre a dose ser administrada por via oral ou endovenosa; esta última via fica reservada para paciente graves ou que estejam apresentando vômitos. A prednisona ou prednisolona é usada na dose única de 1 a 2 mg/kg/dose, dose máxima de 60 mg. A hidrocortisona é usada na dose de 20 mg/kg/dia a intervalos de 6 horas, ou a metilprednisolona na dose de 2 a 4 mg/kg/dia a cada 4 ou 6 horas. Os efeitos colaterais são infrequentes, pois o tratamento não costuma ultrapassar 5 a 7 dias.

TRATAMENTO NO HOSPITAL

Se o paciente necessitar de internação hospitalar, as nebulizações com beta-2 adrenérgicos deverão ser repetidas a cada 2 ou 3 horas, em conjunto com o corticosteroide sistêmico e oxigenoterapia. Caso não haja resposta satisfatória com as nebulizações de forma intermitente, deve-se passar para a administração contínua. A dose do salbutamol é de 10 a 15 mg/hora por 1 hora (40 a 60 gotas/hora), diluída em solução salina a uma taxa de infusão de 12 mL/hora. Nesse momento, há necessidade de solicitar vaga para internamento em UTIP para monitoramento, administração de outras medicações e/ou suporte ventilatório.

CONDUTA NA ALTA HOSPITALAR

O momento da alta é muito importante, pois a crise aguda de asma representa uma falha no controle da doença. Para evitar novas internações e garantir que a família procure por atendimento médico adequado, ela deve receber uma receita contendo as doses adequadas de broncodilatador e corticosteroide sistêmico e, caso a criança já receba medicações preventivas (por exemplo, corticosteroide inalatório), elas deverão ser mantidas concomitantemente (evidência A). Habitualmente, os beta-2 adrenérgicos serão mantidos até a melhora dos sintomas. Aproveitar esse momento para checar a técnica de uso da medicação por via inalatória. O corticoide sistêmico não deve ultrapassar 7 dias em crianças e não há necessidade de desmame das doses. Acrescentar na receita a necessidade de acompanhamento em ambulatório de pediatria ou especializado de pneumologia, conforme a gravidade da asma.

Por fim, medicações inadequadas não deverão ser prescritas: acebrofilina, teofilina, aminofilina, mucolíticos (ambroxol, n-acetilcisteína), antitussígenos, expectorantes e substâncias aromáticas. Além de encarecerem o tratamento, não possuem eficácia terapêutica comprovada. A adição de brometo de ipratrópio só se justifica nas crises graves, portanto ela não deverá ser prescrita para casa.

REFERÊNCIAS

Araújo GV, Bezerra PGM, Brito RCCM. Asma Brônquica. In: Lima EJF, Souza MFTS, Brito RCCM (eds.). Pediatria Ambulatorial – IMIP. Rio de Janeiro: Medbook, 2008.

Bonates L, Mello MJG, Duarte, MCMB. Asma Aguda Grave. In: Duarte, MCMB et AL. (ed.). Terapia Intensiva em Pediatria – IMIP. Rio de Janeiro: Medbook, 2007.

Britto MCA, Bezerra PGM, Brito RCCM, Rego JC, Burity EF, Alves JGB. Asma em escolares do Recife – comparação de prevalências: 1994-95 e 2002. J Pediatr (Rio J) 2004; 80:391-400.

Castro-Rodriguez J, Rodrigo G. Beta-agonists through metered-dose inhaler with valved holding chamber versus nebulizer for acute exacerbation of wheezing or asthma in children under 5 years of age: A systematic review with meta-analysis. The Journal of Pediatrics 2004; 145(2):172-177.

Filho LVRFS, Bussamra MHCF, Camargos, PAM. Asma. In: Rodrigues JC, Adde FV, Filho LVRFS (eds.). Doenças Respiratórias. Pediatria. Instituto da Criança. Hospital da Clínicas. Barueri, SP: Manole, 2008.

Global Initiative for Asthma (GINA). Global strategy for asthma management and prevention. 2008.

Global Initiative for Asthma (GINA). Global Strategy for the Diagnosis and Management of Asthma in Children 5 Years and Younger, 2008.

Haby MM, Waters E, Robertson CF, Gibson PG, Ducharme FM. Interventions for educating children who have attended the emergency room for asthma. Cochrane Database of Systematic Reviews 2001, Issue 1.

Mitra AAD, Bassler D, Watts K, Lasserson TJ, Ducharme F. Intravenous aminophylline for acute severe asthma in children over two years receiving inhaled bronchodilators. Cochrane Database of Systematic Reviews 2005, Issue 2.

Plotnick L, Ducharme F. Combined inhaled anticholinergics and beta2-agonists for initial treatment of acute asthma in children. Cochrane Database of Systematic Reviews 2000, Issue 3.

Rodrigo GJ, Rodrigo C. The role of anticholinergics in acute asthma. An evidence-based evaluation. Chest 2002; 121(6):1977-87.

Rodriguez-Martinez CE, Sossa M, Lozano JM. Commercial versus home-made spacers in delivering bronchodilator therapy for acute therapy in children. Cochrane Database of Systematic Reviews 2008, Issue 2.

Rowe BH, Spooner C, Ducharme F, Bretzlaff J, Bota G. Corticosteroids for preventing relapse following acute exacerbations of asthma. Cochrane Database of Systematic Reviews 2007, Issue 3.

Rowe BH, Spooner C, Ducharme F, Bretzlaff J, Bota G. Early emergency department treatment of acute asthma with systemic corticosteroids. Cochrane Database of Systematic Reviews 2001, Issue 1.

Sociedade Brasileira de Pneumologia e Tisiologia. IV Diretizes Brasileiras para o Manejo da Asma 2006. J Bras Pneumol 2006; 32(7);S447-S474.

Worldwide variation in prevalence of symptoms of asthma, allergic rhinoconjunctivitis, and atopic eczema: ISAAC. The International Study os Asthma and Allerges in Childhood. ISSAC Steering Committee. The Lancet 1998; 351(9111):1225-1232.

CAPÍTULO 40

Bronquiolite

Auxiliadora Damianne Pereira Vieira da Costa

CONCEITO E EPIDEMIOLOGIA

Nos primeiros 2 anos de vida, a bronquiolite aguda (BA) é causa frequente de infecção do trato respiratório inferior, com pico de incidência abaixo dos 12 meses de idade. Apesar de sua baixa letalidade, é responsável por parcela importante dos internamentos nesta faixa etária, inclusive com tendência a aumento nos últimos anos. Apresenta padrão epidêmico tipicamente sazonal, observando-se incremento no número de casos coincidente com os meses de outono e inverno, principalmente em regiões de clima temperado.

ETIOPATOGENIA

Tipicamente de etiologia viral, a doença é caracterizada por inflamação aguda da mucosa do trato respiratório inferior, induzindo a formação de edema, necrose e descamação do epitélio das pequenas vias aéreas, com produção aumentada de muco e graus variáveis de broncoespasmo. O resultado final é a obstrução bronquiolar.

O vírus sincicial respiratório (VSR) é o patógeno mais frequentemente envolvido, isolado em até 80% dos casos. Outros vírus, entretanto, podem estar envolvidos, como parainfluenza, adenovírus, influenza, rinovírus, coronavírus e o recentemente identificado metapneumovírus humano. Especificamente no caso do VSR, as manifestações da doença são resultantes de interação complexa entre o efeito citopático viral e a resposta inflamatória frequentemente exacerbada e pouco eficiente do hospedeiro. Neste sentido, vários imunomarcadores recentemente identificados mostraram associação com a gravidade da doença aguda e também com as alterações pulmonares persistentes.

QUADRO CLÍNICO

O diagnóstico de BA e a classificação da gravidade da doença devem ser essencialmente baseados na história clínica e no exame físico. Existe um amplo espectro de sinais e sintomas, desde o acometimento do trato respiratório superior associado a tosse e sibilância leves até os quadros de insuficiência respiratória grave. A história típica é a de pródromos de infecção respiratória alta (coriza e obstrução nasal) seguidos de piora da tosse, sibilância e desconforto respiratório (com graus variados de taquipneia, tiragem intercostal/subcostal e batimentos de asas de nariz). O diagnóstico torna-se ainda mais provável se este for o primeiro episódio de sibilância.

A classificação da gravidade é ponto importante no manejo da doença, interferindo com a decisão de admissão hospitalar e permitindo avaliar a resposta terapêutica, por meio da aferição de escores pré e pós-tratamento. A maioria dos escores considera os sinais e sintomas de desconforto respiratório, como o RDAI (do inglês, *Respiratory Distress Assessment Instrument*) e o utilizado pelo Cincinnati Children's Hospital Medical Center (Quadro 40-1). Apesar da boa reprodutibilidade (concordância entre examinadores), estes escores apresentam valor preditivo relativamente baixo para a evolução da BA. Uma das razões pode ser a não inclusão de sinais de repercussão sistêmica da doença, como a interferência com a alimentação, o nível de alerta, o grau de atividade e o estado de hidratação. A presença e o grau de hipoxemia, aferida por oximetria de pulso, também contribuem para a quantificação da gravidade da doença.

Quadro 40-1 Escore de gravidade para bronquiolite em menores de 1 ano

Sinais	Escore pré-tratamento	Escore pós-tratamento
Frequência respiratória 0) normal para a idade 1) taquipneia		
Uso da musculatura acessória 0) normal 1) retrações subcostais/intercostais 2) musculatura cervical (retrações supraclaviculares ou de fúrcula) e/ou abdominal		
Murmúrio vesicular 0) normal 1) diminuição localizada 2) diminuição difusa		
Sibilância 0) nenhuma/final expiração 1) toda expiração 2) toda expiração e inspiração		
Tempo I:E (relação) 0) menor ou igual a 1:2 1) maior que 1:3		
Total		

Adaptado: Bronchiolitis respiratory sheet. In: Cincinnati Children's Hospital Medical Center, Bronchiolitis guideline team. Evidence based clinical practice guideline for medical management of bronchiolitis in infants 1 year of age presenting with a first time episode. Cincinnati, 2005.

Ainda na história clínica, alguns fatores de risco estão associados à doença de evolução grave, com maior morbidade e risco para hospitalização, como prematuridade (especialmente idade gestacional abaixo de 35 semanas), baixa idade (principalmente os menores de 3 meses), pneumopatia crônica (fibrose cística, displasia broncopulmonar), cardiopatia congênita (com repercussão hemodinâmica) e imunodeficiência.

DIAGNÓSTICO/DIAGNÓSTICO DIFERENCIAL

O diagnóstico diferencial deve ser realizado com outras condições que cursam com taquipneia e/ou sibilância, como broncopneumonia e crise asmática desencadeada por infecção respiratória viral, por exemplo. A história de atopia, principalmente em parentes de primeiro grau, deve servir de alerta para a possibilidade de asma, um diagnóstico obtido no seguimento da criança, por meio da recorrência das crises. Outras causas de sibilância que também fazem diagnóstico diferencial com a BA incluem a doença do refluxo gastroesofágico, a pneumonia aspirativa e a aspiração de corpo estranho.

Não existem dados suficientes na literatura corroborando a associação entre as anormalidades radiológicas e o diagnóstico ou gravidade da BA. Áreas de infiltrados e atelectasias são interpretadas algumas vezes como consolidações e conduzidas como pneumonia bacteriana. Na criança internada, a radiografia pode ser indicada em casos de piora clínica ou na ausência de melhora em tempo hábil.

Algumas diferenças radiológicas podem ser encontradas dependendo do tipo de vírus envolvido. Enquanto imagens de infiltrado intersticial e hiperinsuflação difusa são mais frequentemente observadas nas infecções por VSR e influenza, atelectasias e até consolidações são mais comuns na doença induzida por metapneumovírus humano.

Em termos laboratoriais, o hemograma mostra algumas vezes leucocitose, mas frequentemente sem desvio à esquerda, não sendo em geral útil para o diagnóstico diferencial com pneumonia bacteriana. Para o diagnóstico etiológico, a detecção de vírus viáveis é obtida através do isolamento viral em cultura de células, método de baixa sensibilidade. Os testes de detecção de antígenos virais, mais difundidos atualmente, isolam proteínas virais (imunofluorescência direta ou indireta, ensaio imunoenzimático e imunocromatográfico) ou ácidos nucleicos (reação em cadeia da polimerase – PCR) em secreções respiratórias dos pacientes. Sua sensibilidade é variável, dependendo, por exemplo, do tempo de doença (coleta ideal nos primeiros 5 dias) e do tipo de amostra (os aspirados recuperam maior quantidade de secreção que os *swabs*). Embora não seja recomendado seu uso rotineiro, o diagnóstico etiológico pode ser útil na limitação do uso inadequado de antibiótico em apresentações clínicas duvidosas.

CONDUTA

Suporte

Ainda é o tratamento preconizado para os casos de BA, assegurando principalmente hidratação e oxigenação adequadas para o pequeno paciente. Se a oferta hídrica basal não puder ser garantida por via enteral, a hidratação parenteral deve ser instituída, monitorando sinais clínicos de desidratação ou de síndrome de secreção inapropriada do hormônio antidiurético e adaptando a quota hídrica.

Oxigenoterapia deve ser considerada para crianças com saturação periférica de O_2 persistentemente abaixo de 90-92%. De acordo com a curva de dissociação da oxiemoglobina, este nível coincide com aquele a partir do qual pequenas variações nas pressões parciais de O_2 induzem grandes oscilações na porcentagem de saturação da hemoglobina. O trabalho respiratório também deve ser considerado, assim como a presença de comorbidades que possam alterar a fisiologia da ventilação-perfusão pulmonar, como cardiopatia congênita com repercussão hemodinâmica e pneumopatia crônica.

Broncodilatadores

Apesar de amplamente difundido, o uso de broncodilatadores na BA não deve ser recomendado rotineiramente. Em pacientes externos (no setor de emergência), pode ser realizado um ensaio com a medicação (salbutamol, fenoterol ou epinefrina), devidamente monitorado. A documentação de melhora clínica objetiva (baseada em escores clínicos pré e pós-tratamento) sugere sua manutenção. Entretanto, esta melhora é frequentemente transitória (em geral nos primeiros 30 a 60 minutos), sem benefício para a duração da doença. Nestes pacientes, há uma evidência de leve efeito superior da epinefrina com relação ao salbutamol e ao placebo. Nos pacientes internados, o uso de broncodilatadores não altera o tempo de permanência hospitalar.

Esta pouca influência dos broncodilatadores sobre a evolução da BA pode ser explicada em termos fisiopatológicos. Apesar de fazer parte de sua patogenia, o broncoespasmo não é o mecanismo básico da doença, que inclui inflamação aguda, com edema e secreção induzindo obstrução bronquiolar. A resposta, portanto, quando existe, é variável, dependendo do grau de broncoconstrição presente. Além disso, a leve superioridade da epinefrina pode ser explicada por seu efeito adicional alfa-adrenérgico, que pode atuar na redução do edema nas pequenas vias aéreas, também de forma transitória (a agressão tecidual continua).

Tratamento medicamentoso com broncodilatadores pode ser realizado em pacientes com escore de gravidade pré-tratamento maior ou igual a 3, de acordo com a escala utilizada pelo Cincinnati Children's Hospital Medical Center[5] (Quadro 40-1). A Fig. 40-1 apresenta uma opção de algoritmo de manejo da bronquiolite no setor de emergência. As doses dos broncodilatadores (uso inalatório) são de 0,10-0,15 mg/kg/dose (1 gt/2-3 kg de peso, máximo 20 gt) para o salbutamol (ou fenoterol) e de 0,25-0,5 mg/kg/dose (0,25-0,5 mL/kg, máximo de 6 mL) para a L-adrenalina (solução 1:1.000).

Corticosteroides

Apesar de sua ação anti-inflamatória sugerir efeito benéfico teórico pela fisiopatologia da doença, os corticosteroides sistêmicos ou inalatórios não alteram o curso da BA, sem evidência de melhora dos escores clínicos, redução das admissões ou do tempo de permanência hospitalar com relação ao placebo. Adicionalmente, o uso de sua forma inalatória não diminui a incidência de sibilância pós-bronquiolite.

Uso de antivirais

Administrada sob a forma de aerossol, a ribavirina deve ser considerada apenas para pacientes com BA por VSR apresentando doença grave ou risco para tal, como imunocomprometidos e portadores de doença cardíaca ou pulmonar crônica significativas. A droga inibe a síntese de proteínas estruturais do vírus, reduzindo sua replicação. Apresenta custo elevado, dificuldade de manuseio e risco de efeitos adversos para quem administra a terapia.

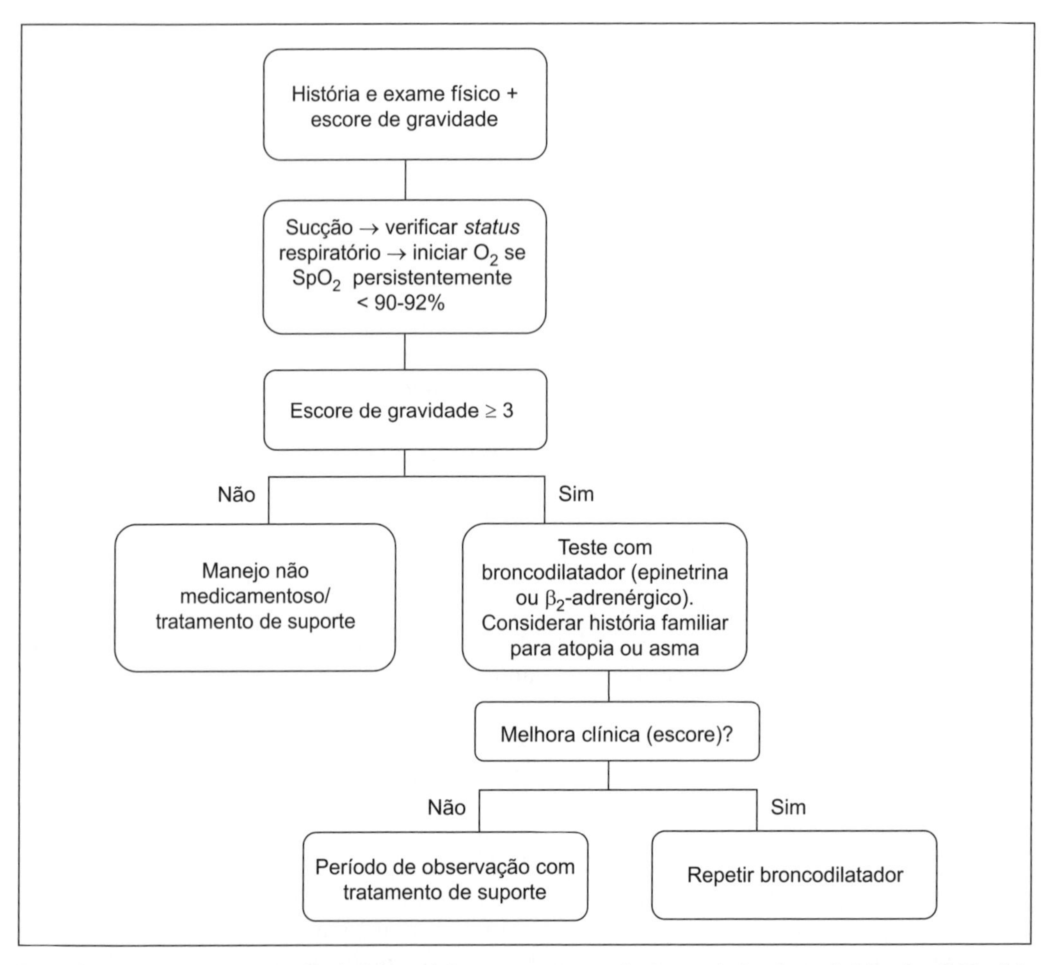

Fig. 40-1 Algoritmo de manejo da bronquiolite em menores de 1 ano (primeiro episódio de sibilância). *Adaptado:* Algorithm for medical management of bronchiolitis in infants less than 1 year of age presenting with a first time episode. Disponível em: http://www.cincinnatichildrens.org/assets.

Antibioticoterapia

É baixa a incidência de infecções bacterianas graves concomitantes ao quadro de BA (de zero a 3,7%). Quando ela existe, mais provavelmente se trata de uma infecção do trato urinário (ITU) que bacteremia ou meningite. Otite média aguda (OMA) também pode ocorrer simultaneamente, de etiologia viral (o próprio VSR) ou bacteriana. O tratamento destas afecções segue o protocolo preconizado quando elas ocorrem de forma isolada. Não é recomendado o uso de antibióticos na ausência de foco bacteriano identificado. Até 25% dos casos que apresentam infiltrados ou atelectasias em radiografia de tórax são conduzidos inapropriadamente com antibioticoterapia. Crianças com sinais de infecção do trato respiratório inferior e que realizaram radiografia de tórax receberam proporcionalmente mais antibióticos, sem evidência, entretanto, de encurtamento do tempo de doença.

Outras modalidades terapêuticas (pacientes internados)

- DNAse recombinante humana: administrada na forma de aerossol, resultou em melhoras clínica e radiológica em crianças com atelectasia. Nestes pacientes, a grande quantidade de DNA torna as secreções mais viscosas, com maior probabilidade de atelectasias.
- Mistura de hélio e oxigênio (heliox): reservada para pacientes em unidade de terapia intensiva, diminui o trabalho respiratório pela redução da resistência nas vias aéreas (a mistura torna o ar inspirado menos denso), aliviando os quadros obstrutivos. Reduz a necessidade de ventilação mecânica convencional.
- Fisioterapia respiratória: não deve ser utilizada rotineiramente. Não foi evidenciado o benefício clínico de técnicas de vibração e percussão. A sucção nasal pode fornecer alívio temporário da obstrução nasal, mas a sucção profunda de hipofaringe e/ou laringe não deve ser recomendada.

CRITÉRIOS DE ALTA DO SETOR DE EMERGÊNCIA

São bastante controversos os critérios de admissão e de alta do setor de emergência, com forte grau de subjetividade em sua avaliação. Os seguintes fatores estão mais provavelmente associados à alta.

- Idade superior a 2 meses.
- Ausência de comorbidades: prematuridade (com idade gestacional ao nascer inferior a 35 semanas), pneumopatia crônica, cardiopatia congênita com repercussão hemodinâmica, imunodeficiência.
- Ausência de trabalho respiratório significante: frequência respiratória normal para a idade, sem tiragens ou com retrações leves, saturação periférica inicial de $O_2 \geq 94\%$.
- Necessidade de poucas doses de broncodilatadores na primeira hora de atendimento.
- Ingestão oral adequada (suficiente para prevenir desidratação).
- Habilidade dos pais ou responsáveis para o manejo domiciliar.

PREVENÇÃO

Os anticorpos monoclonais (palivizumab) estão indicados na profilaxia da infecção por VSR para crianças menores de 2 anos com displasia broncopulmonar, histórico de prematuridade com idade gestacional ao nascer inferior a 35 semanas e cardiopatia congênita com repercussão hemodinâmica. Deve ser realizada em 5 doses mensais nas estações epidêmicas (outono/inverno).

A descontaminação das mãos é a medida mais eficaz na prevenção da infecção nosocomial por VSR. Outras medidas preventivas (infecção comunitária) incluem o aleitamento materno exclusivo e a orientação para a não exposição passiva ao fumo.

EVOLUÇÃO

O curso da doença em geral é autolimitado, com mediana de duração dos sintomas de 12 dias. A maioria evolui sem sequelas, exceto aquelas que apresentam comorbidades significativas ou os casos de infecção grave por adenovírus. Estes últimos podem evoluir em até 60% das vezes com bronquiolite obliterante, causa grave de sibilância recorrente pós-bronquiolite, com destruição tecidual parenquimatosa e bronquiolar variável.

Até 40% das crianças com episódio de BA podem evoluir com sibilância recorrente nos primeiros 2 a 3 anos de vida, porcentagem que diminui para 10% após os 5 anos, quadro compatível com asma brônquica.

REFERÊNCIAS

American Academy of Pediatrics, Subcommitte on Diagnosis and Management of Bronchiolitis. Diagnosis and management of bronchiolitis. Pediatrics 2006; 118:1774-93.

Blom D, Ermers M, Bont L, Van Aalderen WM, Van Woensel JB. Inhaled corticosteroids during acute bronchiolitis in the prevention of post-bronchiolitic wheezing. Cochrane Database Syst Rev 2007; (1):CD004881.

Carvalho WB, Johnston C, Fonseca MC. Bronquiolite aguda: uma revisão atualizada. Rev Assoc Med Bras 2007; 53:182-8.

Chuang Y, Chiu C, Wong K, Huang J, Huang Y, Chang L et al. Severe adenovirus infection in children. J Microbiol Immunol Infect 2003; 36:37-40.

Cincinnati Children's Hospital Medical Center, Bronchiolitis guideline team. Evidence based clinical practice guideline for medical management of bronchiolitis in infants 1 year of age presenting with a first time episode. Cincinnati, 2005: http://www.cincinnatichildrens.org/svc/alpha/h/health policy/ev-based/bronchiolitis.htm. Acesso: 11/5/2009.

Corneli HM, Zorc JJ, Mahajan P, Shaw KN, Holubkov R, Reeves SD, et al. A multicenter, randomized, controlled trial of dexamethasone for bronchiolitis. N Engl J Med 2007; 357:331-9.

Ermers MJJ, Rovers MM, Woensel JB, Kimpen JLL, Bont LJ. The effect of high dose inhaled corticosteroids on wheeze in infants after respiratory sincytial virus infection: randomized double blind placebo controlled trial. BMJ 2009; 338: b897: http://www.bmj.com/cgi/content/full/338/mar31_2/b897?view=long&pmid=19336497. Acesso 14/5/2009.

Gadomski AM, Bhasale AL. Bronchodilators for bronchiolitis. Cochrane Database Syst Rev 2006; (3):CD001266.

Gupta P, Aggarwal A, Gupta P, Sharma KK. Oral salbutamol for symptomatic relief in mild bronchiolitis: a double blind randomized placebo controlled trial. Indian Pediatr 2008; 45:547-53.

Hartling L, Wiebe N, Russel KF, Patel H, Klassen TP. Epinephrine for bronchiolitis. Cochrane Database Syst Rev 2004; (1): CD003123.

Langley JM, Smith MB, LeBlanc JC, Joudrey H, Ojah CR, Pianosi P. Racemic epinephrine compared to salbutamol in hospitalized young children with bronchiolitis: a randomized controlled clinical trial. BMC Pediatrics 2005; 5:7: http://www.biomedcentral.com/1471-2431/5/7. Acesso: 11/5/2009.

Lowell DI, Lister G, Von Kloss H, McCarthy P. Wheezing in infants: the response to epinephrine. Pediatrics 1987; 87:939-45.

Mansbach JM, Clark S, Christopher NC, LoVecchio F, Kunz S, Acholonu U et al. Prospective multicenter study of bronchiolitis: predicting safe discharges from the emergency department. Pediatrics 2008; 121:680-8.

Mejías A, Chavez-Bueno S, Ramilo O. Respiratory sincytial virus pneumonia: mechanisms of inflammation and prolonged airway hyperresponsiveness. Curr Opin Infect Dis 2005; 18:199-204.

Mull CC, Scarfone RJ, Ferri LR, Carlin T, Salvaggio C, Bechtel KZ, et al. A randomized trial of nebulized epinephrine vs albuterol in the emergency department treatment of bronchiolitis. Arch Pediatr Adolesc Med 2004; 158:113-8.

Patel H, Gouin S, Platt RW. Randomized, double-blind, placebo-controlled trial of oral albuterol in infants with mild-to-moderate acute viral bronchiolitis. J Pediatr 2003; 142:509-14.

Patel H, Platt R, Lozano JM. Glucocorticoids for acute viral bronchiolitis in infants and young children. Cochrane Database Syst Rev 2008; (1): CD004878.

Perrotta C, Ortiz Z, Roqué FM. Chest physiotherapy for acute bronchiolitis in paediatrics patients between 0 and 24 months old. Cochrane Database Syst Rev 2007; (1): CD004873.

Principi N, Bosis S, Esposito S. Human metapneumovirus in paediatrics patients. Clin Microbiol Infect 2006; 12:301-8.

Walsh P, Caldwel J, McQuillan KK, Friese S, Robbins D, Rothenberg SJ. Comparison of nebulized epinephrine to albuterol in bronchiolitis. Acad Emerg Med 2008; 15:305-13.

Walsh P, Rothenberg SJ, O'Doherty S, Hoey H, Healy R. A validate clinical model to predict the need for admission and length of stay in children with acute bronchiolitis. Eur J Emerg Med 2004; 11:265-72.

Wolf DG, Greenbrg D, Kolkstein D, Shemer-Avni Y, Givon-Lavi N, Saleh N, et al. Comparison of human metapneumovirus, respiratory sincytial virus and Influenza A virus lower respiratory tract infections in hospitalized young children. Pediatr Infect Dis J 2006; 25:320-4.

Yanney M, Vyas H. The treatment of bronchiolitis. Arch Dis Child 2008; 93:793-8.

Zhang L, Mendoza-Sassi RA, Wainwright C, Klassen TP. Nebulized hypertonic saline solution for acute bronchiolitis in infants. Cochrane Database Syst Rev 2008; (4):CD006458.

CAPÍTULO 41

Pneumonias

Joakim Cunha Rego • Thaísa Delmones Batista

CONCEITO E EPIDEMIOLOGIA

Pneumonia pode ser definida como um processo inflamatório do tecido pulmonar secundário à resposta imunológica do hospedeiro contra um agente infeccioso.

A frequência anual de infecções respiratórias agudas (IRA) nos primeiros anos de vida tende a ser uniforme em todo o mundo, cerca de 4 a 8 episódios ao ano nos primeiros 5 anos de vida; entretanto, a incidência de pneumonia é 5 a 10 vezes maior em países em desenvolvimento do que nos desenvolvidos.

A Organização Mundial de Saúde estima que entre 2000 e 2003 ocorreram 2 milhões de mortes anuais por pneumonia em menores de 5 anos, o que corresponde a 20% do total de mortes anuais nessa faixa etária. Cerca de 95% dessas mortes foram em países em desenvolvimento, sendo a mais importante causa prevenível de óbito nessa faixa etária. Na atualidade, as estatísticas do Ministério da Saúde do Brasil mostram as IRA como a segunda ou terceira causa de morte em menores de 5 anos nas diferentes regiões, sendo que 85% dos óbitos atribuídos às IRA são devidos à pneumonia.

ETIOLOGIA

A etiologia da pneumonia na infância (Quadro 41-1) varia de acordo com a faixa etária, a presença de doença de base (malformação pulmonar, imunodeficiência), o estado vacinal (vacinação para *H. influenzae* tipo b e *S. pneumoniae*) e o contexto clínico no qual a pneumonia foi adquirida (se comunitária ou hospitalar).

A pneumonia na criança é frequentemente precedida de infecção viral, havendo estudos que comprovam a associação entre IRA viral e pneumonia por pneumococo e estafilococo. Outros estudos demostraram que infecções por mais de um agente etiológico, como entre duas bactérias ou entre bactéria e vírus podem ser frequentes e associam-se a quadros de maior gravidade.

Quadro 41-1 Agentes etiológicos mais comuns da pneumonia na infância por faixa etária

0 a 20 dias
Estreptococo do grupo B
Enterobactérias (como *E. coli, Klebsiella* sp., *Proteus* sp.)
Citomegalovírus
Listeria monocytogenes
3 semanas a 3 meses
Chlamydia trachomatis
Vírus sincicial respiratório
Parainfluenza
Streptococcus pneumoniae
Bordetella pertussis
Staphylococcus aureus
4 meses a 4 anos
Vírus sincicial respiratório, parainfluenza, influenza, adenovírus, rinovírus
Streptococcus pneumoniae
Haemophilus influenzae
Staphylococcus aureus
Mycoplasma pneumoniae
Mycobacterium tuberculosis
5 a 15 anos
Mycoplasma pneumoniae
Chlamydia pneumoniae
Streptococcus pneumoniae
Mycobacterium tuberculosis

QUADRO CLÍNICO

A gravidade do quadro clínico pode variar desde formas leves, sem toxemia e com desconforto respiratório mínimo, até quadros febris com toxemia importante e desconforto respiratório grave que podem evoluir rapidamente para insuficiência respiratória, choque séptico e óbito.

Os sinais e sintomas mais comuns são: febre de intensidade variável, tosse seca ou produtiva, irritativa ou associada a broncoespasmo. A ausculta pulmonar pode revelar informações importantes, como a presença de broncofonia e estertores finos localizados, sugerindo pneumonia lobar, e a presença de sibilância sugerindo broncoespasmo, mas de modo geral ela tende a ser pouco sensível e específica no diagnóstico de pneumonia. O desconforto respiratório pode ter início gradual, usualmente nos quadros precedidos por IRA viral ou ter início súbito e ser rapidamente progressivo, sendo esta evolução comumente associada a pneumonia por *S. aureus.*

Um quadro clínico de início e evolução gradual caracterizado por febre baixa ou ausente, desconforto respiratório leve, tosse pouco produtiva ou francamente seca e irritativa é mais comumente associado a patógenos atípicos como micoplasma ou clamídia.

A sibilância é mais frequentemente associada a infecções virais, micoplasma e clamídia, porém também é descrita em infecções bacterianas típicas. Os pacientes asmáticos podem entrar em exacerbação da doença (crise asmática) na vigência de pneumonia de qualquer etiologia.

DIAGNÓSTICO

A estratégia de atenção integral às doenças prevalentes na infância (AIDPI) do Ministério da Saúde do Brasil baseia-se na busca do menor número possível de sinais prontamente identificáveis com maiores sensibilidade e especificidade para detectar, entre as numerosas crianças com IRA, aquelas com alta probabilidade de ter pneumonia, e também na classificação da gravidade da doença, a fim de definir o uso de agentes antibacterianos. A classificação da gravidade visa identificar os casos de pneumonia grave ou muito grave que exigem tratamento com antibióticos, aqueles que necessitam de admissão hospitalar, os casos tratáveis apenas ambulatorialmente e os casos sem pneumonia, que não devem receber antibióticos.

Os sinais propostos como "critério de entrada" são tosse e dificuldade para respirar.

A classificação do caso em pneumonia baseia-se, a partir daí, na detecção de taquipneia, sinal clínico que, em diversos estudos, apresentou melhores sensibilidade e especificidade e os melhores valores preditivos positivo e negativo. Esses estudos definem a taquipneia como frequência respiratória ≥ 60 incursões/minuto em crianças com menos de 2 meses, frequência respiratória ≥ 50 incursões/minuto em crianças com idade entre 2 e 11 meses, e frequência respiratória ≥ 40 incursões/minuto em crianças com idade entre 12 e 59 meses.

Para as crianças maiores de 2 meses de idade, a classificação em pneumonia grave baseia-se na presença de tiragem subcostal. A classificação em pneumonia muito grave se baseia na presença de convulsões, sonolência, estridor em repouso, desnutrição grave, ausência da ingestão de líquidos ou sinais de insuficiência respiratória grave, como cianose central. Para o grupo menor de 2 meses, define-se como pneumonia grave a presença de taquipneia ou tiragem subcostal, e como pneumonia muito grave a presença de convulsões, sonolência, estridor em repouso, sibilância, febre ou temperatura baixa ou ausência de ingestão alimentar.

Os exames laboratoriais mais comumente utilizados na avaliação da pneumonia na criança são:

- Radiograma de tórax: exame fundamental que ajuda no diagnóstico, avalia a gravidade e a presença de complicações (como derrame parapneumônico e abscesso pulmonar), além de fornecer indícios do agente etiológico (consolidação lobar na pneumonia por *S. pneumoniae*, pneumonia difusa com empiema na infecção por *S. aureus*).
- Hemocultura: deve ser solicitada em todos os pacientes, preferencialmente antes do início dos antibióticos, podendo fornecer informação essencial sobre o agente etiológico e o padrão de resistência bacteriana.
- Hemograma com plaquetas: leucocitose importante (> 30.000) ou leucopenia (< 4.000) sugerem doença grave e pior prognóstico. Anemia grave com hemoglobina abaixo de 8 g/dL indica hemotransfusão. Plaquetopenia (< 150.000) pode sugerir pneumonia grave ou sepse.

DIAGNÓSTICO DIFERENCIAL

Os principais diagnósticos diferenciais de pneumonia comunitária na infância são:

- Bronquiolite viral aguda (BVA): ocorre principalmente no primeiro ano de vida, pode não haver sibilância, presença de estertores finos difusos é o achado mais específico, radiologia de tórax usualmente sem condensação, entretanto cerca de 10% dos pacientes podem apresentar condensação pneumônica de etiologia viral. Lembrar que BVA pode ser associada à pneumonia bacteriana. Na prática, é difícil o diagnóstico diferencial entre BVA e pneumonia no lactente, devendo-se usar antibiótico em caso de dúvida.

- Crise asmática: ausência de toxemia, história anterior de crises de cansaço, melhora com medicações para o broncoespasmo, radiologia de tórax sem condensação. Lembrar que podem coexistir crise asmática e pneumonia bacteriana.
- Cetoacidose diabética: história de perda de peso, poliúria, polifagia, evolução para crise de cansaço (respiração acidótica) com redução do nível de consciência. Pode haver febre. Presença de acidose metabólica com hiperglicemia, cetonúria e glicosúria. Radiologia de tórax normal, ou com imagem sugestiva de edema pulmonar. Lembrar que infecção respiratória aguda, inclusive pneumonia, pode ser o desencadeante da crise de cetoacidose.

RADIOLOGIA

O radiograma de tórax pode ser de grande auxílio no manejo do paciente com diagnóstico suspeito de pneumonia: pode confirmar o diagnóstico da doença, sugerir o agente etiológico mais provável por meio de diversos padrões de alterações radiológicas e revelar complicações como abscesso pulmonar ou derrame parapneumônico (Figs. 41-1 a 41-4).

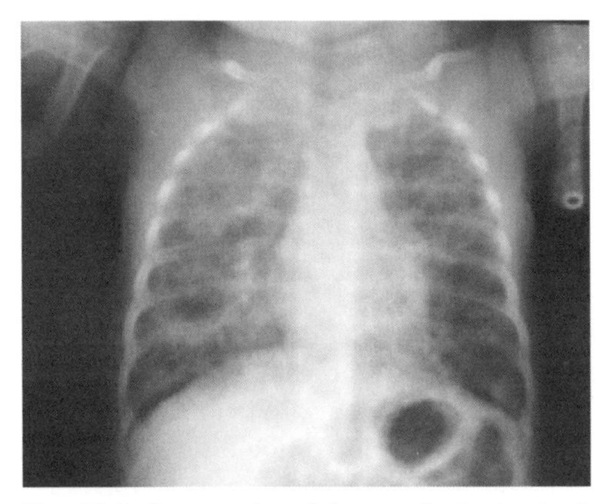

Fig. 41-1 Pneumonia atípica em lactente de 4 meses tratado com eritromicina.

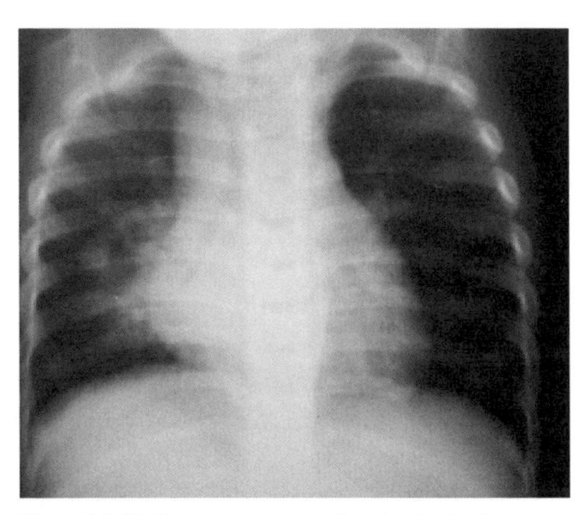

Fig. 41-2 Pneumonia redonda tratada com amoxaxilina.

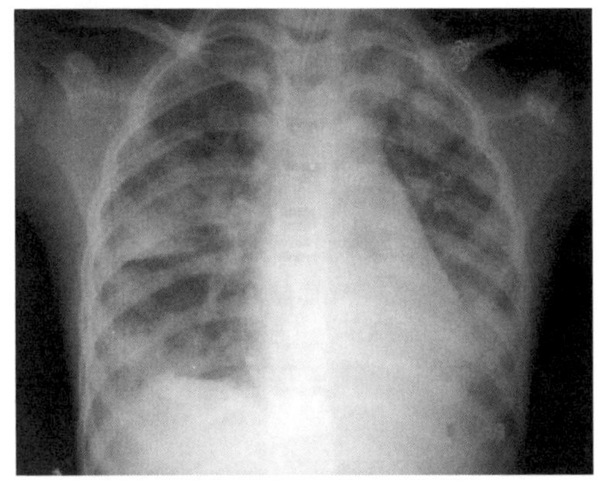

Fig. 41-3 Pneumonia estafilocócica com condensações difusas em ambos os pulmões.

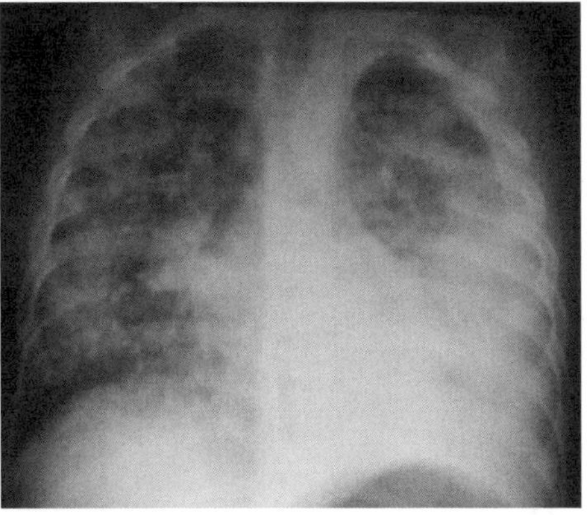

Fig. 41-4 Pneumonia estafilocócica com condensações difusas e derrame parapneumônico à esquerda.

CONDUTA NA EMERGÊNCIA

Após a confirmação do diagnóstico, o médico que assiste a criança deve decidir, primeiramente, se o tratamento será ambulatorial ou hospitalar. Devido à dificuldade de se obter o diagnóstico etiológico da pneumonia, o tratamento inicial com antibióticos costuma ser empírico. De acordo com a estratégia do AIDIPI, a pneumonia grave ou muito grave deve ser tratada no hospital com antibióticos por via venosa. As principais indicações de internamento são:

- Idade menor que 2 meses.
- Falha na terapêutica ambulatorial.
- Tiragem subcostal.
- Sonolência.
- Desnutrição grave.
- Estridor em repouso.
- Convulsões.
- Sinais de hipoxemia.
- Ausência de ingestão hídrica.
- Derrame parapneumônico.
- Abscesso pulmonar.
- Problema social.
- Doença de base debilitante (pneumopatia crônica, cardiopatia).

Os pacientes que forem tratados ambulatorialmente devem receber orientação geral sobre cuidados gerais, alimentação conforme o que for mais bem aceito pelo paciente, uso de antitérmicos, ingestão hídrica adequada e equilibrada; devem também ser reavaliados após 48 horas do início do tratamento para a verificação da eficácia do tratamento. Para as crianças maiores de 2 meses de idade já é possível o tratamento ambulatorial. O tratamento empírico inicial deve ser dirigido principalmente para *S. pneumoniae* e *H. influenzae*, podendo ser utilizada amoxacilina oral por 7 a 10 dias. Caso o paciente não apresente melhora após ser reavaliado e não necessite de internamento, o antibiótico em uso pode ser substituído por uma cefalosporina de segunda geração ou outro antibiótico resistente à betalactamase (Fig. 41-5).

Todos os pacientes menores de 2 meses de idade com diagnóstico de pneumonia devem ser internados para a instituição de antibióticos por via venosa. O tratamento inicial deve consistir na associação de ampicilina e um aminoglicosídeo (gentamicina ou amicacina) ou ampicilina e uma cefalosporina de terceira geração (cefotaxima ou ceftriaxona). Em recém-nascidos, a ceftriaxona pode aumentar o risco de kernicterus por deslocar a bilirrubina ligada às proteínas séricas, sendo recomendado o uso da cefotaxima.

Nos pacientes maiores de 2 meses de idade que se internam, a escolha do antimicrobiano baseia-se na gravidade da pneumonia. Nos casos graves inicia-se a ampicilina ou penicilina cristalina e nas pneumonias muito graves inicia-se oxacilina associada a cloranfenicol ou ceftriaxona (Quadros 41-2 e 41-3).

As medidas de suporte como nutrição, hidratação, oxigenoterapia, antitérmicos, broncodilatadores e outras devem ser individualizadas de acordo com cada paciente.

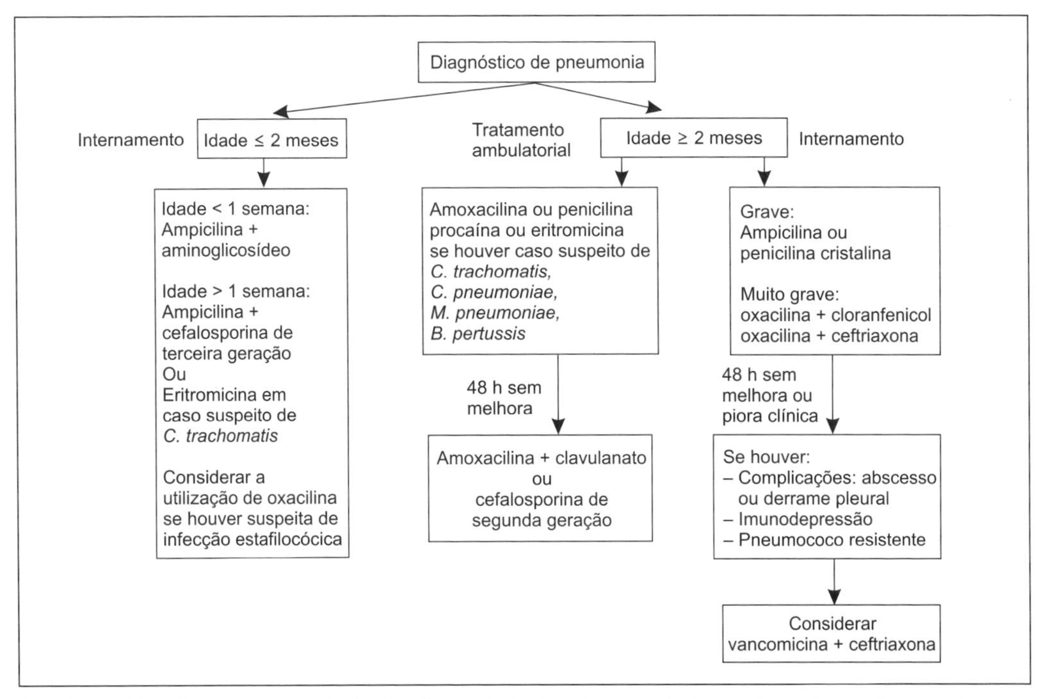

Fig. 41-5 Algoritmo da Sociedade Brasileira de Pediatria para tratamento antimicrobiano inicial de crianças com pneumonia comunitária.

Quadro 41-2 Posologia dos principais antimicrobianos para tratamento de pneumonia em crianças menores de 2 meses*

	0 a 4 semanas	< 1 semana		> 1 semana		
Antimicrobiano	**Peso ao nascer < 1.200 g**	**Peso ao nascer ≤ 1.200 a 2.000 g**	**Peso ao nascer > 2.000 g**	**Peso ao nascer ≤ 2.000 g**	**Peso ao nascer > 2.000 g**	**Lactente de 1 a 2 meses**
Ampicilina	25 a 50 a cada 12 h	25 a 50 a cada 12 h	25 a 50 a cada 8 h	25 a 50 a cada 8 h	25 a 50 a cada 6 h	50 a cada 6 h
Amicra	7,5 a cada 18 a 24 h	7,5 a cada 12 h	7,5-10 a cada 12 h	7,5 a 10 a cada 8 ou 12 h	10 a cada 8 h	5 a cada 8 h
Gemamicina	2,5 a cada 18 a 24 h	2,5 a cada 12 h	2,5 a cada 12 h	2,5 a cada 8 ou 12 h	2,5 a cada 8 h	2,5 a cada 8 h
Tobramicina	2,5 a cada 18 a 24 h	2,5 a cada 12 h	2,5 a cada 12 h	2,5 a cada 8 ou 12 h	2,5 a cada 8 h	2,5 a cada 8 h
Cefotaxima	50 a cada 12 h	50 a cada 12 h	50 a cada 8 a 12 h	50 a cada 8 h	50 a cada 6 ou 8 h	50 a cada 6 h
Cetinaxona	50 a cada 24 h	2,5 a cada 24 h	50 a cada 24 h	50 a cada 24 h	50 a 75 a cada 24 h	75 a cada 24 h
Eritromicina	10 a cada 12 h	10 a cada 12 h	10 a cada 12 h	10 a cada 8 h	10 a cada 6 ou 8 h	12,5 a cada 6 h

*Doses em mg/kg para todos os antimicrobianos.

Quadro 41-3 Posologia dos principais antimicrobianos para tratamento de pneumonia em crianças com idade igual ou maior do que 2 meses e adolescentes

Anomicrobiano	Dosagem	Intervalo entre tomadas (horas)	Duração (dias)
Tratamento ambulatorial			
Amoxicilina (via oral)	50 mg/kg/dia	12 em 12	7 a 10
Penicilina procaína (intramuscular)	50 000 UI/kg/dia	12 em 12	7
Eritromicina (via oral)	50 mg/kg/dia	6 em 6	14
Amoxicilina-clavulanato (7:1) (via oral)	45 mg/kg/dia	12 em 12	7 a 10
Cetoroxina-axetil (via oral)	30 mg/kg/dia	12 em 12	7 a 10
Tratamento hospitalar (via endovenosa)			
Penicilina cristalina	200 000 UI/kg/dia	6 em 6	7 a 10
Ampicilina	150 mg/kg/dia	6 em 6	7 a 10
Oxacilina	200 mg/kg/dia	6 em 6	21
Cloranfenicol	50 mg/kg/dia	6 em 6	7 a 10
Cetilaxona	75 mg/kg/dia	24 em 24	7 a 10
Vancemicina	40 mg/kg/dia	6 em 6	21

O uso de corticoide sistêmico para o tratamento de crise de broncoespasmo pode ser realizado concomitantemente ao tratamento da pneumonia. As doses e o tempo de utilização são os mesmos utilizados no tratamento da crise asmática.

PROGNÓSTICO

O prognóstico da pneumonia na infância depende de vários fatores, sendo os mais importantes: agente etiológico, presença de doença de base, estado nutricional e imunológico, qualidade da assistência médica e acesso à UTI.

REFERÊNCIAS

Chernick V, Boat TF, Wilmott RW, Bush A. Community-Acquired Bacterial Pneumonia. Kendig's Disorders of the Respiratory Tracxt in Children. 7 ed. Saunders/Elsevier, 2006. p. 441-452.

Nascimento-Carvalho CM, Souza-Marques HH. Recomendação da Sociedade Brasileira de Pediatria para antibioticoterapia em crianças e adolescentes com pneumonia comunitária. Rev Panam Salud Publica 2004; 15(6):380-87.

Ostapchuk M, Roberts DM, Haddy R. Community-Acquired Pneumonia in Infants and Children. Am Fam Physician 2004; 70:899-908.

Taussig LM, Landau LI, Le Souef PN, Morgan WJ, Martinez FD, Sly PD. Bacterial Pneumonia, Lung Abscess, and Empyema. Pediatric Respiratory Medicine. 2 ed. Mosby/Elsevier, 2008. p. 501-554.

CAPÍTULO 42

Derrame Pleural na Infância

Paulo Sérgio Gomes Nogueira Borges

CONCEITO E EPIDEMIOLOGIA

Derrame pleural é definido como acúmulo anormal de líquido entre as pleuras parietal e visceral decorrente de desequilíbrio das forças que regulam a formação e a reabsorção deste na cavidade pleural, como também de eventos fisiopatológicos devidos a processos inflamatórios, infecciosos, neoplásicos, traumatismo ou bloqueio linfático pleuropulmonares.

É condição de alta prevalência na prática clínica, já que pode ocorrer como consequência de doenças agudas ou crônicas primárias da pleura, dos pulmões, de outros órgãos intratorácicos, doenças sistêmicas e ainda congênitas ou traumatismos.

Como a incidência de pneumonia é 5 a 10 vezes maior em países em desenvolvimento que nos desenvolvidos, o derrame pleural parapneumônico é o tipo mais frequente nas crianças do nosso meio, pois cerca de 28% das pneumonias apresentam derrame.

ETIOLOGIA E FISIOPATOLOGIA

Didaticamente, os derrames podem ser classificados de acordo com a fisiopatologia em transudatos ou exsudatos.

Nos transudatos, a coleção é formada por queda da pressão coloidosmótica do plasma ou aumento da pressão hidrostática sistêmica ou pulmonar apresentando baixo conteúdo proteico (< 3 mg/dL). Geralmente causados por insuficiência cardíaca, nefropatias, insuficiência hepática ou hipoproteinemias.

Os exsudatos resultam de reação inflamatória pleural, que leva a aumento da permeabilidade capilar com extravasamento de proteínas para o líquido, resultando em alto conteúdo proteico (relação proteína plasmática/pleural > 0,5). Decorrente mais comumente de pneumonias, tuberculose, neoplasias ou colagenoses.

Quadro 42-1 Causas de derrame pleural

Transudatos	Insuficiência cardíaca congestiva	Tamponamento cardíaco	Glomerulonefrite aguda
	Embolia pulmonar	Hipoproteinemia	Síndrome da veia cava superior
Exsudatos	Infecciosas	Neoplasias	Colagenoses
	Secundárias a doenças do trato digestivo Pancreatite Perfuração esofágica		Drogas, asbestos
Outras causas	Quilotórax	Hemotórax	Iatrogênico

Existem outras condições fisiopatológicas que resultam em derrame, como no caso de acúmulo de sangue (hemotórax) secundário a trauma, distúrbios de coagulação ou tumores pleurais e pulmonares. Há ainda o acúmulo de linfa (quilotórax), que pode ser congênito ou taumático. Não podemos deixar de citar o derrame secundário a instilação intrapleural inadvertida de solução endovenosa por perfuração de vasos por cateteres venosos (Quadro 42-1).

QUADRO CLÍNICO

Nos derrames transudativos, o que predomina geralmente são os achados da doença de base.

A sintomatologia respiratória depende do volume do derrame e da reserva respiratória prévia do paciente. As pequenas coleções podem ser assintomáticas, podendo manifestar-se com tosse e dor pleurítica nas crianças maiores e sintomas inespecíficos como náuseas, vômitos e dor abdominal, referidos nas menores. Nas coleções volumosas há taquipneia, tiragem, batimentos de asa de nariz, cianose, palidez, agitação psicomotora ou prostração (por hipóxia) e assimetria torácica. A percussão revela macicez e na ausculta há diminuição do murmúrio vesicular no lado afetado.

Nos empiemas (derrame de pus secundário à pneumonia) pode haver quadro febril com toxemia importante e desconforto respiratório grave, que podem evoluir rapidamente para insuficiência respiratória, choque séptico e óbito.

Exames complementares

- Radiograma de tórax: posteroanterior (PA), perfil do lado afetado, decúbito lateral com raios horizontais (Laurell): a presença de líquido é sugerida por densidade homogênea que obscurece o pulmão subjacente. Geralmente há obliteração do seio costofrênico na projeção PA.

  Em derrames maiores, há apagamento da imagem do diafragma e deformação de imagem em parábola conhecida como linha de Damoiser. Quando há opacificação total do hemitórax, observam-se também alargamento do espaço intercostal, deslocamento da imagem cardíaca do mediastino para o lado oposto e rebaixamento do diafragma.

Quadro 42-2 Características laboratoriais do líquido pleural

Líquido pleural	Transudato	Exsudato	
Cor	Amarelo âmbar	Amarelo citrino	
Leucometria	< 200 células	> 200 células	Pesquisa de células neoplásicas
Densidade	< 1.015	> 1.015	
Proteína	< 3 g%	> 3 g%	
Relação proteína pleural/plasma	< 0,5	> 0,5	
DHL	< 200	> 200	
Relação DHL pleural/plasma	< 0,6	> 0,6	
pH	Alto (> 7,2)	Baixo (< 7,2)	
Amilase			Alta (pancreatite)
Triglicerídios			> 110 mg/dL (quilotórax)
Ada			> 70 U/L (tuberculose)

- Toracocentese com análise do líquido: deve ser realizada em todos os pacientes com suspeita clínica ou radiológica, exceto em derrames laminares (< 10 mm em radiografia com decúbito lateral).

  O aspecto macroscópico pode ser esclarecedor, se revelar pus, sangue ou linfa.

  Nos empiemas, o líquido deve ser enviado para a coloração de Gram e cultura.

  Havendo dúvida ou se o líquido for seroso, deve-se proceder à avaliação citobiológica (ver Quadro 42-2).
- Ultrassonografia/tomografia: particularmente úteis quando há velamento total do hemitórax e suspeita de neoplasia fazendo o diagnóstico diferencial, além de serem úteis nos empiemas complicados com encarceramento e septações, quando podem auxiliar na terapêutica orientando os locais de drenagem.

CONDUTA NA EMERGÊNCIA

Algumas situações exigem tratamento imediato do derrame, como na associação com pneumotórax hipertensivo ou hemotórax maciço traumático. A drenagem em selo de água com jelco calibroso é feita na proporção do tamanho da criança, que é introduzido na linha axilar média e no quinto espaço intercostal, seguido de toracostomia com drenagem pleural fechada. Toracotomia está indicada no hemotórax maciço (> 40 mL/kg) ou sangramento contínuo (> 2 mL/kg/h). O tratamento do choque hipovolêmico deve ser concomitante.

Nos derrames transudativos, o tratamento deve ser o da doença de base, havendo normalmente regressão com a melhora do quadro sistêmico.

Derrames parapneumônicos complicam geralmente as pneumonias por *S. pneumoniae*, *S. aureus* e *H. influenzae*, necessitando de medidas de suporte geral e antibioticoterapia e tratamento específico que depende da sua fase evolutiva:

- Derrame pequeno, amarelo citrino, pH > 7,2, Gram e cultura negativos, não necessita de toracostomia.
- Derrame não purulento, porém com Gram mostrando bactérias, pH < 7,2, ou turvo é recomendada toracostomia com drenagem pleural fechada.

- Derrame purulento recomenda-se toracostomia com drenagem pleural fechada. O uso da videotoracoscopia para auxiliar a colocação do dreno e a evacuação de fibrina, lise de bridas, coleções e loculações pleurais parece diminuir o tempo de internação.
- O encarceramento pulmonar geralmente é tratado com drenagem aberta e fisioterapia respiratória. Raramente há necessidade de descorticação, que pode ser feita por videotoracoscopia ou toracotomia.

PROGNÓSTICO

O prognóstico está relacionado com a gravidade da doença de base. Porém, com terapêutica multidisciplinar adequada, há completa recuperação na maioria dos casos.

REFERÊNCIAS

Ferreira AC et al. Papel da ultrassonografia na avaliação da efusão pleural. Radiol Bras [online] 2006, vol. 39, n. 2 [cited 2010-04-08] p. 145-150.

Finck C, Wagner C, Jackson R, Smith Sam. Empyema: Development of a critical pathway. Semin Pediat Surg 2002; 11:25-8.

Fraga JC, Nunes G, Schopf L, Hinke T, Antunes CRH. Toracoscopia em crianças com derrame parapneumônico complicado. Revista HCPA 2000; 20:13-20.

Mocelin HT, Fischer GB. Fatores preditivos para drenagem de derrames pleurais parapneumônicos em crianças. J. Pneumologia [online] 2001, vol. 27, n. 4 [cited 2010-04-08] p. 177-184.

CAPÍTULO 43

Insuficiência Respiratória Aguda

Rosane Simões Ramos Schüller

CONCEITO E EPIDEMIOLOGIA

É a incapacidade de manter as trocas gasosas e atender as demandas de oxigênio aos tecidos e/ou eliminar o dióxido de carbono (CO_2). Em termos gasométricos trata-se de uma $PaO_2 < 60$ mmHg (IRA hipoxêmica) e/ou uma $PaCO_2 > 50$ mmHg (IRA hipercapnia), com variações dependendo da idade e das patologias associadas. Cerca de dois terços ocorrem em crianças com menos de 1 ano de vida, sendo 50% no período neonatal. No ar ambiente ao nível do mar, a FiO_2 normal é 21% (ou 0,21).

- No recém-nascido: houve aumento substancial na sobrevida de recém-nascidos com a melhora da assistência em UTI pediátrica, principalmente nos prematuros nascidos com muito baixo peso. A melhora da assistência ao pré-natal, o uso de corticoide materno, assistência médica na sala de parto e o uso de surfactante nos casos indicados reduziram a mortalidade nesta faixa etária.
- Na criança: esta ocorrência é frequente principalmente nos menores de 1 ano de idade. A caixa torácica e a musculatura utilizada para a respiração são frágeis, podendo entrar em fadiga mais rapidamente. Devido ao calibre das vias aéreas, a criança tem maior aumento de resistência na via aérea quando edemaciada (fluxo = inversamente proporcional à quarta potência do raio das vias aéreas). Os alvéolos são relativamente grandes, são pouco numerosos e sofrem colapsos com facilidade, havendo desequilíbrio da relação ventilação-perfusão (V/Q) e/ou *shunts* intrapulmonares (passagem de sangue pelos pulmões por áreas com alvéolos não ventilados). O sistema imunológico é imaturo, tornando-os mais suscetíveis a adquirirem infecções virais e bacterianas. O *shunt* também pode ocorrer intracardíaco, nas cardiopatias, com passagem do sangue do lado direito para o esquerdo do coração, sem passagem pelos pulmões.

ETIOPATOGENIA

- Respiração externa: o oxigênio é levado até o alvéolo e daí para a circulação capilar pulmonar.
  - Ventilação: corrente de ar que entra nos alvéolos levando oxigênio e sai trazendo o CO_2.
  - Integração ventilação-perfusão (V/Q): exposição de oxigênio dos alvéolos aos capilares pulmonares para que sejam realizadas as trocas.
  - Difusão: movimento de oxigênio dos alvéolos até o interior do capilar pulmonar.
- Transporte gasoso: representado pelo transporte de oxigênio dos capilares pulmonares até a corrente sanguínea, dependendo diretamente dos níveis de hemoglobina e do débito cardíaco.
- Respiração interna: difusão de oxigênio dos capilares para dentro das células, para que seja aproveitado pelas mesmas.
- Falha na ventilação leva à hipercapnia (acúmulo de CO_2). Pode ocorrer por alteração do SNC, alteração da caixa torácica ou músculos respiratórios.
- Falha na oxigenação leva à hipoxemia: pode ocorrer por alteração na relação V/Q, *shunt* pulmonar ou alteração na difusão.
- A utilização do oxigênio depende de fatores que podem facilitar a liberação para os tecidos ou não (*curva de dissociação da hemoglobina*). Consideram-se duas variáveis para o cálculo: $PaO_2 \times$ saturação hemoglobina-oxigênio(%).

Quadro 43-1 Causas segundo a faixa etária

< 1 mês	1 - 24 meses	2 - 12 anos
Síndrome do desconforto respiratório (DMH)	Broncopneumonia	Mal asmático
Apneia neonatal	Obstrução das vias aéreas superiores	Cardiopatia congênita
Hipertensão pulmonar	Cardiopatia congênita	Broncopneumonia
Sangramento do SNC	Mal asmático	Meningoencefalite
Cardiopatia congênita	Bronquiolite	Polineurite periférica
Pneumonia	Aspiração de corpo estranho	Quase afogamento
Hérnia diafragmática	Intoxicação exógena	Intoxicação exógena
Síndromes genéticas	Meningoencefalite	Trauma
Malformações congênitas	Queimaduras de face ou aspiração de fumaça	Queimaduras de face ou aspiração de fumaça
Estado de mal epilético	Síndrome *shaken baby*	Estado de mal epilético
	Estado de mal epilético	

Quadro 43-2 Causas de IRA segundo o sistema

Causas relacionadas com	Situações clínicas
Sistema nervoso central (SNC)	Depressão por drogas, apneia da prematuridade, estado de mal convulsivo, quadros que aumentam a pressão intracraniana, coma, encefalopatia hipóxico-isquêmica
Medula, conexões neuromusculares e músculos estriados	Polineurite, poliomielite, tétano, *curare*, organofosforados, distúrbios metabólicos (hipomagnesemia, hipofosfatemia, hipocalcemia), miastenia grave, distrofia muscular
Vias aéreas superiores	Laringotraqueíte, epiglotite, difteria, corpo estranho, espasmo da laringe, trauma
Vias aéreas inferiores e parênquima pulmonar	Infecciosas (bronquiolite, coqueluche, pneumonias), broncoespasmos, doença da membrana hialina, síndromes aspirativas, asma, pneumotórax, derrame pleural, ventilação mecânica inadequada, embolia pulmonar
Caixa torácica	Trauma, fadiga muscular, paralisia diafragmática, neuromiopatias
Outros	Sepse, distúrbios metabólicos, sobrecarga hídrica, intoxicação aguda, limitação do movimento diafragmático, cardiopatias congênitas

Quadro 43-3 Classificação fisiopatológica da insuficiência respiratória

Tipos	Hipoxêmica (déficit de oxigenação)	Ventilatória (déficit de ventilação)
Sinonímia	Tipo I/não ventilatória	Tipo II/hipoxêmica– ↑ CO_2
$PaCO_2$	< 40 mmHg	> 50 mmHg
PaO_2	$< 55\text{-}60$ mmHg	$< 55\text{-}60$ mmHg
$P(A\text{-}a)O_2$	Aumentado	Normal ou aumentado
PaO_2/FiO_2	Diminuído	Normal ou diminuído

Desvio da curva para a esquerda: determinado nível da saturação ocorre com PaO_2 mais baixa (libera menos oxigênio para os tecidos) que pode causar alcaloses metabólica e respiratória, acidose crônica, hemoglobina fetal, hipocapnia, hipotermia, redução da atividade da enzima 2,3-difosfoglicerato, anemia e metemoglobinemia.

Desvio da curva para a direita: determinado nível de saturação ocorre com PaO_2 mais elevada (libera mais oxigênio para os tecidos) e pode causar acidoses agudas respiratória e metabólica, hipercapnia, febre, aumento da atividade da enzima 2,3-difosfoglicerato e corticoterapia.

QUADRO CLÍNICO

- Frequentes: apneia prolongada, cianose que não melhora com o uso de oxigênio, aumento do esforço respiratório e presença de retrações intercostais, respiração tipo *gasping*, presença de hipotensão, taquicardia, palidez e má perfusão periférica, aumento da taquipneia, sudorese profusa.

- Atenção: bradipneia (se antes havia taquipneia = urgência) e cianose são sinais tardios.
- No recém-nascido: cianose; retração costal, esternal e diafragmática. Taquipneia, batimentos de asa de nariz e gemência. Crises de apneia. Choque periférico. Avaliação clínica do desconforto respiratório (BSA: Boletim de Silverman-Andersen). Sinais cardíacos: cianose responsiva ou não ao oxigênio, sopros cardíacos, pulsos femorais, taquicardia, bradicardia, hipotensão. Sinais gerais: hipoatividade, perfusão, anemia, sudorese, fadiga ao choro ou à alimentação, convulsão, irritabilidade, coma, presença de mecônio impregnado na pele, presença de abdome escavado, classificação da maturidade do RN (idade gestacional), presença de estridor. Anemia, hipoglicemia, acidose. Medida de saturação (afastar fatores que possam modificar a aferição, como hipotermia, hipotensão e luz forte).
- O principal sintoma é a dispneia, ainda que possa ocorrer hipoxemia grave sem dispneia. Hipóxia: cianose, taquipneia, taquicardia, hipertensão arterial, arritmias cardíacas, incapacidade de suportar decúbitos horizontais, tremores, ansiedade, agitação motora, alteração de consciência e delírio. Hipercapnia: dispneia, cefaleia, hipertensão arterial, taquicardia, taquipneia, sonolência, alteração do nível de consciência e papiledema. A bradipneia é um sinal tardio e exige intervenção imediata. A ausência e a diminuição acentuada dos sons pulmonares estão relacionadas com os casos mais graves. A presença do *pulso paradoxal* (diminuição da pressão sistólica > 10 mmHg nas patologias obstrutivas) constitui grave sinal cardiovascular, bem como a presença de arritmias cardíacas. A associação hipóxia + elevação CO_2 + acidose metabólica leva à vasoconstrição arterial pulmonar →↑ pressão de artéria pulmonar → insuficiência do ventrículo direito (*cor pulmonale*). Em nível cerebral, ocorre dilatação das artérias cerebrais → aumento da pressão intracraniana.

DIAGNÓSTICO/DIAGNÓSTICO DIFERENCIAL

Bioquímica, função renal, gasometria (coletado de preferência em MSD – região pré-canal arterial), hemograma, culturas, raios X de tórax, USG de tórax, tomografia axial computadorizada (TAC) de tórax, broncoscopia. Oximetria não invasiva, capnografia. Ecocardiograma. Biópsia pulmonar. Medida do PFE (pico de fluxo expiratório)*. Teste de hiperóxia**. Cálculo da PaO_2/FIO_2***.

---

* Medida do PEF (pico de fluxo expiratório): calcula-se a obstrução ao fluxo respiratório do paciente. Se 30-50% do fluxo previsto: asma grave. Se < 30% do fluxo previsto: asma muito grave.

**Teste de hiperóxia: realizar em todos os RN suspeitos de cardiopatias, independentemente de cianose. Coletar gasometria em MSD em ar ambiente. Oferecer oxigênio a 100% por 10 minutos e coletar nova gasometria no mesmo local. Os pacientes sem doença cardíaca apresentam PaO_2 > 250 mmHg, ao passo que PaO_2 < 100 mmHg é característica de doença cardíaca com canal dependente ou hipertensão pulmonar persistente no RN (HPPRN). PaO_2 entre 100 e 250 mmHg pode ser devida a cardiopatia congênita com *shunt* misto ou HPPRN. Os pacientes reprovados no teste devem iniciar infusão contínua de prostaglandina E1 (alprostadil = Prostavasin®) até serem submetidos a ecocardiograma.

*** $PaO_2 \div FIO_2$: utilizada para determinar o grau de agressão ao parênquima pulmonar, é um indicador simples da deficiência pulmonar na captação de oxigênio. Usa-se FIO_2 = 0,21 (21%) a 1 (100%), de acordo com a oferta de oxigênio. Valor normal > 300 mmHg. Valor de corte para definir síndrome do desconforto respiratório agudo (SARA): < 200 mmHg. Este índice não tem valor quando há *shunt* cardíaco.

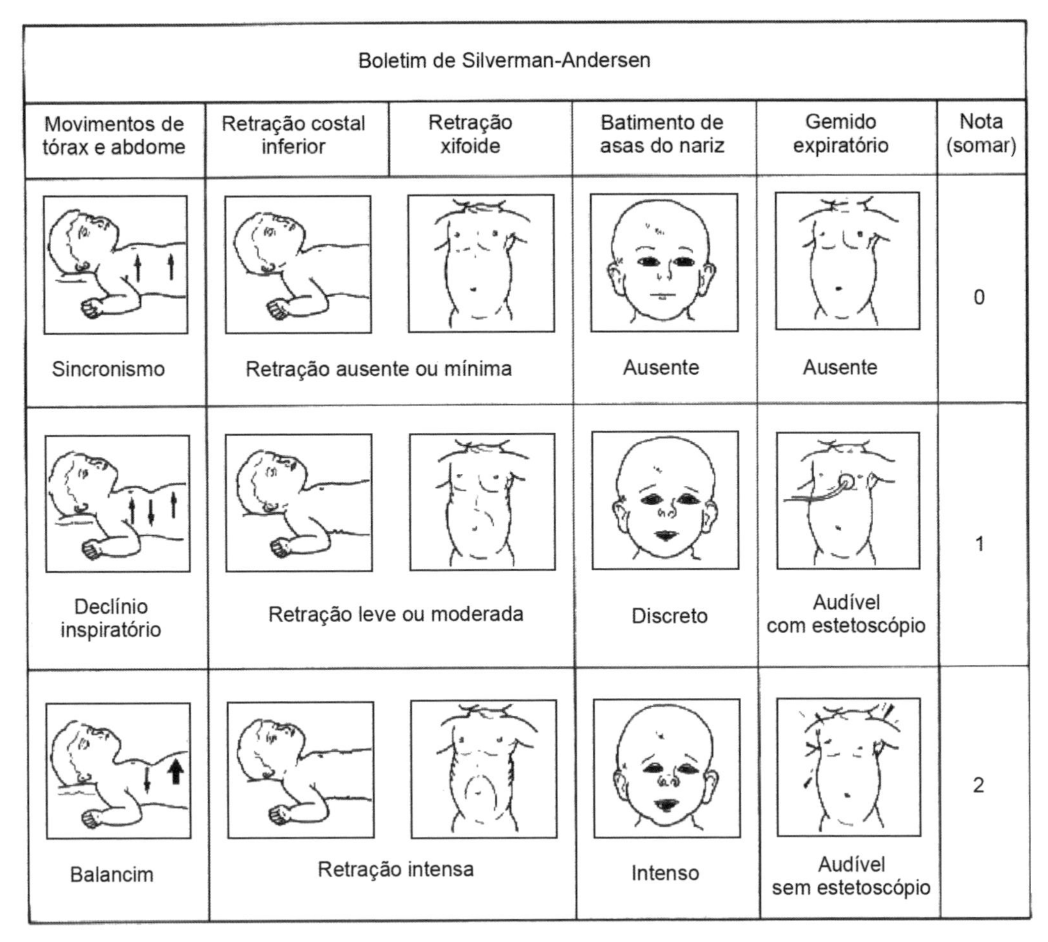

Boletim de Silverman-Andersen					
Movimentos de tórax e abdome	Retração costal inferior	Retração xifoide	Batimento de asas do nariz	Gemido expiratório	Nota (somar)
Sincronismo	Retração ausente ou mínima		Ausente	Ausente	0
Declínio inspiratório	Retração leve ou moderada		Discreto	Audível com estetoscópio	1
Balancim	Retração intensa		Intenso	Audível sem estetoscópio	2

Fig. 43-1 BSA: Boletim de Silverman-Andersen: notas acima de 4 expressam dificuldade respiratória de moderada a grave.

CONDUTA (DAR ÊNFASE AO MANEJO NA EMERGÊNCIA)

- Suporte geral:
  - Aquecimento se hipotérmico. Se febril, usar antitérmico, para diminuir o gasto de energia e o aumento do trabalho respiratório. Correção de anemia, para melhorar o transporte de oxigênio e melhor utilização pelos tecidos e trocas metabólicas. Pacientes com hemoglobina abaixo de 5 g% não fazem cianose. A utilização do oxigênio depende de fatores que podem facilitar a liberação para os tecidos ou não (*curva de dissociação da hemoglobina*).
  - Suporte hidroeletrolítico e nutricional: calcular cota hídrica e as necessidades calóricas. Ver HGT e calcular VIG para recém-nascidos e lactentes jovens. Acrescentar eletrólitos. Corrigir distúrbios hidroeletrolíticos e acidobásicos. Avaliar a possibilidade de dieta, dependendo da intensidade do desconforto e da possibilidade de evoluir para apneia, pesando risco e benefício. Quando dieta suspensa, passar sonda orogás-

trica ou nasogástrica, deixando-a aberta e com medição do resíduo gástrico. Desta forma se evita a distensão gástrica, o que iria piorar o desconforto respiratório, por compressão do diafragma.

- Avaliar a coexistência de fatores agravantes: síndrome de Down, síndrome de Edwards, síndrome de Patau, síndrome de Möbius, síndrome de Pierre Robin, mucopolissacaridose, doença de Werdnig-Hoffmann, síndrome de Guillain-Barré, miocardiopatias hipertróficas, cardiopatias congênitas, maus-tratos (síndrome *shaken baby*), intoxicação exógena, traumatismo cranioencefálico, politraumatizado, aspiração de corpo estranho, infecção bacteriana etc.

- Suporte de oxigênio:
  - Pode ser oferecido de diversas formas: cateter de oxigênio (fluxos > 5 L/min irritam a mucosa) dará uma FiO_2 50% (0,5); capacetes (halo, capuz ou *hood*): sempre há perdas de fluxo pelos bordos inferiores, pode alcançar FiO_2 100%; máscara de oxigênio com reservatório (FiO_2 90-100%) e sem reservatório (4-5 L/min de oxigênio pode atingir FiO_2 60%), máscara reinalante (FiO_2 60-80%), máscara de Venturi (FiO_2 25% a 60%, o fluxo de oxigênio depende da FiO_2 pretendida); CPAP nasal (FiO_2 21-100%) e Gregori (paciente intubados, sem ventilação mecânica, expostos a determinado fluxo de gases + PEEP) podem fornecer FiO_2 100%. Todos estes métodos dependem do esforço respiratório do paciente para manter a FiO_2 estável.
  - Métodos usados em UTI pediátrica, por meio de ventilação mecânica (temos os métodos VNI, BIPAP e VMA) e ECMO.
  - Quantidade de oxigênio a ser oferecida: dependerá das medições da saturação de oxigênio através da saturometria e da gasometria, que indicarão se há distúrbios acidobásicos, a PaO_2, a $PaCO_2$ e a saturação de oxigênio. Procurar manter a saturação entre 90 e 95%. Nos cardiopatas cianóticos, este valor pode ser menor e nas doenças pulmonares crônicas a $PaCO_2$ pode ser maior.

- Fórmula para se calcular o fluxo dos gases:

$$FiO_2 = (n^{\underline{o}}\ litros\ O_2 \times 1) + (n^{\underline{o}}\ litros\ ar \times 0{,}21)\ litros\ O_2 + litros\ ar\ comprimido$$

Em geral em nosso serviço utilizamos uma soma de 8 litros; no entanto, dependendo do tamanho do halo, este fluxo pode ser aumentado ou utilizado CPAP nasal ou Gregori com conexões muito longas, gerando necessidade de fluxos maiores.

  - CPAP nasal ou nasofaríngeo (pressão positiva contínua nas vias aéreas): melhora a capacidade residual funcional, melhora a complacência pulmonar, diminui a resistência das vias aéreas, aumentando o diâmetro e mantendo-as abertas. Diminui a frequência respiratória, melhora a aposição do diafragma, melhorando sua contratilidade e por fim ainda apresenta um papel na "proteção" e na conservação do surfactante exógeno. Procurar manter PaO_2 entre 50 e 70 mmHg, FiO_2 até 80% e PEEP até + 10.
  - Tratamento em UTI pediátrica: uso de VNI (ventilação não invasiva) através de prongas nasais ou tubos traqueais em posição de nasofaringe. Uso de BIPAP (mediante o uso de máscara nasal ou naso-oral), mantendo pressão positiva em via aérea na inspiração e na expiração. VMA (ventilação pulmonar mecânica) e ECMO (oxigenação por membrana extracorpórea).

- Surfactante exógeno: a indicação formal apresenta-se no prematuro que desenvolve a síndrome do desconforto respiratório. A administração deve ser precoce, nas primeiras

Quadro 43-4 Tipos de surfactantes e doses

Nome comercial	Origem	Dose 100 mg/kg/dia
Curosurf 80 mg/mL	Porcina	1,25 mL/kg/dose
Survanta 100 mg/4mL	Bovina	4 mL/kg/dose
Infasurf 105 mg/3mL	Bezerro	3 mL/kg/dose

2 horas de vida. As doses subsequentes até 48 h de vida, após as avaliações radiológica e gasométrica. O paciente pode permanecer intubado ou em CPAP nasal, dependendo da sua clínica. O intervalo mínimo entre as doses deve ser de 6 horas, com um máximo de 4 doses. Após a administração de surfactante, o paciente não deve ser aspirado por 6 horas.

- Uso de óxido nítrico inalatório (NOi): procedimento realizado em UTI, paciente em VMA.
- Cirúrgico: traqueostomia, drenagem de pneumotórax ou hemotórax, pericardiocentese. Correção de hérnia diafragmática ou cisto pulmonar gigante, correção de cardiopatias congênitas ou adquiridas etc.
- Fisioterapia respiratória.
- Posição prona.
- Tratar causa básica: broncodilatadores, anticonvulsivantes, antídotos nas intoxicações, digital, drogas vasoativas etc.

REFERÊNCIAS

Carvalho WB, Filho JOP. CBMI Clínicas Brasileiras de Medicina Intensiva – Emergências em Pediatria e em Neonatologia 2006, 101-133 e 299-321.

Duarte MCMB, Pessôa ZFC, Amorim AMR, Mello MJG, Lins MM. Terapia Intensiva em Pediatria, 2008. 151-167.

Piva JP, Garcia PCR, Medicina Intensiva em Pediatria, 2005. 363-375.

SEÇÃO VII

Emergências do Trato Gastrointestinal

Coordenadora

Maria do Socorro Teobaldo Cavalcanti

CAPÍTULO 44

Diarreia Aguda

Kátia Galeão Brandt

CONCEITO

- **Diarreia aguda:** aumento abrupto do número de evacuações (≥ 3 episódios ao dia), associado à redução da consistência das fezes, com duração inferior a 14 dias.
- **Gastroenterite:** processo inflamatório/infeccioso que acomete estômago e intestino e caracteriza-se por vômitos e/ou diarreia.
- **Desinteria:** quadro diarreico no qual se identifica sangue nas fezes.
- **Diarreia persitente:** quadro diarreico com duração superior a 14 dias e inferior a 30 dias.
- **Diarreia crônica:** quadro diarreico com duração superior a 30 dias.

ETIOPATOGENIA

O episódio diarreico agudo pode estar relacionado com várias etiologias (Quadro 44-1) que devem ser consideradas na abordagem inicial do paciente. Os agentes infecciosos constituem a causa mais frequente de diarreia aguda (DA) e serão abordados de forma prioritária neste capítulo.

No quadro diarreico ocorre maior perda de água, eletrólitos e nutrientes, resultante de quatro principais mecanismos que podem ocorrer de forma isolada ou em associação: redução da superfície absortiva, estímulo à atividade secretiva, aumento da osmolaridade intraluminal e aumento da motilidade intestinal.

Quadro 44-1 Causas de diarreia aguda em crianças

Condições	Considerações
Infecções intestinais	Vírus Bactérias Parasitas
Infecções extraintestinais	Diarreia e vômitos associados a sepse, meningite, pneumonia, otite média e infecção do trato urinário
Intoxicações alimentares	Toxinas bacterianas contidas em alimentos crus Biotoxinas presentes em peixes e crustáceos
Diarreia por uso de antibiótico	Impacto do antibiótico (p. ex., amoxacilina/clavulanato) sobre a microbiota intestinal com quebra do equilíbrio entre as bactérias
Diarreia por efeito colateral de drogas	Possível efeito colateral de medicamentos (p. ex., anti-inflamatórios não hormonais e antianêmicos)
Alergia alimentar	Início abrupto nos quadros IgE mediados e na enterocolite alérgica. Relação temporal clara com a ingestão de novos alimentos, principalmente leite de vaca, ovo, soja
Falsa diarreia por fecaloma ou escape fecal	Paciente constipado crônico que evolui com fecaloma e apresenta quadro de perda involuntária de material fecal de consistência amolecida que transborda do fecaloma, pode ser confundido com diarreia
Invaginação intestinal	Em lactentes jovens, pode manifestar-se com dor abdominal, vômitos e eliminação de fezes mucossanguinolentas (geleia de morango)
Megacólon tóxico	Complicação aguda e grave associada ao megacólon congênito e às doenças inflamatórias intestinais

QUADRO CLÍNICO

Os enterovírus, representados principalmente pelo rotavírus, são a causa mais comum de DA em todo o mundo, predominando principalmente nas crianças abaixo de 2 anos. A avaliação cuidadosa do quadro clínico e diarreico da criança pode ajudar a definir o provável agente etiológico (Quadro 44-2); entretanto, muitas vezes, essa definição não será possível, já que existe uma considerável superposição entre as possíveis formas de apresentação das manifestações. Apesar da limitada capacidade de se estabelecer pela clínica o diagnóstico etiológico, deve-se ter em mente que **a maioria das infecções intestinais é autolimitada nos indivíduos imunocompotentes, sendo o tratamento necessário o de suporte, principalmente de prevenção e tratamento da desidratação, não sendo necessário que se estabeleça o diagnóstico etiológico de certeza**.

Os quadros diarreicos que evoluem com disenteria indicam uma infecção por enteropatógeno invasivo e podem estar associados a uma evolução mais desfavorável; sendo assim, precisam ser identificados para que seja instituída a conduta apropriada.

DIAGNÓSTICO

- **Colher informações:** a definição do quadro diarreico, sua possível etiologia e a gravidade vão ser determinadas fundamentalmente pelas informações colhidas (Quadro 44-3).

Quadro 44-2 Características clínicas de agentes infecciosos relevantes

Enteropatógeno	Faixa etária predominante	Diarreia aguda aquosa	Disenteria	Vômitos	Febre	Dor abdominal	Comentários
Vírus							
Rotavírus	< 2 anos	+	–	Frequente	Frequente. Leve a moderada	Ocasional	Risco de desidratação e acidose. Frequente intolerância à lactose
Calicivírus (Norovírus)	> 5 anos	+	–	Frequente Intenso	Raro	Raro	Início abrupto e disseminação rápida. Responsável por surtos de gastroenterite
Astrovírus	< 5 anos	+	–	Raro	Raro	Raro	Agente importante de diarreia em países desenvolvidos e creches
Adenovírus entérico	< 2 anos	+	–	Comum	Frequente. Leve	Raro	Risco de desidratação
Bactérias							
Vibrio cholerae	–	+	–	Ocasional. Leve a intenso	Raro	Raro	Quando grave, risco elevado de desidratação e acidose
ECET	< 2 anos	+	–	Comum	Raro	Raro	Pode levar a quadros de cólera. Risco de desidratação
ECEP	< 2 anos	+	–	Comum	Raro	Raro	Surtos de diarreia nosocomial
ECEAg	< 2 anos	+	–	Raro	Ocasional. Baixa	Ausente	Evolui frequentemente para diarreia persistente
ECEH	< 5 anos	+	+	Ocasional. Intensa	Ocasional	Frequente. Intensa	Principal agente etiológico da SHU
ECEI	> 2 anos	+	+	Raro	Ocasional. Baixa	Ausente	Semelhança genética, bioquímica e clínica com a *shigella*

(*continua*)

Quadro 44-2 Características clínicas de agentes infecciosos relevantes (*continuação*)

Enteropatógeno	Faixa etária predominante	Diarreia aguda aquosa	Disenteria	Vômitos	Febre	Dor abdominal	Comentários
Shigella	< 5 anos	+	+	Ocasional	Comum. Elevada	Comum. Intensa	Tenesmo frequente e intenso. Podem ocorrer erupção cutânea, convulsão, MT e SHU
Salmonella	< 5 anos	+	+	Ocasional	Comum	Ocasional. Moderada a intensa	Podem ocorrer infecções extraintestinais. Contaminação de alimentos de origem animal
Campilobacter	< 5anos	+	+	Raro	Ocasional	Ocasional. Moderada a intensa	Associado a apendicite, MT, artrite e SGB. Podem ocorrer recorrências
Yersinia	< 5 anos	+	+	Ocasional	Comum	Comum. Moderada a intensa.	Pode simular apendicite e DII. Adenite mesentérica. Artrite reativa
Clostridium difficile	–	+	+	Não	Comum	Comum	Associado ao uso de antibiótico. Podem ocorrer recorrências. Associado a ECPM e MT.

ECET – *Escherichia coli* enterotoxigência; **ECEP** – *Escherichia coli* enteropatogênica; **ECEAg** – *Escherichia coli* enteroagregativa; **ECEH** – *Escherichia coli* êntero-hemorrágica; **ECEAg** – *Escherichia coli* enteroagregativa; **SHU** – síndrome hemolítico-urêmica; **MT** – megacólon tóxico; **SGB** – síndrome de Guillain-Barré; **DII** – doença inflamatória intestinal; **ECPM** – enterocolite pseudomembranosa.

Quadro 44-3 Informações a serem colhidas

Características e frequências das evacuações e vômitos
Ocorrência e padrão da febre
Peso anterior ao quadro diarreico
Ocorrência de episódio diarreico em familiares, na escola ou na creche
Ingestão de alimento potencialmente contaminado
Relação com a introdução de novos alimentos
Infecção recente
Uso de medicamentos
Cirurgia prévia
Existência prévia de doença de base (diabetes, insuficiência renal, imunodeficiência)
Fluxo urinário
Ingestão hídrica

- **Reconhecer outra possibilidade diagnóstica ou situação de risco:** é necessário estar atento para dados que sugiram outras possibilidades diagnósticas e situações potencialmente graves como sepse, meningite ou condições cirúrgicas (Quadro 44-4). Nestes casos, a criança deverá permanecer em ambiente hospitalar até a definição do caso e do tratamento apropriado.
- **Avaliar fisicamente e determinar o estado de hidratação:** devem-se mensurar o peso atual, a temperatura, as frequências respiratória e cardíaca e a pressão arterial. No exame físico, considerar: estado geral (devendo-se ter atenção especial com a criança que aparenta agitação ou apatia), aparência dos olhos (normais, encovados e presença ou ausência de lágrima), condições da boca e da mucosa oral (presença ou ausência de saliva), padrão respiratório, perfusão e pulso. O teste da prega cutânea pode ser útil. É avaliado através do pinçamento da pele do abdome ou do antebraço com a posterior avaliação do tempo necessário para a pele retornar a sua situação normal. Quanto maior o tempo necessário, mais importante é a desidratação da criança. Esta avaliação é inapropriada em caso de obesidade ou desnutrição grave.

Quadro 44-4 Indicadores de situação de risco

Febre elevada (> 39°C)
Sangue nas fezes
Taquipneia ou bradipneia
Alteração do estado de consciência
Sinais que sugerem causas cirúrgicas (dor abdominal grave e localizada, vômitos biliosos, massa abdominal)
Rigidez de nuca
Sufusões hemorrágicas

A desidratação e a perda de eletrólitos são as principais causas de morbimortalidade na DA. O estado de hidratação (Quadro 44-3) e os possíveis desequilíbrios eletrolíticos e acidobásicos (Quadro 44-5) devem ser definidos o mais breve possível para que se proceda o manuseio adequado dessas condições. A situação extrema da desidratação é o choque, caracterizado por hipotensão, pulso fino e rápido, extremidades frias e cianóticas e enchimento capilar lento; a identificação de tal situação exige intervenção enérgica (Quadro 44-5) e a rápida providência de um acesso venoso adequado (veia de grosso calibre).

Algumas crianças apresentam maiores riscos de evoluir para desidratação e devem ser avaliadas com maior cautela (Quadro 44-6).

- **Avaliar coleta de exames:** não existe indicação para colher exames laboratoriais de rotina em crianças com DA. Em algumas situações que sugerem maior gravidade ou necessidade de definição diagnóstica específica, a investigação laboratorial pode ser indicada.

A **avaliação bioquímica** de eletrólitos, bicarbonato e ureia deve ser aventada na criança com desidratação grave (Quadro 44-3) ou evidência clínica de distúrbio eletrolítico ou acidobásico (Quadro 44-7).

O **hemograma** poderá ser indicado em casos sugestivos de diarreia invasiva, principalmente quando houver comprometimento sistêmico significativo.

Quadro 44-5 Avaliação do estado de hidratação

Sintomas	Desidratação ausente ou mínima (< 3% de perda de peso)	Desidratação leve a moderada (3 a 9% de perda de peso)	Desidratação grave (> 9% de perda de peso)
Estado mental	Bem, alerta	Normal, apatia ou agitação	Apatia ou inconsciente
Frequência cardíaca	Normal	Normal ou aumentada	Aumentada ou diminuída em casos graves
Pulso	Cheio, frequência normal	Cheio, frequência normal a rápida	Fino, frequência rápida ou diminuída em casos graves
Pressão arterial	Normal	Normal a baixa	Muito baixa
Respiração	Normal	Normal, possível frequência	Profunda e frequência
Olhos	Normais	Algo fundos	Marcadamente fundos
Lágrima	Presente	Diminuída	Ausente
Saliva	Espessa	Seca	Ressecada
Perfusão	Normal (< 3 s)	Prolongada (3 a 5 s)	Prolongada ou mínima (> 5 s)
Extremidades	Normais	Frias	Frias, mosqueadas, cianose
Fluxo urinário	Normal a levemente reduzido	Reduzido	Mínimo ou ausente
Sede	Bebe líquidos normalmente	Presença de sede, ávido por líquido	Bebe pouco ou nenhum líquido
Turgor – teste da prega cutânea	Normal (pele retrai imediatamente)	Lento (prega visível < 2 s)	Muito lentificado (prega visível > 2 s)

Quadro 44-6 Risco aumentado de desidratação

Criança menor de 1 ano, principalmente menor de 6 meses
Criança com baixo peso ao nascer
Diarreia de alto débito (grande volume e frequência)
Vômitos persistentes
Não aceitação de fluidos e do SRO
Sede excessiva
Doença crônica de base
Sinais de desnutrição
Interrupção da amamentação em vigência da doença

Quadro 44-7 Distúrbios eletrolíticos e acidobásicos mais frequentes

Hipernatremia: sede desproporcional à desidratação, agitação, hipertonia muscular, hiper-reflexia, convulsões (por vezes desencadeada pela hidratação venosa), torpor ou coma
Hiponatremia (acomete principalmente desnutridos): dificuldade de hidratação, irritabilidade ou letargia
Hipocalemia (acomete principalmente desnutridos): fraqueza muscular, hipotonia, bradipneia, diminuição ou ausência de ruídos hidroaéreos. Piora com a correção da acidose sem potássio
Acidose metabólica: movimentos respiratórios rápidos e profundos (respiração de Kussmaul)

A coleta de **exames de fezes** pode ser indicada nas seguintes situações: quadro diarreico em criança muito pequena ou imunocomprometida, em caso de dúvida diagnóstica, quando existir interesse em investigar um surto diarreico e em caso de diarreia com sangue (disenteria). As amostras fecais podem ser avaliadas por meio de lâmina direta das fezes, pesquisa de vírus nas fezes (feita principalmente para rotavírus) e coprocultura.

A **lâmina direta das fezes** deverá descriminar a contagem dos leucócitos e o número de hemácias. A ocorrência de número elevado de leucócito e hemácias nas fezes sugere a ocorrência de um enteropatógeno invasivo (p. ex., *Shigella*) e pode auxiliar na definição do uso de antibiótico.

A **coprocultura** é um exame caro e demorado, devendo sua indicação ser avaliada criteriosamente. Para que a coprocultura forneça resultados apropriados devem ser tomados cuidados na coleta, na conservação e no transporte do material fecal.

A **pesquisa do rotavírus** é feita de forma rápida pela técnica de ELISA. Quando positiva, confirma a ocorrência deste agente viral e afasta a indicação do uso de antimicrobianos.

CONDUTA

Os principais pontos do tratamento da criança com DA são: prevenir e tratar adequadamente a desidratação, manter a nutrição e prevenir danos ao paciente. O manuseio do quadro diarreico agudo é definido principalmente em função do estado de hidratação. Um resumo da abordagem do paciente com DA está contido na Quadro 44-8.

Quadro 44-8 Manuseio da criança com DA

Grau de desidratação	Acompanhamento	Terapia de reidratação	Reposição de perdas	Nutrição
Mínimo ou ausente **(PLANO A)**	Se hidratado, conduzir para casa, orientar as mães sobre os sinais de desidratação para o retorno ao serviço de saúde, considerar a observação de crianças com maior risco para desidratação (Quadro 44-3) ou incerteza do diagnóstico. Em caso de desidratação mínima, conduzir como **B**	Não se aplica	Após cada episódio diarreico ou vômito oferecer líquidos* ou SRO (em média 10 mL/kg até 240 mL)	Continuar o aleitamento materno e reiniciar a dieta apropriada para a idade após a hidratação inicial
Desidratação leve a moderada **(PLANO B)**	Manter no hospital até hidratado. Após a correção da desidratação, observar capacidade de manter a hidratação por VO e conduzir como **A**	SRO: 50 a 100 mL/kg em 3 a 4 horas, caso não haja tolerância, avaliar sonda nasogástrica, em caso de insucesso* avaliar a hidratação venosa	O mesmo	O mesmo
Desidratação grave **(PLANO C)**	Manter no hospital, intervenção enérgica, acesso venoso apropriado. Colher eletrólitos e bicarbonato. Após a estabilização hemodinâmica e a reidratação, observar a capacidade de manter a hidratação por VO e conduzir como **A**	Em caso de choque: Ringer lactato ou SF 20 mL/kg** EV em bolo até a melhora do choque. Desidratação sem choque: solução 1:1 de SG5% e SF 50 a 100 mL/kg em 1 a 2 horas até hidratado. Após, instalar venóclise de manutenção até a adequada hidratação por via oral	Tentar reposição como descrita anteriormente caso não tolere fazer 1SG5%:4SF com 20 mEq/L de cloreto de potássio EV	O mesmo

* Insucesso da terapia de reidratação oral: vômitos persistentes, persistência da desidratação após 2 horas de terapia de reidratação oral, distensão abdominal significativa e convulsão.
** Na criança desnutrida, fazer volume de 10 mL/kg.
VO – via oral; SG5% – soro glicosado a 5%; SF – soro fisiológico.

- **Soro de reidratação oral:** em caso de vômito, esperar 10 minutos e oferecer o SRO outra vez mais lentamente. Para melhorar a aceitação, o SRO pode ser oferecido em pequenas quantidades em colher ou seringa.

  A utilização do SRO é contraindicada em raras situações, como no estado de choque hemodinâmico, na ocorrência de íleo paralítico (que pode ser avaliado pela ausência de ruídos hidroaéreos na ausculta) e na rara situação de intolerância à glicose (caracterizada por piora significativa da diarreia após ingesta do SRO, com piora da desidratação).

  As soluções de baixa osmolaridade, baixa concentração de sódio, com potássio, glicose e uma base (como o citrato) são indicadas.
- **Aspectos nutricionais: o aleitamento materno deve ser mantido em todas as fases, mesmo em caso de desidratação instalada.** Os demais alimentos devem ser introduzidos rapidamente após a correção da desidratação e aumentados conforme a tolerância da criança. As fórmulas lácteas devem ser mantidas sempre que possível, devendo ser utilizadas na diluição normal. **Mudança de fórmula e restrição de lactose geralmente não são necessárias no quadro diarreico agudo. Não estão indicadas a avaliação do pH fecal e a pesquisa de substâncias redutoras** – o teste pode ser falso-negativo (demora na análise do material e consumo dos açúcares pelas bactérias) ou excessivamente sensível, indicando má absorção de lactose, o que não é clinicamente importante. É mais apropriado monitorar a criança do ponto de vista clínico. A intolerância poderá ser sugerida por um pronto aumento no volume das fezes após a ingestão da fórmula associado a piora da evolução com perda de peso e comprometimento da hidratação. Seriam evidências clínicas da intolerância à lactose fezes explosivas e hiperemia perianal. Uma redução no consumo de lactose pelas crianças maiores ou o uso de fórmulas sem lactose para os lactentes, por período de 4 a 6 semanas, seria uma conduta apropriada nesta situação.
- **Medicamentos, suplementos e probióticos:** medicamentos raramente são necessários no tratamento da DA. Eles tratam sintomas e não a causa da diarreia e podem tirar o foco da parte mais importante da abordagem, que é o uso apropriado dos fluidos.

  Os antibióticos não estão indicados no tratamento de DA viral ou bacteriana não complicada. Justificativas para o não uso do antibiótico seriam: o fato de a maioria dos episódios de DA terem etiologia viral e, portanto, não serem responsivos a eles; a evolução benigna e a autorresolução da maioria dos casos de etiologia bacteriana; a existência de potenciais efeitos colaterais relacionados com o uso de antibióticos; o risco aumentado de desenvolvimento de bactérias resistentes e o aumento do custo do tratamento. Além do já exposto, deve-se considerar que os antibióticos podem agravar ou mesmo desencadear um episódio diarreico, uma vez que quebram o equilíbrio da microbiota intestinal favorecendo a proliferação de cepas bacterianas patogênicas como o clostrídio. No caso de suspeita de ECEH (diarreia sanguinolenta sem febre, outros casos na família, consumo de carne mal cozida), o uso de antibiótico aumenta o risco de evolução para síndrome hemolítico-urêmica.

  Os antibióticos podem ser úteis nas seguintes situações: criança com disenteria, suspeita de cólera e DA complicada com septicemia.

No Quadro 44-9 encontram-se um resumo de agentes antimicrobianos utilizados no tratamento da DA e as colocações a respeito do seu uso.

As drogas antidiarreicas e os antieméticos não são indicados pela Organização Mundial de Saúde (OMS) no tratamento da DA, sendo advogado que algumas podem ter efei-

Quadro 44-9 Agentes antimicrobianos usados na tratamento da DA infecciosa

Droga	Posologia	Colocações
Ampicilina	50-100 mg/kg/dia 4 doses	Uso empírico não recomendado. Combinação com inibidor da betalactamase pode ser útil.
SMTX-TMP	10/50 mg/kg/dia 2 doses	Uso empírico não recomendado.
Ácido nalidíxico	55 mg/kg/dia 4 doses	Útil em várias partes do mundo, elevada resistência em outras. Baixo custo.
Ceftriaxone	50-100 mg/kg/dia 1-2 doses	Seguro e efetivo. Custo elevado. Reservar para caso de doença disseminada.
Cefixime	7,5-10 mg/kg/dia 1-2 doses	Seguro e efetivo. Custo elevado. Opção razoável para paciente ambulatorial.
Azitromicina	5-12 mg/kg/dia dose única	Seguro e efetivo. Custo elevado. Opção razoável para paciente ambulatorial.
Metronidazol	20-40 mg/kg/dia 3 doses	Droga de escolha para diarreia associada ao uso de antibiótico.

tos colaterais graves, principalmente em crianças pequenas. Drogas antimotilidade, como a loperamida são contraindicadas em crianças pelo risco de causar um íleo paralítico, prolongar o período do portador do agente infeccioso e ainda por seus potenciais efeitos sobre o sistema nervoso central. Mais recentemente, o agente antissecretório racecadotril foi proposto para o uso nos quadros diarreicos agudos, inclusive em crianças. Trata-se de uma droga que inibe a encefalalinase intestinal, reduzindo a secreção de água e eletrólitos, sem efeito sobre a motilidade intestinal. Existem ainda poucos estudos sobre o seu uso, e evidências iniciais e limitadas sugerem que o uso do racecadotril na DA favorece, sem efeitos colaterais importantes, a redução das perdas e da duração da diarreia. Ainda não existe uma posição definida para o uso dessa droga no manuseio da DA em crianças.

A OMS recomenda que seja feita a suplementação com zinco por 14 dias em crianças com DA na dose de 20 mg/dia (10 mg/dia para menores de 6 meses). A OMS indica ainda o uso de suplementos vitamínicos por 14 dias após o episódio diarreico agudo.

Existem evidências de que os probióticos, quando utilizados em associação com o SRO, podem diminuir a duração do quadro diarreico (principalmente na gastroenterite por rotavírus). Ainda não estão estabelecidos o tipo e a dose ideais de probiótico a serem utilizados, não sendo indicado seu uso de rotina.

Quadro 44-10 Medidas de prevenção da DA

Estimular o aleitamento materno
Utilizar água de qualidade segura
Lavar as mãos antes de preparar o alimento e antes de alimentar a criança
Preparar o alimento em local limpo
Lavar com água limpa os alimentos frescos
Cozinhar bem os alimentos durante o seu preparo
Se possível, comer apenas alimentos recém-cozidos
Acondicionar alimentos na geladeira, ferver alimentos guardados antes de comer
Utilizar utensílios (colher, prato, copo) limpos

PREVENÇÃO

- **Orientação:** durante a permanência da mãe no ambiente hospitalar, orientá-la sobre as causas de diarreia e sua prevenção (Quadro 44-10).

REFERÊNCIAS

Allen SJ, Okoko B, Martinez E, Gregorio G, Dans LF. Probiotics for treating infectious diarrhea. Cochrane Database Syst Rev 2003; (4): CD003048.

Cashburn-Jones AC, Farthing MJG. Management of infectious diarrhea. Gut 2004; 53: 296-305.

Diniz-Santos DR, Silva LR, Silva N. Antibiotics for the empirical treatment of acute infectious diarrhea in children. Braz J Infect Dis 2006; 10(3): 217-27.

Elliott EJ. Acute gastroenteritis in children. BMJ 2007; 334: 35-40.

Hahn S, Kim Y, Garner P. Reduced osmolarity oral rehydration solution for treating dehydration caused by acute diarrhoea in children. Cochrane Database Syst Rev 2002; (1): CD002847.

King CK, Glass R, Bresse JS, Duggan C, Centers for Disease Control and Prevention. Managing acute gastroenteritis among children. MMWR Recomm Rep 2003; 52(RR-16): 1-16.

Khanna R, Lakhanpaul M, Burman-Roy S, Murphy MS. Diarrhoea and vomiting caused by gastroenteritis in children under 5 years: summary of NICE guidance. BMJ 2009; 338: 1009-12.

O'Ryan M, Prado V, Pickering LK. A millennium update on pediatric diarrheal illness in the developing world. Semin Pediatr Infect Dis 2005; 16: 125-36.

Roy CC, Silverman A, Alagille D, ed. Diarrheal disorders. In: Pediatric Clinic Gastroenterology. 4 ed. Missouri: Mosby-Year Book, 1995; 216-28.

Tormo R, Polanco I, Salazar-Lindo E, Goulet O. Acute infectious diarrhoea in children: new insights in antisecretory treatment with racecadotril. Acta Pediatr 2008; 97(8): 1008-15.

Trabulsi LR, Alterthum F, ed. Microbiologia. 4 ed. São Paulo: Atheneu, 2004.

World Health Organization. The treatment of diarrhoea – a manual for physicians and other senior health workers. 4 rev. Geneva: WHO, 2003.

CAPÍTULO 45

Hemorragia Digestiva Alta

Gustavo José Carneiro Leão Filho

CONCEITO E EPIDEMIOLOGIA

Classicamente se define hemorragia digestiva *alta*, quando o sangramento gastrointestinal se origina anteriormente ao ângulo de Treitz; *baixa*, quando acomete o cólon; e *média*, no intestino delgado, distalmente ao Treitz.[6,11] Considera-se hemorragia digestiva alta (HDA) maciça ou intensa aquela que provoca alterações hemodinâmicas significativas e necessidade de hemotransfusão.

Embora a maioria dos casos de HDA em crianças evolua de maneira benigna e autolimitada, alguns episódios iniciam-se de forma súbita e intensa, sem sinais prodrômicos claros e evidentes, ocasionando momentos de grande desespero para o paciente e seus familiares. Apesar de poucos estudos publicados disponíveis sobre a real incidência da HDA em crianças e adolescentes, não se pode considerá-la evento raro, principalmente em hospitais e serviços emergenciais de referência.

Em crianças com HDA significativa pode ocorrer rápida depleção da volemia efetiva decorrente da menor quantidade de sangue circulante, associada à dificuldade em estabelecer acesso venoso nessas situações. Felizmente, a taxa de mortalidade por causa diretamente relacionada com sangramento digestivo é baixa.[12] Isso ocorre em virtude da fisiologia robusta das crianças, ausência de comorbidades associadas e avanços nas condições de atendimento e tratamento específico.

O intuito principal dos autores deste capítulo é fornecer, aos profissionais de saúde que trabalham em emergência pediátrica, orientações claras e objetivas baseadas em dados da literatura, atendimento inicial aos menores portadores de sangramento digestivo recente ou em atividade, discussão sobre as causas etiológicas mais frequentes, apresentações clínicas, métodos diagnósticos e, essencialmente, elaboração de conduta terapêutica rápida, eficaz e adequada.

Quadro 45-1 Fatores etiológicos da HDA na população pediátrica. Modificado de Rogers BM[27]

Neonato	Lactente	Pré-escolar	Escolar
Coagulopatias	Gastrite/úlcera de estresse	Gastrite/úlcera de estresse	Gastrite/úlcera de estresse
Gastrite/úlceras de estresse	Esofagites	Síndr. Mallory-Weiss	DUP
Esofagites	Síndr. Mallory-Weiss	Varizes esofágicas	Síndr. Mallory-Weiss
Deglutição de sangue materno	MAV	Corpo estranho	Varizes esofágicas
MAV	Duplicações TGI	Esofagite	Corpo estranho
Duplicações TGI	Ingestão cáustica	MAV	Esofagite
Traumatismos (SNG)		Ingestão cáustica Hemobilia	MAV Ingestão cáustica Hemobilia

MAV – Malformações vasculares; TGI – trato gastrointestinal; DUP – doença ulcerosa péptica; SNG – sonda nasogástrica.

ETIOLOGIA

As principais causas de sangramento digestivo alto estão listadas no Quadro 45-1. Lesões erosivas da mucosa gastrointestinal, agudas ou crônicas, e as varizes gastroesofágicas respondem por cerca de 95% dos sangramentos digestivos nas crianças.[5] Algumas etiologias são exclusivas dos neonatos e lactentes, como a deglutição de sangue materno durante o parto ou a amamentação e a doença hemorrágica do recém-nascido – rara após o uso rotineiro da vitamina K.[15]

GASTROPATIAS ULCEROSAS

As úlceras gastroduodenais respondem por aproximadamente metade dos episódios clinicamente evidentes de HDA em adultos.[6,11,34] Nas crianças e adolescentes não há dados epidemiológicos publicados tão elucidativos, mas seguramente desempenham papel de destaque nessa população.

A infecção gástrica pelo bacilo *Helicobacter pylori* e o uso de anti-inflamatórios não hormonais (AINEs) são agentes comprovadamente associados às ulceras gastroduodenais. Nas crianças, entretanto, a úlcera duodenal isolada não é a apresentação clínica mais frequentemente encontrada na infecção pelo *H. pylori*, e sim a gastrite nodular, decorrente da hiperplasia linfoide reacional.[12] O uso de compostos medicamentosos à base de ácido acetilsalicílico e derivados deve sempre ser pesquisado como precussor de lesões ulcerosas, hemorrágicas ou não.

Gastropatias hemorrágicas desenvolvem-se quando há desequilíbrio entre os mecanismos de agressão e defesa da mucosa digestiva, geralmente decorrente de um dos seguintes mecanismos: estresse, infecção, agressão medicamentosa, isquemia, trauma ou neoplasias.[3,12,15,16] Os pacientes pediátricos internados em UTI, principalmente em assistência ventilatória mecânica, pós-operatório de grandes cirurgias, queimaduras extensas, sepse e hemodinamicamente instáveis compõem grupo de alto risco ao desenvolvimento da HDA significativa.[8,9,15,17,20]

ESOFAGITES

Esofagites erosivas intensas, geralmente associadas à disfunção da motilidade esofágica – por exemplo, hérnia hiatal, paralisia cerebral, distúrbios neuromusculares –, podem apresentar-se clinicamente com sinais de sangramento digestivo. Outros fatores como trauma por corpo estranho, ingestão de substâncias irritativas (cáustica, medicamentos) e infecções – candidíase, aspergilose, herpes simples e citalomegavirose – também foram relatados.[12]

VARIZES ESOFAGOGÁSTRICAS

As varizes esofagogástricas em crianças formam-se comumente por hipertensão portal de origem intra ou extra-hepática, e raramente por cardiopatias congênitas ou malformações vasculares[12]. Crianças saudáveis apresentam pressão sanguínea portal próxima de 7 mmHg, definindo-se como hipertensão os casos acima de 12 mmHg.[29] Varizes de esôfago e estômago surgem em decorrência da fuga do sangue do sistema portal de alta pressão em direção à circulação venosa sistêmica de baixa resistência, através da formação de colaterais do plexo venoso esofágico com as veias intercostais, ázigos e hemiázigos.[29] O Quadro 45-2 descreve as causas de hipertensão portal em crianças, sendo a trombose de veia porta (TVPO) e a atresia das vias biliares as mais frequentes.

A TVPO gera interrupção do fluxo sanguíneo portal provocando vasodilatação reflexa da artéria hepática e formação de vasos colaterais que envolvem e ultrapassam a porção trombosada. Esta alteração vascular, que na maioria das vezes acontece de forma assintomática, é descrita à ultrassonografia com doppler como transformação cavernomatosa. Cerca de 79% das crianças portadoras de TVPO apresentarão, ao menos, um episódio de sangramento digestivo durante suas vidas, sendo esta causa responsável por cerca de 40% das HDA por ruptura de varizes esofágicas.[15,29]

A atresia das vias biliares é a principal responsável pela insuficiência hepática crônica em pediatria. A portoenterostomia – cirurgia de Kasai –, procedimento bastante utilizado no tratamento desses pacientes, não impede o aparecimento dos episódios de sangramento digestivo. A evolução dessas crianças mostra o aparecimento frequente de varizes esofagogástricas como resultado de drenagem biliar insuficiente, colangite crônica e progressão da cirrose hepática.[12,15]

Quadro 45-2 Causas de hipertensão portal em crianças. Modificado de Shneider[31]

Extra-hepáticas	Intra-hepáticas	Pós-sinusoidais
Trombose portal	Doenças hepatocelulares: hepatites, doença de Wilson, deficiência de α1-antitripsina, toxinas.	Sínd. Budd-Chiari
Fístula AV	Doenças biliares: atresia biliar, fibrose cística, CEP.	ICC
Esplenomegalia	Fibrose hepática congênita	Doença veno-oclusiva
	Esquistossomose	
	Hipertensão portal idiopática	

OUTRAS CAUSAS

A síndrome de Mallory-Weiss é descrita como sangramento digestivo alto decorrente de laceração da mucosa esofágica distal e/ou gástrica proximal após vômitos de repetição. Geralmente o sangramento é de pequena monta e autolimitado. Malformações vasculares não são causas habituais de sangramento em crianças, porém podem apresentar sangramento importante como nas lesões arteriais de Dieulafoy[7]. Hemangiomas, fístula aortoesofágica e telangiectasia hemorrágica hereditária são outros exemplos.

QUADRO CLÍNICO E DIAGNÓSTICO

História clínica detalhada e exame físico cuidadoso, associados a poucos exames laboratoriais rotineiros, orientam a equipe médica emergencial na identificação do provável fator causal da hemorragia digestiva, na quantificação da intensidade e na atividade da HDA, além da elaboração de melhor plano terapêutico. Toda criança admitida na emergência com suspeita de hemorragia digestiva deveria ser conduzida como paciente de alto risco, até que a investigação clínica pudesse afastar tal risco. A história médica completa deve ser realizada, com ênfase nas peculiaridades do sistema gastrointestinal, procedendo-se, obviamente, a anamenese sumária e estabilização do quadro em casos de sangramento intenso com risco iminente de morte, para posterior complementação dos dados.

É importante confirmar a veracidade da hemorragia digestiva: muitas vezes há descrições de vômitos ou evacuações de material escuro que são interpretados como sangue. A ingesta de alimentos, substâncias ou medicamentos com corantes, tais como sulfato ferroso, bismuto, gelatinas vermelhas, beterrabas, entre outros, pode justificar tais sintomas. Deglutição de sangue materno durante o parto ou a amamentação, ou deglutição de sangue da própria criança após traumatismos da língua e mucosa da cavidade orotraqueal, epistaxes, hemoptise e extração dentária também podem ser confundidas com sangramento digestivo.

Hematêmese e melena são as formas habituais de apresentação da hemorragia digestiva alta. Em crianças e adolescentes, a eliminação fecal de sangue vivo, hematoquezia, pode estar presente nessas situações em virtude do trânsito intestinal acelerado. Utilização recente de medicamentos – em especial AAS e derivados –, e sintomatologia abdominal frequente de dor, vômitos e dificuldade no ganho de peso sugerem lesões da mucosa gastroesofágica como a causa provável. Onfalites ou cateterização umbilical pós-neonatal, doenças hepatobiliares, distúrbios de coagulação estão associados às hemorragias de origem varicosa. Banhos de rio, especialmente em zona endêmica de esquistossomose mansônica, como no Nordeste brasileiro, precisam sempre ser pesquisados na avaliação clínica.

Forma de início, volume e aspectos do sangramento são de extrema valia na investigação diagnóstica. Sangramentos vultuosos, de coloração vermelho-viva, geralmente são evidenciados em casos de ruptura de varizes esofagogástricas, úlceras profundas ou, em menor frequência, malformações vasculares. Esofagites, gastrites hemorrágicas e síndrome de Mallory Weiss normalmente cursam com manifestações mais brandas.

Nas crianças, a frequência cardíaca é o indicador mais sensível de perda sanguínea aguda e intensa.[12] Hipotensão arterial e pulsos filiformes são sinais tardios de intensa hipovolemia e choque. A cavidade nasofaríngea deve ser cuidadosamente avaliada para descartar sangramentos não digestivos. Exames da pele e abdome podem evidenciar sinais sugestivos de hepatopatias – equimoses, telangiectasias, icterícia, circulação colateral, hepatoesplenomegalia, ascite e edema de membros inferiores. Dor epigástrica e vômitos sugerem úlceras ou gastrites.

Hemograma com plaquetas, coagulograma, classificação sanguínea, testes de função hepática e renal são essenciais na avaliação inicial da crianças com hemorragia digestiva. O teste de Apt-Downey[15] é útil na diferenciação de hemoglobina materna e fetal nos casos supeitos.

A endoscopia digestiva alta com finalidade diagnóstica e, na maioria das vezes, terapêutica em crianças com HDA está indicada nos casos intensos, ativos ou não, bem como nos de menor gravidade, porém recorrentes, devendo ser realizada após o efetivo controle dos sinais hemodinâmicos. Apesar de não haver estudos controlados sobre o momento ideal de realização da EDA em crianças com HDA, recomenda-se a execução o mais breve possível – de preferência nas primeiras 12 horas pós-sangramento – pela maior chance de definição diagnóstica.[7] Em 10 a 20% dos casos, a endoscopia não identifica o local do sangramento.[22]

CONDUTA

Medidas terapêuticas emergenciais visam o pronto restabelecimento das condições hemodinâmicas através de suporte cardiorrespiratório adequado, infusão de fluidos, hemoderivados e correção dos fatores causais e distúrbios associados ao sangramento vigente. Estudos mostram que a restauração precoce e intensiva dos parâmetros hemodinâmicos nos pacientes com HDA modifica a história natural da doença, reduzindo significativamente a mortalidade[2]. Em pacientes que apresentam grave instabilidade, a endoscopia digestiva alta deve ser postergada até ressuscitação e estabilização adequadas.

Não existem, infelizmente, estudos randomizados e comparativos publicados na literatura médica que permitam elaborações de diretrizes e *guidelines* ao tratamento da hemorragia digestiva em crianças. Muitas condutas padronizadas no atendimento da população adulta são aplicadas às crianças. Unidade de referência de atendimento e tratamento ao paciente pediátrico com HDA deve dispor de equipe multidisciplinar experiente, formada por pediatras, intensivistas, endoscopistas, cirurgiões e radiologistas intervencionistas, atuando de maneira harmoniosa e complementar.

MEDIDAS GERAIS

Suporte ventilatório

Os pacientes devem receber oxigenoterapia suplementar na tentativa de compensar a queda no transporte de oxigênio pela perda de eritrócitos. Cânulas nasais, em geral, são suficientes para a manutenção da oximetria adequada. Crianças que apresentem sangramento volumoso, hematêmese ativa, hipóxia, choque hipovoêmico ou alteração no nível de consciência necessitam de intubação endotraqueal para a proteção das vias aéreas e ventilação ideal. Nestes casos, a admissão em unidade de terapia intensiva torna-se imperiosa. Monitoração cardíaca, oximetria de pulso e vigilância da diurese são procedimentos habituais na emergência. Sonda vesical de demora é indicada em pacientes com choque hipovolêmico ou sangramento maciço.

Fluidos

A correção da volemia inicia-se o mais breve possível utilizando cristaloides. Acesso venoso calibroso deve ser estabelecido, porém pode haver dificuldade na sua obtenção, especialmente em casos de maior gravidade. Em menores de 6 anos de vida, a via intraóssea pode ser utilizada. Acesso venoso central deve ser instituído em pacientes com doenças associadas, tais como insuficiência renal e cirrose, pois eles são bastante sensíveis a variações bruscas de volemia. Na HDA varicosa, por exemplo, a expansão volêmica excessiva pode induzir ressangramento pelo aumento na pressão portal.[4,6]

A estimativa da perda volêmica em crianças com hemorragia pode ser subestimada pelos seus importantes mecanismos fisiológicos compensatórios. Frequência cardíaca, débito urinário, palidez mucosa e perfusão periférica são sinais sensíveis. Por outro lado, a queda na pressão arterial acontece apenas quando a perda ultrapassa um quarto do volume sanguíneo. Manutenção de hematócrito em torno de 30% e volume urinário de 1 mL/kg/hora são parâmetros satisfatórios.

Hemotransfusão

Hemotransfusão melhora a oxigenação tecidual e previne as lesões de órgãos-alvo. Não existe nível fixo para o início de reposição sanguínea, devendo-se sempre individualizar as decisões, baseando-se em vários fatores, como idade, presença de comorbidades, hematócrito basal, intensidade do sangramento, causa provável e risco de ressangramento. Concentrados de hemácias são preferíveis ao sangue total, exceto nas situações de sangramento ativo e persistente. Plasma fresco congelado, concentrado de plaquetas e fatores de coagulação habitualmente são administrados após a reposição de 50% da volemia.

Sonda nasogástrica

Passagem de sonda nasogástrica é realizada de rotina nos sangramentos digestivos, com o intuito de confirmar a origem da hemorragia, avaliar a atividade e a intensidade do quadro, além de fornecer os dados úteis na definição etiológica e os riscos de ressangramento. Em recente pesquisa publicada, o retorno de sangue vivo pela SNG foi descrito como o fator preditivo independente de HDA por varizes[24]. Enquanto publicações têm sugerido que a lavagem gástrica com soro fisiológico melhora a qualidade do preparo à endoscopia digestiva alta em adultos,[1,19] tal eficácia ainda necessita de comprovação científica na população pediátrica. Comparativamente aos adultos, as SNG habitualmente utilizadas na emergência pediátrica apresentam pequenos diâmetros internos, entre 12 a 16 Fr, obstruindo-se facilmente com aspiração de coágulos coletados em corpo e fundo gástrico, não sendo possível o clareamento satisfatório em grande parte dos sangramentos. Dessa forma, a lavagem gástrica deve ser realizada por equipe experiente e de maneira parcimoniosa, pois há a possibilidade de distensão gástrica pelo excesso de líquido injetado – especialmente em criaças menores, acarretando o risco de broncoaspiração.

TERAPIA MEDICAMENTOSA

Inibidores da produção ácida

Os inibidores da bomba de prótons (IBP) devem ser administrados precocemente nos pacientes com quadro de hemorragia digestiva alta, especialmente nas de origens não varicosas. Estudos realizados com infusão endovenosa de omeprazol antes da endoscopia evidenciaram o rápido estímulo do processo cicatricial da lesão ulcerada, melhorando, inclusive, os estigmas endoscópicos de ressangramento em curto período de tempo.[18,32] A dose habitual varia de 0,7 a 3,3 mL/kg/dia (máximo de 40 mg/dia) em infusão contínua ou metade da dose duas vezes ao dia.[15] A via oral deve ser iniciada após 72 h sem sangramentos ou antes deste período nos casos de risco baixo de ressangramento. Mesmo em hemorragias varicosas, os IBPs têm-se mostrado benéficos provavelmente pela melhora da hemostasia e pela estabilização dos coágulos após a elevação do pH intragástrico. Na indisponibilidade dos IBPs, podem-se utilizar outros fármacos antiácidos ou citoprotetores, como os antagonistas H_2 (ranitidina, cimetidina), sucralfato, prostaglandinas e misoprostol. Metanálises comparativas entre IBPs e antagonistas H_2 mostram-se francamente favoráveis aos primeiros nos sangramentos ulcerosos.[13,21]

Drogas vasoativas

Somatostatina, octreotide e terlipressina são as mais estudadas e utilizadas no tratamento das hemorragias digestivas varicosas, devendo ser iniciadas precocemente nos casos de sangramento ativo de grande monta.[3,14] Esses fármacos provocam diminuição do fluxo venoso portal através da inibição da vasodilatação mesentérica, sendo considerados tão efetivos quanto a endoscopia digestiva no controle do sangramento.[26] Entretanto, a terlipressina foi a única droga a evidenciar a diminuição da mortalidade por HDA em adultos.[14] Octreotide e somatostatina são os mais utilizados em pediatria. A seguir, as doses recomendadas.[14]

OCTREOTIDE	1 mcg/kg em *bolus* EV (max. 100 mcg) + 1 mcg/kg/h EV contínuo, ou 1 mcg/kg/dose SC 2 a 3 x ao dia
SOMATOSTATINA	3,5 mcg/kg/h EV (ataque) + infusão contínua por 5 dias
TERLIPRESSINA	0,2 a 1 mg, EV, 4/4 h até 48 h após o controle da HDA

Betabloqueadores

A inibição dos receptores β-adrenérgicos promove a redução do fluxo portal pela vasoconstrição arterial esplâcnica, diminuindo o risco de ruptura das varizes esofágicas. Propranolol, representante β-adrenérgico não seletivo, é indicado na hemorragia varicosa ativa após o restabelecimento das condições hemodinâmicas e pressão arterial, sendo utilizado nas profilaxias primária e secundária do sangramento na hipertensão portal. Inicia-se com dose de 1 mg/kg/dia objetivando a redução de 25% da frequência cardíaca de repouso, respeitando-se as contraindicações habituais (atopia, asma, bradicardias e outros distúrbios de condução cardíacos).[25]

TERAPIA ENDOSCÓPICA

As crianças com sangramento ativo por lesão focal ou aquelas sem hemorragia ativa porém com sinais de alto risco para ressangramento – por exemplo, úlceras com vaso visível na base, varizes esofágicas de grossos calibres com sinais da cor vemelha – são candidatas ao tratamento endoscópico. Quando a terapêutica endoscópica está indicada é prudente realizá-la sob anestesia geral, proteção das vias aéreas e equipe cirúrgica em alerta para as correções rápidas de complicações ou insucessos.

As técnicas terapêuticas disponíveis para a hemostasia endoscópica de crianças com HDA são similares àquelas realizadas nos adultos, nos quais apresentam taxas de sucesso em torno de 90%.[7,12,22] O método ideal para o controle do sangramento depende dos seguintes fatores, por ordem decrescente de importância: experiência do endoscopista com o procedimento, disponibilidade de acessórios no serviço e causa/origem da hemorragia. As principais formas de hemostasias endoscópicas são:

- **Químicas:** consistem em aplicações de substâncias irritativas diretamente no vaso responsável pelo sangramento ou no seu entorno, com o objetivo final de promover trombose. Epinefrina (1:10.000), etanolamina, álcool absoluto e cianoacrilato são exemplos dessas substâncias. É a técnica mais realizada pelos endoscopistas por ser de menor custo, apresentar relativa facilidade em sua execução e pela praticidade no deslocamento dos acessórios. Pode ser realizada no tratamento das HDA varicosas e não varicosas, variando o agente medicamentoso indicado.
- **Mecânicas:** ligadura elástica, clipes, *endoloops* e suturas provocam trombose vascular por compressão mecânica. A ligadura elástica é atualmente o método de escolha no tratamento das varizes esofágicas em adultos e crianças acima de 2 anos[14]. Em crianças menores há grande dificuldade técnica para a execução deste procedimento pelo diâmetro esofágico, motivo pelo qual a escleroterapia química ainda se aplica nestes pacientes. Nas úlceras hemorrágicas, hemoclipes são bastante efetivos, porém seu alto custo limita o uso aos grandes centros de referência.
- **Térmicas:** a cauterização dos vasos sangrantes são realizados por contato (*heat probe*, eletrocoagulação mono ou bipolar) ou sem contato (plasma de argônio, *laser*). Utilizadas com alto índice de sucesso nas hemostasias não varicosas, podendo ser combinadas com outras técnicas. Em lesões sangrantes multifocais e ectasias gastrointestinais, o gás de argônio é o método de escolha.

TERAPIA CIRÚRGICA

Com os avanços nas técnicas terapêuticas endoscópicas, houve importante diminuição nas indicações cirúrgicas para o controle da hemorragia digestiva. Entretanto, nos casos de sangramentos vultuosos de difícil estabilização hemodinâmica e naqueles em que a endoscopia, após a segunda tentativa, mostra-se falha, o procedimento cirúrgico impõe-se. É necessário que a equipe cirúrgica esteja em constante acompanhamento do caso, pois nem sempre o momento ideal para a indicação cirúrgica se mostra de maneira clara e precisa.

OUTRAS OPÇÕES TERAPÊUTICAS

O balão esofagogástrico de Sengstaken-Blakemore é considerado o tratamento temporário na HDA varicosa até a realização da opção definitiva, sendo utilizado em situações excepcionias em crianças quando há impossibilidade ou insucesso na terapia medicamentosa ou endoscópica. Há controle em cerca de 90% dos casos, porém com altas taxas de ressangramento e complicações.[14,23,29,30] Deve-se introduzir o balão pela narina até o estômago, no qual a porção gástrica é insufalada e tracionada contra o cárdia, o que geralmente propicia a parada do sangramento. Quando não houver suspensão da HDA, insufla-se o balão esofágico com monitoração da pressão aplicada, minimizando-se as complicações.

Nos centros em que há disponibilidade, os procedimentos intervencionistas são realizados com excelentes taxas de sucesso. A embolização ou injeções intravasculares de vasoconstritores são utilizadas no tratamento das lesões hemorrágicas gastrointestinais quando ocorre falha no tratamento endoscópico.[3,20]

O *shunt* portossistêmico intra-hepático transjugular (TIPS) tem sido utilizado em crianças com doença hepática ou pós-hepática quando há falha no tratamento habitual. Pode predispor ao surgimento ou ao agravamento de encefalopatia hepática, porém apresenta altas taxas de sucesso no controle hemorrágico e há resultados promissores em pacientes pediátricos em fila de transplante hepático.[14,23]

PROFILAXIA

A erradicação do *H. pylori* bem como a contraindicação ao uso de AAS e derivados fazem parte do tratamento definitivo ao paciente com sangramento digestivo alto decorrente de úlceras pépticas e gastrites hemorrágicas.

Nas crianças portadoras de hipertensão portal, muito se tem estudado e discutido sobre as melhores formas de evitar novo sangramento – profilaxia secundária, bem como o primeiro episódio de HDA (profilaxia primária).

Profilaxia secundária

Cerca de 50 a 80% das crianças que apresentarem sangramento digestivo de origem varicosa irão ressangrar se não forem submetidas ao tratamento profilático,[23] sendo as primeiras 6 semanas o período de maior gravidade. O tratamento endoscópico é considerado o de escolha nessas situações, com a escleroterapia e a ligadura elástica apresentando boa eficácia, altas taxas de erradicação e baixos índices de recidiva.[34,35] Entre ambas, a preferência pela ligadura elástica justifica-se pelas menores complicações, em especial a estenose esofágica, lembrando que em crianças de 2 anos ou menos há dificuldade na execução da técnica.

O tratamento medicamentoso profilático é utilizado nos pacientes pediátricos portadores de varizes gástricas e/ou gastropatia congestiva, podendo ser utilizado em conjunto com o tratamento endoscópico nas varizes esofágicas.[14] Propranolol é a droga de escolha, com o objetivo de diminuir 25% da frequência cardíaca basal, porém os efeitos colaterais frequentes e a baixa adesão limitam sua utilidade.

Profilaxia primária

Não há trabalhos randomizados publicados na literatura suficientes que assegurem o real valor da profilaxia primária em crianças com hipertensão portal. Entretanto, levando em consideração a alta morbimortalidade decorrente da HDA, bem como os benefícios já demonstrados em estudos realizados na população adulta,[14,25] tem-se indicado a profilaxia medicamentosa à maioria das crianças, e a erradicação varicosa pela endoscopia em casos selecionados de alto risco: varizes de grossos calibres, presença de manchas vermelhas sobre elas, além de crianças que moram em locais de difícil acesso à rede hospitalar. Nessas situações, as decisões devem ser tomadas de acordo com a estrutura disponível e em conjunto com os médicos assistentes e a participação dos responsáveis.

REFERÊNCIAS BIBLIOGRÁFICAS

1. Aljebreen AM, Fallone CA, Barkun AN et al. Nasogastric aspirate predicts high-risk endoscopic lesions in patients with upper gastrointestinal bleeding (UGIB). American Journal of Gastroenterology 2002; 97(9S): S297-S298.
2. Baradarian R et al. Early intensive resuscitation of patients with upper gastrointestinal bleeding decreases mortality. Am J Gastroenterol 2004, 99(4): 619-22.
3. Beejay U, Wolfe MM. Acute gastrointestinal bleeding in the intensive care unit. Gastroenterol Clin North Am 2000; 29(2):309-335.
4. Blair SD, Janvrin SB, McCollum CN et al. Effect of early blood transfusion on gastrointestinal haemorrhage. Br J Surg 1986; 73(10):783-5.
5. Boyle JT. Esophagogastroduodenoscopy in the pediatric patient. In: Sivak MV. Gastroenterologic Endoscopy. 2 ed. W.B. Saunders Company, 2000, vol 1, 783-800.
6. Cappel MS, Friedel D. Initial management of acute upper gastrointestinal bleeding: From Initial Evaluation up to Gastrointestinal Endoscopy. Med Clin N Am 92 (2008): 491-509.
7. Carvalho E, Nita MH, Paiva LMA, Silva AAR. Hemorragia digestiva. J Pediatr 2000; 76(suppl2): S135-S46.
8. Chaïbou M, Tucci M, Dugas MA et al. Clinically significant upper gastrointestinal bleeding acquired in a pediatric care unit: a prospective study. Pediatrics 1998; 102(4): 933-8.
9. Cochran EB, Phelps SJ, Tolley EA et al. Prevalence of, and risk factors for, upper gastrointestinal bleeding in critical ill pediatric patients. Crit Care Med 1992; 20: 1519-23.
10. Cuellar RE, Gavaler JS, Alexander JA et al. Gastrointestinal tract hemorrhage: the value of a nasogastric aspirate. Arch Intern Med 1990; 150(7): 1381-4.
11. Fallah MA, Prakash C, Edmundowicz S. Acute gastrointestinal bleeding. Med Clin North Am 2000; 84(5):1183-208.
12. Fox VL. Gastrointestinal bleeding in infancy and childhood. Gastroenterol Clin North Am 2000; 29 (1):37-65.
13. Gisbert JP, González L, Calvet X, Roqué M, Gabriel R, Pajares JM. Proton pump inhibitors versus H2-antagonists: a meta-analysis of their efficacy in treating bleeding peptic ulcer. Aliment Pharmacol Ther 2001; 15(7): 917-26.
14. Gonçalves MEP, Cardoso SR. Hemorragia digestiva alta varicosa em crianças. In: Endoscopia Gastrointestinal Terapêutica. 1 ed. São Paulo: Tecmedd Editora, 2006: 1220-27.
15. Gurgueira GL, Carvalho WB. Hemorragia digestiva alta. Aspectos pediátricos. Brazilian Pediatric News 2001; 3(4).
16. Kuusela A-L, Mäki M, Ruuska T, Laippala P. Stress-induced gastric findings in critically ill newborn infants: frequency and risk factors. Intensive Care Med 2000; 26:1501-06.
17. Lacroix J, Nadeau D, Laberge S, et al: Frequency of upper gastrointestinal bleeding in a pediatric intensive care unit. Crit Care Med 1992; 20:3W.
18. Lau JY, Leung WK, Wu JCY et al. Omeprazole before Endoscopy in Patients with Gastrointestinal Bleeding. N Engl J Med 2007; 356(16):1631-40.
19. Lee SD, Kearney DJ. A randomized controlled trial of gastric lavage prior to endoscopy for acute upper gastrointestinal bleeding. Journal of clinical gastroenterology 2004; 38(10):861-5.
20. Lefkovitz Z, Capell MS, Kaplan M, Gerard P. Radiology in the diagnosis and therapy of gastrointestinal bleeding. Gastroenterol Clin North Am 2000; 29(2):489-511.
21. Levine JE, Leontiadis GI, Sharma VK, Howden CW. Meta-analysis: the efficacy of intravenous H2-receptor antagonists in bleeding peptic ulcer. Aliment Pharmacol Ther 2002; 16(6):1137-42.
22. Martinelli V, Medeiros T. Hemorragia digestiva alta em crianças. In: Costa Junior AB. Endoscopia Digestiva de Urgência. 1 ed. Editora Santos, 2009: 119-34.

23. McKierman PJ. Treatment of variceal bleeding. Gastroint Endosc Clin North Am 2001; 11:789-812.
24. Pongprasobchai S, Nimitvilai S, Chasavat J, Manatsathit S. Upper gastrointestinal bleeding etiology score for predicting variceal and non-variceal bleeding. World J Gastroenterol 2009; 15(9):1099-1104.
25. Ozsoylu S, Kocak N, Demir H et al. Propranolol for primary and secondary prophylaxis of variceal bleeding in children with cirrhosis. Turk J Pediatr 2000; 42:31-33.
26. Ramires RP, Zils CK, Mattos AA. Escleroterapia vs. Somatostatina na hemorragia digestiva alta por ruptura de varizes esofágicas. Arquivos de Gastroenterologia S Paulo 2000; 37(3).
27. Rodgers BM. Upper gastrointestinal hemorrhage. Pediatr Rev 1999; 20(5):171-4.
28. Rudolph SJ, Landsverk BK, Freeman ML. Endotracheal intubation for airway protection during endoscopy for severe upper GI hemorrhage. Gastrointest Endosc 2003; 57(1):58-61.
29. Ryckman FC, Alonso MH. Causes and management of portal hypertension in the pediatric population. Clinicas in Liver Disease 2001; 5:789-817.
30. Sakai P, Ishioka S, Maluf-Filho F. Varizes de esôfago. Tratado de endoscopia digestiva diagnóstica e terapêutica. São Paulo: Atheneu, 1999: 197-213.
31. Shneider BL. Portal hypertension. In: Such FJ, Sokol RJ, Balistreri WF (eds.) Liver disease in children. 2 ed. Philadelphia: LWW.com, 2001: 129-51.
32. Triadafilopoulos G. Review article: the role of antisecretory therapy in the management of non-variceal upper gastointestinal bleeding. Aliment Pharmacol Ther 2005; 22(Suppl. 3):53-58.
33. Vinton NE. Gastrointestinal bleeding in infancy and childhood. Gastroenterol Clin N Am 1994; 23(1): 93-121.
34. Yavorski RT, Wong RK, Maydonovitch C et al. Analysis of 3,294 cases of upper gastrointestinal bleeding in military medical facilities. Am J Gastroenterol 1995; 90(4):568-73.
35. Zagar SA, Yattoo GN, Javid G et al. Fifteen-year follow up of endoscopic injection sclerotherapy in children with extrahepatic portal venous obstruction. J Gastroenterol Hepatol 2004; 19:139-45.
36. Zagar SA, Javid J, Khan BA. Endoscopic ligation compared with scleroterapy for bleeding esophageal varices in children with extrahepatic portal venous obstruction. Hepatology 2002; 36:666-72.

CAPÍTULO 46

Falência Hepática Aguda

Michela Cynthia da Rocha Marmo

Aspectos relevantes

- A falência hepática aguda (FHA) ocorre após uma agressão ao fígado, gerando sequela.
- A existência de coagulopatia define a FHA, ocorrendo alterações no tempo de protrombina, INR e fatores de coagulação.
- Na América do Sul e na Ásia, as causas mais comuns de FHA são as hepatites virais, tendo os vírus das hepatites A e B como os mais abrangentes.
- O paciente com FHA pode apresentar encefalopatia, alterações hemodinâmicas, distúrbios metabólicos, hipertensão intracraniana, entre outras alterações. Atenção importante deve ser direcionada para a possibilidade de quadros infecciosos associados.
- A monitoração rigorosa do paciente com encefalopatia hepática e o tratamento das condições associadas fazem parte da conduta na FHA.
- A FHA é uma das indicações de transplante hepático em crianças. A evolução pós-transplante está associada à gravidade do paciente.

CONCEITOS E EPIDEMIOLOGIA

A falência hepática aguda (FHA) é uma doença consequente à sequela existente no fígado após uma agressão, podendo evoluir dentro de dias ou semanas para encefalopatia hepática e falência múltipla de órgãos. A primeira ocorrência relatada de "hepatite fatal" foi em 1946 e a publicação de uma definição formal ocorreu em 1970 por Trey e Davidson. No entanto, discussões sobre os critérios para diagnóstico, tratamento e prognóstico na infância ainda existem. No Brasil, Mesquita *et al.* relatam que de 84 pacientes inscritos para a realização de transplante hepático, 15 eram portadores de falência hepática aguda e, destes, 10 realizaram o transplante hepático.

Em 2004, Baker *et al.* enfatizam que, para definir a FHA em crianças, é necessária a existência da coagulopatia, que é avaliada através do tempo de protrombina (PT), do INR (*international normalized ratio*) e dos níveis dos fatores de coagulação V ou VII, sem que ocorra sepse ou coagulação intravascular disseminada (CIVD). Na FHA, no período de 8 horas, estas alterações não são corrigidas com a administração de vitamina K. Tal ênfase deve-se ao fato de que, em crianças, a encefalopatia pode estar ausente, não reconhecível ou mesmo que presente se apresenta como um sinal tardio. Para sua melhor caracterização, a FHA foi, então, classificada da seguinte maneira:

- Hiperaguda: a coagulopatia ocorre há menos de 10 dias de duração na ausência de hepatopatia prévia. Um exemplo deste tipo de FHA é a gerada da toxidade pelo paracetamol, envenenamento por *Amanita phalloides* e doenças metabólicas (incluindo as doenças mitocondriais). Com frequência, a icterícia está clinicamente ausente, pelo menos no início, e pode ocorrer ou não encefalopatia.
- Aguda: coagulopatia ocorre entre 10 a 30 dias, na ausência de doença hepática prévia. Se a encefalopatia está presente, trata-se de um estágio terminal e, usando um critério diagnóstico de adultos, há tempo insuficiente para o tratamento, inclusive para o transplante hepático.
- Subaguda: coagulopatia acontece em mais de 31 dias e menos de 6 meses de duração total, também na ausência de doença hepática prévia. Icterícia não costuma estar presente. A encefalopatia é geralmente um marcador de deterioração pré-terminal. Na pediatria é vista em consequência a doença hepática autoimune, doença de Wilson, medicações e causas criptogênicas. Neste último caso, o prognóstico é comumente tão pobre quanto em adultos.

ETIOPATOGENIA

A etiologia da FHA na infância difere das que geram a doença no adulto. Na Europa e na América do Norte, a FHA está mais relacionada com as doenças metabólicas, enquanto na América do Sul e na Ásia as causas mais comuns de FHA são as hepatites virais, tendo os vírus das hepatites A e B como os mais abrangentes. No Brasil, Ferreira *et al.* destacam as hepatites virais e a ação de drogas como causas importantes de FHA com indicação de transplante hepático em crianças.

A FHA secundária à infecção pelo vírus da hepatite B é mais comum nas regiões endêmicas, entretanto não é tão frequente na infância como nos adultos. Contudo, o período neonatal exige atenção especial pela possibilidade de os filhos de mães positivas para o anticorpo e os antígenos da hepatite B evoluírem para FHA no período de 3 semanas até 3 meses de idade.

Outros vírus hepatotrópicos como o herpes simples e membros da família dos herpes vírus, citomegalovírus, Epstein-Barr e varicela podem causar necrose grave, particularmente em pacientes imunocomprometidos.

Os medicamentos também têm um papel importante como causa de FHA na infância. A insuficiência hepática provocada pelo acetoaminofen é dose-dependente e ocorre com doses maiores que 150 mg/kg. O excesso de acetoaminofen interfere nas vias normais de conjugação de sulfatação e glicuronidação, fazendo com que esta droga seja metabolizada por vias alternativas do citocromo P450. A N-acetilbenzoquinoneimina é, então, produzida, a qual é uma substância altamente reativa que depleta o glutation e acumula-se, provocando a morte hepatocelular. No exame histológico, verifica-se necrose celular pericentrivenular.

O halotano provoca a lesão hepática em virtude da formação de cloreto de trifluorocetil pelo citocromo 450. O cloreto de trifluorocetil liga-se às proteínas hepáticas e leva ao dano celular. Em algumas pessoas, há também lesão autoimune.

Os medicamentos anticonvulsivantes são medicamentos importantes na etiologia da FHA. Por exemplo, o ácido valproico, que é metabolizado pela via mitocondrial, pode levar à lesão direta da mitocôndria da célula hepática ou pode gerar uma disfunção generalizada mitocondrial.

Vários outros medicamentos, como os utilizados para o tratamento de tuberculose, betalactâmicos e outros antibióticos e as ervas medicinais podem levar à FHA através de reações idiossincráticas, sinergismos entre drogas e formação de toxinas (Quadro 46-1).

As doenças metabólicas devem ser lembradas, principalmente, no período neonatal. Doenças como hepatopatia mitocondrial, hemocromatose neonatal, galactosemia, entre outras, fazem parte do diagnóstico diferencial das causas de insuficiência hepática neonatal e estão também descritas no Quadro 46-1. Contudo, a doença de Wilson é uma causa metabólica de FHA nas crianças mais velhas.

As condições que levam à oclusão das veias hepáticas também provocam o dano que pode evoluir para FHA. Também várias doenças hematológicas malignas como leucemia e linfoma podem ter como apresentação inicial a FHA.

O conhecimento da patogenia da FHA na pediatria é limitado. As pesquisas concentram-se no mecanismo de acordo com a manifestação clínica.

Encefalopatia: o fator mais estudado é a amônia. Metade da amônia é produzida no intestino por bactérias, sendo a metade restante vinda do metabolismo das proteínas da dieta e da glutamina. A ação da amônia no cérebro apresenta-se nas membranas neurais e causa também inibição pós-sináptica. Apesar da evidência do papel da amônia na encefalopatia hepática, cerca de 10% dos pacientes têm níveis de amônia sérica normais. O ácido aminobutírico (GABA) é o principal neurotransmissor inibitório no cérebro e também está aumentado na FHA. O GABA pode agir diretamente ou em sinergia com os receptores benzodiazepínicos, levando à encefalopatia. A formação de feniletanolamina, tiramina, octopamina e a presença de outras toxinas como mercaptans, fenóis, ácidos graxos são consideradas também agentes causadores de HE na FHA.

Hipertensão intracraniana (HIC) e edema cerebral: o aumento da pressão intracraniana ocorre por dois mecanismos: a toxicidade direta nas células neuronais e vasogênico. A toxicidade neuronal leva a desequilíbrio osmótico e aumento da água intracelular e os fatores vasogênicos são manifestados pela quebra da barreira hematoencefálica leva à passagem de plasma para o líquor.

Insuficiência renal: pode ocorrer por efeito direto nos rins, como acontece na *overdose* do acetoaminofen, ou devido a um mecanismo complexo, como a síndrome hepatorrenal ou a necrose tubular aguda secundária a complicações da FHA (sepse, sangramento e/ou hipotensão).

Distúrbios metabólicos: níveis aumentados de insulina no plasma levam à hipoglicemia. A acidose na FHA por acetoaminofen é comum e independente das alterações na função renal, costumando preceder o início da encefalopatia. A acidose láctica é relacionada com perfusão tecidual inadequada secundária a hipotensão ou hipóxia, que é o resultado de *shunts* microvasculares. Por vezes, a alcalose respiratória pode estar presente devido à hiperventilação prova-

Quadro 46-1 Causas de falência hepática aguda

Infecciosas	
Virais Vírus das hepatites A, B, B/D e E Hepatite não A-E Adenovírus Epstein-Barr Citomegalovírus Echovírus Varicela Sarampo Febre amarela Raramente: Lassa, Ebola, Marburg, dengue e togavírus *Bacterianas* Salmonelose Tuberculose Septicemia Outros: malária, bartonela, leptospirose *Drogas* Dose-dependente: acetoaminofen, halotano Reação idiossincrática: isoniazida, anti-inflamatórios não esteroides, fenitoína, valproato de sódio, carbamazepina, *ecstasy*, troglitazone, penicilina, tetraciclina, eritromicina, sulfonamidas, quinolonas, alopurinol, propiotioracil, amiodarona, cetoconazol, antirretrovirais. Sinergismos entre as drogas: izoniazida, rifampicina, sulfametoxazol-trimetoprim, barbitúricos, acetoaminofen, amoxicilina-clavulanato	*Toxinas* *Amanita phalloides* (envenenamento por cogumelo) Ervas medicinais Tetracloreto de carbono (CCl4) Fósforo amarelo *Metabólicas* Galactosemia Tirosinemia Intolerância à frutose hereditária Hemocromatose neonatal Doença de Niemann-Pick tipo C Doença de Wilson Citopatias mitocondriais Doença de glicosilação congênita Doença gordurosa hepática aguda da gravidez Autoimune Hepatite autoimune do tipo 1 Hepatite autoimune do tipo 2 Hepatite de células gigantes com anemia hemolítica Coombs-positiva Vascular/isquêmica Síndrome de Budd-Chiari Falência circulatória aguda Cardiomiopatia *Infiltrativas* Leucemia Linfomas Linfo-histiocitose hemofagocítica *Solventes industriais* Clorobenzenos

Adaptado de Dwahan, 2008.

velmente relacionada com a estimulação direta de centros respiratórios por toxinas. A acidose respiratória ocorre em consequência de complicações pulmonares ou por depressão respiratória associada a HIC. Perdas urinárias excessivas são responsáveis pela hipocalemia. A hiponatremia, por sua vez, pode ser dilucional pela secreção excessiva de hormônios antidiuréticos ou representar perda de sódio em pacientes que estão vomitando. A hipofosfatemia está mais comumente associada a FHA induzida por acetoaminofen com a função renal preservada.

Alterações hemodinâmicas: são similares àquelas vistas na síndrome da resposta inflamatória.

Coagulopatia: na FHA há a diminuição da síntese de fatores de coagulação, fibrinólise acelerada e aumento do *clearance* hepático dos fatores de ativação da coagulação e dos produtos da degradação da fibrina. A plaquetopenia ocorre por destruição imunemediada e diminuição da produção hepática dos fatores necessários para a maturação plaquetária e da liberação para o sangue periférico.

Infecções: o risco de infecções bacterianas ocorre pela pobre defesa do hospedeiro. As células de Kupffer e polimorfonucleares têm a função comprometida. Fatores como a fibronectina, opsonina e componentes do sistema complemento também estão com níveis diminuídos.

Ascite: relacionada com a existência de hipertensão porta.

QUADRO CLÍNICO E DIAGNÓSTICO

O quadro clínico vai variar de acordo com grau de comprometimento hepático e as comorbidades associadas. Lee *et al.*, em 2005, avaliando 97 crianças, encontraram icterícia em 71%, hepatomegalia em 54%, esplenomegalia em 20% e ascite em 10% dos casos avaliados. A encefalopatia hepática estava presente em todas as crianças maiores de 1 ano.

Apesar da gravidade do paciente, a história detalhada e o exame físico são de grande importância na avaliação inicial do paciente. O pronto diagnóstico e a definição do agente etiológico guiam o tratamento e interferem assim na história natural da doença. Na anamnese, especificar o início dos sintomas como icterícia, alterações do *status* mental, vômitos e febre. Ainda nos antecedentes, é necessária a procura por informações sobre o contato com hepatite infecciosa, o relato de hemotransfusão, o uso de medicamentos ou de drogas ilícitas, a história familiar de doença de Wilson, a deficiência de alfa-1 antitripsina, hepatite infecciosa, mortes na infância ou doenças autoimunes. A existência de convulsões ou déficit de desenvolvimento também deve ser investigada.

No exame físico, além da avaliação geral do estado nutricional e do desenvolvimento, deve-se procurar por icterícia, hematomas, petéquias, hepatomegalia ou hepatoesplenomegalia, ascite e edema periférico. Em algumas doenças específicas, como a doença de Wilson, o anel de Kayser-Fleischer não está usualmente presente quando há FHA. Hálito hepático (aroma doce associado à HE) é raro.

Além de verificar as alterações clínicas, exames laboratoriais são necessários, como a avaliação de parâmetros hematológicos, função renal e pancreática, atividade inflamatória do fígado e comprometimento da sua função, dosagem de eletrólitos e testes para o diagnóstico etiológico.

O paciente pediátrico portador de FHA pode apresentar no início um quadro de hepatite aguda. A família percebe que com o passar dos dias a criança apresenta piora, aumentando a icterícia e a coagulopatia, relatando mudança de comportamento, sonolência e alterações do ritmo do sono. Estas últimas manifestações são as características iniciais da encefalopatia hepática.

A encefalopatia hepática é definida como uma síndrome neuropsiquiátrica associada à FHA. Um paciente pode estar classificado em 1 dos 5 estágios que vão do 0, no qual há mínima ou nenhuma alteração neurológica, ao 4, caracterizado pela existência do coma. Para classificar de acordo com os estágios da HE é necessária a realização de reavaliações durante o dia do exame neurológico e de eletroencefalograma na abordagem inicial e nas posteriores, pois a evolução para piora pode ser rápida.

Cerca de 30 a 40% de todos os pacientes com FHA fatal têm edema cerebral. As características típicas de HIC incluem hipertensão sistêmica, hipertonia, hiper-reflexia, descerebração, hiperventilação, movimentos desconjugados dos olhos ou estrabismo. Em lactentes, a fontanela anterior pode estar tensa. Se não controlado, o edema pode levar à perda dos reflexos pupilares e, por fim, aos bloqueios dos reflexos cerebrais.

Quadro 46-2 Estágios da encefalopatia

Estágio	Faixa etária	Quadro clínico	Reflexos	Sinais neurológicos	Mudanças no EEG
0	Todas	Sem alterações	Normais	Normais	Nenhuma
1	Lactente/criança	Choro constante, falta de atenção, mudanças no comportamento habitual	Normais ou hiper-reflexia	Difícil avaliação	Difícil avaliação
	Adulto	Confusão mental, mudança do humor e do sono, alterações da memória	Normais	Tremor, apraxia, alterações de caligrafia	Normal ou lentificação difusa do ritmo teta, ondas trifásicas
2	Lactente/criança	Choro excessivo, falta de atenção, mudanças no comportamento habitual.	Normais ou hiper-reflexia	Difícil avaliação	Difícil avaliação
	Adulto	Agitado, comportamento inadequado, diminuição das inibições	Hiper-reflexia	Disartria, ataxia	Lentificação generalizada, ondas trifásicas
3	Lactente/criança	Sonolência, torpor e agressividade	Hiper-reflexia	Difícil avaliar	Difícil avaliar
	Adulto	Torpor, obedece comandos simples	Hiper-reflexia e sinal de Babinski +	Rigidez	Lentificação generalizada, Ondas trifásicas
4	Lactente/criança	Comatosa, responde a estímulo doloroso (4a) ou sem resposta (4b)	Ausente	Decortificação ou descerebração	Anormal
	Adulto	Comatosa, responde a estímulo doloroso (4a) ou sem resposta (4b)	Ausente	Decortificação ou descerebração	Bem lenta, atividade delta

Modificado de Squires, 2008.

O tempo de protrombina e o INR são usados nos esquemas de prognóstico para avaliar a gravidade da lesão hepática na FHA e são também marcadores para o risco de sangramento de pacientes com FHA. Contudo, tanto proteínas procoagulantes quanto anticoagulantes estão reduzidas. Tal "balanço" de fatores coagulantes e anticoagulantes pode explicar a relativa pouca frequência de sangramentos abundantes.

Quando há dor abdominal associada à hipocalemia deve-se suspeitar de pancreatite aguda concomitante.

A insuficiência renal e a FHA no início do quadro estão presentes quando a FHA é secundária ao uso de medicações ou toxinas. A deterioração aguda da função renal acontece também naqueles pacientes com restrições hídricas excessivas ou que sofreram choque hipovolêmico ou choque séptico. A ocorrência da síndrome hepatorrenal está mais relacionada com a insuficiência hepática crônica.

Os sinais e sintomas de hipoglicemia podem estar mascarados e, portanto, o diagnóstico deve ser através de monitoração da glicemia regularmente. A hipoglicemia leva à piora da HE e à deterioração neurológica rápida. Distúrbios do equilíbrio acidobásico e hidroeletrolíticos são comuns e ocorrem de acordo com as comorbidades existentes. A insuficiência circulatória e as arritmias também estão relacionadas com a progressão da doença e suas complicações.

As infecções costumam aparecer rapidamente manifestando-se como alterações do nível de consciência, taquicardia, sangramento gastrointestinal e deterioração da função renal. As complicações pulmonares na FHA estão presentes devido a aspiração de conteúdo gástrico, atelectasias, pneumonias, hemorragia intrapulmonar, depressão respiratória e edema pulmonar.

CONDUTA

Uma estrutura de suporte hospitalar adequada, muitas vezes em unidades de tratamento intensivo, é importante. A internação em UTI está indicada para aqueles pacientes com encefalopatia e/ou INR maior que 4. O ambiente onde o paciente se encontra deve ser livre de estímulos, como excesso de visitantes, televisão, barulhos que levam ao agravamento da encefalopatia. Os pacientes com HE podem ser agressivos, portanto devem ser contidos em segurança e conforto. A constante vigilância dos parâmetros cardiorrespiratórios e a avaliação neurológica frequente também fazem parte do plano de tratamento. A sedação está contraindicada, a não ser em casos de ventilação mecânica, pois pode piorar a encefalopatia ou precipitar a falência respiratória.

A monitoração laboratorial consiste em hemograma completo, dosagem de eletrólitos, função renal, glicemia, dosagem de amônia, coagulograma, bilirrubina total e frações e hemocultura. A coleta de material para exames na criança, principalmente em menores de 3 anos, torna-se difícil devido aos volumes necessários, por isso se devem priorizar os exames diagnósticos. A instalação de cateter arterial central é reservada para os pacientes com HE nos estágios 2 e 3.

A infusão de líquidos deve ser controlada para evitar hiper-hidratação e o ajuste das taxas de infusão é baseado nas condições clínicas. O suporte nutricional é importante, inclusive com proteínas por via oral ou parenteral. A restrição de proteína é necessária, mas esta não deve ser eliminada totalmente da dieta.

Bansal e Dawhan (2005) sugerem passos para a monitoração de crianças que não estão em ventilação mecânica assistida:

- Monitoração contínua da saturação de oxigênio.
- Controle de diurese a cada 6 horas.
- Controle de sinais vitais, incluindo pressão arterial, avaliação neurológica e glicemia a cada 6 horas.
- Avaliação de eletrólitos e de INR a cada 12 horas.
- Hemograma completo, hemocultura e urocultura diários.

Nos pacientes em assistência ventilatória, a gasometria deve ser realizada a cada 4 horas e a avaliação de eletrólitos e INR deve ser realizada a cada 8 horas. A hidratação deve ser restrita a dois terços da cota hídrica de manutenção se o paciente não estiver desidratado e visa evitar edema cerebral. Antibióticos com ampla cobertura e antifúngicos diminuem a incidência de infecções. Em neonatos também é recomendada a associação com aciclovir endovenoso.

Situações especiais

- Complicações neurológicas: o tratamento inicial inclui redução de estímulos, restrição da ingestão de proteínas e remoção de medicações sedativas que podem alterar o nível de consciência. A lactulose pode ser iniciada com doses que vão de 1 a 2 mL/kg/dose 4 a 6 vezes por dia quando há evidência de EH. Situações como HIC devem ser monitoradas e tratadas em UTI.
- Instabilidade hemodinâmica: apesar da presença de edema, frequentemente estes pacientes têm depleção de volume intravascular e precisam de uma combinação apropriada de coloides, cristaloides e hemoderivados. Na presença de hipotensão persistente, drogas vasoativas como noradrenalina e adrenalina são agentes inotrópicos de escolha. A prevenção de hipovolemia é necessária e deve-se manter o débito urinário acima de 0,5 mL/kg/hora.
- Coagulopatia: na presença de sangramento gastrointestinal está indicado o uso de bloqueadores H_2 (ranitidina na dose de 4 a 6 mg/kg/dia) ou bloqueadores da bomba de prótons (omeprazol 0,7 a 3 mg/kg/dia). A vitamina K deve também ser administrada na dose de 5 a 10 mg/dia. Na presença de varizes esofágicas, avaliar a necessidade de tratamento endoscópico ou até o uso do balão esofágico (Sengstaken-Blackmore). Os hemoderivados também podem ser utilizados nos casos de coagulopatias graves.
- Transplante hepático: em estudo já citado realizado em 2008, os autores relatam que a hepatite fulminante foi responsável por 25% (10/40) das causas para a indicação de transplante hepático, sendo a segunda causa depois da atresia de vias biliares. Embora o transplante seja uma terapêutica que, comprovadamente, pode melhorar a evolução da FHA, este estudo observou que a taxa de sobrevida é baixa no primeiro ano após o transplante, equiparando-se aos demais estudos, em que varia em cerca de 50%, provavelmente pela gravidade dos pacientes. O desenvolvimento de técnicas bioartificiais para o suporte hepático constitui uma nova fase no tratamento da insuficiência hepática aguda. No entanto, ainda são necessários mais estudos, principalmente visando menor custo e complexidade.

Atualmente, tenta-se, através da confecção de guias de condutas, orientar profissionais de saúde para o melhor reconhecimento e tratamento da FHA.

REFERÊNCIAS

Baker A, Alonso ME, Aw MM, Ciocca M, Porta G, Rosenthal P. Hepatic failure and liver transplant: working group report of the Second World Congress of Pediatric Gastroenterology, Hepatology and Nutrition. JPGN 2004; 39: S632-S639.

Bansal S, Dhawan A. Acute Liver Failure. In: Walker WA. Pediatric Gastrointestinal Disease. 4 ed. BC Decker, 2004: 1491.

Ciocca M, Ramonet M. Insuficiência hepática fulminante. In: Ferreira CT, Carvalho E, Silva LR. Gastroenterologia e hepatologia em pediatria: diagnóstico e tratamento. Medsi, 2003: 677.

Dhawan A. Etiology and prognosis of acute liver failure in children. Liver Transplantation 2008; 14(10): S80-S84.

Mesquita MCO et al. Pediatric liver transplantation: 10 years of experience at single Center in Brazil. J Ped (Rio) 2008; 84(5):395-402.

Murray KF, Hadzic N, Wirth S, Bassett M, Kelly D. Invited review: drug-related hepatotoxicity and acute liver failure. JPGN 2008; 47:395-405.

Poddar U, Thapa B R, Prasad A, Sharma A K, Singh K. Natural history and risk factors in fulminant hepatic failure. Arch Dis Child 2002; 87:54-56.

Riordan SM, Williams R. Perspectives on liver failure: past and future. Semin Liver Dis 2008; 28(2):137-141.

Squires, RH. Acute liver failure in children. Semin Liver Dis 2008; 28: 153-166.

CAPÍTULO 47

Prolapso Retal

Katya Suzana Madeiro Araujo Silva

INTRODUÇÃO

Prolapso retal é a exteriorização da mucosa do reto através do ânus. Quando todas as camadas do reto estão envolvidas, dá-se o nome de precidência (Fig. 47-1).

Tem prevalência semelhante em ambos os sexos. Nas crianças, a maioria dos casos ocorre nos menores de 4 anos, sendo a incidência mais alta durante o primeiro ano de

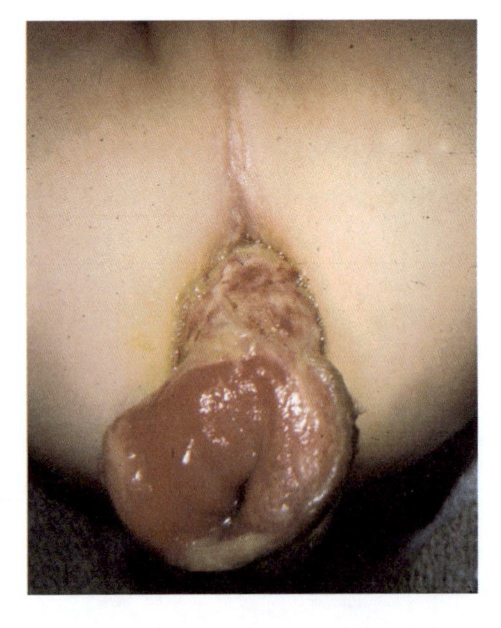

Fig. 47-1 Prolapso retal complicado com edema e ulceração da mucosa.

vida; depois dessa fase, o prolapso retal torna-se progressivamente menos frequente. Também não foi descrita preferência por raça.

FATORES ASSOCIADOS

O aumento da pressão intra-abdominal durante o esforço evacuatório é um dos fatores causais, principalmente nos pacientes constipados. Isso faz com que o assoalho pélvico e o esfíncter anal sejam forçados para baixo, favorecendo à protrusão retal.

FATORES ANATÔMICOS

Algumas particularidades anatômicas estão relacionadas com a apresentação precoce do prolapso nas crianças. Entre elas podemos citar o trajeto verticalizado do reto ao longo da superfície do sacro e do cóccix, pela perda da curvatura sacral normal; a posição baixa do reto com relação a outros órgãos pélvicos; a grande mobilidade do cólon sigmoide; a adesão frouxa da camada mucosa do reto à muscular subjacente e a ausência das válvulas de Houston em cerca de 75% das crianças menores de 1 ano. Algumas dessas alterações anatômicas podem explicar a alta frequência do prolapso retal no primeiro ano de vida.

PATOLOGIAS

Algumas doenças podem favorecer o surgimento do prolapso retal, comportando-se como fatores predisponentes. A situação mais descrita está associada à constipação crônica (75% dos pacientes) e ao esforço evacuatório (52%); outras causas estão descritas no Quadro 47-1.

As infecções parasitárias são a causa mais comum do prolapso retal em nosso meio. A fibrose cística merece uma abordagem especial, já que o prolapso retal é encontrado em um quinto dos pacientes e pode ser o sintoma de apresentação em um terço deles. Os tumores retais são pouco frequentes na população pediátrica.

Quadro 47-1 Doenças associadas ao prolapso retal

Infecção por HIV	Esclerodermia
Diarreia	Anomalias anorretais
Parasitoses intestinais	Desnutrição
Alterações neuromusculares	Fibrose cística
Tumores retais	Tosse crônica
Mielomeningocele	Hiperplasia linfoide
Extrofia vesical	Pólipos retais
Doença de Hirschsprung	Shigelose

HISTÓRIA CLÍNICA

Pelo fato de o prolapso retal ser uma entidade relacionada e dependente de vários fatores, é importante detalhar a história clínica com uma boa anamnese, direcionando os genitores a fornecer informações sobre as doenças preexistentes e sobre os hábitos da criança (alimentares, hábito intestinal, perfil das fezes). Perguntar sobre os antecedentes cirúrgicos na região perianal pode facilitar a definição da causa-base do prolapso. É importante abordar o prolapso retal levando em consideração que este pode ser um sintoma de alguma doença subjacente. As causas anatômicas devem ser descartadas.

Os pais descrevem o prolapso retal como um anel de mucosa avermelhada, protraindo do reto depois que a criança defeca. Este achado está usualmente relacionado com tenesmo e presença de muco ou roupas manchadas de sangue.

DIAGNÓSTICO

A maioria dos prolapsos reduz-se espontaneamente antes da chegada do paciente ao serviço de emergência; no entanto, os pais (ou a criança) podem ocasionalmente reduzir manualmente a protrusão do reto. Nestes casos, recomenda-se examinar o paciente na posição de cócoras para a observação da recorrência do prolapso.

Ao exame, caracteriza-se como uma roseta de mucosa, mais longa em sua parede posterior. Se for identificado um prolapso durante o exame físico é importante diferenciar o prolapso retal da precedência, de um pólipo retal prolapsado ou de uma intussuscepção (Fig. 47-2).

Dicas importantes:

- No prolapso, as estrias da mucosa são radiadas, na precedência elas são circulares.
- O pólipo não envolve a circunferência anal inteira.
- Na invaginação intestinal prolapsada, o dedo é capaz de passar pelo espaço entre a parede anal e a mucosa da massa protrusa.
- No prolapso retal, não é possível inserir o dedo por esse espaço.

É importante investigar fibrose cística mesmo nos casos em que não há outros sintomas desta doença e principalmente nos casos em que não foram evidenciadas outras causas prováveis para a ocorrência do prolapso.

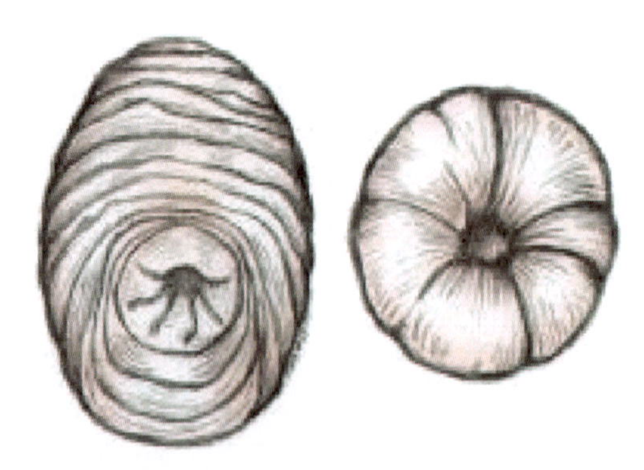

Fig. 47-2. Precidência à direita, prolapso retal à esquerda.

É indispensável a realização de exame parasitológico de fezes nas crianças com prolapso retal, devido à alta incidência das parasitoses intestinais no nosso meio.

TRATAMENTO

O tratamento visa a resolução do quadro agudo e a prevenção da recorrência. A redução manual do prolapso geralmente é feita sem dificuldade e deve ser realizada antes que o edema se instale. O toque retal deve ser realizado após a redução manual, para assegurar que a redução foi completa. Se houver recorrência do prolapso imediatamente após a sua redução, este deve ser novamente reduzido e em seguida deve ser realizado um curativo utilizando fita adesiva ou esparadrapo comprimindo as nádegas por algumas horas, levando ao bloqueio de um novo prolapso.

O tratamento conservador é adotado nos menores de 4 anos com prolapso sem recorrência e não complicado. Naqueles maiores de 4 anos, a cirurgia é quase sempre necessária, mas deve ser tentado o tratamento conservador por 1 ano antes de qualquer manejo cirúrgico. Adotar medidas clínicas gerais para o tratamento da constipação, diarreia (infecciosa ou não) e infestação parasitária.

O tratamento cirúrgico é reservado para os casos em que houve falha do tratamento clínico por mais de 1 ano e nos prolapsos complicados, descritos no Quadro 47-2. A isquemia, com ou sem necrose, e a ruptura do reto são consideradas emergências e exigem tratamento cirúrgico imediato.

Alguns casos especiais (Quadro 47-3) necessitam de uma avaliação criteriosa inicial e nessas situações a avaliação do cirurgião pediatra deve ser solicitada.

De maneira eletiva, o tratamento cirúrgico com injeção de substâncias esclerosantes (solução salina, álcool, fenol a 5%, leite de vaca) é o tratamento inicial de escolha na faixa pediátrica. Nos casos de crianças maiores de 4 anos e naqueles em que houve falha com a escleroterapia, a cirurgia de Thiersch ainda é a mais adotada nas crianças.

Quadro 47-2 Prolapso retal complicado

Prolapso recorrente que exige redução manual
Prolapso doloroso
Presença de ulceração
Sangramento retal
Isquemia ou necrose da mucosa e ruptura do reto

Quadro 47-3 Quando solicitar a avaliação do cirurgião pediatra

Prolapsos complicados
Falha em reduzir o prolapso apesar das manobras e sedação adequadas
Prolapso retal recorrente associado à dor grave apesar do tratamento médico adequado
Falha do tratamento clínico conservador
Prolapso em pacientes com meningomielocele, extrofia de bexiga e em pós-operatório de correção de anomalia anorretal ou doença de Hirschsprung
Prolapso recorrente com ulceração da mucosa
Prolapsos com emergência cirúrgica

REFERÊNCIAS

Antao B, Bradley V, Roberts JP, Shawis R. Management of rectal prolapsed in children. Dis Colon Rectum 2005; 48(8):1620-5.

Flowers LK. Rectal prolapse. eMedicine Clinical Reference, Update Continually, 2007.

Friedlander JA, Mascarenhas MB, Garner LM, Cunningham Jr F. Rectal Prolapse. Medicine Clinical Reference, Update Continually. 2008

Maksoud JG. Cirurgia Pediátrica. 2 ed. Revinter: Rio de Janeiro, 2003; 2:893-5.

Martins JL. Cirurgia pediátrica – Guias de medicina ambulatorial e hospitalar UNIFESP-Escola Paulista de Medicina. Barueri, SP: Manole, 2007.

Orenstein DM, Winnie GB, Altman H. Cystic fibrosis: a 2002 update. J Pediatr Feb 2002; 140(2):156-64.

Pereira RM, Simões e Silva AC, Pinheiro PFM. Cirurgia pediátrica – Condutas clínicas e cirúrgicas. Rio de Janeiro: Medsi, 2005.

Shah A, Parikh D, Jawaheer G, Gornall P. Persistent rectal prolapsed in children: sclerotherapy and surgical management. Pediatr Surg Int 2005; 21(4):270-3.

Shalkow J, Gilchrist BF, Lessin MS. Rectal prolapsed: Surgical perspective. Medicine Clinical Reference, Update Continually, 2008.

Siafakas C, Vottler TP, Andersen JM. Rectal prolapse in pediatrics. Clin Pediatr 1999; 38(2):63-72.

Zganjer M et al. Treatment of rectal prolapsed in children with cow milk injection sclerotherapy: 30-year experience. World J Gastroenterol 2008; 14(5):737-40.

CAPÍTULO 48

Abdome Agudo Não Traumático

Arthur Almeida Aguiar • Henrique Silveira da Cunha Araújo

INTRODUÇÃO

O termo abdome agudo é amplo e compreende inúmeras situações clínicas. Geralmente tem duração de horas a dias, necessitando frequentemente de intervenção médica imediata, cirúrgica ou não. A dor abdominal em crianças é um sintoma bastante frequente nas emergências. Como em muitas doenças pediátricas, as causas desses sintomas variam com a idade e podem ser divididas pela faixa etária como em recém-nascido, lactente e criança maior (pré-escolar e escolar).

A dor abdominal aguda é sempre um dilema. Apesar de uma grande parte de casos ser benigna, alguns necessitam de diagnóstico rápido e tratamento cirúrgico. Inúmeras doenças podem ser a causa de abdome agudo. A causa clínica mais comum entre as crianças é a gastroenterite, sendo a apendicite a causa cirúrgica mais frequente.

A maior dificuldade é fazer um diagnóstico preciso que possa antecipar o tratamento e diminuir a morbidade. Isto acontece em razão do grande número de etiologias que causam dor abdominal, como causas gastrointestinais, que são as mais frequentes, geniturinárias, metabólicas, hematológicas, pulmonares, hepatoesplênicas, do trato biliar, entre outras.

Os principais sinais clínicos de urgência abdominal são: vômito, dor abdominal e febre. No abdome agudo cirúrgico, a dor geralmente precede os vômitos, enquanto o inverso é mais visto em situações clínicas. A localização da dor em crianças pequenas é difícil e, muitas vezes, o local referido pela criança não ajuda a firmar uma hipótese diagnóstica precisa.

Sinais que sugerem abdome agudo cirúrgico incluem rigidez abdominal ou defesa involuntária e distensão abdominal importante. Se o diagnóstico não está claro após a avaliação inicial, o exame físico repetido pelo mesmo examinador frequentemente é útil, com possibilidade de ser diagnóstico. Alguns exames laboratoriais e de imagem podem ser úteis, mas a sua escolha deve ser judiciosa.

A avaliação do cirurgião é sempre necessária quando uma causa cirúrgica é suspeita ou quando o paciente evolui com deterioração rápida do estado geral e a causa não está clara apesar de intensa investigação clínica.

FISIOPATOLOGIA

A dor abdominal divide-se em três categorias: dor visceral (esplâncnica), parietal (somática) e referida.

A dor visceral ocorre quando um estímulo nocivo afeta as vísceras, como estômago ou intestino. Estiramento, distensão e isquemia estimulam as fibras que levam à dor visceral. Como a fibras nervosas viscerais são bilaterais e desmielinizadas e entram na espinha em múltiplos níveis, a dor visceral é indefinida, mal localizada e é sentida na linha média.

As estruturas derivadas do *foregut*, como esôfago terminal e estômago, geralmente causam dor no epigastro. As derivadas do *midgut*, como intestino delgado e cólon ascendente, são sentidas na região periumbilical. Já estruturas mais inferiores, derivadas do *hindgut* como o intestino grosso, levam à dor hipogástrica.

A dor parietal ou somática surge de estímulos do peritônio parietal. Dor resultante de isquemia, inflamação ou distensão do peritônio parietal são transmitidas através de fibras mielinizadas aferentes para um gânglio localizado do mesmo lado e no nível do mesmo dermátomo que originou a dor.

A dor referida tem muitas características similares à parietal, mas é sentida em áreas remotas supridas pelo mesmo dermátomo que a estrutura afetada. Um exemplo clássico é o paciente com pneumonia que se apresenta com dor abdominal. Isso acontece porque a distribuição do dermátomo T9 é dividida entre o pulmão e o abdome.

ETIOLOGIA

Devido às inúmeras possibilidades etiológicas da dor abdominal não traumática, algumas classificações são propostas para auxiliar na elaboração do diagnóstico. As dores abdominais podem ser classificadas segundo:

- **Anatomia**: pela localização da dor podemos indicar as possíveis causas ou órgãos acometidos (Quadro 48-1).
- **Causas abdominais e extra-abdominais** (Quadros 48-2 e 48-3).

Podemos classificar o abdome agudo também segundo a natureza do processo determinante em cinco síndromes:

- **Inflamatória:** caracteriza-se pela instalação de processo inflamatório em víscera abdominal. É a síndrome mais frequente e responde pelo maior número de etiologias no primeiro ano de vida: apendicite, colecistite aguda, pancreatite aguda, diverticulite, doença inflamatória pélvica, abscessos intra-abdominais, peritonites primárias e secundárias, entre outros.
- **Perfurativa:** é caracterizada por ruptura ou perfuração de víscera oca intra-abdominal, com irritação peritoneal pelo extravasamento do suco gástrico, conteúdo intestinal ou bile na cavidade: úlcera péptica, neoplasia gastrointestinal perfurada, amebíase, febre tifoide, divertículos do cólon, entre outros.

Quadro 48-1 Classificação anatômica da dor abdominal

Hipocôndrio direito	*Epigástrio*	*Periumbilical*
Doenças pépticas Doenças biliares Doenças hepáticas Doenças pulmonares Parede abdominal Doenças renais Doenças do cólon	Doenças pépticas Doenças pancreáticas Doenças biliares Doenças esofágicas	Apendicite (inicial) Obstrução intestinal Gastroenterite
Hipocôndrio esquerdo Doenças pépticas Doenças esplênicas Doenças pancreáticas Doenças pulmonares Doenças renais Doenças do cólon	*Quadrante inferior direito* Apendicite Doença intestinal Hérnias Doenças renais Doenças ginecológicas	*Quadrante inferior esquerdo* Doença intestinal Hérnias Doenças renais Doenças ginecológicas
Difusa Gastroenterite Peritonite Obstrução intestinal Doença inflamatória Cetoacidose diabética Porfiria aguda Uremia Hipercalcemia Vasculites Intoxicação por metal pesado Crise falciforme	*Suprapúbica* Doença intestinal Doença inflamatória Doenças urinárias Doenças ginecológicas Dismenorreia	

Adaptado de Flasar MH, Goldberg E. Acute abdominal pain. Med Clin North Am 2006; 90 2:481-503.

- **Obstrutiva:** determinada pela parada do trânsito do conteúdo do trato gastrointestinal: hérnia estrangulada, aderências intestinais, fecaloma, obstrução pilórica, volvo, intussuscepção, cálculo biliar, corpo estranho, bolo de áscaris, entre outros.
- **Vascular:** determinada por evento isquêmico em víscera abdominal: isquemia intestinal, trombose mesentérica, torção do omento, torção de pedículo de cisto ovariano, infarto esplênico, dentre outros.
- **Hemorrágica:** desencadeada por ruptura de víscera abdominal, com consequente irritação do peritônio pelo sangue livre em cavidade: gravidez ectópica rota, ruptura do baço, ruptura de aneurisma de aorta abdominal, cisto ovariano hemorrágico, necrose tumoral, endometriose, entre outros.

AVALIAÇÃO CLÍNICA

Diante da diversidade etiológica da dor abdominal e do abdome agudo, é fundamental ter uma metodologia investigativa adequada para obter dos responsáveis e da criança o maior número necessário de informações para alcançar o diagnóstico correto. Em pediatria, o diagnóstico, muitas vezes, é difícil, pois temos que lidar com informações dadas pelos responsáveis da criança, quando muito pequenas, e com a pouca colaboração destas.

Quadro 48-2 Classificação do abdome agudo segundo causas abdominais

Gastrointestinais	Apendicite, obstrução intestinal, perfuração intestinal, úlcera perfurada, diverticulite de Meckel, doença inflamatória intestinal
Pâncreas, vias biliares, fígado e baço	Pancreatite, colecistite aguda, colangite, hepatite, abscesso hepático, ruptura esplênica, tumores hepáticos hemorrágicos
Peritoneal	Peritonite bacteriana espontânea, peritonites secundárias a doenças agudas de órgãos abdominais e/ou pélvicos
Urológica	Cálculo ureteral, cistite e pielonefrite
Ginecológica	Cisto ovariano roto, gravidez ectópica, torção ovariana, salpingite
Parede abdominal	Hematoma do músculo reto abdominal

Adaptado de Flasar MH, Goldberg E. Acute abdominal pain. Med Clin North Am 2006;90 2:481-503.

Quadro 48-3 Classificação do abdome agudo segundo causas extra-abdominais

Torácicas	Pneumonia, pneumotórax, pericardite, derrame pleural
Hematológicas	Crise falciforme, leucemia aguda
Neurológicas	Herpes zóster, compressão de raiz nervosa
Metabólicas	Cetoacidose diabética, porfiria, hiperlipoproteinemia, crise addisoniana
Relacionadas com intoxicações	Abstinência de narcóticos, intoxicação por chumbo, picada de cobra ou inseto

*Adaptado de Flasar MH, Goldberg E. Acute abdominal pain. Med Clin North Am 2006; 90: 481-5034.

A história muitas vezes é confusa, sem dados sobre o início dos sintomas, intensidade, localização da dor e outros sintomas associados.

A avaliação inicial da história, dando ênfase aos pontos cruciais para a definição diagnóstica, é seguida do exame físico e dos exames laboratoriais e de imagem, quando necessários.

HISTÓRIA

A idade da criança é de fundamental importância na definição diagnóstica, tendo em vista a variabilidade das patologias relacionadas com a idade do paciente, como mostram os Quadros 48-4 e 48-5.

Crianças que ainda não verbalizam seus sintomas frequentemente têm diagnóstico tardio. Neste caso, tudo vai depender da interpretação dos pais, que na desconfiança de alguma alteração na criança, irão procurar atendimento médico. Muitas vezes, não localizam bem a dor e podem intensificar ou minimizar a dor. Algumas são mais resistentes e outras mais sensíveis ao estímulo doloroso, o que pode levar a falsos diagnósticos e a intervenções desnecessárias. Por medo de intervenções, podem dar informações falsas e simular sintomas. A história de trauma recente pode indicar a causa da dor abdominal.

Uma sequência clássica de evolução da dor e dos sintomas é vista na apendicite. Em crianças que ainda não falam, as primeiras 24 horas de história de náusea vaga ou dor

Quadro 48-4 Diagnóstico diferencial do abdome agudo de acordo com idade

0-1 ano	2-5 anos	6-11 anos	12-18 anos
Cólica	Gastroenterite	Gastroenterite	Apendicite
Gastroenterite	Apendicite	Apendicite	Gastroenterite
Constipação	Constipação	Constipação	Constipação
Infecção urinária	Infecção urinária	Dor funcional	Dismenorreia
Intussuscepção	Intussuscepção	Infecção urinária	DIPA*
Volvo	Volvo	Faringite	Aborto
Hérnia encarcerada	Faringite	Pneumonia	Gravidez ectópica
Megacólon congênito	Trauma	Crise falciforme	Patologia ovariana
	Crise falciforme	P. Henoch-Schöniein	Torção testicular
	P. Henoch-Schöniein	Adenite mesentérica	
	Adenite mesentérica	Trauma	
	Trauma		

*DIPA – Doença inflamatória pélvica.

periumbilical podem não ser valorizadas ou mesmo notadas pelos pais, atrasando o diagnóstico. Diante de uma criança que verbaliza e informa a sequência de sintomas, dor periumbilical (visceral) seguida de localização em fossa ilíaca direita (somática), associada a vômitos e febre, principalmente, deve-se suspeitar de apendicite prontamente firmada. Logo, uma boa história incluindo localização, tempo de evolução, características, intensidade e irradiação da dor é ponto fundamental que deve ser associado à faixa etária da criança.

Devemos questionar também sobre os fatores que agravam e os que aliviam os sintomas. Os sintomas associados podem ajudar no diagnóstico. No abdome agudo cirúrgico, a dor normalmente precede os vômitos, sendo o inverso válido para as causas clínicas. Na criança com vômitos biliosos, a suspeita de obstrução abdominal deve ser aventada. A diarreia está mais associada a gastroenterite e intoxicação alimentar, mas pode ocorrer em outras condições. Diarreia associada a sangramento retal pode estar associada a enterocolite necrosante. Fezes em "geleia de morango" são frequentemente vistas na invaginação intestinal. Parada na eliminação de flatos ou fezes sugere obstrução intestinal.

Queixas urinárias como disúria e urgência sugerem infecção do trato urinário. Tosse e dispneia de dor torácica apontam para uma provável patologia respiratória. Poliúria e polidipsia podem indicar diabetes melito.

A história ginecológica é de suma importância. Amenorreia pode indicar gravidez, assim como a dor no meio do ciclo menstrual pode indicar ovulação (*Mittelschmerz*).

A história familiar e as doenças prévias do paciente também contribuem para a formação da hipótese diagnóstica. História de dor similar em situações anteriores pode sugerir um problema recorrente. Passado cirúrgico em paciente com distensão abdominal e vômito pode ser devido à obstrução por bridas.

EXAME FÍSICO

Em geral, crianças com dor visceral estão agitadas e contorcem-se de dor durante as ondas peristálticas, enquanto as com peritonite resistem à movimentação. A hidratação pode ser mensurada por meio do exame das mucosas e do turgor da pele. Olhos encovados e fontanela deprimida são indícios de desidratação. Taquicardia e hipotensão são sinais de desidratação grave, ou hemorragia volumosa, como no caso de enterorragia maciça por divertículo de Meckel, ou mesmo sepse.

Pacientes com infecção ou inflamação podem apresentar febre. Febre alta pode indicar pielonefrite ou pneumonia. Hipertensão pode estar associada à púrpura de Henoch-Schönlein ou síndrome hemolítico-urêmica. Respiração de Kussmaul indica cetoacidose diabética. Crepitações, diminuição do murmúrio vesicular, roncos e sibilos levam-nos à suspeita de patologia respiratória. Pneumonia pode provocar dor abdominal, principalmente as de base.

O exame físico do abdome é o mais importante e deve ser realizado com muita paciência, principalmente quando a criança é pouco colaborativa. Na inspeção, poderemos ter inúmeros dados que auxiliem o diagnóstico – distensão abdominal, retrações e cicatrizes são alguns deles. Antes de iniciar a palpação é imprescindível solicitar que a criança aponte com o dedo o local mais doloroso. Iniciamos o exame na região contrária ao ponto doloroso, buscando massas, avaliando a resposta dolorosa, a rigidez do abdome, determinando se é voluntária ou involuntária (irritação peritoneal). O sinal de Blumberg, descompressão dolorosa, indica peritonite. A percussão pode ser útil para avaliar a distensão por gás ou conteúdo líquido, além de também ser útil para avaliar a irritação peritoneal. A ausculta pode mostrar ausência de ruídos hidroaéreos ou sua exacerbação, como em quadros iniciais de obstrução intestinal.

A inspeção da borda anal e o toque retal podem dar informações fundamentais ao diagnóstico. Avaliaremos o tônus do esfíncter, a dor local, o sangramento retal, as massas, a melena, entre outros dados. Um sangramento retal por uma fissura anal pode ser diagnosticado ou mesmo um prolapso retal. Pólipos podem ser sentidos ao toque, indicando uma provável causa no paciente com sangramento retal. Em meninos, o exame do genital pode mostrar anormalidades penianas ou escrotais. Um escroto agudo pode manifestar-se com dor referida em abdome. Em meninas, poderemos encontrar atresia vaginal ou hímen imperfurado, impedindo a menstruação e causando dor por distensão vaginal e uterina. Poderemos ter, nestes casos, massa palpável em abdome inferior. Presença de corrimento associado à dor em abdome inferior pode sugerir doença inflamatória pélvica.

Icterícia pode sugerir doença hemolítica ou hepática. O sinal do obturador, rotação do membro inferior direito flexionado provocando dor em fossa ilíaca direita, sugere apendicite retrocecal ou abscesso de psoas. Sinal de Cullen, manchas periumbilicais escurecidas, e de Grey-Turner, em flancos, sugerem hemorragia intra-abdominal, principalmente retroperitoneal. Dor abdominal associada a púrpura e artrite sugere púrpura de Henoch-Schölein.

EXAMES LABORATORIAIS E DE IMAGEM

Os exames de laboratório devem ser feitos de acordo com os sintomas do paciente e os achados clínicos; devemos ter em mente se o que questionamos poderá ser respondido pelo exame ou se este em nada contribuirá. Exames iniciais poderão incluir hemograma completo e sumário de urina. Hemoglobina baixa poderá sugerir sangramento ou uma doença hemolítica como a anemia falciforme. Leucocitose, especialmente com desvio à esquerda e com granulações tóxicas em neutrófilos, indica presença de infecção. Piúria no sumário de urina fala a favor de infecção urinária. Gravidez deve ser considerada após a menarca.

O estudo por imagem será feito correlacionando a suspeita clínica. Quando há suspeita de obstrução intestinal ou perfuração, uma radiografia de abdome e tórax poderá ser definidora. Radiografia de tórax ajudará no diagnóstico de pneumonia e derrame pleural. Temos ainda a ultrassonografia, a tomografia e a ressonância. O ultrassom é útil na investigação da causa do abdome agudo, tendo a vantagem de ser não invasivo, sem uso de radiação e com a limitação de ser operador-dependente. Já a tomografia e a ressonância têm suas indicações, porém são exames de alto custo e, no caso da tomografia, o uso de grande quantidade de irradiação deve ser sempre um fator importante na decisão de sua escolha como exame complementar.

Em virtude da variedade de patologias que afetam a criança e o adolescente, a partir desde momento descreveremos as principais patologias e quadros de abdome agudo conforme a faixa etária em que são característicos.

SÍNDROMES ABDOMINAIS AGUDAS NO RECÉM-NASCIDO

As principais afecções causadoras do abdome agudo no recém-nascido estão descritas no Quadro 48-5.

Quadro 48-5 Abdome agudo do recém-nascido

Síndromes obstrutivas do recém-nascido	Síndromes perfurativa do recém-nascido	Síndromes inflamatórias no recém-nascido	Síndromes hemorrágicas no recém-nascido	Síndrome vascular no recém-nascido
Hérnia inguinal encarcerada	Aspiração gástrica com sonda de material rígido	Secundárias à perfuração	Anóxia de parto	Torção de cisto ovariano
Estenose hipertrófica do piloro	Trauma e anóxia no parto	Secundárias à enterocolite necrosante	Trauma obstétrico	
Estenoses duodenais	Isquemia visceral idiopática (estômago)	Secundárias à megacólon congênito	Manobras de ressuscitação no pós-parto imediato	
Atresias jejunal e ileal	Manobras de ressuscitação		Complicação de cisto ovariano	
Íleo meconeal	Manipulação retal diagnóstica			
Megacólon congênito	Complicação de enterocolite necrosante			
	Complicação do megacólon congênito			

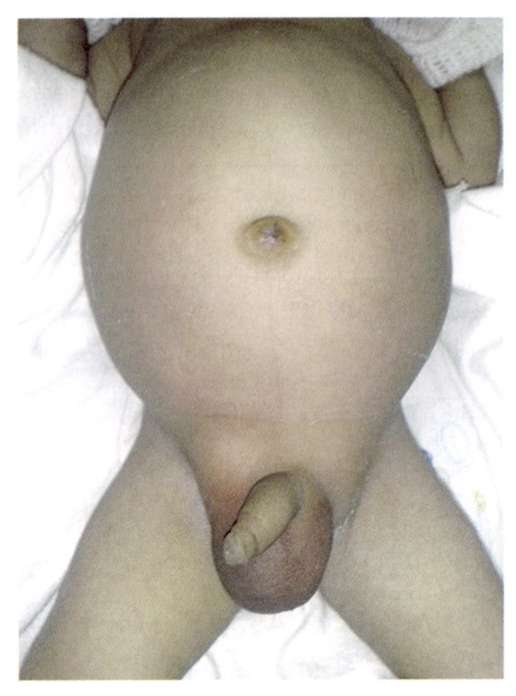

Fig. 48-1 Hérnia inguinal encarcerada à direita em lactente (imagem gentilmente cedida pela Dra. Luciana Lima).

HÉRNIA INGUINAL ENCARCERADA

O encarceramento da hérnia geralmente ocorre nos primeiros 6 meses de vida. Caracteriza-se pelo aparecimento súbito de tumoração dolorosa em região inguinal ou inguinoescrotal, sem polo superior identificável, endurecida com edema e hiperemia, associada a choro, irritabilidade, recusa alimentar e vômitos (Fig. 48-1).

O diagnóstico é baseado na história e no exame físico, mas, em casos duvidosos, radiografia de região inguinoescrotal pode demonstrar níveis hidroaéreos em região e, radiografia de abdome, distensão de alças e imagens de níveis.

Devemos fazer o diagnóstico diferencial com linfonodomegalias, cisto de cordão e torção de testículo criptorquídico; em 90% dos casos é possível a redução manual da hérnia. No Quadro 48-6 citamos as contraindicações ao procedimento.

Manobra de redução não operatória: realizar a sedação com analgesia com meperidina 1-1,5 mg/kg/dose ou a associação de cetamina 1 a 2 mg/kg/dose EV e midazolam 0,1 mg/kg/dose EV. Manter observação rigorosa pelo risco de vômito, depressão respiratória e hipotermia. Aguardar alguns minutos esperando a redução espontânea. Caso não haja êxito, realizar a redução manual. O primeiro e o segundo dedos da mão esquerda fixam o anel inguinal interno, enquanto, com a mão direita, comprime-se o conteúdo encarcerado para cima, em direção ao anel inguinal interno, mantendo a pressão constante.

Se obtida a redução manual, manter o paciente hospitalizado e para reparo eletivo em 24 a 48 h. Se não houver redução manual, indicar a correção cirúrgica de urgência.

Quadro 48-6 Contraindicações à redução manual

Hemorragia digestiva	Choque séptico
Sinais de irritação peritoneal	Criptorquidia associada
Sinais de toxemia	Acentuada distensão abdominal
Pneumoperitônio	

MEGACÓLON CONGÊNITO

Também conhecida como doença de Hirchsprung, é uma obstrução intestinal congênita funcional determinada por segmento agangliônico espástico distal e consequente distensão do segmento proximal. Tem prevalência de 1:5.000 nascidos vivos e responde por um terço dos casos obstrutivos neonatais.

A clínica é variável, conforme a idade do paciente. No período neonatal, observam-se retardo da eliminação do mecônio após 24 a 48 horas, distensão abdominal, vômitos biliosos e, ao toque retal, a saída explosiva de fezes. No lactente e nas crianças maiores, além da distensão abdominal e da constipação, podem-se encontrar desnutrição e retardo do crescimento, fecalomas e diarreia crônica.

Enterocolite de Hirschsprung representa a principal causa de mortalidade e morbidade em paciente com megacólon congênito (15 a 20% dos casos). Pode acometer pacientes antes ou após o tratamento cirúrgico definitivo, afetando tanto a área agangliônica quanto a gangliônica. As principais manifestações clínicas são diarreia explosiva fétida com eliminação de gases e distensão abdominal; vômitos, febre e sangramento retal também podem estar presentes e ser recorrentes. Complicação com perfuração ocorre em 2,5 a 3% dos casos.

A radiografia de abdome mostra distensão gasosa importante, porém não diferencia das outras obstruções intestinais baixas. Na enterocolite, observamos ainda distensão de cólon e delgado, espessamento de parede intestinal, níveis hidroaéreos, ausência de ar na região de retossigmoide (sinal de *cut-off*) (Fig. 48-2).

O enema opaco pode demostrar a presença de zona de transição entre a área espástica e o segmento dilatado proximal. A confirmação diagnóstica é dada por meio de estudo histopatológico.

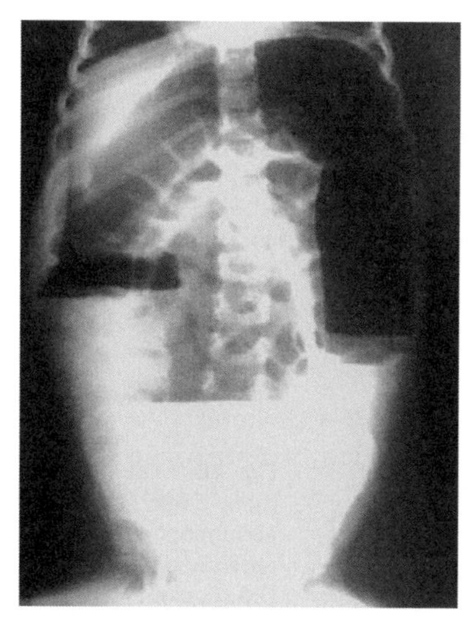

Fig. 48-2 Radiografia de abdome de recém-nascido com quadro obstrutivo decorrente da doença de Hirschsprung. Podem ser observados intensa distenção gasosa e níveis hidroaéreos (imagem gentilmente cedida pela Dra. Luciana Lima).

O tratamento na enterocolite envolve ressuscitação hidroeletrolítica, dieta zero, sonda nasogástrica, irrigação colônica com solução fisiológica três a quatro vezes ao dia e antibioticoterapia (metronidazol + gentamicina).

ENTEROCOLITE NECROSANTE NEONATAL

A enterocolite necrosante neonatal (ECN) é doença caracterizada pela necrose de coagulação do trato intestinal e por atingir com maior frequência os recém-nascidos prematuros, principalmente aqueles com peso inferior a 1.500 g. É a emergência gastrointestinal mais frequente do período neonatal, acometendo de 0,1 a 0,7% dos nascidos vivos e cerca de 7% dos internados em UTI neonatal (Fig. 48-3). A etiologia é multifatorial, com relevância para a imaturidade, isquemia e colonização bacteriana intestinal em pacientes sob alimentação enteral.

O diagnóstico é clinicorradiológico e a radiografia de abdome pode evidenciar:

- Distensão intestinal generalizada: alteração precoce, porém inespecífica.
- Distensão localizada de alça intestinal: pode representar o sofrimento da alça.
- Pneumatose intestinal: significa a presença de ar na parede intestinal, representando uma complicação da ECN. Representa o achado radiológico mais patognomônico da ECN, aparecendo como imagens radiolucentes curvilíneas, lineares ou bolhosas na parede da alça intestinal.
- Ar no sistema porta: A pneumatose intestinal pode difundir-se para o sistema venoso porta.
- Pneumoperitônio: representa o ar livre na cavidade peritoneal, por perfuração de víscera oca. Pode ser constatado em radiografias simples de abdome efetuadas em decúbito dorsal, com raios verticais e horizontais, posição ortostática e decúbito lateral esquerdo com raios horizontais.

Conduta:

- Repouso do trato gastrointestinal (dieta zero por via oral, sonda orogástrica de grande calibre e nutrição parenteral).
- Triagem infecciosa e iniciar antibioticoterapia de largo espectro.

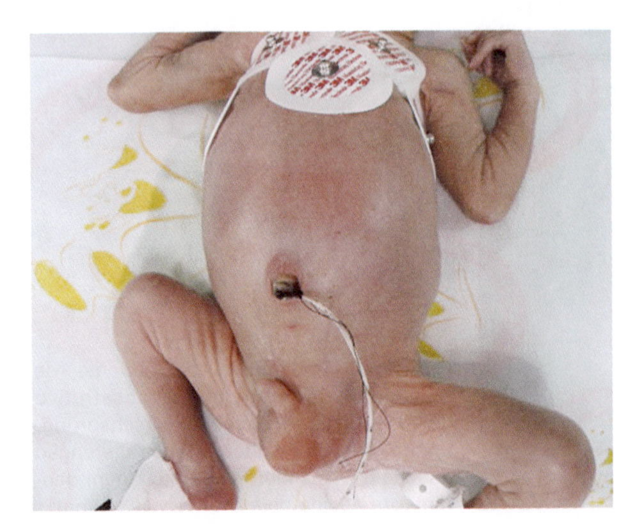

Fig. 48-3 Quadro de enterocolite perfurada. Observar a importante distensão abdominal associada a hiperemia de parede (imagem gentilmente cedida pela Dra. Luciana Lima).

- Ressuscitação clínica com aumento da cota hídrica (100 a 150%), para manter o débito urinário em 1 a 2 mL/kg/h.
- Manter o hematócrito maior que 40% e observar os outros parâmetros hematológicos.

Tratamento cirúrgico

Embora muitos neonatos possam ser tratados clinicamente, 27 a 63% (média de 48%) precisam de intervenção cirúrgica.

A maioria dos autores acredita que a única indicação cirúrgica seja a presença de pneumoperitônio e gangrena intestinal. Constituem indicações relativas a deterioração clínica com acidose metabólica, apneia, insuficiência respiratória, entre outras. A presença de gás venoso portal constitui uma indicação relativa.

Síndromes abdominais agudas no lactente e crianças maiores

Nos lactentes predominam as síndromes obstrutivas. A quase totalidade das obstruções no primeiro semestre é devida à hérnia inguinal encarcerada. No segundo semestre, predomina a invaginação intestinal (Quadro 48-7). Nas crianças maiores, a apendicite aguda é a doença mais envolvida (Quadro 48-8).

Quadro 48-7 Abdome agudo do lactente

Síndromes obstrutivas no lactente	Síndromes perfurativas no lactente	Síndromes inflamatórias no lactente	Síndrome hemorrágica no lactente	Síndrome vascular no lactante
Hérnia inguinal encarcerada	Complicação do divertículo de Meckel	Apendicite	Complicação do divertículo de Meckel	Crise de falcização
Invaginação intestinal	Complicação do volvo	Peritonite primária		
Divertículo de Meckel complicado	Perfuração intestinal na vigência de gastroenterocolite em desnutridos graves e imunocomprometidos	Infecção do trato urinário		
Má rotação intestinal				
Megacólon congênito				
Estenose hipertrófica de piloro				
Volvo intestinal				
Anomalia anorretal				
Brida congênita				

Quadro 48-8 Síndromes abdominais agudas na criança maior

Síndrome obstrutiva na criança maior	Síndrome inflamatória na criança maior	Abdome agudo perfurativo na criança maior	Abdome agudo hemorrágico na criança maior	Abdome agudo vascular na criança maior
Aderências	Apendicite	Trauma	Trauma	Torção de ovário
Brida congênita	Peritonite primária	Úlcera péptica complicada	Úlcera péptica complicada	Crise de falcização
Anomalia anorretal	Colecistite		Gravidez ectópica	
Fecaloma	Pancreatite			
Má rotação intestinal	Infecção do trato urinário			
Megacólon congênito	Adenite mesentérica			
Volvo intestinal	Doença infamatória pélvica			
Invaginação intestinal	Gastroenterite			
Divertículo de Meckel complicado				
Hérnia inguinal encarcerada				
Obstrução por áscaris				
Neoplasias				

INVAGINAÇÃO INTESTINAL

A intussuscepção intestinal consiste na invaginação de um segmento intestinal no interior da alça, proximal ou distal, adjacente, obstruindo a luz intestinal.

A afecção pode ocorrer em qualquer faixa etária, mas o pico de incidência encontra-se no período entre os 4 e os 11 meses de idade, mais frequentemente em crianças bem nutridas. Na grande maioria dos casos, a invaginação inicia-se no íleo terminal perto da válvula ileocecal. As principais manifestações clínicas estão apresentadas no Quadro 48-9.

Quadro 48-9 Quadro clínico na invaginação intestinal

Dor abdominal de início súbito, com cólicas intermitentes, de forte intensidade
Vômitos reflexos ou secundários à obstrução
Fezes gelatinosas misturadas com muco e sangue
Apatia, prostração (necrose do segmento invaginado)
Distensão abdominal
Massa abdominal de forma cilíndrica, dolorosa, móvel, na projeção do cólon ascendente, transverso ou descendente
Ausência do ceco à palpação da fossa ilíaca direita
Cabeça da invaginação pode ser sentida ao toque retal

A radiografia simples de abdome mostra a distensão de alças intestinais, níveis líquidos e, às vezes, opacidade correspondente à massa abdominal da intussuscepção.

O enema opaco evidencia a progressão do contraste pelo cólon até a cabeça da invaginação, em redor da qual o bário se espalha entre as paredes interna e externa do intestino, lembrando o formato de um cálice, confirmando o diagnóstico.

A ultrassonografia de abdome é o método diagnóstico preferencial, com visualização da estrutura complexa formada pela alça invaginante contida na alça intussuscepiente.

O tratamento inicial deve incluir a passagem de sonda nasogástrica, para a descompressão abdominal, e a hidratação venosa, para a reposição das perdas hidrossalinas. A resolução exige a redução da invaginação hidrostática ou cirúrgica.

A redução hidrostática, realizada por meio de ultrassonografia ou enema opaco empregado no diagnóstico, é indicada nas crianças maiores de 3 meses e abaixo de 2 anos de idade, nas quais a incidência de anomalias anatômicas é menor, desde que o diagnóstico seja precoce e não se suspeite de necrose intestinal. Se o procedimento falhar, ou se houver dúvida quanto ao resultado, o paciente deve ser operado.

A Fig. 48-4 apresenta achados clínicos cirúrgicos e de imagem na invaginação intestinal.

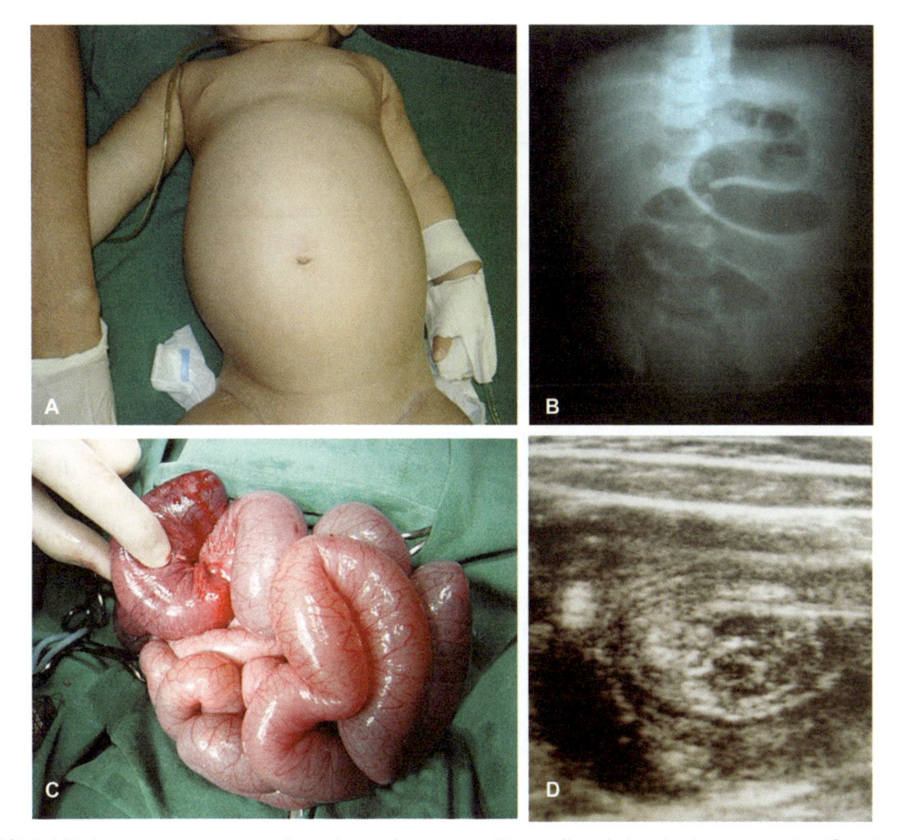

Fig. 48-4 (**A**) Lactente com quadro obstrutivo com distensão abdominal, prostrado. Sonda nasogástrica com débito bilioso. (**B**) Radiografia de abdome mostrando distensão moderada de delgado, pobreza de gás em cólons e desvio centrípeto de alças sugerindo ascite com indícios de perfuração. (**C**) Imagem intraoperatória de invaginação ileocecocólica, com distensão de alças a montante com visualização de perfuração de cólon ascendente. (**D**) Imagem em alvo à ultrassonografia.

APENDICITE AGUDA

A apendicite aguda representa a urgência cirúrgica mais comum na criança. Pode ocorrer desde o período neonatal até a adolescência, embora seja mais comum entre os 6 e os 10 anos.

A dor abdominal é o principal e o primeiro sintoma a aparecer. A princípio, é visceral, causada pela distensão do apêndice obstruído, de localização imprecisa em epigástrio e periumbilical. Com o progresso do processo inflamatório e a irritação peritoneal, a dor tende a localizar-se em fossa ilíaca direita, progressiva, contínua e intensa. Dor atípica pode ser causada por localização atípica do apêndice (retrocecal – dor lombar; pélvico – dor suprapúbica; quadrante superior direito – dor em hipocôndrio direito).

Outros sintomas associados em ordem decrescente: vômitos (sempre após a dor), anorexia, náuseas, febre, hábito intestinal (normal, constipação, diarreia), queixas urinárias.

Deve-se atentar para as meninas em idade menstrual e pré-menstrual, pois os primeiros ciclos menstruais causam dores incaracterísticas no quadrante inferior direito, além da dor da ovulação que, muitas vezes, apresenta-se com mais intensidade. Também é importante afastar parasitoses, infecções intestinais ou respiratórias e ainda reações alérgicas.

Ao exame físico, observar *facies* de dor, hidratação, febre, deambulação e modo como sobe à mesa para o exame; posição passiva do membro inferior direito pode denunciar irritação do psoas. A palpação, sempre iniciada por local não doloroso, deve evitar movimentos bruscos e manobras que causem desconforto ou medo da dor. Um ponto de rigidez no quadrante inferior direito é sinal muito significativo, pois os músculos do quadrante inferior direito permanecem em espasmo, enquanto o restante do abdome se conserva flácido. A pesquisa da descompressão brusca pode ser extremamente dolorosa e assustadora para a criança, por isso deve ser realizada por último. Nos casos de peritonite generalizada, a rigidez abdominal é global. Deve-se distinguir a rigidez voluntária do choro da rigidez involuntária da peritonite. É preciso tempo e paciência para obter as informações necessárias. Toque retal tem valor questionável, tendo importância quando palpados a massa inflamatória dolorosa ou o apêndice pélvico doloroso.

Nas crianças menores, principalmente recém-nascidos e lactentes, muitas vezes o quadro é incaracterístico, podendo ocorrer distensão abdominal, febre, vômitos não biliosos ou mesmo diarreia. Pode, também, aparecer massa palpável no quadrante inferior direito.

Quando a história e o exame físico são típicos, pouco ajudam os exames de laboratório. Hemograma não constitui exame específico. Leucocitose (11.000 cél./mm^3) e desvio à esquerda (> 10% de bastonetes) podem ser observados. Em 10% dos casos, o leucograma é normal. Um exame de urina pode auxiliar no diagnóstico diferencial com pielonefrites.

O exame radiológico demonstrando fecalito no quadrante inferior direito pode ser taxativo para diagnosticar quadro apendicular.

Ultrassonografia (US) – critérios diagnósticos

Dados estatísticos – US:

- Sensibilidade: 75 a 90%
- Especificidade: 86 a 100%
- Acurácia: 87 a 96%
- Valor preditivo positivo: 91 a 94%

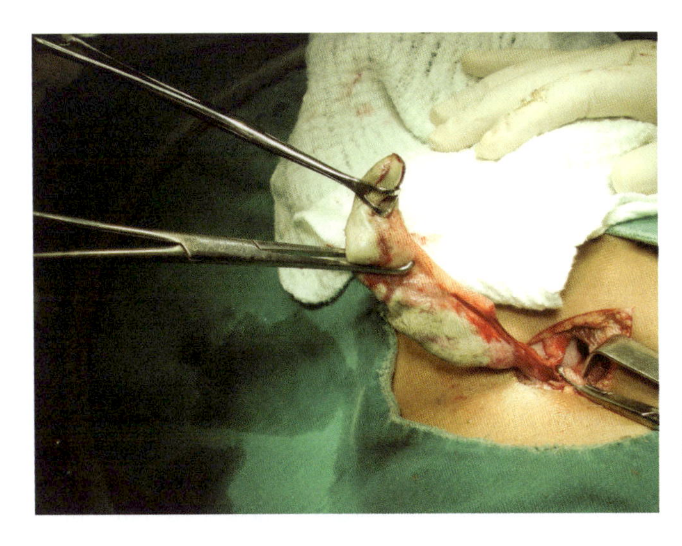

Fig. 48-5 Imagem intraoperatória de apendicectomia (apêndice necrosado) (imagem gentilmente cedida pela Dra. Claudia Correa).

- Valor preditivo negativo: 89 a 97%
- Apêndice com diâmetro > 6 mm
- Apêndice não compressível
- Presença de apendicolito
- Ausência de peristaltismo
- Ausência de gás no seu interior
- Alteração da gordura periapendicular
- Alteração do fluxo vascular do apêndice inflamado (Doppler US)

Tomografia computadorizada pode ser utilizada em casos de exceção, quando persistir dúvida diagnóstica.

O tratamento da apendicite aguda envolve ressuscitação hidroeletrolítica, controle da dor e hipertermia, antibiótico (metronidazol e gentamicina) e cirurgia (apendicectomia) (Fig. 48-5).

Quando chamar o cirurgião?

Diante de um quadro de dor abdominal, o pediatra da emergência, em sua avaliação meticulosa e cuidadosa, deve sempre se questionar sobre a natureza cirúrgica da patologia de seu paciente para que, junto com o cirurgião pediatra, tome decisões em tempo hábil quanto à necessidade de intervenção cirúrgica. Para guiar a solicitação de consulta ao cirurgião, o Quadro 48-10 lista algumas indicações.

ANALGESIA

A dor é o principal sintoma referido entre as crianças atendidas em emergências pediátricas. Tradicionalmente, o foco único incial tem sido o diagnóstico da etiologia da dor, ficando o alívio da dor em nível secundário de prioridade.

Quadro 48-10 Indicações para a consulta ao cirurgião em crianças com dor abdominal

Dor abdominal grave ou progressiva com qualquer sinal de deterioração clínica
Vômitos biliosos ou fecaloides
Abdome tenso ou com defesa involuntária
Rebound abdominal tenderness
Acentuada distensão abdominal com timpanismo difuso
Sinal de hemorragia ou extravasamento de líquido intracavitário
Suspeita de causa cirúrgica para a dor
Dor abdominal sem etiologia clara

Adaptado de Alexander KC, Leung MBBS, Sigalet DL. Acute abdominal pain in children. American Family Physician 2003; 67:2321-6.

Ainda é disseminado o pensamento de que o uso de analgésicos em pacientes com suspeição cirúrgica poderia atrapalhar ou impedir o diagnóstico. Contudo, estudos baseados em evidências na população pediátrica mostram que o uso de analgésicos/narcóticos não diminui a acurácia diagnóstica, não mascara os sinais clínicos e diminui significativamente a dor, o que torna a otimização da analgesia precoce um dever médico.

CONCLUSÃO

O diagnóstico e o tratamento cirúrgico das urgências abdominais nas crianças pequenas são difíceis, pois as particularidades anatômicas e metabólicas, as condutas diagnósticas e os exames subsidiários assumem características próprias. As diferentes respostas ao trauma e aos agentes farmacológicos, assim como os aspectos psicológicos, familiares e sociais, devem ser adequadamente avaliadas para cada faixa etária.

REFERÊNCIAS

Agostino JD. Common abdominal emergencies in children 2002; 20: 139-53.

Alexander KC, Leung MBBS, Sigalet DL. Acute abdominal pain in children. American Family Physician 2003; 67:2321-6.

Alvares BR et al. Aspectos radiológicos relevantes no diagnóstico da enterocolite necrosante e suas complicações. Radiol Bras 2007; 40(2):127-130.

Brunetti A, Scarpelini S. Abdome agudo. Medicina (Ribeirão Preto) 2007; 40(3):358-67.

Bundy et al. Does This Child Have Appendicitis? JAMA 2007; 298(4):438-51.

Carly HML. Paediatric emergencies: non-traumatic abdominal emergencies. Eur Radiol 2002; 12: 2835-49.

Cheng ERY, Okoye MI. Cholecystitis and cholelithiasis in children and adolescents. Journal of the National Medical Association 1986; 78:1073-8.

Corte CD et al. Management of cholelithiasis in Italian children: a national multicenter study. World J Gastroenterol 2008; 14(9):1383-8.

Flasar MH, Goldberg E. Acute abdominal pain. Med Clin North Am 2006; 90 2:481-503.

Green R et al. Early analgesia for children with acute abdominal pain. Pediatrics 2005; 116:978-83.

Hayes R. Abdominal pain: general imaging strategies. Eur Radiol 2004; 14:L123-L137.

Kim MK et al. A randomized clinical trial of analgesia in children with acute abdominal pain. Academic Emergency Medicine 2002; 9(4):281-7.

Louie JP. Essential Diagnosis of Abdominal Emergencies in the first year of life. Emerg Med Clin N Am 2007; 25: 1009-40.

Martini J et al. Abdome agudo na chiança: 226 casos estudados no Hospital Universitário Pequeno Anjo, em Itajaí/SC. Arquivos Catarinenses de Medicina 2006; 35: 82-6.

Taylor M, Emil S, Nguyen N, Ndiforchu F. Emergent vs urgent appendectomy in children: a study of outcomes. J Pediatr Surg 2005; 40:1912-5.

Vecchia LKD. Intestinal atresia and stenosis: a 25 year experience with 277 cases. Arch Surg 1998; 133: 490-7.

Yamva V et AL. Urgências abdominais não traumáticas na criança. Medicina (Ribeirão Preto) 1995; 28 (4): 619-24.

SEÇÃO VIII

Emergências do Aparelho Urogenital

Coordenadora

Carla Adriane Fonseca Leal de Araújo

CAPÍTULO 49

Infecção Urinária

José Pacheco Martins Ribeiro Neto • Roberta Souza da Costa Pinto Meneses

CONCEITO E EPIDEMIOLOGIA

Infecção do trato urinário (ITU) corresponde à proliferação bacteriana no trato urinário que habitualmente é estéril. Os fatores mais importantes que influenciam sua prevalência são idade e sexo.

A infecção do trato urinário (ITU) constitui uma das infecções mais comuns em pediatria, sendo considerada a infecção bacteriana mais comum em lactentes, principalmente nos primeiros meses de vida. É uma das infecções mais comumente diagnosticadas em emergência pediátrica, correspondendo a cerca de 14% das visitas médicas anuais em pediatria. É difícil estimar sua verdadeira incidência, principalmente nos lactentes jovens, nos quais a sintomatologia para a infecção do trato urinário (ITU) é inespecífica, podendo apresentar-se apenas com febre. A ITU pode evoluir com complicações a longo prazo, como doença renal crônica terminal, hipertensão e complicações durante a gravidez, causas potencialmente evitáveis com diagnóstico e tratamento precoces.

No período neonatal, a predominância no sexo masculino é 5 a 8 vezes maior que no sexo feminino. Esta predominância persiste até o 6º mês de vida, quando o sexo feminino passa a obter maior percentual de ITU. Há relatos de episódios de ITU de 7% no sexo feminino e de 3% no sexo masculino até o 5º ano de vida. Infecções sintomáticas acontecem 10 a 20 vezes mais comumente em meninas pré-escolares que em meninos.

A ITU pode ser classificada como pielonefrite (com febre e sintomas maiores), cistite aguda (infecção limitada ao trato urinário baixo) e bacteriúria assintomática. Cerca de 10 a 20% das infecções sintomáticas não podem ser diferenciadas entre cistite ou pielonefrite; nestes casos, a melhor opção é tratá-las como pielonefrite, pelo risco de cicatriz renal.

FATORES PREDISPONENTES

- Malfomação do trato urinário.
- Disfunções vesicais.
- Constipação intestinal.
- Não aleitamento materno.
- Uretra feminina.
- Fimose.
- Vulvovaginites.
- Grupo sanguíneo P1/Lewis secretor.
- Deficiência de IgA secretora.
- ITU materna ao nascimento.
- Patogenicidade da bactéria, como fatores de adesão e motilidade.

FATORES DE DEFESA DO HOSPEDEIRO

- Esvaziamento vesical.
- Peristalse da uretra.
- Fatores protetores da mucosa.
- Proteína de Tamm-Horsfall.
- Atividade antibacteriana da urina.

ETIOLOGIA

O agente etiológico mais comumente isolado na ITU pertence à família *Enterobacteriaceae*, tendo como seu principal representante a *Escherichia coli* (*E. coli*), que é responsável por 70 a 90% das infecções do trato urinário.

A *E. coli* tem características importantes e apresenta diferentes fatores de virulência, como:

- Antígeno O ou endotoxina: induz a febre e a inflamação.
- Antígeno K ou capsular: confere maior resistência bacteriana à fagocitose.
- Antígeno H ou flagelar: presente nas cepas que apresentam motilidade.
- Adesinas bacterianas – *pili* ou *fimbriae*: permitem à *E. coli* aderir às células epiteliais. Há dois tipos de fímbrias – tipo I ou manose-sensível e tipo II ou manose-resistente – que aderem a receptores específicos nas células do hospedeiro.

A *E. coli* ainda apresenta algumas toxinas que também são responsáveis pela sua patogenicidade: hemolisina, aerobactina, toxina dermonecrótica e citotoxinas.

Outras bactérias que também causam ITU são: *Pseudomonas aeruginosa*; *Enterobacter* e *Klebsiella,* frequentes no período neonatal; *Streptococcus* do grupo B; *Enterococcus* spp.; *Staphylococcus aureus,* que raramente causa ITU; quando presente, devemos pensar em contaminação por cateterização das vias urinárias ou por via hematogênica; *Proteus mirabilis*; *Staphylococcus* coagulase-negativa; *Staphylococcus saprophyticus,* frequente em adolescentes do sexo feminino sexualmente ativas; *Candida* spp., presente em paciente imunossuprimido, com hospitalização e/ou cateterização prolongada de vias urinárias; *adenovírus*, pode causar ITU e está associado à cistite hemorrágica.

QUADRO CLÍNICO

Os sintomas de ITU dependem não somente da intensidade da reação inflamatória, mas também do local da infecção e da idade do paciente.

No período neonatal os sintomas são mais inespecíficos, como elevação da temperatura, apatia, hipotonia, cianose, não ganho ponderal, recusa alimentar, icterícia e sintomas neurológicos. Em lactentes, a febre pode ser o sintoma mais importante de pielonefrite aguda, porém podemos ainda encontrar anorexia, vômitos, perda de peso ou não ganho ponderal, irritabilidade, urina com odor fétido, entre outros. Pré-escolares e escolares – entre 2 e 5 anos de idade a febre e a dor abdominal podem ser considerados os sintomas mais frequentes e podem vir associados à infecção respiratória alta. Após os 5 anos de idade, observamos a presença dos sintomas clássicos de ITU, como febre, disúria, urgência miccional, sinal de Giordano positivo, tenesmo urinário.

DIAGNÓSTICO

O diagnóstico é feito por meio da urinálise com coleta de urocultura – este é o único exame para a confirmação de ITU. Ela pode ser feita com jato intermediário após o asseio genital, cateterismo uretral, punção suprapúbica ou com o uso de saco coletor. O saco coletor não é um bom método, pois apresenta alto percentual de falso-positivo devido à contaminação pela flora periuretral, sendo o método menos indicado. Para avaliação do resultado da urocultura, utilizamos o conceito de bacteriúria de Kass (usado para a coleta por jato intermediário), que preconiza: bacteriúria significativa quando coletada a urina por jato intermediário com 10^5 ou mais unidades formadoras de colônias/mL de urina (UFC/mL). Quando a coleta de urina é feita por punção suprapúbica, a presença de qualquer número de colônias é considerada positiva, e quando é realizada por cateterismo uretral, a presença de 10^3 ou mais colônias é considerada positiva.

Outros exames utilizados para auxílio no diagnóstico de ITU são:

Sumário de urina: presença de leucocitúria acima de 5 leucócitos/campo nos meninos e 8 leucócitos/campo nas meninas. A hematúria pode estar presente em 20 a 25% dos casos de ITU (cistites agudas ou pielonefrites); proteinúria discreta também pode ser detectada nos casos de ITU. Observamos ainda densidade urinária baixa devido à temporária disfunção tubular nos casos de pielonefrite; **Gram na urina** tem sensibilidade de 93% e especificidade de 95%; **teste do leucócito esterase** em *dipstick:* revela a presença de leucócitos na urina com sensibilidade e especificidade em torno de 75%; **teste do nitrito** apresenta sensibilidade de 60% com especificidade de até 100%, porém deve ser realizado com urina recém-emitida e que permaneceu armazenada na bexiga por pelo menos 4 horas. Outros exames, como hemograma com plaquetas, VSH e PCR, podem vir alterados, porém não são específicos.

DIAGNÓSTICO POR IMAGEM

Após a confirmação da ITU, todo paciente deve ser submetido à investigação radiológica do trato urinário. O principal objetivo é diagnosticar malformações ou disfunções

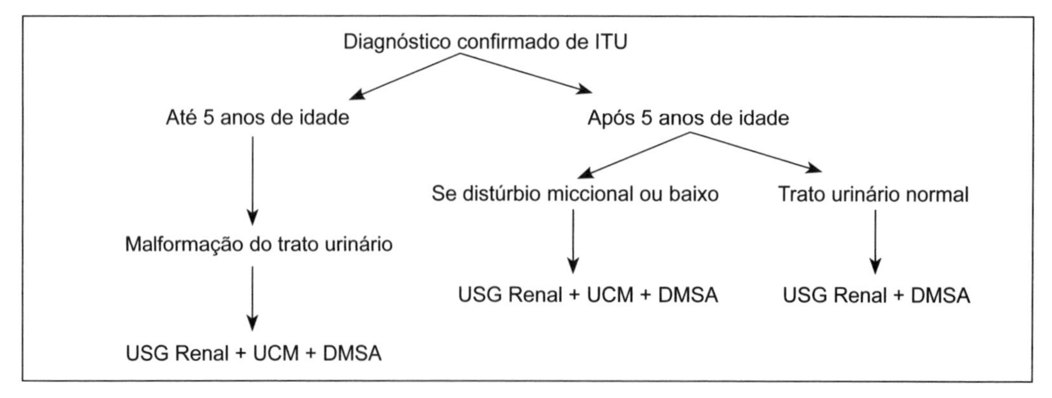

Fig. 49-1 Fluxograma para investigação por imagem do trato urinário da criança.

urinárias, indicando a abordagem terapêutica mais adequada com a finalidade de prevenir novos surtos de ITU. Entre as malformações detectadas, o refluxo vesicoureteral (RVU) é a alteração mais encontrada, em torno de 30 a 50%.

O exame inicial para a investigação do trato urinário é a ultrassonografia renal e de vias urinárias (USG) e está indicada para pacientes de qualquer faixa etária, seguida da uretrocistografia miccional (UCM), para pacientes até 5 anos de idade. A cintilografia renal com ácido dimercaptossuccínico (DMSA) é um exame utilizado para avaliação do parênquima renal funcionante e da função quantitativa (relativa e absoluta) de cada rim. Detecta alterações renais durante a pielonefrite aguda, que desaparecem em 4 a 6 semanas; após este período, as alterações encontradas podem ser consideradas cicatrizes renais (Fig. 49-1).

TRATAMENTO

Os objetivos do tratamento da ITU são: diagnóstico preciso, quer seja associado ou não a bacteremia ou meningite, principalmente em crianças menores de 2 meses de idade; identificação de anormalidades no trato urinário e prevenção das infecções recorrentes; resolução dos sintomas agudos de infecção; prevenção de cicatrizes renais.

O uso de antimicrobiano oral é bastante efetivo no tratamento da maioria dos casos de ITU, porém a hospitalização do paciente deve ser considerada para qualquer criança menor de 5 anos com suspeita de sepse ou nos casos de não aceitação oral do antimicrobiano. A escolha do antimicrobiano é baseada no conhecimento dos patógenos mais predominantes por faixa etária do paciente.

Tratamento medicamentoso

O tratamento deve ser feito de acordo com a faixa etária.

Período neonatal até 2 meses de idade: o esquema de escolha é ampicilina e aminoglicosídeo, podendo também ser utilizada cefalosporina de terceira geração. Após 2 meses de idade podemos utilizar cefalosporina de primeira e terceira gerações, nitrofurantoína, aminoglicosídeos, quinolonas e sulfametoxazol-trimetoprim. A nitrofurantoína tem baixa resistência bacteriana, porém não tem penetração em tecido renal e não é indicada para o tratamento de pielonefrites. Sua excreção é totalmente renal, não sendo efetiva se a filtração glomerular for menor que 50%. Segundo revisão sistemática de 2009, de Cochrane, não há um consenso quanto ao tempo de tratamento para ITU, podendo ser realizado de 7 a 14 dias; em nosso serviço, preconizamos tratamento de 10 dias.

Doses:

- Nitrofurantoína: 3 mg/kg/dia.
- Cefalosporina de primeira geração: 100 mg/kg/dia.
- Ceftriaxone: 100 mg/kg/dia.
- Ácido nalidíxico: 30 a 50 mg/kg/dia.
- Ciprofloxacin: 30 mg/kg/dia.
- Gentamicina: 5 mg/kg/dia.
- Amicacina: 15 mg/kg/dia.
- Sulfametoxazol-trimetoprim: 40 mg/kg/dia (da sulfa).

ANTIBIOTICOTERAPIA PROFILÁTICA

Tem como objetivo inibir a multiplicação bacteriana e diminuir a predisposição a novos surtos de ITU; é usada em dose única, à noite. São utilizados no nosso serviço:

- Nitrofurantoína: 1 mg/kg/dia.
- Ácido nalidíxico: 10 mg/kg/dia.
- Cefalexina: 25 mg/kg/dia.

Está indicada para pacientes menores de 5 anos de idade com ITU de repetição, durante a realização de UCM, malformação do trato urinário e RVU de alto grau. A quimioprofilaxia pode ser mantida por um longo período – principalmente nos primeiros 3 anos de idade, quando há maior possibilidade de cicatrizes renais. No entanto, estudos têm demonstrado que a antibioticoterapia profilática não reduz o risco de recorrência e está associada ao aumento da resistência bacteriana. Um estudo de coorte realizado nos EUA, durante o período de julho de 2001 a maio de 2006, observou que o uso de antibiótico profilático não reduz o risco de recorrência da ITU, porém aumenta o risco de resistência bacteriana.

REFERÊNCIAS

Allen UD, MacDonald N, Fuite L, Chan F, Stephens D. Risk factors for resistance to "first-line" antimicrobials among urinary tract isolates of Escherichia coli in children. Canadian Medical Association 1999; 160:1436-40.

Alper SB, Curry HS. Urinary tract infection in children. American Family Physician 2005; 72(12):2483-88.

Barclay L, Murata P. Antibiotic prophylaxis may not reduce recurrent febrile urinary tract infection. Pediatrics 2008; 122:1064-71.

Bauer R, Kogan BA. New developments in the diagnosis and management of pediatric UTIs. Urologic Clinics of North America 2008; 35:47-58.

Bloomfield P, Hodson EM, Craig JC. Antibiotics for acute pyelonephritis in children. The Cochrane Library, Issue 2, 2005.

Conway PH, Cnaan A, Zaoutis T, Henry BV, Grundmeier RW, Keren R. Recurrent urinary tract infection in children: risk factors and association with prophylactic antimicrobials. JAMA 2007; 298:179-86.

Elisabeth H, Narelle W, Jonathan C. Antibiotics for acute pyelonephritis in children. Cochrane Database of Systematic Reviews 2009.

Gordon I, Barkovics M, Pindoria S, Cole JT, Woolf SA. Primary vesicoureteric reflux as a predictor of renal damage in children hospitalized with urinary tract infection: A systematic review and meta-analysis. J Am Soc Nephrology 2003; 14:739-44.

Guidoni MBE, Toporovski J. Infecção do trato urinário na infância – aspectos clínicos, laboratoriais e terapêuticos. In: Toporovski, Mello, Martini Filho, Benini, Andrade (eds.) Nefrologia Pediátrica. 2 ed. Rio de Janeiro: Guanabara Koogan, 2006; 17:305-19.

Malhotra MS, Kennedy AW. Urinary tract infection in children: treatment. Urol Clin N Am 2004; 31:527-34.

McGillivray D, Mok E, Mulrooney E, Kramer S.M. A head-to-head comparison: "Clean-void" bag versus catheter urinalysis in the diagnosis of urinary tract infection in young children. J Pediatr 2005; 147: 451-6.

Sverker Hansson, Ulf Jodal. Urinary tract infection. In: Barratt, Avner, Harmon (eds.) Pediatric nephrology. 4 ed. Lippincott Williams & Wilkins, 1999: 52:835-50.

Theresa A, Schlager MD. Urinary tract infections in infants and children. Infectious Disease Clinics of North America 2003; 17:353-65.

CAPÍTULO 50

Glomerulonefrite Difusa Aguda Pós-Infecciosa – GNDA

Marcela Corrêa de Araújo Pandolfi • José Pacheco Martins Ribeiro Neto

A glomerulonefrite difusa aguda pós-infecciosa é um processo inflamatório de origem imunológica que acomete todos os glomérulos de ambos os rins. Pode estar associada a várias infecções virais e bacterianas, sendo a mais comum a que ocorre após a infecção estreptocócica (glomerulonefrite difusa aguda pós-estreptocócica – GNPE)[1]. A verdadeira etiopatogenia da doença ainda é desconhecida, existindo várias teorias que tentam explicá-la. Acredita-se que o antígeno desencadeante da glomerulonefrite esteja relacionado com as cepas nefritogênicas do estreptococo beta-hemolítico do grupo A de Lancefield e, em menor proporção, aos grupos C e G.[1-3] Este antígeno desencadeia um processo imunológico com a formação de imunocomplexos *in situ*.

Neste capítulo abordaremos a GNPE por ser uma glomerulopatia de grande prevalência e importância na pediatria. Em nosso serviço (IMIP), a GNPE representa a sexta causa de internação hospitalar.[4]

EPIDEMIOLOGIA

A GNPE é a mais comum das glomerulopatias, apesar de sua real prevalência ser desconhecida. Afeta principalmente crianças após os 3 anos de idade, com ápice em torno dos 7 anos de idade. A relação entre o sexo masculino e o feminino é de 2:1.[1,4-6] Ocorre após faringoamigdalite ou piodermite secundárias a infecção pelo *Streptococcus* beta-hemolítico, podendo incidir de forma endêmica ou epidêmica, sendo a maioria das epidemias descritas após estreptococcias cutâneas.[7]

QUADRO CLÍNICO

A apresentação clínica típica da GNPE é de uma síndrome nefrítica aguda: edema, hipertensão arterial e hematúria. Os sintomas clínicos seguem-se de 7 dias a 12 semanas após uma infecção estreptocócica.[1,5,8]

O edema não costuma ser muito intenso, muitas vezes evidenciado apenas por queixas indiretas, como roupa mais apertada ou dificuldade para calçar os sapatos. Inicialmente, localiza-se na região periorbitária, podendo, posteriormente, atingir os membros inferiores.

A hipertensão arterial está presente em 50 a 90% dos pacientes, e normalmente é de intensidade leve a moderada. Tanto o edema quanto a hipertensão arterial são secundários à sobrecarga de volume determinada pela queda da filtração glomerular decorrente do processo inflamatório renal.

Em geral, a hematúria é macroscópica nos primeiros dias da doença, e é descrita como urina avermelhada ou cor de "coca-cola". O volume urinário diminui (oligúria ou anúria), porém pode não ser percebido pelos familiares. A função renal encontra-se diminuída em cerca de 60% dos casos, mas em apenas 1% evolui com insuficiência renal aguda (IRA).[1,8,9]

Podem acompanhar o quadro outros sintomas menos específicos, como dores abdominais, hipertermia e vômitos pós-alimentares.

Existem ainda os casos subclínicos da doença que podem manifestar-se apenas por edema discreto, hipertensão e complemento sérico diminuído. Portanto, é importante que o pediatra esteja atento ao diagnóstico de GNPE em qualquer paciente que apresente edema, oligúria, hipertensão arterial, congestão cardiocirculatória ou encefalopatia hipertensiva a esclarecer.

A GNPE evolui para a cura em aproximadamente 90% dos casos na faixa etária pediátrica. Vale ressaltar que em 5% dos casos de GNPE em crianças, o quadro é de uma glomerulonefrite rapidamente progressiva (GNRP), que tem como característica uma disfunção renal grave e progressiva e pode evoluir de forma irreversível se não for tratada precoce e agressivamente.[8] Na regressão da doença, observa-se inicialmente o desaparecimento do edema, em média 7 a 15 dias após o início do quadro, seguindo-se da melhora dos níveis tensionais 2 a 3 dias após o desaparecimento do edema. A concentração sérica de C3 retorna ao normal em 6 a 8 semanas e a hematúria microscópica regride em até 6 meses em 90% dos casos, mas pode persistir em até 1 a 8 meses.

QUADRO LABORATORIAL

- Sumário de urina: densidade urinária conservada ou até elevada, pelo fato de os túbulos renais estarem preservados e permitirem concentração urinária satisfatória; hematúria macroscópica ou microscópica; cilindrúria: cilindros hemáticos, hialinos, granulosos e leucocitários; proteinúria moderada, porém 3 a 4% das crianças com GNPE podem apresentar proteinúria em níveis nefróticos; leucocitúria.
- Complemento sérico: é o exame obrigatório para confirmar o diagnóstico de GNPE. Na prática, solicitamos a dosagem sérica do C3, cujos valores encontram-se diminuídos em 95 a 98% dos casos.
- Dosagens de creatinina e ureia séricas: alteram-se conforme o grau de comprometimento renal. Devem ser solicitadas apenas quando houver suspeita de IRA.

COMPLICAÇÕES

- Congestão cardiocirculatória: é a complicação mais frequente, ocorrendo em cerca de 11% dos casos. Caracteriza-se pelos sinais clínicos de hipervolemia, sendo a taquicardia o sinal mais precoce de descompensação hemodinâmica.

- Encefalopatia hipertensiva: ocorre em 2 a 10% dos casos. A queixa mais frequente é a cefaleia persistente e os vômitos, mas podem ocorrer manifestações mais graves, como distúrbios visuais e do sensório, além de crises convulsivas.
- Insuficiência renal aguda: é a complicação mais rara presente em 1% dos casos.

TRATAMENTO

O tratamento da GNPE deve ser individualizado, devendo-se valorizar o quadro clínico apresentado, além da situação socioeconômica do paciente. Preferencialmente o tratamento da GNPE deveria ser ambulatorial, ficando reservado o tratamento hospitalar para os casos que evoluem com complicações.

- **Repouso:** o próprio paciente é quem determina, devendo permanecer no leito enquanto persistirem o edema e a HAS.
- **Medidas dietéticas:**
  - Restrição hídrica: é medida de extrema importância na fase de edema e oligúria. A recomendação é de que sejam satisfeitas as necessidades mínimas basais, o que corresponde a 20 mL/kg/dia ou 400 mL/m²/dia, acrescidos de volume igual ao da diurese do dia anterior.
  - Restrição de sódio: limitada à fase de edema, HAS e oligúria.
  - Restrição proteica: indicada apenas nos casos de GNPE com permanência prolongada da diminuição da TFG. Nestes casos indica-se o consumo proteico de 0,5 g/kg/dia.
  - Restrição de potássio: apenas quando há oligúria importante (diurese menor que 240 mL/m²/dia) ou nos casos de GNPE complicada com IRA ou hipercalemia.
- **Tratamento medicamentoso:**
  - **Erradicação do estreptococo** (impedir a disseminação de cepas nefritogênicas):
    - Penicilina benzatina em dose única. Dose: crianças < 25 kg 600.000 UI IM; crianças > 25 kg 1.200.000 UI IM.
    - Eritromicina: 30 mg/kg/dia 6/6 h por 10 dias por via oral.
  - **Diuréticos:** não há evidências científicas que justifiquem o uso do diurético de alça na GNPE não complicada, exceto naqueles pacientes francamente hipervolêmicos e refratários à restrição de sal e água. Indica-se a furosemida na dose de 1 a 4 mg/kg/dia EV ou VO.
  - **Tratamento da HAS:** o uso de hipotensores está indicado quando o paciente apresenta hipertensão grave, acima do percentil 99, nos casos de HAS sintomática e quando há desaparecimento do edema e da oligúria sem o retorno da PA aos valores da normalidade. Em nosso serviço damos preferência ao uso da hidralazina na dose de 0,2 a 0,5 mg/kg/dose por via EV a cada 4 ou 6 h. Se houver indicação de iniciar um hipotensor de manutenção, prefere-se a nifedipina na dose 1 a 3 mg/kg/dia 8/8 h ou de 6/6 h por via oral. Os inibidores da enzima de conversão (captopril e enalapril) podem ser utilizados com cautela em razão de seu efeito provocar aumento dos níveis de potássio e creatinina séricos. Lembrar que os hipotensores de rápida ação (p. ex., nifedipina) podem determinar a queda brusca dos níveis pressóricos e levar à diminuição do fluxo sanguíneo cerebral. É recomendado que, após a administração desses hipotensores, a pressão arterial, a frequência cárdica e o reflexo pupilar sejam avaliados a cada 10 minutos após a administração do hipotensor. Caso apresentem

evidências de hipotensão brusca, obter o acesso venoso e corrigir os níveis pressóricos de imediato.

- **Tratamento das complicações:**
  - **Congestão cardiocirculatória:** devem ser mantidas as medidas de restrição hidrossalina na tentativa de reduzir a volemia. O uso de diuréticos está indicado; emprega-se a furosemida na dose máxima de 4 mg/kg/dia por via endovenosa. Nos casos em que não há resposta, com persistência de oligoanúria, indica-se a diálise.
  - **Encefalopatia hipertensiva:** o pediatra deve estar atento aos sinais e sintomas da encefalopatia para a instituição precoce do tratamento. De preferência deve ser tratada em UTI pediátrica com o uso do nitroprussiato de sódio. Na presença de convulsões, deve-se associar o uso de anticonvulsivantes.
  - **Insuficiência renal aguda:** geralmente a IRA observada no curso da GNPE é leve e transitória. As medidas de restrição hidrossalina e o uso da furosemida EV controlam a maior parte dos casos. Nos casos mais graves, a terapia dialítica estaria indicada nas seguintes situações: oligoanúria por mais de 48-72 horas; sintomas urêmicos (ureia acima de 150 mg/dL); acidose metabólica persistente; associação à insuficiência cardíaca congestiva; hipercalemia (K > 6,0 associado a alterações eletrocardiográficas).

REFERÊNCIAS BIBLIOGRÁFICAS

1. Toporovski J. Glomerulonefrite difusa aguda pós-estreptocócica na infância. In: Toporovski J, Mello VR, Filho DM et al (eds.). Nefrologia Pediátrica. 2 ed. São Paulo: Savier, 2006: 176-85.
2. Vogt A, Batsford S, Rodriguez-Iturbe B, Garcia R. Cationic antigens in poststreptococcal glomerulonephritis. Clin Nephrol 1983; 20:271-79.
3. Mosquera J, Romero M, Vieira N, Rincon J et al. Could Streptococcal erythrogenic toxin B induce inflammation prior to the development of immune complex deposits in poststreptococcal glomerulonephritis? Nephron Experimental Nephrology 2007; 105:41-4.
4. Ribeiro Neto JPM, Pontual MP. Glomerulonefrite difusa aguda pós-estreptocócica. In: Lopez FA, Campos Júnior D (eds.). Tratado de Pediatria – Sociedade Brasileira de Pediatria. São Paulo: Manole, 2007: 1267-71.
5. Pan CG. Glomerulonephritis in childhood. Curr Opin Pediatric 1997; 9: 154-9.
6. Pereira NDV, Schweder JH, Silva GJ. Glomerulonefrite difusa aguda pós-estreptocócica na infância: análise de 121 casos e sua relação com o estado nutricional. Arquivos Catarinenses de Medicina 1993; 22:133-36.
7. Balter S, Benin A, Pinto SW, Alvim GG et al. Epidemic nephritid in Nova Serrana, Brazil. Lancet 2000; 355:1776-80.
8. Vieira Júnior JM, Barros RT. Glomerulonefrites secundárias às infecções bacterianas. In: Barros RT, Alves MAR et al. (eds.). Glomerulopatias: patogenia, clínica e tratamento. São Paulo: Sarvier, 2006: 335-42.
9. Schvartsman BGS, Ramos MF. Glomerulonefrite aguda. In: Abramovici S, Waksman RD (eds.). Pediatria – diagnóstico e tratamento. Rio de Janeiro: Cultura Médica; São Paulo: Hospital Israelita Albert Einstein, 2005: 149-56.
10. Pontual MP, Maciel MSV. Glomerulonefrite difusa aguda pós-estreptocócica. In: Alves JGB, Ferreira OS, Maggi RS (eds.). Fernando Figueira Pediatria Instituto Materno Infantil de Pernambuco (IMIP). Rio de Janeiro: Guanabara Koogan, 2004: 797-801.

CAPÍTULO 51

Insuficiência Renal Aguda

José Pacheco Martins Ribeiro Neto • Roberta Souza da Costa Pinto Meneses

INTRODUÇÃO E CONCEITO

Insuficiência renal aguda (IRA) é uma síndrome clínica caracterizada por redução súbita da função renal com perda da capacidade de manter a homeostase do organismo, representada principalmente pelo acúmulo de metabólitos nitrogenados e distúrbio hidroeletrolítico. Atualmente foi modificado o termo "insuficiência renal aguda" para "insulto/injúria renal aguda", após consenso realizado pelo ADQI (Acute Dialysis Quality Initiative), em 2004, com o objetivo de abranger desde as mínimas alterações na função renal até a necessidade de terapia renal substitutiva, que acontecem nesta síndrome clínica. Esta nova nomenclatura engloba ainda o termo necrose tubular aguda (NTA) e tem como objetivo o diagnóstico e o tratamento precoce da IRA com a tentativa de redução da morbimortalidade desses pacientes. Para isto foi criado um critério de classificação denominado "critério de RIFLE", que avalia o grau de disfunção renal e de desfecho na IRA (ver em Diagnóstico).

A IRA corresponde a aproximadamente 5% das admissões hospitalares e 8 a 30% das admissões em UTI Pediátrica, com taxa de mortalidade em torno de 30%. Há queda da taxa de filtração glomerular (TFG) geralmente associada à oligúria (+/- 50% dos casos), porém não é achado clínico específico, pois o rim tem uma capacidade de recuperação praticamente completa. Desta forma, a IRA é uma síndrome clínica potencialmente reversível, que pode apresentar volume urinário normal e até aumentado.

A oligúria é caracterizada:

- Período neonatal: volume urinário = 1 mL/kg/hora.
- Lactente e criança maior: volume urinário = 0,8 mL/kg/hora ou 240 mL/m²/dia.

ETIOLOGIA

Os fatores etiológicos da IRA variam de acordo com a idade do paciente. Algumas causas como trombose de veia renal e necrose cortical acontecem mais no período neonatal; síndrome hemolítico-urêmica, gastroenterites e desidratação são mais frequentes no lactente; glomerulonefrites, no escolar e nos adolescentes. As principais causas de IRA na criança estão relacionadas no Quadro 51-1.

Didaticamente, a IRA pode ser dividida em:

- IRA pré-renal.
- IRA pós-renal.
- IRA renal ou parenquimatosa.

Insuficiência renal aguda pré-renal

É bastante frequente e ocorre quando há diminuição da pressão de perfusão renal, do fluxo sanguíneo renal (FSR) e da TFG – caracterizando a hipoperfusão renal – com manutenção da reabsorção tubular de água e sódio. A IRA pré-renal pode ser determinada por: diminuição do volume intravascular – hipovolemia (gastroenterites com desidratação, hemorragias, queimaduras); redução do débito cardíaco (pós-operatório de cirurgias cardíacas, cardiopatias congênitas, ventilação mecânica com pressões elevadas); alterações vasculares e vasomotoras (choque, hipóxia perinatal); obstrução renovascular.

Insuficiência renal aguda pós-renal

Este processo acontece por obstrução na passagem do fluxo urinário nos ureteres bilateralmente, na bexiga ou na uretra. Pode ainda acontecer obstrução ureteral unilateral, porém,

Quadro 51-1 Principais causas de IRA na criança

	Causa de insuficiência renal aguda		
	IRA pré-renal	**IRA parenquimatosa**	**IRA pós-renal**
Recém-nascido	Desidratação, hipovolemia, ventilação mecânica, hipóxia perinatal, SDR, SAM, insuficiência cardíaca	Agenesia renal bilateral, displasia renal, nefrite ou nefrose congênita, trombose de veia ou artéria renal, nefrotoxicidade: drogas, contrastes, NTA, distúrbio pré-renal persistente, necrose cortical e/ou medular	Obstrução ureteral bilateral, bexiga neurogênica, imperfuração prepucial, válvula de uretra posterior
Lactente	Desidratação, gastroenterite aguda, pós-operatório de cirurgia cardíaca, sepse, queimaduras	Síndrome hemolítico-urêmica, NTA, nefrotoxicinas: drogas, contrastes, anestésicos	Nefropatia obstrutiva congênita
Pré-escolar e escolar	Pós-operatório de cirurgia cardíaca, queimaduras, síndrome nefrótica descompensada com hipovolemia	Glomerulonefrite aguda ou rapidamente progressiva, pielonefrite aguda, nefrotoxinas, anomalias congênitas	Nefropatia obstrutiva congênita, litíase renal bilateral, refluxo vesicoureteral

nestes casos, ou há ausência do rim contralateral ou o mesmo está gravemente lesado. A obstrução do fluxo urinário leva à elevação da pressão hidráulica que se transmite aos túbulos e ao espaço de Bowman com consequente parada da filtração glomerular. A IRA pós-renal é representada pelas malformações congênitas do trato urinário ou adquiridas, como a litíase renal.

Insuficiência renal ou parenquimatosa

Caracteriza-se pela lesão renal propriamente dita, sendo determinada por danos tubular, vascular, glomerular ou intersticial. A lesão tubular é caracterizada principalmente pela NTA e corresponde a 70 a 90% da IRA renal.

A IRA renal é potencialmente reversível, pode acontecer pela evolução da IRA pré-renal ou IRA pós-renal, porém pode apresentar alta taxa de mortalidade quando associada à falência de múltiplos órgãos, como na sepse grave.

FISIOPATOLOGIA

O fluxo sanguíneo renal (FSR) corresponde a 25% do débito cardíaco, sendo distribuído de forma desigual, e 90% dele vai para o córtex renal. Ele é autorregulado e depende fundamentalmente da ação hormonal – que é liberada, principalmente, pelo aparelho justaglomerular, na mácula densa, conforme a perfusão renal. A fisiopatologia da IRA é multifatorial e depende das alterações hemodinâmicas, nefronais e celulares, determinando isquemia e dano renal.

QUADRO CLÍNICO

Inicialmente o paciente pode ser assintomático com a IRA detectada durante a coleta de exames laboratoriais, podendo haver manutenção ou não do débito urinário conforme a sua etiologia. Seu quadro clínico é rico e depende das alterações metabólicas. Pode apresentar oligoanúria por 5 a 7 dias (podendo persistir por até 4 semanas na NTA) e edema devido à retenção de sal e água. Com a elevação de ureia, o paciente pode apresentar sangramentos, anorexia, náuseas, vômitos, pericardite e até sintomas neurológicos (desorientação, sonolência e convulsão). Se houver hipercalemia associada, podemos encontrar arritmias, bradicardia; pelo acúmulo de substâncias ácidas, observamos a acidose metabólica muitas vezes não responsiva ao tratamento clínico; pelo edema e pela liberação de substâncias vasoconstritoras, podemos encontrar hipertensão arterial sistêmica; a hipervolemia pode determinar ainda edema agudo de pulmão, hiponatremia dilucional e edema intracelular com manifestações neurológicas graves.

DIAGNÓSTICO CLÍNICO

Realização de anamnese com pesquisa de história pregressa de hematúria, diarreia, vômitos, uso de drogas nefrotóxicas, quadros infecciosos, hipóxia neonatal etc. pode ajudar-nos quanto à conduta inicial e ao provável diagnóstico. No exame físico, observar palidez cutâneo-mucosa, edema, sinais de desnutrição, desidratação, avaliação do sistema geniturinário com palpação de bexiga (detectar se há retenção urinária), nível de consciência com avaliação de sinais de uremia e/ou encefalopatia hipertensiva, aferição da pressão arterial (sempre certificar-se do uso adequado do manguito de acordo com a circunferência do

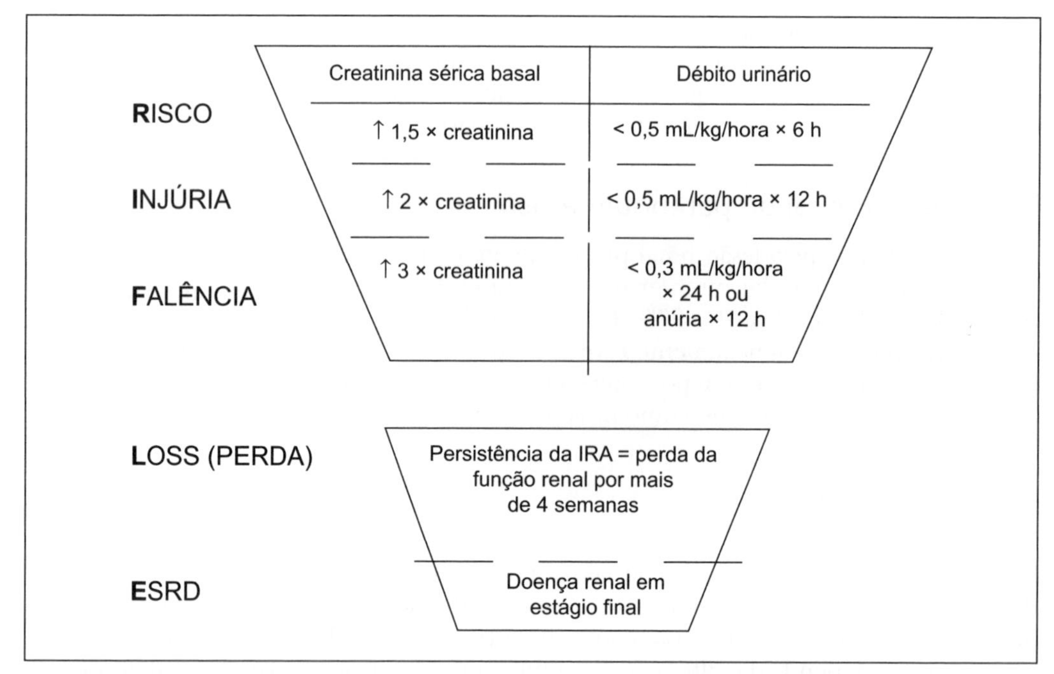

Fig. 51-1 Critérios (RIFLE) para classificar insuficiência renal aguda. Incluem três níveis de disfunção (R, I, F,) e 2 desfechos (I, E). ESRD – doença renal em estágio final.

braço direito), frequência cardíaca (descompensação hemodinâmica, seja por hipervolemia, seja por distúrbio hidroeletrolítico), frequência respiratória com ausculta do aparelho respiratório (acidose metabólica, pneumonias, edema agudo de pulmão) e lesões de pele como impetigo (glomerulonefrite). Lembrar que, de acordo com a etiologia, o débito urinário pode estar baixo, normal ou aumentado.

Para melhor avaliação da gravidade da injúria renal aguda e da manutenção da uniformidade dos critérios da disfunção renal, o ADQI desenvolveu um critério de classificação que apresenta três níveis de disfunção renal: risco (R), injúria (I), falência (F); e duas classes de desfecho: perda (L) e doença renal em estágio final (ESDR). Os níveis de gravidade da disfunção renal são definidos através das alterações na creatinina sérica e no débito urinário; já o critério de desfecho é representado pela duração da perda da função renal. Este critério é denominado critério de RIFLE e tem como objetivo uniformizar conceito, diagnóstico, prevenção e tratamento mais precoce da IRA (Fig. 51-1).

DIAGNÓSTICO LABORATORIAL

Devido a isquemia e vasoconstricção persistente ocorre maior reabsorção de sódio e água, além de retenção de metabólitos, como: creatinina, ureia, substâncias ácidas (fosfatos, sulfatos, radicais ácidos); alteração eletrolítica (hipercalemia, hipocalcemia, hiponatremia – muitas vezes dilucional ou estimulada pelo uso de diuréticos); alterações no sumário de urina.

Laboratorialmente observamos:

- Ureia: eleva-se 20 a 40 mg/dL/dia.

- Creatinina: eleva-se 0,5 a 1,5 mg/dL/dia.
- RNT > 1 mg%.
- RNPT > 1,3 mg%.
- Sódio sérico < 135 mEq/L.
- Potássio sérico elevado > 5,5 mEq/L.
- Cálcio < 8,5 mg/dL.
- Fósforo > 5 mg/dL.
- Acidose metabólica.
- Sumário de urina: hematúria, cilindrúria, proteinúria, leucocitúria; a densidade urinária pode ser: normal (IRA pré-renal), normal ou elevada (hematúria), elevada (desidratação), baixa (se houver distúrbio na concentração urinária, como em algumas tubulopatias e na insuficiência renal crônica).

DIAGNÓSTICO DIFERENCIAL

Existem ainda dados laboratoriais que podemos utilizar para realizar o diagnóstico diferencial entre IRA pré-renal e parenquimatosa, como a osmolaridade urinária que tende a elevar-se na IRA pré-renal, refletindo a alta concentração circulante do hormônio antidiurético e a fração de excreção de sódio (FENa) baixa. Na IRA pré-renal, a função tubular ainda está íntegra; com isso, a excreção de ureia e creatinina e o mecanismo de concentração urinária estão preservados. Com isso, as relações creatinina urinária/creatinina plasmática; ureia urinária/ureia plasmática, osmolaridade urinária/osmolaridade plasmática estão elevadas e o quociente sódio/potássio na urina é baixo. Estes dados são denominados índices diagnósticos e auxiliam-nos não só na diferenciação da IRA como também na abordagem terapêutica inicial do paciente (Quadro 51-2).

- $\text{FENa} = \dfrac{\text{Na urinário/Na sérico} \times 100}{\text{Creat. urin./creat. sérica}}$
- Concentração urinária de sódio:
  - IRA pré-renal: Na urinário < 20 mEq/L.
  - IRA pós-renal: Na urinário > 40 mEq/L.
- Índice de falência renal (IFR):
  - [Na urinário/creatinina urinária/creatinina plasmática] × 100.
- Relação Na urinário/K urinário < 1.

TRATAMENTO

Manejo na suspeita de IRA

Situações conhecidamente associadas à IRA devem receber cuidados para que se previna o dano renal, portanto a monitoração adequada do paciente é de fundamental importância, já que muitas vezes é difícil determinar se estamos diante de uma IRA pré-renal ou parenquimatosa.

Quadro 51-2 Índices de diagnóstico na IRA

	IRA pré-renal		**IRA pós-renal**	
	< 32 semanas	**Criança maior e adolescente**	**< 32 semanas**	**Criança maior e adolescente**
Na urninário**	< 40 mEq/L	< 20 mEq/L	> 40 mEq/L	> 60 mEq/L
FENa**	< 3%	< 1%	> 3%	> 2%
Osmolaridade urinária	> 400	> 500	< 400	< 350
U/P creatinina	> 30	> 40	< 10	< 20
IFR	< 3,0	< 1,0	> 3,0	> 1,0
U/P ureia	?	> 20	?	< 10
U/P osmolaridade	> 1,3	> 1,3	< 1,0	< 1,1

** Estes índices perdem o valor após o uso de diuréticos e/ou expansão; lembrar que RNPT (< 32 semanas) tem FENa > 5% habitualmente.

MANEJO DA SUSPEITA

Será de acordo com doença de base. Deve ser verificado:

- Volume urinário.
- Peso a cada 12 h.
- Pressão arterial.
- Frequência cardíaca e respiratória.
- Sinais de desidratação ou hipervolemia.
- Pressão venosa central.

Na presença de desidratação e de acordo com os parâmetros citados, realizar procedimentos descritos na Fig. 51-2.

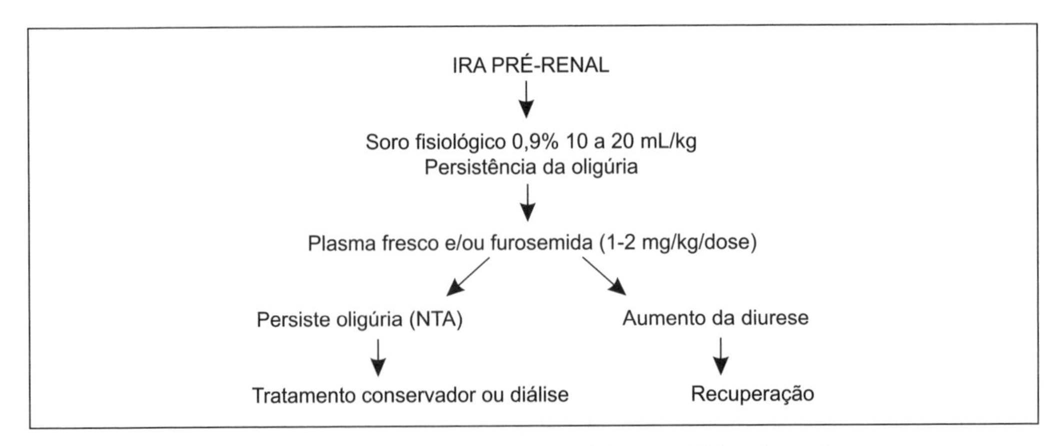

Fig. 51-2 Fluxograma do manejo clínico para IRA pré-renal.

Abordando ainda a suspeita da IRA devemos destacar as seguintes drogas:

Diuréticos

O manitol é um diurético osmótico, sendo filtrado no glomérulo e não reabsorvido – age na porção inicial do túbulo proximal. Seu uso é restrito, tendo indicação apenas na IRA pós-traumática, hemoglobinúrica e mioglobinúrica. Pode causar hipervolemia, hemorragia cerebral (em prematuros), insuficiência cardíaca congestiva. Dose: 0,5 g/kg/dose; sua ação é rápida, com resposta em 30 a 60 minutos após sua utilização. Lembrar de avaliar adequadamente a hidratação do paciente, pois podemos ter resposta falso-negativa caso o mesmo esteja desidratado.

A furosemida é um potente diurético de alça e age bloqueando a reabsorção de sódio e cloro; aumenta o volume urinário sem interferir na função renal; tem ação vasodilatadora direta e, através da mediação com a prostaglandina, pode ser útil na prevenção da lesão tubular, além de melhorar a oxigenação celular; porém, pode causar ototoxicidade, nefrite intersticial e persistência do canal arterial em recém-nascidos, quando seu uso for prolongado. A acidose metabólica e a hipoalbuminemia potencializam seu efeito tóxico. Dose: 1 a 2 mg/kg/dia, podendo chegar até 160 mg/dia – lembrar do uso em infusão contínua. A resposta após seu uso é considerada satisfatória com diurese em torno de 1 mL/kg/hora ou 12 mL/m². Uma consideração importante é que em algumas situações, devido ao restabelecimento da diurese, o seu uso pode retardar a indicação da terapia dialítica, causando prejuízo ao paciente. Lembrar que ele não acelera a recuperação renal nem reduz o índice de mortalidade.

Amina vasoativa

Dopamina

Tem sua utilização atualmente questionada principalmente em recém-nascidos, pois sua resposta à ação dopaminérgica é instável. Apesar disso, a dopamina pode ser utilizada na dose delta de 1 a 3 mcg/kg/minuto, podendo chegar até 5 mcg/kg/min. Seu uso é cada dia mais questionado, e estudos demonstram resposta insatisfatória no tratamento e na prevenção da IRA, não diminuindo o risco de diálise, permanência em UTI ou óbito. Além disso, a dopamina pode reduzir o *drive* respiratório, estimular taquiarritmias e isquemia miocárdica, e pode ainda acelerar isquemia intestinal em pacientes com choque hemorrágico. Portanto, a dopamina pode precipitar sérios problemas cardiovasculares e metabólicos em pacientes gravemente enfermos, aumentando sua morbidade, devendo seu uso ser abandonado. Pode ser prescrita associada furosemida, lembrando que ambas causam natriurese importante.

Todas as drogas citadas devem ser utilizadas por 24 a 48 horas, e caso não haja resposta adequada, podem ser suspensas.

TRATAMENTO CONSERVADOR

Tem como objetivo a manutenção da homeostase hidroeletrolítica e acidobásica do organismo, além de controle hemodinâmico adequado. Pacientes com oligúria devem ser mantidos com uma cota hídrica restrita, correspondente a 300 a 400 mL/m² de superfície corpórea/dia, associada a perdas insensíveis e mensuráveis (diurese, diarreia, sondas nasogástricas, drenos). Valorizar os fatores que podem modificar as perdas insensíveis, como febre, sudorese, calor radiante, ventilação mecânica. Espera-se perda de peso do paciente de 0,5 a 1%/dia devido ao seu estado de hipercatabolismo. Pacientes com hipervolemia devem ter a reposição das perdas feita parcialmente e de acordo com os parâmetros clínicos: PA, PVC, diurese, peso corpóreo a cada 12 horas, perfusão, turgor da pele e parâmetros bioquímicos com perfil acidobásico.

Balanço Eletrolítico

Sódio

Hiponatremia é bastante frequente na IRA, normalmente é dilucional e não deve ser corrigida; seu tratamento é feito por meio de restrição hídrica (com cota menor que 300 mL/m^2). Porém nos casos de hiponatremia sintomática (torpor, convulsão) ou sódio abaixo de 120 mEq/L e na ausência de hipervolemia, devemos corrigi-la pela fórmula:

$$\text{mEq Na necessário} = (\text{Na desejado} - \text{Na encontrado}) \times 0{,}6 \times \text{peso}$$

A hiponatremia sem hipervolemia pode ser encontrada quando usamos diurético, dopamina ou por perdas acentuadas (fase poliúrica, diarreias).

Obs: pode ser utilizado o NaCl 3% 513 mEq/L. Para obter tal concentrração, diluem-se 15 mL de NaCl 20% com 85 mL de água destilada.

Hipernatremia: complicação bastante rara na IRA, podendo ser encontrada em virtude do uso excessivo de sódio (expansões ou uso inadequado de bicarbonato) ou ainda na administração reduzida de fluidos.

Potássio

A hipercalemia é uma das complicações de maior risco na IRA; com sua instalação poderemos observar as seguintes alterações eletrocardiográficas: onda T apiculada, alargamento do intervalo PR, ausência de onda P; QRS alargado; fibrilação ventricular e assistolia. Quando seu valor estiver maior ou igual a 6 mEq/L ou houver alterações elétricas, deve-se iniciar sua redução com:

- Gluconato de cálcio a 10%: estabilização do potencial de membrana com antagonismo eletrofisiológico. Dose: 0,5 a 1 mL/kg EV em 5 a 10 min; tem ação imediata com duração transitória; deve ser realizada com monitoração cardíaca contínua (observar bradicardia). Pode levar à hipercalcemia.
- Glicose a 50% e insulina: dose 0,5 a 1 g/kg da glicose para 0,1 unidade de insulina = 1 U de insulina para 5 g de glicose. Esta solução desvia o potássio do extra para o intracelular; vigiar hipoglicemia. Sua ação tem início em 30 a 60 minutos e dura por 1 a 2 horas. Aplicação endovenosa em 15 a 30 minutos; pode levar a hipoglicemia ou hiperglicemia. Cautela no uso em recém-nascidos.
- Bicarbonato de sódio: remove o potássio do extra para o intracelular; é utilizado na dose de 1 a 2 mEq/kg; seu início de ação é em 15 a 30 minutos e dura por 1 a 2 horas; tem como efeitos colaterais hipervolemia, hipernatremia, alcalose metabólica. Infusão endovenosa em 10 a 30 minutos.

- β_2-agonista (terbutalina, salbutamol): desvia o potássio do extra para o intracelular; é administrado na dose de 4 mcg/kg por 20 minutos; tem início de ação em 30 minutos e permanece por 2 horas; pode causar taquicardia e HAS.
- Resina trocadora de potássio: é um tratamento mais lento e definitivo. Temos as resinas de sódio – pouco utilizadas, pois trocam potássio por sódio, podendo provocar hipernatremia e maior retenção hídrica (Kayexalate); resinas de cálcio (Sorcal) são amplamente utilizadas; sua dose é de 1 g/kg diluído em soro glicosado a 10% (1 g/4 mL) de 6/6 horas. Pode ser administrada via oral ou sob a forma de enema de retenção. Seu início de ação ocorre em 1 a 2 horas e pode durar por dias. Ter cuidado com recém-nascidos prematuros, sendo contraindicado nos casos de diarreia, enterocolite, cirurgia abdominal.
- Tratamento dialítico: não resposta ao tratamento conservador e/ou potássio sérico maior ou igual a 8 mEq/L.

Fósforo e cálcio

Hiperfosfatemia e hipocalcemia podem desenvolver-se rapidamente na IRA. O tratamento da hiperfosfatemia consiste na restrição do fósforo na dieta, além do uso de quelantes, como carbonato de cálcio (100 mg/kg/dia) ou hidróxido de alumínio. Esta última medicação deve ser usada com cautela pela toxicidade do alumínio (encefalopatia, osteomalacia, miocardiopatia). A hipocalcemia é tratada com a correção do fósforo e da oferta parenteral das necessidades diárias de cálcio. Quando sintomática (tetania, tremores, convulsão, laringoespasmo, arritmias), deve-se utilizar o gluconato de cálcio endovenoso; investigar também hipomagnesemia concomitante.

Acidose metabólica

É corrigida quando o pH < 7,20 e bicarbonato de sódio menor que 12 mEq/L. Pode ser feita de acordo com as seguintes fórmulas:

mEq de BicNa = (BE desejado – BE encontrado) × 0,3 × peso (kg) (gasometria)

ou

mEq de BicNa = [(CO_2 desejado – CO_2 encontrado)] × 58 + peso (kg)/84 (ionograma se $CO_2 < 15$)

Os riscos do uso do bicarbonato de sódio devem ser ressaltados: hipocalcemia, hipervolemia, hipernatremia, hiperosmolaridade (principalmente se há hipernatremia concomitante), risco de hemorragia no SNC, principalmente em recém-nascidos, acidose paradoxal do SNC, alcalose metabólica sobreposta, hipóxia tecidual e hipercatabolismo. O controle gasométrico e eletrolítico é importante em todas as situações.

Suporte nutricional

O paciente com IRA vive em estado de hipercatabolismo e pode evoluir rapidamente para desnutrição; isto leva ao desenvolvimento acelerado de uremia, hipercalemia e acidose, antecipando muitas vezes a necessidade de tratamento dialítico. A abordagem nutricional deve ser individualizada, e deve-se tentar sempre a via enteral, por ser mais fisiológica e pelo menor risco de infecção. O aporte adequado de gorduras e aminoácidos, poupando a quebra das proteínas endógenas, é efetivo para reduzir a taxa elevada de ureia, creatinina e potássio.

Tratamento dialítico

A diálise é indicada nas situações em que o tratamento conservador não atingiu o objetivo de manter o paciente clinicamente equilibrado. O método dialítico a ser escolhido vai depender do quadro clínico e da patologia de base, do tipo de acesso possível (peritoneal ou vascular), das condições hemodinâmicas do paciente e do objetivo da diálise.

Suas indicações:

- Sobrecarga hídrica na qual o paciente evolui para insuficiência cardíaca congestiva, edema agudo de pulmão, HAS refratária a tratamento clínico associada ou não à disfunção miocárdica.
- Hipocalcemia grave e sintomática.
- Hipercalemia grave e refratária ao tratamento conservador.
- Oligúria prolongada – 48 a 72 horas, dependendo do quadro clínico do paciente.
- Acidose metabólica grave e persistente associada ou não à hipernatremia.
- Uremia (ureia > 200 mg%) na presença de vômitos, náuseas, sangramentos, convulsão, pericardite, sonolência, coma; ou sua elevação progressiva.
- Pós-operatório de cirurgia cardíaca com oligúria.
- IRA por intoxicação exógena ou secundária a animais peçonhentos.

Podemos citar os seguintes métodos dialíticos: diálise peritoneal, hemodiálise, hemofiltração e hemodiafiltração.

COMPLICAÇÕES

Entre as complicações já referidas durante o tratamento conservador – distúrbios hidroeletrolíticos e metabólicos –, devemos ressaltar ainda as complicações infecciosas (sepse), hemorrágicas (por doença de base ou uremia) e HAS.

PROGNÓSTICO

O prognóstico da IRA está bastante relacionado com a doença de base. Pacientes com comprometimento de múltiplos órgãos apresentam maior morbimortalidade que aqueles com IRA secundária a insulto renal isolado. Portanto, é importante acompanhamento ambulatorial com avaliação rotineira de sua função renal, pressão arterial e exames de urina, a fim de detectarmos precocemente HAS, proteinúria, elevação nos níveis de ureia e creatinina e distúrbios de concentração urinária.

REFERÊNCIAS

Antonuccio EM, Exeni EC, Exeni EA. Adecuacion de lãs drogas en ninõs com insuficiência renal. Arch Latin Nefrología Pediátrica 2002.

Bailey D, Phan V, Litalien C et al. Risk factors of acute renal failure in critically ill children: A prospective descriptive epidemiological study. Pediatric Critical Care Medicine 2008; 8:29-35.

Brenner & Rector's, The Kidney 2004

De Vriese AS. Prevention and treatment of acute renal failure in sepsis. J American Society of Nephrolgy 2003.

Gouyon JB, Guinard JP. Management of acute renal failure in newborns. Pediatric Nephrology 2000; 14: 1037-44.

Insuficiência renal aguda em pediatria. In: Elias Knobel. Terapia intensiva – nefrologia e distúrbio do equilíbrio ácido-base. Atheneu, 2005; 16:141.

Insuficiência Renal Aguda. In: Roberto Zatz. Fisiopatologia renal. Atheneu, 2000; 14:261.

IRA em Pediatria; In: Schor N, Boim, Pavão dos Santos. Insuficiência renal aguda. Sarvier 1997; 32:245.

Itir Y MD PhD, Erik H MD, Wim VBi MD PhD et al. Clinical characteristics of patients developing acute renal failure due to sepsis/systemic inflamatory response syndrome: Results of a prospective study. American Journal of Kidney Diseases 2004; 43(5):817-24.

Joseph A, Carcillo MD. Pediatric septic shock and multiple organ failure. Critical Care Clinics 2003; 19(3).

Kellum JA. Acute kidney injury. Critical Care Medicine 2008; 36(4):141-45.

Marcello T MD, Braden Manns MD, David Feller, Kopman MD. Acute renal failure. In: Intensive Care Unit: a systematic review of the impact of dialytic modality on mortality and renal recovery. American Journal of Kidney Diseases 2002; 40(5).

Matthew MH, Steven RA, William EH. Intensive Care. In: Barratt MT, Avner ED, Harmon WE. Pediatric Nephrology

Métodos *Hemodialíticos Contínuos para tratamento de Insuficiência Renal* Aguda. In: Riella – Princípios de nefrologia e distúrbios hidroeletrolíticos. Guanabara Koogan, 2003; 50:908.

Norman JS, Scott KVW, Prasad D. Pathogenesis of acute renal failure. In: Barratt MT, Avner ED, Harmon WE. Pediatric nephrology, 4 ed.; Lippincott Williams & Wilkins.

Sharon PA. Management of acute renal failure. In: Barratt MT, Avner ED, Harmon WE. Pediatric Nephrology. 4 ed. Lippincott Williams & Wilkins

CAPÍTULO 52

Hematúrias

Iracy de Oliveira Araujo • José Pacheco Martins Ribeiro Neto

INTRODUÇÃO

Hematúria é um achado clínico comum em pediatria e pode fazer parte de patologias renais ou sistêmicas com comprometimento renal.

Ocorre em 0,4 a 4,1% da população pediátrica num exame único de urina; quando são feitos dois ou mais exames, sua incidência fica em torno de 1 a 2%, e nos adolescentes pode chegar até 6%. Já a hematúria macroscópica tem incidência de 1 para cada 1.000, sendo mais rara que a microscópica.

A hematúria microscópica é definida como a presença de 5 a 10 hemácias por campo de 400× (ou 10^3/mL de urina) e a macroscópica como 100 hemácias por campo de 400× (ou 1.000.000/mL de urina), sendo facilmente identificada a olho nu pelo paciente ou pelos pais, o que muitas vezes gera ansiedade na família e é causa de procura por atendimento médico tanto em nível ambulatorial quanto de emergência. A hematúria macroscópica pode ser confundida por familiares com situações que deixem a urina de cor escura, como a pigmentúria (presença de corantes, medicamentos ou alimentos que modifiquem a cor da urina), hemoglobinúria (presença de hemoglobina livre na urina resultante de hemólise) ou mioglobinúria (pigmento de origem muscular), sendo necessário o exame de urina para a definição da hematúria.

A hematúria possui etiologia diversa e é na maioria das vezes benigna quanto à manutenção da função renal e nem causa de anemia, porém em uma parcela da população pode cursar com claudicação da função renal e evolução para doença renal crônica em estágio terminal, com necessidade de terapia dialítica ou transplante, sendo fundamental o esclarecimento diagnóstico para tratamento e prognóstico.

CLASSIFICAÇÃO

- Quanto ao aspecto:
  - Macroscópica.
  - Microscópica.
- Quanto à etiologia:
  - Glomerulares: presença de hemácias dismórficas, pode ser acompanhada de proteinúria maciça e cilindros hemáticos.
  - Não glomerulares: presença de hemácias eumórficas.
- Quanto à sintomatologia:
  - Assintomáticas.
  - Sintomáticas: podem-se apresentar com dor abdominal, cólica renal, disúria, polaciúria nas crianças maiores. Nos recém-nascidos e lactentes, podem apresentar sintomas inespecíficos.
- Quanto à apresentação:
  - Recorrente.
  - Permanente.

FISIOPATOLOGIA

A hematúria pode ter origem no glomérulo, túbulos renais e interstício ou no trato urinário (sistemas coletores, ureteres, bexiga ou uretra). A saída das hemácias do glomérulo ocorre pela discontinuidade estrutural da parede capilar que, na maioria dos casos, acarretará proteinúria, cilindros hemáticos e dismorfismo eritrocitário, o que caracteriza a hematúria glomerular.

Infecções podem determinar hematúria por lesão do parênquima renal.

Alterações trombóticas com isquemia também são causa de hematúria.

ETIOLOGIA

Em pediatria temos como as principais causas de hematúria isolada a glomerulonefrite difusa aguda (GNDA) e a infecção do trato urinário (ITU); entre as recorrentes encontramos os distúrbios metabólicos, principalmente a hipercalciúria e a hiperuricosúria (ver Cap. 54, Litíase do Trato Urinário).

As principais causas de hematúria glomerulares são:

- Glomerulonefrite difusa aguda (GNDA).
- Hematúria recorrente benigna.
- Síndrome de Alport.
- Nefropatia por IgA (doença de Berger).
- Púrpura de Henoch-Schonlein.
- Síndrome hemolítico-urêmica.
- Nefrite lúpica.
- Glomerulonefrite membranoproliferativa.
- Síndrome de Goodpasture.

As principais causas de hematúria não glomerulares são:

- Infecção do trato urinário.
- Distúrbios metabólicos: hipercalciúria e hiperuricosúria.
- Litíase renal.
- Malformações renais: doença policística tipo infantil.
- Obstrução do trato urinário: estenose de junção ureteropiélica.
- Tumores: tumor de Wilms (por invasão renal), neuroblastoma (por compressão intrínseca) e de bexiga (raro na infância).
- Causas hematológicas: anemia falciforme, coagulopatias e leucemias.
- Traumatismo renal.
- Uso de medicamentos nefrotóxicos induzindo nefrite intersticial.
- Outros: exercício físico, queimaduras, tuberculose renal, infecções virais, esquistossomose.

Diagnóstico clínico

A realização da história clínica cuidadosa é fundamental para a investigação diagnóstica, devendo-se pesquisar os antecedentes familiares, bem como os casos de recorrência.

No exame clínico devemos pesquisar a presença de edema, hipertensão arterial, massas abdominais, sinais de artrites ou púrpuras cutâneas etc. Deve ser feito o exame da genitália em busca de vulvovaginites, balanopostites, traumatismos etc.

Diagnóstico laboratorial

Embora seja frequente o atendimento na emergência para os casos de hematúria, devemos lembrar que uma parcela importante desses pacientes deve ter seguimento ambulatorial, inclusive para a conclusão do diagnóstico. Inicialmente devemos fazer o exame de urina recém-coletada para a confirmação da hematúria. Um teste de fácil execução na emergência é o uso de fitas tipo Dipstix, que possuem sensibilidade de 100% e especificidade de 99%; entretanto, podem apresentar falso-negativo (na presença de ácido ascórbico, por exemplo) ou falso-positivo (na presença de hemoglobinúria, mioglobinúria ou agentes oxidantes), sendo necessário confirmar a presença de hematúria com o sumário de urina.

A urocultura deve ser solicitada devido à ITU ser importante causa de hematúria.

Na suspeita de glomerulopatia, solicitar a dosagem de complemento C3 (ver Cap. 50, Glomerulonefrite Difusa Aguda Pós-Infecciosa – GNDA).

Bioquímica sérica deve ser solicitada para a avaliação da função renal. Em casos suspeitos de vasculites, os exames específicos podem ser solicitados (FAN, P-anca, C-anca, anti-MBG). Pacientes com história familiar de hematúria, urolitíase ou com presença de cristais no sumário de urina podem fazer dosagem de bioquímica urinária (cálcio e ácido úrico na urina de 24 horas ou relação cálcio urinário/creatinina urinária e ácido úrico urinário × creatinina sérica/creatinina urinária numa amostra de urina isolada).

EXAMES DE IMAGEM

A ultrassonografia renal é um exame de baixa morbidade que permite identificar alterações estruturais renais, do parênquima renal, presença de cálculos ou massas, sendo o primeiro exame de imagem a ser solicitado.

Em alguns casos específicos, como o de ITU ou suspeita de patologia obstrutiva, pode ser realizada a uretrocistografia miccional. A cistoscopia é raramente indicada, já que tumores de bexiga que poderiam ser a causa de hematúria são raros na faixa etária pediátrica.

BIÓPSIA RENAL

Indicada para a pesquisa de glomerulopatias nos casos de hematúria persistente, acompanhada de proteinúria maciça ou falência da função renal.

TRATAMENTO

O tratamento visa determinar a causa da hematúria, e o acompanhamento pode, em diversos casos, ser em nível ambulatorial. Nos casos de ITU, a antibioticoterapia deve ser empregada criteriosamente (ver Cap. 49, Infecção Urinária). Quando o distúrbio metabólico é identificado, deve ser instituído o tratamento inicial com estímulo ao aumento da ingestão hídrica e diminuição da ingesta de sal. Citrato de potássio na dose 0,5 a 1 mEq/kg/dia nos casos de hipercalciúria e hidroclorotiazida 2 mg/kg/dia nos casos de hipercalciúria podem ser utilizados com seguimento ambulatorial.

REFERÊNCIAS

Fujimura MD, Koch VH, Vaisbich MH, Furusawa EA, Schvartzmann BGS, Pozzi RA et al. Hematúria na criança: estudo retrospectivo de 128 casos. Jornal de Pediatria 1998: 74:119-24.

Gordon C, Stapleton FB. Hematúria in adolescents. Adolescent Medicine Clinics 2005; 16:229-39.

Grassiotto CQG, Brito MGS, Mori E, Campos LS, Vargas NSO, Bourroul MLM, Koch VHK. Hematúria na criança e a importância de um protocolo estruturado de investigação etiológica: relato de caso. Pediatria. São Paulo 2001; 1:88-94.

Kevin EC, Meyers MBBCh. Evaluation of hematuria in children. Urologic Clinis of North America 2004; 31:559-73.

Manna A, Polito C, Marte A, Iovene A, Di Toro R. Hyperuricosuria in children: clinical presentation and natural history. Pediatrics 2001; 107:86-90.

Perrone CP. Revisão/atualização em nefrologia pediátrica: hematúria na infância. J Bras Nefrologia 1996: 18(3):283-4.

Pontual MP. Hematúria. In: Lima EJF, Souza MFT, Brito RCCM (eds.). Pediatria Ambulatorial IMIP; 2008: 399-405.

Toporovski J. Hematúrias na infância. In: Toporovski J, Mello VR, Filho DM, Benini V, Andrade OVB (Eds.) Nefrologia pediatrica. 2 ed. Guanabara Koogan, 2006: 399-403.

Trompeter RS, Barratt TM. Clinical Evaluation. In: Barratt TM, Avner ED, Harmon WE (eds.). Pediatric nephrology. 4 ed. Lippincott Williams & Wilkins, 1999: 317-318.

Vallinoto CVB, Perrone HC, Schor N. Hematúria. In: Schor N, Srougi M (eds.). Nefrologia urologia clínica. Sarvier, 1998: 363-9.

CAPÍTULO 53

Síndrome Nefrótica

Ana Cláudia de Aquino Carneiro Lacerda

INTRODUÇÃO

A síndrome nefrótica é caracterizada pela disfunção da permeabilidade glomerular à filtração das proteínas. A síndrome nefrótica é definida por proteinúria maciça ($\geq$ 50 mg/kg/dia ou $\geq$ 40 mg/m^2/kg/h) e hipoalbuminemia (< 2,5 mg/dL). Geralmente são observados também edema, hipercolesterolemia ($\geq$ 250 mg/dL) e lipidúria.

ETIOLOGIA

A síndrome nefrótica (SN) por lesões mínimas é a mais comum na infância. Corresponde a 70% a 90% das SN em crianças menores de 10 anos e a 50% de crianças mais velhas.

As causas de SN são as primárias, onde se chama SN idiopática (pode ser lesão histológica mínima – LHM, GESF [glomeruloesclerose focal e segmentar], GNMP [glomerulonefrite membranoproliferativa], GNM [glomerulonefrite membranosa] e glomerulonefrite proliferativa mesangial) e as secundárias são: colagenose (lúpus eritematoso sistêmico, artrite reumatoide, poliarterite nodosa); púrpura de Henoch-Schöenlein; doenças infecciosas (esquistossomose, HIV); cicatriz pielonefrítica do refluxo vesicoureteral – RVU, nefrite intersticial do RVU; anemia falciforme; diabetes melito; cardiopatia congênita cianótica; doença pulmonar hipóxica; obesidade mórbida; neoplasias (leucemias, linfomas – Hodgkin, TU de Wilms, feocromocitoma); trombose da veia renal; toxicidade por drogas (captopril, probenecida, anti-inflamatórios como fenoprofeno, warfarina, penicilamina) e origem familiar (mutações na podocina ou na nefrina – autossômicas recessivas).

A SN congênita ocorre no primeiro ano de vida, dividindo-se em precoce e tardia. A precoce ocorre em até 3 meses de vida e a tardia ocorre entre 3 meses e 1 ano de idade.

FISIOPATOLOGIA

A proteinúria na SN resulta de perdas das cargas aniônicas por redução do heparan sulfato e do ácido siálico, resultando em perda da eletronegatividade da membrana basal glomerular (observado na LHM), e aumento de poros não discriminantes, gerando hiperfiltração e hipertensão glomerular, promovendo esclerose glomerular (encontrada na GESF e GNMP).

A hipoalbuminemia provém das perdas urinárias e do catabolismo do túbulo proximal. O edema será resultante do desequilíbrio nas forças de Starling nos capilares por hipoalbuminemia e retenção hidrossalina. Hiperlipidemia é resultante da inibição da atividade das lipases lipoproteicas. Os fenômenos tromboembólicos estão associados à redução de antitrombina III, plasminogênios e antiplasminas, por perdas urinárias, aumento de fatores de coagulação (V, VII, VIII e X), fibrinogênio e ß-tromboglobulina, aumento da adesividade e agregação plaquetária e trombócitos. O uso de diuréticos e corticoides e o sedentarismo podem piorar essa tendência a fenômenos tromboembólicos.

QUADRO CLÍNICO

- Edema: de início lento ou rápido.
- Alteração de pele e fâneros.
- Hepatomegalia (pela hipercompensação hepática devido à hipoalbuminúria) e ascite.
- Hiperlipidemia.
- Suscetibilidade à infecção. O pneumococo é o agente mais importante, pois é capsulado (na síndrome nefrótica há deficiência de IgG e fator B do complemento; não haverá, portanto, opsonização bacteriana).
- Pressão arterial – normal ou alta.

LABORATÓRIO

1. Proteinúria
   $\geq$ 40 mg/m^2/hora, em urina de 12 a 24 horas (ou $\geq$ 50 mg/kg/dia).
   Ou:
   relação proteína/creatinina > 2,0 (proteinúria mínima: 0,2 a 0,5 e proteinúria moderada: 0,5 a 2).
2. Hipoalbuminemia (definida como < 2,5 mg/dL).
3. Aumento da alfaglobulina 2 e diminuição da gamaglobulina no protidograma. Se a gamaglobulina estiver normal ou alta, investigar lúpus eritematoso sistêmico e esquistossomose.
4. Hipercolesterolemia (> 250 mg/dL), devido à inibição das lipases proteicas, e hipertrigliceridemia, devido à diminuição do heparan sulfato, que é um carboidrato que está no vaso. Como o triglicerídeo se liga ao heparan sulfato, haverá maior quantidade de triglicerídeo livre.
5. Sumário de urina: avaliação do labistix (albumina +++; poderá ser observada a presença de sangue), presença de cilindros hialinos (proteicos) e granulosos.
6. Ionograma, ureia e creatinina (geralmente normais ou alterados quando em presença de insuficiência renal leve, nos casos de hipoperfusão renal pela hipovolemia, e até moderada a grave quando na progressão da glomerulopatia).

BIÓPSIA RENAL

Indicações habituais (visa determinar a etiologia, o grau de acometimento histológico renal ou a programação/monitoração de imunossupressão):

- Crianças menores de 2 anos ou maiores de 7 anos.
- Corticorresistentes.
- Complemento sérico C3 baixo.
- Recidivantes frequentes.
- Síndrome nefrótica associada à hematúria persistente.
- Evidência de doença sistêmica ou deterioração da função renal.

CLASSIFICAÇÃO DA SÍNDROME NEFRÓTICA

Corticossensível; corticorresistente; corticodependente; recidivante frequente e recidivante infrequente.

TRATAMENTO

Prednisona 2 mg/kg/dia (60 mg/m^2/dia, máximo de 80 mg/m^2/dia) durante 28 dias (esquema contínuo), seguida de dose em dias alternados de prednisona 1,5 mg/kg/dia (40 mg/m^2/dia) durante 28 dias.

Quando o paciente é corticossensível, a dose será ajustada para 1 mg/kg/dia, em dias alternados, durante cerca de 4 meses, seguida de redução gradual de um quarto da dose quinzenalmente até a suspensão.

Se houver recaída, deve ser administrada diariamente prednisona na dose 2 mg/kg/dia durante 15 dias ou até a remissão, seguida de dose de 1,5 mg/kg/dia em dias alternados durante pelo menos 4 semanas. Nos pacientes recidivantes frequentes, após a remissão, a dose de 1,5 mg/kg em dias alternados deverá permanecer por no mínimo 6 meses para, após, iniciar a redução gradual.

Indicações de tratamentos alternativos com imunossupressores e/ou pulsoterapias com metilprednisolona: pacientes são corticorresistentes e recidivantes frequentes. Os imunossupressores disponíveis são a ciclosporina A (dose de 5 mg/kg/dia de 12/2 h), ciclofosfamida (dose de 2,5 mg/kg/dia dose única) e clorambucil (dose de 0,2 mg/kg/dia dose única). As duas últimas drogas são utilizadas na forma de pulsoterapia durante 12 semanas e 8 semanas, respectivamente.

REFERÊNCIAS

Andrade OVB, Mello VR, Toporovski J. Síndrome nefrótica. In: Nestor Schor. Nefrologia Adulto Criança Idoso. 1 ed. São Paulo: Editora Savier, 1998; Nefrourologia na Infância; Capítulo 9:356-62.

Mello VR, Guersoni AC, Andrade OVB. Glomerulopatias; In: Júlio Toporovski. Nefrologia Pediátrica, 2 ed., Rio de Janeiro: Guanabara Koogan, 2005; 12:151-62.

Ronald J FalK, J Charles Jennette, Patrick H Nachman. Primary glomerular disease. In: Brenner & Rector's The kidney. 7 ed. St. Louis: Elsevier, 2004; 28.

Rüth EM, Kemper MJ, Leumann EP, Laube GF, Neuhaus TJ. Children with Steroid-sensitive nephrotic syndrome come of age: long-term outcome. Pediatrics 2005: 202-7.

CAPÍTULO 54

Litíase do Trato Urinário

Iracy de Oliveira Araujo • José Pacheco Martins Ribeiro Neto

A litíase renal vem aumentando sua importância nas últimas décadas na população pediátrica. Nos EUA é responsável por 1 para cada 1.000 até 1 para cada 7.600 admissões hospitalares em pediatria. É mais frequente no sexo masculino que no feminino (4:1).

Sua incidência vem aumentando com o passar das décadas, sendo influenciada por fatores climáticos, sedentarismo e principalmente fatores dietéticos (ingesta maior de sal e proteínas e menor de água). Entretanto, a predisposição genética também é fator relevante, refletindo-se na distribuição racial (predominantemente em brancos) e na história familiar de litíase.

Uma variedade de condições clínicas pode-se associar a nefrolitíase na criança, como as síndromes mal absortivas, a fibrose cística, as mielodisplasias, as imobilizações prolongadas e outras.

Malformações do trato urinário, distúrbios metabólicos, alterações urodinâmicas e infecções também se relacionam à formação de cálculos.

FISIOPATOLOGIA

A urina é uma solução poliônica, com cargas elétricas que atraem e repelem seus diversos íons, e pode ocorrer supersaturação dessas substâncias, sendo a supersaturação influenciada pelo fluxo urinário e pela disponibilidade de água.

A precipitação dos sais ocorre quando o produto ativado excede o nível crítico e ocorrem a cristalização e, posteriormente, a formação do núcleo.

Os fatores facilitadores da supersaturação e da cristalização são: hipercalciúria, hiperuricosúria, hiperoxalúria, cistinúria e redução do volume urinário.

Os fatores orgânicos e inorgânicos inibidores da cristalização são: citrato, magnésio, pirofosfato, glicosaminoglicanos, glicoproteínas (como nefocalcina e uripontina) e a proteína de Tamm-Hosfall.

Na infância, a hipersaturação urinária é um fator de risco importante para a recorrência da litíase.

As causas de litíase urinária em nosso meio são os distúrbios metabólicos, sendo o principal a hipercalciúria. Veremos a seguir as principais causas separadamente.

Hipercalciúria

Principal causa de litíase urinária, em adultos chega a 75% dos casos nos EUA, e em crianças varia de 9 a 80% dos casos, sendo também importante causa de hematúria persistente na infância. Estudos demonstram que a hipercalciúria idiopática tem origem genética, em que poderemos ter diminuição na reabsorção tubular de cálcio em nível renal ou então aumento na absorção intestinal do cálcio, levando à hipercalciúria.

Há grande risco de formação de cálculos com baixo fluxo urinário.

Restrição de cálcio não é indicada pelo risco de balanço negativo de cálcio com mobilização do *pool* ósseo. Por outro lado, a restrição de sal é indicada por reduzir a excreção de cálcio pela diminuição do ritmo de filtração glomerular e pelo aumento da reabsorção distal de cálcio.

Hiperuricosúria

Causa de 4 a 25% das litíases em crianças, sendo o segundo distúrbio metabólico mais frequente. O ácido úrico é o metabólito final do metabolismo das purinas.

Suas principais causas são a hiperuricemia, hiperuricosúria, pH urinário ácido (< 6) e redução do volume urinário. O baixo pH urinário pode levar à formação de litíase por ácido úrico, inclusive em pacientes nos quais os níveis de excreção de ácido úrico são normais.

Acidose tubular renal

A acidose tubular renal distal (tipo I) associa-se a nefrocalcinose e litíase urinária em até 20 a 60% dos casos e pode ocorrer em razão de pH alcalino, hipocitratúria, hipercalciúria, hipermagnesiúria e hiperfosfatúria.

Infecção do trato urinário

Alguns agentes produtores de urease, como o *Proteus* e o *Staphylococcus aureus*, e menos frequentemente a *Klebsiella*, a *Serratia*, o *Pseudomonas* e o *Staphylococcus epidermides*, podem promover a formação de cálculos em crianças em 2 a 3% dos casos.

Na ITU, teremos a formação de amônio, CO_2 e alcalinização da urina, que junto ao fosfato e ao magnésio existentes no meio, constituem os cálculos de estruvita (coraliformes). São mais comuns em meninos e até os 5 anos de idade podem estar associados a uropatias obstrutivas e ITU de repetição.

São cálculos de crescimento rápido, podendo levar a obstrução do trato urinário, pielonefrite e urossepse.

Hipocitratúria

Pode ser idiopática, secundária a acidose ou hipocalemia sistêmica ou associada a doença inflamatória óssea. O citrato age como inibidor da cristalização urinária, reduz a saturação dos sais de cálcio, a agregação do oxalato, bem como a sua nucleação.

Relaciona-se com cálculos em crianças em ate 10% dos casos.

Hiperoxalúria

Corresponde a cerca de 2 a 13% dos casos; habitualmente o oxalato urinário é de produção endógena, apenas 10 a 15% têm origem na dieta.

A hiperoxalúria pode ser primária, por um erro inato do metabolismo, ou secundária, principalmente pelo aumento da absorção intestinal do oxalato.

Cistinúria

Corresponde a 1 a 7% dos casos. Doença genética em que observa-se aumento da excreção urinária de cistina, ornitina, lisina e arginina. Em geral, a litíase inicia-se mais tardiamente (por volta da 3ª a 4ª década de vida).

Podemos ter múltiplos cálculos bilaterais ou cálculo coraliforme.

Pode estar associada a hipercalciúria (18%), hiperuricosúria (22%) e hipocitratúria (44%), provavelmente por um defeito na acidificação tubular renal.

Hipomagnesemia

Geralmente associada a outros distúrbios metabólicos, pode ocorrer em diarreias crônicas, má absorção de magnésio e acidose tubular renal.

QUADRO CLÍNICO

Na infância apresenta sintomas inespecíficos, como dor abdominal ou pélvica, irritabilidade, hematúria, infecção urinária, disúria, polaciúria, enurese noturna etc. Comumente é diagnosticada em exame de imagem durante a investigação da dor abdominal na infância.

No adolescente e no adulto o quadro clínico típico é a cólica nefrética, na qual temos dor tipo cólica de início abrupto e forte intensidade que se irradia da região lombar para a região inguinal, associada ou não a náuseas e vômitos, podendo também estar associada a sintomas urinários, como disúria, urgência e hematúria em 33 a 90% dos casos.

A dor do tipo visceral é causada pela distensão do sistema coletor proximal em virtude da obstrução do sistema coletor e pela passagem do cálculo. Na criança, a dor abdominal, em flanco ou pélvica, está presente como sintoma inicial em até 50% dos casos.

Cálculos de até 5 mm geralmente têm passagem espontânea no adulto, e os de até 3 mm, nas crianças.

DIAGNÓSTICO LABORATORIAL E DE IMAGEM

Na investigação laboratorial devem ser realizados:

- Sumário de urina.
- Urocultura.

- Função renal – ureia e creatinina.
- Bioquímica urinária – na criança sem o controle esfincteriano, realizar dosagens isoladas de cálcio, creatinina e ácido úrico na urina. Naquelas com controle esfincteriano, realizar dosagem da urina de 24 horas (cálcio, ácido úrico, citrato, oxalato).
- Bioquímica sanguínea – cálcio, ácido úrico, fósforo.
- PTH.

Valores de normalidade:

Relação CaU/Cr U de 0 a 6 meses < 0,8; de 7 a 12 meses < 0,6 e maior que 2 anos a 0,21.

- Relação AuU × CrP/Cr U até 0,56.
- Na urina de 24 horas:
  - Ácido úrico: lactente até 15 mg/kg/dia;
    escolar até 11 mg/kg/dia;
    adolescente até 9 mg/kg/dia.
  - Magnésio < 88/1,73 m^2/dia.
  - Cálcio < 4 mg/kg/dia.
  - Oxalato < 50 mg/1,73m^2/dia.
  - Cistina < 60 mg/1,73m^2/dia.
  - Citrato > 400 mg/g de creatinina.
  - Volume urinário > 20 mL/kg/dia.
- Na investigação por imagem temos:
  - Radiografia de abdome: cálculos de ácido úrico são radiolucentes, enquanto cálculos de cálcio são radiopacos os cálculos de estruvita e cistina são menos radiopacos que os de cálcio.
  - USG de abdome: exame indolor e de fácil acesso, tem como vantagem identificar vários tipos de cálculos, inclusive alguns radiolucentes, podendo também ser útil no diagnóstico de obstruções e malformações anatômicas associadas, bem como da nefrocalcinose
  - TAC helicoidal de abdome: tem sensibilidade e especificidade altas (96 a 98%) e não necessita de contraste. É considerado excelente técnica de diagnóstico tanto no adulto quanto na criança. Suas desvantagens quanto à USG são o maior nível de radiação e o custo.
  - Urografia excretora: utiliza maior grau de radiação e necessita de contraste venoso, sendo pouco utilizada hoje em dia.

TRATAMENTO

Clínico

Devemos lembrar a correlação de litíase com hábitos de vida, então medidas, que combatam o sedentarismo; as atividades físicas devem ser estimuladas.

- Ingesta hídrica: deve ser aumentada em torno de 20 a 30 mL/kg/dia (não ultrapassando 2 L/dia) para evitar a supersaturação da urina.
- Dieta com teores normais de cálcio devem ser realizadas. O sódio pode ser diminuído da dieta, com ingestão em torno de 100 mg/dia para evitar o aumento na excreção de

cálcio. Deve-se evitar também o excesso de proteínas, já que seu excesso se relaciona com a elevação da excreção urinária de cálcio e ácido úrico.

- Citrato de potássio: promove a alcalinização do meio, sendo importante na prevenção de cálculos de ácido úrico; também aumenta a excreção do citrato. Sua dose é de 0,5 a 1 mEq/kg/dia por via oral dividido em 2 a 3 tomadas.
- Diuréticos tiazídicos: indicados em pacientes com hipercalciúria, os tiazídicos inibem a reabsorção de sódio na alça de Henle; também há estudos que mostram que ele estimula a reabsorção de cálcio nos túbulos contorcidos distais. Usamos a hidroclorotiazida na dose de 2 mg/kg/dia.
- Nos quadros agudos teremos como indicação de internamento:
  - Dor intratável.
  - Vômitos intratáveis.
  - ITU com obstrução.
  - Rim único.
  - Rim transplantado.

Nesses casos deve ser feita a hidratação adequada (oral ou venosa), o controle da dor com antiespasmódicos (hioscina 0,5 mg/kg/dose de 8/8 h ou de 6/6 h), associados ou não a analgésicos (paracetamol ou dipirona). Em casos isolados podem ser utilizados anti-inflamatórios, devendo-se considerar o risco-benefício em virtude do risco de nefrotoxicidade. Em casos com ITU associada deve-se utilizar antibioticoterapia (ver Cap. 49, de Infecção Urinária).

Tratamento cirúrgico

Classicamente temos como indicações cirúrgicas a sepse urinária obstrutiva, a cólica renal refratária ao tratamento clínico e a anúria obstrutiva, sendo o tratamento cirúrgico raramente indicado nas situações de emergência.

Temos como técnicas a nefrolitotripsia percutânea, a ureterorrenolitotripsia endoscópica, a litotripsia extracorpórea (LECO) e a cirurgia aberta (menos usada atualmente, indicada em 17 a 20% dos cálculos complexos).

A litotripsia extracorpórea pode ser aplicada com sucesso em 80% dos casos de litíase em crianças. Suas contraindicações são obstrução do trato urinário (estenose de JUP), cálculos maiores que 2 cm, distúrbios de coagulação e ITU.

A ureteroscopia pode ser empregada com sucesso em crianças (77 a 100% dos casos), com complicações em apenas 1,3% dos casos.

A cirurgia renal percutânea pode ser realizada em cálculos grandes (> 2 cm) ou que não tenham respondido à LECO.

Em resumo, teremos como tratamento para os principais distúrbios metabólicos:

- Hipercalciúria:
  - Idiopática: dieta com teor de cálcio e proteína adequado, restrição de sal e aumento de ingesta hídrica.
    - Citrato de potássio.
    - Hidroclorotiazida.
  - Hipercalciúria secundária a acidose tubular renal: citrato de potássio, podendo ser necessário o uso de bicarbonato de sódio e hidroclorotiazida.

- Hiperuricosúria: aumento da ingesta hídrica, dieta com baixo teor de purinas (restringir café, chocolate, carnes vermelhas, sardinhas, bolos etc.).
- Hiperoxalúria: dieta pobre em oxalato e aumento da ingesta hídrica.
- Hipocitratúria: aumento da ingesta hídrica e de citrato de potássio.

REFERÊNCIAS

Barrat TM, Duff PG. Nephrocalcinosis and urolithiasis. In: Barrat T, Avner E, Harmon W (eds.). Pediatric nephrology. 4 ed. Lippincott & Wilkins, 1999: 933-45.

Bartosh S. Medical management of pediatric stone disease. Urologic clinics of north America – vol 31, Issue 3 (august 2004).

Calado AA, Araujo IO, Ribeiro JPM, Cabral SPC. Litíase renal. In: Lima EJF, Souza MFT, Brito RCCM (Eds). Pediatria ambulatorial IMIP. 1 ed. Medbook, 2008: 425-34.

Coe FL, Favus MJ, Asplin JR. Nephrolithiasis. In: The kidney. 7 ed. Brenner & Rector, Elsevier, 2004.

Durkee C, Balcon A. Surgical management of urolithiasis. Pediatric Clinics of North America vol 53, issue 3 (june 2006).

Laranjo SM, Andrade OVB. Nefrolitíase na infância. In: Toporovski J (ed.). Nefrologia pediátrica. 2 ed. Guanabara Koogan, 2006: 418-46.

Nicoletta J, Lande M. Medical evaluation and treatment of urolothiasis. Pediatric Clinics of North America, vol 53 , issue 3 (june 2006).

Srivastava T, Alon U. Urolithiasis in adolescent children. Adolescente Medicine Clinics, vol 16 , Issue 1 (Feb 2005).

Stapleton FB. Childhoo stones. Endocrinol Metab Clin N Am 2002; 31:1001-15.

CAPÍTULO 55

Torção de Testículo

Paulo Carvalho Vilela • Roberta Leal Queiroz Silveira

INTRODUÇÃO

É a causa mais frequente de cirurgia genital aguda no sexo masculino; consiste na torção do testículo sobre o cordão espermático produzindo isquemia aguda deste. Ocorre em virtude de deficiências de fixação do testículo. Isto faz com que tenha dois picos de incidência na infância: no período neonatal, quando os testículos ainda não estão fixos na bolsa escrotal, e na puberdade, provavelmente pelo alongamento do funículo espermático, característico deste período. A torção de testículo pode, entretanto, acontecer em qualquer idade.

QUADRO CLÍNICO

A dor testicular é o sintoma principal. É o primeiro sintoma em 80% dos pacientes, e pode ter início gradual ou aparecimento súbito de forte intensidade. Em 20% dos casos, existe história de trauma associado, mas na maioria dos casos não há antecedentes. É frequente ocorrer torção em testículos distópicos. Neste caso, a sintomatologia consiste em tumoração dolorosa na região inguinal, associada à ausência de testículo na hemibolsa escrotal correspondente. O exame físico mostra edema da hemibolsa escrotal acometida associada a eritema e o testículo bastante doloroso e fixo na raiz da bolsa escrotal (Fig. 55-1); pode haver contração reflexa do músculo cremaster contralateral. Algumas vezes nota-se aumento de volume do testículo. Sintomas digestivos como náuseas e vômitos associam-se com frequência ao quadro.

DIAGNÓSTICO DIFERENCIAL

Orquiepididimites e orquites são os principais diagnósticos diferenciais, têm geralmente início mais brando, e estão associadas a infecções do trato urinário ou infecções

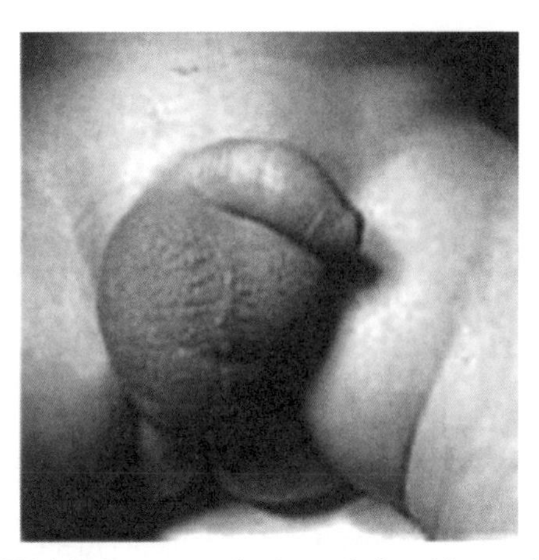

Fig. 55-1 Bolsa escrotal edemaciada e hiperemiada.

virais, como a parotidite epidêmica. Devem sempre ser suspeitadas em pacientes que realizaram algum tipo de instrumentação do trato urinário inferior. No exame da bolsa escrotal, o testículo é móvel, pouco doloroso e percebe-se um espessamento do epidídimo com relação ao testículo contralateral.

EXAMES COMPLEMENTARES

A ultrassonografia com Doppler pode diferenciar testículo torcido e isquêmico de testículo com hiperfluxo secundário a um processo inflamatório (Figs. 55-2 e 55-3). A ressonância magnética tambem é capaz de identificar o déficit de fluxo para testículo torcido, mas ainda não é de uso corrente em nosso meio. Pode-se utilizar tambem a cintilografia nuclear mostrando o acúmulo do traçador na gônada acometida. É importante frisar que exames de imagem, na suspeita de torção de testículo, só deverão ser realizados se não implicarem postergamento da exploração cirúrgica da bolsa escrotal para além de 24 horas do início dos sintomas.

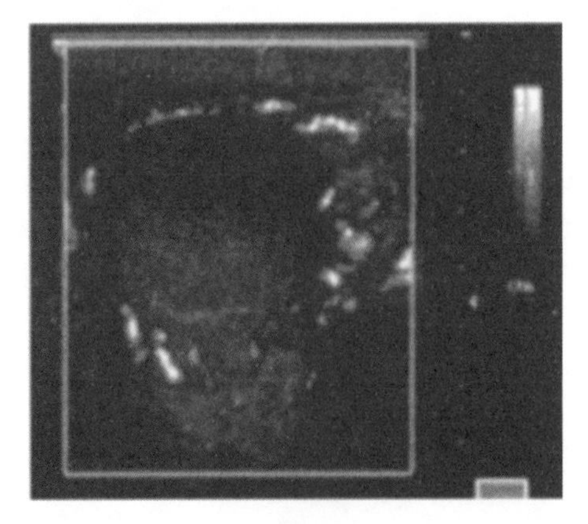

Fig. 55-2 Ultrassonografia com Doppler mostrando testículo isquêmico.

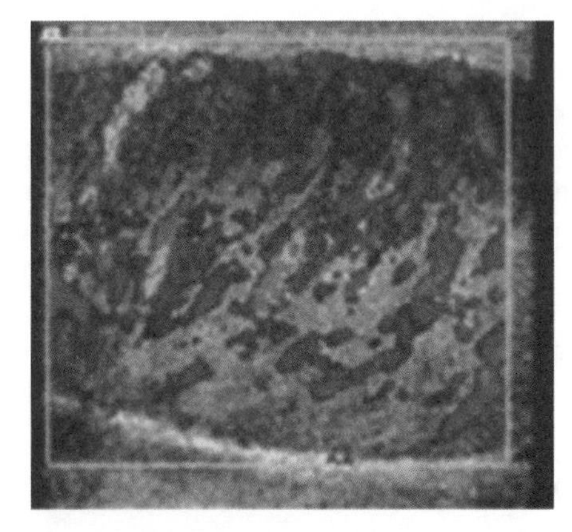

Fig. 55-3 Ultrassonografia com Doppler mostrando testículo com hiperfluxo.

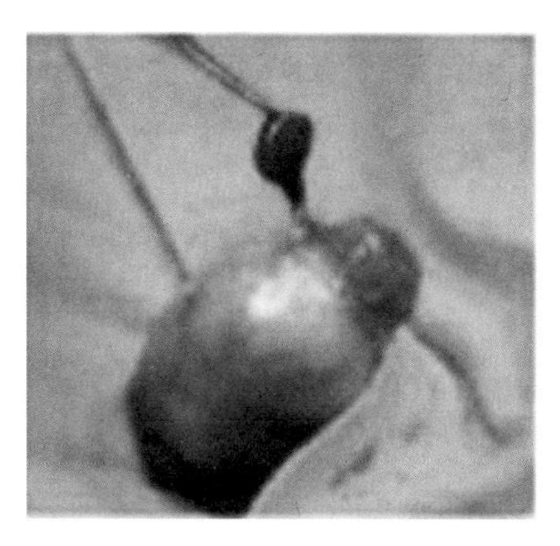

Fig. 55-4 Torção de hidátide de Morgan.

DIAGNÓSTICO

O diagnóstico é preponderantemente clínico, devido à urgência em se instituir o tratamento. Isso coloca a exploração cirúrgica da bolsa escrotal, também, como meio diagnóstico. A urgência justifica-se pelo fato de que 24 horas após o início da torção, não é mais possível salvar o testículo (Fig. 55-4). Portanto, meios complementares de diagnóstico devem ser utilizados apenas naqueles casos em que os sintomas já estejam com duração superior a 24 horas, não sendo mais a cirurgia uma opção curativa.

TRATAMENTO

O tratamento consiste na exploração cirúrgica da bolsa escrotal e na distorção do testículo, associada à fixação do testículo contralateral. O testículo distorcido deve ser avaliado quanto à sua viabilidade. Caso a viabilidade seja duvidosa, o mesmo deve ser removido, uma vez que a presença de tecido testicular necrótico sensibiliza o sistema imune, promovendo o comprometimento do testículo contralateral. Se a sintomatologia for consequência da torção de um apêndice testicular (hidátide de Morganni), a mesma deverá ser removida.

REFERÊNCIAS

Brandão AT, Malaman AR, Menezes MR Cerri GG. Ultrassom Doppler colorido no diagnóstico de escroto agudo.

Jesus LE. Artigo de atualização de escroto agudo. Revista do Colégio Brasileiro de Cirurgiões 2000; 27 (4):271.

Mosconi A, Claro JF de A, Andrade E, Vicentini F, Paranhos ML da S. Escroto agudo. Rev Med (São Paulo) 2008; 87(3):178-83.

Villalta EJ, Diaz AQ, Rodríguez DP, Bech AG. Escroto agudo actualizacion en medicina de urgencias. Servicio de Urologia Hospital Clínico Universitario de Málaga, Campus Universitario de Teatinos 29010 Málaga (2001-2002).

CAPÍTULO 56

Balanite e Balanopostite na Infância

Luziane Laís Sabino Silva Luna

DEFINIÇÃO E EPIDEMIOLOGIA

Balanite é a inflamação da glande peniana. A balanite que envolve o prepúcio é chamada de balanopostite. A mais comum complicação da balanite é a fimose, isto é, a inabilidade de retração da pele que recobre a glande peniana. Nenhuma mortalidade está associada à balanite. Morbidade está associada com a complicação de fimose (Figs. 56-1 a 56-4).

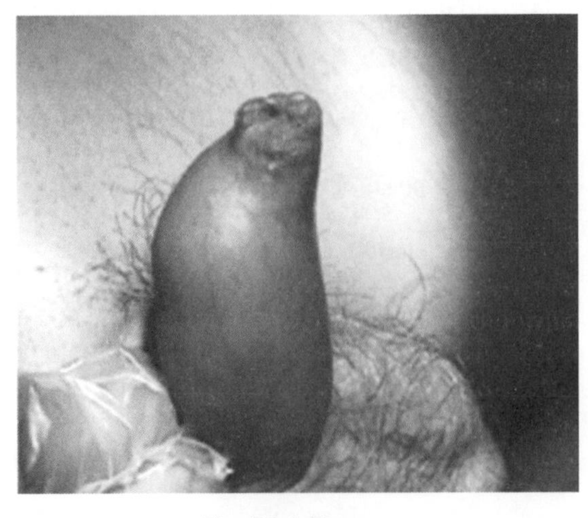

Fig. 56-1 Fimose.

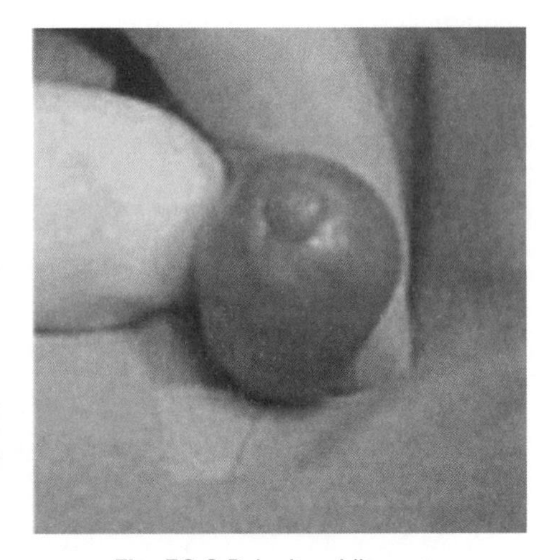

Fig. 56-2 Balanite obliterante.

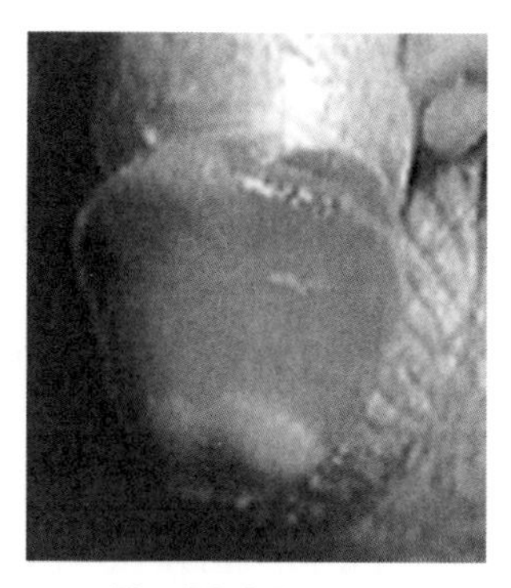

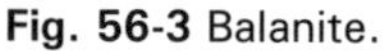
Fig. 56-3 Balanite.

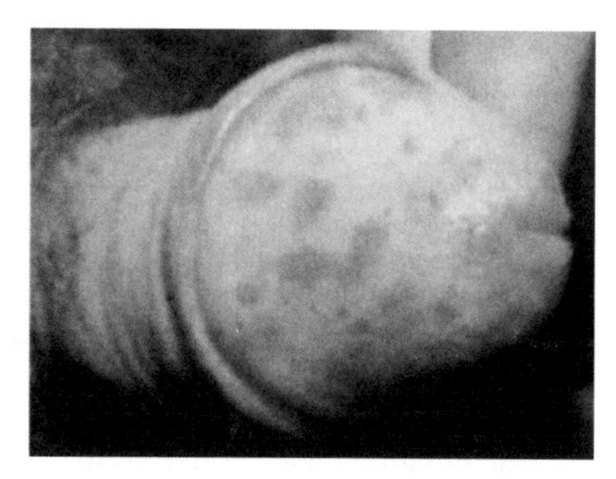

Fig. 56-4 Balanite.

FREQUÊNCIA

Nos EUA a balanite é uma condição comum, afetando aproximadamente 11% dos homens adultos atendidos em clínica urológica e cerca de 3% das crianças. Considerando a incidência mundial, ocorre em mais de 3% dos pacientes masculinos não circuncidados e pode ocorrer em qualquer idade.

Fimose é uma complicação ocasional, sendo detectada na maioria das crianças com idade acima de 3 anos.

RAÇA

No Veterans Administration Hospital Clinics admite-se que, entre os pacientes, a balanite é duas vezes mais frequente em negros e hispânicos.

ANATOMIA

O prepúcio oferece cobertura parcial ou total da glande. Ele é também uma estrutura protetora da glande contra fatores externos, e mantém sua umidade adequada (Fig. 55-5). Não apenas no homem, mas em todos os mamíferos, a glande é um órgão *interno*. Sem o prepúcio, a superfície da glande pode ficar queratinizada – grossa, seca, rígida, e quase insensível, pois o mesmo possui grande quantidade de receptores sensoriais. Nos bebês, o prepúcio e a glande

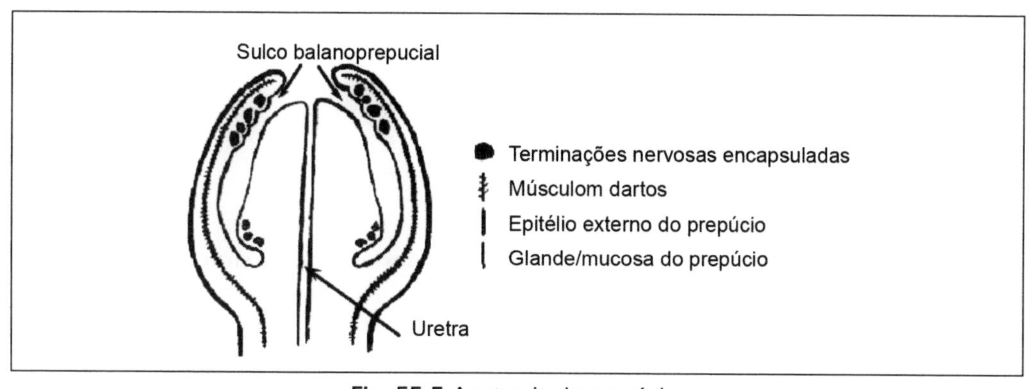

Fig. 55-5 Anatomia do prepúcio.

normalmente estão aderidos, e é normal que esta condição dure até por volta dos 4 anos de idade. Em alguns casos, pode durar até a adolescência, sem que isto constitua qualquer problema de saúde. Assim, é *impossível* diagnosticar com segurança a fimose em crianças pequenas.

FISIOPATOLOGIA

Homens circuncidados com higiene precária são os mais afetados pela balanite. A descarga ao redor da glande e o esmegma causam irritação, inflamação e edema na glande peniana. A aderência da pele inflamada e edematosa causa a fimose, que representa a maior complicação presente nos quadros de balanites já vistos. Estenose de meato com retenção urinária pode acompanhar a balanite e contribuir para a "síndrome do pênis embutido".

ETIOPATOGENIA

Diabetes é a mais comum patologia associada que provoca balanite em adulto. Outras causas incluem:

- Higiene precária.
- Irritantes químicos (p. ex., sabão, derivados do petróleo).
- Condições edematosas, tais como insuficiência cardíaca congestiva à direita, cirrose e nefroses.
- Alergia medicamentosa (p. ex., tetraciclina, sulfonamidas).
- Obesidade mórbida.
- Câncer de pênis.
- Balanite xerótica obliterante (líquen escleroso) – esta dermatose é caracterizada por ser crônica e identificada através de placas esbranquiçadas ao redor da glande e do prepúcio penianos.
- Doença de Reiter – lesões circinadas e erosivas sobre a glande.

Alguns micro-organismos e vírus causam balanite, incluindo os citados a seguir:

- *Candida* sp. (mais comumente em diabéticos).
- Agentes anaeróbicos.
- Papiloma vírus humano (HPV).
- *Gardnerella vaginalis.*
- *Treponema pallidum* (sífilis).
- *Trichomonas.*
- *Streptococcus* dos grupos A e B.
- *Borrelia vicentii* e *Borrelia burgdorferi.*

QUADRO CLÍNICO

Paciente com balanite usualmente tem algum desses sinais e/ou sintomas: corrimento peniano, impossibilidade de retrair a pele, impotência, dificuldade de manter um controle urinário satisfatório, estenose de meato e infecção urinária recorrente em crianças.

Os achados do exame físico incluem eritema e edema da glande peniana, incapacidade de visualização do meato uretral na glande peniana, corrimento, ulceração ou placas, fimose, estenose de meato, distensão vesical, balonamento prepucial ao urinar ou envolvimento linfonodal em região inguinal.

DIAGNÓSTICO LABORATORIAL

Basicamente utilizado para diagnosticar as patologias que predispõem aos episódios de balanite ou para determinar seu agente etiológico.

- Glicemia sérica de jejum.
- Cultura da secreção.
- Teste sorológico para sífilis.
- KOH procurando por *Candida.*
- HIV e HPV em casos selecionados.

Estudos por imagem

Usualmente não são necessários, a não ser para pesquisas das complicações, como estenose de uretra (uretrocistografia miccional).

Outros testes

A realização de biópsia nos casos de balanite recorrente é sugerida.

DIAGNÓSTICO DIFERENCIAL

Candidíase, psoríase, leucoplasia, balanite xerótica obliterante, tuberculose, síndrome de Reiter, balanite de Zoon, doenças sexualmente transmissíveis, como sífilis (cancro sifilítico), gonorreia, cancro mole, entre outras, e doença de Behçet.

CONDUTA

- *Emergencial:*
  - Balanite sem fimose:
    - Retração prepucial diariamente para limpeza com sabão e água morna envolvendo glande e sulco balanoprepucial.
    - Todos os pacientes pediátricos e pacientes com balanite xerótica devem ter seguimento regular por 2 meses e aplicação neste período de betametasona 0,05% duas vezes ao dia após a retração delicada prepucial; a aplicação deve ser realizada em crianças maiores que 3 anos. O sucesso desta aplicação tópica é maior em crianças com idade acima de 10 anos (65 a 95%), comparado com crianças entre 3 e 10 anos.
    - Corticoide tópico tem seu uso limitado em pacientes com moderada a grave balanite xerótica obliterante. Estes pacientes têm fibrose do prepúcio distal.
    - Em casos recorrentes, pimecrolimus creme a 1% foi usado com sucesso em 64% dos casos num determinado estudo.
    - A aplicação de bacitracina tópica faz-se na suspeição de infecção bacteriana associada.
    - Clotrimazol tópico pode ser utilizado em adultos com suspeita de balanite por *Candida.*

 - A cultura da secreção é solicitada em raros casos, principalmente em casos que não respondem ao tratamento convencional. Este, então, deve ser guiado pelo antibiograma com o antibiótico apropriado.
- Balanite complicada com fimose:
  - Corticosteroide tópico após a retração delicada do prepúcio em fimoses não tão cerradas pode ser utilizado antes da alternativa cirúrgica.
  - Prepuciotomia na face dorsal do pênis, no caso de parafimoses. Este procedimento exige anestesia local e possibilidade de sedação.
  - Circuncisão clássica (postectomia). Lembrar que a circuncisão não previne balanite em crianças maiores que 3 anos (Figs. 56-6 e 56-7).

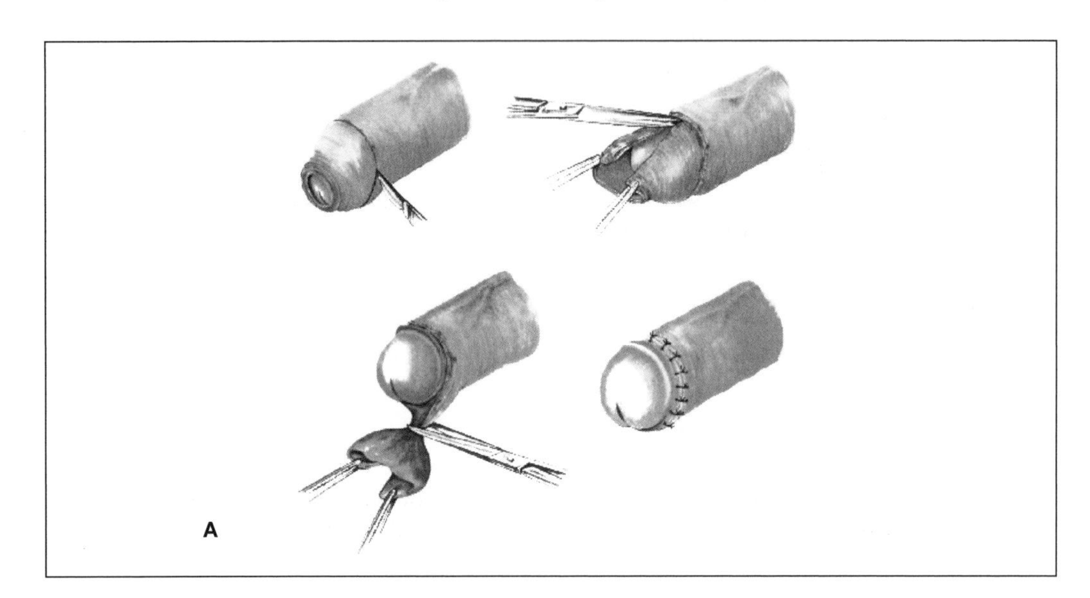

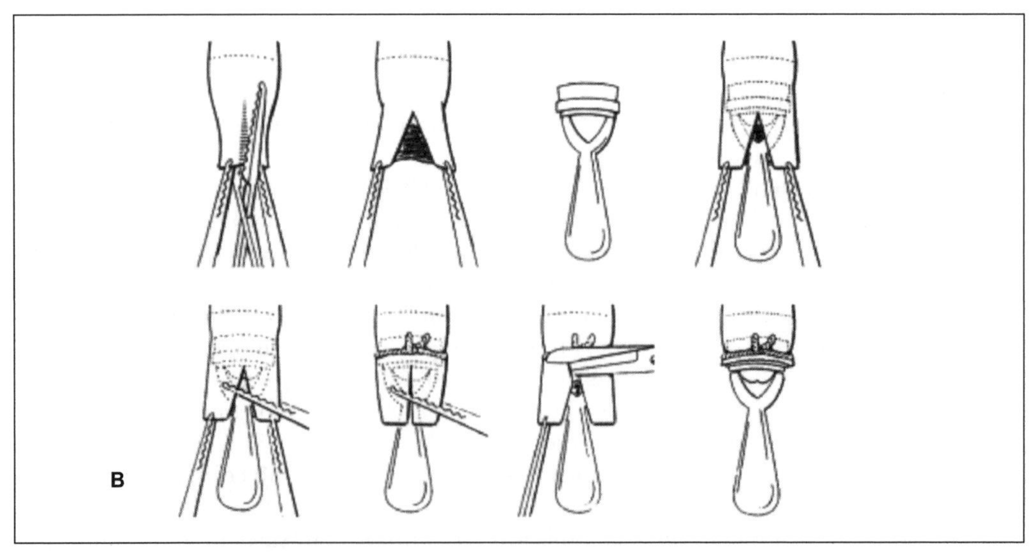

Fig. 56-6 Postectomia clássica (**A**) e com utilização do Plastibell® (**B**).

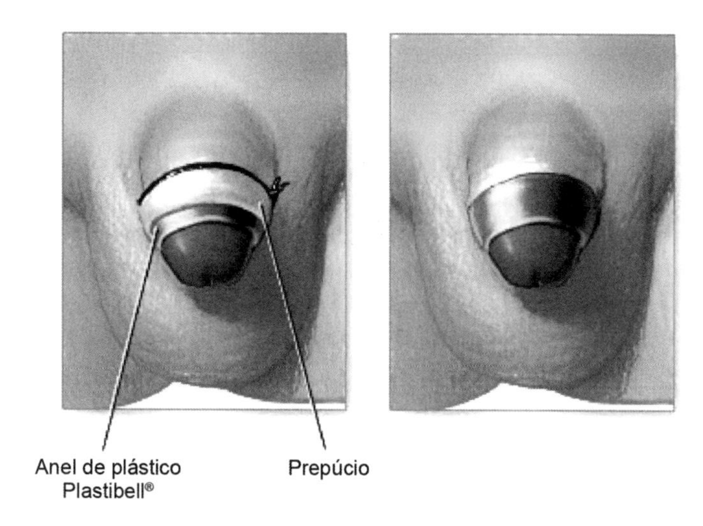

Fig. 56-7 Aspecto final da postectomia com Plastibell®.

REFERÊNCIAS

Alves MC, Ribeiro JC, Silva CB et al. Fimose e circuncisão. Acta Urológica 2006; 23; 2:21-6.

Cold CJ, McGrath KA. Anatomy and histology of the penile and clitoral prepuce in primates. In: Denniston GC, Hodges FM, Milos MF (eds.). Male and female circumcision. New York: Kluwer Academic/Plenum Publishers, 1999.

Edwards S. Balanitis and balanoposthitis: a review. Genitourinary Medicine 1996; 72:155-9.

Ghory, HZ, Sharma R. Phimosis and paraphimosis. Disponível em: http://emedicine.medscape.com/article/777539-overview. Acesso em: 02 dezembro de 2009.

Leber MJ, Tirumani A. Balanitis: differential diagnoses & workup. Disponível em: http://emedicine.medscape.com/article/777026-overview. Acesso em: 1º abril de 2010.

Osipov VO, Acker SM. Balanoposthitis. Disponível em: http://emedicine.medscape.com/article/1124734-overview. Acesso em: 1º abril de 2010.

Rietjens J, Arenzon S, Bonamigo RR. Abordagem diagnóstica das balanites por meio de fluxogramas: uma proposta metodológica. An Bras Dermatol, Rio de Janeiro, 2001; 76(3):331-6.

CAPÍTULO 57

Vulvovaginites

Juliana Lima Marques

CONCEITO E EPIDEMIOLOGIA

A vulvovaginite é a maior causa de demanda de consulta ginecológica em pediatria, sendo o problema ginecológico mais comum na infância ou adolescência, cuja frequência varia de 70 a 80% de todos os casos atendidos em consultórios de ginecologia infanto-juvenil.

Consiste em um processo inflamatório da vulva e/ou da vagina, e caracteriza-se por corrimento genital de quantidade e aspecto variáveis, podendo ou não ser acompanhada de outros sintomas. As vulvovaginites podem ser resultantes de uma infecção ou estar relacionadas com fatores físicos, químicos, hormonais e/ou anatômicos que predispõem ou desencadeiam o processo.

A maioria das infecções vulvovaginais em crianças é inespecífica, causada por um distúrbio da homeostase bacteriana vaginal, comumente relacionado com higienes fecal e urinária inadequadas. No entanto, em 30% dos casos, as vulvovaginites podem ser decorrentes de agentes específicos, cuja importância incide no envolvimento de alguns micro-organismos sexualmente transmissíveis, o que deve alertar para a investigação de violência sexual na infância. Desse modo, o pediatra deverá estar apto a conduzir uma abordagem inicial adequada.

FATORES PREDISPONENTES

Anatômicos e fisiológicos

- Ausência de coxins adiposos vulvares e de pelos pubianos.
- Vagina atrófica e não estrogênica.

- PH vaginal neutro, entre 6,5 e 7,5.
- Pequena abertura himenal obstruindo a saída de secreções.
- Diminuição dos mecanismos imunes locais.
- Proximidade da vulva com a região perineal.

Comportamentais

- Higiene perineal inadequada.
- Uso de roupas apertadas.
- Roupas de material sintético.
- Uso de sabonete e cremes.
- Constipação intestinal.

Doenças sistêmicas

- Diabetes melito.
- Doença exantemática.
- Infecções de vias aéreas superiores.
- Parasitoses intestinais (enterobíase).

APRESENTAÇÃO CLÍNICA

Em pacientes pediátricos, o corrimento vaginal é uma queixa de apresentação comum, sendo com frequência o sintoma primário de vulvite, vaginite e vulvovaginite, podendo ser acompanhado de desconforto em regiões perineal e vulvar, descrito como dor, queimação, prurido ou disúria, esta resultante do contato da urina com a mucosa vulvar inflamada. Outros sinais e sintomas associados são micção frequente ou enurese. Em muitos casos, no entanto, pode apresentar-se assintomático.

A vulvite se manifesta principalmente por disúria, prurido e eritema da vulva. Na vaginite, há presença de corrimento, porém sem disúria, prurido ou eritema associados. A vulvovaginite consiste em uma combinação destas manifestações. É importante notar a cor, o odor e a duração do corrimento.

EXAME GINECOLÓGICO NA CRIANÇA

O exame genital da criança baseia-se na obtenção da colaboração da paciente, o qual será mais facilmente obtido se a menina estiver na presença da mãe, e o médico se comprometer a não causar nenhum desconforto durante o procedimento, o que gera sensação de confiança e controle da criança sobre a situação.

No exame deve ser pesquisada a presença de edema, hiperemia, escoriações, fissuras, assim como a presença de fezes ou secreções interlabiais, o que chama a atenção para a higiene inadequada. Na presença de secreção visível, devem-se diferenciar as vulvovagites das situações em que o corrimento vaginal apresentado pela jovem é resultante de processo fisiológico, o que ocorre em duas situações: na recém-nascida e no período da pré-menarca.

Posicionamento da criança

A paciente deve estar em decúbito dorsal com as coxas flexionadas e as pernas em abdução; a cabeça deve estar elevada de forma que ela possa visualizar o médico.

Coleta de secreção vaginal

Sempre que possível, amostras da secreção vaginal para bacterioscopia, exame a fresco e citologia devem ser colhidas. Pode-se proceder a coleta de material do introito vaginal com espátula de plástico ou cotonete no interior da vagina, quando o hímen já tem elasticidade, ou apenas do vestíbulo em crianças menores. Nas adolescentes com vida sexual ativa, pode-se coletar o material com ajuda de espéculo.

A bacterioscopia associada a citologia fornece dados sobre a frequência de bactérias presentes, sinais de processo inflamatório celular, assim como identifica fungos, tricomonas e gardnerela, além de afastar processos neoplásicos.

CLASSIFICAÇÃO, DIAGNÓSTICO E TRATAMENTO DAS VULVOVAGINITES

Vulvovaginites inespecíficas

Representam a grande maioria dos casos de vulvovaginite na infância e na adolescência sem vida sexual ativa, ocorrendo principalmente nas pacientes com higiene perineal precária. O hábito de fazer higiene anal de trás para a frente, após evacuar, permite o depósito de fezes no vestíbulo vaginal e acarreta vulvovaginite por germes intestinais, ocorrendo em 68% dos casos. Os próximos micro-organismos mais frequentemente envolvidos são *Streptococcus* β-hemolíticos e *Staphylococcus coagulase*-positivos, que seriam transmitidos durante infecções respiratórias ou da pele, a partir de mãos contaminadas para os genitais. Na história existe referência a essas infecções pouco antes dos sintomas vaginais.

A infecção urinária também pode desencadear a inflamação dos tecidos da vulva e da vagina pelo refluxo de urina durante a micção. Outras causas comuns, responsáveis pela instalação das vulvovaginites inespecíficas, são a presença de corpo estranho na vagina, ocorrendo principalmente em crianças pequenas, e a presença de parasitas (enteróbios vermiculares) levando à contaminação vulvar por prurido anal e vaginal.

Podem-se ainda citar fatores físicos e químicos que concorrem para irritações vulvovaginais, como o uso de roupas justas e pouco absorventes, tipo de fralda ou mesmo xampus e sabonetes utilizados em banhos de banheira.

ASPECTO CLÍNICO

A sintomatologia é inespecífica, às vezes inexistente no momento da consulta; quando há presença de corrimento visível, em geral o corrimento observado nestes casos é tipicamente castanho ou esverdeado, com odor fétido e associado a pH de 4,7 a 6,5.

Exames complementares

Os exames complementares compreendem: bacterioscópico do conteúdo vaginal, urina tipo 1 e parasitológico de fezes e/ou *swab* anal na suspeita de oxiúros. A cultura da secreção vaginal não trará benefício, pois mostrará o crescimento de flora mista, não orientando a determinação do agente no caso das vulvovaginites inespecíficas.

Tratamento

O tratamento das vulvovaginites inespecíficas visa inicialmente melhorar as condições de higiene perineal, a fim de diminuir a população de bactérias contaminantes provenientes do trato gastrointestinal. É importante orientar a mãe para inspecionar a genitália externa após o banho e aumentar a supervisão no momento da micção e da defecação, ensinando a criança a fazer sua própria higiene.

Instruí-la a dar preferência a roupas folgadas, que permitam ventilação adequada. As calcinhas devem ser de cor clara e de algodão, trocadas com frequência se estiverem sujas ou úmidas e lavadas com sabonete neutro.

Observa-se melhora de até 60% dos casos na fase aguda, quando realizados banhos de assento duas ou mais vezes ao dia com água morna e antisséptico por 5 a 10 dias e secagem adequada da vulva. Na higiene diária, recomenda-se o uso de sabonete neutro.

As vulvovaginites inespecíficas recorrentes devem ser tratadas com antibióticos sistêmicos, como amoxacilina ou cefalosporina. Se houver associação com enterobíase trata-se o parasita na criança e em todos os membros da família com mebendazol ou albendazol (doses habituais por 2 ciclos com intervalos de 2 a 3 semanas) ou ainda com palmoato de pirvínio (5-10 mg/kg; máx. de 600 mg, dose única, repetindo após 2 a 3 semanas).

Vulvovaginites específicas

Definidas como infecção vaginal determinada por agentes etiológicos específicos, os quais apresentam quadro clínico característico. A *Gardnerella vaginals* é o micro-organismo mais frequentemente cultivado no paciente infantil ou mesmo nas adolescentes com vulvovaginite, seguida pela *Candida* sp. e *Trichomonas*; embora alguns desses agentes possam não ser de transmissão sexual, quando presentes em adolescentes muito jovens, deve sempre ser aventada a hipótese de a menina ter sido vítima de violência sexual.

Para uma abordagem prática, serão analisadas as causas mais comuns de corrimento vaginal específico em pacientes adolescentes.

Vaginose bacteriana

Anteriormente denominada vaginite inespecífica, a vaginose bacteriana caracteriza-se pelo crescimento excessivo de bactérias anaeróbias e a diminuição de lactobacilos. É causa importante de corrimento vaginal em adolescentes sexualmente ativas.

Utiliza-se o termo vaginose, em vez de vaginite, devido à discreta resposta inflamatória observada nesta infecção, ocorrendo ausência marcante de leucócitos. A vaginose foi chamada de bacteriana devido à ausência de fungos ou parasitas como fatores causais dessa síndrome. É uma infecção polimicrobiana, que se caracteriza pelo crescimento excessivo de bactérias anaeróbias (*Prevotella* sp., *Mobilucus* sp., *Gardnerella vaginalis* e *Micoplasma hominis*). Percebe-se uma acentuada diminuição da concentração de lactobacilos.

Manifesta-se clinicamente por corrimento vaginal aumentado, fino, branco ou acinzentado e com odor semelhante ao de pescado. O odor é mais bem percebido após o coito, sem preservativo, já que a presença do sêmen eleva o pH vaginal, provocando a liberação de aminas, que se volatizam e são detectadas por seu odor característico.

Os sintomas aumentam progressivamente durante o meio do ciclo até o final da menstruação. Geralmente não há irritação da vulva ou vagina.

Embora apenas a tricomoníase tenha sua transmissão sexual estabelecida, a vaginose bacteriana tem perfil epidemiológico muito similar a esta e muitos autores a consideram, ao menos, sexualmente associada. Adolescentes que nunca tiveram relação sexual raramente são afetadas.

Diagnóstico

Os critérios clínicos para o diagnóstico da vaginose bacteriana envolvem o achado de 3 dos 4 itens seguintes, com acuidade de 90%:

- Corrimento branco-acinzentado, homogêneo, fino, com pequenas bolhas e odor fétido.
- pH do fluido vaginal superior a 4,5.
- Teste das aminas positivo. Este teste é realizado adicionando-se duas gotas de KOH a 10% ao esfregaço do conteúdo vaginal. Ocorre liberação de aminas biovoláteis, as quais exalam odor de peixe cru ou podre.
- Presença de *clue-cells* (células descamadas do epitélio vaginal, recobertas de bactérias) ao exame microscópico. Este é o mais sensível e específico sinal da vaginose bacteriana.

Tratamento

Devem ser prescritos os derivados nitroimidazólicos, sendo o metronidazol a droga de escolha.

As opções de posologia são:

- *Na infância:*
  - Metronidazol oral 40 mg/kg/dia, 8/8 h por 7 a 10 dias.
  - Tinidazol ou secnidazol oral 30 mg/kg (máx. 2 g) em dose única.
- *Adolescentes* (segue a mesma dose para adultos):
  - Tratamento oral:
  - Metronidazol oral 750 mg a 1,2 g/dia, por 7 dias.

  O tratamento em dose única não é satisfatório.
- Tratamento tópico:
  - Metronidazol (creme ou gel) 5 g/dia intravaginal por 7 dias.

Nos casos de alergia ou intolerânçia ao metronidazol, pode-se optar pela clindamicina oral ou em creme.

Candidíase

É um tipo frequente de vulvovaginite, causado pela *Candida albicans* em 80 a 90% dos casos e por outras espécies não *albicans* (*C. tropicalis, C. glabrata, C. krusei, C. parospsilosis* em 10 a 20%.)

A *Candida* sp. parece preferir ambiente estrogenizado, não representando geralmente um fator de vulvovaginite nas meninas pré-púberes; no entanto, mesmo sendo rara na infância, deve ser considerada sobretudo em meninas com candidíase cutaneomucosa crônica. Nesses casos, situações de imunossupressão devem ser pesquisadas. Em adolescentes e mulheres adultas, configura-se como a segunda causa mais frequente entre as vulvovaginites.

Como é um fungo que faz parte da flora endógena de até 50% das mulheres, a relação sexual não é tida como a principal forma de transmissão, acometendo adolescentes sexualmente ativas ou não. Alguns fatores favorecem o desenvolvimento do fungo:

- Uso recente de antibióticos de amplo espectro de ação, corticoides ou imunossupressores.
- Uso de contraceptivos hormonais ou outros esteroides.
- Diabetes melito.
- Imunodeficiências.
- Eczema vulvar ou intretigo que mantenha o períneo umedecido e com escoriações.
- Hábitos de higiene e vestes inadequados que dificultam a ventilação e aumentam o calor e a umidade local.
- Presença de substâncias alérgenas e/ou irritativas (talco, perfume, desodorantes etc.).

QUADRO CLÍNICO (SINAIS E SINTOMAS)

Entre os sinais e sintomas clínicos da vulvovaginite, o mais frequente é o prurido vaginal, presente em praticamente todas as pacientes infectadas, de intensidade variável, de leve a insuportável, que piora à noite e é exacerbado pelo calor local. O corrimento é de coloração esbranquiçada, inodoro e com grumos (aspecto de leite coalhado).

São frequentes a irritação vaginal, o ardor vulvar, a dispaureunia e a disúria.

Diagnóstico

O diagnóstico é feito com base no quadro clínico e no encontro de fungos em lâmina a fresco adicionada a KOH a 10% ou em esfregaço corado pelo método do Gram. Quando possível, pode-se realizar também o teste do pH vaginal, colocando-se uma fita de pH em contato com a parede vaginal, durante 1 minuto. Valores menores que 4 sugerem candidíase.

Tratamento

O tratamento tópico é eficaz na maioria dos casos. Consiste na aplicação local de antisséptico (banho de assento) e creme vaginal específico em aplicação externa na vulva ou endovaginal com sonda uretral adaptada à seringa. O tempo de aplicação vai depender da substância utilizada:

- Miconazol: 14 noites.
- Isaconazol: 10 noites.
- Nistatina: 7 noites.
- Terconazol ou isoconazol: 5 noites.

Nas crianças maiores (acima de 20 kg) e em adolescentes, além das medidas de higiene local, pode-se optar pelo tratamento via oral com cetoconazol, 200 a 400 mg/dia, dependendo do peso, por 5 dias. Em adolescentes, pode-se usar:

- Itraconazol: 200 mg pela manhã e 200 mg à noite, por 1 dia.
- Fluconazol: 150 mg, dose única.

Tricomoníase

A vulvovaginite causada pelo protozoário *Thichomonas vaginalis* tem como principal forma de transmissão a via sexual, mas pode estar presente em crianças e adolescentes não sexualmente ativas, pois sua capacidade de sobreviver por cerca de 1 hora em superfícies úmidas permite a transmissão não sexual a partir de fômites infectadas. No entanto, esse modo de transmissão é incomum, devendo ser considerado apenas nos casos de infecção recorrente, em que a transmissão sexual estiver afastada.

Grande parte das adolescentes com vulvovaginites por *Trichomonas vaginalis* apresenta-se sintomática. Os sinais clínicos mais frequentemente associados incluem irritação e desconforto da vulva e períneo, além de dispareunia e disúria.

Prurido é encontrado em 60 a 75% dos casos. A vulva apresenta-se hiperemiada e o pH vaginal mantêm-se entre 5 e 7. Nos casos típicos, esses sintomas acompanham-se de corrimento espumoso, amarelo-esverdeado, fétido e bolhoso, mais intenso logo após a menstruação.

Diagnóstico

Critérios para o diagnóstico:

- Corrimento espumoso, profuso e amarelo-esverdeado (ocorre em até 35% dos casos).
- pH vaginal maior que 4,5.
- Eritema vulvar e escoriação não são comuns, mas eritema vaginal costuma estar presente em até 75% dos casos.
- Detecção do *Trichomonas* móvel à microscopia de esfregaços frescos da secreção vaginal.

No entanto, foi encontrada a sensibilidade de apenas 51,2% para o exame direto. A cultura é o método diagnóstico mais sensível disponibilizado comercialmente.

Tratamento

O tratamento sistêmico, oral, é obrigatório nos casos de tricomoníase, pois o *Trichomonas* pode alojar-se na uretra e em outros sítios extravaginais, tornando-se inacessível ao tratamento tópico. É realizado com os derivados nitroimidazólicos, constituindo o metronidazol a droga de escolha.

Na infância, utilizam-se:

- Metronidazol: 40 mg/kg/dia, 8/8 h, por 7 a 10 dias.
- Tinidazol ou secnidazol: 30 mg/kg (máximo 2 g), em dose única.

Em adolescentes (segue a mesma dose para adultos):

- Metronidazol: 2 g, VO, dose única.
- Metronidazol: 500 mg, VO, de 12/12 h, por 7 dias.

Pode-se ainda associar tratamento tópico para alívio mais rápido dos sintomas locais, com metronidazol gel, 5 g/dia, intravaginal, por 7 dias.

REFERÊNCIAS

Andrade HHSM, Magalhães MLC. Abordagem ginecológica da criança e da adolescente. In: Magalhães MLC, Andrade HHSM. Ginecologia infanto-juvenil. 1 ed. Rio de Janeiro: Medsi, 1998.

Behrman RE, Klegman RM, Jenson HBN. Tratado de pediatria. 16 ed. Rio de Janeiro: Guanabara Koogan, 2002: 1635-38.

Camargos AF, MeloVH, Carneiro MM, Reis FM. Ginecologia ambulatorial, baseada em evidências científicas. 2 ed. Belo Horizonte: COOPMED, 2008: 591-605.

Fontoura ARH. Enteróbius vermiculares: uma importante causa de vulvovaginites na infância. Revista baiana Saúde Pública 2003; 27(2):277-86.

Malheiros AFA. Vulvovaginites na infância. Monografia com área de concentração: Ginecologia Infanto-Puberal. Niterói-RJ, 2002.

Neves NA. Corrimento vaginal na infância: como abordá-lo. Jornal Brasileiro de Doenças Sexualmente Transmissíveis 1988; 10(5):15-9.

Ramos LO, Bastos AC, Salvatore CA. Ginecologia. In: Marcondes, E. Pediatria básica. 9 ed. São Paulo: Savier, 1999, p. 1749-1759.

Santos LC, Figueiredo SR, Amorim MMR, Guimarães V, Porto AM. Ginecologia clínica, diagnóstico e tratamento, 1 ed. Rio de Janeiro: Medbook, 2007.

Souza MCB, Henriques CA, Araújo MMV. Ginecologia infanto-puberal e de adolescentes. Femina 1991; 19(10):804-12.

Sucupira ACSL, Bricks LF, Kobinger MEBA, Saito MI, Zuccolotto SMC. Pediatria em consultório. 4 ed. São Paulo: Sarvier, 2000: 777-83.

SEÇÃO IX

Emergências em Neurologia

Coordenador

Ronaldo Oliveira da Cunha Beltrão

CAPÍTULO 58

Convulsão e Estado de Mal Epiléptico

Ronaldo Oliveira da Cunha Beltrão • Maria Durce da Costa Gomes

CONCEITUAÇÃO E EPIDEMIOLOGIA

Crises convulsivas representam a segunda manifestação neurológica mais frequente na emergência pediátrica, seguidas por traumatismo craniano. Aproximadamente 80% das crises agudas em crianças cessam antes do atendimento hospitalar, não precisando de qualquer tratamento com anticonvulsivantes no serviço de emergência. Por outro lado, grande parte dos episódios que apresentam duração maior que 5 minutos persistirá por mais de 20 a 30 minutos, podendo implicar riscos de lesões do sistema nervoso central e/ou sistêmicas.

DEFINIÇÕES

Epilepsia: condição crônica, caracterizada pela presença de crises epilépticas recorrentes, na ausência de eventos externos desencadeantes.

Crises epilépticas: designação que se aplica ao evento neurofisiológico, representando uma descarga elétrica anormal, excessiva e sincrônica de um grupamento neuronal, ocorrendo de modo espontâneo ou secundário a eventos exógenos, como febre, distúrbios hidroeletrolíticos, infecções do SNC, entre outros.

Convulsão: contrações musculares anormais e excessivas, que podem ser sustentadas ou ininterruptas.

Estado de mal epiléptico (EME): compreende uma crise prolongada ou crises recorrentes sem recuperação completa da consciência por 30 minutos ou mais. Atualmente alguns autores como Lowenstein *et al.* têm proposto períodos de tempo menores como critério de diagnóstico para EME generalizado (crianças > de 5 anos), a saber: atividade convulsiva contínua, com 5 ou mais minutos de duração, ou duas ou mais convulsões entre as quais a recuperação da consciência é incompleta; baseando-se no fato de que a maioria das crises que cedem espontaneamente acontece nos primeiros 5 a 10 minutos do seu início. O fundamental é que a atitude prática no serviço de emergência deva iniciar-se assim que a criança seja admitida. Por outro lado, o "esperar" 30 minutos poderá sem dúvida contribuir para atrasar o início do tratamento, aumentar o risco de farmacorresistência, com maior probabilidade de sequelas. Assim, o tratamento deve ser instituído após 5 minutos de duração da convulsão.

Aproximadamente 15% das crianças menores de 15 anos vão padecer de transtornos paroxísticos, distribuídos aproximadamente do seguinte modo: 10% são transtornos paroxísticos não epilépticos, 3 a 4% são crises febris, e 1 a 1,5% são crises epilépticas; destas, metade é representada por evento único e a outra metade por episódios recidivantes que se caracterizam como epilepsia. Aproximadamente 70% das crianças abaixo de 1 ano de idade diagnosticadas com epilepsia apresentaram de início EME. Em crianças com epilepsia, quase 20% terão um episódio de EME nos primeiros 5 anos do diagnóstico.

ETIOPATOGENIA

As crises prolongadas desencadeiam uma cascata de alterações no SNC. Trabalhos experimentais documentaram alterações dos neuropeptídios cerebrais, com diminuição dos neurotransmissores inibitórios e aumento dos neurotransmissores excitatórios. Por outro lado, surgem alterações dos receptores do GABA e N-metil aspartato, que criam um estado de hiperexcitabilidade neuronal. Outros estudos revelaram que no decurso do estado de mal ocorrem fenômenos de reorganização sináptica, com perda de interneurônios gabaérgios e aumento dos neurônios excitatórios; em conjunto, todas estas alterações conduzem à perpetuação do estado de mal, com maior probabilidade de farmacorresistência e lesão neuronal.

Em nível sistêmico, ocorre um conjunto de alterações que numa primeira fase são adaptativas, com estímulo simpático generalizado (liberação maciça de catecolaminas), taquicardia, hipertermia, hipertensão, aumento do fluxo sanguíneo cerebral, hiperglicemia. Estas respostas permitem que o aumento das necessidades metabólicas cerebrais seja satisfeito. Após um período indeterminado (não existem estudos em seres humanos), ocorre a descompensação por exaustão destes mecanismos adaptativos, com acidose metabólica, hiperlactacidemia, bradicardia, hipotensão, perda de autorregulação do fluxo sanguíneo cerebral, hipoglicemia, hipóxia e lesão neuronal.

A etiologia na infância é variada. Para efetuar o tratamento mais apropriado, é útil classificar as crises epilépticas em, de acordo com a etiologia, sintomáticas agudas (resultantes de processo agudo que afeta o SNC), sintomáticas remotas (decorrentes de lesões anteriores do SNC, correspondendo a sequelas do traumatismo craniano, infecções ou eventos hipóxico-isquêmicos), encefalopatias progressivas (em que as convulsões ocorrem num contexto no qual há uma doença neurológica progressiva), criptogênicas, além das crises febris.

O EME pode ser classificado de modo semelhante à classificação internacional das crises epilépticas com base nos primeiros sintomas: parcial (focal) ou generalizado, e além disso, pode ser classificado pelo fenótipo das crises (ausência, mioclonia, tônico, clônico) e se a consciência é preservada ou prejudicada (simples ou complexo) (Quadros 58-1 e 58-2).

- EME generalizado:
  - Convulsivo: tônico-clônico; mioclônico; tônico; clônico.
  - Não convulsivo ou EME de ausência.

Quadro 58-1 Classificação etiológica do EME

Sintomático agudo	Sintomático remoto	Idiopáticas	Encefalopatia progressiva	Criptogênico	Febril
Infecções	TCE	Síndromes epilépticas ou generalizadas, com características eletroclínicas específicas, sem uma etiologia plausível	Doenças neurodegenerativas	Não classificado como idiopático ou sintomático remoto e sem outra justificativa	Sem outro fator adicional; idade entre 3 meses e 5 anos
Distúrbios metabólicos	Infecção		Neoplasias		
AVC	Hipóxico-isquemia		Síndromes neurocutâneas		
TCE	AVC		Erro inato do metabolismo		
Intoxicação	Malformação congênita		Infecções subagudas e crônicas		
Abstinência					

Quadro 58-2 Principais etiologias das crises de EME relacionadas com a faixa etária

Neonatos	< 2 meses	>2 meses
Insulto agudo		
Hipóxia isquemia Hemorragia do SNC Infecção	Infecção do SNC Hematoma subdural	Infecção do SNC Hemorragia do SNC Anóxia
Metabólico-genética		
Hipoglicemia Hiponatremia	Hipoglicemia	Hipoglicemia
Hipocalcemia	Hipernatremia	Hipernatremia
Hipernatremia	Hiponatremia	Hiponatremia
Hiperbilirrubinemia	Hipocalcemia	Hipocalcemia
Acidemia orgânica	Acidemia orgânica	Distúrbios lisossomais
Defeitos no ciclo da ureia	Defeitos no ciclo da ureia	Idiopática
Deficiência da piridoxina	Fenilcetonúria	
Acidose láctica	Esclerose tuberosa	
Outros		
Abstinência de narcóticos	Malformações do SNC	Crise febril Intoxicação

- EME parcial:
  - Parcial simples: sintomas visuais; motores; somatossensitivos; autonômicos.
  - Parcial complexo.
  - Parcial evoluindo para generalizado.

DIAGNÓSTICO

O atendimento a uma criança em crise envolve discernimento clínico e alguns procedimentos imediatos que controlem a situação, promovam o bem-estar do paciente e impeçam iatrogenias. Enquanto são efetuados os cuidados iniciais ao paciente, devemos procurar, por meio de cuidadosa história clínica e observação, responder às questões citadas a seguir:

Anamnese

HISTÓRIA EVOLUTIVA

- É mesmo uma epilepsia?
- Qual o tipo?
- Qual a etiologia?
- Paciente tem diagnóstico prévio de epilepsia?
- Qual a frequência das crises, mudança da frequência ou tipo e sintomas associados?

MEDICAÇÕES

- Baixa adesão à medicação antiepiléptica.
- Infecção recente.
- Intoxicação exógena.

HISTÓRIA MÉDICA

Alergia, trauma craniano, cefaleia recente, febre, fraqueza dos membros, movimentos anormais, neoplasia, cardiopatia, alterações neurológicas preexistentes, distúrbios hidroeletrolíticos, intercorrências pré e pós-natais, risco para HIV.

EXAME FÍSICO GERAL

- Sinais vitais (pressão arterial, frequência cardíaca, movimentos respiratórios, temperatura).
- Cabeça: evidência de trauma, pupilas, fundo de olho, membrana timpânica, trauma intraoral.
- Coluna: meningismo, trauma cervical.
- Cardiovascular: arritmias, sopros.
- Pulmões: murmúrio vesicular.
- Pele e anexos: icterícia, cianose, palidez, evidências de intoxicação exógena e coagulopatias, linfadenomegalia.
- Extremidades: flacidez.

EXAME NEUROLÓGICO

Nível de consciência: escala de Glasgow, orientação, memória, função cognitiva.

Avaliação do tronco cerebral: reflexos pupilares, tamanho, forma e resposta à luz; reflexo oculovestibular e oculocefálico; padrão respiratório: Cheyne-Stokes, hiperventilação, ventilação apnêustica e ataxia.

Respostas motoras: (descorticação, flacidez, descerebração), tônus muscular (espasticidade), reflexos tendíneos profundos, Babinski.

Sinais de localização: hemiparesia, ataxia, força muscular, coordenação, pares cranianos.

Rigidez de nuca (exceto em trauma) e fundo de olho.

DIAGNÓSTICO LABORATORIAL

Os dados bioquímicos e do equilíbrio acidobásico deverão ser pesquisados em função da etiologia das crises. De modo geral, nas crianças maiores a dosagem de rotina de eletrólitos e glicemia é de pouco valor quando o exame neurológico está normal no período pós-ictal.

O exame do liquor deve ser realizado em crianças que tenham apresentado um primeiro episódio convulsivo na vigência de febre e que tenham menos de 12 meses, mesmo na ausência de sinais meníngeos. A indicação desse exame nos pacientes acima dessa faixa etária e com menos de 18 meses de idade deve estar baseada na experiência do médico, na alteração do estado geral e, principalmente, na presença de sinais meníngeos.

A presença de sinais de localização (ataxia, paralisia de nervos cranianos, hemiparesias etc.) em pacientes com convulsão deve alertar o pediatra para a possibilidade da presença de lesão expansiva e, nesse caso, mesmo que o paciente se apresente febril, é aconselhável realizar um exame de neuroimagem (RMN ou TAC) antes de efetuar a punção liquórica. O pediatra deverá ter ciência dos riscos de uma eventual herniação cerebral pós-punção do LCR, principalmente quando se tratar de abscessos, neoplasias ou mesmo enfartes cerebrais extensos. No caso de haver dúvida sobre a presença de uma infecção bacteriana do SNC, poderá ser executada a coleta de hemocultura e introduzida antibioticoterapia apropriada até a realização da TAC.

O EEG é indicado na suspeita de crises epilépticas eletrográficas que possam estar ocorrendo sem manifestação clínica, em situações em que não há recuperação satisfatória do nível de consciência após o controle da convulsão com drogas, como fenobarbital ou fenitoína. Na fase aguda, o EEG pode ser importante na detecção de alterações específicas, como na suspeita de encefalite pelo herpes simples.

TRATAMENTO (ver Fig. 58.1)

- Procurar confirmar a convulsão (*pseudostatus*) e colher a história com os pais.
- Deve-se sempre estar preparado para possíveis complicações cardiorrespiratórias do próprio estado do mal epiléptico ou da terapêutica (hipotensão, arritmias, depressão respiratória).
- Deve-se assegurar a estabilidade respiratória e a circulatória (ABC) simultaneamente com o início do tratamento.
- Desobstruir as vias aéreas, aspirar secreções, oferecer O_2 (5 L/min).
- Posicionar o paciente (decúbito lateral direito; se HIC, decúbito dorsal).
- Monitorar Sat de O_2, FC, FR, TA, ECG.

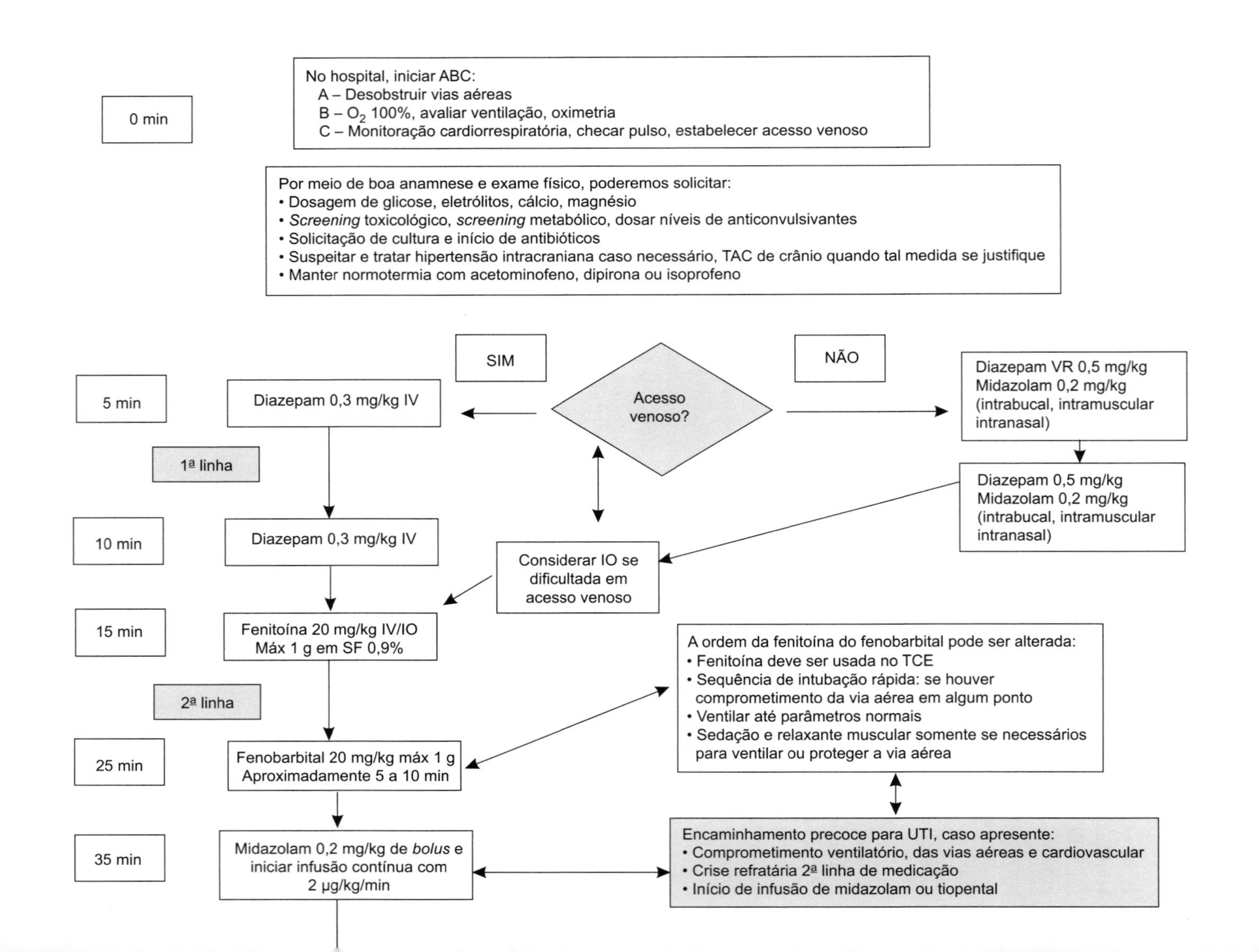
0 min
No hospital, iniciar ABC:
A – Desobstruir vias aéreas
B – O_2 100%, avaliar ventilação, oximetria
C – Monitoração cardiorrespiratória, checar pulso, estabelecer acesso venoso
Por meio de boa anamnese e exame físico, poderemos solicitar:
• Dosagem de glicose, eletrólitos, cálcio, magnésio
• *Screening* toxicológico, *screening* metabólico, dosar níveis de anticonvulsivantes
• Solicitação de cultura e início de antibióticos
• Suspeitar e tratar hipertensão intracraniana caso necessário, TAC de crânio quando tal medida se justifique
• Manter normotermia com acetominofeno, dipirona ou isoprofeno
SIM
Acesso venoso?
NÃO
5 min
Diazepam 0,3 mg/kg IV
Diazepam VR 0,5 mg/kg
Midazolam 0,2 mg/kg
(intrabucal, intramuscular intranasal)
1ª linha
Diazepam 0,5 mg/kg
Midazolam 0,2 mg/kg
(intrabucal, intramuscular intranasal)
10 min
Diazepam 0,3 mg/kg IV
Considerar IO se dificultada em acesso venoso
15 min
Fenitoína 20 mg/kg IV/IO
Máx 1 g em SF 0,9%
A ordem da fenitoína do fenobarbital pode ser alterada:
• Fenitoína deve ser usada no TCE
• Sequência de intubação rápida: se houver comprometimento da via aérea em algum ponto
• Ventilar até parâmetros normais
• Sedação e relaxante muscular somente se necessários para ventilar ou proteger a via aérea
2ª linha
25 min
Fenobarbital 20 mg/kg máx 1 g
Aproximadamente 5 a 10 min
35 min
Midazolam 0,2 mg/kg de *bolus* e iniciar infusão contínua com 2 µg/kg/min
Encaminhamento precoce para UTI, caso apresente:
• Comprometimento ventilatório, das vias aéreas e cardiovascular
• Crise refratária 2ª linha de medicação
• Início de infusão de midazolam ou tiopental

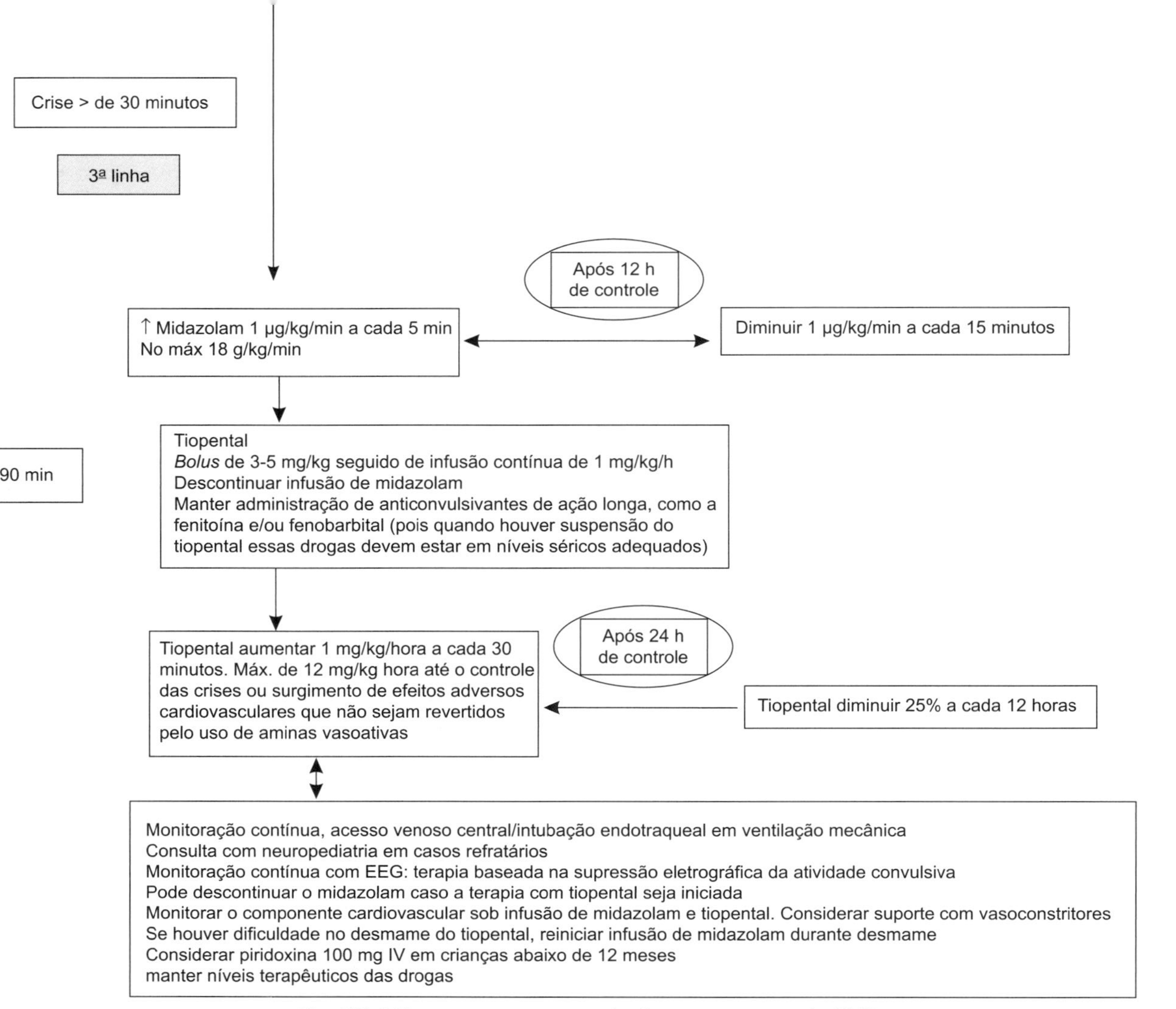

Fig. 58-1 Fluxograma para condução e tratamento de EME.

- Monitorar EEG (em particular no *status* refratário, em que o objetivo é atingir um traçado de surto-supressão e não *status* não convulsivo).
- Descompressão gástrica.
- Controlar a temperatura corporal.
- Avaliar glicemia (dextro).
- Acesso venoso periférico.
- Se hipoglicemia: administrar, caso seja RN, 2 mL/kg de SG 10%. Na criança, 5 mL/kg de SG 10%.
- Considerar outros tratamentos.
- Antibioticoterapia, de acordo com a suspeita clínica de meningite e sepse. Aciclovir (se houver suspeita de encefalite).
- Naloxone (0,4 mg/mL) 0,01 mg/kg EV (se houver suspeita de intoxicação por narcóticos).
- Exames laboratoriais e radiológicos em função da suspeita clínica.
- Após o controle das crises, não esquecer de prevenir as recorrências com tratamento de manutenção após 12 horas de ataque:
  - Fenitoína 5 a 7 mg/kg/dia.
  - Fenobarbital 3 a 5 mg/kg/dia.
- A perfusão de benzodiazepínicos deve ser reduzida lentamente (0,06 mg/kg/h a cada 2 horas) após 24 a 48 horas de controle das crises.
- Não esquecer de tratar outras complicações do estado de mal epiléptico: mioglobinúria, hiperuricemia e hipertemia.

É necessário destacar também as causas metabólicas de EME que não respondem bem ao tratamento, como, por exemplo, a deficiência de piridoxina. Todas as crianças abaixo do 12 meses com crises rebeldes podem ser tratadas com piridoxina (100 mg por via venosa, dose única).

Os principais medicamentos utilizados no tratamento do EME encontram-se no Quadro 58-3.

Até 20% das crianças com EME apresentam, EME não convulsivo após EME tônico-clônico, particularmente nos lactentes < 2 meses. Se a criança não responde aos estímulos dolorosos após 20 a 30 minutos do término do EME, suspeitar EME não convulsivo, devendo ser solicitado EEG com urgência.

No EME neonatal inicia-se a terapia anticonvulsivante com fenobarbital na dose de 20 mg/kg (deve-se estar preparado para ventilar o neonato), repetindo caso não cesse, com dose de 10 mg/kg até um total de 40 mg/kg. Após 20 minutos de crise, administrar fenitoína 20 mg/kg (velocidade 1 mg/kg/min). Após 30 minutos de crise, iniciar midazolam em infusão contínua (após *bolus* de 0,15 mg/kg) com dose inicial de 1 a 3 μg/kg/min, fazendo-se incrementos a cada 10 minutos, até o máximo de 18 μg/kg/min. A retirada deverá ser iniciada após cerca de 12 horas do controle das crises, reduzindo-se 1 μg/kg/min a cada 15 minutos.

Quadro 58-3 Medicamentos anticonvulsivantes usados no EME

	Dose	Início de ação	Dose máxima	Duração da ação	Velocidade de infusão
Diazepam (10 mg/2 mL) EV/VR	0,3 a 0,5 mg/kg	1 a 3 min	10 mg	5 a 15 min	2 mg/min
Fenitoína (250 mg/5 mL) EV	20 mg/kg	10 a 30 min	1 g	12 a 24 h	50 mg/min (diluir 1:10 SF 0,9%, no máximo 200 mL de SF, em 20 min no máximo
Fenobarbital (200 mg/2 mL) EV	20 mg/kg	10 a 20 min	1 g	1 a 3 dias	< 100 mg/min (com SG 5%)
Midazolam (15 mg/3 mL) (5 mg/5 mL) EV/IM/IN/Bucal	0,2 mg/kg	2 a 3 min	6 mg	30 a 60 min EV	4 mg/min

REFERÊNCIAS

Appletyon R, Choonara I., Marthland T, Phillips B, Scott R, Whitehouse W. The treatment of convulsive status epilepticus in children. Arch Dis Child 2000; 83: 415-9.

Argett Fabio, Antoniuk Sergio, J Epilepsy Clin Neurophysiol 2005; 11(4): 183-188.

Arzimanoglou A, Guerrini E, Aicardi J. Status epilepticus. In: Aicardi's epilepsy in children. 3 ed. Philadelphia: Lippincott Williams & Wilsim, 2004: 241-61.

Baumer JH. Evidence based guideline for post-seizure management in children presenting acutely to secondary care. Arch Dis Child 2004; 89(3): 278-80.

Bhattacharyya M, Kalra V, Gulati. S. Intranasal midazolam vc rectal diazepam in acute childhood seizures. Pediatr Neurol 2006; 34: 355-9.

Casella EB, Mangia CM. Management of acute seizure episodes and status epilepticus in children. J Pediatr 1999; 75(Suppl 2): Sl197-206.

Chin RF, Verhulst L, Neville BG, Peters MJ, Scott RC. Inappropriate emergency management of status epilepticus in children contributes to need for intensive care. J Neurosurg Psychiatry 2004; 75(11): 1584-8.

Fernandez-Torre JL, Gutierrez-Perez R, Velasco-Zarzosa. Non-convulsive status epilepticus. Neurol 2003; 37(8): 744-52.

Fontain N, Adams R. Midazolam treatment of acute and refractory status epilepticus. Clin Neuropharmacol 1999; 22: 261-7.

Herranz JL, Argumosa A. Status convulsivo. Bol Pediatr 2006; 46(Supl. 1): S42-s48.

Hubert P, Parain D, Vallee L. Management of convulsive status epilepticus in infants and children. Rev Neurol 2008; 165(4): 390-7.

Lowenstein DH, Aldredge BK. It's time to revise the revise the definition of status epilepticus. Epilepsia 1999; 40(1): 120-7.

Maganti R, Gerber P, Drees C, Chung S. Nonconvulsive status epilepticus. Epilepsy Behav 2008; 12(4): 572-86.

Sabo-Grahan, Alan SR. Management of status epilepticus in children. Pediatric Rev 1998; 19: 306-9.

Scott RC, Surtees RAH, Neville BGR. Status epilepticus: pathophysiology, epidemiology, and outcomes. Arch Dis Child 1998; 9: 73-77

Swaimann KF. Status Epilepticus. In: Swaimann KF, Ashwal S, Ferriero DM. Pediatric neurology. Principles & practice. 4ª ed. Philadelphia: Mosby & Elsevier, 2006.

Wilson MT, Macleod S, O'Regan ME. Nasal/bucal midazolam use in the community. Arch Dis Child 2004; 89(1): 50-1.

Wolf TR. Intranasal midazolam therapy for pediatrics status epilepticus. An J Emerg Med 2006; 24: 343-6.

CAPÍTULO 59

Cefaleias

Ronaldo Oliveira da Cunha Beltrão

INTRODUÇÃO

A cefaleia constitui um sintoma frequente em crianças que procuram as unidades de emergência; aproximadamente 75% das crianças até os 15 anos experimentam um episódio de cefaleia. Embora a grande maioria seja tratada em casa, os pais podem procurar a emergência se a criança tem uma cefaleia de início precoce, particularmente doloroso, que não responde a medicações analgésicas usuais, se a criança queixa-se de cefaleia progressivamente mais intensa ou se a criança tem cefaleia recorrente ao longo dos dias, semanas ou meses.

Cefaleia como queixa isolada é uma apresentação relativamente não usual em pacientes pediátricos e mais frequentemente associada a outros sintomas, como febre, letargia, cervicalgia, vômitos ou dor de garganta. Em um estudo brasileiro realizado na cidade de Porto Alegre, em 1996, com 538 estudantes entre 10 e 18 anos, encontrou-se a prevalência de cefaleia de 82,9% no último ano, 31,4% na última semana e 8,9% nas últimas 24 horas.

As estruturas implicadas no processo doloroso podem ser extracranianas ou intracranianas.

Intracranianas: os seios venosos, as veias calibrosas, a dura-máter que circunda tais veias, as artérias durais e as artérias da base do crânio. A dor dos vasos intracranianos supratentoriais é transmitida pelo nervo trigêmeo, sendo referida, geralmente, na região ocular, frontal e temporal, enquanto a dor originada dos vasos infratentoriais é transmitida pelos três primeiros nervos cervicais, comprometendo a região occipital e o pescoço.

Extracranianas: pele, tecido subcutâneo, músculos, nervos, mucosa, dentes, vasos sanguíneos maiores, periósteo e seios da face. Dor das estruturas da face e metade anterior do crânio é referida na região do nervo trigêmeo, enquanto dor das estruturas localizadas na região occipital é referida na região dos nervos cervicais superiores. O parênquima cerebral, o epêndima e as meninges são insensíveis à dor.

FORMAS DE APRESENTAÇÃO

Podemos distinguir as cefaleias, quanto ao seu aspecto temporal, em formas agudas (recorrentes ou não recorrentes) ou crônicas (progressivas ou não progressivas). Também podemos diferenciar quanto à etiologia em primárias (enxaquecas, cefaleia do tipo tensional) ou secundárias (provocadas por doenças demonstráveis aos exames clínicos ou laboratoriais, consequência de uma agressão sistêmica ou neurológica).

Apesar de a classificação aceita ser a da Sociedade Internacional de Cefaleia, pela facilidade didática e de diagnóstico, dividiremos as cefaleias em aguda, aguda recorrente, crônica progressiva, crônica não progressiva e mista (combinação da aguda recorrente com um padrão diário ou quase diário de cefaleia crônica não progressiva).

Cefaleia aguda

É definida como um evento isolado, sem história prévia de um evento semelhante. É uma condição clínica em que a habilidade do pediatra é avaliada, dada a grande incidência de causas graves; na maioria das vezes, essa cefaleia é provocada por anormalidades estruturais do sistema nervoso ou outros sistemas, o que significa que frequentemente se trata de cefaleia secundária. As causas mais frequentes podem ser divididas em:

Sinusites, otites, IVAS, faringite estreptocócica

Muitas vezes a cefaleia está implicada no quadro febril, e o aumento da temperatura causa vasodilatação com consequente cefaleia; tem caráter localizatório, próximo ao processo infeccioso e inflamatório. Na sinusopatia, principalmente em crianças na idade escolar, a cefaleia pode ser o único sintoma, mas no geral se acompanha de tosse noturna, rinorreia prolongada, febre, halitose e dor à palpação dos seios paranasais.

Distúrbios dentários

Podem provocar irradiação da dor para áreas adjacentes à cavidade oral, mas este sempre é o foco de maior intensidade da dor. A inspeção e percussão dos dentes, aliadas aos dados da anamnese, podem definir o diagnóstico.

Distúrbios oftalmológicos

Glaucoma, celulite periorbitária e neurite retrobulbar, por exemplo, podem provocar dor local ou cefaleia generalizada. De observação infrequente na faixa etária pediátrica, o glaucoma e a neurite retrobulbar podem oferecer dificuldades diagnósticas, necessitando, muitas vezes, da presença do oftalmologista para a resolutividade.

TCE

Pode ocorrer cefaleia difusa ou localizada, imediatamente ou vários dias depois da lesão. Em crianças pequenas podem faltar informações a respeito do traumatismo, sendo importante a inspeção e a palpação do crânio e a busca de sinais que confirmem o evento. O processo álgico pode ceder em dias ou semanas. A neuroimagem é necessária quando há alteração da consciência, vômitos ou anomalias focais.

Hidrocefalia aguda

Ocorre em virtude do aumento do volume dos ventrículos, geralmente com pressão elevada por obstrução ou diminuição da reabsorção do LCR. Comumente desencadeia uma cefaleia de características semelhantes às da hipertensão intracraniana, com nítida exacerbação da dor no período noturno e no início da manhã, muitas vezes provocando o despertar da criança. Uma particularidade é o predomínio dos vômitos sobre a queixa de cefaleia: são abundantes e rebeldes às medicações. Pode ser por anomalia congênita (estenose de aqueduto), hemorragia intracraniana, tumores ou meningites.

Hemorragia intracraniana

Na maior parte das vezes apresenta instalação abrupta, intensidade grave, generalizada ou localizada na região nucal, associada a vômitos ou algum grau de comprometimento da consciência, sinais de irritação meníngea, hemorragias retinianas e/ou sinais localizatórios no exame neurológico. Trata-se de emergência médica em que a rapidez do atendimento, diagnóstico e tratamento é fator determinante da evolução do paciente; é prudente a realização de TAC antes da coleta de LCR, caso esta seja necessária.

Meningites e encefalites

Cursam com cefaleia generalizada ou localizada, geralmente no segmento craniocaudal, associadas a dor na nuca, febre, náuseas e/ou vômitos, comprometimento da consciência e sinais de irritação meníngea; havendo suspeita, deve-se colher LCR.

Hipertensão arterial

De intensidade variável, principalmente occipital. Frequente em crianças, sobretudo nas doenças renais (glomerulonefrite) e no feocromocitoma, o qual vem acompanhado de sudorese, palpitações e/ou ansiedade, manifestações decorrentes da descarga anormal de catecolaminas.

Outras causas

Reação vasomotora nasal, anóxia (doença pulmonar crônica), anemia, hipoglicemia, secundária a ingestão de alimentos (nitrato, glutamato, corantes), efeitos colaterais de medicamentos, distúrbios metabólicos, pós-punção liquórica, pós-crise convulsiva, disfunção na articulação temporomandibular etc.

Cefaleia aguda recorrente

Os episódios de cefaleia são separados por intervalos livres de sintomas. Ocorre na enxaqueca e na cefaleia tipo tensional episódica.

ENXAQUECA

Na infância, a incidência varia de 3,2 a 10,6%, dependendo do critério diagnóstico utilizado. Há predomínio no sexo masculino, e a partir da adolescência é significativamente maior no feminino. O diagnóstico é estabelecido por meio de sinais e/ou sintomas característicos dos ataques; no entanto, tais sinais e/ou sintomas podem não ser observados pelos pais ou relatados pelas crianças de menor idade.

Na infância e na adolescência, a forma mais comum é a enxaqueca sem aura; ela se caracteriza por não apresentar uma aura definida, precedendo a cefaleia. A dor é com frequência opressiva e difusa, e menos intensa e de menor duração que nos adultos. Costuma ser bilateral, mas rotineiramente localizada em região frontal; uma porcentagem alta de crianças (70%) refere sintomas abdominais. A dor se inicia gradualmente, num período de 30 minutos a 2 horas, até atingir o seu pico de intensidade. O repouso e principalmente um período de sono melhoram ou aliviam a dor. Nas crianças que apresentam vômitos, estes frequentemente são relacionados com melhora da sintomatologia dolorosa. Podem também estar presentes sintomas como fotofobia e/ou fonofobia.

Enxaqueca com aura é menos frequente em crianças. Acomete principalmente os adolescentes, provavelmente em consequência da dificuldade de caracterização dos sintomas relacionados com a aura nas crianças mais jovens. As auras representam distúrbios ou déficits neurológicos progressivos com subsequente recuperação completa do quadro. A aura típica consiste em sintomas visuais e/ou sensoriais e/ou da fala. Os distúrbios visuais são os mais frequentes, precedem ou acompanham o quadro doloroso e duram entre 5 minutos e 1 hora. Salvo a maior frequência de dores unilaterais, os episódios dolorosos das enxaquecas com aura em nada diferem daqueles encontrados nas enxaquecas sem aura.

Enxaqueca hemiplégica

A criança inicia com queixa visual e seguem sintomas motores e/ou sensitivos levemente progressivos, podendo chegar até a hemiplegia, com subsequente cefaleia contralateral pulsátil. Podem ocorre disartria, afasia ou alteração da consciência. Geralmente os sintomas duram menos de 1 hora.

Enxaqueca basilar

Quase sempre envolvendo sintomas associados a envolvimento do tronco cerebral (distúrbios visuais, disartria, ataxia, vertigem, hipoacusia, diplopia, parestesias bilaterais, paresias bilaterais, ou comprometimento do nível de consciência), seguidos por cefaleia com características de enxaqueca, muitas vezes confundidas com intoxicação exógena na emergência pediátrica em razão do quadro clínico de confusão mental, o qual pode demorar vários minutos e até algumas horas. Incide mais no sexo feminino, por volta da adolescência.

Enxaqueca oftalmoplégica

Significa ataques associados à paralisia do nervo oculomotor e, mais raramente, do troclear e abducente; geralmente é ipsolateral à oftalmoplegia.

A enxaqueca pode apresentar complicações como o estado migranoso (crise com duração superior a 72 horas) e o infarto migranoso (sintomas deficitários não completamente reversíveis no prazo de 7 dias e confirmação por neuroimagem de infarto isquêmico).

Existem ainda síndromes periódicas precursoras ou associadas à enxaqueca, como vertigem paroxística benigna, vômitos cíclicos, torcicolo paroxístico e enxaqueca abdominal; são eventos de disfunção neurológica episódica, recorrente ou transitória na infância, com uma relação incerta com a migrânea.

A enxaqueca abdominal caracteriza-se pela presença de crises de dores abdominais na região média, de moderada a forte intensidade, acompanhadas por pelo menos dois dos seguintes sintomas: anorexia, náusea, vômito e palidez. É importante salientar que só se pode chegar ao diagnóstico desse tipo de enxaqueca após a exclusão de outras moléstias cujas manifestações costumam ser semelhantes, devido ao grande número de possibilidades etiológicas diferentes para os quadros de dores abdominais acompanhados de vômitos.

Cefaleia crônica não progressiva

A cefaleia que está ocorrendo há vários meses, sem características progressivas, geralmente não incapacitante, sem constatação de doença orgânica ou anormalidades no exame neurológico, provavelmente é cefaleia funcional (cefaleia de tensão, psicogênica, depressão, contração muscular), e é encontrada principalmente em escolares e adolescentes, associada ou precipitada por condições psicológicas do paciente, sem nenhum substrato orgânico.

Ocorre geralmente ao despertar, podendo ser difusa, bitemporal, bifrontal ou occipital. Relatada em aperto ou em pressão, porém não pulsátil, cuja intensidade não debilita o paciente e dificilmente interrompe suas atividades diárias; usualmente não se associa a náuseas ou vômitos e não piora com as atividades físicas. O diagnóstico é clínico, sendo importante a avaliação das condições emocionais sociais e psicológicas do paciente e da família, embora não se consiga atribuir a ela um fator causal aparente.

Cefaleia crônica progressiva

Neste tipo, a frequência e a intensidade aumentam com o tempo e se associam a outros sinais e sintomas neurológicos. É o grupo mais preocupante, pois é um sintoma de doença orgânica (neoplasias do sistema nervoso, hidrocefalia, processos inflamatórios crônicos, pseudotumor cerebral etc.). A cefaleia geralmente é estável no início e vai-se agravando, tem frequência matinal e acorda o paciente à noite. Tende a piorar com manobras que aumentam a pressão intracraniana, como tosse, espirros, esforço físico ou evacuação. É comum alteração com comportamento, além de fatores de risco (trauma, imunossupressão, coagulopatias, cardiopatias). A cefaleia crônica progressiva tem como protótipo a cefaleia da hipertensão intracraniana. Quando houver suspeita, torna-se mandatória a realização de TAC e/ou ressonância magnética nuclear, dependendo dos aspectos práticos referentes à realização do exame e do diagnóstico topográfico e etiológico suspeito.

As principais etiologias das cefaleias de acordo com a evolução estão resumidas no Quadro 59-1.

DIAGNÓSTICO

A história clínica bem detalhada é a chave para o diagnóstico correto da cefaleia, o que nem sempre é tarefa fácil, principalmente em crianças na idade pré-escolar, quando as informações obtidas a partir dos pais são essenciais; entretanto, a criança deverá expressar suas queixas livremente e, no caso de adolescentes, sem a presença dos pais, para que eventuais problemas emocionais possam ser colocados de forma mais aberta.

Quadro 59-1 Etiologia das cefaleias segundo sua evolução

Aguda		**Subaguda-crônica não progressiva**
Frequente	*Rara*	
Síndrome febril	Encefalite	Cefaleia tensional crônica
Sinusite aguda	Hemorragia subaracnóidea	Migrânea crônica estado migranoso
Síndrome pós-traumática	Hematoma subdural	Hipertensão intracraniana benigna
1ª crise de migrânea	Neurite óptica	Hematoma subdural/abuso de analgésicos
Meningite	Glaucoma	Sinusite crônica
Pós-punção lombar	Hemorragia epidural	Cefaleia por transtornos vasculares
Aguda recorrente		**Crônica progressiva**
Frequente	*Rara*	
Migrânea	Feocromocitoma	Tumor intracraniano
Cefaleia tensional episódica	Cefaleia pela tosse	Malformação de Arnold-Chiari
	Hidrocefalia intermitente	Malformações vasculares
	Cefaleia pelo exercício	Hipertensão intracraniana benigna
	Apneia obstrutiva do sono	
	Malf. vasculares, aneurisma	
	Disfunção temporomandibular	

Deve-se perguntar se existe um ou mais tipos de cefaleia. Como se iniciam as dores? Há quanto tempo elas estão presentes? As dores estão piorando ou não? Qual é a sua frequência? Qual é a sua duração? As dores ocorrem sob uma circunstância ou época específica? As dores são precedidas por algum sintoma específico? Qual a localização da dor? Existe outro sintoma acompanhando a cefaleia? Há necessidade de interromper as atividades durante a cefaleia? Existem problemas médicos crônicos concomitantes (imunodepressão, cardiopatia congênita etc.)? Existe alguma medicação que alivie ou melhore a dor? Existe alguma atividade que piore a dor? Que condutas levam à melhora da dor? Faz uso crônico de alguma medicação? Alguém da família tem cefaleia?

EXAME FÍSICO

- Medição de pressão arterial e temperatura corpórea.
- Exames da pele: manchas café com leite, petéquias, devem-se buscar dirigidamente os sinais da síndrome neurocutânea, especialmente neurofibromatose e esclerose tuberosa, que se associam a neoplasia intracraniana.
- Deve-se palpar o crânio, suturas (possibilidade de disjunção), auscultá-lo, assim como medi-lo e compará-lo com os valores-padrão.

EXAME NEUROLÓGICO

- Buscar o sinal de pote rachado, indicativo na literatura de hipertensão intracraniana (a percussão é feita de um lado do crânio enquanto o examinador opõe sua orelha do outro lado para escutar o som que se produz).
- Ausculta da órbita e do crânio a fim de buscar sopros ou frêmitos presentes em malformações vasculares ou fístulas arteriovenosas de alto fluxo.
- Exame mental rigoroso e detalhado (orientação, linguagem, nível de consciência, afetividade).
- Fundo de olho (avaliar edema de papila, hemorragia retiniana).
- Pares cranianos, exame motor, sensitivo, exame de marcha, busca de sinais de irritação meníngea (Kernig, Brudzinski, Laségue).

EXAMES COMPLEMENTARES

Segundo a Academia Americana de Pediatria e o Comitê da Sociedade de Neurologia Pediátrica não existem evidências que sustentem a recomendação de exames de rotina para o estudo da cefaleia. A solicitação de exames na investigação de uma criança com cefaleia deve ser considerada apenas quando a história e o exame neurológico completos não esclarecerem se estamos diante de cefaleia primária ou secundária. O estudo do LCR é indispensável para investigação do paciente febril com rigidez de nuca para identificar um processo viral ou bacteriano. No mais, deve ser realizado somente depois da neuroimagem, caso existam anormalidades no exame neurológico e esteja afastada a suspeita de lesão expansiva intracraniana.

Estudos de neuroimagem (TAC, ressonância, angiorressonância) como rotina não estão indicados em crianças com cefaleia de longa data e com exame neurológico normal. Estes estudos devem ser realizados em crianças que apresentam exame neurológico anormal e outros elementos da história e do exame que sugiram comprometimento do SNC. A solicitação de neuroimagem deve ser guiada pelos achados da história e do exame, pois deles dependerá o tipo de exame e as sequências que iremos pedir, que no caso da ressonância poderá incluir: sequências convencionais, angiorressonância com gadolínio, com sequência FLAIR (ver Quadro 59-2 e Figs. 59-1 a 59-3).

Quadro 59-2 Indicações de neuroimagem na cefaleia

Cefaleia crônica progressiva	Cefaleia durante o sono ou ao despertar
Cefaleia aguda que não cede	Presença de sinais de síndrome neurocutânea
Edema de papila	Vômitos em jato
Síndrome da hipertensão intracraniana	Convulsões
Sinais neurológicos focais	Aumento da intensidade com a tosse e a defecação
Sopro intracraniano	Síncope

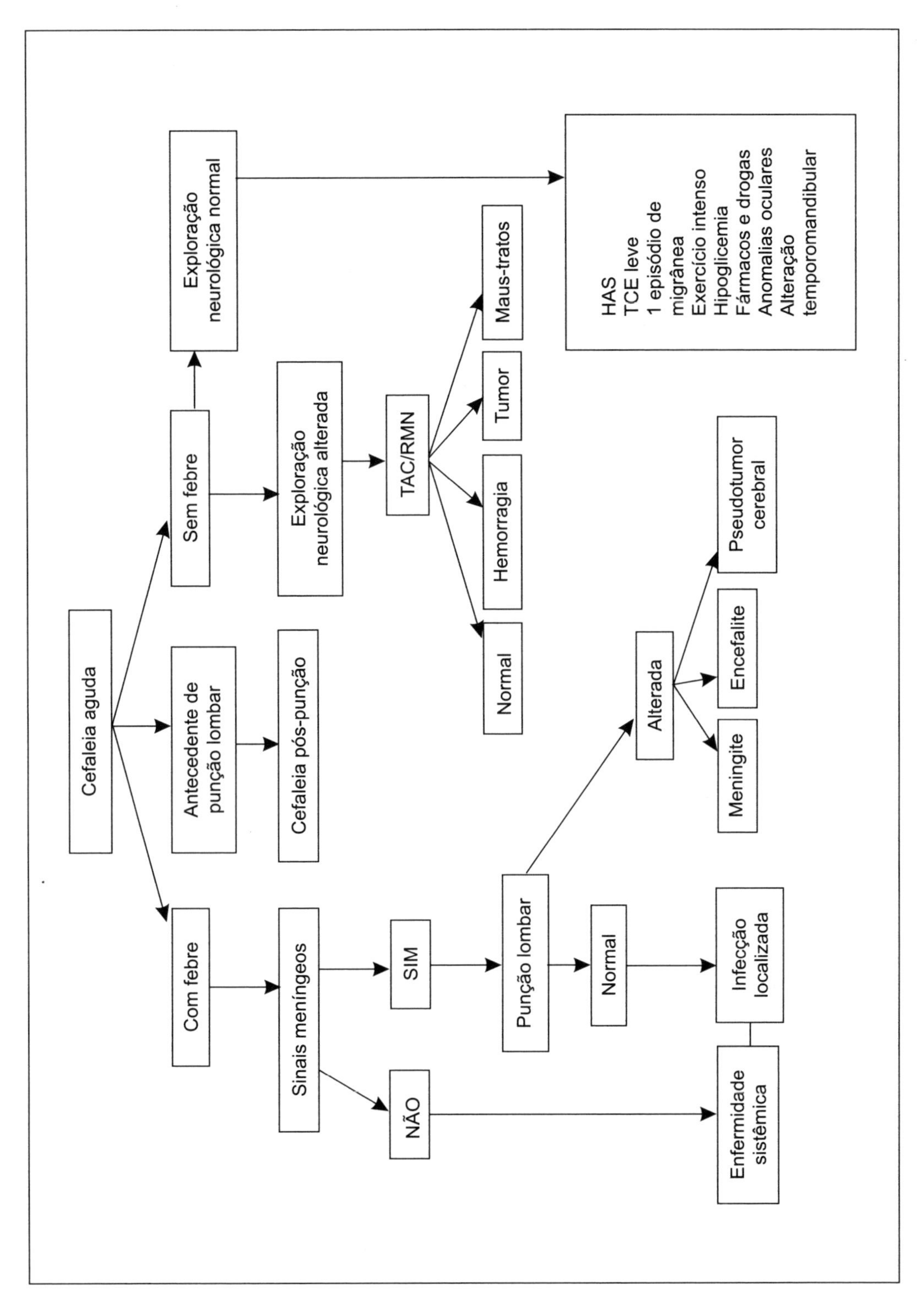

Fig. 59-1 Algoritmo para o diagnóstico de cefaleia aguda.

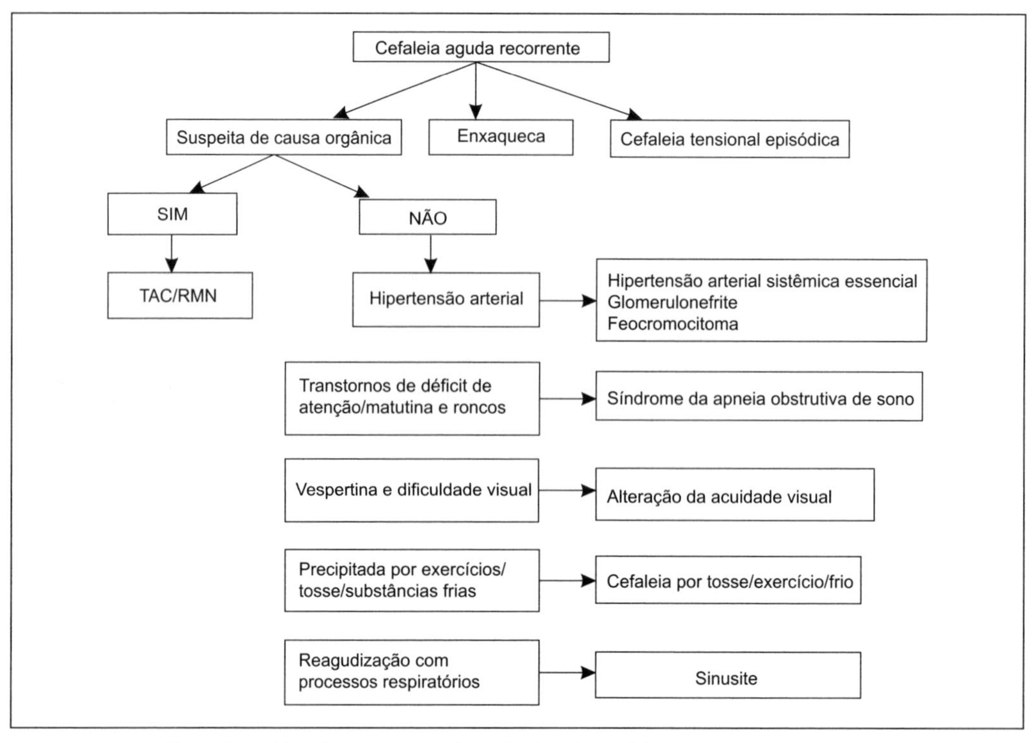

Fig. 59-2 Algoritmo para o diagnóstico de cefaleia aguda recorrente.

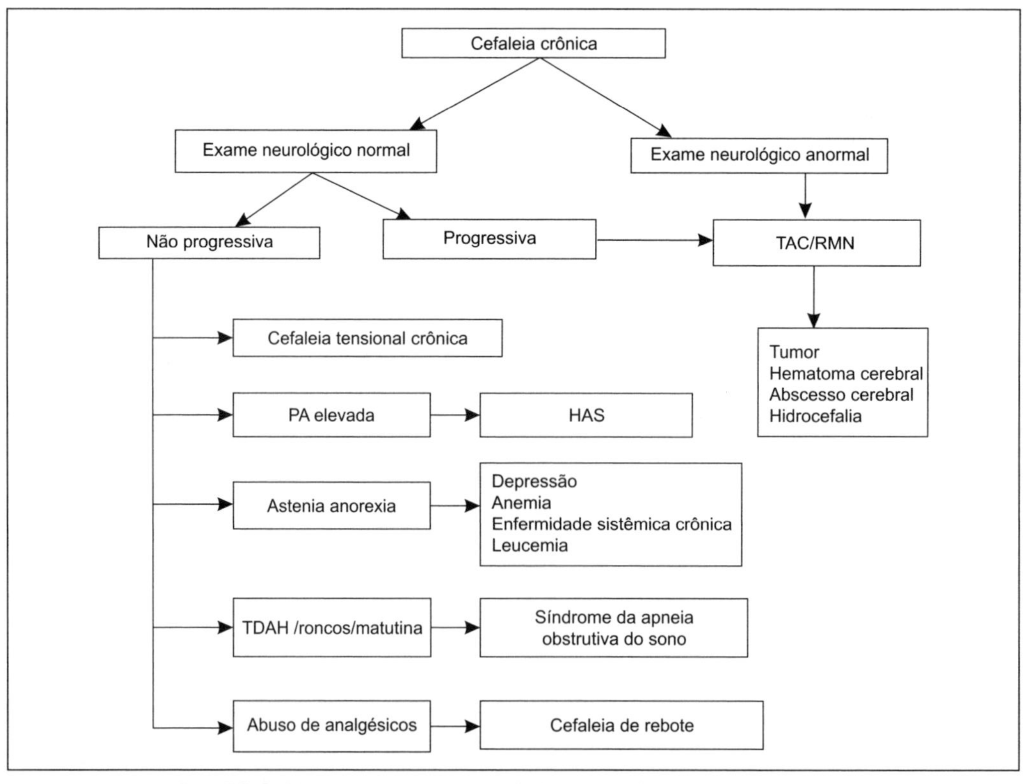

Fig. 59-3 Algoritmo para o diagnóstico de cefaleia aguda crônica.

TRATAMENTO

Na condução do paciente pediátrico, na sala de emergência é importantíssimo, além de aliviar o quadro álgico, afastar sinais de alarme realizando um minucioso exame neurológico com o intuito de excluir causas secundárias de cefaleia. Após excluir tais causas, podemos tratar como quadro de cefaleia primária (migrânea) (Fig. 59-4).

O tratamento das crises da migrânea tem como objetivo principal o alívio completo da dor, propiciando ao paciente pediátrico o pronto restabelecimento das suas atividades normais. É importante destacar que, para muitas crianças, o sono é suficiente para abortar o quadro doloroso, sendo o repouso em ambiente escuro e silencioso indicado em todos os casos.

Existem poucos estudos controlados sobre o tratamento agudo das crises de enxaqueca na faixa etária pediátrica. Os analgésicos habitualmente utilizados, como paracetamol ou dipirona, são suficientes para o tratamento da crise de enxaqueca na maioria das crianças e adolescentes. Os analgésicos anti-inflamatórios não esteroides (AINES) também apresentam eficácia clínica comprovada. Não há evidências de diferenças entre as eficácias desses dois tipos de medicações (Fig. 59-5).

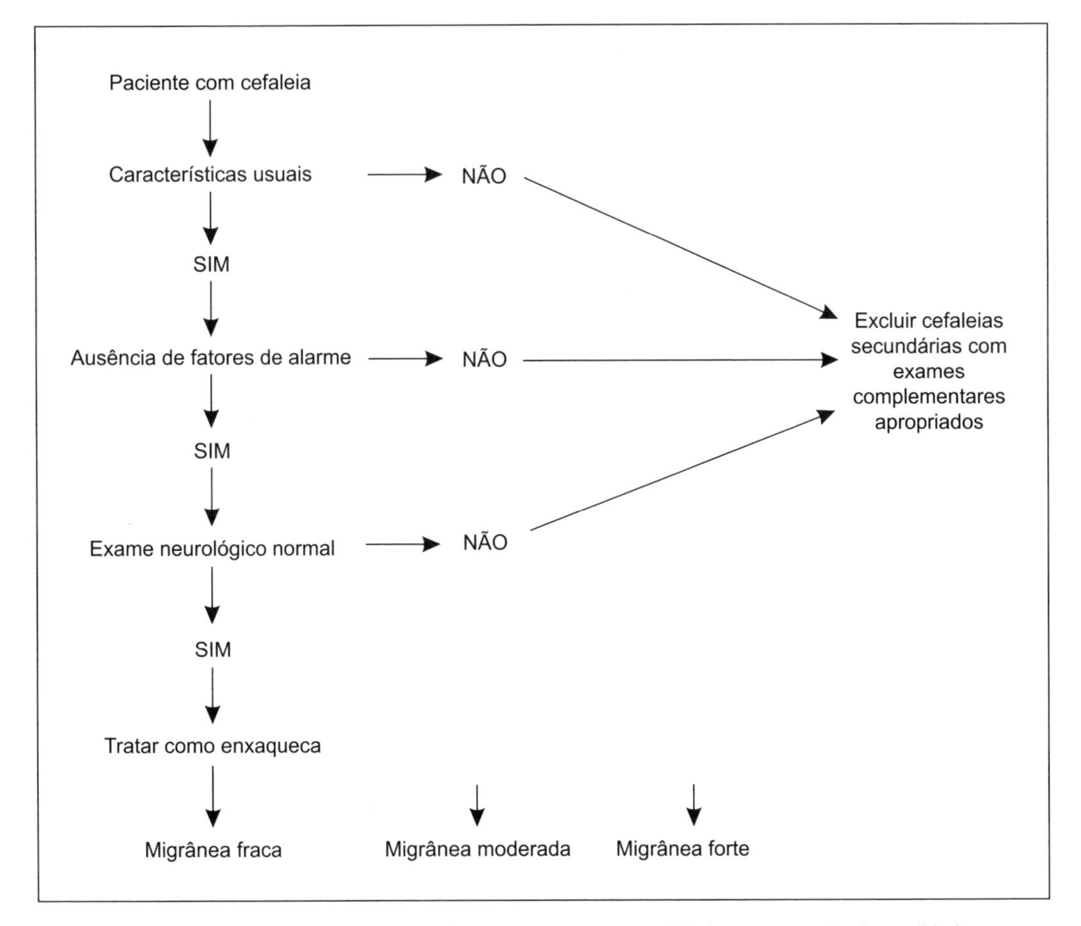

Fig. 59-4 Algoritmo para a condução da criança com cefaleia na emergência pediátrica.

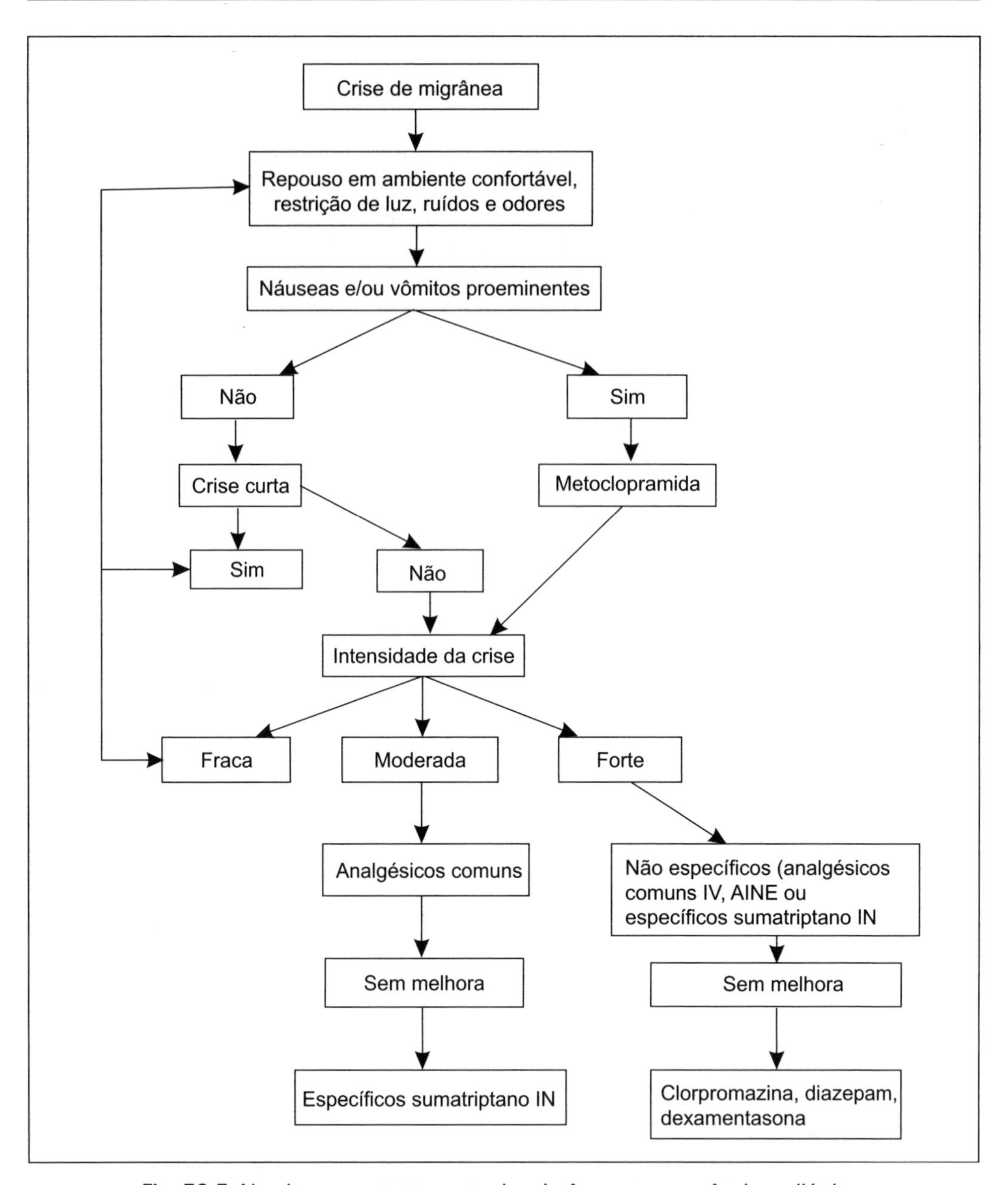

Fig. 59-5 Algoritmo para tratamento da migrânea na emergência pediátrica.

Nos quadros com náuseas e vômitos, recomenda-se a administração do analgésico juntamente com uma droga antiemética, como a metroclopramida.

Os triptanos, agentes agonistas sobre os receptores de serotonina 5HT1B e 5HT1D, têm-se mostrado eficazes no tratamento abortivo de enxaqueca em adultos. Em crianças, o sumatriptano na forma *spray* nasal mostrou-se eficaz, podendo ser indicado apenas em adolescentes, em decorrência do pequeno número de crianças estudadas.

Os derivados de *ergot* foram pouco estudados nas enxaquecas em crianças. Em um estudo comparando o uso de di-hidroergotamina com placebo, não foram observadas diferenças significantes no alívio da dor entre os pacientes dos dois grupos. O uso de derivados de *ergot* também está associado a maior efeito rebote (retorno do quadro doloroso, horas após o uso da medicação) e a mais sintomas gastrointestinais.

Analgésicos comuns

- Paracetamol VO (200 mg/mL) 10-15 mg/kg/dose.
- Dipirona VO (50 mg/mL)/EV (500 mg/mL) 10 mg/kg/dose.

AINES

- Ibuprofeno (100 mg/mL) 10-20 mg/kg/dose.

Triptanos

- Sumatriptano intranasal 10 a 20 mg/dose (crianças acima de 12 anos).

Outras medicações

- Metroclopramida (10 mg/2mL) 0,1 a 0,2 mg/kg dose.
- Dexametasona (4 mg/mL) 0,25 mg/kg/dose.
- Clorpromazina (25 mg/5 mL) 0,1 a 0,5 mg/kg/dose, diluído em SF0,9% (em concentração não superior a 1 mg/mL e com velocidade de infusão inferior a 1 mg/min).

O tratamento profilático das enxaquecas (em que as drogas são utilizadas com o objetivo de reduzir o numero de crises) deve ser conduzido em nível ambulatorial e foge ao nosso principal enfoque, que é a emergência pediátrica. As principais indicações de internamento hospitalar estão descritas no Quadro 59-3.

Quadro 59-3 Critérios para o internamento hospitalar

Status migranoso
Déficit neurológico
Cefaleia de intensidade grave e refratária
TCE moderado e grave
Infecção do SNC
Vômitos incoercíveis
Síndrome da hipertensão intracraniana

REFERÊNCIAS

Ahonen K, Hamalainen ML, Rantala H, Hoppu K. Nasal Sumatriptan is effective in the treatment of migraine attacks in children. Neurology 2004; 62: 883-87.

Annequin D, Tourniaire B, Massiou H. Migraine and headache in childhood and adolescence. Pediatric Clin North Am 2000; 47: 617-31.

Arruda MA. Abordagem clínica das cefaleias na infância. Medicina, Ribeirão Preto, 1997; 30: 449-57.

Barea LM, Tannheusar M, Rotta NT. An epidemiologic study of headache among children and adolescents of southern Brazil. Cephalalgia 1996; 16: 545.

Cabrera LJC, Marti HM. Cefaleas en la infância. Pediatria social y preventiva. ICPES, 1999; 20-2.

Campos-Castello J. Cefaleas. Protocolos diagnósticos y terapêuticos en pediatria. Associacion Española de Pediatria. Sociedade de Neurologia Pediatrica. 2007; tomo 1: 253-43.

Consenso da Sociedade Brasileira de Cefaléia: recomendações para o tratamento da crise migranosa. Arq Neuropsiquiatr 2000; 58(2A): 371-8.

Donald W, Lewis MD. Acute headache in children and adolescents presenting to the emergency department. Headache 2000: 200-203.

Galli F, Patron L, Russo PM. Chronic daily headache in childhood and adolescence: clinical aspects and a 4-year follow-up. Cephalalgia 2004; 24: 850-8.

Mazzotta G, Floridi F. The role of neuroimaging in the diagnosis of headache in childhood and adolescence: a multicentre study. Neurology Science 2004; 25: S265-S266.

Winner P, Rother AD, Saper J. A randomized, double-blind, placebo-controlled study of sumatriptan nasal spray in the treatment of acute migraine in adolescents. Pediatrics 2000; 106: 989-97.

CAPÍTULO 60

Meningites

Alexsandra Ferreira da Costa Coelho

CONCEITUAÇÃO E EPIDEMIOLOGIA

O termo meningites designa um quadro caracterizado por processos inflamatórios das meninges que pode estar relacionado com uma grande variedade de agentes, infecciosos (vírus, bactérias, fungos e protozoários) ou não. Para a saúde pública são relevantes as meningites infecciosas, causadas por agentes etiológicos transmissíveis. Apesar dos avanços tecnológicos, a meningite bacteriana (MB) ainda permanece como importante doença de distribuição mundial, sendo também endêmica no Brasil.

As meningites têm distribuição mundial e sua expressão epidemiológica depende de fatores como o agente infeccioso, as características socioeconômicas e o meio ambiente. A meningite bacteriana é responsável por elevadas morbidade e mortalidade em crianças, principalmente em menores de 5 anos de idade, com maior risco entre os lactentes de 6 a 12 meses de idade.

Somente após a criação do Sistema Nacional de Vigilância Epidemiológica, em 1975, é que dados mais precisos puderam ser obtidos com relação à etiologia das meningites bacterianas. A incidência pode variar de acordo com a região geográfica e o período considerado (endêmico ou epidêmico). Ela incide nos dois sexos em proporção semelhante e não há diferenças de suscetibilidade entre as várias raças. A melhora das condições sanitárias e o advento dos antibióticos e vacinas colocaram a meningite bacteriana em lugar secundário com relação à saúde pública nos países desenvolvidos, ao contrário dos países em desenvolvimento, onde ainda é grave o problema.

ETIOPATOGENIA

Vários agentes bacterianos podem causar meningites na infância, no entanto três bactérias são responsáveis por mais de 90% das meningites com agente etiológico identificado em nosso meio: *Neisseria meningitidis* (meningococo), *Haemophilus influenzae* tipo b (Hib) e *Streptococcus pneumoniae* (pneumococo).

A *Neisseria meningitidis* é a principal bactéria causadora de meningite, com potencial de ocasionar epidemias. O "cinturão africano" – região ao norte da África – é frequentemente acometido por epidemias causadas por este agente. No Brasil, nas décadas de 1970 e 1980 ocorreram epidemias em várias cidades devidas aos sorogrupos A e C e, posteriormente, o B. A partir da década de 1990, houve diminuição proporcional do sorogrupo B e aumento progressivo do sorogrupo C. Desde então, surtos isolados do sorogrupo C têm sido identificados e controlados no país.

Em meados da década de 1990, as meningites causadas pelo *Haemophilus influenzae* tipo b (Hib) representavam a segunda causa de meningite bacteriana depois da doença meningocócica. A partir do ano 2000, após a introdução da vacina conjugada contra a Hib, houve uma queda de 90% na incidência de meningites por este agente, e a segunda maior causa de meningites bacterianas passou a ser representada pelo *Streptococcus pneumoniae.*

No período neonatal e em lactentes até os 2 meses de idade, os principais agentes são as enterobactérias (*E. coli, Klebsiella* sp., *Enterobacter* sp.), o estreptococo beta-hemolítico do grupo B e a *Listeria monocytogenes,* que em nosso meio é um agente isolado com menos frequência que em outros países. Nas crianças de 2 meses a 5 anos de idade predominam *N. meningitidis, H. influenzae* tipo b e *S. pneumoniae,* e acima de 5 anos, *N. meningitidis e S. pneumoniae.*

No Quadro 60-1 podem ser visualizados os principais agentes etiológicos por faixa etária.

Ocorre, nas meningites bacterianas, interação entre os processos de ataque dos agentes etiológicos e os mecanismos de proteção do hospedeiro. Após a colonização nasofaríngea, a bactéria adere ao epitélio local e atravessa a barreira mucosa, sobrevivendo aos mecanismos locais de defesa, graças ao importante papel dos seus fatores de virulência, a cápsula polissacarídica, fímbrias e *pili.* Em seguida, alcança a corrente sanguínea, na qual a sobrevivência da bactéria depende da ausência de anticorpos anticapsulares, da ineficiência de mecanismos bactericidas mediados por complemento e de fagocitose. A bactéria atravessa a barreira hematoencefálica e cai no espaço subaracnóideo, no qual se multiplica em escala logarítmica pela baixa concentração de anticorpos e ausência de complemento.

Ocorre então liberação de componentes de membrana, lipopolissacarídeo (endotoxina), no caso de bactérias Gram-negativas, e peptidoglicanos e ácido teicoico, no caso de bactérias Gram-positivas. São substâncias com potente ação inflamatória e que estimulam

Quadro 60-1 Principais agentes etiológicos da meningite na criança de acordo com a faixa etária

Faixa etária	Agente etiológico
Recém-nascidos e lactentes jovens (até 2 meses)	• Estreptococos do grupo B • Bacilos Gram-negativos (principalmente *E. coli*) • *Listeria monocytogenes*
Lactentes e pré-escolares (2 meses a 5 anos)	• *Haemophilus influenzae* tipo B • *Streptococcus pneumoniae* • *Neisseria meningitidis*
Escolares e adolescentes	• *Streptococcus pneumoniae* • *Neisseria meningitidis*

as células endoteliais, astrócitos e micróglia para a produção de citocinas (IL-1 IL-6: FNT PGE-2). Estas promovem a adesão nas células endoteliais vasculares do cérebro com atração e ligação de leucócitos ao local do estímulo, ocasionando ruptura da barreira hematoliquórica, passagem de proteínas e leucócitos polimorfonucleares do sangue para o LCR e aparecimento de aracnoidite e vasculite. O principal elemento responsável pelo aumento da pressão intracraniana é o edema cerebral (vasogênico e/ou citotóxico e intersticial).

QUADRO CLÍNICO

O diagnóstico precoce e a consequente instituição imediata de terapêutica são condições imprescindíveis para reduzir a morbidade e a mortalidade determinadas pela meningite bacteriana.

Didaticamente, podem-se agrupar os sinais e sintomas da MB em três grandes síndromes:

- Síndrome infecciosa aguda: febre alta, toxemia, prostração.
- Síndrome de hipertensão intracraniana: cefaleia holocraniana, vômitos em jato, edema de papila.
- Síndrome meningorradicular: face à irritação das raízes no espaço subaracnóideo, há contratura da musculatura cervical posterior, com rigidez de nuca e da musculatura dorsal.

Ao exame físico, estão presentes os sinais de irritação meníngea: rigidez de nuca, sinal de Brudzinski (flexão involuntária dos membros inferiores quando o pescoço é fletido) e sinal de Kernig (ao flexionar a perna em ângulo de 90 graus com o quadril, torna-se impossível estendê-la a mais de 135 graus). Em lactentes, os sintomas costumam ser inespecíficos, chamando a atenção para o diagnóstico, a irritabilidade, a apatia e a recusa alimentar associadas à febre. Por outro lado, o aumento da pressão intracraniana, que é a regra em meningite bacteriana e manifesta-se por cefaleia na criança maior, em lactentes traduz-se por abaulamento da fontanela anterior e diástese de suturas. Em recém-nascidos, os sinais e sintomas de meningite são indistinguíveis de sepse e outras enfermidades que ocorrem no período neonatal, sendo frequentes instabilidade térmica (hipo/hipertermia), dificuldade respiratória, letargia, recusa alimentar, vômitos, não sendo comumente observados sinais meníngeos.

Exantema petequial ou purpúrico e choque são frequentemente associados à doença meningocócica.

Alterações da consciência que variam desde obnubilação até o coma podem estar presentes nas meningites em qualquer faixa etária, assim como sinais neurológicos focais que, quando manifestos no momento do diagnóstico, podem indicar pior prognóstico da doença. As convulsões são relatadas em até 20 a 30% das crianças com meningite bacteriana na admissão e nos primeiros dias de hospitalização, mas não costumam estar relacionadas com prognóstico, desde que restritas ao período inicial da doença.

DIAGNÓSTICO LABORATORIAL

Na presença de sinais e sintomas sugestivos de meningite, a realização de punção lombar com coleta de LCR é medida imperativa para estabelecer o diagnóstico da doença.

O LCR coletado deve ser examinado imediatamente, com análise citológica, bioquímica e bacteriológica.

O LCR inflamatório das meningites bacterianas após o período neonatal tem geralmente aspecto turvo, aumento importante do número de células à custa de leucócitos polimorfonucleares, cujo número absoluto costuma ser superior a 1.000/mm^3, podendo eventualmente apresentar valores inferiores, inclusive inferiores a 100/mm^3, como os observados na doença meningocócica, ou numa fase muito inicial da meningite. As proteínas apresentam valores elevados (em geral > 100 mg/dL) e a glicorraquia é baixa, com valores habitualmente < 40 mg/dL, devendo-se, no entanto, sempre que possível, estabelecer correlação com a glicemia, já que as infecções costumam cursar com hiperglicemia na sua fase inicial, o que pode ocasionar valores mais elevados de glicose no LCR.

A análise bacteriológica inclui a bacterioscopia pelo método do Gram, cultura e, se possível, a realização de teste para a detecção de antígeno (látex ou contraimunoeletroforese). Nas meningites bacterianas virgens de tratamento, o método do Gram, quando realizado por pessoal tecnicamente habilitado, revela a bactéria em 50 a 80% dos casos, e a cultura, em torno de 85%. Toda amostra de LCR coletada deve ser cultivada, na tentativa de se isolar o agente. Deve-se também coletar sangue para hemocultura antes de iniciar terapêutica antimicrobiana.

Os testes de detecção de antígenos das bactérias habitualmente envolvidas na etiologia das meningites auxiliam no diagnóstico. Têm a vantagem de serem testes rápidos e de não se alterarem com o uso prévio de antibióticos. A especificidade desses testes é boa, mas a sensibilidade é limitada, ou seja, resultados negativos não excluem meningite bacteriana. Novos testes, como PCR (reação em cadeia da polimerase), estão em investigação e podem constituir-se em testes de melhores sensibilidade e especificidade para o diagnóstico de meningite.

As contraindicações à punção lombar em crianças são raras, devendo ser evitada apenas quando existe: instabilidade hemodinâmica; suspeita de hipertensão intracraniana, com sinais focais e/ou papiledema; infecção no local da punção e plaquetopenia importante. Nos casos suspeitos de hipertensão intracraniana, a tomografia computadorizada de crânio está indicada.

A meningite faz parte da Lista Nacional de Doenças de Notificação Compulsória. É de responsabilidade do serviço de saúde notificar todo caso suspeito às autoridades municipais de saúde, que deverão providenciar, de forma imediata, a investigação epidemiológica e avaliar a necessidade de adoção das medidas de controle pertinentes.

TRATAMENTO

Antibioticoterapia

O sucesso do tratamento antimicrobiano em meningites implica a seleção de antibióticos que sejam eficazes contra os patógenos prováveis, que tenham boa penetração no SNC, que atinjam concentrações bactericidas adequadas no LCR, e que apresentem baixa toxicidade para o paciente. A escolha inicial do(s) antibiótico(s) é feita geralmente de maneira empírica, tendo como base a incidência bacteriana provável de acordo com a idade e eventualmente outras características do hospedeiro. Com o desenvolvimento de novas cefalosporinas e outros antibióticos com excelente atividade bactericida no SNC e com o crescente aparecimento de cepas bacterianas resistentes aos esquemas convencionais, a antibioticoterapia para meningites tem sofrido alterações nos últimos anos. Entre as novas opções terapêuticas, as cefalosporinas de terceira geração, particularmente cefotaxima e ceftriaxona, já acumulam uma experiência bem-sucedida de aproximadamente uma década no tratamento das meningites bacterianas em crianças.

Considerando a etiologia das meningites bacterianas de acordo com a faixa etária, recomenda-se atualmente como esquema terapêutico inicial para a faixa de 0 a 2 meses de idade a associação de cefalosporina de terceira geração com ampicilina, tendo a última a finalidade de ampliar a cobertura antimicrobiana para *Listeria monocytogenes* e *Enterococcus* que podem, embora com menor frequência que a *E. coli* e o *Streptococcus B*, incidir nesse grupo etário. Após os 2 meses de idade, quando os agentes etiológicos mais prováveis são o Hib, o pneumococo e o meningococo, recomenda-se atualmente monoterapia com cefalosporina de terceira geração. Todo esquema terapêutico empírico inicial deve ser reavaliado e, se necessário, alterado, quando os resultados de cultura e testes de sensibilidade antimicrobianos estiverem disponíveis, o que ocorre em média 48 a 72 horas após início do tratamento (Quadro 60-2).

O tempo de antibioticoterapia é variável com o agente causal e com a resposta clínica. No período neonatal, a antibioticoterapia é indicada por, pelo menos, 14 dias após a esterilização do LCR, com um mínimo de 21 dias de tratamento para as enterobactérias e 14 dias para o *Streptococcus B* e *Listeria*. Após o período neonatal, nas meningites meningocócicas, 5 a 7 dias são, em geral, suficientes para o tratamento, enquanto para o Hib e o pneumococo são necessários, em média, 7 a 10 dias. Se a melhora clínica ocorre

Quadro 60-2 Terapia específica de acordo com o agente isolado e seu perfil de sensibilidade

Agente	1ª escolha	2ª escolha
Neisseria meningitidis	**Penicilina G cristalina** (200.000-400.000 UI/kg/dia EV 4/4 h, 7-10 dias)	**Ampicilina** (200-400 mg/kg/dia EV 4/4 h ou 6/6 h, 7-10 dias) **Ceftriaxona** (100 mg/kg/dia EV 12/12 h, 7-10 dias) **Cloranfenicol** (100 mg/kg/dia EV 6/6 h, 7-10 dias)
Streptococcus pneumoniae	**Ceftriaxona** (100 mg/kg/dia EV 12/12 h, 10-14 dias)	**Penicilina G cristalina** (200.000-400.000 UI/kg/dia EV 4/4 h, 10-14 dias) **Vancomicina** (60 mg/kg/dia ou 2 g/dia EV 6/6 h, 10-14 dias)
Haemophilus influenzae	**Ceftriaxona** (80-100 mg/kg/dia EV 12/12 h, 10-14 dias)	**Cloranfenicol** (100 mg/kg/dia EV 6/6 h) + **Ampicilina** (200-400 mg/kg/dia EV 4/4h ou 6/6 h) por 10-14 dias **Meropenem** (120 mg/kg/dia EV 8/8 h, 10-14 dias)
Streptococcus do grupo B, *Escherichia coli* e *Listeria monocytogenes*	**Ampicilina + gentamicina** por 5-14 dias (dose e intervalo variam de acordo com a idade)	**Ampicilina + Ceftriaxona** (dose e intervalo variam de acordo com a idade)
Staphylococcus aureus	**Oxacilina** (200 mg/kg/dia EV 4/4 h, 3-6 semanas)	**Vancomicina** (60 kg/kg/dia ou 2 g/dia EV 6/6 h, 3-6 semanas)

dentro de 24 horas após a introdução da terapêutica, não há necessidade de repetir a punção lombar durante o curso do tratamento ou após o seu término. Caso contrário, o exame deve ser repetido. Em recém-nascidos, em que os achados clínicos podem não refletir complicações neurológicas, a punção lombar deve ser repetida 24 a 36 horas após o início e no final do tratamento.

Outros antibióticos têm sido utilizados no tratamento das meningites em crianças, principalmente nos casos de resistência ao esquema terapêutico habitual. Como exemplo: a) ceftazidime, uma cefalosporina de terceira geração com eficácia comprovada nas meningites por *Pseudomonas aeruginosa*; b) aztreonam, um monobactâmico ativo contra bactérias Gram-negativas, com espectro similar aos aminoglicosídeos; c) meropenem, um carbapenem de amplo espectro, similar ao imipenem, com atuação inclusive sobre *Listeria* e sobre pneumococos resistentes, embora a experiência sobre os últimos seja ainda limitada; d) cefepima, uma cefalosporina de quarta geração com atuação sobre bactérias Gram-positivas e Gram-negativas, com maior atividade contra cepas de *Enterobacter* e *Pseudomonas aeruginosa*. Em estudos clínicos randomizados, os resultados obtidos com meropenen e cefepima no tratamento de meningites em crianças foram similares aos obtidos com cefotaxima. Novos antimicrobianos continuam em estudos para o tratamento de meningites e, entre esses, cita-se uma nova fluoroquinolona de largo espectro (trovafloxacin) para a qual não se dispõe ainda de resultados de estudos clínicos e cujo uso não está autorizado em pediatria.

Esteroides

O uso de corticosteroides na terapêutica das meningites ainda é alvo de controvérsias. O seu uso é recomendado considerando os benefícios evidenciados em estudos experimentais e clínicos. Orienta-se a corticoterapia com dexametasona nas meningites bacterianas, observando os seguintes critérios: a) para melhor eficácia, a dexametasona deve ser administrada imediatamente antes da primeira dose de antibiótico; b) a dose recomendada é de 0,6 mg/kg/dia dividida de 6/6 horas durante 2 dias; c) a dexametasona não é recomendada nas meningites bacterianas que ocorrem antes de 6 semanas de vida, pois não há estudos clínicos que suportem o seu uso nesse grupo etário.

Suporte

As medidas de suporte e o controle das complicações são tão importantes quanto a antibioticoterapia no tratamento das meningites.

Manutenção do estado hemodinâmico e otimização da oferta tecidual de oxigênio: a meningite pode estar associada a alterações da perfusão tecidual, como oligoanúria, má perfusão periférica, hipotensão e até choque distributivo.

Desta forma, deve-se manter o paciente euvolêmico, com a infusão de soluções cristaloides ou coloides, e se necessário associar drogas inotrópicas e vasoativas para a manutenção da perfusão tecidual. Nos casos de meningite meningocócica, onde o comprometimento cardiovascular geralmente é mais grave, deve-se introduzir suporte inotrópico mais precocemente, tendo sempre em mente a necessidade de manter o paciente euvolêmico.

Manejo da hipertensão intracraniana: toda a meningite vai apresentar algum grau de hipertensão cerebral em decorrência do edema cerebral de causa vasogênica, citotóxica e intersticial. Devem-se instituir medidas de prevenção da hipertensão intracraniana, como decúbito elevado (30°), mantendo-se a cabeça em posição neutra. Não se recomenda a restrição hídrica profilática, sobretudo nos pacientes hemodinamicamente instáveis e que estejam necessitando de ressuscitação fluídica. Se houver sinais de hipertensão intracraniana grave, como, por exemplo, herniações, pode-se tentar uma redução rápida da pressão intracraniana hiperventilando o paciente com o objetivo de manter $paCO_2$ por volta de 30 mmHg. O uso de manitol ou diuréticos é controverso, uma vez que tais medicações poderiam piorar o estado hemodinâmico do paciente, diminuindo a perfusão cerebral.

Outra complicação do equilíbrio hidroeletrolítico é a ocorrência da síndrome da secreção inapropriada de hormônio antidiurérico (SSIAHD) com consequente retenção hídrica, diminuição da osmolaridade sérica e piora do edema cerebral. Apesar da alta frequência desta complicação, não se preconiza a restrição hídrica profilática em função das alterações hemodinâmicas que estes pacientes também apresentam. Não se realiza a correção de sódio nas hiponatremias decorrentes da SSIAHD, pois o mecanismo desta complicação não é decorrente de diminuição do sódio corpóreo total, e sim de hiponatremia dilucional pelo acúmulo de água livre.

Em resumo, deve-se manter o paciente euvolêmico, evitando situações de hipovolemia (que podem piorar o estado hemodinâmico) ou hipervolemia (que podem piorar o edema cerebral). Sugere-se que, inicialmente, este controle hídrico seja feito por meio de hidratação endovenosa exclusiva, deixando-se o paciente em jejum para que possa ser realizado um controle rigoroso do balanço hídrico.

Manejo das convulsões: apesar de as convulsões serem complicações frequentes na evolução de um paciente com meningite, não se introduz terapia anticonvulsivante profilaticamente. Os pacientes com convulsões devem ser prontamente tratados da maneira usual, ou seja, agudamente com benzodiazepínicos, por exemplo, diazepam (0,3 mg/kg/dose), podendo ser repetido a cada 5 a 10 minutos, seguido de ataque de fenitoína (20 mg/kg/dose) e fenobarbital (20 mg/kg/dose) caso não haja controle com a fenitoína. Se não houver controle das convulsões, ponderar coma barbitúrico com tiopental.

PREVENÇÃO

Imunoprofilaxia

As vacinas antimeningocócicas disponíveis contêm polissacárides capsulares de meningococos dos grupos A, C, A e C e também uma vacina quádrupla: A, C, Y e W135. A vacina A + C é recomendada para crianças acima de 2 anos, sendo necessária a revacinação a cada 5 anos, pois ela gera anticorpos de curta duração, não sendo capaz de induzir memória imunológica. As vacinas conjugadas são as que melhor imunizam contra o meningococo C, além de ter a capacidade de reduzir a colonização em nasofaringe, diminuindo a transmissão da doença na população. Mostram-se imunogênicas mesmo em lactentes a partir de 2 meses de idade, além de induzirem memória imunológica.

A vacina conjugada contra o meningococo C é aplicada, para os lactentes, em duas doses, a primeira aos 3 meses e a segunda aos 5 meses de idade, com um reforço entre os 15 meses e 18 meses (esquema da Associação Brasileira de Imunizações – SBIM, 2008, e Associação Brasileira de Pediatria – SBP, 2008). Crianças acima de 1 ano, adolescentes e adultos: dose única. Até o presente não se dispõe de vacina eficiente contra o meningococo B.

A vacina quádrupla, com proteção para os sorogrupos A, C, Y e W135, é uma vacina conjugada com toxoide diftérico, liberada nos EUA para utilização a partir dos

Quadro 60-3 Conduta nos contactantes de meningite bacteriana

Meningococo	• Adultos: rifampicina 600 mg VO 12/12 h por 2 dias • Crianças: rifampicina 10 mg/kg VO 12/12 h por 2 dias
Alternativas	• Ceftriaxona 250 mg IM dose única (adultos) • Ceftriaxona 125 mg IM dose única (crianças < 15 anos) • Ciprofloxacina 500 mg VO dose única (> 18 anos)
Haemophilus influenzae tipo b	• Rifampicina 20 mg/kg VO, uma vez ao dia, por 4 dias

2 anos de idade e até os 55 anos. A introdução da vacina contra o Hib no calendário vacinal contribuiu para o virtual desaparecimento da doença invasiva por esse agente. Dispõe-se de três tipos de vacinas intercambiáveis na vacinação primária e na dose de reforço.

Existem dois tipos de vacina disponíveis contra o pneumococo. A vacina pneumocócica conjugada heptavalente (PC7V) é indicada para crianças até 9 anos, com cobertura de, aproximadamente, 72,3% para doenças pneumocócicas invasivas no Brasil em crianças menores de 5 anos. Esta vacina diminui a colonização de nasofaringe e, consequentemente, a transmissão da doença por contactantes de pacientes colonizados, com impacto em outras faixas de idade que não receberam a vacina (imunidade de rebanho). A vacina polissacarídica 23-valente inclui 23 sorotipos de pneumococo, sendo indicada para crianças acima de 2 anos e adultos, tendo uma cobertura estimada em 90%.

Quimioprofilaxia

A profilaxia antibiótica da doença meningocócica é indicada para os contatos domiciliares, contatos de casos ocorridos em creches, escolas maternais e também aqueles que tiveram contato com secreções orais do doente. Os contatos domiciliares íntimos de qualquer idade, que convivam com o doente de meningite por Hib e que tenham um contato menor que 4 anos, não vacinado contra Hib, devem receber antibiótico profilático. A conduta nos contactantes de meningite bacteriana está descrita no Quadro 60-3.

COMPLICAÇÕES E SEQUELAS

Entre as complicações gerais, destacam-se o choque e a CIVD, sendo o meningococo o principal e mais frequente agente que a produz. As sequelas neurológicas ocorrem em 5% a 30% dos sobreviventes, e devem-se principalmente ao retardo no estabelecimento do diagnóstico e no início do tratamento antimicrobiano eficaz. Pode ocorrer acometimento de pares cranianos (II, III, VI, VII e VIII), levando a graves sequelas como cegueira, surdez, nistagmo, paralisia facial e deficiência motora, sendo o déficit auditivo a sequela neurológica mais comum nas MB (20% dos casos).

Complicação frequente é a coleção subdural que acomete lactentes, em geral com idade inferior a um ano, produzida principalmente por pneumococo e hemófilo. A suspeita destas complicações surge em pacientes que apresentam febre prolongada, fontanela abaulada, convulsão e sinais neurológicos focais.

Outras complicações menos frequentes são os abscessos cerebrais e formas graves de ventriculite.

REFERÊNCIAS

American Academy of Pediatrics. Haemophilus influenzae infections. In: Pickering LK, Baker CJ, Long SS, McMillan JA, eds. Red Book: 2006 Report of the Committee on Infectious Diseases, 27. ed. Elk Grove Village, IL: American Academy of Pediatrics 2006: 310-17.

American Academy of Pediatrics. Meningococcal Infections. In: Pickering LK, Baker CJ, Long SS, McMillan JA, eds. Red Book: 2006 Report of the Committee on Infectious Diseases, 27. ed. Elk Grove Village, IL: American Academy of Pediatrics 2006: 452-59.

Attending Day-Care Centers in Lisbon. Pediatric Infectious Disease Journal 2005; 24(3): 243-52.

Branco RG, Amoretti CF, Tasker RC. Meningococcal disease and meningitis. J Pediatr (Rio J) 2007; 83(2Suppl): S46-53.

CDC. Report from the Advisory Committee on Immunization Practices (ACIP): Decision Not to Recommend Routine Vaccination of All Children Aged 2-10 Years with Quadrivalent Meningococcal Conjugate Vaccine (MCV4). MMWR 2008 57(17): 462-5.

Chaudhuri A, Martin PM, Kennedy PG, Andrew Seaton R, Portegies P, Bojar M, Steiner I. EFNS Task Force. FNS guideline on the management of community-acquired bacterial meningitis: report of an EFNS Task Force on acute bacterial meningitis in older children and adults. Eur J Neurol 2008; 15(7): 649-59.

de Gans J, van de Beek D; European Dexamethasone in Adulthood Bacterial Meningitis Study Investigators. Dexamethasone in adults with bacterial meningitis. N Engl J Med 2002; 347: 1549-56.

Frazão N et al. Effect of the Seven-Valent Conjugate Pneumococcal Vaccine on Carriage and Drug Resistance of Streptococcus Pneumoniae in Healthy Children attending day-care center in Lisbon. Pediatr Infect Dis J 2005; 24(3): 245-52.

Giebink GS. Prevention of pneumococcal disease in children. New England Journal of Medicine 2001; 345 (16): 1177-83.

Overturf GD. Defining bacterial meningitis and other infections of the central nervous system. Pediatric Critical Care Medicine 2005; 6: 14-8.

Sáfadi MAP, Farhat CK. Meningites Bacterianas (MB). In: Farhat CK, Carvalho LHFR, Succi RCM. Infectologia Pediátrica. 3. ed. São Paulo: Atheneu, 2007: 155-79.

Sáfadi MAP, Farhat CK. Vacinas Antimeningocócicas. In: Farhat CK, Weckx LY, Carvalho LHFR, Succi RCM. Imunizações – Fundamentos e Prática. 5. ed. São Paulo: Atheneu, 2007: 387-402.

Saravolatz L, Manzor O, Vandervelde Net al. Broad-range bacterial polymerase chain reaction for early detection of bacterial meningitidis. Clin Infect Dis 2003; 36:40-5.

Snape MD, Kelly DF, Green B, Moxon ER, Borrow R, Pollard AJ. Lack of serum bactericidal activity in preschool children two years after a single dose of serogroup C meningococcal polysaccharide-protein conjugate vaccine. Pediatr Infect Dis J 2005; 24: 128-31.

Thompson MJ, Ninis N, Perera R, Mayon-White R, Phillips C, Bailey L et al. Clinical recognition of meningococcal disease inchildren and adolescents. Lancet 2006; 367: 397-403.

CAPÍTULO 61

Encefalites

Ronaldo Oliveira da Cunha Beltrão • Antônio Milton Lima Garcia

CONCEITUAÇÃO, EPIDEMIOLOGIA E ETIOLOGIA

A encefalite caracteriza-se por processo inflamatório no sistema nervoso central, no qual a principal área acometida é o parênquima cerebral. Pode haver comprometimento de outras regiões do SNC, sendo empregadas outras designações para melhor especificar o envolvimento de áreas adicionais: meningoencefalite (meninges), encefalomielite (medula espinhal). Apresentam curso agudo, subagudo e mais raramente crônico. As encefalites ocorrem em todas as idades, podem ser devidas a causas infecciosas ou de outra natureza; dependendo da causa, o resultado final pode ser benigno ou fatal. As encefalites de curso agudo são mais frequentes e serão o objetivo principal deste capítulo. As formas subagudas e crônicas das encefalites são próprias dos pacientes imunocomprometidos e não serão abordadas nesta ocasião.

ETIOLOGIA

Os distintos agentes causais da encefalite aguda provocam manifestações por comprometimento direto ou indireto do SNC. Pode-se tratar de uma infecção direta do SNC por um vírus ou uma situação pós-infecciosa. Na primeira, o vírus pode ser isolado a partir da biópsia cerebral e existe envolvimento neuronal observável em exame histológico; a invasão do SNC é mais frequente pela via sanguínea, tendo vários sítios de entrada, como respiratório (varicela zóster), intestinal (enterovírus), genital (vírus herpes simples), subcutâneo (arbovírus). No caso da raiva e do herpesvírus, a invasão do SNC ocorre através de nervos periféricos, transportados pelo axônio por meio do fluxo axoplasmático.

Na situação pós-infecciosa não se encontra o vírus, os neurônios estão poupados e histologicamente predominam a inflamação perivascular e a desmielinização; este tipo de anomalia aponta para uma reação imunológica contra o SNC (encefalite pós-infecciosa) (Quadros 61-1 e 61-2).

Quadro 61-1 Principais agentes etiológicos virais da encefalite aguda

Vírus	Vírus
Arbovírus	Herpes humano 8
Citomegalovírus	Influenza
Enterovírus	Paromixovírus
Epstein-Barr	Raiva
Herpes simples 1-2	Sarampo
Herpes humano 6	Varicela zóster
Coriomeningite linfocitária	HIV

Quadro 61-2 Etiologias infecciosas não virais e não infecciosas mais frequentes na encefalite aguda

Bactérias	Fungos	Protozoários	Miscelânea
Actinomyces sp.	*Cryptococcus* sp.	*Plasmodium falciparum*	Carcinoma
Bartonela henselae	*Histoplasma* sp.	*Toxoplasma* sp.	Vasculites
Chlamydia sp.			Reações adversas a fármacos
Legionella pneumophila			
Listeria monocytogenes			
Mycobacterium tuberculosis			
Mycoplasma pneumoniae			

QUADRO CLÍNICO

Caracteriza-se por uma tríade clássica: febre, cefaleia e alteração da consciência. O comprometimento da consciência pode ser muito variado, desde desorientação, transtornos de conduta e de linguagem, sinais neurológicos focais como déficits motores (hemiparesia, monoplegia e outros) e convulsões; estes elementos ajudam a distinguir a encefalite de uma meningite, a qual, em geral, manifesta-se com cefaleia, rigidez de nuca e febre, sem alteração de consciência e/ou sinais neurológicos focais.

As manifestações clínicas referem a progressão do comprometimento encefálico, e as áreas comprometidas estão determinadas pelo tropismo viral por diferentes tipos de células. O vírus da pólio afeta os motoneurônios do corno anterior da medula espinhal, o vírus da raiva afeta neurônios do sistema límbico, o vírus da caxumba afeta o endotélio dos plexos coroides e células ependimárias, o vírus herpes simples (VHS) afeta os neurônios corticais do lóbulo temporal; o comprometimento do cerebelo gerando ataxia é bastante frequente quando o agente etiológico é o vírus varicela zóster. A presença de rigidez e movimentos involuntários sugere o acometimento dos gânglios da base, como ocorre nas encefalites pelo vírus influenza.

A encefalite causada por enterovírus é geralmente um quadro bem definido e, quando se apresenta com sinais precisos de focalização, não difere da encefalite herpética, mas outras manifestações, como as cutâneas e a miocardite, podem orientar o diagnóstico etiológico inicialmente; entre os diversos enterovírus não poliovírus associados com maior frequência ao comprometimento do SNC estão os ecovírus 7, 9, 11 e 30; *Coxsackie* B5 e enterovírus 71, sendo este último preocupante, pois pode produzir um quadro de paralisia semelhante à pólio, com letalidade de 14%.

DIAGNÓSTICO

O diagnóstico é baseado em dados da anamnese, exames laboratoriais de sangue, análise do LCR, exames eletroencefalográficos e de neuroimagem, na tentativa de determinar a etiologia e orientar a conduta terapêutica. O diagnóstico de certeza do tipo específico só pode ser feito por detecção do vírus ou de seu genoma no sistema nervoso mediante isolamento do vírus em cultura de células, reação imunológica específica, com o emprego de anticorpos monoclonais ou técnicas de biologia molecular, como a reação em cadeia da polimerase (PCR) e a hibridização.

ESTUDO DO LÍQUIDO CEFALORRAQUIDIANO

Alguns estudos podem ser solicitados no LCR, como: citologia, bioquímica, bacterioscopia, pesquisa bacilo álcool-ácido-resistente, cultura de fungos, bactérias, isolamento viral, micobactérias, estudos imunológicos.

No caso das encefalites virais, o LCR mostra um perfil quimiocitológico caracterizado por pleocitose, leve ou moderada, de até 500 células, com predomínio linfomonocitário e proteinorraquia normal ou de até 300 mg%; a glicorraquia é em geral normal. Na encefalite herpética o achado frequente é a presença de hemácias no liquor, que está relacionada com o componente necro-hemorrágico da encefalite. Somente em 20 a 25% dos casos o exame do liquor é normal.

IMUNOLOGIA

As técnicas de PCR, que até pouco tempo eram empregadas somente em meios acadêmicos, podem ser utilizadas rotineiramente. A sensibilidade e a especificidade da PCR permitiram a detecção de infecções ocultas ou latentes não identificadas por outros métodos. Os testes de DNA para neuroinfecções e o sucesso da PCR no LCR reduziram a necessidade de procedimentos invasivos, como a biópsia cerebral. A literatura relata a variação da sensibilidade da PCR de 48 a 98%, com especificidade de quase 100%. A sensibilidade da PCR na encefalite herpética equipara-se às da cultura para vírus e biópsia cerebral.

A PCR no liquor é usada para identificar os seguintes agentes infecciosos: citomegalovírus, HSV1, HSV2, HTLV-1, enterovírus, herpesvírus 6, *Listeria nonocytogenes, Neisseria meningitidis, Haemomophilus influenzae, Mycobacterium tuberculosis, Treponema palidum, Borrelia burgdorferi.* Pode também ser analisada no sangue nos casos de infecções por HIV, HTLV-1 e 2, BK, doença de Creutzfeldt-Jakob, varicela zóster.

EEG

O EEG geralmente mostra anormalidades inespecíficas, como lentificação difusa do ritmo de base, atividade delta, rítmica e intermitente na região frontal ou temporal. No caso da encefalite herpética, o EEG pode apresentar descargas epileptiformes, lateralizadas e periódicas (*periodic lateralized epileptiform discharges* – PLEDS) na região temporal. As PLEDS têm sido encontradas em encefalite por Epstein-Barr e, mais raramente, em encefalite por enterovírus, com 80% de sensibilidade e 30% de especificidade para o VHS.

Neuroimagem

A tomografia computadorizada (TAC) de encéfalo melhorou muito o diagnóstico das infecções do SNC. As lesões podem aparecer somente no 3º e 4º dias da evolução, sendo mais eficiente efetuar a TAC para o controle de lesões. Na encefalite herpética observam-se alterações no lobo temporal, uni ou bilateralmente (lesões hipodensas com realce após a injeção do contraste).

O advento da ressonância magnética nuclear (RMN) ampliou, de forma significativa, o diagnóstico desses processos, sendo o exame de escolha em pacientes com quadro sugestivo de encefalite; tem-se demonstrado o melhor exame de imagem nas etapas iniciais, sendo capaz de localizar lesões no lobo temporal e no orbitotemporal; podem ser observadas lesões caracterizadas por hipersinal em T2 e FLAIR cortico subcortical e, em alguns casos, lesões sugestivas de presença de edema ou necrose cerebral. É o exame de escolha nas encefalites pós-infecciosas, caracterizando-se por áreas de desmielinização (hipossinal em T1, hipersinal em T2), acometendo, principalmente, a substância branca cerebral e cerebelar, núcleos da base, tronco cerebral, medula e nervos ópticos.

Os níveis de recomendação para os diferentes exames diagnósticos encontram-se no Quadro 61-3. O fluxograma para diagnóstico das encefalites encontra-se na Fig. 61-1.

Quadro 61-3 Recomendações para testes diagnósticos

Estudo	Achados	Nível de recomendação
LCR	Cél.: 5 a 500 leucócitos, principalmente linfócitos; pode ser xantocrômico com hemácias Glicose: normal (raramente reduzida) Proteína: > 50 mg/dL	A
Sorologia	LCR e sangue	B
PCR	Maior auxílio no diagnóstico (LCR) Pode ser falso-negativa nos primeiros 2 dias da doença	A
EEG	Precoce e sensível Não específico, pode identificar anormalidades focais	C
Imagem	RMN é usualmente mais sensível que a TAC, demonstrando lesão de hipersinal em T2 e FLAIR	B
Cultura viral	Apenas raramente útil	
Biópsia cerebral	Altamente sensível Não usada rotineiramente	C

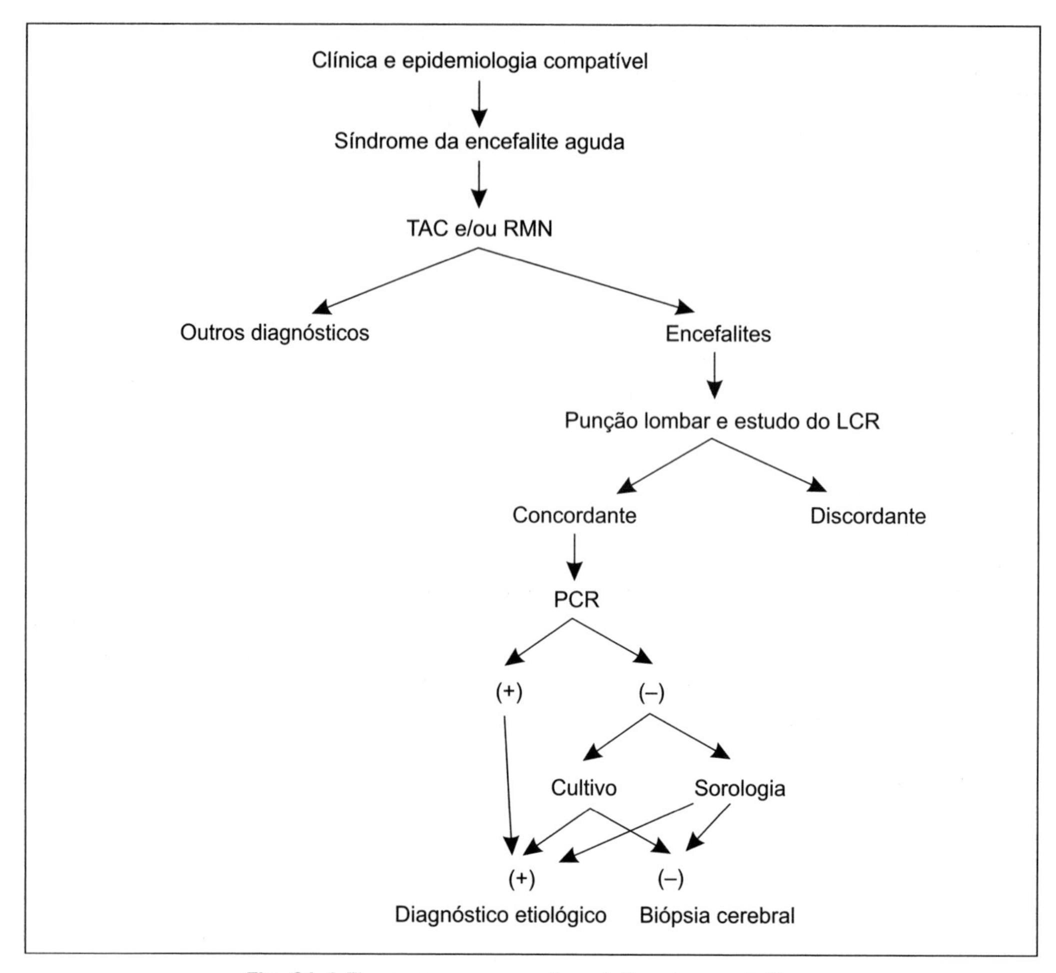

Fig. 61-1 Fluxograma para o diagnóstico de encefalites.

DIAGNÓSTICO DIFERENCIAL

Em geral, o diagnóstico de uma encefalite não oferece maiores dificuldades nas grandes epidemias ou nos casos de pacientes oriundos de áreas endêmicas. Casos esporádicos podem ser difíceis para o pediatra, principalmente no que tange ao diagnóstico diferencial com as encefalopatias que correspondem a uma perturbação da função cerebral, não infecciosa, podendo ser causados por aumento da pressão intracraniana, disfunção mitocondrial ou metabólica, como drogas, intoxicações, disfunção hepática etc. (Quadros 61-4 e 61-5).

Um enfoque especial deve ser dado à encefalomielite aguda disseminada (ADEM), doença inflamatória desmielinizante, imunomediada, usualmente multifocal e polissintomática relacionada com infecção ou vacinação anterior, apresentando no início letargia e irritabilidade, distúrbios visuais, de linguagem, déficits sensoriais e motores. Contudo, a presença de febre, cefaleia, estado mental flutuante, sinais neurológicos e convulsões focais corrobora para a etiologia infecciosa (Quadro 61-6).

Quadro 61-4 Aspectos clínicos e laboratoriais das encefalites e das encefalopatias

Características	Encefalite	Encefalopatia
Início agudo	Presente	Presente
Distúrbio de consciência	Presente	Presente
LCR (linfocitose)	Presente	Ausente
Irritação meníngea	Variável	Usualmente ausente
LCR (proteína)	Variável	Variável
Etiologia	Infecciosa	Tóxica, metabólica, vascular etc.
Sangue (leucocitose)	Comum	Incomum
Sinais neurológicos focais	Comum	Incomum
Febre	Comum	Incomum
Cefaleia	Comum	Incomum
Tipo de crises	Generalizadas ou focais	Generalizadas
Prognóstico	Variável, depende do agente etiológico	Variável, depende da etiologia

Quadro 61-5 Encefalopatias a serem consideradas no diagnóstico das encefalites

Encefalopatias	
Metabólicas	***Vasculares***
Erro inato do metabolismo	Hipertensão
Defeitos no ciclo da ureia	Migrânea
Aminoacidopatias	AVC
Doença mitocondrial (MELAS)	
Adrenoleucodistrofia	***Doenças desmielinizantes***
Uremia	
Hipoglicemia, hiponatremia, hipernatremia	ADEM (encefalomielite disseminada aguda) EM (esclerose múltipla)
Tóxicas	
CO, metais pesados, álcool	***Idiopáticas***
	Síndrome hemolítico-urêmica
	Púrpura de Henoch-Scholein
	Síndrome de Reye
	Epilepsia (*status* não convulsivo)
Doenças intracranianas	
Hematoma subdural/epidural	
Hemorragia subaracnóidea	
Edema cerebral	

Quadro 61-6 Diagnóstico diferencial entre ADEM e encefalite

Aspectos clínicos	ADEM	Encefalite
Idade	Criança	Qualquer idade
Vacinação recente	Comum	Incomum
Pródromos	Usualmente	Comum
Febre	Pode ocorrer	Comum
Perda visual	Pode ocorrer	Incomum
Sangue	Leucocitose ocasionalmente	Leucocitose comum
LCR	Proteína elevada, glicose normal, pleocitose, cultura negativa	Proteína elevada, glicose normal, pleocitose, cultura negativa
RMN	Múltiplas áreas	Focal ou múltiplas áreas

TRATAMENTO

O paciente com encefalite deve ser prontamente hospitalizado, caso haja necessidade ser monitorado em UTI.

Deve-se fazer avaliação clínica e laboratorial para que seja confirmado o diagnóstico e sejam excluídas as doenças como meningite bacteriana parcialmente tratada, meningite tuberculosa, abscesso cerebral, intoxicação exógena, encefalopatia metabólica ou tumor cerebral.

Considerar a proteção das vias aéreas em pacientes com estado mental alterado.

Monitorar sinais vitais (PA, FC, FR, temperatura), providenciar acesso venoso periférico.

Avaliar e tratar os sinais de hipotensão ou choque, administrando solução fisiológica até o paciente se tornar euvolêmico.

Tratar as crises convulsivas, sendo a fenitoína a droga recomendada.

Correção dos distúrbios metabólicos e hidroeletrolíticos, e tratamento da secreção inapropriada do hormônio antidiurético, caso esteja presente.

Isolamento das crianças com encefalite associada à doença infecciosa exantemática.

Tratar, quando comprovada, a hipertensão intracraniana.

Uso do aciclovir para encefalite por herpes simples; o tratamento é feito na dose de 30 mg/kg/dia em três tomadas, com infusão EV em 1 hora por 3 semanas (tratamentos mais curtos e resposta imunológica anormal foram relacionados com a recorrência da infecção herpética). A mortalidade sem o tratamento é de 75%, caindo para 19% quando o aciclovir é usado precocemente, lembrando que o início do tratamento após 5 dias da doença e a ocorrência de coma são fatores de baixa resposta terapêutica. Apesar do tratamento, cerca de metade dos casos apresenta sequelas, principalmente relacionadas com déficits motores, crises convulsivas e distúrbios de comportamento.

Tanto a encefalite como a mielite pela varicela merecem tratamento específico com o aciclovir na dose de 30 mg/kg/dia a cada 8 horas por um período mínimo de 10 dias, especialmente nos pacientes imunocomprometidos, portadores da síndrome da imunodeficiência adquirida (SIDA), pós-transplantados e crianças pós-quimioterapia. A mortalidade da encefalite por varicela diminui após o surgimento do tratamento específico (5 a 10% em trabalhos recentes).

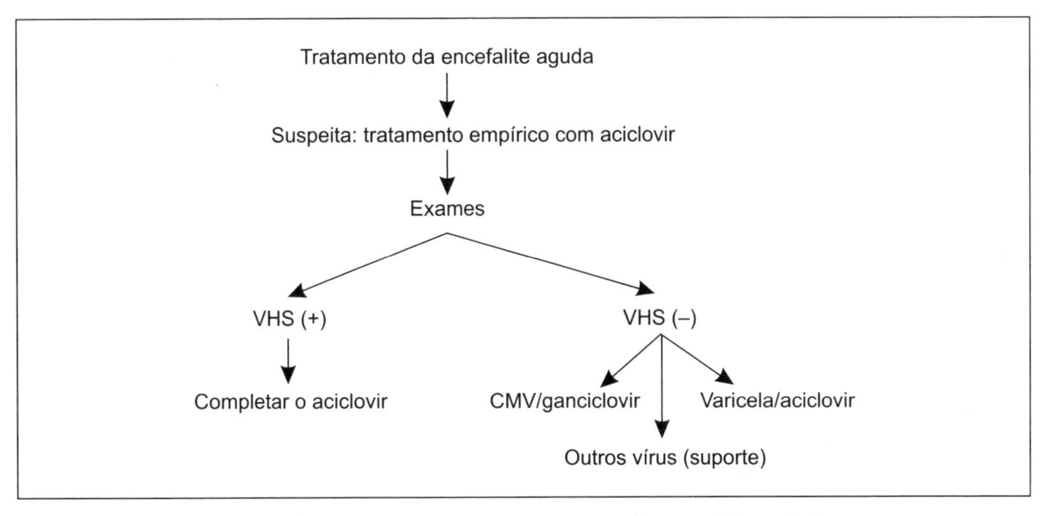

Fig. 61-2 Fluxograma para o tratamento de encefalites virais.

A recomendação de tratamento para encefalite por CMV no SNC é controversa. Aqueles que defendem o tratamento recomendam o uso de ganciclovir, em duas fases, indução e manutenção. A dose de indução é de 2,5 a 5 mg/kg/dose, EV, a cada 8 ou 12 horas, por 10 a 30 dias. A dose de manutenção é de 5 mg/kg/dia por 5 a 7 dias. Se houver progressão da doença durante a fase de manutenção, está indicada nova fase de indução. Deve ser realizado rigoroso controle hematológico, visto ser uma droga mielotóxica.

Na encefalite pós-infecciosa, como a ADEM, o mecanismo é imunológico, sendo proposto o uso de corticosteroides, incluindo pulso de metilprednisolona, plasmaférese, uso de imunossupressores como a ciclofosfamida e imunoglobulina. Com relação à pulsoterapia, recomenda-se o uso de metilprednisolona (precedido por tratamento antiparasitário de amplo espectro), 30 mg/kg/dia em 2 horas por 5 dias consecutivos, seguido de terapia oral com prednisona 1 mg/kg/dia, em dose decrescente, até a retirada em 6 semanas.

Inicialmente, quando estamos na indefinição diagnóstica, a antibioticoterapia parenteral pode ser iniciada e mantida até que se faça a exclusão de etiologia bacteriana ou de abscesso cerebral.

O fluxograma para o tratamento das encefalites virais encontra-se na Fig. 61-2.

REFERÊNCIAS

Amin R, Ford-Jones E, Richardson SE, MacGregor D, Tellier R, Heurter H et al. Acute childhood encephalitis and encephalopathy associated with influenza: a prospective 11-year review. Pediatric Infect Dis J 2008; 27(5): 390-5.

Atkins JT. HSV PCR for CNS infectious pearls and pitfalls. Pediatric Infect Dis J 1999; 18(9): 823-4.

Aurelius E. Herpes simplex encephalitis: early diagnosis and immune activation in the acute stage and during long-term follow-up. Scand J Infect Dis 1993; 89(Suppl 3): 626.

Cherry JD, Shields WD. Encephalitis and meningoencephalitis. In: Ch Rry JD, Shields WD (eds.). Textbook of pediatric infectious diseases. 4 ed. Philadelphia: WB Saunders, 1998.

Christie LJ, Honarmand S, Talkington DF, Gavali SS, Preas C, Pan CY et al. Pediatric encephalitis: what is the role of Mycoplasma pneumoniae? Pediatrics 2007; 120(2): 305-13.

Hinson VK, Tyor WR. Update on viral encephalitis. Curr Option Neurol 2001; 14: 369-74.

Johnson RT. Viral infectious of the nervous system. Johns Hopkins University. American Academy of Neurology, 2003.

Kleinschmidt-DeMaters BK, Gilden DH. The expanding spectrum of herpesvirus infection of the nervous system. Brain Pathology 2001; 11: 440-51.

Nassogne, Définition et diagnostic différentiel encephalitis aigues de l'enfant: Seminaire de pathologie infectieuse, 2005.

Rendington JJ, Tyler KL. Viral infectious of the nervous system. Arch Neurology 2002; 59: 712-18.

Steinera I, Budkab H, Chaudhuric A, Koskiniemid M, Sainioe K. Viral encephalitis: a review of diagnostic methods and guidelines for management. European Journal of Neurology 2005; 12: 331-43.

Thomson RB, Bertram H. Laboratory diagnosis of central nervous system infectious. Infect Dis Clin North Am 2001; 15(4): 180-93.

Tiege X, Rozenberg F, Heron B. The spectrum of Herpes Simplex encephalitis in children. Eur J Paediatric Neurol 2008; 12(2):72-81.

Vial C, Pozzetto B, Essid A, Stephan JL, Chabrier S. Acute encephalitis: report on 32 consecutive pediatric cases observed in one hospital. Me Mal Infect 2007; 37(4): 208-14.

Wang SM, Ho TS, Shen CF, Liu CC. Enterovirus 71, one virus and many stories. Pediatric Neonatology 2008; 49(4): 113-5.

CAPÍTULO 62

Ataxias

Ronaldo Oliveira da Cunha Beltrão • Antônio Milton Lima Garcia

CONCEITO, CLASSIFICAÇÃO E ETIOLOGIA

O termo "ataxia" vem do grego *atktos*, que significa "desprovido de comando". É uma anormalidade da organização ou da modulação do movimento, ou seja, um distúrbio do controle fino cinético-postural. Desta forma, ataxia significa incoordenação motora e corresponde a desequilíbrio e instabilidade na realização harmônica de todos os movimentos corporais da ortostase. Embora seja mais comumente atribuída à disfunção cerebelar, lesões em quase todos os níveis do sistema nervoso central (SNC) podem resultar em incoordenação motora.

A ataxia pode surgir por desordem cerebelar (mais comum), por lesão sensorial (nervos periféricos, cordão posterior), ataxia motora (lesão do trato corticoespinhal) e lesões do lobo frontal (lesão no nível da via frontopontocerebelar).

CLASSIFICAÇÃO

Congênita

Resultante de malformações do SNC.

Adquirida

AGUDA

Definida como instabilidade para caminhar e realizar movimentos motores finos com menos de 72 horas de duração em criança previamente hígida.

RECORRENTES OU CRÔNICAS

Raras em crianças, usualmente secundárias a causa genética ou desordens metabólicas.

Neste capítulo vamos comentar apenas as doenças que causam ataxia aguda, forma de apresentação mais comum na emergência pediátrica. Entre as principais causas de ataxia aguda, temos:

- ***Desordens cerebelares infecciosas/imunomediadas***
  - Ataxia cerebelar aguda.
  - Encefalomielite desmielinizante aguda.
  - Infecção sistêmica.
  - Encefalite de tronco cerebral.
  - Esclerose múltipla.
- ***Intoxicação por álcool e drogas***
- ***Lesões de massa***
  - Tumores.
  - Lesões vasculares.
  - Abscessos.
- ***Trauma***
  - Hemorragia ou contusão cerebelar.
  - Hematoma de fossa posterior.
  - Síndrome pós-concussional.
  - Dissecção vertebrobasilar.
- ***Hidrocefalia***
- ***AVC***
  - Tromboembolismo ou dissecção vertebrobasilar.
  - Hemorragia cerebelar.
- ***Desordem paraneoplásica***

  Síndrome opsoclono-mioclono.
- ***Ataxia sensorial***
  - Síndrome de Guillain-Barré.
  - Síndrome de Miller-Fisher.
- ***Ataxia parética***
- ***Outras desordens neurológicas***
  - Erro inato do metabolismo.
  - Migrânea basilar e vertigem paroxística benigna.
  - Crises não convulsivas.
- ***Ataxia funcional***

ATAXIA CEREBELAR AGUDA

Mais comum causa de ataxia na infância, corresponde a 40% de todos os casos, geralmente em crianças de 2 a 4 anos (quase sempre abaixo dos 6 anos).

O início é súbito, com sintomas predominantes de ataxia de tronco, incoordenação da marcha e estado mental normal. Ataxia cerebelar "pura" não está associada a febre, convulsões ou outros sinais sistêmicos. A desmielinização pós-infecciosa é um fenômeno

Quadro 62-1 Principais agentes envolvidos no desenvolvimento da ataxia cerebelar aguda

Infecção direta
Varicela zóster
Echovirus tipo 9
Coxsakie B
Meningite bacteriana – meningococo
Infecções associadas ao desenvolvimento de cerebelite pós-infecciosa
Varicela zóster
Epstein-Barr
Parotidite
Influenzae A e B
Herpes simples tipo I
Coxsackie A
Coxsackie B
Echovirus tipo 6
Parvovirus B19
Sarampo
Hepatite A
Mycoplasma pneumoniae

autoimune iniciado por infecção ou reação cruzada de anticorpos contra epítopos cerebelares. História de antecedentes da doença é obtida em 70% dos pacientes, geralmente 5 a 21 dias antes da apresentação da ataxia; 25% dos casos são precedidos de varicela, porém numerosos agentes estão envolvidos (EBV, *Coxsackie*, *Echovirus*, *Enterovirus*) (Quadro 62-1). Ataxia após imunização (especialmente sarampo) tem sido relatada, mas nenhuma relação causal foi provada. Na ataxia cerebelar aguda, o prognóstico para a recuperação completa é excelente (90%), com melhora em poucas semanas, podendo durar até 2 meses em alguns casos.

INFECÇÃO DO SNC

A ataxia pode ser a primeira manifestação de meningoencefalite viral de tronco cerebral e ser acompanhada de acometimento dos pares cranianos. Em geral, estes casos podem cursar com outros sintomas de comprometimento de estruturas do tronco encefálico, como paresias de pares cranianos, vômitos, sinais de liberação piramidal e alterações dos ritmos cardíaco e respiratório. Os agentes mais envolvidos são *Echovirus*, *Coxsackie* e *Adenovirus*; a presença de febre e alteração do nível de consciência possibilita o diagnóstico diferencial com os quadros pós-infecciosos. O LCR mostra um perfil inflamatório com pleocitose mononuclear e hiperproteinorraquia. Na fase de recuperação das meningites bacterianas é possível observar ataxia transitória que desaparece espontaneamente em pouco tempo; o abscesso cerebelar é outra causa de ataxia infecciosa.

INTOXICAÇÃO

É a segunda causa de ataxia aguda na infância. Os medicamentos mais comumente envolvidos são os benzodiazepínicos e os anticonvulsivantes. Pode ocorrer por ingestão acidental (1 a 4 anos), sobredose medicamentosa (antiepilépticos), problemas psiquiátricos (adolescentes) ou tóxicos (álcool).

A ataxia quase sempre se associa a alteração do estado mental (confusão, letargia). Uma boa anamnese e um *screening* toxicológico na urina e no sangue são essenciais para o diagnóstico.

ENFERMIDADES DESMIELINIZANTES

A esclerose múltipla é uma doença de adulto jovem, apesar de poder ter início na adolescência e de forma não frequente na infância. O primeiro surto de esclerose múltipla pode cursar com ataxia aguda isolada. Ao contrário, a encefalomielite disseminada aguda é mais comum em crianças, sobretudo na faixa etária de 5 a 8 anos, em que a ataxia (presente em 65% dos casos) se acompanha de encefalopatia e acometimento multifocal do SNC; é habitual encontrar antecedentes de infecção prévia ou de vacinação. As enfermidades desmielinizantes são distinguidas de outras formas de ataxia cerebelar aguda pela presença de alteração do estado mental, presença de déficits neurológicos focais (convulsão, hemiparesia e neuropatia cranial) e sintomas sistêmicos.

SÍNDROME CEREBELAR PARANEOPLÁSICA

Na síndrome paraneoplásica opsoclono-mioclono, mais frequente nos primeiros 2 anos de vida, a ataxia apresenta-se associada a movimentos caóticos, pórem conjugados, dos olhos (opsoclono) e mioclonia; os sintomas desenvolvem-se após um quadro viral na minoria dos casos. Em aproximadamente 50% das crianças, entretanto, ela pode ser a manifestação de um neuroblastoma oculto ou ganglioneuroblastoma, usualmente localizado no mediastino ou no abdome. Por esse motivo é obrigatório realizar estudos de imagem toracoabdominal, assim como determinar a excreção urinária do ácido homovanílico e vanilmandélico.

MIGRÂNEA BASILAR

A migrânea tipo basilar é uma forma de enxaqueca acompanhada de sintomas e sinais de comprometimento do território cerebral irrigado pela artéria basilar (disfunção troncoencefálica em forma de ataxia, déficit visual, auditivo, disartria, alterações do nível da consciência e parestesias bilaterais); predomina em adolescentes do sexo feminino, mas pode ocorrer em qualquer idade. Por se caracterizar por episódios paroxísticos e estereotipados de cefaleia com sintomas neurológicos específicos, seu diagnóstico não encontra tantas dificuldades. Pode-se encontrar obstáculo diagnóstico principalmente no primeiro episódio agudo; nesta situação, o diagnóstico baseia-se na normalidade dos exames complementares junto à resolução da clínica em menos de 1 hora e na presença de cefaleia de características migranosas.

PATOLOGIA CEREBROVASCULAR

É rara na faixa etária pediátrica, mas pode ser considerada após um trauma cervical (causando dissecção da artéria vertebral) ou naqueles predispostos a doença tromboembólica. Em tais casos, déficit cerebelar é frequentemente assimétrico e associa-se com déficits atribuídos à isquemia do tronco cerebral. Hemorragia cerebelar é rara em crianças na ausência de discrasia hemorrágica, e é mais comumente associada a malformações arteriovenosas.

HIDROCEFALIA

A ataxia secundária a hidrocefalia de início agudo, deve-se, normalmente, à presença de lesões intracranianas com efeito de massa (como neoplasias, hemorragia de SNC) levando à obstrução do aqueduto de Sylvius. Em geral é acompanhada por sintomas de hipertensão intracraniana, como cefaleia, vômitos, sintomas visuais e rebaixamento do nível da consciência. A presença de papiledema e as paresias oculomotoras são também sinais clínicos de hidrocefalia hipertensiva relacionada com ataxia.

SÍNDROME DE MILLER-FISHER

É uma variante da síndrome Guillain-Barré que se manifesta pela tríade ataxia, arreflexia e oftalmoparesia. Procede de uma infecção benigna em metade dos casos e apresenta LCR com dissociação albuminocitológica na maioria dos casos, podendo o resultado ser normal nas primeiras 2 semanas de doença. A eletroneuromiografia mostra a existência de polineuropatia.

ENFERMIDADES HEREDITÁRIAS

A ataxia hereditária dominante manifesta-se por ataques de ataxia e vertigem recorrente com história familiar de episódios similares. Diversas enfermidades metabólicas podem cursar com ataxia paroxística, como as alterações do ciclo da ureia, enfermidades mitocondriais, transtornos na glicosilação e aminoacidopatias. Estes casos são acompanhados de outras complicações neurológicas (encefalopatia desencadeada por processos intercorrentes, crises epilépticas, retardo do desenvolvimento neuropsicomotor) que permitem orientar o diagnóstico.

ATAXIA FUNCIONAL

Desordem na marcha de histeria não é incomum, especialmente em adolescentes do sexo feminino. Os pacientes apresentam marcha teatral (ou marcha histérica) e não propriamente uma ataxia. A incongruência na exploração diagnóstica é evidente e caracteriza-se por instabilidade do sintoma e sua melhora com a distração, marcha sem alargamento de base e quedas pouco frequentes.

Diagnóstico

Deve-se proceder à história clínica completa e fazer um exame neurológico detalhado; a suspeita diagnóstica orientará para a realização de exames complementares.

ANAMNESE

A queixa principal por parte dos pais é a recusa da criança em caminhar ou a presença de marcha ebriosa. A avaliação inicial deve focalizar a exclusão de causas graves de ataxia (lesões do SNC com efeito de massa, infecção do SNC, hidrocefalia, hemorragias).

Antecedentes familiares

São positivos na migrânea, enfermidades metabólicas e ataxias hereditárias.

Antecedentes pessoais

Deve-se perguntar de forma exaustiva por antecedentes traumáticos, infecciosos, psiquiátricos e possível ingestão de tóxicos e fármacos; descartar alterações metabólicas agudas como hiponatremia, hipoglicemia e hiperamonemia.

Lembrar que muitas ataxias guardam relação com a idade e que abaixo dos 5 anos predominam a ataxia pós-infecciosa, a intoxicação acidental, o TCE e a encefalopatia opsoclono-mioclono. Entre os 5 e os 10 anos, as causas mais frequentes são as encefalites e os tumores; em adolescentes, suspeita-se em primeiro lugar de intoxicação e, em menor grau, de tumor cerebral, primeiro surto de esclerose múltipla e migrânea tipo basilar.

Exame físico

A irritabilidade e a pouca cooperação de algumas crianças atáxicas tornam difícil a diferenciação entre a fraqueza e a ataxia. A observação cautelosa dos movimentos, a postura e a interação social da criança muitas vezes nos fornecem informações importantes.

ESTADO MENTAL

Ajuda a diferenciar entre a ataxia cerebelar aguda e as causas mais graves (como intoxicações, lesões com efeito de massa e encefalomielite disseminada aguda).

EXAME OFTALMOLÓGICO

Podemos encontrar:

- Nistagmo (mais comum em desordens cerebelares).
- Papiledema ou paralisia de nervos cranianos (lesão focal intracraniana ou hidrocefalia).
- Anormalidades pupilares (lesões com efeito de massa, patologia cerebrovascular e intoxicação).

TÔNUS/FORÇA MUSCULAR

Assimetria de tônus muscular é incomum nas ataxias cerebelares agudas.

É importante diferenciar coordenação deficiente de fraqueza muscular.

O tônus muscular usualmente está preservado, ou ligeiramente diminuído, nas desordens cerebelares.

SINAIS CEREBELARES

- Marcha: base de sustentação alargada.
- Equilíbrio estático: oscilação da cabeça e do tronco na postura em ortostase. Prova de Romberg negativa na ataxia cerebelar e positiva na ataxia sensitiva.
- Fala: disartria, flutuação no ritmo, no tom e no volume (fala escandida, desapropriada).

- Movimentos voluntários: dismetria e incoordenação motora (disdiadococinesia e tremor cinético ou de intenção).
- Nistagmo no olhar evocado.

Exames complementares

Os dados da história e do exame físico devem guiar-nos na solicitação dos exames mais indicados na investigação. Podem fazer parte da avaliação laboratorial: leucograma, glicose sérica, *screening* toxicológico sérico e urinário, além de testes para a avaliação metabólica como função hepática, gasometria, análise quantitativa dos aminoácidos séricos urinários, lactato, piruvato e amônia séricos e ácidos orgânicos na urina.

O exame do LCR é importante para o diagnóstico diferencial da ataxia aguda, embora possa ser absolutamente normal. A presença de pleocitose e hiperproteinorraquia pode indicar meningite ou encefalite. Dissociação proteinocitológica liquórica sugere o diagnóstico de síndrome de Guillan-Barré. Bandas oligoclonais e IgG elevada fazem parte da investigação da encefalomielite disseminada aguda (ADEM) e esclerose múltipla.

Estudo eletrofisiológico, como eletroneuromiografia e EEG, também pode ser de grande valor mas tem indicações restritas, como na suspeita de polineuropatias inflamatórias agudas ou de crises epilépticas, respectivamente.

A tomografia computadorizada (TC) de encéfalo está indicada como exame de urgência para afastar a presença de tumorações e hemorragias intracranianas. A ressonância magnética de encéfalo é primordial na investigação de encefalites de tronco, ADEM e encefalites pós-infecciosas (Fig. 62-1).

Tratamento

Cerebelite pós-infecciosa: não requer tratamento específico.

Intoxicação: medidas de suporte e correção das alterações metabólicas.

Infecção do SNC: antivirais e antibióticos em função da suspeita microbiológica.

Tumores da fossa posterior e traumatismo craniano: manejo cirúrgico.

Enfermidades de base imunológica: em casos graves de encefalomielite disseminada aguda e nos surtos de esclerose múltipla podem ser usadas altas doses de corticoide venoso (grau de recomendação C), além de outros medicamentos imunossupressores. Na síndrome opsoclono-mioclono o tratamento varia com o uso de corticoides, ACTH, imunoglobulinas e, mais recentemente, o uso de anticorpos monoclonais (rituximab); na síndrome opsoclono-mioclono relacionada com neuroblastoma de base, o tumor deve ser removido cirurgicamente.

Crianças com polineuropatias inflamatórias agudas (Guillan-Barré e Miller-Fisher) dever ser submetidas à monitoração cuidadosa das funções respiratória e cardíaca e da pressão arterial; fenômenos disestésicos, como a hiperestesia, são comuns e devem ser tratados agressivamente. O tratamento específico inclui imunoglobulina endovenosa e plasmaférese; geralmente o tratamento é restrito a crianças com perda da deambulação ou disfunção respiratória ou bulbar (grau de recomendação C). Com ou sem tratamento específico, mais de 90% das crianças com Guillan-Barré e Miller-Fisher se recuperam completamente em 6 a 12 semanas após o início da doença.

MIGRÂNEA

Analgésicos para a cefaleia.

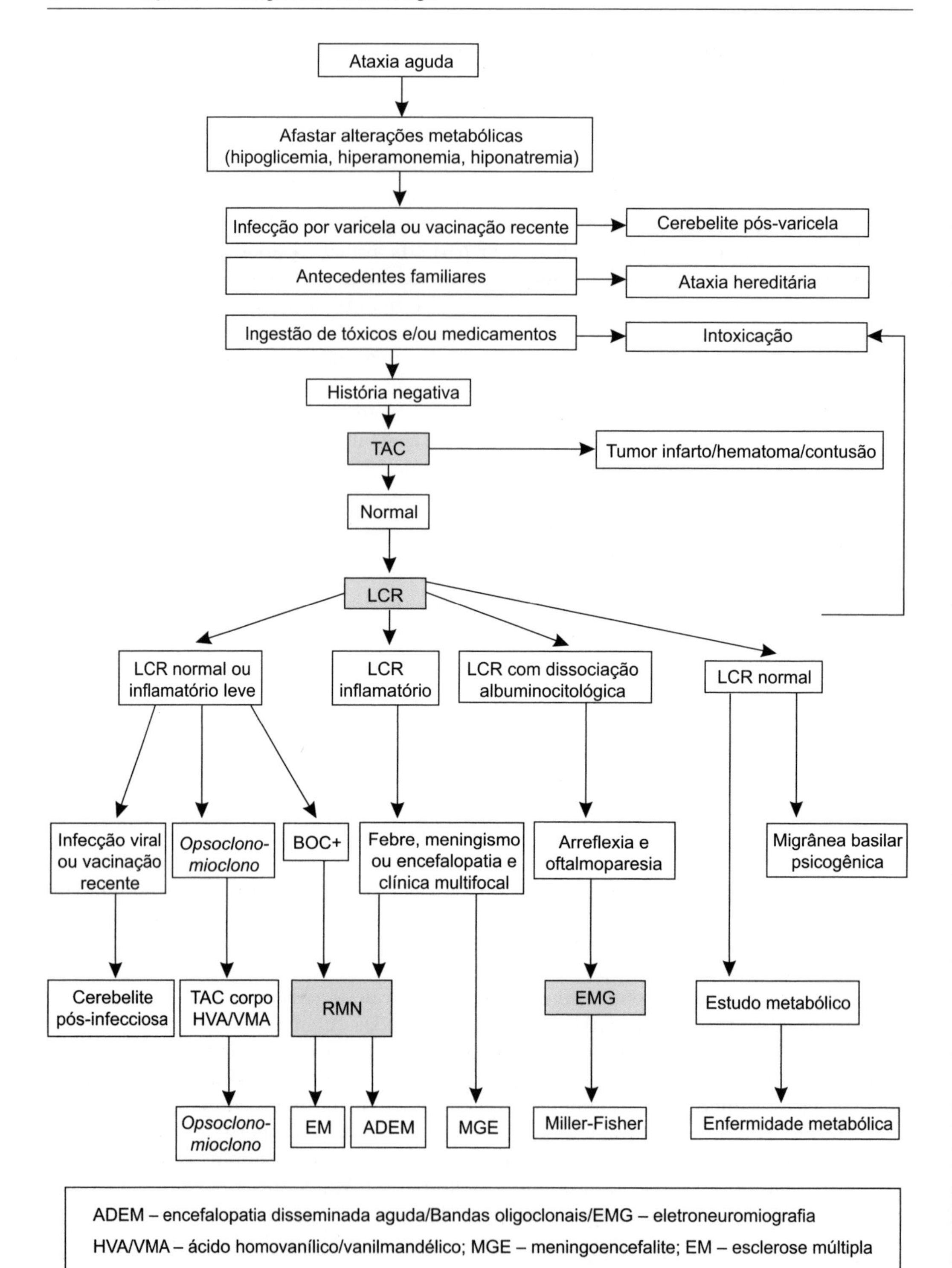

Fig. 62-1 Fluxograma para conduta diagnóstica nas ataxias agudas. Adaptado de Salas, 2008.

PATOLOGIA CEREBROVASCULAR

Avaliar o uso de antiagregrantes plaquetários e anticoagulantes em casos de isquemia cerebral, e medidas de suporte e manejo neurocirúrgico em caso de hemorragia cerebral.

ENFERMIDADES HEREDITÁRIAS

Acetozolamida em ataxias hereditárias, medidas dietéticas e suplementos vitamínicos em função da enfermidade metabólica.

REFERÊNCIAS

Adams C, Diadori P, Schoenroth I, Fritzler M. Autoantibodies in childhood post-varicellla acute cerebellar ataxia 2000; 27: 316-20.

Burke MJ. Rituximab for treatment of opsoclonus myoclonus syndrome in neuroblastoma. Pediatric Blood Cancer 2008; 50(3): 679-80.

Christensen PS, Østergaard JR. Acute disseminated encephalomyelitis. Definition, treatment, prognosis and evidence. Ugeskr Laeger 2008; 170(21): 1839-42.

Connoly AM, Dodson WE, Prensky AL, Rust RS. Course and outcome of acute cerebellar ataxia. ANN Neurology 1994; 35:673-679.

Delanoe C, Sebire G, Lancrieu P et al. Acute inflammatory demyelinating polyradiculopathy in children: clinical and electrodiagnostic studies. Ann Neurol 1998; 44: 350-6.

Fenichel GM. Ataxia. In: Fenichel GM (ed). Clinical Pediatric Neurology: a signs and symptoms approach. 3. ed. Philadelphia: W. B. Saunders Company, 1997: 230-52.

Groen RJ, Begeer JH, Wilmink, le Coultre. Acute cerebellar ataxia in a child with transient pontine lesions demonstrated by MEI. Neuropediatrics 1991; 22: 225-7.

Hayward K, Jeremy, Jenkins S et al. Long-term neurobehavioral outcomes in children with neuroblastoma and opsoclonus-myoclonus-ataxia syndrome: relationship to MRI findings and anti-neuronal antibodies. J Pediatric 2001; 139:552-9.

Hynson JL et al. Clinical and neuroradiologic features of acute disseminated encephalomyelitis in children. Neurology 2001; 56(10): 1308-12.

Jones HR. Childhood Guillain-Barré syndrome: clinical presentation, diagnosis and therapy. 1996; 11: 4-12.

Koh PS, Raffensperger JG, Berry S et al. long-term outcome in children with opsoclonus-myoclonus and ataxia and coincident neuroblastoma. J Pediatric 1994; 125: 712-7.

Kohler J, Winkler T and Wakloo AK. Listeria brainstem encephalitis: Two own cases and literature review. Infection 1991; 19: 36-40.

Maggi G, Varone A, Aiberti F. Acute cerebellar ataxia in children. Childs Nerv System 1997; 13: 542-5.

Mitchell WG, Davalos-Gonzalez Y, Brumm VL et al. Opsoclonus-ataxia caused by childhood neuroblastoma: Developmental and neurologic sequelae. Pediatrics 2002; 109: 86-98.

Mori M, Kuwabara S, Fukutake T et al. Clinical features and prognosis of Miller Fisher syndrome. Neurology 2001; 56: 1104-6.

Pohl KR, Pritchard J, Wilson J. Neurological Sequelae of the dancing eyes syndrome Eur J Pediatric 1996; 155: 237-44.

Ryan MM, Engle EC. Acute ataxia in childhood. J Child Neurol 2003; 18(5): 309-16.

Salas, Heras, Beato. Ataxia aguda. Seccion de neurologia infantil 2008.

Swaimann KF. Acute cerebellar ataxia. In: Swaimann KF, Ashwal S, Ferriero DM. Pediatric Neurology. Principles & Practice. 4. ed. Philadelphia: Elsevier, 2006: 1296-7.

CAPÍTULO 63

Traumatismo Cranioencefálico na Criança

Geraldo José Ribeiro Dantas Furtado • Suzana Maria Bezerra Serra

CONCEITO E EPIDEMIOLOGIA

O traumatismo cranioencefálico (TCE) é o resultado da injúria acidental ao crânio e ao conteúdo da cavidade craniana. É uma das localizações mais frequentes de traumatismos na criança, sendo responsável por grande número de internamentos hospitalares nessa faixa etária. Apesar de a maioria dos casos de traumas cranianos em crianças ser classificada como de natureza leve, pode apresentar morbidade e mortalidade consideradas importantes que implicam muitas vezes cuidados diferentes dos dispensados à população adulta. A incidência do TCE leve gira em torno de 300 mil casos novos por ano nos EUA, sendo esses números considerados como subestimados.

ETIOPATOGENIA

Na faixa etária pediátrica, além da etiologia também encontrada nos casos da idade adulta, como acidentes de trânsito, agressões e violência de um modo geral, as quedas são frequentemente relatadas; em especial, em crianças abaixo de 4 anos, são as causas mais frequentes de lesão encefálica. O pediatra deve ter sempre em mente a possibilidade da injúria traumática não acidental ocasionada por maus-tratos.

Na avaliação dos pacientes portadores de traumatismo craniano ou TCE, devem ser consideradas as lesões primárias, que são ocasionadas diretamente pelo agente traumatizante, como as fraturas, as contusões encefálicas ou os hematomas intracranianos, e as lesões secundárias, que são na verdade a evolução das lesões iniciais, ocasionadas pelas denominadas injúrias secundárias que atuam como uma nova agressão ao encéfalo lesionado. Entre essas podem ser citadas a hipóxia, a anemia aguda, a hipo ou hiperglicemia, entre outras.

QUADRO CLÍNICO E DIAGNÓSTICO

Na avaliação de crianças traumatizadas é de fundamental importância a obtenção de história o mais completa possível com relação ao trauma, com detalhes como o momento e as circunstâncias do trauma, e a evolução imediatamente após, como a ocorrência de perda de consciência ou vômitos. Lembrando que, em sua maioria, os TCE da criança são considerados como leves, é importante na avaliação inicial que se estabeleça a sua classificação, sendo utilizada nesse sentido a escala de coma de Glasgow (ECG), que é graduada de 3 a 15 pontos, calculados pela resposta ocular, melhor resposta verbal e melhor resposta motora. Recomenda-se utilizar a escala modificada por James e Trautner para crianças (Quadro 63-1).

TCE leve

É classificado como leve quando o paciente apresenta ECG de 13 a 15 pontos. Deve, entretanto, ser estratificado quanto ao risco; dessa forma, podemos ter trauma leve de alto ou baixo risco. Em algumas ocasiões, o paciente pode apresentar perda da consciência no momento do acidente, vômitos que podem repetir-se, amnésia, alteração do nível de vigília (caracterizada por dificuldade em manter-se acordado). No exame encontramos sinal dc guaxinim (equimose periorbitária), sinal de Battle (hematoma ou equimose retroauricular), depressões cranianas, fontanela tensa. Se existe relato de morte no mesmo acidente devemos pensar na possibilidade de TCE leve porém de alto risco, o que exige observação mais prolongada (por cerca de 24 h) e a realização de exames de imagem.

No grupo do TCE leve de baixo risco, a possibilidade de complicações é extremamente baixa. Corresponde àquelas crianças com queda praticamente da própria altura, cujo mecanismo causador do trauma é de baixa energia e, na maioria dos casos, sem perda de

Quadro 63-1 Escala de coma de Glasgow modificada para crianças

Resposta	Forma	Escore
Abertura ocular	Espontânea	4
	Ordem verbal	3
	Estímulo doloroso	2
	Não abre	1
Melhor resposta verbal	Balbucio	5
	Choro irritado	4
	Choro à dor	3
	Gemido à dor	2
	Não responde	1
Melhor resposta motora	Movimento espontâneo e normal	6
	Reage ao toque	5
	Reage à dor	4
	Flexão anormal–decorticação	3
	Extensão anormal–descerebração	2
	Nenhuma	1
	Total	**15**

James H, Trauner D. The Glasgow coma scale. In: James H et al. Brain insults in infants and children. New York: Grune & Stratton, 1985.

consciência. Normalmente a criança melhora nas primeiras 6 horas, caracterizando TCE leve de baixo risco.

TCE moderado

Pacientes que apresentam ECG entre 9 e 12 pontos são considerados portadores de trauma moderado. Existe rebaixamento do nível de consciência e sinais neurológicos focais podem estar presentes.

TCE grave

Aquele em que o paciente apresenta ECG igual ou inferior a 8 pontos. O paciente com esta pontuação está em coma.

O paciente politraumatizado em coma deve ser considerado possível portador de lesão da coluna vertebral até prova em contrário.

São ainda considerados preditivos de lesão intracraniana, os achados de:

- Hematoma de couro cabeludo em criança até 2 anos.
- Fontanelas tensas e abauladas.
- Sinais focais neurológicos.
- Rinorreia e otorreia.

EXAMES DE IMAGEM

Raios X de crânio

São de pouca utilidade e representam de certo modo perda de recursos. Fornecem poucas informações em comparação com a tomografia computadorizada. Quando realizados devem incluir as incidências em A-P, perfil e Towne.

Raios X de coluna cervical

Nas incidências A-P, perfil e transoral. É importante que sejam visualizadas todas as vértebras cervicais. Devem-se visualizar a integridade dos elementos vertebrais e o alinhamento da coluna.

Tomografia computadorizada de crânio (TCC)

Hoje disponível na maioria dos serviços aptos a receber traumatizados, é de baixo custo e excelente resolutividade na detecção das anormalidades traumáticas, como fraturas, edema, hematomas intracranianos ou contusões. Por meio da TCC é possível ainda visualizar sinais de hérnias cerebrais, desvios da linha média ou hidrocefalia. Deve-se, entretanto, ressaltar que a utilização da TCC, como rotina em todos os casos de TCE, não é padronizada.

Ressonância magnética de crânio (RM)

A RM é de grande utilidade na visualização, sobretudo de lesões cerebrais secundárias, como o intumescimento cerebral ou as lesões isquêmicas traumáticas. Normalmente não é utilizada no atendimento inicial do traumatizado.

CONDUTA

A criança traumatizada deve ser vista como um todo, especialmente no atendimento do pediatra. A ele caberá a avaliação e os cuidados iniciais antes da decisão do parecer dos especialistas. O atendimento inicial visa proteger o cérebro contra as injúrias secundárias e deve seguir as recomendações do Pediatric Advanced Life Support (PALS), objetivando proteção e manutenção das vias aéreas pérvias; prevenção e correção da hipóxia; prevenção e correção da hipotensão. Lesões associadas, como fraturas, ferimentos e lacerações abdominais ou dorsais, deverão ser investigadas e afastada a possibilidade de alterações cirúrgicas.

Condições que levam às injúrias secundárias, como distúrbios hidroeletrolíticos, anemia aguda, hipo ou hiperglicemia, devem ser corrigidas de imediato. A fase seguinte no tratamento clínico do traumatismo cranioencefálico norteia-se em (1) identificação e correção das lesões neurocirúrgicas, que necessitem de intervenção; (2) correção da hipertensão intracraniana, do fluxo sanguíneo cerebral e da pressão de perfusão cerebral.

TCE leve

Pacientes assintomáticos no momento do exame, e que não tenham apresentado perda de consciência ou alterações que indiquem alto risco, devem ser observados por um período de cerca de 6 horas. Caso persistam sem nenhuma alteração, podem ser liberados com orientação aos responsáveis.

Pacientes que apresentam quadro compatível com alto risco, devem ser submetidos a observação rigorosa, com ECG horário. Caso haja diminuição na pontuação, deve ser realizada a TCC.

Recomenda-se o emprego rotineiro de ficha de orientação aos responsáveis quando da alta hospitalar (Quadro 63-2).

Quadro 63-2 Ficha de Orientação

Paciente

Registro

Atendido em

Retornar ao hospital em caso de:

- Cefaleia persistente (dor de cabeça)
- Vômitos
- Sonolência
- Irritabilidade
- Confusão mental ou desorientação
- Diplopia (visão dupla)
- Crise convulsiva
- Fontanela abaulada (moleira)
- Um lado fraco ou dormente do corpo
- Uma pupila maior que a outra (menina dos olhos)

TCE moderado

Pacientes com TCE moderado, após serem devidamente estabilizados, devem ser observados rigorosamente. A TCC deve ser realizada em caráter de urgência, e caso haja diminuição na pontuação na ECG, que é realizada em intervalos de 30 minutos, deve ser repetida.

TCE grave

Pacientes com ECG igual ou inferior a 8, após a estabilização clínica, devem ser admitidos em unidade de cuidados intensivos (UCI) e monitorados do ponto de vista hemodinâmico e respiratório rigorosamente, além de ECG de 15 em 15 minutos. A realização de TCC deve ser realizada no início do atendimento e, caso não sejam detectadas alterações passíveis de tratamento neurocirúrgico, repetida em 6 e 12 horas. Nesse estágio, além dos cuidados rotineiros de UCI, é comum o emprego de:

- Intubação endotraqueal.
- Ventilação assistida.
- Monitoração invasiva da pressão intracraniana com cateter ventricular, intraparenquimatoso ou subdural.
- Monitoração da pressão de perfusão cerebral.

Pacientes que apresentam lesões expansivas (hematomas extra ou subdurais, contusões extensas) devem ser submetidos em caráter de urgência ao tratamento neurocirúrgico indicado. Quando presente, a hemorragia subaracnóidea traumática pode levar ao desenvolvimento de hidrocefalia aguda ou subaguda, necessitando de drenagem liquórica.

REFERÊNCIAS

Andrade AF, Marino Jr R, Miura FK, Carvalhaes CC, Tarico MA, Lázaro RS, Rodrigues Jr JC. Projeto Diretrizes, CFM – Diagnóstico e conduta no paciente com traumatismo cranioencefálico leve, 2001.

James H, Trauner D. The Glasgow coma scale. In: James H et al. Brain insults in infants and children. New York: Grune & Stratton, 1985.

Löhr Jr A. Conduta frente à criança com trauma craniano. J Pediatr 2002; 78(Supl.1): S40-S47.

Manual de Neuropediatria – Comitê de Neuropediatria da Sociedade Paranaense de Pediatria. Curitiba: Veja Gráfica e Editora Ltda., 1997.

Masters SJ, McClean PM, Arcarese JS, Brown RF, Campbell JA, Freed HA et al. Skull x-ray examinations after head trauma. Recommendations by a multidisciplinary panel and validation study. NEJM 1987; 8(316): 84-91.

CAPÍTULO 64

Coma

Antonio Milton Lima Garcia • Paula Fabiana Sobral da Silva

CONCEITO E EPIDEMIOLOGIA

Coma é uma condição clínica na qual o paciente não pode ser despertado e não interage com o meio, mesmo com aplicação de estímulos de intensidade e duração aumentadas. Trata-se de uma urgência médica frequente, comum a muitos processos que produzem disfunção do sistema nervoso central, podendo resultar em sequelas permanentes nos pacientes que sobrevivem.

A morbimortalidade em crianças é elevada e estudos prévios evidenciaram que cerca de dois terços das crianças em coma agudo permanecem com sequelas neurológicas ou evoluem para óbito. Estudo no Reino Unido mostrou incidência de 30 casos de coma por 100.000 crianças/ano, tomando por base um escore de Glasgow igual ou inferior a 12 por período maior que 6 horas.

Existem situações intermediárias entre a vigília e o coma, consideradas como estágios da alteração de consciência (p. ex., estupor, letargia, obnubilação) nas quais há algum grau de preservação da consciência. No estupor, por exemplo, o paciente somente pode ser despertado por estímulos vigorosos e repetidos. Outros autores sugerem uma classificação em graus, variando de I (estupor) até IV (coma). Destaca-se, ainda, que nem todos os pacientes com alteração do nível de consciência progridem para o coma propriamente dito.

FISIOPATOLOGIA

O coma resulta de um acometimento estrutural ou funcional (metabólico) difuso dos hemisférios cerebrais, de condições que deprimem ou destroem os mecanismos ativadores e estruturas do tronco cerebral responsáveis pelo controle da vigília, ou de ambos. O comprometimento da consciência sugere que já tenha ocorrido acentuada disfunção cerebral. Lesões focais dos hemisférios cerebrais, principalmente se unilaterais, não obnubilam a consciência.

O estado de consciência normal exige interação entre os hemisférios cerebrais e o sistema reticular ativador ascendente (SRAA), composto por um grupo de neurônios distribuídos de forma difusa e limites imprecisos pela formação reticular, desde a medula inferior até o diencéfalo. O córtex cerebral é estimulado pelo SRAA que, por sua vez, reestimula num mecanismo de *feedback*.

As condições que podem levar ao coma, além dos casos traumáticos e causas indeterminadas, podem ser agrupadas em:

- Privação de oxigênio (hipóxia, hipoglicemia, isquemia).
- Distúrbios metabólicos ou hidroeletrolíticos (hipoglicemia, distúrbios do sódio, deficiências vitamínicas).
- Doenças sistêmicas (insuficiência hepática ou renal, porfiria, endocrinopatias).
- Intoxicações exógenas (sedativos, etanol).
- Infecções ou inflamações do SNC (meningites, encefalites, abscessos).
- Crises convulsivas.
- Neoplasias, outras lesões com efeito de massa e acidentes vasculares (tumores, trombose, hidrocefalia, herniações).

QUADRO CLÍNICO

O quadro clínico geral é o de uma criança inconsciente, que não esboça reações, mesmo quando recebe estímulos verbais e dolorosos. Conforme a gravidade e o sítio da lesão, podem ser observados, também, padrões respiratórios irregulares, pupilas com reatividade anormal à luz, desvios do olhar, movimentos oculares errantes ou posturas anormais. Dados do exame físico geral e neurológico podem ser de grande valia na identificação da topografia da lesão e serão também abordados no item diagnóstico. Atentar para alterações clínicas sugestivas de traumatismo, existência de odores anormais e sinais meníngeos. Estes últimos podem não ser exuberantes no coma.

O profissional que assiste um paciente com nível rebaixado de consciência deve estar atento aos possíveis sinais clínicos de hipertensão intracraniana (HIC) para a intervenção precoce, sobretudo nas de causa potencialmente tratáveis cirurgicamente (tumores, hidrocefalia obstrutiva, hemorragias). A HIC leva à má perfusão cerebral, favorecendo a instalação de sequelas isquêmicas. Entre os sinais clínicos de HIC em crianças comatosas, temos:

- Tríade de Cushing (hipertensão, bradicardia e bradipneia).
- Papiledema.
- Alterações pupilares (miose, midríase ou anisocoria).
- Glasgow ≤ 8 associado a padrões respiratórios irregulares, apneia ou hiperventilação.
- Postura em decorticação ou descerebração ou hipotonia completa.
- Ausência de resposta do reflexo oculocefálico (reflexo dos olhos de boneca).
- Aumento da pressão liquórica (acima de 15 mmHg ou 180 mmH_2O, padrão-ouro).

DIAGNÓSTICO

Os estudos diagnósticos são indicados de acordo com a etiologia provável e a critério médico, apesar de o diagnóstico, etiológico ou diferencial, por vezes permanecer obscuro. Além disso, na população pediátrica, a avaliação de paciente inconsciente deve considerar a idade e o desenvolvimento neurológico.

A avaliação clínica deve ser composta de exame geral e exame neurológico, concomitante com boa anamnese. Existem dados que podem ser de grande auxílio, como modo de instalação do quadro (súbito, insidioso), doenças prévias (diabetes, hipertensão), uso de medicamentos ou substâncias tóxicas, convulsões, traumatismos e outros. Questionar a respeito de febre, vômitos, cefaleia e crises convulsivas.

O exame físico geral deve incluir aferição da temperatura, pressão arterial, frequência cardíaca, respiração, inspeção da pele e couro cabeludo, palpação abdominal, pesquisa de rigidez de nuca e outros sinais meníngeos.

O exame neurológico detalhado é de suma importância, mas alguns itens merecem destaque: estado de consciência, padrão da respiração, tamanho e reatividade pupilar, movimentos oculares e respostas motoras musculoesqueléticas.

Respiração

Frequentemente o paciente comatoso apresenta alterações no padrão respiratório. A respiração periódica de Cheyne-Stokes pode estar associada a lesões profundas bilaterais dos hemisférios cerebrais e gânglios da base, ou disfunções metabólicas difusas. Hiperventilação neurogênica central, respiração apnêustica ou atáxica são outros padrões anormais.

Pupilas e motricidade ocular

As áreas do tronco cerebral que controlam a consciência localizam-se adjacentes às que controlam as pupilas e às vias para os reflexos oculovestibulares. Assim, alterações na movimentação ocular e alterações pupilares favorecem a identificação de danos no tronco cerebral que induziram ao coma. É importante avaliar tamanho, forma e reatividade à luz. A resposta fotomotora auxilia o diagnóstico diferencial entre coma estrutural e metabólico, já que no coma metabólico o reflexo fotomotor permanece preservado até os estágios terminais da doença. A ausência bilateral dos reflexos pupilares fotomotores é característica de lesões pré-tectais. Intoxicações medicamentosas costumam apresentar pupilas simetricamente pequenas com certa reatividade à luz, enquanto eventos hipóxico-isquêmicos graves resultam em pupilas dilatadas simetricamente e que podem não reagir à luz.

É importante observar a posição dos olhos e das pálpebras para detectar movimentos oculares anormais e piscamento palpebral. Testar reflexos corneano, oculocefálico e oculovestibular também é útil, bem como o exame de fundo de olho (papiledema, hemorragias retinianas).

Função motora

Avalia-se a função motora por meio da aplicação de estímulos dolorosos em diversas partes do corpo e da observação da reação esboçada pelo paciente com alteração do nível de consciência (fricção do esterno, compressão do leito ungueal, pressão supraorbitária).

Quadro 64-1 Escala de coma de Glasgow

Atividade	Melhor resposta	Pontuação
Abertura ocular	Espontânea	4
	Ao estímulo sonoro	3
	À dor	2
	Ausente	1
Verbal	Orientado	5
	Confuso	4
	Palavras	3
	Sons	2
	Ausente	1
Motora	Obedece comando	6
	Localiza estímulo	5
	Retirada à dor	4
	Flexão anormal	3
	Extensão anormal	2
	Nenhuma	1

A resposta aos estímulos pode estar alterada ou ausente. Entre as respostas inapropriadas sugestivas de lesão cerebral há a rigidez de decorticação e descerebração, posturas indicativas de gravidade.

A fim de medir a profundidade do coma, foi desenvolvida uma escala precisa e de fácil aplicação, denominada escala de coma de Glasgow (ECG), bastante difundida e aceita (Quadro 64-1). A ECG avalia, por meio de escores entre 3 (nota mínima) e 15 (melhor escore), a melhor resposta verbal, resposta motora e abertura dos olhos, diante de estímulos verbais ou dolorosos. Também pode ser aplicada em crianças, funcionando bem em pacientes acima de 5 anos de idade. Para crianças menores (1 a 4 anos), devem ser feitas algumas adaptações (Quadro 64-2), já que a maturação, sobretudo no aspecto da linguagem, limita a utilização da escala não modificada. A aplicação da escala para lactentes abaixo de 1 ano necessita de outras adaptações.

Diversos exames complementares, desde que solicitados de forma criteriosa, podem ser úteis na investigação do coma. São eles:

- Hemograma, hemocultura, coagulograma.
- Dosagens bioquímicas (glicose, ureia, creatinina, provas de função hepática, eletrólitos).
- Gasometria.
- Eletrocardiograma.
- LCR.
- EEG.

Quadro 64-2 Escala de Glasgow modificada segundo James

Atividade	Melhor resposta	Pontuação
Abertura ocular	Espontânea	4
	Ao estímulo sonoro	3
	À dor	2
	Ausente	1
Verbal	Balbucio	5
	Choro irritado	4
	Choro à dor	3
	Gemido à dor	2
	Ausente	1
Motora	Mov. Esp. Normais	6
	Retirada ao toque	5
	Retirada à dor	4
	Flexão anormal	3
	Extensão anormal	2
	Nenhuma	1

- Pesquisa de drogas.
- Angiografia.
- Tomografia e RNM.

A tomografia de crânio pode ser indicada nos casos suspeitos de hipertensão endocraniana, lesões expansivas, hemorragias, hidrocefalia, herniações, presença de lesões focais ou trauma, entre outras.

Para determinados exames, pesar os riscos no deslocamento e no transporte dos pacientes instáveis, que devem ser continuamente avaliados. Vale salientar que a coleta de LCR tem, como principais indicações, a suspeita de sepse, meningite, hemorragia subaracnóidea ou coma de origem indeterminada. Entretanto, deve ser postergada nos pacientes inconscientes que ainda estão sem diagnóstico etiológico e não realizaram exames de imagem. Nestes casos, se existir a suspeita de etiologia infecciosa, é aceitável o início de tratamento empírico.

MANEJO NA EMERGÊNCIA

O tratamento visa limitar ao máximo o dano cerebral e evitar as lesões irreversíveis. A potencialidade de desfecho letal torna primordial a realização de manobras imediatas para a conservação da vida, em detrimento da elaboração de diagnóstico específico precoce.

As medidas gerais de suporte, independentemente da etiologia, consistem no ABC, aplicado na maioria das situações de emergência. Manter a patência das vias aéreas, garantir respiração e circulação adequadas, prevenir as broncoaspirações e considerar as indicações de intubação traqueal e ventilação mecânica (VMA). Escore de Glasgow menor ou igual a 8 ou em franca deterioração é um dos critérios para intubação, entre outras indicações formais.

Recomenda-se avaliar pressão arterial, temperatura, glicemia periférica e monitoração cardíaca. Puncionar um acesso venoso periférico calibroso ou acesso intraósseo, de modo a permitir a coleta de amostras de sangue para exames e administração individualizada de fluidos e medicações. Manter pressão arterial média adequada, garantindo boa pressão de perfusão cerebral (PPC). A PPC deve estar mantida acima de 50 mmHg, o que se relaciona com um bom prognóstico de função cerebral.

PPC = PAM – PIC, onde, PPC = pressão de perfusão cerebral; PAM = pressão arterial média e PIC = pressão intracraniana.

Muitas vezes a gravidade de um paciente comatoso e a necessidade de medidas imediatas exigem terapêuticas empíricas. Como exemplos, podemos citar: a infusão de solução glicosada a 25% (0,5 a 1 g/kg), em caso de suspeita clínica de hipoglicemia; antibióticos de largo espectro e aciclovir, garantindo a proteção em casos de coma secundário a meningite e encefalite herpética, respectivamente; a infusão de manitol, furosemida ou solução salina hipertônica em caso de suspeita de hipertensão intracraniana.

Identificar precocemente e tratar imediatamente hipertensão intracraniana (HIC) são medidas emergenciais preciosas no manejo de crianças comatosas.

Distúrbios hidroeletrolíticos e acidobásicos devem ser corrigidos a despeito de serem a causa, ou a consequência, do coma. Algumas patologias de sistema nervoso central (SNC) que levam a rebaixamento do nível de consciência são responsáveis por síndromes caracterizadas por desequilíbrio de hormônios hipofisários e desbalanço hidroeletrolítico. (SSIHAD, diabetes insípido, por exemplo). Oscilações bruscas de eletrólitos e osmolaridade sérica expõem os pacientes ao risco de edema cerebral e desmielinização osmótica.

Colher triagem toxicológica em suspeita de intoxicação aguda. Em caso de relato de ingestão abusiva de determinadas substâncias, considerar o uso de antídotos específicos como, por exemplo, naloxone (intoxicação por opiáceos), fisiostigmina (anticolinérgicos) ou flumazenil (benzodiazepínicos).

Crises epilépticas clínicas devem sem tratadas imediatamente, pois em geral aumentam diretamente a PIC, precipitam herniações cerebrais e estão associadas a mecanismos citotóxicos e isquêmicos de dano cerebral secundário. A realização de um eletroencefalograma é indicada em casos de coma secundário a estado epiléptico não convulsivo subclínico.

Primar pela eutermia, corrigindo persistentemente hipertermias e hipotermias, potencialmente danosas ao SNC de crianças comatosas.

A sedação é uma valiosa ferramenta no controle da agitação e evita o aumento da PIC e o prejuízo no controle da respiração de pacientes em VMA.

Suporte nutricional, para compensar o aumento da demanda energética e de nitrogênio, pode diminuir as complicações infecciosas e acelerar a recuperação neurológica.

Corrigir amônia em casos de coma secundário a hiperamonemia e investigar sua etiologia (insuficiência hepática, síndrome de Reye, distúrbios do ciclo da ureia, acidemia propiônica). Restrição do aporte nutricional proteico e administração de benzoato de sódio endovenoso devem ser iniciadas em crianças com amônia sérica acima de 200 μmol/L.

O manejo de manutenção e monitoração das crianças que permanecem comatosas, a despeito das medidas terapêuticas emergenciais, deve ser realizado, idealmente, em unidades de terapia intensiva pediátrica.

PROGNÓSTICO

O prognóstico depende, sobretudo, da etiologia e da abordagem inicial. Crianças costumam apresentar menores índices de mortalidade e de sequelas com relação aos adultos. Coma prolongado ou associado a insulto hipóxico-isquêmico são de prognóstico pior, com maior risco de sequelas, comparado às crianças que sobreviveram a coma de causa infecciosa.

Exames complementares como EEG, potencial evocado e estudo do metabolismo cerebral com substâncias marcadas podem ser úteis, e os itens da escala de coma de Glasgow também parecem ter alto valor preditivo a respeito do prognóstico do paciente em coma.

REFERÊNCIAS

Alfredo Löhr Junior, Liberalesso PBN, Luzzi GCR et al. Etiologia e a morbiletalidade do coma agudo em crianças. Arq Neuro-Psiquiatr 2003; 61(3-A):621-4.

Barbosa AP, Cabral SA. Novas terapias para hipertensão endocraniana. Jornal de Pediatria 2003; 79(supl 2): S139-148.

Bowker R, Stephenson T. The management of children presenting with decreased conscious level. Current Paediatrics 2006; 16: 328-35.

Diament A, Cypel S. Neurologia infantil. 4 ed. Atheneu; 2 (90).

Fenichel GM. Clinical Pediatric Neurology: A sign and symptons approach. 6 ed. Editora Saunders Elsevier, 2009.

Fonseca LF, Pianetti G, Xavier CC. Compêndio de neurologia infantil. Rio de Janeiro: Medsi, 2002: 38.

Kirkham FJ. Non Traumatic Coma in Children. Arch Dis Child 2001; 85:303-312.

Michelson DJ, Ashwal S. Evaluation of coma and brain death. Seminars in Pediatric Neurology 2004; 11(2): 105-18.

Plum F, Posner JB. Diagnosis of stupor and coma. 4 ed. Oxford: Oxford University Press, 2007.

Swaiman KF, Ashwal S, Ferriero DM. Pediatric neurology. Principles and practice. In: Taylor DA, Ashwal S. Impairment of consciousness and coma. 4 ed. Ed. Elsevier Mosby, 2006: 2(61).

CAPÍTULO 65

Crises Febris

Ronaldo Oliveira da Cunha Beltrão

CONCEITUAÇÃO, CLASSIFICAÇÃO E EPIDEMIOLOGIA

A crise febril é definida como uma convulsão ocorrendo em associação com uma doença febril na ausência de uma infecção do sistema nervoso central (SNC) ou um distúrbio hidroeletrolítico agudo em crianças com mais de 1 mês de idade sem crises afebris anteriores (ILAE). A melhor definição de crise febril (CF) é a do *Consensus Development Meeting on Long Term Management of Febrile Seizures,* que estabelece que CF é um evento próprio de crianças entre 6 meses e 5 anos de idade associado à febre, mas sem evidência de infecção intracraniana ou de outra doença neurológica aguda, e não precedida por crises afebris. Elas são classificadas em simples ou complexas.

Crises simples (80%) caracterizam-se por convulsão tônico-clônica generalizada, clônica ou tônico-clônica bilateral, breve, com duração menor que 15 minutos, não se repetindo nas primeiras 24 horas e sem sinais neurológicos focais no período pós-ictal.

Crises complexas (20%) são crises parciais simples ou complexas e/ou com duração maior que 15 minutos e/ou recorrência em 24 horas e/ou sinais neurológicos focais pós-ictais, como a paralisia de Todd. Cinco por cento apresentam crises com duração maior que 30 minutos constituindo *status epilepticus.*

A CF é o tipo de crise mais comum da infância, o pico de incidência é em torno dos 18 meses de idade. Nos EUA e na Europa Ocidental, elas ocorrem em 2 a 4% de todas as crianças. No Japão, contudo, 9% a 10% de todas as crianças experimentam ao menos uma crise febril.

Vários estudos mostraram que somente 21% das crianças experimentam a crise antes ou depois de 1 hora do início do processo febril, 57% têm crise depois de 1 a 24 horas do início do processo febril e 22% experimentam a crise depois de 24 horas após o início do quadro febril.

Algumas crianças têm risco aumentado de ter crise febril:

- História de crises febris em parentes de 1º e 2º graus.
- Permanência em berçário neonatal por mais de 30 dias.
- Retardo no desenvolvimento.
- Crianças atendidas em creches.

Crianças com dois ou mais destes fatores têm 28% de chance de experimentarem crise febril.

Outras causas encontradas associadas a crise febril inicial são infecção por influenza A, infecção por herpesvírus 6, metapneumovírus e anemia ferropriva.

O risco inicial de crise febril tem sido estudado depois de imunizações por DPT e MMR. Barlow et al., 2001, encontraram aumento de 4 vezes no risco de uma crise febril dentro de 1 a 3 dias após a vacinação com DTP; e com a MMR o risco é de 1,5 a 3 vezes com pico ocorrendo em 1 a 2 semanas depois da imunização.

O risco de recorrência varia de forma importante com relação à idade. Quando a crise febril simples ocorre abaixo dos 12 meses de idade, a recorrência é em torno de 50%. Se ela aparece com mais de 12 meses de idade, o risco de ter uma crise é em torno de 30%; e nos que tiveram mais de uma crise, o risco de uma terceira é em torno de 50%. Mais da metade das recidivas ocorrem entre 6 e 12 meses após a primeira crise febril.

Existem fatores que orientam a possibilidade de recidiva:

- Crianças com menos de 18 meses no momento da primeira CF.
- Temperatura relativamente baixa no momento da crise.
- História familiar em parentes de 1º grau.
- Curta duração entre o início do processo febril e a crise.

Crianças que apresentam os quatros fatores de riscos têm probabilidade de 76% de uma nova crise, diferentemente das que não possuem fatores de risco, cuja probabilidade de recidiva está em torno de 4%. Uma pequena proporção (2 a 4%) que experimenta ao menos uma crise febril irá desenvolver crises afebris recorrentes (epilepsia) (Quadro 65-1).

Quadro 65-1 Fatores de risco de recorrência para crises febris e epilepsia depois de uma crise febril

Crises febris recorrentes	Epilepsia
Fatores de risco definitivos	
História familiar de crise febril Idade menor do que 18 meses Duração da febre Medida da temperatura	Anormalidades no neurodesenvolvimento Crise febril complexa História familiar de epilepsia Duração da febre
Possível fator de risco	
História familiar de epilepsia	Mais de uma característica da crise complexa
Nenhum fator de risco	
Anormalidade no neurodesenvolvimento Crises febris complexas Sexo Etnicidade	História familiar de crises febris Idade da primeira crise febril Medida da temperatura Sexo e etnicidade

DIAGNÓSTICO

O mais importante inicialmente é distinguir entre crise febril ou crise convulsiva com febre (por exemplo, meningite, encefalite, enfermidades metabólicas etc.). Anamnese e exames físico e neurológico são importantes nesta exclusão.

A punção lombar é fortemente recomendada para crianças abaixo de 12 meses de acordo com a Academia Americana de Pediatria (AAP, 1996); em crianças de 12 a 18 meses, deve ser considerada (na ausência de achados suspeitos na história e no exame físico, a punção lombar não é necessária). Estas indicações da AAP devem ser reconsideradas devido a vários trabalhos, entre eles uma coorte retrospectiva de 1995 a 2006, com crianças de 6 a 18 meses de idade, em que a crise febril ocorreu em 1% das visitas à emergência pediátrica; neste trabalho observou-se que o risco de meningite, como primeira crise febril nessa faixa etária, é muito baixo (Kinnia AA, 2009).

Na ausência de achados suspeitos na história (vômitos, diarreia) ou no exame físico, exames laboratoriais, como hemograma, eletrólitos, cálcio, fósforo, magnésio ou glicose, são de valor limitado em crianças com mais de 6 meses de idade.

Radiografia de crânio não tem valor. RMN e TAC não são indicadas na crise febril simples e ainda não está muito clara sua solicitação nas crises focais ou prolongadas (Mitchele e Lewis, 2002). RMN ou TAC são frequentemente indicadas na avaliação diagnóstica de criança que apresenta *status epilepticus* febril ou não (Dodson, 1993). EEG é de valor limitado na criança com crise febril (Quadro 65-2).

TRATAMENTO

A abordagem é semelhante à de qualquer crise. Se a crise está em curso quando a criança chega à emergência pediátrica, o tratamento para terminar a crise é mandatório. Diazepam é efetivo na maioria dos casos (Maytal e Shinnar, 1995) (Fig. 65-1).

Motivos para internamento:

- Estado geral decaído.
- Lactente menor que 12 meses com suspeita de infecção do SNC.
- Crise prolongada que não cede ao tratamento com mais de 30 minutos ou várias recidivas em um mesmo processo febril.

Quadro 65-2 Investigação em crianças com crises febris

	LCR	EEG	RMN/TAC	Bioquímica
Status *epilepticus* febril	Sim	Não	Não	Nenhum
< 18 meses	Considerar	Não	Não	Nenhum
Crise febril complexa	Considerar	Não	Não	Nenhum
Crise febril simples	Não	Não	Não	Nenhum
Sintomas e sinais sugestivos de meningite	Sim	Não	Não	Nenhum
Anormalidade no neurodesenvolvimento e crise febril complexa	Não	Não	Possível, não urgente	Nenhum

Fonte: *Ingrid e Scheffer.* BMJ, 2007.

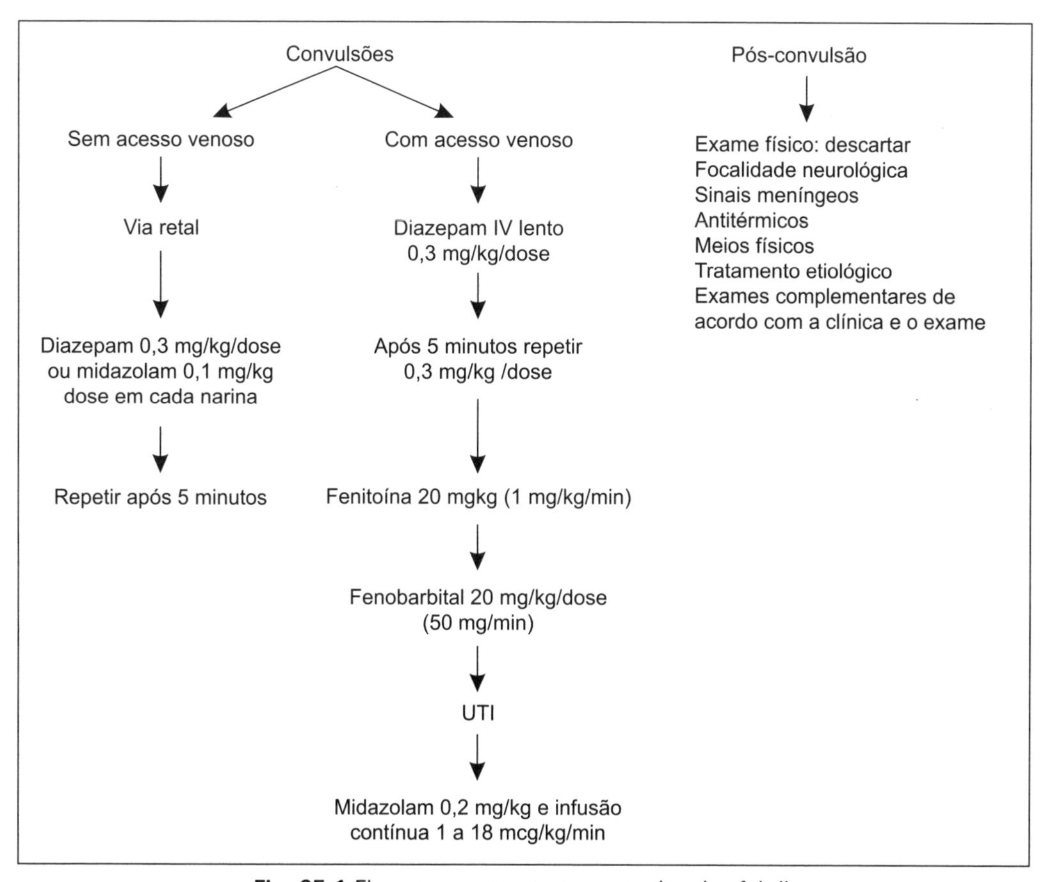

Fig. 65-1 Fluxograma para tratamento da crise febril.

O fluxograma para o manejo clínico e terapêutico das convulsões febris encontra-se na Fig. 65-2.

Tratamento profilático

É cada vez menos aconselhável. Nenhum tratamento contínuo ou intermitente é recomendado para crianças com uma ou mais convulsão febril simples; os riscos da toxicidade desses anticonvulsivantes sobrepujam os possíveis benefícios. Se entre os familiares das crianças que apresentam crises febris simples há marcada ansiedade ante o problema, deve-se promover informação adequada e suporte emocional, pois não existe nenhuma evidência que demonstre que os fármacos usados no tratamento profilático previnam epilepsia, um dos maiores temores por parte dos familiares.

O tratamento profilático pode ser recomendado em casos muito selecionados: crianças menores que 12 meses, crises febris complexas de repetição, quando existem antecedentes carregados de epilepsia, ante um transtorno neurológico prévio, ou quando a ansiedade e a preocupação dos pais alteram a dinâmica familiar. Suas principais vantagens e desvantagens estão descritas no Quadro 65-3.

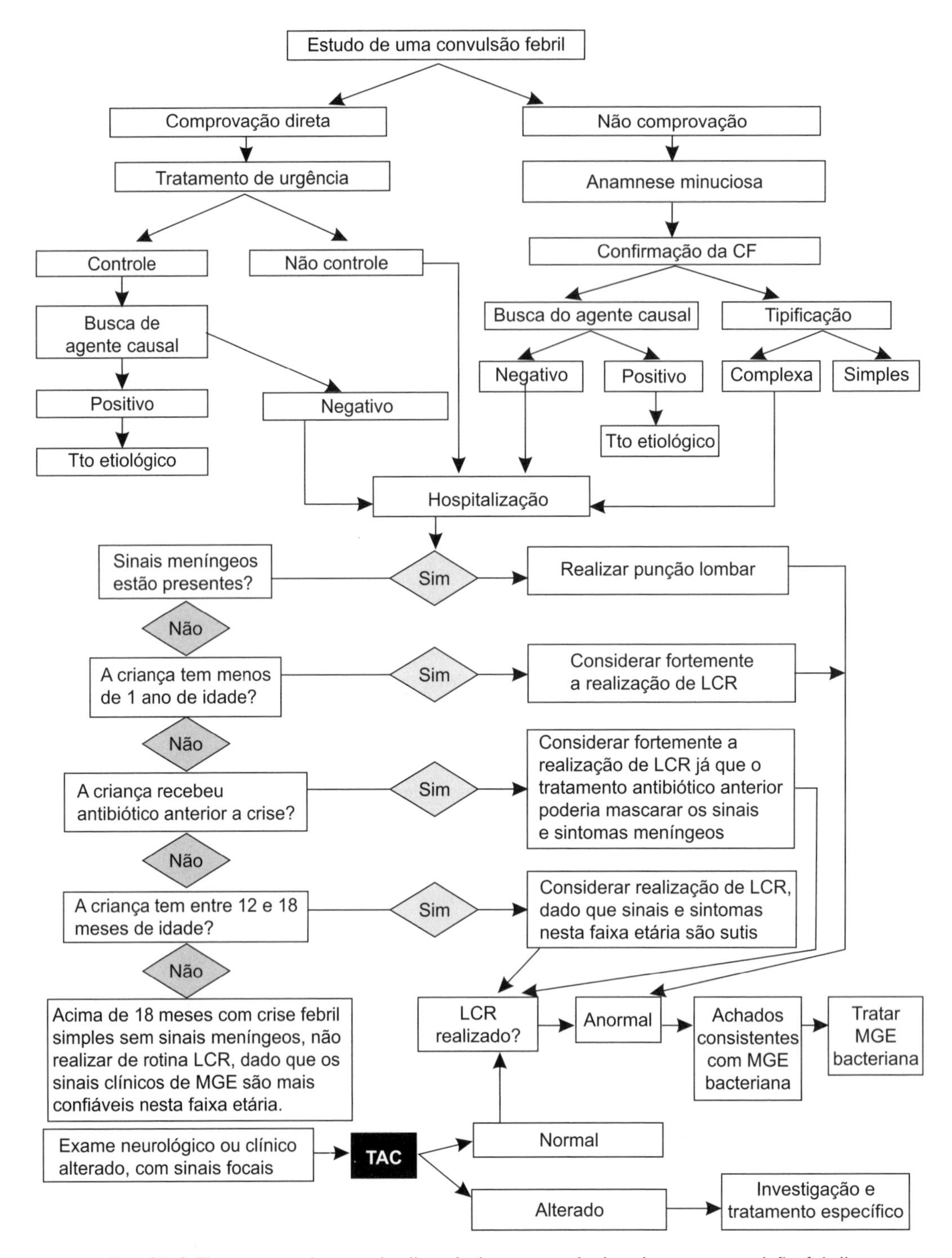

Fig. 65-2 Fluxograma do manejo diagnóstico e terapêutico de uma convulsão febril.

Quadro 65-3 Vantagens e desvantagens do tratamento profilático

		Vantagens	**Desvantagens**
Terapia contínua	Acido valproico (20-40 mg/kg/dia em 2 a 3 doses)	Previne recorrência (35% 4%)	Falência hepática, trombocitopenia Pancreatite, distúrbios gastrointestinais
	Fenobarbital 3- 5 mg/kg/dia	Previne recorrências (25% 5%)	Hiperatividade, reações de hipersensibilidade
Terapia intermitente	Antipiréticos		Não previne as recorrências
	Diazepam (0,3 mg/kg/ dose em três doses nas primeiras 48 h) Clobazam (0,5 a 1 mg/kg/dia em duas doses nas primeiras 48 horas)	Reduz recorrências em 44%	Crise pode surgir como primeira manifestação da febre. Letargia sonolência, ataxia. A sedação pode mascarar sinais de infecção do SNC

O mais importante é a educação explicando aos pais com detalhes as características das crises febris, a tendência a desaparecer com a idade e que não há evidência de as crises febris simples causarem morte, dano cerebral, epilepsia, retardo mental ou dificuldades de aprendizagem. Devem-se também dar instruções (verbais e escritas) sobre a possibilidade de possíveis recorrências (manter a calma, posição de segurança em decúbito lateral, não forçar a abertura da boca, observar o tipo e a duração da convulsão; explicar que os antitérmicos não previnem a convulsão, aliviam somente o mal-estar ocasionado pela febre, devendo-se evitar a "fobia" à febre.

REFERÊNCIAS

Balslev T. Febrile convulsions: at the emergency room. Ugeskr Laeger 2004; 166(23): 2266.

Callegaro S. Titomanlio. Implementation of a febrile seizure guideline in two pediatric emergency departments. Pediatric Neurol 2009; 40(2): 78-83.

Capovilla G. Recommendations for the management of "febrile seizures": AD Hoc Task Force of LICE Guidelines Commission. Epilepsia 2009; 50(suppl 1):2-6.

Chungath M. The mortality and morbidity of febrile seizures Nat Clin Pract Neurol 2008; 4(11): 610-21.

Dube CM. Mechanisms and relationship to epilepsy. Brain Dev 2009; 31(5): 366-71.

Guerreiro MM. Tratamento das crises febris. J Pediatria 2002; 78(Supl1): s9-s13.

Harfield DS. Tan The association between iron deficiency and febrile seizures in childhood. Clin Pediatr 2009; 48(4): 420-6.

Kolary AA. First febrile convulsions: Inquiry about the knowledge, attitudes and concerns of the patients' mothers. Eur J Pediatr 2009; 168(2): 167-71.

Masuko AH. Intermittent diazepam and continuo Phenobarbital to treat recurrence of febrile seizures: a systematic review with meta-analysis. Arq Neuropsiquiatr 2003; 61(4): 897-901.

Ostergaard JR. Febrile Seizures. Acta Paediatr 2009; 98(5):771-3.

Panaytiotopoulos. Idiopathic epileptic seizures and syndromes in infany. In the epilepsies: Seizures, syndrome and management. Oxford: Bladon Medical Publishing, 2005: 117-36.

Pavlidou E, Tzitridou M, Panteliadis C. Effctiveness of intermittent diazepam prophylaxis in febrile of intermittent diazepam Prophylaxis in febrile seizures: long-term prospective controlled study. J Child Neurolol 2006: 1036-40.

Pavlidou E. Which factors determine febrile seizure recurrence? A prospective study. Brain Dev 2008; 30(1): 7-13.

Sadleir LG, Scheffer IE. Clinical review seizures febrile. BMJ 2007; 334: 307-11.

Shacked O, Pena BM. Simple febrile seizures: are the AAP guidelines regarding lumbar puncture being followed? Pediatric Emerg Care 2009; 25(1): 8-11.

Steering Committee on Quality Improvement and Management, Subcommittee on Febrile Seizures American Academy of Pediatrics Febrile seizures: clinical practice guideline for the long-term management of the child with simple febrile seizures. Pediatrics 2008; 121(6): 1281-6.

Vestergaard M. Death in children with febrile seizures: a population-based cohort study. Lancet 2008; 372(9637): 457-63.

Vestergaard M. MMR vaccination and febrile sizures: evaluation of susceptible subgroups and long-term prognosis. JAMA 2004; 292(3): 351-7.

Winsley R, Chellam K. Intermittent clobazam therapy in febrile seizures. The Indian Journal of Pediatrics. 2005; 72: 31-3.

SEÇÃO X

Emergências do Aparelho Locomotor e Pele

Coordenadoras

Nadja Christina de Siqueira Pereira
Hegla Virginia Florêncio de Melo Prado

CAPÍTULO 66

Artrite Séptica

Fábio Henrique do Couto Soares

CONCEITO E EPIDEMIOLOGIA

O termo artrite séptica refere-se a toda infecção causada por bactéria piogênica, com exceção da tuberculose, na cavidade articular. Sinonímia: Artrite infecciosa piogência, artrite piogênica, piorartrite e artrite bacteriana.

Sua incidência não vem mudando muito nos últimos 50 anos. É considerada incomum no mundo, sendo estimados entre 3,4 a 10 casos por 100.000 habitantes por ano. Existem regiões em que esses números se alteram, podendo chegar a 29,1 casos por 100.000 habitantes, como entre os aborígenes na Austrália ou em pacientes com artrites reumatoides e usuários de próteses articulares, com 30-70 casos por 100.000 habitantes por ano. Há leve predomínio do sexo masculino com relação ao feminino. Quanto à idade, ela acomete mais a faixa etária pediátrica (< 15 anos) e de idosos (> 60 anos).

ETIOPATOGENIA

O agente mais comum é o *Staphylococcus aureus*, sendo a articulação do joelho a mais acometida, seguida da articulação do quadril. O Quadro 66-1 apresenta os agentes que podem estar envolvidos na artrite séptica.

Inicialmente, há contaminação da membrana sinovial que ocorre por via hematogênica ou por inoculação direta. O líquido sinovial também se infecta, havendo migração de polimorfonulcleares para a região na tentativa de combater o processo infeccioso, ocorrendo degradação tecidual com formação de lisoenzimas que, associadas ao ingurgitamento da membrana sinovial, diminuem a vascularização local, causando degeneração da cartilagem articular.

Quadro 66-1 Bactérias implicadas na artrite séptica

Comuns	Incomuns
Staphylococcus aureus	Anaeróbios
Streptococcus β-hemolítico (inclui grupos A, B e G)	*Haemophilus influenzae*
Streptococcus pneumoniae	*Neisseria meningitidis*
Lutero bacteriaceae (> 60 anos)	Polimicrobianos
Neisseria gonorrhoeae (adolescentes e adultos)	Fungos/*Mycobacterium tuberculosis*

QUADRO CLÍNICO

A avaliação clínica é essencial para o diagnóstico de artrite séptica. A manifestação clínica mais importante é a dor, tanto em repouso quanto ao movimento, seguida do aumento do volume articular.

Outras manifestações incluem a limitação de movimento, mesmo de forma passiva, com a presença de sinais flogísticos na região de articulação (dor, calor e rubor), e febre, que está presente em 44 a 58% dos pacientes.

DIAGNÓSTICO LABORATORIAL

- Hemograma: leucocitose periférica (leucócitos e polimorfonucleares) com desvio à esquerda.
- VHS: aumentada em 95% dos casos.
- PCR: também como a VHS está aumentada, apresentando boa sensibilidade e pouca especificidade.
- Exame do líquido articular: considerado padrão-ouro. Este líquido deve ser enviado ao laboratório para ser submetido ao teste de Gram, análise bioquímica e cultura.

Tanto a VHS como a PCR são exames úteis para a avaliação de resposta ao tratamento. Quanto aos exames de imagem, os seguintes podem ser considerados:

- Exame radiológico da articulação: é de pouca valia para o diagnóstico. É importante para a avaliação de sequelas.
- Ultrassonografia: investiga a presença de líquido na cavidade articular, apesar de não apresentar boa especificidade. Também serve para guiar punções da articulação.

A artrite séptica faz parte do diagnóstico diferencial da síndrome da monoartrite aguda. O Quadro 66-2 apresenta as principais doenças a serem consideradas nesse diagnóstico diferencial.

TRATAMENTO

Atualmente, há uma tendência a se proceder ao tratamento conservador, reservandose a drenagem cirúrgica aos casos que não apresentam evolução satisfatória. Nos casos de

Quadro 66-2 Diagnóstico diferencial da síndrome de monoartrite aguda

Doença	Causa
Artrite infecciosa	Bactéria Micobactéria Fungo Doença de Lyme Vírus (HIV, hepatite B, outros)
Artrite induzida por cristal	Cristais de urato monossódico (gota) Cristais de pirofosfato de cálcio diidratado Cristais de apatita Cristais de oxalato de cálcio
Trauma	Fratura Hemartrose Entorse
Osteoartrite	
Osteonecrose	
Sinusite por corpo estranho	
Tumor	Metástase Osteoma osteoide Sinusite vilonodular pigmentada
Doença sistêmica apresentando-se com envolvimento monoarticular	Artrite reumatoide LES Síndrome de Reiter Artrite reativa Espondiloartropatias Outras

Fonte: Adaptado de Baker DG, Schuwacher HR Jr. Acute monoarthritis. N Engl J Med 1993; 329:1013-20.

artrite séptica da articulação do quadril, entretanto, a drenagem cirúrgica é mandatória, considerada, inclusive, urgência ortopédica.

O uso de antibiótico é de grande importância no combate à infecção e sua escolha deve considerar qual o provável germe, identificando-o sempre que possível a partir da cultura do líquido articular e do antibiograma. Na infância, como o estafilococo é o agente mais encontrado, inicia-se sempre antibioticoterapia antiestafilocócica, exceto nos casos em que haja dados clínicos indicando outra etiologia.

É bom salientar que, quanto mais precoce for o início do tratamento, menos risco terá a articulação de apresentar sequelas no futuro.

REFERÊNCIAS

Akcam FZ, Yayli G, Uskun E, Kaya O, Demir C. Evaluation of the Bactec microbial detection system for culturing miscellaneous sterile body fluids. Res Microbiol. 2005.

Baker DG, Schumacher HR Jr. Acute monoarthritis. N Engl J Med 1993; 329(14): 1013-20.

Bardin T. Gonococcal arthritis. Best Pract Res Clin Rheumatol 2003; 17(2): 201-8.

Bureau NJ, Chhem RK, Cardinal E. Musculoskeletal infections: US manifestations. Radiographics 1999; 19(6): 1585-92.

Centers for Disease Control and Prevention. Sexually Transmitted Disease Surveillance, 2004. Atlanta, GA: U.S. Department of Health and Human Services, September 2005. Available from http://www.cdc.gov/nchstp/dstd/Stats_Trends/Stats_and_Trends.htm

Cucurull E, Espinoza LR. Gonococcal arthritis. Rheum Dis Clin North Am 1998; 24(2): 305-22.

Hoosen AA, Mody GM, Goga IE, Kharsany AB, Van den Ende J. Prominence of penicillinase-producing strains of Neisseria gonorrhoeae in gonococcal arthritis-experience in Durban, South Africa. Br J Rheumatol 1994; 33(9): 840-1.

Luhmann, JD, Luhmann SJ. Etiology of septic arthritis in children: an update for the 1990s. Pediatr Emerg Care 1999; 15(1): 40-42.

Manadan AM, Block JA. Daily needle aspiration versus surgical lavage for the treatment of bacterial septic arthritis in adults. Am J Ther 2004; 11(5): 412-5.

Manshady BM, Thompson GR, Weiss JJ. Septic arthritis in a general hospital 1966-1977. J Rheumatol 1980; 7(4): 523-30.

Penna GO, Hajjar LA, Braz TM. Gonorrhea. Rev Soc Bras Med Trop 2000; 33(5): 451-64.

Volpon JB, Seixas AC, Oliveira, PA. Some clinic-epidemiological aspects of pyogenic arthritis. Rev Bras Ortop 1991; 26(10): 350-4.

CAPÍTULO 67

Pronação Dolorosa

Fábio Henrique do Couto Soares

CONCEITO E EPIDEMIOLOGIA

É uma patologia dolorosa do cotovelo da criança causada por subluxação da cabeça do rádio. Os termos conhecidos para esta patologia desde a primeira descrição, realizada por Fournier, em 1671, são: pronação dolorosa (atualmente o mais utilizado), subluxação da cabeça do rádio por alongamento, subluxação do ligamento anular da articulação radioulnar proximal, "cotovelo da ama-seca", "cotovelo da crise de raiva" e "lesão ou luxação de Malgaigne".

Pronação dolorosa é o termo usado para descrever uma entidade clínica em crianças pequenas, na qual a subluxação traumática da cabeça do rádio é produzida por tração súbita na mão com o cotovelo estendido e o antebraço em pronação, o que acarreta para a criança desconforto doloroso no momento em que ela tenta usar de forma ativa esta articulação.

É uma das lesões musculoesqueléticas mais comuns em crianças com menos de 5 anos de idade, sendo raramente encontrada acima desta faixa etária. O pico de incidência é de 1 a 3 anos. Com relação aos recém-nados, existe na literatura uma teoria de que as luxações da cabeça radial congênita poderiam ser de causa traumática e não congênita, não diagnosticadas previamente e, sendo assim, não tratadas de forma adequada. Na maioria das referências pesquisadas, há frequência maior em meninos do que em meninas, sendo o lado esquerdo mais comum que o direito.

ANATOMIA DO COTOVELO E ETIOPATOGENIA DA PRONAÇÃO DOLOROSA

É sempre bom, em qualquer patologia, principalmente nas de origem traumática, o conhecimento topográfico da área anatômica envolvida.

O cotovelo é composto por três ossos, que se articulam de maneira diferente, permitindo sua grande amplitude de movimentos. A porção distal do úmero possui duas superfícies articulares distintas, que propiciam movimentos diferentes.

Situada mais medialmente, a tróclea, em forma de carretel, possui um sulco central, por onde desliza a superfície articular da ulna, e é margeada por bordas bastante elevadas, formando um trilho, o que torna esta estrutura bastante estável.

Lateralmente, uma superfície articular em forma de semiesfera, voltada para anterior, o capítulo, permite movimentos de rotação e dobradiça. Duas colunas formadas por osso cortical, uma lateral e outra medial, suportam a superfície articular do úmero. Entre ambas, depressões ósseas possibilitam o aumento da amplitude articular do cotovelo. Anteriormente, as fossas coronoide e da cabeça radial; e, posteriormente, a fossa do olécrano. Estas colunas terminam como estruturas arredondadas, com origem em diversos grupamentos musculares, que formam côndilos umerais, lateral e medial.

A região supracondilar situa-se imediatamente proximal a estas estruturas ósseas.

A tróclea umeral encaixa-se perfeitamente na superfície articular proximal da ulna, margeada proximalmente pelo processo do olécrano e distalmente pelo coronoide. Esta estrutura, quando articulada com a tróclea, torna esta articulação bastante estável, permitindo o movimento de dobradiça numa amplitude de movimento muito próxima dos 180 graus. É basicamente a articulação responsável por trazer a mão junto ao corpo.

O capítulo umeral, de forma convexa, articula-se com a cabeça radial, que apresenta formato côncavo, o que permite os movimentos de pivô do rádio, fazendo com que este osso gire sobre o seu eixo longitudinal. Além disso, o formato da superfície articular permite acompanhar a ulna nos movimentos de flexão e extensão.

Ambos os ossos do antebraço articulam-se na região proximal, o que permite o deslizamento da cabeça radial na face lateral da ulna, produzindo os movimentos de pronação (palma da mão para baixo) e supinação (palma da mão para cima).

Como observado, as três articulações funcionam conjuntamente e de maneira harmoniosa.

A lesão é causada por tração longitudinal súbita sobre o punho de uma criança pequena cujo cotovelo está estendido e o antebraço pronado, e o membro geralmente em elevação. Puxar uma criança quando ela tropeça, numa tentativa de evitar que ela caia, suspendê-la pela mão meio-fio para atravessar a rua, puxar a mão da criança pela manga do vestido, rodar a criança segurando pela mão, para afastar de algum objeto ou mesmo como forma de diversão são ocorrências comuns que precepitam essa lesão e que devem ser evitadas. Ocasionalmente pode ocorrer após uma queda.

Na literatura, tem havido muita especulação sobre a etiologia exata. Uma das teorias apresentadas e que hoje já não mais aceita, após estudos realizados por Ryan e Salter e Zaltz, é a de que a criança pequena apresentava uma cabeça cartilaginosa do rádio não totalmente desenvolvida e que o seu perímetro era menor que o colo, o que levava a uma instabilidade, não mantendo-a firmemente na posição pelo ligamento anular.

Assim, o conceito antigo de que a cabeça do rádio é tracionada facilmente através do ligamento anular por ser menor que o colo do rádio é errôneo e deve ser abandonado.

Salter e Zaltz estudaram a anatomia patológica de 12 espécies anatômicas e observaram que, quando realizavam uma tração longitudinal súbita do membro pela mão, estando o antebraço em supinação, não ocorria nenhuma alteração, isto é, não subluxava a cabeça do rádio. Em contrapartida, quando o mesmo estudo foi realizado com o antebraço em

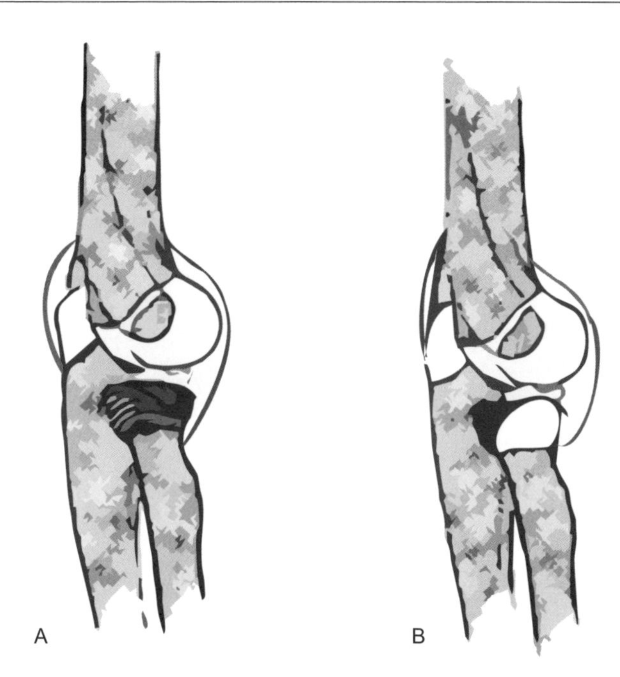

Fig. 67-1 Diagrama ilustrando a anatomia patológica da pronação dolorosa numa criança pequena. **A.** Disposição normal do ligamento anular, como se vê na incidência lateral. **B.** Incidência lateral em uma pronação dolorosa. Observar a ruptura na inserção distal do ligamento anular através da qual a cabeça do rádio se projetou levemente; a porção destacada do ligamento anular deslizou para dentro da articulação radioumeral, onde ficou aprisionada quando a tração se interrompeu. (De Salter RB. Disorders and injuries of the musculoskeletal system. Baltimore: Williams & Wilkins, 1970: 430.)

pronação, evidenciou-se uma ruptura transversa na delgada inserção distal do ligamento anular ao perímetro do colo radial.

Stone também estudou o mecanismo de lesão e conseguiu reproduzir a lesão no cotovelo, observando que o ligamento anular deslizava sobre a cabeça do rádio quando o antebraço estava pronado. Uma das observações feitas pelo autor é que, além da ruptura do ligamento anular, a forma ovalada e não circular da cabeça do rádio é uma das causas de subluxação nesta idade, já que, com o antebraço em supinação, o diâmetro sagital da cabeça do rádio é sempre maior que o coronal. Em resumo, as duas causas que levam à pronação dolorosa numa criança pequena é o rompimento da inserção débil e imatura do ligamento distal anular associado à forma pouco ovalada da cabeça cartilaginosa do rádio. (Fig. 67-1).

QUADRO CLÍNICO

O diagnóstico é eminentemente clínico. A história colhida de uma tração do membro superior na qual o antebraço se encontrava em pronação, levando a criança a apresentar dor e se recusar a usar o membro comprometido, é suficiente para se suspeitar de pronação dolorosa. Além disso, a postura dela é manter o cotovelo lesado junto ao corpo, apoiando o antebraço com a mão oposta. O antebraço fica sempre pronado e o cotovelo parcialmente fletido. Na palpação, a criança sente dor na face anterolateral da cabeça do rádio. Como o comprometimento é no movimento de pronossupinação, não há restrição ao movimento de flexoextensão do cotovelo. As radiografias do cotovelo podem ser solicitadas em caso de dúvidas quanto à presença de fraturas ou não, causadas por trauma associado no cotovelo.

DIAGNÓSTICO DIFERENCIAL

- Luxação congênita da cabeça do rádio.
- Luxação da cabeça do rádio na paralisia cerebral.
- Paralisia de ERB.
- Artrogripose múltipla congênita.
- Síndrome do espancamento.

CONDUTA

O início do tratamento se dá com uma boa conversa com os pais ou responsável da criança explicando a patologia e a forma de tratamento que será realizada. Após isto, o ortopedista ou pediatra promove a tentativa de redução do cotovelo da seguinte forma: o cotovelo é levemente flexionado em 90 graus, segurando-se o antebraço da criança acima do punho com uma das mãos, enquanto com a outra segura-se firmemente a extremidade inferior do úmero e o cotovelo para evitar a rotação do membro, o polegar é colocado na região da cabeça do rádio para palpação e, se necessário, para exercer pressão suave. Então, roda-se o antebraço da criança, rapidamente e com firmeza, em supinação total. Quando se obtém a redução, pode-se perceber um clique palpável e, às vezes, audível na região da cabeça do rádio. Outro sinal da redução é o alívio imediato da dor fazendo com que a criança utilize este membro normalmente.

Algumas vezes, quando solicitada a radiografia, a redução é feita involuntariamente pelo técnico na tentativa de obter uma incidência anteroposterior do cotovelo. A imobilização após a redução bem-sucedida nos casos primários não é necessária, mas há autores que orientam o uso de uma tipoia por 1 semana para a proteção do cotovelo. Quando decorridas 12 horas, do trauma até a redução, está indicado o uso de tala gessada braquiopalmar em posição de supinação total, estando o cotovelo a 90 graus, o qual permanecerá imobilizado por aproximadamente 10 dias.

Em caso de recidiva após novo trauma, o aparelho gessado axilopalmar deverá ser usado por 2 a 3 semanas. Quando a redução é ineficaz, a irredutibilidade é sanada por meio de procedimento cirúrgico com abertura do ligamento anular, redução da cabeça do rádio e sutura deste ligamento seccionado.

REFERÊNCIAS

Anderson SA. Subluxation of the head of the radious, a pediatric condition. South Med J 1942; 35: 286.

Caldwell CE. Subluxation of radial head by elongation. Cincinnati Lancet Clinic 1891; 66: 496.

Camargo OPA, Santin RAL, Ono NK, Kojima KE. Ortopedia e traumatologia: conceitos básicos, diagnóstico e tratamento. São Paulo, 2004: 273-4.

Fournier D. L'Oeconomic Chirurgical, 250. Paris: Françoise Clouzier & Cie, 1671.

Green JT, Gay FH. Traumatic subluxation of the radial head in Young children. J Boné Joint Surg 1954; 36-A: 655.

Griffin ME. Subluxation of the head of the radius in young children. Pediatrics 1955; 15: 103.

Hart GM. Subluxation of the head of the radius in young children. JAMA 1959; 169: 1734.

Kanter AJ, Bruton OC. Subluxation of the head of the radius. AM Practitioner 1952; 31: 39-42.

Magill HK, Aitken AP. Pulled elbow. Surg Gynecol Obstet 1954; 98: 753.

Ryan JR. The relationship of the radial head to the radial neck diameters in fetuses and adults with reference to radial head subluxation in children. J Boné Joint Surg 1969; 51-A: 781.

Salter RB, Zaltz C. Anatomic investigation of the mechanism of injury and patologic anatomy of pulled elbow in children. Clin Orthop 1971; 77: 134.

Silquini PL. La pronazione dolorosa. Min Ortop 1963; 14: 481.

Smith EE. Subluxation of the head of the radius in children. Ohio Med J 1959; 45: 1080.

Stanley D. Isolated traumatic anterior dislocation of the radial head – a mechanism of injury in children. Injury 1986; 17: 182.

Stone CA. Subluxation of the head of the radius – report of a case and anatomical experiments. JAMA 1916; 1: 28.

Tachdjian MO. Ortopedia pediátrica. São Paulo: Manole, 1995; 4: 3159-62.

Tucker K. Some aspects of post-traumatic elbow stiffness. Injury 1978; 9: 216.

Van Santvoordt R. Dislocation of the radial head downward. NY Med J 1887; 45: 63.

Weinstein SL, Buckwalter JA. Ortopedia de Turek: Princípios e sua aplicação. São Paulo: Manole 2000; 405-6.

CAPÍTULO 68

Urgências Cirúrgicas na Coluna

Luciano Temporal Borges Cabral

ANATOMIA

É essencial que o médico conheça os processos normais de crescimento e desenvolvimento da coluna ao tratar de uma criança com suspeita de fratura, diferenciando placas de crescimento ou sincondroses normais de fraturas ou rupturas ligamentares e ficar alerta a quaisquer anomalias congênitas que possam erroneamente ser interpretadas como fraturas.

A coluna imatura é hipermóvel, em virtude da frouxidão ligamentar e da disposição mais horizontal das facetas articulares, as quais oferecem menor resistência à translação para a frente.

Esses fatores, combinados com a cabeça relativamente grande com relação ao corpo, mudam o fulcro de movimento do pescoço para a região cervical superior. Como a musculatura da criança não é tão desenvolvida, a coluna cervical tem menos apoio durante um trauma. Com o amadurecimento, os fatores anatômicos e biomecânicos da coluna mudam, o mesmo ocorrendo com relação ao nível e ao tipo de fraturas observadas.

Coluna cervical superior (C1-C2)

Ao nascimento o atlas é composto por três centros de ossificação: um para o corpo e dois para cada um dos arcos neurais. Os arcos posteriores fecham-se geralmente aos 3 anos de idade, enquanto as sincondroses neurocentrais que unem os arcos neurais ao corpo fecham-se por volta do 7º ano de vida. O anel de C1 atinge o tamanho aproximado do adulto em torno do 4º ano.

O áxis se desenvolve a partir de pelo menos quatro centros de ossificação separados: um para o dente, um para o corpo e dois para os arcos neurais. Seus arcos neurais se fundem dos 3 aos 6 anos de idade. Existe uma sincondrose ou espaço de disco vestigial entre o dente e o corpo do áxis que se funde em torno de 6 a 7 anos de idade, podendo persistir como uma linha esclerótica até os 11 anos. O dente do áxis é irrigado pelas artérias vertebrais e carótidas, sendo impedida a irrigação direta do corpo para o dente através da sincondrose, o que é uma causa possível de um *os odontoideum* após um trauma cervical.

Coluna cervical inferior (C3-C7)

Todas estas vértebras (C3-C7) apresentam um padrão semelhante de ossificação: um único centro de ossificação para o corpo e outro para cada arco neural. O arco neural funde-se posteriormente entre o 2º e o 3º ano de vida e as sincondroses neurocentrais entre os arcos neurais e o corpo, entre 3 e 6 anos de idade. Essas vértebras são cuneiformes até os 7 ou 8 anos de idade, exibindo características e tamanho semelhantes aos do adulto por volta de 8 a 10 anos de idade.

Coluna torácica e lombar

Ao nascimento há maior predominância de cartilagem em relação a osso, aparecendo espaços intervertebrais mais largos nas radiografias do que realmente o são. Com a progressão da idade, essa proporção osso-cartilagem se inverte (Fig. 68-1).

As apófises vertebrais são centros de ossificação secundários que se desenvolvem nas placas terminais cartilagíneas nas faces superior e inferior dos corpos vertebrais, sendo o crescimento vertical das vértebras igual nessas duas placas. As fises vertebrais são observadas nas radiografias dos 8 aos 12 anos de idade e antes de se fundirem com os corpos vertebrais, aos 21 anos, podem ser confundidas com fraturas por avulsão.

Em torno dos 10 anos de idade, as características mecânicas e anatômicas da coluna óssea tornam-se semelhantes às do adulto, tendo os mesmos padrões de fratura.

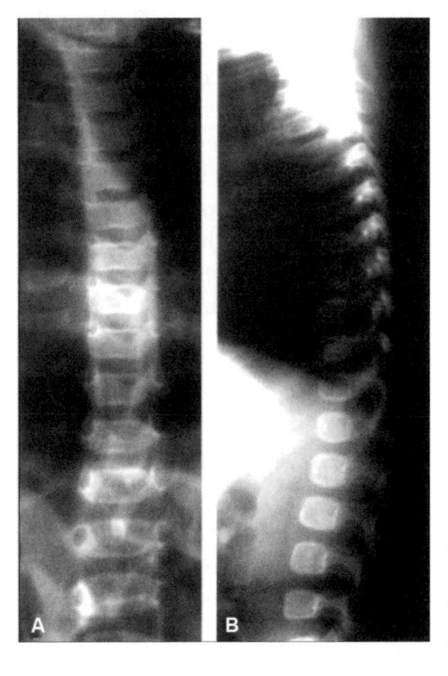

Fig. 68-1 Radiografia simples de coluna em posição ortostática (**A**) e em perfil (**B**) sem alterações.

LESÕES TRAUMÁTICAS

História clínica

A maior parte das fraturas em coluna das crianças decorre de quedas, acidentes automobilísticos ou atropelamentos. Em crianças menores, uma queda de menos de 1,5 m de altura pode ser suficiente para fraturar a coluna cervical. Nos adolescentes, as causas mais comuns são práticas esportivas e acidentes com veículos.

Sintomas

Dor no pescoço ou sensibilidade localizada são os sintomas de apresentação mais comuns da lesão cervical. Outras queixas mais sutis são cefaleia, dor occipital irradiada para os ombros, limitação dos movimentos do pescoço, torcicolo, problemas intestinais ou urinários, convulsões ou sensação de estalo no pescoço. Em recém-nascidos devem ser avaliados pacientes com angústia respiratória inexplicável, retardo na resposta motora, hipotonia ou hipertonia. Dor e tumefação acentuada de tecidos moles, assim como sensibilidade na região posterior do tronco, são sinais de fratura das colunas torácica e lombar, assim como as lesões neurológicas nesse segmento da coluna, de acordo com o nível da lesão.

Avaliação

A avaliação deve ser iniciada com o protocolo ATLS e em seguida realizar a avaliação especializada. Abrasões e equimoses na região do pescoço e do tórax podem ser produzidas por trauma direto ou indireto pela tira do cinto de segurança, assim como traumatismo craniofacial associado, sendo indícios de fratura subjacente da coluna cervical. A presença de equimoses abdominais produzidas por cinto de segurança pélvico é indício de lesão abdominal grave.

A coluna deve ser palpada para a verificação de pontos sensíveis, espasmo muscular e alinhamento das vértebras. Os processos espinhosos de C2 e C3 são proeminentes e facilmente palpáveis. Anteriormente a cartilagem cricóidea situa-se no nível de C5-C6, sendo um marco anatômico. Todo o restante da coluna deve ser palpado, visto que 20% dos pacientes com fratura cervical possuem fraturas em outros níveis. O exame neurológico deve ser minucioso nos quatro membros e incluir avaliação de força, sensibilidade, reflexos e propriocepção, devendo ser repetido quantas vezes forem necessárias, pois algumas lesões não se manifestam de imediato. A sensação perianal e o tônus do esfíncter retal também devem ser devidamente avaliados.

TRATAMENTO INICIAL DOS TRAUMATISMOS DE COLUNA

É preciso cuidado ao imobilizar a coluna cervical para evitar que a medula seja lesada, principalmente ao retirar a criança de um automóvel acidentado ou no seu transporte. A imobilização deve consistir no alinhamento da cabeça e do pescoço com o tronco, permitindo acesso à orofaringe e à parte anterior do pescoço para o caso de intubação ou traqueostomia.

Como as crianças possuem a cabeça desproporcionalmente maior, quando são colocadas em uma maca reta a coluna cervical fica em flexão, levando a maior angulação anterior ou translação de uma lesão cervical ou até uma pseudossubluxação, sendo recomendado o uso de macas com recesso occipital ou com a técnica do duplo colchão, em que o corpo é apoiado com dois colchões e a cabeça apenas por um. O grande problema de ambas as técnicas é que tendem a reduzir a maioria das fraturas, fazendo com que passem despercebidas e não sendo tratadas devidamente. Uma orientação clínica simples é alinhar o meato auditivo externo com o ombro.

Com relação à coluna toracolombar, deve-se manter a criança em prancha rígida em caso de suspeita de fratura, sendo mobilizada em bloco sempre que necessário.

AVALIAÇÃO RADIOGRÁFICA

A radiografia cervical deve ser realizada quando a criança se queixa de dor no pescoço ou há trauma craniofacial associado a acidente automobilístico, sendo necessária radiografia de qualquer outro segmento da coluna na presença de dor ou equimose. As radiografias iniciais devem conter incidências cervical anteroposterior e transoral, além de perfil. Devem ser analisados os alinhamentos anterior e posterior dos corpos vertebrais, a distância entre os processos espinhosos e a linha espinolaminar. A ausência de lordose cervical na incidência lateral pode ser um achado normal em crianças. É preciso avaliar o espaço do tecido mole pré-vertebral, sendo uma medida inferior a 6 mm no nível de C3 considerada normal no espaço retrofaríngeo, assim como no espaço retrotraqueal deve ser inferior a 14 mm em C6. Um deslocamento anterior de um corpo sobre outro de até 3 mm deve ser considerado normal desde que a linha espinolaminar esteja preservada nas incidências com algum grau de flexão, não sendo comum nas incidências em extensão. Deve-se observar ainda a distância entre os processos espinhosos, sendo considerada normal até 10 mm entre C1 e C2. A distância normal entre o atlas e o odontoide é considerada até 4,5 mm na incidência em perfil devido à porção cartilaginosa não calcificada do dente.

Na região toracolombar, as radiografias anteroposterior e perfil podem mostrar diferentes padrões de fratura, de acordo com o mecanismo de trauma. Fraturas em compressão podem causar desde achatamento das placas terminais, que normalmente são convexas, até encunhamento das vértebras.

Outras técnicas de imagem comumente utilizadas são as radiografias dinâmicas – apenas com o paciente consciente e colaborativo –, a tomografia computadorizada e a ressonância magnética.

Lesão medular traumática sem alterações radiográficas (LMTSAR)

Definida como uma lesão medular em um paciente que não apresenta fratura nem luxação visível nas radiografias simples. A lesão medular pode ser completa ou incompleta, sendo em geral produzida por intensa flexão ou distração da coluna cervical. A coluna vertebral das crianças é mais elástica do que a medula e pode sofrer uma deformação considerável sem que seja rompida. A coluna pode alongar-se até 5 cm sem se romper, ao passo que a medula espinhal se rompe com um alongamento de apenas 0,6 mm. Os sintomas podem instalar-se tanto precoce quanto tardiamente (25%), sendo nestes últimos observado que no momento inicial comumente a coluna cervical não foi adequadamente imobilizada.

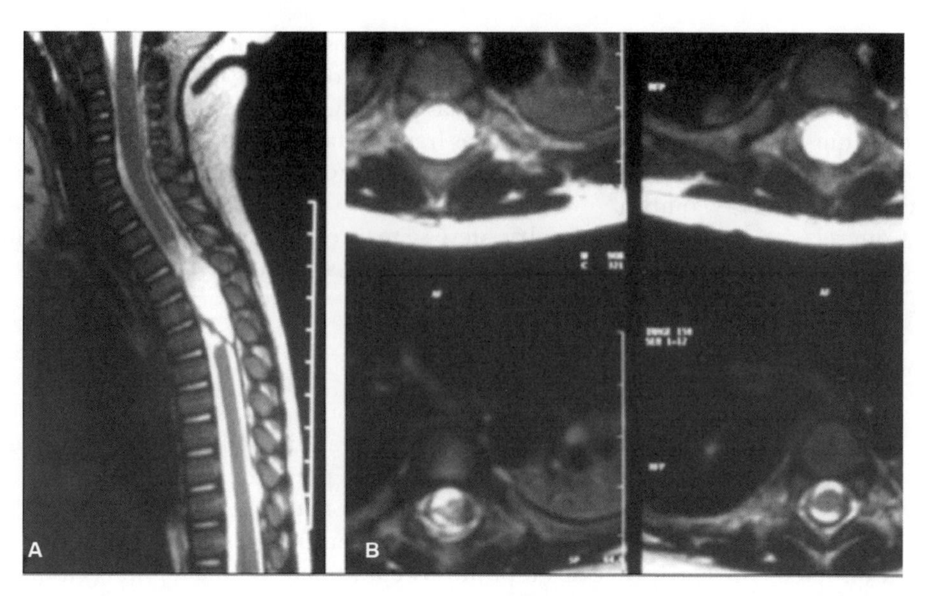

Fig. 68-2 Ressonância magnética de medula espinhal em cortes sagital (**A**) e axial (**B**) mostrando hiperintensidade de sinal nos segmentos T3 a T7 da medula e ruptura completa e avulsão da medula espinhal.

A LMTSAR é mais comum na região cervical (78%) em crianças menores de 8 anos, podendo tal fato ser explicado pela hipermobilidade da coluna cervical, frouxidão ligamentar e suprimento vascular imaturo para a medula, sendo mais comum lesão medular completa em crianças pequenas, enquanto nas crianças maiores uma lesão incompleta é mais frequente. A ressonância magnética é de grande utilidade para estudar a lesão medular e o complexo disco-ligamentar (Fig. 68-2).

Quanto ao uso de metilprednisolona em crianças abaixo de 13 anos com lesão medular não existem estudos que comprovem sua eficácia. O tratamento deve ser efetuado de acordo com a instabilidade detectada pelos exames de imagem, sendo a artrodese da coluna o mais eficiente até os dias de hoje.

Lesão cervical alta

Entre as lesões da coluna cervical superior, a subluxação rotatória atlantoaxial (SRAA) é uma das mais frequentes, tendo um importante leque de patologias para o diagnóstico diferencial.

Nesta articulação, ocorrem 50% da rotação do pescoço. As causas mais frequentes de SRAA são infecção no trato respiratório superior (síndrome de Grisel) e trauma. Também pode ocorrer após abscesso retrofaríngeo, amigdalectomia ou faringeoplastia. Foi observado um fluxo sanguíneo livre entre as veias e os canais linfáticos que drenam a faringe e o plexo periodontoide. A inflamação de qualquer dessas estruturas pode provocar atenuação da cápsula sinovial e/ou do ligamento transverso, provocando a instabilidade. Foi descoberta uma dobra sinovial semelhante a um menisco entre C1 e C2, possivelmente impedindo a redução após um deslocamento (Figs. 68-3 e 68-4).

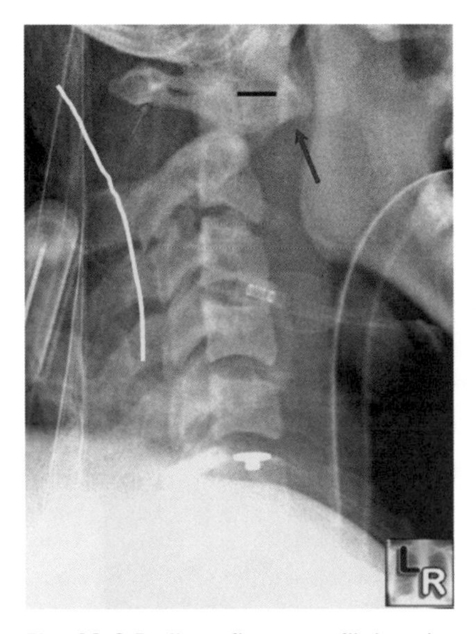

Fig. 68-3 Radiografia em perfil da coluna cervical mostrando a distância entre o arco neural de C1 e o odontoide.

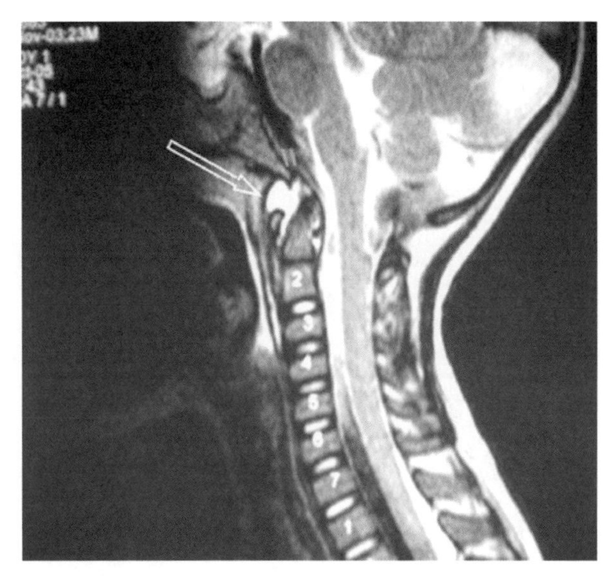

Fig. 68-4 Dobra sinovial entre C1 e o odontoide que impede a redução da luxação atlantoaxial no volume imaturo.

Os sinais e sintomas são dor no pescoço, cefaleia e cabeça fixada numa posição virada para um lado e inclinada para o outro. A deformidade é dolorosa à manipulação, não sendo possível corrigi-la com movimentos.

A radiografia transoral anteroposterior pode levar à suspeita quando houver assimetria das massas laterais de C1, sendo o exame padrão-ouro a tomografia computadorizada (Figs. 68-5A a C).

A maioria se resolve espontaneamente, porém a duração dos sintomas e deformidade determina o tratamento recomendado.

O tratamento recomendado é a tração com halo craniano no leito juntamente com o uso de analgésicos e relaxantes musculares, sendo indicada artrodese quando não se obtém sucesso.

Outras lesões frequentes são as fraturas do atlas, a fratura do odontoide e a espondilolistese traumática do áxis, tratadas conservadoramente em sua grande maioria pela facilidade de redução e estabilidade.

Lesões subaxiais

Costumam acontecer em crianças mais velhas e adolescentes. As lesões podem ocorrer na placa terminal cartilagínea, sendo normalmente na placa terminal inferior por conta do efeito protetor dos processos unciformes da placa terminal superior.

Em casos de trauma por flexão ou distração pode haver ruptura dos elementos posteriores, levando à instabilidade. Há aumento na distância entre os processos espinhosos na radiografia, sendo a ressonância magnética um importante auxiliar no seu diagnóstico. O tratamento recomendado é a artrodese nos casos de instabilidade.

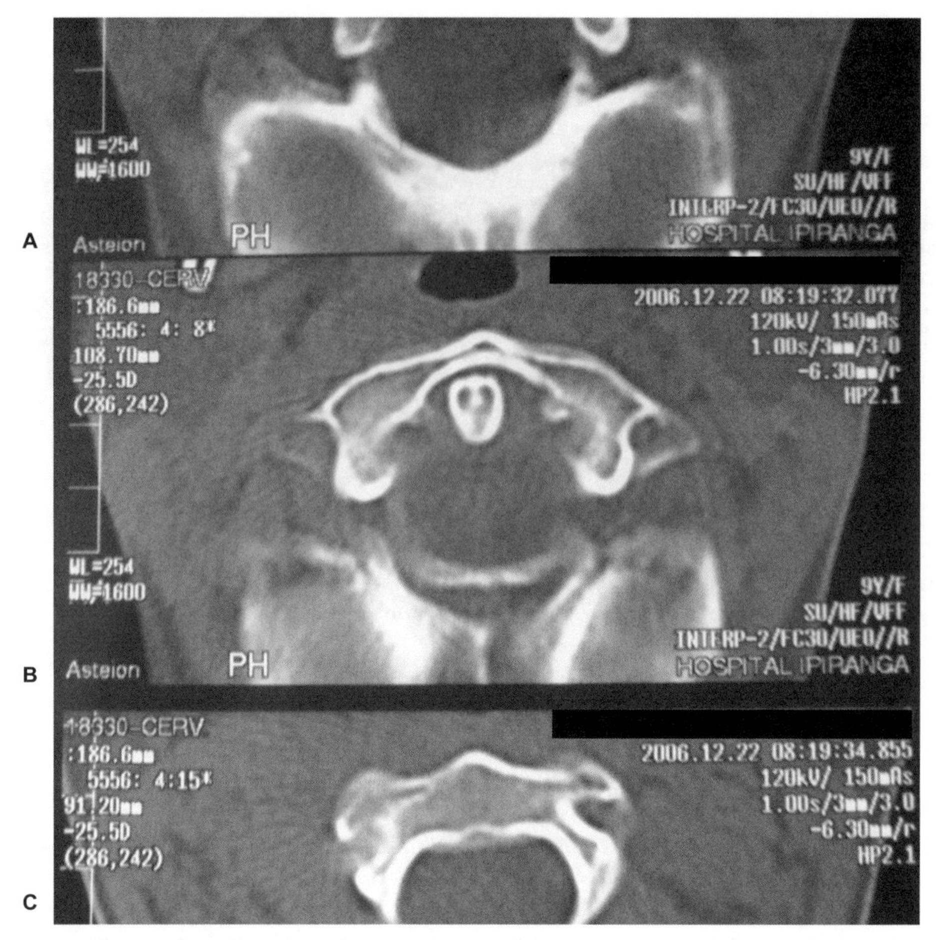

Fig. 68-5 Cortes axiais de tomografia computadorizada mostrando assimetria na distância entre o odontoide e as massas laterais de C1 (**B**), sendo possível observar a sobreposição de facetas articulares nas demais figuras (**A** e **C**).

As fraturas por compressão são causadas por aplicação de cargas em flexão e axial, acarretando perda de altura do corpo vertebral. É o padrão mais comum em crianças, sendo a grande maioria tratada com imobilização.

As luxações uni e bifacetárias são a segunda lesão mais comum, ocorrendo em adolescentes com padrão semelhante ao do adulto, sendo necessárias a redução incruenta, e muitas vezes a artrodese, devido à instabilidade.

As fraturas por explosão ocorrem secundárias a cargas axiais, sendo raras nesta faixa etária. A tomografia computadorizada pode auxiliar na detecção de fragmentos retropulsados para o canal medular, e o tratamento cirúrgico é recomendado.

Lesões toracolombares

Costumam ocorrer por três mecanismos: flexão com ou sem compressão, distração e cisalhamento.

Na coluna imatura, os discos intactos resistem mais à compressão do que os corpos vertebrais, causando a ruptura do corpo antes que o disco ceda. Quando a carga vertical é lenta, observa-se uma pequena saliência na placa terminal vertebral, a qual força a saída de sangue do osso esponjoso vertebral, enfraquecendo um mecanismo de absorção de choques e permitindo a ruptura da coluna com menor energia de trauma.

A fratura de Chance (cinto de segurança) ocorre quando a flexão sobre o cinto provoca distração dos elementos posteriores da coluna, causando ruptura dos ligamentos interespinais, do ligamento amarelo e das cápsulas das facetas. A artrodese é recomendada devido à instabilidade.

Nos casos de choques violentos como atropelamentos, a força principal é de cisalhamento, ocorrendo fratura geralmente nas apófises das placas terminais, com índice elevado de lesões neurológicas e deformidades grosseiras. Na grande maioria, o tratamento cirúrgico é recomendado para redução e artrodese.

INFECÇÕES

A osteomielite piogênica e a discite constituem uma entidade chamada espondilite infecciosa, definida como um estreitamento sintomático do espaço discal, associado frequentemente a febre, mal-estar, dor, dificuldade para deambular e ficar de pé, com a criança posicionando o tronco em flexão.

A discite é a causa mais comum de dor nas costas em crianças pequenas, sendo mais frequente abaixo dos 5 anos, especialmente nos lactentes. É mais comum em meninos e pode atingir qualquer faixa pediátrica. Este distúrbio geralmente se manifesta na coluna toracolombar e lombar, sendo raro o envolvimento cervical.

Na coluna imatura, os vasos atravessam os platôs vertebrais e o núcleo pulposo é vascularizado, sendo possível alojar bactérias.

Os estudos diagnósticos iniciais devem ser feitos com hemograma completo, velocidade de hemossedimentação (VHS) e proteína C reativa (PCR), que podem mostrar aumento de atividade de leucócitos e de atividade inflamatória não específica. A hemocultura pode ser positiva em até 50% dos casos. As provas inflamatórias (VHS e PCR) servem de parâmetro para monitoração da evolução do quadro, mostrando se o tratamento está ou não sendo eficaz.

Após 3 semanas de evolução do quadro a radiografia mostra uma perda relativa de altura do espaço discal (Fig. 68-6) e aumento de partes moles paraespinhal; mais tardiamente, aparecem irregularidades de ambas as placas terminais do espaço discal acometido.

Cintilografias ósseas com tecnécio são muito úteis para identificar a presença de discite e osteomielite em criança com sintomas sistêmicos, na qual não se consegue definir a localização anatômica do processo apenas pelo exame clínico e de radiografias.

Os achados de ressonância magnética são consistentes com osteomielite vertebral (Fig. 68-7), localizando o foco infeccioso e delineando a extensão por partes moles.

Em cerca de 60% dos casos, consegue-se isolar o agente infeccioso por meio de culturas do disco e do osso mediante biópsia guiada por tomografia, sendo geralmente o *Staphylococcus aureus* o agente predominante. Este exame e o desbridamento cirúrgico são realizados apenas se a criança não responde ao tratamento conservador inicial, na presença de déficit neurológico ou abscesso perivertebral. Outro agente que deve ser lembrado é o *M. tuberculosis*.

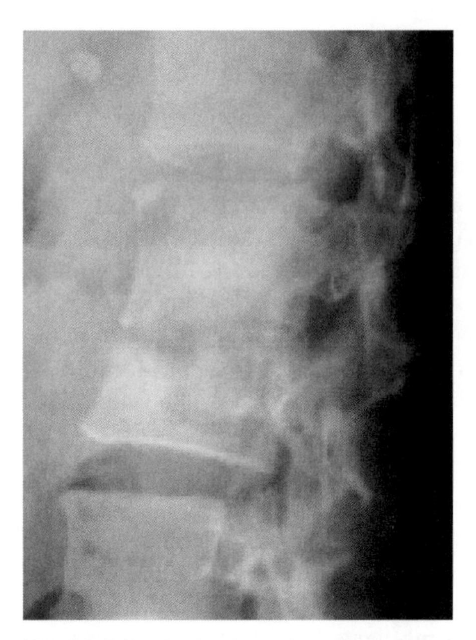

Fig. 68-6 Perda de altura do espaço discal acometido em radiografia em perfil da coluna toracolombar.

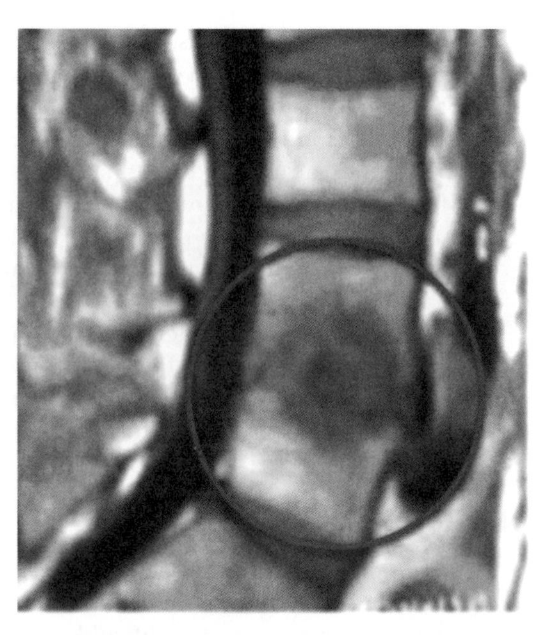

Fig. 68-7 Corte sagital de RM da coluna em T1 com osteomielite em dois campos vertebrais adjacentes com abscesso de partes moles anterior ao corpo vertebral.

A grande maioria das crianças melhora espontaneamente sem tratamento, porém o espaço discal não retorna ao estado inicial pré-doença, podendo ocorrer uma fusão espontânea do corpo vertebral.

O tratamento inicial é feito com repouso e antibióticos endovenosos antiestafilocócicos (oxacilina 200-300 mg/kg/dia), por no mínimo 3 semanas, podendo ainda se optar pelo uso de imobilizações.

REFERÊNCIAS

Aufdermaur M. Spinal injuries in juveniles: necropsy findings in twelve cases. J Bone Joint Surg [Br] 1974; 56: 513-9.

Burke DC. Spinal cord trauma in children. Paraplegia 1971; 9: 1-14.

Caffey J. The whiplash shaken infant syndrome. Pediatrics 1974; 54: 396-403.

Cattell HS, Filtzer DL. Pseudosubluxation and other normal variations in the cervical spine in children. J Bone Joint Surg [Am] 1965; 47: 1295-309.

Conry BG, Hall CM. Cervical spine fractures and rear car seat restraints. Arch Dis Child 1987; 62:1267-8.

Dawson EG, Smith L. Atlanto-axial subluxation in children due to vertebral anomalies. J Bone Joint Surg [Am] 1979; 61:582-587.

Grabb PA, Pang D. Magnetic resonance imaging in the evaluation of spinal cord injury without radiographic abnormality in children. Neurosurgery 1994; 35: 406.

Kawabe N, Hirotani H, Tanaka O. Pathomechanism of atlantoaxial rotatory fixation in children. J Pediatr Orthop 1989; 9: 569

McGrory BJ, Klassen RA, Chao EY et al. Acute fracture and dislocation of the cervical spine in children and adolescents. J Bone Joint Surg [Am] 1993; 75: 988-95.

Pang D, Pollack IF. Spinal Cord Injury without radiologic abnormality in children: the SCIWORA syndrome. J Trauma 1989; 29: 654-64.

Parke WW, Rothman RH, Brown MD. The pharyngovertebral veins: an anatomical rationale for Grisel's syndrome. J Bonc Joint Surg [Am] 1984; 66: 568-74.

Ring D, Johnston CE II, Wenger DR. Pyogenic infectious spondylitis in children: the convergence of discitis and vertebral osteomyelitis. J Pediatr Orthop 1995; 15:652.

Ring D, Wenger DR. Magnetic resonance-imaging scans in discitis. J Bone Joint Surg [Am] 1994; 76: 596.

Schwartz GR, Wright SW, Fein JA et al. Pediatric cervical spine injury sustained in falls from low heights. Ann Emerg Med 1997; 30: 249-52.

Torg B, Das M. Trampoline and minitrampoline injuries to the cervical spine. Clin Sports Med 1985; 4: 45-60.

Wenger DR, Bobechko WP, Gilday DL. The spectrum of intervertebral disc-space infection in children. J Bone Joint Surg [Am] 1978; 60: 100-8.

CAPÍTULO 69

Osteomielite Hematogênica Aguda

Fábio Henrique do Couto Soares

CONCEITO E EPIDEMIOLOGIA

A osteomielite hematogênica aguda é uma infecção óssea causada por germes piogênicos que se proliferam no tecido ósseo após a disseminação pela circulação sanguínea.

As regiões ósseas mais acometidas, por ordem de frequência, são as metáfises de fêmur, tíbia, úmero e pelve. Setenta e dois por cento ocorrem nos membros inferiores e 8% nos superiores. Nos recém-nascidos, existe maior frequência de focos múltiplos, e nas crianças mais velhas geralmente é monostótica.

Segundo estudos recentes, a incidência vem diminuindo a partir de 1980, com o advento da antibioticoterapia e tratamento cirúrgico mais precoce e eficiente. Apresenta 2,9 casos novos por 100 mil habitantes e chega à letalidade de apenas 1%. São mais comum em meninos, na proporção de 2:1, e na faixa etária de 3 aos 10 anos; nas crianças menores, estão mais relacionadas com as artrites sépticas. História de trauma relevante é observada em 29% dos casos.

Etiopatogenia

A circulação sanguínea no tecido ósseo faz-se por meio de canalículos contidos dentro das lamelas ósseas. Essas características são fundamentais para o desenvolvimento da osteomielite aguda hematogênica. As bactérias chegam ao compartimento intravascular pelos vasos linfáticos ou pelas veias e são provenientes da pele e do tecido celular subcutâneo, trato geniturinário, trato digestivo e aparelho respiratório; porém, muitas vezes, a porta de entrada não é identificada. O sangue chega por uma ou duas artérias nutricionais diafisárias. Após a penetração cortical, dividem-se em um ramo ascendente (diafisário) e outro descendente (metafisário). Na região metafisária, as artérias enovelam-se e formam uma alça de retorno onde a circulação adota características sinusoidais, o que diminui a velocidade do fluxo sanguíneo, dificultando a chegada de macrófagos e aumentando a possibilidade de implante dos organismos patogênicos.

A partir daí, este êmbolo de bactéria formado propicia um meio para o desenvolvimento de novas bactérias. A degeneração celular é a formadora de secreção purulenta, que, quando migra para a cortical, pode levar ao deslocamento periostal ou seguir em direção à articulação.

O agente causador mais comumente encontrado é o *Staphilococcus aureus*, com incidência que varia de 67% a 91%, segundo o estudo de Craigen *et al.* Outros organismos encontrados são: *Streptococcus pyogenes*, *Streptococcus viridans*, *Haemophilus influenza* e *Pseudomonas aeroginosa*. Além desses, podemos identificar a *Salmonella* em pacientes com anemia falciforme e, ocasionalmente, o pneumococo e a *Kingella kingae*.

PATOGENIA DA OSTEOMIELITE HEMATOGÊNICA AGUDA

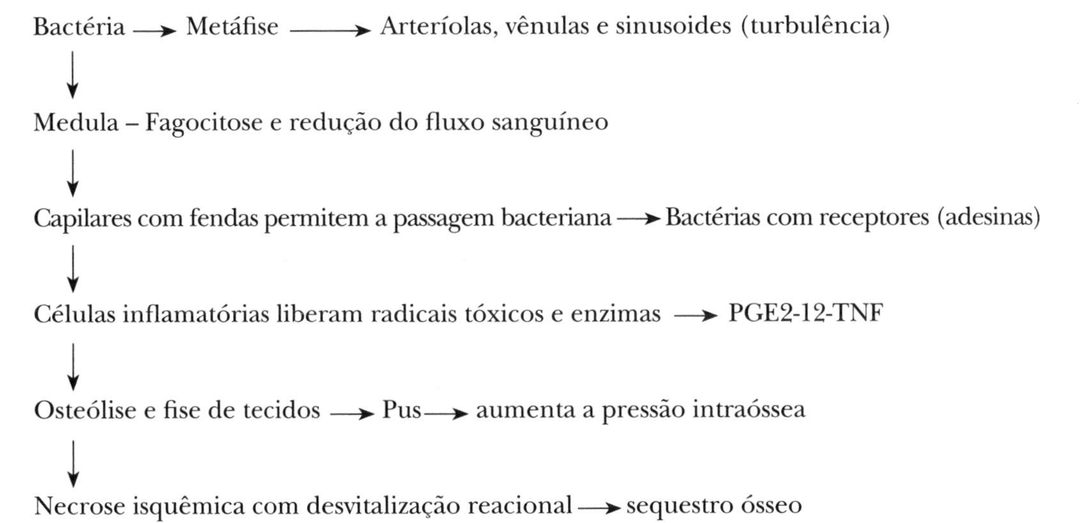

QUADRO CLÍNICO E DIAGNÓSTICO

O diagnóstico dessa entidade deverá ser feito por meio de critérios clínicos, radiográficos e laboratoriais. Pode dividir-se, então, em critérios primários e secundários.

Primários:

- Pus no aspirado.
- Hemocultura ou cultura de secreção positiva.
- Histologia positiva.

Secundários:

- Sinais e sintomas clínicos.
- Achados radiográficos.

Sinais e sintomas clínicos:

- História de abscessos, IVAS e otites.
- História de trauma.
- Taquicardia.
- Irritabilidade.
- Falta de apetite.
- Artralgia localizada.
- Dor na região metafisária.
- Claudicação.
- Toxemia.
- Espasmo muscular.
- Sinal flogístico.
- Limitação da amplitude dos movimentos.
- Febre (39°-40°C).
- Posição antiálgica fixa.

Achados radiográficos:

- Alteração em partes moles no 3º dia: edema, perda de planos teciduais, distensão capsular.
- Alteração óssea a partir do 8º dia: reação periostal (raio de sol e triângulo de Codman), zonas com defeitos líticos, afinamento cortical, formação de sequestro ósseo.

O diagnóstico será firmado pela presença de um critério primário associado a um critério secundário ou pela presença de cinco secundários ou ainda pela positividade radiográfica associada a três critérios clínicos.

Avaliações laboratoriais

Podemos solicitar exames laboratoriais para ajudar na confirmação do diagnóstico.

O hemograma mostrará leucocitose com desvio à esquerda em até 70% dos casos. A hemocultura apresenta positividade em 30 a 50% dos casos. A VHS e a PCR encontram-se aumentadas em mais 90% dos casos, porém são inespecíficas. A punção na região metafisária, se positiva (50 a 80%), constitui indicação absoluta de drenagem cirúrgica, após o estudo do aspirado por meio da cultura e do método de Gram.

Exames de imagem

Podem-se utilizar, além da radiografia simples, de acordo com a necessidade, avaliando-se cada caso:

- Cintilografia com difosfonato de tecnécio 99: hipercaptante após 2 a 3 dias de doença. Apresenta sensibilidade elevada, porém tem baixa especificidade, com falso-negativo em 4 a 20% dos casos.

- Cintilografia com disfosfonato de gálio.
- Cintilografia com leucócitos marcados com índio.
- Ressonância magnética: é mais específica que a cintilografia.

TRATAMENTO

É importante que haja um diagnóstico precoce, o qual levará a melhor prognóstico da doença. O tratamento deverá ser dividido em duas etapas: antes dos resultados das culturas, apenas com a suspeita clínica e o uso dos critérios previamente relatados; e após os resultados da hemoculturas e da punção.

- Primeira etapa (antes de resultados das culturas): deverá ser administrada antibioticoterapia empiricamente, baseada na faixa etária do paciente, sendo assim:
  - Nos neonatos: oxacilina (150 mg/kg/dia) ou cefotaxima (150 mg/kg/dia) associadas à amicacina (15 mg/kg/dia) ou gentamicina (5-7,5 mg/kg/dia).
  - Dos 3 meses aos 3 anos: oxacilina (150 mg/kg/dia) ou cefotaxima (150 mg/kg/dia). Como segunda escolha, cefotaxina ou ceftriaxona (principalmente, quando se pensar em *H. influenzae* ou *Salmonella* – pacientes com anemia falciforme).
  - Acima de 3 anos: cefalotina (100 mg/kg/dia) ou oxacilina (200 mg/kg/dia). Outras opções: cefazolina (100 mg/kg/dia) e cefuroxima (100-150 mg/kg/dia).
- Segunda etapa (após resultado das culturas): quando o resultado for positivo ou mesmo negativo após 48 h dos sintomas sem haver melhora clínica, está indicada intervenção cirúrgica. Neste caso, o antibiótico em uso deverá ser de amplo espectro ou, se identificado o germe, deverá ser iniciado o antibiótico específico.

TRATAMENTO CIRÚRGICO

- Incisão da pele no nível da região do ponto de flogose.
- Abertura do periósteo da região do osso comprometido.
- Trepanação cortical com uso de broca ou fio de Steinmann.
- Drenagem completa do pus e lavagem com soro fisiológico a 0,9%.
- Fechamento de pele com a utilização de dreno.
- Repouso do membro.

REFERÊNCIAS

Blyth MJ, Kincaid R, Craigen MA, Bennet GC. The changing epidemiology of acute and subacute haematogenous osteomyelitis in children. J Bone Joint Surg Br 2001; 83: 99-102.

De Boeck H. Osteomyelitis and septic arthritis in children. Acta Orthop Belg 2005; 71: 505-15.

Gillespie WJ, Mayo KM. The management of acute haematogenous osteomyelitis in the antibiotic era: a study of the outcome. J Bone Joint Surg Br 1981; 63: 126-31.

Hobo T. Zur Pathogenese der akutenhaematogenen osteomyelitis, mit Berücksichtigung der italfärbungslehre. Acta Scholae Med Kioto 1921; 4: 1-29.

Klenerman L. A history of osteomyelitis from the Journal of Bone and Joint Surgery: 1948 TO 2006. J Bone Joint Surg Br 2007; 89: 667-70.

Kojima KE. Ortopedia e traumatologia – Conceitos básicos diagnósticos e tratamento. Editora Roca, 2004; 8: 81-83.

Peltola H, Unkila-Kallio L, Kallio MJ. Simplified treatment of acute staphylococcal osteomyelitis of childhood. The Finnish Study Group. Pediatrics 1997; 99: 846-50.

Trueta J. The three types of acute haematogenous osteomyelitis: a clinical and vascularstudy. J Bone Joint Surg Br 1959;41: 671-80. *Apud* Klenerman LA. History of osteomyelitis from the Journal of Bone and Joint Surgery: 1948 to 2006. J Bone Joint Surg Br 2007; 89: 667-70.

Unkila-Kallio L, Kallio MJ, Peltola H. The usefulness of C-reactive protein levels in the identification of concurrent septic arthritis in children who have acute hematogenous osteomyelitis. A comparison with the usefulness of the erythrocyte sedimentation rate and the white blood-cell count. J Bone Joint Surg Am 1994; 76: 848-53.

Yeh TC, Chiu NC, Li WC, Chi H, Lee YJ, Huang FY. Characteristics of primary osteomyelitis among children in a medical center in Taipei, 1984-2002. J Formos Med Assoc 2005; 104: 29-32.

CAPÍTULO 70

Abscessos, Celulite e Erisipela

Fátima Marinho Alves de Carvalho Wavrik • Hegla Virginia Florêncio de Melo Prado

CONCEITO E EPIDEMIOLOGIA

Apesar de serem várias as infecções cutâneas e subcutâneas, como o impetigo, a foliculite, o hordéolo e a hidradenite, discutiremos neste capítulo, pela importância clínica e epidemiológica, os abscessos, as celulites e as erisipelas. Todos estes são secundários a um processo inflamatório agudo, de etiologia infecciosa, e são bastante comuns na infância.

O abscesso é uma das mais frequentes infecções do tecido celular subcutâneo. Os abscessos profundos, especialmente do músculo psoas, acometem principalmente crianças acima dos 2 anos de idade, sendo raros no período neonatal.

A celulite é uma infecção mal localizada de partes moles, que se manifesta com ou sem foco evidente de infecção cutânea.

Por fim, a erisipela é um processo caracterizado por infecção aguda de pele e tecido celular subcutâneo mais superficial, com marcante envolvimento linfático.

ETIOPATOGENIA

A pele é responsável pela nossa primeira barreira a agressões externas, por meio de mecanismos de defesa importantes contra micro-organismos, já que é o maior e mais superficial órgão do corpo humano. A interação entre o hospedeiro e os agentes bacterianos vai determinar a colonização ou a infecção da pele e sua posterior invasão. A infecção pode surgir espontaneamente ou ser facilitada por "portas" de entrada, como ferimentos preexistentes e feridas (pós-traumáticas ou pós-operatórias).

Entre os agentes bacterianos envolvidos nesse processo, estão, principalmente, o *Staphylococcus aureus* e o estreptococo. Os abscessos, em geral, possuem como agentes etiológicos principais o *Staphylococcus aureus*, estreptococos, anaeróbios, além de *E. coli*, *Proteus* e outros, dependendo da sua localização. Nos abscessos profundos, o *Staphylococcus aureus* é o patógeno presente em até 80% dos casos. Nas celulites, quando encontramos soluções de continuidade da pele, que funcionam como portas de entrada, a etiologia estafilocócica é a mais provável. Nas celulites de face (ver Cap. 71, Celulites Orbitárias e Periorbitárias), quando não há porta de entrada, o agente infeccioso é geralmente proveniente de infecções das vias aéreas superiores, especialmente as sinusites bacterianas, ganhando importância a etiologia estreptocócica. Na erisipela, a etiologia é, quase em sua totalidade, estreptocócica. A bactéria penetra na pele através de uma solução de continuidade, como eczema infectado, lesões micóticas, lesões traumáticas, escoriação ou ulceração.

QUADRO CLÍNICO

Abscessos

Os abscessos podem aparecer como evolução de quadros como erisipela, celulite e hidradenite. Podem, ainda, originar-se de bacteremias ou da contaminação de feridas traumáticas. Clinicamente, apresentam-se como tumoração dolorosa, proeminente e acompanhada de calor e rubor. Podem estar acompanhados de sintomas sistêmicos, como mal-estar, febre e astenia. Os furúnculos são abscessos circunscritos da pele e do tecido subcutâneo imediatamente adjacente, caracterizados por nódulos dolorosos contendo tecido necrótico. Furúnculos coalescentes, formando lesões maiores, são chamados carbúnculos e se estendem mais profundamente no tecido subcutâneo.

ABSCESSOS PROFUNDOS

Entre as formas clínicas dos abscessos profundos, destacam-se principalmente a piomiosite tropical e o abscesso de músculo psoas. Outros tecidos, particularmente fígado, baço e pâncreas, também podem apresentar abscessos na vigência de bacteremia estafilocócica pelo estabelecimento de múltiplos focos metastáticos.

Na piomiosite tropical, os abscessos podem ser únicos ou múltiplos e há inicialmente sintomas prodrômicos, como coriza, faringite ou diarreia, e, em seguida, ocorrem febre e dor muscular. A evolução é subaguda, havendo desenvolvimento dos sintomas em dias a semanas e habitualmente não há septicemia. História de traumatismo prévio no local do abscesso está presente em até 50% dos casos. Os principais grupos musculares acometidos são coxa, nádega, braço, panturrilha, virilha, parede abdominal, flanco e ombro.

No abscesso do músculo psoas, os principais achados clínicos são febre, dificuldade à deambulação, dor e/ou massa palpável em flanco ipsolateral, posição antálgica em flexão da articulação coxofemoral sem limitação de movimento e piora da dor à extensão do membro. Os sintomas são geralmente inespecíficos e a evolução é arrastada, sendo necessário fazer o diagnóstico diferencial com outras patologias que compõem a síndrome do quadril doloroso na infância, como artrite séptica do quadril, sinovite transitória, infecções retroperitoneais e osteomielite, além da apendicite aguda.

Celulite

Desenvolve-se num curto espaço de tempo e apresenta-se sob a forma de área mal definida de vermelhidão local, calor, dor e edema. Pode haver também intumescimento da pele e do tecido subcutâneo, além de sinais gerais como febre, mal-estar e perda de apetite em graus variáveis. É mais comum nos membros inferiores, podendo apresentar vesículas, bolhas ou pústulas.

O diagnóstico é fundamentalmente clínico. Em muitas situações se torna necessário fazer diagnóstico diferencial com infecções inicialmente mais profundas, como a osteomielite e a miosite. É importante ressaltar que a celulite pode ser a primeira manifestação de osteomielite.

Erisipela

Oitenta e cinco por cento dos casos estão localizados em membros inferiores. Apresenta-se clinicamente como eritema brilhante, com bordas nítidas, associado a edema, e evolui por um período de 4 a 6 dias, de maneira centrífuga, ou seja, à medida que a lesão se estende, sua intensidade diminui no centro (sinal de Milian).

Quando o processo é mais intenso, podem ser encontradas bolhas e necrose. Acompanha-se de adenite regional e sintomas gerais como febre, calafrios e mal-estar, que melhoram juntamente com a progressão da lesão. O diagnóstico diferencial deve ser feito com celulite, dermatite de contato, urticária, herpes zóster, entre outros.

DIAGNÓSTICO

O diagnóstico de abscessos, celulite e erisipela é essencialmente clínico. São poucos os casos que necessitam de investigação laboratorial.

As hemoculturas são frequentemente negativas, tendendo a ser positivas em menos da metade dos casos dos abscessos profundos.

Apesar da suspeita ser clínica, a confirmação do abscesso de psoas é dada por métodos de imagem, sendo a ultrassonografia apropriada em crianças, podendo falhar em detectar alterações precoces devido à interposição de gases nas alças intestinais. Em alguns casos, pode ser necessária a realização de tomografia ou ressonância magnética.

Nas celulites, a ultrassonografia também pode ser útil, dependendo da evolução clínica, principalmente para o diagnótico diferencial com osteomielite e abscessos profundos.

Hemograma e exames para a investigação da atividade inflamatória, como PCR e VHS, são inespecíficos e dispensáveis. Na piomiosite tropical, há geralmente elevação das enzimas musculares.

TRATAMENTO

Abscessos

Piomiosite tropical: o tratamento consiste em antibioticoterapia e drenagem cirúrgica do abscesso, que é diagnóstica e terapêutica e frequentemente um grande volume de pus é drenado. O paciente geralmente deve ser internado e a antibioticoterapia instituída visa à cobertura do *Staphylococcus aureus,* podendo ser utilizada a cefalotina (100 mg/kg/dia) ou a oxacilina (100-200 mg/kg/dia).

Abscesso de psoas: o tratamento consiste em antibioticoterapia associada a punção guiada por ultrassom ou drenagem cirúrgica, caso esteja bem localizado e com sinais de flutuação. Pode haver necessidade de colocação de dreno, nos casos de abscessos mais extensos ou profundos, que deverá ser retirado quando houver redução ou desaparecimento da secreção purulenta. O uso da anestesia geral é comum em crianças. O uso de antibióticos fica reservado para alguns casos, como nos imunodeprimidos, pacientes com doença cardíaca valvar e abscessos profundos, nos quais há risco de ocorrer disseminação para tecidos adjacentes ou sangue. As opções são cefalotina ou oxacilina na dose de 100 mg/kg/dia. Há geralmente boa evolução.

Celulite

O tratamento consiste em medidas locais, como o uso de calor (que diminui a dor e aumenta a vasodilatação), além de medidas gerais, como o uso de antimicrobianos sistêmicos e antitérmicos. Deve-se analisar a necessidade de internação, de acordo com o estado geral do paciente, a localização e a extensão da celulite. O antibiótico de escolha é a cefalotina na dose de 100 mg/kg/dia, caso o paciente necessite ficar internado, ou cefalexina, na mesma dose, para os casos mais leves, ainda em formação. Nos casos de celulites de face decorrentes de infecções das vias aéreas superiores (sem porta de entrada na pele), podem ser utilizados a penicilina e seus derivados, que apresentam boa cobertura para o estreptococo.

A evolução da celulite para o abscesso exige tratamento cirúrgico, como dito anteriormente.

Erisipela

As medidas gerais consistem em compressas com permanganato de potássio, além de repouso e elevação dos membros. Podem ser usados analgésicos e antitérmicos.

O antibiótico de escolha é a penicilina cristalina para os pacientes com indicação de internamento e a penicilina benzatina para o tratamento ambulatorial.

Drenagem e incisão cirúrgica podem ser necessárias quando houver formação de abscessos ou fleimões. Acometimento extenso e fascite necrosante necessitam de desbridamento cirúrgico do tecido necrótico e cuidados intensivos, caso evolua para septicemia com choque.

REFERÊNCIAS

Behrman RE, Kliegman RM, Jenson HB. Nelson Textbook of pediatrics. 17 ed. Philadelphia: W.B. Saunders, 2003.

Chauhan S, Jain S, Varma S, Chauhan SS. Tropical pyomyositis (myositis tropicans): current perspective. Postgrad Med J 2004; 80: 267-70.

Farhat CK, Carvalho LHFR, Succi RCM. Infectologia pediátrica. 3 ed. São Paulo: Atheneu, 2007.

Feigin RD. Textbook of pediatric infectious diseases. 5 ed. Philadelphia: Saunders, 2003.

Figueira. Pediatria. Instituto Materno-Infantil de Pernambuco (IMIP). Rio de Janeiro: Guanabara Koogan, 2004.

Lowy FD. *Staphylococcus aureus* infections. N Engl J Med 1998; 339: 520-32.

CAPÍTULO 71

Celulite Orbitária e Periorbitária

Ana Carolina Moreira Cavalcanti de Almeida • Júlio Tadeu Arraes da Cunha Souza

CELULITE ORBITÁRIA

Conceito e epidemiologia

A celulite orbitária é um distúrbio decorrente da inflamação dos tecidos da órbita. É ocasionada, geralmente, por complicação de sinusite etmoidal e/ou esfenoidal aguda. Extremamente importante pela sua gravidade e pela necessidade de diagnóstico e tratamento precoces, pode ser responsável por complicações oftálmicas, neurológicas e sistêmicas.

Etiopatogenia

A infecção orbitária pode ocorrer por três mecanismos:

- O primeiro, e mais importante, é a disseminação para a gordura orbitária da infecção de tecidos vizinhos, especialmente os seios paranasais, mas também o saco lacrimal, as pálpebras e os focos infecciosos dentários. Em torno de 80% dos casos, a infecção origina-se a partir de uma sinusite, principalmente de seio etmoidal.
- Mecanismo pouco frequente é o da disseminação hematogênica, ou seja, o micro-organismo atinge a órbita a partir de uma bacteremia.
- De forma mais rara, a infecção pode ser decorrente da contaminação da órbita por corpos estranhos.

Os agentes etiológicos principais são os germes gram-positivos, destacando-se o *Streptococcus pneumoniae,* o *Staphyilococcus aureus,* os estreptococos beta-hemolíticos do grupo A e, em crianças menores de 4 anos, o *Haemophilus influenzae.* Devemos sempre lembrar a possibilidade de germes anaeróbicos, especialmente em crianças com sinusite crônica ou naquelas em que a celulite é decorrente de abscesso dentário.

Quadro clínico

O distúrbio envolve inflamação dos tecidos da órbita, com proptose, limitação dos movimentos do olho, edema da conjuntiva (quemose) e inflamação e tumefação da pálpebra. Dor na região periocular, febre e mal-estar também estão presentes, podendo até haver quadro de toxemia. A dor é habitualmente intensa e piora à movimentação ocular. A alteração da motilidade ocular extrínseca é decorrente do acometimento dos músculos extraoculares pelo processo inflamatório e deve ser diferenciada da lesão dos nervos oculomotor, troclear e abducente, que pode indicar envolvimento do ápice orbitário ou extensão da infecção para o seio cavernoso. Ao fundo de olho observa-se, geralmente, apenas o ingurgitamento venoso. Perda visual pode ocorrer por exposição e ulceração da córnea, complicações retinianas ou acometimento do nervo óptico. A extensão da infecção da órbita para a cavidade craniana pode acarretar, além da trombose do seio cavernoso, meningite ou abscessos epidural, subdural ou cerebral.

Diagnóstico/diagnóstico diferencial

Diante de um paciente com suspeita de celulite orbitária, além dos dados clínicos, exames laboratoriais e de imagem são importantes. O hemograma pode ser útil, pois mostra as evidências de processo infeccioso, com leucocitose e desvio à esquerda. Hemoculturas são úteis quando a celulite acomete crianças menores de 4 anos, nas quais a infecção por *Haemophilus influenza* é causa importante. Os exames radiológicos são extremamente necessários na avaliação do paciente com celulite orbitária, destacando-se atualmente a tomografia computadorizada das órbitas. Este exame pode evidenciar o processo infeccioso na órbita e nos seios paranasais e também auxiliar no diagnóstico diferencial com outras afecções orbitárias, e também identificar complicações como o abscesso orbitário.

O diagnóstico diferencial deve ser feito com outras afecções orbitárias, especialmente pseudotumor inflamatório da órbita, fístulas carótido-cavernosas, tumores de crescimento rápido (rabdomiossarcoma, linfangioma), infiltração leucêmica, entre outras.

Tratamento

A celulite orbitária deve ser reconhecida de imediato e tratada de maneira agressiva. Geralmente, indicam-se hospitalização e antibioticoterapia sistêmica. Os antibióticos de escolha são penicilina (200.000 UI/kg/dia) ou oxacilina (200 mg/kg/dia), caso se suspeite do estafilococo, associadas ao cloranfenicol (100 mg/kg/dia) por 10 a 14 dias; ainda se pode usar ceftriaxone (100 mg/kg/dia) nos casos com suspeita de *Haemophilus influenzae.* Em alguns casos, é necessária a intervenção cirúrgica para drenar os seios infectados ou o abscesso subperiostal ou orbitário.

CELULITE PERIORBITÁRIA

Conceito e epidemiologia

A celulite periorbitária consiste na inflamação das pálpebras e dos tecidos periorbitários, sem sinais de envolvimento orbitário verdadeiro (proptose ou limitação dos movimentos oculares). É comum em crianças pequenas e pode ser causada por traumatismos, ferida infectada na face ou abscessos na pálpebra ou na região periorbitária (piodermite, hordéolo, dacriocistite, picada de inseto etc.).

Etiopatogenia

Os micro-organismos patogênicos mais comumente envolvidos são *Staphylococcus aureus* e *Streptococcus pyogenes*. Nos casos em que há lesões na face, as quais funcionam como porta de entrada para micro-organismos, considerar sempre a etiologia estafilocócica. Quando suspeitar de complicação de uma infecção de via aérea superior, considerar a etiologia estreptocócica.

Quadro clínico

Edema palpebral com eritema e calor local são as manifestações clínicas comuns. Eventualmente, ocorre edema na pálpebra contralateral. Os movimentos oculares e a acuidade visual estão preservados. Geralmente não há febre nem toxemia. As conjuntivas podem apresentar leve congestão. Não há dor ou exofltalmia.

Diagnóstico

O diagnóstico é essencialmente clínico, baseado na história clínica e no exame físico. É importante fazer o diagnóstico diferencial com as celulites orbitárias, uma vez que ambas apresentam semelhanças clínicas, porém exigem manejo clínico específico e diverso. (Quadro 71-1)

Tratamento

O tratamento é feito com antibioticoterapia sistêmica e monitoração cuidadosa dos sinais de progressão. Os antibióticos de escolha são: cefalotina (100 mg/kg/dia) ou oxacilina (200 mg/kg/dia) por 10 dias, quando há possibilidade de estafilococo. Caso não

Quadro 71-1 Características clinicoterapêuticas das celulites orbitária e periorbitária

Características clinicoterapêuticas	Celulite orbitária	Celulite periorbitária
Proptose/alteração de acuidade e motilidade ocular	Sim	Não
Edema e rubor periorbitários	Sim	Sim
Etiologia	Principalmente micro-organismos causadores das sinusites	Principalmente micro-organismos envolvidos em traumas e infecções oculares externas
Diagnóstico	Clínico + imagem	Essencialmente clínico
Tratamento	Penicilina ou oxacilina + cloranfenicol	Com porta de entrada: cefalotina ou oxacilina Sem porta de entrada: ampicilina ou penicilina

haja porta de entrada, considerar o tratamento com penicilina cristalina ou ampicilina nas doses habituais, já que estas fornecem excelente cobertura para o pneumococo.

REFERÊNCIAS

Alves JGB, Ferreira OS, Maggi RS. Figueira F. Pediatria – Instituto Materno-Infantil de Pernambuco (IMIP). Rio de Janeiro: Guanabara Koogan, 1994.

Behrman RE, Kligman RM. Nelson Tratado de pediatria. Rio de Janeiro: Guanabara Koogan, 1994.

Belfort Jr R, Ferreira RC. Oftalmologia pediátrica. 2 ed. São Paulo: Atheneu, 2000; 21: 1703-43.

Donahue SP, Schwartz G. Preseptal and orbital cellulitis in childhood. A changing microbiologic spectrum. Ophtalmology 1998; 105: 1902-5.

Givner LB. Periorbiatl versus orbital cellulitis. Pediatr Infect Dis J 2002; 21: 1157-8.

Noel LP, Clarke WN, MacDonald N. Clinical Management of orbital cellulites in children. Can J Ophtalmol 1990; 25: 11-6.

Sampaio CM, Nossa LMB, Ramos AP, Paim RA, Marback RL. Estudo clínico de celulite orbitária e pré-septal na infância. Arq Bras Oftalmol 2001; 64: 203-6.

CAPÍTULO 72

Fraturas na Infância

José Carlos Miranda Cordeiro Junior

INTRODUÇÃO

Fratura, em geral, é um tema bastante amplo e abrangente, sendo necessário não apenas um capítulo para uma abordagem adequada. Nas crianças, este tema é ainda mais complexo pela presença da cartilagem de crescimento, necessitando uma revisão mais pormenorizada. Entre as fraturas dos membros na criança, algumas são de extrema importância, seja pela frequência, seja pela gravidade quanto ao prognóstico. O objetivo deste capítulo é oferecer uma visão ampla dos mais comuns traumatismos dos membros na infância encontrados nas emergências e a maneira como devem ser abordados.

Pela facilidade de consolidação das fraturas nas crianças e pela potencialidade de correção espontânea dos desvios, o conceito de tratamento conservador ainda é o mais realizado nesta faixa etária. Entretanto, fraturas envolvendo superfícies articulares e a placa de crescimento deverão ser analisadas de maneira diferenciada e, em grande parte, o tratamento cirúrgico poderá ser a melhor maneira de conduzi-las, evitando assim complicações e sequelas futuras.

FRATURAS E LESÕES EPIFISÁRIAS

Epidemiologia

Cerca de 10 a 15% das lesões do esqueleto imaturo ocorrem na cartilagem de crescimento, uma vez que esta região compreende a parte de maior fragilidade óssea da criança. O rádio, na sua porção distal, é o osso mais acometido nesse tipo de lesão. A faixa etária mais comum varia dos 11 aos 14 anos, sendo mais precoce nas meninas, porém a maior incidência é no sexo masculino.

Anatomia e classificação

A fise de crescimento ou cartilagem epifisária dos membros localiza-se nas extremidades dos ossos longos, entre a metáfise e a epífise. Esta cartilagem, em virtude de um processo de ossificação endocondral, é responsável pelo crescimento desses ossos longitudinalmente.

A anatomia da placa de crescimento compreende quatro camadas ou zonas distintas. A primeira camada, mais próxima à epífise, é a zona germinativa. Nesta, existem células indiferenciadas mergulhadas em abundante matriz cartilaginosa. Esta área é responsável pela proliferação celular; dessa forma, uma lesão nesta região é de extrema gravidade, uma vez que leva à paralisação completa do crescimento ósseo.

Na segunda camada ou zona proliferativa, haverá crescimento na quantidade celular, e quanto maior o número de células nessa região, maior será a atividade de crescimento.

Em sequência, está a zona hipertrófica, na qual há aumento do volume dos condrócitos, não havendo mais proliferação celular, existindo, ainda, a diminuição da matriz cartilaginosa.

A última camada é a zona de calcificação provisória, na qual há morte dos condrócitos e calcificação da matriz cartilaginosa.

A classificação mais utilizada dessas lesões foi descrita por Salter e Harris (Fig. 72-1), em 1963, dividindo essas lesões em cinco tipos. Rang, em 1969, adicionou um sexto tipo à classificação inicial (Fig. 72-2):

- Tipo I: a epífise encontra-se destacada por completo da metáfise. Mais comum nas crianças menores, nas extremidades proximais do úmero e do fêmur. Quando tratadas adequadamente não levam à alteração do crescimento, a menos que tenha havido grande alteração na vascularização fisária.

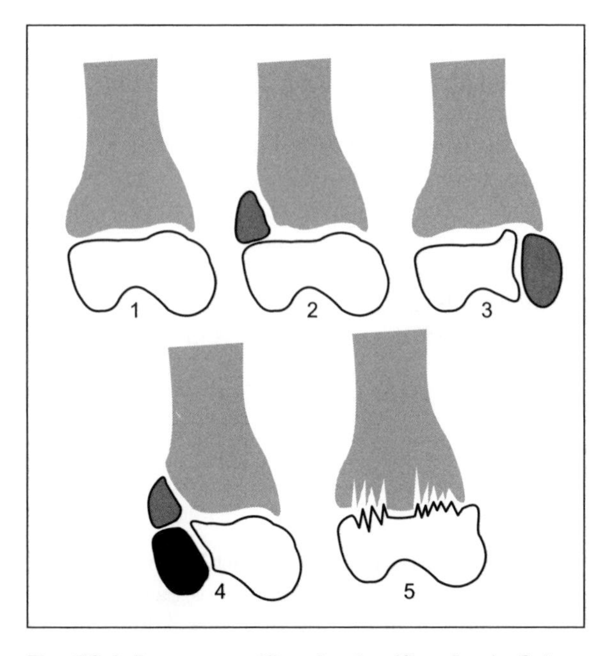

Fig. 72-1 Esquema gráfico da classificação de Salter-Harris clássica.

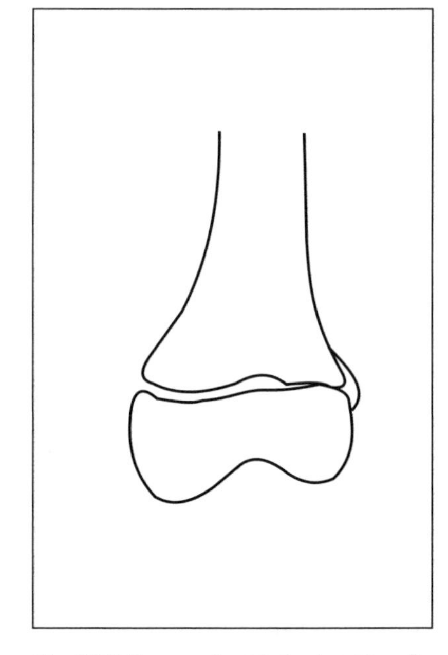

Fig. 72-2 Fratura tipo VI da classificação de Salter-Harris, modificada por Rang.

- Tipo II: o tipo mais comum de fraturas da fise. A epífise destaca-se da metáfise, porém aderida a um pequeno fragmento metafisário, denominado fragmento de Thurston-Holland. Mais comum nas crianças com mais de 10 anos, sua localização ocorre com mais frequência no rádio e no fêmur distal. Igualmente ao tipo I, quando bem tratada, não leva à alteração no crescimento.

- Tipo III: fratura epifisária com traço progredindo pela placa de crescimento. É pouco frequente, sendo mais comum nas falanges. Em geral, necessita de tratamento cirúrgico com redução anatômica para que se tenha um bom prognóstico.

- Tipo IV: a fratura tem início na epífise, seguindo pela placa epifisária e desta pela metáfise, em um traço vertical. Compromete a zona germinativa, por isso o tratamento cirúrgico deverá ser indicado e a redução anatômica é mandatória para que não haja alteração no crescimento. Sua localização mais comum é no côndilo lateral do úmero distal.

- Tipo V: uma fratura compressiva na placa fisária, sem escorregamento da epífise, de difícil ou mesmo impossível diagnóstico imediato. Fratura de mau prognóstico, felizmente rara. Mais comum em tornozelo e joelho.

- Tipo VI: é uma lesão pericondral por contusão ou avulsão das partes moles. É uma fratura incomum.

Tratamento

O tratamento destas fraturas dependerá da idade da criança, do local onde elas ocorrem e, principalmente, da sua classificação. De um modo geral, podemos dizer que as fraturas dos tipos I e II são de tratamento conservador, por redução incruenta (Fig. 72-3). Os tipos III e IV, pela necessidade de redução anatômica, deverão submeter-se a tratamento cirúrgico com redução e fixação dos fragmentos. O tratamento de lesões específicas será abordado mais adiante.

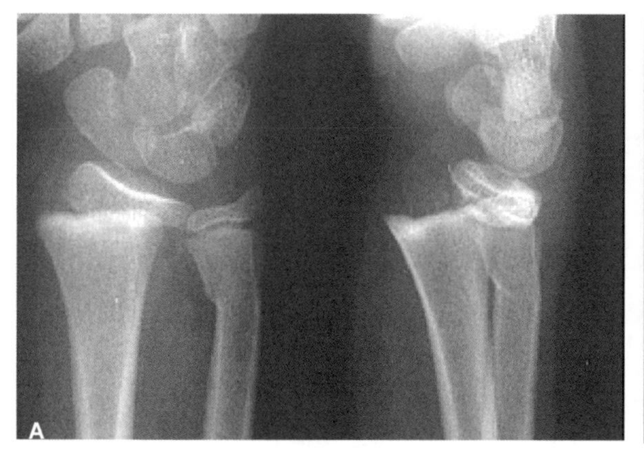

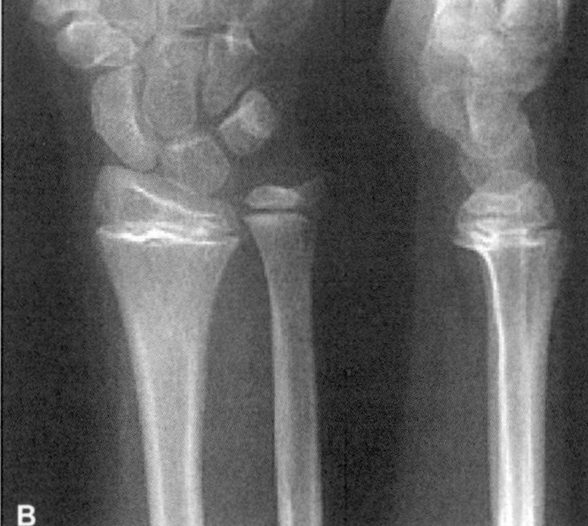

Fig. 72-3 Fratura tipo II de Salter-Haris. **A.** Radiografia inicial. **B.** Radiografia de controle após redução incruenta.

FRATURA DOS MEMBROS SUPERIORES

Fraturas supracondileanas do úmero

CONCEITO E EPIDEMIOLOGIA

São fraturas que ocorrem quase que exclusivamente em esqueletos imaturos, em geral na primeira década de vida, mais comumente dos 6 aos 8 anos. Os meninos são acometidos cerca de duas vezes mais que as meninas e o lado esquerdo é atingido em mais de 60% dos casos.

ANATOMIA, MECANISMOS DE TRAUMA E CLASSIFICAÇÃO

Fatores anatômicos são responsáveis pela maior incidência dessas fraturas nesta faixa etária. No pico da incidência, cerca de 6,5 anos, o osso da região metafisária encontra-se submetido à grande remodelação óssea, com trabéculas menos definidas e delgadas, que acarreta fragilidade da região. Além do mais, nesta idade, o diâmetro anteroposterior e lateral desta área é menor que no adulto, tornando-o menos cilíndrico, o que favorece a lesão. Somado a estes fatores, há maior frouxidão ligamentar nas crianças, que auxilia no mecanismo de trauma dessas fraturas.

De acordo com o mecanismo de trauma, dois padrões principais de fratura podem ocorrer: o tipo em extensão, bem mais comum, e o tipo em flexão, que só ocorre em cerca de 2% dos casos.

O mecanismo mais comum da fratura em extensão é a queda sobre o membro superior em extensão, que, pela frouxidão ligamentar, é hiperestendido e a força linear produzida ao longo do cotovelo muda de sentido, passando a uma força de curvatura, concentrada pelo olécrano na região supracondileana.

A classificação mais comum destas fraturas foi descrita por Gartland, em 1959, dividindo as fraturas em três tipos distintos:

- Tipo I: fratura sem desvio ou com desvio mínimo, algumas vezes com difícil diagnóstico radiográfico, que pode ser auxiliado com a visualização do desvio do coxim gorduroso local.
- Tipo II: há um desvio do fragmento distal da fratura, porém a cortical posterior permanece intacta.
- Tipo III: neste tipo de fratura não há contato entre os fragmentos, estando totalmente desviada. Pode ainda ser subdividida em posterolateral e posteromedial. As posteromediais compreendem 75% dos casos e ocorrem pela tração da musculatura triciptal. O desvio, medial ou lateral, será o responsável pelas deformidades em *varo* ou em *valgo,* respectivamente, caso haja consolidação inadequada das mesmas.

DIAGNÓSTICO

O diagnóstico inicia-se com anamnese rápida, porém detalhada, avaliando, principalmente, o mecanismo do trauma. No exame físico, já na inspeção, observam-se, em geral, um volumoso edema, impotência funcional e, em alguns casos a presença de hematoma na prega anterior do cotovelo. No caso de fraturas do tipo III, pode ser observada uma conformação em S no terço distal do braço, devido a dois pontos de angulação. O primeiro por uma projeção anterior no braço do fragmento proximal e o segundo, na região olecraniana. Desvios rotacionais também podem estar presentes.

Por fim, o diagnóstico radiográfico deve incluir filmes em anteroposterior e perfil. Algumas vezes, incidências oblíquas auxiliam no diagnóstico de fraturas do tipo I, nas quais o sinal do coxim gorduroso poderá ser de grande auxílio.

Tratamento

O tratamento das fraturas supracondileanas depende, principalmente, da sua classificação. Outros fatores, entretanto, também norteiam o tratamento, como, por exemplo, a condição vascular do membro no qual comprometimento desse padrão condiciona a urgência na redução e na fixação da fratura. A presença de qualquer sinal de lesão neurológica também deve ser prontamente diagnosticada e tratada como urgência.

A fratura tipo I, sem desvio, exige apenas a imobilização simples com o objetivo de impedir um desvio subsequente e para haver melhora álgica. A imobilização deve ser feita com o cotovelo em flexão de cerca de 60 a 80 graus, por cerca de 3 semanas. Na fratura tipo II, a redução é mandatória e em seguida avalia-se sua estabilidade, mantendo-se o cotovelo fletido em 120 graus e o antebraço em pronação completa. Caso a estabilidade não possa ser mantida, deverá ser realizada fixação da fratura com fios de Kirschner. A redução da fratura deverá ser realizada por uma força de posterior para anterior no cotovelo, com hiperflexão do mesmo e pronação do antebraço. No caso de não se conseguir a redução fechada, a redução e a fixação cruentas estão indicadas. O membro deve ficar imobilizado por cerca de 30 dias, quando então os fios de Kirschner também devem ser retirados e a mobilização ativa, incentivada. As fraturas do tipo III, sem integridade da cortical posterior, devem, de preferência, ser submetidas a tratamento cirúrgico com fixação das mesmas, o mais precocemente possível. Redução e fixação fechadas devem ser estimuladas, porém, muitas vezes isto não é possível e a fratura deverá ser também reduzida e fixada de forma cruenta. A redução dessa fratura é semelhante à do tipo II, porém, neste caso, deve ser aplicada uma forca de tração no membro com o cotovelo em extensão e o antebraço em supinação, em seguida são corrigidas as deformidades em *varo* ou *valgo* do fragmento, seguidas da hiperflexão do cotovelo e da pronação do antebraço. A menos que haja alguma complicação, espera-se uma recuperação quase total da função do membro.

Complicações

As complicações dessas fraturas podem gerar alterações das funções ou da estética do membro. As que cursam com alteração da função, incluem, principalmente, as alterações neurovasculares, já as que cursam com alterações estéticas, as mais comuns são os desvios em *varo ou valgo* do membro.

Comprometimentos neurológicos giram em torno de 7%, sendo o nervo radial o mais acometido, uma vez que o desvio posteromedial do fragmento é o mais comum. No desvio posterolateral, o acometimento do nervo mediano torna-se mais prevalente, estando, muitas vezes, associado à lesão da artéria braquial. O nervo interósseo anterior também poderá ser acometido, e com menor frequência, o nervo ulnar. Na maioria dos casos, esta lesão é reversível, não deixando sequelas, variando no tempo de recuperação para cada nervo acometido.

As lesões vasculares representam uma das sequelas de maior gravidade. Felizmente, são lesões raras, relatadas em cerca de 0,5% dos casos, sendo a lesão da artéria braquial a mais comum.

Das deformidades angulares, o *cubitus varus* é o mais comum e o que leva à maior deformidade estética do membro. O *cubitus valgus*, embora mais raro, pode causar uma lesão tardia do nervo ulnar. A única maneira de tratar essas deformidades é por meio de osteotomia corretiva e fixação com fios de Kirschner.

FRATURA DOS OSSOS DO ANTEBRAÇO

Epidemiologia

As fraturas dos ossos do antebraço na criança são responsáveis por cerca de 40 a 50% de todas as fraturas nesta faixa etária. Aproximadamente 80% dessas fraturas são no terço distal, 15% no médio e 5% no proximal, havendo tendência ao acometimento cada vez mais distal com o avanço da idade.

Mecanismos de trauma e classificação

No terço médio, estas fraturas podem ser divididas, conforme o tipo, em deformidade plástica, sem lesão das corticais ósseas, quando forças de tensão ou compressão agem em um osso imaturo com capacidade de se deformar, porém sem retornar à sua forma inicial; em galho verde, quando ocorre fratura completa de uma das corticais e deformidade plástica da cortical oposta; por compressão (ou *torus*); ou completa, com perda da integridade das duas corticais.

Tratamento

Quanto ao tratamento, é fundamental a caracterização dos tipos da fratura. Nas do tipo deformidade plástica, em geral, redução da fratura sob anestesia geral, seguida de imobilização gessada moldada, é utilizada com maior frequência. Em crianças menores, uma angulação de até 20 graus pode ser aceita sem consequências futuras. Nas fraturas do tipo galho verde, redução incruenta também deve ser indicada. Durante o procedimento, a fratura deverá ser completada, uma vez que sua integridade pode provocar a perda da redução. Alguns autores, entretanto, não preconizam fraturar a cortical oposta à fratura. Em crianças com menos de 8 anos, desvios de até 20 graus e até 15 graus, em crianças maiores, podem ser aceitos sem redução.

Nas fraturas completas pode, inicialmente, ser tentada a redução incruenta da fratura (Figs. 72-4 e 72-5), porém, pela angulação ou pelos desvios rotacionais dos fragmentos por ação muscular, o tratamento cirúrgico poderá ser indicado. Perda da redução (cerca

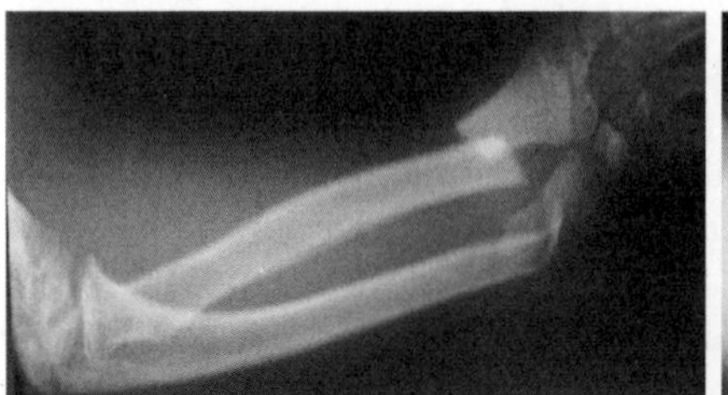

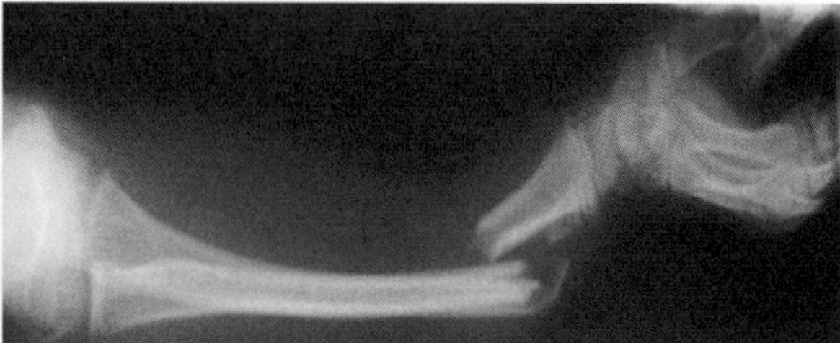

Fig. 72-4 Radiografias em anteroposterior e perfil de fraturas do terço distal dos ossos do antebraço.

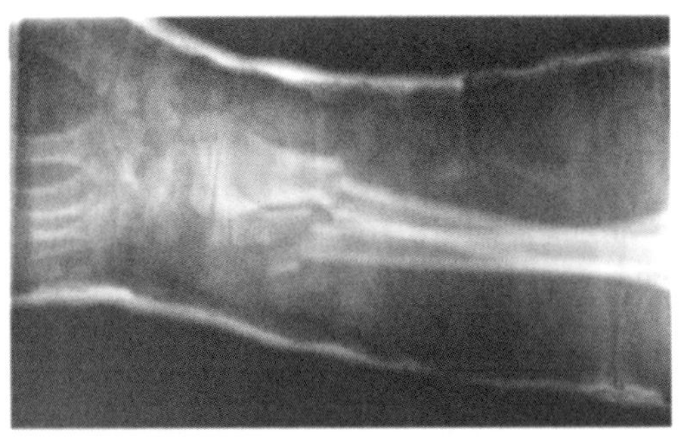
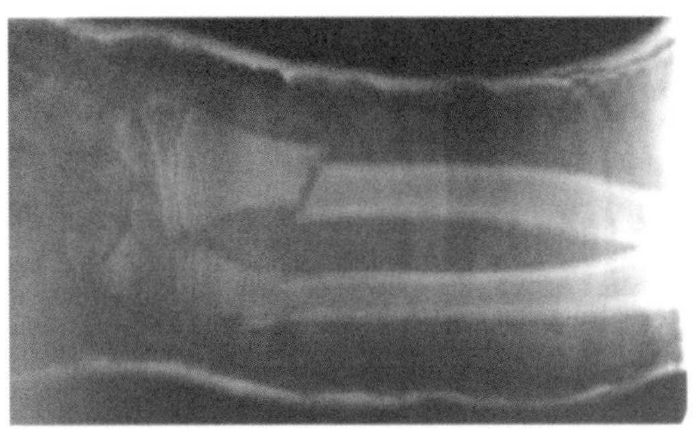

Fig. 72-5 Radiografias em anteroposterior e perfil do mesmo paciente da Fig. 72-4, após a redução incruenta da fratura.

de 10% dos casos), instabilidade ou ainda fratura exposta também são indicações de tratamento cirúrgico. O uso de placas pode ser indicado, porém o tratamento com fixação intramedular com fios de Kirshner é o procedimento de escolha, seguido de aparelho gessado axilopalmar por 30 dias, quando são retirados a imobilização e os fios intramedulares.

De modo geral, em crianças com menos de 10 anos, cavalgamento ósseo pode ser aceito, caso não haja encurtamento do membro, angulação do mesmo e a distância da membrana interóssea seja mantida íntegra.

Outras fraturas dos membros superiores

As fraturas-luxações de Monteggia e de Galeazzi também merecem destaque. A primeira é uma fratura do terço proximal da ulna com luxação anterior da cabeça radial ou da epífise proximal. O tratamento depende mais das características da fratura ulnar que do desvio da cabeça radial. Na maioria das crianças com menos de 12 anos, redução fechada e aparelho gessado com supinação completa e flexão de 90 graus a 110 graus costumam ser suficientes para um bom prognóstico. As principais indicações cirúrgicas seriam no caso da não redução da cabeça radial, após a redução da fratura, que pode ser por interposição do ligamento anular ou fragmento osteocondral intrarticular, nas lesões associadas à fratura do colo radial, em vez de sua luxação e nos casos em que não seja conseguida a redução da fratura ulnar.

As fraturas de Galeazzi são aquelas nas quais há fratura do terço distal do rádio associada a luxação da articulação radio ulnar distal. São lesões incomuns nas crianças.

MEMBROS INFERIORES

Fraturas diafisárias do fêmur

EPIDEMIOLOGIA

São responsáveis por cerca de 1 a 2% de todas as fraturas da infância, com dois picos de incidência, um em torno dos 4 anos e outro na adolescência. Em crianças com menos de 1 ano de idade, cerca de 65% dos casos de fraturas são decorrentes de violência na infância.

Diagnóstico

O diagnóstico de uma fratura femoral não é dos mais complexos. O membro inferior pode apresentar-se deformado, edemaciado e doloroso no local. Desvios rotacionais são comuns e dependem do local onde ocorra a fratura. No terço proximal, o fragmento proximal por ação do glúteo médio, dos rotadores laterais e do psoas, sofre desvio em flexão, rotação externa e abdução. No terço médio, em geral, não há desvios significativos. No distal, por sua vez, o desvio será posterior, por ação do gastrocnêmio. O problema principal no diagnóstico desses traumatismos não é a fratura em si, mas sim as lesões associadas, como lesões epifisárias femorais ou tibiais, lesões ligamentares do joelho, luxação dos quadris ou mesmo lesões viscerais.

Tratamento

O tratamento dessas fraturas varia bastante, dependendo, principalmente, da idade da criança e da sua gravidade. O potencial da remodelação óssea é o principal responsável na determinação das diretrizes do tratamento.

Crianças com menos de 1 ano, nas quais o poder de remodelação é muito grande, o tratamento conservador se aplica na maioria dos casos, com emprego de aparelho gessado do tipo pelvicopodálico imediato ou seguido de 2 a 3 dias de tração cutânea por cerca de 3 semanas, ou, ainda, suspensório de Pavlik. Esse método não é indicado em fraturas expostas ou cominutivas e crianças obesas. Em grandes edemas, a colocação deve ser postergada até a sua diminuição, minimizando a possibilidade da perda de redução.

Entre os 2 e os 10 anos há uma ampla variedade de tratamento, porém o método mais utilizado é o uso de tração por cerca de 3 semanas, até que seja observada a formação de um calo ósseo nas radiografias do fêmur quando, então, a tração poderá ser retirada e trocada por um aparelho gessado pelvicopodálico por cerca de 4 a 6 semanas.

Nas crianças com mais de 10 anos, devido ao seu limitado potencial de remodelação semelhante ao do adulto, as restaurações precisas do comprimento e do alinhamento são indicadas. Por isto, o tratamento cirúrgico pode ser indicado e, em geral, deve ser realizado por fixação interna ou externa. A fixação externa será utilizada, de preferência, nas fraturas expostas e nas gravemente cominuídas, além de pacientes politraumatizados que necessitem de mobilidade precoce. As fixações internas podem ser realizadas por meio de placas e parafusos ou por fixação intramedular. As vantagens da fixação intramedular são a boa velocidade na consolidação da fratura, o bom potencial de correção de deformidades e discrepâncias de comprimento, além da pouca chance de causar rigidez articular. As hastes podem ser rígidas ou flexíveis, devendo-se ter cuidado na sua aplicação, para que não afetem as fises de crescimento, principalmente no grande trocânter do fêmur (Fig. 72-6).

Complicações

Entre as principais complicações desse tipo de fratura, a consolidação viciosa é a mais comum. Também podem ocorrer síndrome compartimental, lesões neurovasculares, pseudoartrose, infecção, sobrecrescimento do membro fraturado e lesão fisária nos traumas de maior energia.

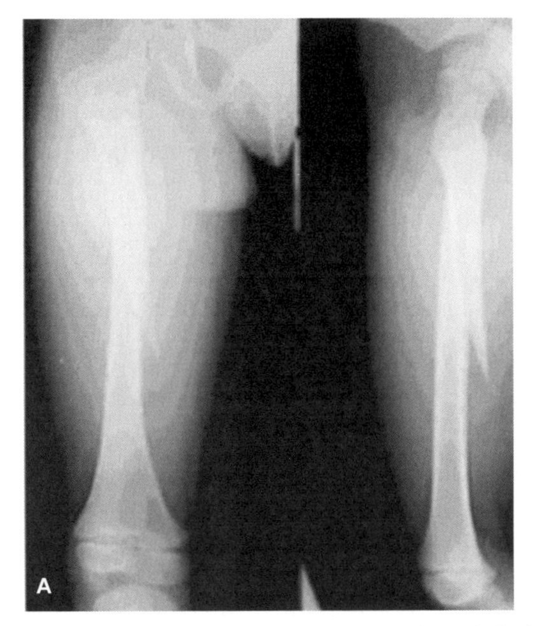

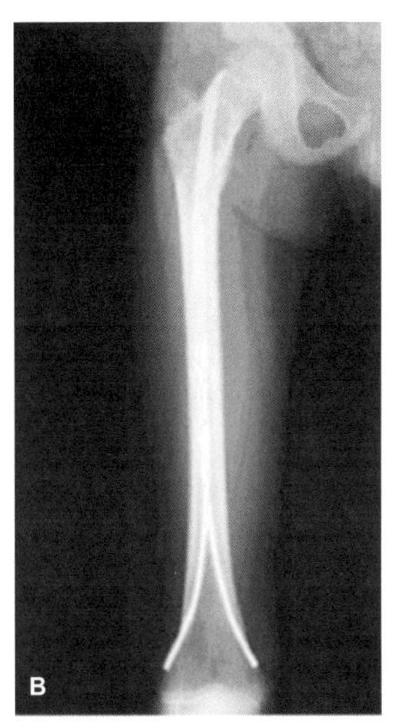

Fig. 72-6A. Radiografias em anteroposterior e lateral de fratura diafisária do fêmur. **B.** Radiografia em anteroposterior da mesma fratura fixada com haste flexível do tipo Ender.

LESÕES TRAUMÁTICAS DO JOELHO

Conceito e epidemiologia

Fraturas nas regiões epifisárias do joelho podem ocorrer tanto na fise femoral distal quanto na tíbia proximal, ou mesmo na tuberosidade anterior da tíbia (TAT). Como já mencionado no primeiro tópico deste capítulo, a zona mais comum de fraturas fisárias é a zona hipertrófica. A fise distal do fêmur cresce em média 10 mm ao ano e é responsável por cerca de 70% do crescimento femoral. A tíbia proximal, por sua vez, corresponde a cerca de 60% do crescimento desse osso, crescendo em média 6 mm ao ano.

As fraturas da fise distal do fêmur ocorrem em cerca de 1 a 2% de todas as fraturas do esqueleto imaturo. De um modo geral, o tipo mais comum das fraturas fisárias é a tipo II de Salter-Harris, mantendo-se este padrão na epífise femoral. Esta região, entretanto, possui maior predisposição na ocorrência de fraturas do tipo V de Salter-Harris, o que pode levar à grave alteração no potencial de crescimento do membro.

Tratamento

O tratamento dessas fraturas segue o padrão usual das fratura fisárias.

FRATURA DOS OSSOS DA PERNA

Estas fraturas normalmente têm ótima consolidação e poucos riscos de complicações; em geral, ocorrem em traumas de alta energia e sua frequência vai diminuindo com o passar dos anos, pelo aumento da resistência óssea.

Em cerca de 30% dos casos, os dois ossos da perna encontram-se fraturados. Quando a fíbula está intacta, encurtamento e desvios da tíbia normalmente são pequenos e, em geral, são desvios em valgo. Desvios tanto em varo quanto em valgo maiores que 5 graus não devem ser aceitos, bem como contato de menos de 50% entre os fragmentos ósseos.

O tratamento dessas fraturas, na maioria das vezes, é conservador, com imobilização gessada do tipo inguinopodálico com flexão do joelho em 15 graus a 20 graus, por 45 dias, sendo que a descarga já pode ser iniciada no fim do primeiro mês. Após esse período, há troca da imobilização por uma bota gessada com apoio patelar, a fim de priorizar a marcha do paciente por mais 4 semanas. Tratamento cirúrgico é incomum, estando indicado em cerca de 5% dos casos. As principais indicações são fraturas expostas, grandes fraturas cominutivas, politraumas que necessitam mobilidade precoce e fraturas que não mostraram boa estabilidade ou perda de mais de uma redução com gesso.

As complicações desse tipo de fratura são divididas em precoces e tardias. Nas precoces, podemos incluir a síndrome compartimental e lesões neurovasculares, principalmente do nervo fibular e da artéria tibial anterior. As tardias são as consolidações viciosas, falta de consolidação, joelho varo ou valgo, pelo fechamento parcial da fise de crescimento, ou parada do crescimento, no caso de o fechamento fisário ser total.

As fraturas da metáfise proximal da tíbia, ou fratura de Cozen, são mais comuns dos 2 aos 7 anos, em geral causadas por uma força em valgo num joelho em extensão, causando fratura incompleta da tíbia, com a cortical lateral ficando impactada ou com deformidade plástica. O tratamento é com redução fechada da fratura e do aparelho gessado coxopodálico por 6 semanas.

FRATURAS DO TORNOZELO

A articulação do tornozelo é formada pela tíbia, fíbula e pelo astrágalo ou tálus. O complexo ligamentar encontra-se inserido nas fises ou abaixo delas. Estes ligamentos são também responsáveis pelos diferentes padrões de fratura. Em frequência, as fraturas fisárias só perdem para as do rádio distal, correspondendo a cerca de 5% das fraturas na infância.

A classificação dessas fraturas pode ser baseada no mecanismo de lesão ou em padrões anatômicos, com relação a fise de crescimento, sendo as principais a de Dias-Tachdjian e a de Salter-Harris, respectivamente. Na de Dias-Tachdjian, o primeiro termo refere-se à posição do pé na hora do trauma, enquanto o segundo, à força deformante no pé. É dividida em oito tipos distintos e nos tipos I e III com dois subtipos, podendo ter uma correlação com a classificação de Salter-Harris.

Na história clínica dessa fratura, é muito importante definir a posição do pé no momento do trauma, a fim de se conseguir melhor planejamento do mecanismo de redução. Avaliações radiográficas em anteroposterior e perfil são essenciais, porém uma radiografia com rotação interna de cerca de 15 graus será útil para a avaliação da sindesmose.

A classificação da fratura é importante no planejamento do tratamento. Nas fraturas tipos I e II de Salter-Harris sem desvio, o procedimento mais indicado é a imobilização gessada por cerca de 4 semanas. Nas fraturas deslocadas, a imobilização deve ser prolongada por cerca de 6 semanas e precedida de redução incruenta. No caso de fraturas instáveis, será necessária a fixação dos fragmentos.

As fraturas tipos III e IV têm como principal mecanismo de lesão a supinação e a inversão. Quando essas fraturas não estão desviadas, procede-se à aplicação de gesso ingui-

Quadro 72-1 Classificação de Dias-Tachdjian × Salter-Harris

Grupo	Mecanismo do trauma	Posição do pessoal	Salter-Harris
I-A	Supinação-eversão	Supina	I / II
I-B	Supinação-eversão	Supina	III / IV
II	Supinação-eversão plantar	Supina	I / II
III-A	Supinação-rot. externa	Supina	II
III-B	Supinação-rot. externa	Supina	II
IV	Pron.-eversão- rot. externa	Prona	I / II
V	Compressão axial	Neutra	V
VI	Tillaux	Rot. externa	III
VII	Fratura triplanar	Rot. externa	III

nopodálico com flexão do joelho de 30 graus por cerca de 4 semanas. Em fraturas desviadas, deve ser realizada a redução anatômica, podendo ser necessária a fixação no caso de instabilidade.

Um grupo específico de fraturas do tornozelo são conhecidas como fraturas de transição – são elas as fraturas triplanares e as de Tillaux. São consideradas fraturas de alto risco e ocorrem quando a placa de crescimento se encontra em processo de fechamento, associada a trações ligamentares. São pouco comuns.

OUTRAS FRATURAS DOS MEMBROS INFERIORES

As lesões na epífise tibial proximal são incomuns, em geral causadas por traumas diretos na região, mas também podem ocorrer por estresses ligamentares. Grande parte dessas lesões é do tipo II de Salter-Harris com desvio posterolateral ou posteromedial, podendo levar à compressão da artéria poplítea. A interrupção do crescimento pode chegar a 30% dos pacientes acometidos.

A tuberosidade anterior da tíbia (TAT) é um prolongamento distal da epífise tibial proximal, com um centro de ossificação secundário, no qual se insere o tendão patelar. Muitas vezes, fraturas nessa região ocorrem por mecanismo indireto, como uma abrupta contração do quadríceps. Isto acontece com mais frequência entre os 12 e os 15 anos, pois a oclusão da placa de crescimento dessa região ocorre de maneira centrífuga, iniciando no seu centro e prosseguindo distalmente, envolvendo todo o tubérculo. A doença de Osgood-Schlatter prévia à lesão pode ser um fator que a favoreça.

Lesões da patela são menos comuns que nos adultos, talvez porque a patela é, em grande parte, cartilaginosa e mais móvel até a adolescência, se comparada ao indivíduo maduro.

REFERÊNCIAS

Aitkin AP. Fractures of epiphysis. Clin Orthop 1965; 41: 19-23.

Bahk MS, Srikumaran U, Ain MC, Erkula G, Leet AI, Sargent MC, Sponseller PD. Paterns of pediatrics supracondylar humerus fractures. J of Pediatrics Orthopaedics 2008; 28(5): 493-99.

Bright RW. Lesões fisárias. In: Rockwood Jr. CA, Wilkins KE, King RE. Fraturas em crianças. São Paulo: Manole, 1993: 81-175.

Caron MD, Belangeiro WD. O fenômeno do sobrecrescimento após fratura do fêmur na criança. Rev Bras Ortop Ped 2001; 2: 7-14.

Devito DP. Manegement of fractures and their complications – Femoral shaft fractures. In: Morrissy RT, Weinstein SL. Lovell and Winter's Pediatric orthopaedics. Philadelphia: Lippincott, 2000: 1277-84.

Gartland JJ. Management of supracondylar fractures of the Humerus in children. Surg Gynecol Obst 1959; 109: 145-54.

Hunter JB. Femoral shaft fractures in children. Injury 2005; 36 (Suppl 1): A86-93.

Keeler KA, Dart B, Luhmann SJ, Schoenecker PL, Ortman MR, Dobbs MB, Gordon JE. Antegrade intramedullary nailing of pediatric femoral using an interlocking pediatric femoral nail and a lateral trochanteric entry point. J of Pediatric Orthopaedics 2009; 29(4): 345-51.

Medeiros AB, Pereira GA, Ávila GA. Fraturas e lesões do tornozelo e do pé na criança. In: Herbert S, Xavier R, Pardini Jr AG, Barros Filho TEP. Ortopedia e traumatologia – princípios e pratica. São Paulo: Artmed, 2003: 1405-19.

Metaizeau JP. Les fractures du femur. In: Osteosynthese chez L'Enfant: Embrochage centro-medullaire elastique stable. Montpellier: Sauramps Medical, 1988: 77-84.

Poland J. Traumatic separation of the epiphyses in general. Clin Orthop 1965; 41: 7-18.

Price CT, Phillips JH, Devito DP. Tratamento de fraturas. In: Morrissy RT, Weinstein SL. Ortopedia Pediátrica de Lovell e Winter. São Paulo: Manole, 2005: 1444-556.

Rang M. The growth plate and Its disorders. Baltimore: Williams & Wilkins, 1969.

Rapariz JM, Ocete G, Gonzalez HP, Lopez-Mondejar JA, Domenech J, Burgos J, Amaya S. Distal tibial triplane fractures: long-term follow-up. J of Pediatrics Orthopaedics 1996; 16(1): 113-8.

Salter RB, Harris WR. Injuries involving the epiphyseal Plate. Bone and Joint Surg 1963; 45-A: 587-622.

Shannak AO. Tibial fractures in children: follow-up study. J of Pediatrics Orthopaedics 1998; 8(3): 306-10.

Staheli LT. Fraturas da diáfise do fêmur. In: Rockwood Jr. CA, Wilkins KE, King RE. Fraturas em crianças. São Paulo: Manole, 1993: 1095-138.

Tachdjjian M. Pediatric Orthopedics. Philadelphia: Saunders, 1990.

Volpon JB. Osteossíntese das fraturas diafisárias da criança com hastes intramedulares flexíveis. Rev Bras Ortop 2008; 43(7): 261-70.

Wilkins KE. Fraturas e luxações da região do cotovelo. In: Rockwood Jr. CA, Wilkins KE, King RE. Fraturas em crianças. Sao Paulo: Manole, 1993: 497-808.

SEÇÃO XI

Emergências do Tipo Alérgico

Coordenadoras

Almerinda Maria do Rêgo Silva
Hegla Virginia Florêncio de Melo Prado

CAPÍTULO 73

Urticária Aguda

Almerinda Maria do Rêgo Silva • Décio Medeiros Peixoto

CONCEITUAÇÃO E CLASSIFICAÇÃO

A urticária aguda é caracterizada pelo rápido aparecimento de lesões dermatológicas chamadas urticas, que podem ser acompanhadas de angioedema. As urticas apresentam tamanho variável e são compostas por um centro com edema circundado por eritema. Normalmente está associada a prurido de intensidade também variável e tem duração entre 1 e 24 horas. Já o angioedema é caracterizado por edema de derme profunda e tecido subcutâneo, às vezes com predomínio da dor em vez do prurido, com resolução mais lenta, geralmente em torno de 72 horas.

A urticária e o angioedema podem ser classificados por meio dos mecanismos etipopatogênicos, pela intensidade do seu aparecimento e com base na duração, na frequência e na causa, sendo esta a mais utilizada. O Quadro 73-1 apresenta a classificação da urticária.

MECANISMOS ETIOPATOGÊNICOS

O mecanismo básico consiste na tríplice reação de Lewis, caracterizada pela formação do eritema por dilatação vascular, resposta à dilatação arteriolar mediada por reflexos nervosos axonais e formação da urtica pelo extravasamento de fluido intravascular para o extravascular.

Na maioria dos casos, a reação se dá por estimulação dos mastócitos. Esta ativação pode ocorrer por estímulos antigênicos da IgE ligada ao receptor de alta afinidade; pela ativação do complemento; por estímulo direto como a acetilcolina; liberadores diretos da histamina, por compostos como morango, crustáceos, corantes, vinho tinto e queijos; estímulos físicos como pressão, frio, luz; por neuropeptídeos; citocinas; fatores plaquetários e proteína básica principal. A degranulação dos mastócitos promove a liberação de me-

Quadro 73-1 Classificação da urticária de acordo com frequência, duração e causas

Tipo de urticária	Duração
I. Urticária espontânea 1. Urticária aguda 2. Urticária crônica 2.a Urticária crônica contínua 2.b Urticária crônica recorrente	1. Inferior a 6 semanas 2. Superior a 6 semanas 2.a Diária ou quase diariamente durante a semana 2.b Períodos livres de sintomas variando em dias a semanas
II. Urticárias físicas 1. Dermografismo 2. Urticária de pressão tardia 3. Urticária de contato ao frio 4. Urticária de contato ao calor 5. Urticária solar 6. Urticária/angioedema vibratório	**Fatores desencadeantes** 1. Aplicação de forças mecânicas na pele (urticas surgem em 1 a 5 minutos) 2. Pressão vertical (urticas surgem entre 3 e 8 horas após período de latência) 3. Ar frio/água/vento 4. Calor localizado 5. Ultravioleta (UV) e/ou luz visível 6. Forças vibratórias, em geral, dispositivos pneumáticos
III. Tipos especiais de urticária 1. Urticária colinérgica 2. Urticária adrenérgica 3. Urticária de contato (alérgica ou pseudoalérgica) 4. Urticária aquagênica	
IV. Doenças distintas relacionadas com urticária por aspectos históricos 1. Urticária pigmentosa (mastocitose) 2. Urticária vasculite 3. Urticária ao frio familiar	

Adaptado de Zuberbier T et al.

diadores pré-formados e a geração de novos mediadores. Os pré-formados são compostos pela histamina, maior mediador, responsável pela vasodilatação, prurido e aumento da permeabilidade vascular, entre outras reações. Outros mediadores pré-formados, em menor quantidade, são as proteases naturais (triptase e quimase), heparina, fator quimiotático de eosinófilos, neutrófilos e hidrolases ácidas. Os mediadores neoformados são derivados do ácido araquidônico, interleucinas 4 e 8 e fator ativador de plaquetas (PAF).

Os mecanismos imunológicos são os mais envolvidos com a urticária aguda. Estão envolvidas as reações dos tipos I e III de Gell e Coombs. A reação do tipo I resulta da liberação de mediadores pelos mastócitos sensibilizados com anticorpos do tipo IgE. Há diminuição do AMP cíclico intracelular, liberação de mediadores, produzindo prurido. Na reação do tipo III estão envolvidas as imunoglobulinas dos tipos G e M com a formação de imunocomplexos, ativação da cascata do complemento e ativação dos mastócitos para a liberação dos mediadores. A reação do tipo I é o mais frequente mecanismo associado à anafilaxia e a do tipo III é responsável pela urticária da doença do soro, por transfusão sanguínea e reação a medicamentos.

Os mecanismos não imunológicos decorrem de efeitos farmacológicos sobre o mastócito ou por alteração do metabolismo das prostaglandinas, sem a participação de reação

Quadro 73-2 Mecanismos envolvidos nas urticárias

A. Imunes 1. Induzida por antígenos 2. Mediada por imunoglobulina; antígeno 3. Autoimune	1. Alergia a drogas, alergia a insetos e alergia alimentar 2. Algumas urticárias físicas (frio, dermografismo e solar) 3. Urticária crônica "idiopática" com autoanticorpos antirreceptor da IgE, antiIgE, antitireoide, lúpus eritematoso sistêmico ou febre reumática
B. Infecções 1. Doenças virais 2. Doenças bacterianas 3. Infecções fúngicas 4. Parasitas	1. Hepatite A ou B, citomegalovírus, *Coxsackievírus* 2. *Helicobacter pylori*, estreptococo 3. *Trichophyton* sp., *Candida* sp. 4. *Giardia lamblia*, *Ascaris*, estrongiloides, *Entamoeba* e *Trichinella*
C. Pseudoalérgico 1. Mediado pelo complemento 2. Desconhecido	1. Urticária ao calor, angioedema hereditário, reações a hemoderivados 2. Anti-inflamatórios não hormonais e alimentos Policátions, codeína, polimixina B Tumores, sarcoidose
D. Outros 1. Químicos liberadores da histamina 2. Doenças internas	

Adaptado de Zuberbier T et al.

imunológica. Agentes como contrastes iodados, antibióticos como a polimixina B, vancomicina, morfina, tiamina, anti-inflamatórios não hormonais, ácido acetilsalicílico, *Ascaris*, crustáceos, venenos de aranha e cobra, entre outros, promovem a degranulação direta de mastócitos sem a participação de anticorpos, provavelmente com a diminuição de AMP cíclico intracelular com a liberação de histamina. Outro mecanismo decorreria do bloqueio da via da ciclo-oxigenase do metabolismo do ácido araquidônico com inibição da síntese de prostaglandinas e redução do AMP cíclico intracelular e liberação de histamina pelos mastócitos. O Quadro 73-2 resume os principais mecanismos envolvidos nas urticárias.

QUADRO CLÍNICO

As lesões consistem em placas eritematoedematosas, prurignosas, que variam de tamanho e forma, de início súbito e de duração efêmera, acompanhadas por vezes de fenômenos gerais. Podem acometer qualquer região do corpo e, não raro, duram cerca de 2 horas, quando desaparecem, para novas lesões aparecerem. O episódio de urticária aguda pode persistir por horas até 7 dias.

Quando há o acometimento não só da epiderme, mas também da derme e do tecido celular subcutâneo, ocorre o angioedema. Normalmente os locais mais acometidos são as pálpebras, lábios e língua, podendo atingir também mãos e pés. Quando a laringe é acometida, pode levar à asfixia, representando caso de urgência. Manifestações sistêmicas normalmente estão envolvidas, como náuseas, vômitos e sinais de hipotensão.

Podemos avaliar a intensidade da urticária de acordo com a presença de urticas e do prurido, dividindo em quadro leve, moderado e grave (Quadro 73-3).

Quando o angioedema se encontra presente, independentemente da intensidade das urticas e do prurido, já consideramos o quadro como grave.

Quadro 73-3 Avaliação da intensidade da urticária

Escore	Urticas	Prurido
0	Nenhuma	Nenhum
1	Leve (< 20 urticas/24 h)	Leve
2	Moderada (21 a 50 urticas/24 h)	Moderado
3	Grave (> 51/24 h ou grandes áreas confluentes de urticas)	Intenso

Soma do escore (urtica + prurido) = 0 – 6
Adaptado de Zuberbier T et al.

DIAGNÓSTICO

A história detalhada do paciente e o exame físico completo são fundamentais para o diagnóstico etiológico, mas nem sempre isso é possível. Perguntas como tempo de início do processo, frequência e duração das lesões, caso tenham ocorrido anteriormente, forma e distribuição, angioedema associado, sintomas associados como prurido, queimor, dor, sintomatologia respiratória ou gastrointestinal, história pessoal e/ou familiar de atopia, de angioedema, de doenças autoimunes e da tireoide, uso de medicamentos ou imunização recente, infecções virais recentes ou presença de febre e picadas de insetos devem ser realizadas. Exames complementares auxiliam principalmente no diagnóstico etiológico e devem ser solicitados com base na anamnese.

Porém, na urticária aguda, a clínica é característica, deixando a investigação diagnóstica para os casos mais prolongados. Por vezes, não é difícil encontrar o fator desencadeante e em muitos casos não é necessária a investigação diagnóstica. As reações mediadas por IgE aos alérgenos ambientais podem ser investigadas por meio do teste cutâneo de hipersensibilidade imediata (*prick test*) ou então pelo RAST (*radioallergenosorbent test*) realizado no sangue.

TRATAMENTO

O objetivo do tratamento é a rápida diminuição do prurido, exceto quando um edema de vias aéreas for considerado. Porém, para ser eficaz, o tratamento deve levar em conta a identificação da causa, visando à sua eliminação, o que nem sempre acontece, por desconhecimento dos responsáveis sobre o que desencadeou o quadro.

Deve-se avaliar a gravidade do caso e instituir o tratamento adequado.

Urticária leve

O tratamento deverá ser feito em nível ambulatorial, com a prescrição de anti-histamínico (AH) por via oral durante 5 a 7 dias. A escolha do AH é realizada de acordo com a apresentação de cada caso. Quando o prurido é muito intenso ou a ansiedade é um fator agravante, é necessário sedar o paciente para promover melhor o controle dos sintomas; neste caso, optamos por um AH de primeira geração (desclorfeniramina ou hidoxizine). Quando a sedação afeta as atividades diárias do paciente, como no caso dos adolescentes, a escolha deverá ser por um AH de segunda ou terceira geração (loratadina, cetirizina, desloratadina, levocetirizina, rupatadina, fexofenadina).

Sempre que possível, alertar para a não reexposição ao fator desencadeante.

Urticária moderada

O tratamento inicial deve ser realizado em nível hospitalar, no setor de urgência.

O uso de adrenalina (solução milesimal) deve ser a primeira escolha nestes casos. A dose recomendada é de 0,01 mL da solução/kg/dose por via IM no músculo vasto lateral da coxa. Se necessário, repetir a cada 10 minutos, até três doses.

Também é indicado o uso de anti-histamínicos por via sistêmica (de preferência, difenidramina, IM ou EV) no atendimento de urgência.

O uso do corticoide, sistêmico ou oral, é efetivo, no caso de envolvimento cutâneo extenso ou de edema de vias aéreas. Está indicada a prednisona ou prednisolona na dose de 1-2 mg/kg/dia por via oral ou hidrocortisona por via EV.

No caso de urticária moderada, o paciente deve permanecer em observação na unidade hospitalar por um período mínimo de 6 horas e ser agendada uma reavaliação com 24 horas.

No momento da alta, prescrever anti-histamínico, de preferência de segunda geração, por um período de 7 dias. A prescrição de corticoide deverá ser analisada caso a caso.

Urticária grave

O tratamento deverá ser feito de forma idêntica à descrita para quadro de anafilaxia sem choque (ver Cap. 74), sempre em ambiente hospitalar, com o paciente permanecendo em observação por um período de 12 a 24 horas.

PROGNÓSTICO

A urticária aguda geralmente tem boa evolução, voltando a apresentar recorrência caso ocorra nova exposição ao fator desencadeante. A resolução do quadro é espontânea, acontecendo em poucas semanas.

REFERÊNCIAS

Cooper KD. Urticaria and angioedema: diagnosis and evaluation. J Am Acad Dermatol 1991; 25: 166-76.

Criado PR. Resposta inflamatória na urticária aguda desencadeada por exposição a medicamentos: estudo ultraestrutural [tese]. São Paulo: Hospital do Servidor Público Estadual de São Paulo, 2002.

Greaves MW. Immunology and inflammation: type I allergy and intolerance. J Dermatol Treat 2000; 11: S27-S30.

Huston DP, Bressler RB. Urticaria and angioedema. Med Clin North Am 1992; 76: 805-40.

Zuberbier T, Bindslev-Jensen C, Canonica W, Grattan CE, Greaves MW, Henz BM et al. EAACI/GA2LEN/EDF guideline: definition, classification and diagnosis of urticaria. Allergy 2006; 61(3): 316-20.

Zuberbier T, Bindslev-Jensen C, Canonica W, Grattan CE, Greaves MW, Henz BM et al. EAACI/GA2LEN/EDF guideline: management of urticaria. Allergy 2006; 61(3): 321-31.

Zuberbier T, Chantraine-Hess S, Hartmann K, Czarnetzki BM. Pseudoallergen-free diet in the treatment of chronic urticaria – a prospective study. Acta Derm Venereol (Stockh) 1995; 75: 484-7.

Zuberbier T, Greaves MW, Juhlin L, Kobza-Black A, Maurer D, Stingl G et al. Definition, classification, and routine diagnosis of urticaria: a consensus report. J Investig Dermatol Symp Proc 2001; 6: 123-7.

Zuberbier T, Iffländer J, Semmler C, Henz BM. Acute urticaria: clinical aspects and therapeutic responsiveness. Acta Dermatol Venereol (Stockh) 1996; 76: 295-7.

CAPÍTULO 74

Anafilaxia

Almerinda Maria do Rêgo Silva • Adriana Azoubel Antunes

CONCEITO E EPIDEMIOLOGIA

Anafilaxia é definida como "reação de hipersensibilidade grave, sistêmica ou generalizada, ameaçadora à vida". A Organização Mundial de Alergia (WAO) sugere que o termo *anafilaxia alérgica* seja utilizado para descrever reações imunológicas envolvendo IgE, IgG ou imunocomplexos. Quando houver a participação de mecanismos outros, não imunológicos, o termo *anafilaxia não alérgica* deverá ser empregado, devendo-se evitar o termo *anafilactoide*.[1]

A ausência de critérios clínicos bem estabelecidos para definir os casos de anafilaxia dificulta não apenas a pronta identificação dos casos – crucial para um melhor prognóstico –, assim como resulta em uma prevalência subestimada.[2]

Com o objetivo de facilitar a identificação dos casos de anafilaxia, o National Institute of Allergy and Infectious Disease e o The Food Allergy and Anaphylaxis Network (NIAID/FAAN), em simpósio internacional no ano de 2005, estabeleceram novos critérios diagnósticos para a anafilaxia com base na sintomatologia apresentada pelo paciente (Quadro 74-1).[3]

A epidemiologia da anafilaxia é sempre um desafio em decorrência da não padronização de critérios diagnósticos, bem como das análises de distintas amostras populacionais: serviços de emergência, serviços especializados em alergia, admissões hospitalares etc. dificultando, deste modo, a interpretação dos resultados.[4]

Estima-se que a incidência da anafilaxia em países ocidentais oscile entre 8 e 50 casos por 100.000 pessoas/ano, com uma prevalência ao longo da vida da ordem de 0,05 a 2%. No Reino Unido, por exemplo, é de 8,4 por 100.000 pessoas/ano, enquanto nos Estados Unidos se encontra em torno de 49,8 por 100.000 pessoas/ano. Estudos recentes, entretanto, têm sugerido que sua prevalência tem aumentado rapidamente, particularmente entre crianças. No Reino Unido, a prevalência da anafilaxia entre os anos de 1990 e 2005 aumen-

Quadro 74-1 Critérios clínicos para o diagnóstico de anafilaxia: a anafilaxia é provável quando qualquer um dos três critérios abaixo é preenchido.

Início abrupto do quadro clínico (minutos a horas) com envolvimento da pele, mucosa ou ambas (p. ex., urticária generalizada, prurido ou ardor) **E** ao menos um dos que seguem:
1.a. Comprometimento respiratório (p. ex., dispneia, broncoespasmo, estridor, hipóxia)
1.b. Comprometimento cardiovascular (p. ex., hipotensão, colapso cardiovascular, síncope)

Dois ou mais dos seguintes que ocorrem rapidamente após a exposição ao alérgeno suspeito para o referido paciente:
2.a. Envolvimento da pele **OU** mucosa (p. ex., urticária generalizada, prurido ou ardor, edema de lábios, língua ou úvula)
2.b. Comprometimento respiratório (p. ex., dispneia, broncoespasmo, estridor, hipóxia)
2.c. Comprometimento cardiovascular (p. ex., hipotensão, colapso cardiovascular, síncope)
2.d. Sintomas gastrointestinais persistentes (p. ex., dor abdominal, vômitos)

Hipotensão após a exposição a alérgeno conhecido para o referido paciente (minutos a horas):
3.a. Crianças: pressão arterial (PA) sistólica reduzida para a idade ou > 30% de redução na PA sistólica
3.b. Adultos: PA sistólica < 90 mmHg ou redução > 30% da PA sistólica basal

Adaptado de Manivannan et al.[3]

tou em sete vezes: de 5 para 36 casos/1.000.000 de admissões hospitalares.[5] A prevalência de anafilaxia no Brasil é desconhecida.

A morte em decorrência da anafilaxia foi de 5 por 10.000.000 de habitantes na Flórida, Estados Unidos (IC 95% = 4,08 – 6,18/10.000.000), sendo que na faixa etária de 5 aos 14 anos esta incidência caiu para 0,96/10.000.000 de habitantes.[8]

Na Austrália, a análise de 112 mortes por anafilaxia, num período de 9 anos, apontou como principais causas os medicamentos (58%), picadas de insetos (18%) e os alimentos (6%); estes últimos ocorreram entre os 8 e os 35 anos de idade. Outras causas foram identificadas em 5% dos casos e como causa indeterminada em 13%.[9]

ETIOLOGIA

A causa mais comum de anafilaxia na infância são os alimentos, enquanto os medicamentos e as picadas de insetos são mais comuns nos adultos.[6] Outras causas menos comuns, em ambas as faixas etárias, incluem alergia ao látex, reações relacionadas com o frio, o exercício, a imunoterapia específica ou a anafilaxia idiopática.[4,6]

Em estudo retrospectivo de 5 anos realizado em Melbourne, Austrália, 123 casos de anafilaxia foram analisados com uma média de idade de 2,4 anos. Nesta amostra, os alimentos foram identificados como desencadeantes da anafilaxia em 104 (85% dos casos), seguidos da ingestão de medicamentos (6%) e picadas de insetos (3%).[7]

Em outro estudo, uma coorte retrospectiva de 10 anos, realizada nos Estados Unidos, foram identificados 211 casos de anafilaxia, com média de idade de 29,3 anos (0,8 a 78,2 anos). Neste estudo, os alimentos também foram responsáveis pela maior parte dos casos (33,2%), seguidos das picadas de insetos (18,5%), medicamentos (13,7%) e contraste radiológico (0,5%), reforçando a importância dos alimentos na etiopatogenia da anafilaxia.[2]

Os alimentos mais alergênicos são amendoim, leite de vaca, clara de ovo, nozes, peixes, soja, trigo e crustáceos. Dentre os medicamentos, a penicilina corresponde a 80% de reações fatais por drogas, embora a frequência de anafilaxia por este medicamento seja menor que 1%. Os soros heterólogos, os hormônios e produtos biológicos de origem animal estão como as causas mais prováveis de anafilaxia por medicamentos. Os anti-inflamatórios não hormonais e o AAS (ácido acetilsalicílico) são responsáveis por reações não alérgicas. Dentre as picadas de insetos, destaca-se o veneno de himenópteros: abelhas, vespas e formigas.

QUADRO CLÍNICO

Clinicamente, a anafilaxia é uma síndrome sistêmica grave que envolve sinais e sintomas respiratórios e/ou cardiovasculares como estridor, sibilância e hipotensão.[1] Na ausência de tratamento adequado, esta reação poderá progredir para manifestações graves, com desfecho potencialmente fatal.[10]

Nas alergias mediadas por IgE, os sintomas ocorrem até 2 horas após a exposição alergênica. Com os alérgenos alimentares, este tempo pode ser inferior a 30 minutos e até mais rápido nas medicações parenterais e picadas de insetos.

Os sintomas cutâneos ocorrem na maioria dos casos de anafilaxia, particularmente na infância, e caracterizam-se por prurido, urticária e angioedema, principalmente nas mãos, nos pés e na cabeça, ainda que sua presença não seja indispensável para o diagnóstico. As manifestações respiratórias constituem importante fator de preocupação entre crianças, particularmente naquelas em que se manifestam por broncoespasmo. Isto porque a grande maioria dos casos letais de anafilaxia ocorre em pacientes com asma. Os sintomas de vias aéreas superiores, como resultado do edema laríngeo, que se apresentam por disfonia, estridor, afonia ou dificuldade respiratória, devem alertar o urgentista para a gravidade da reação. Hipotensão e choque são as manifestações menos comuns na faixa etária pediátrica.[1,4,7]

De Silva *et al.* observaram, em 123 pacientes pediátricos com anafilaxia, manifestações cutâneas em até 72% dos casos (urticária, angioedema e prurido), manifestações respiratórias em até 59% dos casos (sibilância, "dificuldade para respirar", tosse, estridor, dificuldade para falar e dificuldade para engolir), manifestações gastrointestinais em 26% dos casos (vômitos, diarreia e cólicas abdominais) e manifestações cardiovasculares em até 11% dos casos (hipotensão, palidez, síncope, perda da consciência). O Quadro 74-2 sumariza os principais sinais e sintomas observados nos pacientes com anafilaxia.

DIAGNÓSTICO E DIAGNÓSTICO DIFERENCIAL

O diagnóstico da anafilaxia é eminentemente clínico; não existem marcadores específicos para o diagnóstico laboratorial. Uma boa anamnese e exame físico deverão ser realizados de maneira rápida, buscando-se implementar as medidas terapêuticas específicas de forma mais precoce possível. O nível de consciência, a manutenção das vias aéreas e a avaliação da ocorrência de colapso cardiovascular são prioridades na avaliação de um paciente com quadro anafilático.

A triptase total e a histamina sérica ajudam a definir a natureza anafilática da reação, no entanto não são marcadores específicos e têm limitações clínicas relevantes, uma vez que só podem ser detectadas até 6 h do início do evento e podem estar elevadas em outras doenças.[6]

A pesquisa de anticorpos IgE específicos aos alérgenos suspeitos, seja por método *in vivo* (testes cutâneos de hipersensibilidade imediata) ou *in vitro* (RAST), ajuda na identificação do desencadeante, auxiliando na prevenção da recorrência do quadro.

Quadro 74-2 Frequência dos sinais e sintomas na anafilaxia

Sinais e sintomas	Percentual dos casos (%)
Cutâneos	**> 90**
Urticária e angioedema	85-90
Rash	45-55
Prurido sem *rash*	2-5
Respiratórios	**40-60**
Dispneia, sibilância	45-50
Edema de vias aéreas superiores	50-60
Rinite	15-20
Tonturas, síncope, hipotensão	**30-35**
Abdominal	**25-30**
Náuseas, vômitos, diarreia, cólicas	
Miscelânea	
Cefaleia	5-8
Dor retroesternal	4-6
Convulsão	1-2

Adaptado de Lieberman, Middleton´s Allergy Principles & Practice.[11]

Como fatores de risco, destacam-se os seguintes:

- Pacientes que apresentaram uma reação anafilática têm uma grande probabilidade de ter novo episódio. A gravidade das reações passadas pode estimar o risco de um novo episódio de anafilaxia, apesar de não ocorrer, necessariamente, com a mesma intensidade.
- História pessoal de asma configura o maior fator de risco para anafilaxia potencialmente letal decorrente da exposição aos alérgenos alimentares. Apesar de marcador sensível, a asma não é um fator de risco específico nestes casos, uma vez que aproximadamente um terço dos pacientes com alergia alimentar tem asma. Além do que, existem casos relatados de crianças sem asma que vivenciaram um quadro de anafilaxia potencialmente fatal. Fatores adicionais estão relacionados com a quantidade e o tipo de alérgeno (p. ex., amendoim) e faixa etária (adolescente).[8-10]

O principal diagnóstico diferencial da anafilaxia é a lipotimia, condição clínica caracterizada por vasodilatação, bradicardia, hipotensão e perda da consciência, associadas à palidez, fraqueza, náuseas e vômitos.[11] Estas situações comumente estão relacionadas com algum evento traumático prévio. A bradicardia poderá auxiliar na diferenciação dos casos, uma vez que costuma estar ausente nos quadros de anafilaxia. A presença das manifestações cutâneas nos quadros alérgicos, como urticária e angioedema, também ajudará na diferenciação dos diagnósticos.[11] Outras possibilidades de diagnóstico diferencial estão listadas no Quadro 74-3.

TRATAMENTO

A abordagem terapêutica da anafilaxia inclui o tratamento do episódio agudo (emergencial), o tratamento de manutenção pós-emergencial e a implementação de estratégias comunitárias para evitar as recorrências.[1]

Quadro 74-3 Diagnóstico diferencial de anafilaxia e reações anafilactoides

Reações depressoras do sistema nervoso autônomo Epilepsia autonômica, carcinoma medular de tireoide, síndromes paraneoplásicas
Síndrome "do restaurante chinês"
Outras formas de choque – hemorrágico, cardiogênico
Síndromes com produção de histamina endógena (p. ex., mastocitose)
Patologias não orgânicas (síndrome de Munchausen)
Miscelânea Angioedema hereditário, feocromocitoma, pseudoanafilaxia, vasculite urticariforme, intoxicação exógena etc.

Adaptado de Lieberman, Middleton's Allergy Principles & Practice.[11]

Tratamento da fase aguda

FARMACOLÓGICO

O tratamento farmacológico da crise será norteado pela sintomatologia do paciente, não havendo uma recomendação específica para cada alérgeno desencadeante do processo anafilático.[1] As drogas utilizadas são descritas a seguir.

Adrenalina

Droga de primeira linha no tratamento da anafilaxia. Seus efeitos α-adrenérgicos aumentam a resistência vascular periférica, a pressão arterial e a perfusão coronariana, além de reduzir o angioedema e a urticária. Seus efeitos β_1-adrenérgicos aumentam a frequência e a contratilidade cardíaca, e os efeitos β_2-adrenérgicos levam à broncodilatação e inibem a secreção de mediadores inflamatórios.

Deverá ser indicada sempre que a criança com anafilaxia apresentar qualquer sinal ou sintoma respiratório e/ou cardiovascular. Caso contrário, seu uso não é recomendado; considerando seus possíveis efeitos colaterais, deve-se sempre levar em conta a relação risco *versus* benefício.

Não existem contraindicações absolutas ao seu uso, considerando que a maior parte das crianças não apresenta comorbidades relevantes, como doenças coronarianas e arritmias cardíacas. Em situações particulares, como na miocardiopatia hipertrófica obstrutiva, seus benefícios devem ser ponderados frente aos possíveis malefícios que seu uso poderá acarretar.

A via de administração é preferencialmente intramuscular (IM), por sua rápida biodisponibilidade (picos de concentrações após 8 a 10 minutos da administração contra 20 minutos por via subcutânea) e menor possibilidade de efeitos colaterais, quando comparada à via endovenosa (EV). O melhor local para administrar a adrenalina é no músculo vastolateral da coxa. A via endovenosa deverá ser utilizada apenas nos casos refratários à administração via IM ou no colapso cardiovascular, devendo-se, nestes casos, usar sob monitoramento cardíaco contínuo pelo risco de induzir a uma crise hipertensiva ou arritmia ventricular. A via inalatória não é efetiva nestes casos. A via intraóssea pode ser utilizada em casos alternativos, quando a via endovenosa não está disponível.

A dose preconizada, para a via IM, da adrenalina milesimal (1:1.000 – 1 mg/mL) é de 0,01 mL/kg de peso, sendo a dose máxima de 0,3 mL/dose para crianças e de 0,5 mL/dose para adultos. Esta dose poderá ser repetida em intervalos de 10 a 20 minutos até que o paciente pareça estável. Na via EV recomenda-se a dose de 0,1 µg/kg/min.

β_2-Agonistas inalados

Estas drogas (salbutamol ou fenoterol), administradas por aerocâmara ou nebulizador em posologia habitual, são importantes adjuvantes no tratamento do broncoespasmo associado à anafilaxia.

Em caso de broncoespasmos graves, podemos associar aminofilina endovenosa durante o período de internamento.

Antagonistas H_1

Os anti-histamínicos H_1 deverão ser administrados imediatamente nas crianças que desenvolvem reações alérgicas após exposição ao alérgeno; no entanto, não existe evidência estatística de sua eficácia na anafilaxia. Seu uso é baseado apenas nas observações clínicas e nunca deve postergar a administração da adrenalina. Os mais utilizados são a difenidramina (1 mg/kg) e a prometazina (0,5 mg/kg), ambos por via intramuscular, este último apenas em maiores de 2 anos de idade pelo risco de depressão respiratória.

O uso concomitante de anti-histamínicos anti-H_1 com anti-H_2 (ranitidina ou cimetidina) é preconizado em alguns centros por se mostrar mais efetivo na reversão da hipotensão causada pela histamina.

Corticosteroides

Não devem ser consideradas drogas de primeira linha no tratamento da anafilaxia. Sua ação não é rápida o bastante, e sua eficácia em reduzir o risco da fase tardia da anafilaxia não foi comprovada. Portanto, está indicado o seu uso por via parenteral apenas nas seguintes condições: edema de glote, broncoespasmo e choque prolongado. Nestes casos, indica-se o uso por via venosa de hidrocortisona na dose de 5 a 10 mg/kg a cada 4 horas ou de metilprednisolona, 1 a 2 mg/kg.

Glucagon

Está indicado apenas em pacientes que estão em uso de betabloqueador ou de inibidores da enzima conversora de angiotensina que se tornam refratários à adrenalina. Neste caso, utiliza-se na dose de 1 a 5 mg por via endovenosa, e quando necessário é mantido em infusão contínua(5 a 15 mg/min). Estas situações são raras em crianças.

NÃO FARMACOLÓGICO

Oxigênio

Deverá ser administrado para qualquer paciente com sintomas respiratórios ou de hipotensão associados à anafilaxia. Uso preferencial através de máscaras *nonrebreathing* (não reinalante).

Reposição de fluidos

Nos casos de anafilaxia com comprometimento do sistema cardiovascular, que resulta em taquicardia e hipotensão (sinais de choque), as soluções cristaloides ou expansores coloides poderão ser utilizados iniciando-se com um volume de 20 mL/kg em 10 a 20 minutos, podendo ser repetido. Se forem necessários mais do que 40 mL/kg, considerar o suporte ionotrópico com a infusão de dopamina ou adrenalina – nestes casos, sempre com monitoração cardíaca.

É importante nestes casos de hipotensão manter o paciente em posição de Trendelemburg para facilitar o retorno venoso e a maior rapidez de ação das drogas administradas.

O Quadro 74-4 contém as principais informações sobre os medicamentos utilizados no tratamento da anafilaxia.

Quadro 74-4 Tratamento da anafilaxia

Droga	Dose	Indicação
Adrenalina (1:1.000)	0,1 mL até 10 kg 0,2 mL de 10 a 20 kg 0,3 mL de 20 a 30 kg IM no músculo vasto lateral da coxa Dose máxima 0,3 mL – crianças e 0,5 mL – adultos. **Repetir a cada 10 minutos, se necessário,** até 3 doses	Broncoespasmo, edema laríngeo, hipotensão, urticária, angioedema
Difenidramina	1,25 mg/kg (crianças) 25-50 mg (adultos) IM ou EV a cada 6 horas	
Prometazina (25 mg/mL)	0,2 ml até 10 kg 0,4 mL de 10 a 20 kg 0,6 mL de 20 a 30 kg IM. Dose máxima 50 mg	
Hidrocortisona (500 mg) **ou** **metilprednisolona**	5 mg a 10 mg/kg/dose EV 1 a 2 mg/kg (máxima de 125 mg) 6/6 horas	
Cimetidina (300 mg/2mL) **ou** **ranitidina (5 mg/mL)**	4 mg/kg/dose 1 mg/kg/dose + 20 mL de soro glicosado a 5% EV lentamente em 15 minutos 6/6 horas	Se necessário
Aminofilina (24 mg/mL)	4 mg/kg/dose 20 mL de soro glicosado a 5% por EV, em 20 minutos	Se necessário
Soro fisiológico (0,9%)	EV, 20 mL/kg, podendo ser repetido a cada 20 minutos até atingir 60 mL/kg em 1 hora	Sinais de choque
Adrenalina (1:1.000)	0,6 mL + 100 mL de soro fisiológico a 0,9%, 0,1 microgota/kg/minuto	Sinais de choque e aguardando vaga na UTI
Nebulizar com O_2 a 100%	β2 1 gota/kg (máximo de 20 gotas) 3 mL de soro fisiológico, podendo ser repetido de imediato	Broncoespasmo
Oxigênio 100%	8 litros por minuto com máscara não reinalante	Hipoxemia

TRATAMENTO DE MANUTENÇÃO

Todo paciente que apresentar quadro de anafilaxia, mesmo na ausência de sinais de choque, deverá permanecer por um período de observação prolongada (mínimo de 24 h) pela possibilidade de reações tardias após a fase inicial.

No momento da alta, o paciente deverá ser orientado a permanecer com o uso de corticoide (prednisona ou prednisolona – 1 a 2 mg/kg/dia) e de anti-histamínico por via oral durante 5 dias.

O anti-histamínico ideal deve ser não sedante, ter rápido início de ação e efeito duradouro.

Implementação de estratégias para evitar recorrências

É fundamental o reconhecimento, por parte do médico, dos pacientes que apresentam fatores de risco para novos episódios de anafilaxia, e o fornecimento, no momento da alta, das orientações necessárias para a prevenção. Estas orientações deverão ser dadas por escrito. A aquisição de adrenalina autoinjetável, disponível no exterior, deverá ser indicada para eventuais emergências. Os pais devem ser orientados a evitar o contato das crianças com os desencadeantes quando estes forem passíveis de reconhecimento. Também em todos os ambientes que a criança convive, principalmente na escola, os responsáveis devem estar cientes e treinados para as situações de emergências.

Em todas as consultas, o médico acompanhante deverá reforçar as orientações e orientar o uso correto dos dispositivos autoinjetáveis.

Medidas educativas oferecem subsídios necessários para o reconhecimento e o correto manuseio, no caso de futuros episódios, restabelecendo a segurança ao paciente.

SITUAÇÕES ESPECÍFICAS

Anafilaxia perioperatória

As reações anafiláticas perioperatórias são reações de hipersensibilidade imediatas, potencialmente ameaçadoras à vida, que não estão relacionadas com as características farmacológicas das drogas, e sim com uma reação alérgica imunomediada e não imunomediada. Estas também são conhecidas por reações pseudoalérgicas ou anafilactoides.[12] Qualquer droga utilizada na anestesia poderá causar uma reação alérgica, e nenhum pré-tratamento mostrou-se eficaz em preveni-las.[13] A distribuição dos agentes causais envolvidos na anafilaxia anestésica é semelhante na maior parte dos estudos: os bloqueadores neuromusculares são responsáveis por 50 a 70% dos casos, seguidos pelo látex (12 a 16,7%) e antibióticos (15%). Na França, dentre os antibióticos, os betalactâmicos são responsáveis por 12 a 15% das reações perioperatórias.[14]

A anafilaxia pode ocorrer em qualquer período durante o procedimento anestésico e progredir lenta ou rapidamente.[12] Noventa por cento das reações ocorrem na indução anestésica após poucos minutos da aplicação endovenosa do agente envolvido, como nas alergias aos bloqueadores neuromusculares e antibióticos.[13,15] As sintomatologias mais comumente descritas são a ausência de pulso, dificuldade ventilatória e dessaturação, uma vez que os sintomas cutâneos não serão facilmente observados no paciente encoberto por campos cirúrgicos.[13-15]Os grupos de risco para a anafilaxia anestésica estão listados no Quadro 74-5.

Quadro 74-5 Grupos de risco para anafilaxia anestésica

Pacientes alérgicos a qualquer uma das drogas ou produtos a serem utilizados no procedimento anestésico
Pacientes com história de quadro clínico suspeito de reação alérgica durante anestesia prévia
Pacientes que apresentaram manifestações clínicas quando expostos ao látex, independentemente das circunstâncias em que isto ocorreu
Crianças com histórico de múltiplos procedimentos cirúrgicos, particularmente aquelas com espinha bífida, pelo risco de sensibilização ao látex
Pacientes que apresentaram manifestações clínicas quando expostos a abacate, *kiwi*, banana e *chestnut*, pelo risco de reação cruzada com o látex

Adaptado de Mertes *et al.*[12]

Anafilaxia aos radiocontrastes

Os mecanismos das reações aos radiocontrastes têm sido alvo de inúmeros estudos há décadas.[16] Em tese, a anafilaxia aos radiocontrastes pode ocorrer em decorrência da osmolaridade da solução, por ativação do sistema complemento, por formação direta de bradicinina ou por mecanismo mediado por IgE.[17]

As reações imediatas graves aos radiocontrastes iônicos são descritas em 0,1 a 0,4% dos procedimentos endovenosos, enquanto as reações aos contrastes não iônicos são menos frequentes (0,02 a 0,04%).[18] O principal fator de risco para a reação de hipersensibilidade imediata ou não imediata é um histórico de reação anterior, o que eleva as chances de recorrência em 21 a 60%.[16-18] Reações prévias aos contrastes iônicos terão uma possibilidade de recorrência reduzida em até dez vezes, caso seja utilizado um contraste não iônico.[19]

As reações imediatas são semelhantes à anafilaxia, manifestando-se em 65 a 85% dos pacientes por prurido e urticária, acompanhados ou não por angioedema.[16,18] Sintomas gastrointestinais, como náuseas, vômitos, dor abdominal e diarreia, também poderão ocorrer.[16] Cerca de 70% dos casos das reações imediatas terão início em até 5 minutos após a infusão do contraste.[18] A manifestação clínica mais observada nas reações não imediatas aos radiocontrastes é o exantema maculopapular, ocorrendo de horas a vários dias após a administração do contraste.[16]

CONCLUSÃO

Anafilaxia representa a urgência das patologias alérgicas, sendo fundamental o seu reconhecimento precoce, tratamento adequado e prevenção.

Apesar da gravidade desta doença, muitos profissionais ainda não sabem como agir de maneira decisiva para salvar a vida do paciente. Falha no diagnóstico e retardo no uso da adrenalina ou, muitas vezes, a prescrição de subdoses, são as principais causas de insucesso no manejo do choque anafilático.

Sempre que possível, os pacientes que apresentaram quadro de anafilaxia deverão ser encaminhados para o especialista em alergia.

REFERÊNCIAS BIBLIOGRÁFICAS

1. Muraro A, Roberts G, Clark A et al. The management of anaphylaxis in childhood: position paper of the European academy of allergology and clinical immunology. Allergy 2007 Aug; 62(8):857-71.

2. Decker WW, Campbell RL, Manivannan V et al. The etiology and incidence of anaphylaxis in Rochester, Minnesota: a report from the Rochester Epidemiology Project. J Allergy Clin Immunol 2008 Dec; 122(6):1161-5.
3. Manivannan V, Decker WW, Stead LG, Li JT, Campbell RL.Visual representation of National Institute of Allergy and Infectious Disease and Food Allergy and Anaphylaxis Network criteria for anaphylaxis. Int J Emerg Med 2009 Apr; 2(1):3-5.
4. Tang ML, Osborne N, Allen K. Epidemiology of anaphylaxis. Curr Opin Allergy Clin Immunol 2009 Aug; 9(4):351-6.
5. Gupta R, Sheikh A, Strachan DP, Anderson HR. Time trends in allergic disorders in the UK.Thorax 2007 Jan; 62(1):91-6.
6. Simons FE, Sampson HA. Anaphylaxis epidemic: fact or fiction? J Allergy Clin Immunol 2008 Dec; 122(6):1166-8.
7. de Silva IL, Mehr SS, Tey D, Tang ML. Paediatric anaphylaxis: a 5 year retrospective review. Allergy 2008 Aug; 63(8):1071-6.
8. Simon MR, Mulla ZD. A population-based epidemiologic analysis of deaths from anaphylaxis in Florida. Allergy 2008 Aug; 63(8):1077-83.
9. Liew WK, Williamson E, Tang ML. Anaphylaxis fatalities and admissions in Australia. J Allergy Clin Immunol 2009 Feb; 123(2):434-42.
10. Simons FE, Clark S, Camargo CA Jr. Anaphylaxis in the community: learning from the survivors. J Allergy Clin Immunol 2009 Aug; 124(2):301-6.
11. Lieberman PL. Anaphylaxis and Anaphylactoid Reactions. In: Middleton´s Allergy Principles & Practice, 6 ed., 2003. Ed. Mosby, 1497-1522.
12. Mertes PM, Lambert M, Guéant-Rodriguez RM et al. Perioperative anaphylaxis. Immunol Allergy Clin North Am 2009 Aug; 29(3):429-51.
13. Mertes PM, Laxenaire MC, Lienhart A et al. Interest Group on Drug Hypersensitivity. Reducing the risk of anaphylaxis during anaesthesia: guidelines for clinical practice. J Investig Allergol Clin Immunol 2005; 15(2):91-101.
14. Mertes PM, Laxenaire MC; GERAP. Anaphylactic and anaphylactoid reactions occurring during anaesthesia in France. Seventh epidemiologic survey (January 2001-December 2002). Ann Fr Anesth Reanim 2004 Dec; 23(12):1133-43.
15. Ebo DG, Fisher MM, Hagendorens MM, Bridts CH, Stevens WJ. Anaphylaxis during anaesthesia: diagnostic approach. Allergy 2007 May; 62(5):471-87.
16. Brockow K.Immediate and delayed reactions to radiocontrast media: is there an allergic mechanism? Immunol Allergy Clin North Am 2009 Aug; 29(3):453-68.
17. Schnyder B, Pichler WJ. Mechanisms of drug-induced allergy. Mayo Clin Proc 2009 Mar; 84(3):268-72.
18. Katayama H, Yamaguchi K, Kozuka T, Takashima T, Seez P, Matsuura K. Adverse reactions to ionic and nonionic contrast media. A report from the Japanese Committee on the Safety of Contrast Media. Radiology 1990 Jun; 175(3):621-8.
19. Brockow K, Christiansen C, Kanny G et al. Management of hypersensitivity reactions to iodinated contrast media. Allergy 2005 Feb; 60(2):150-8.

SEÇÃO XII

Emergências Hematológicas

Coordenadora

Monique Lima Martins Sampaio

CAPÍTULO 75

Púrpura Trombocitopênica Imune

Tereza Cristina Teixeira da Fonseca • Monique Lima Martins Sampaio
Luciana Perez Teixeira

CONCEITO E EPIDEMIOLOGIA

A púrpura trombocitopênica imune (PTI) é uma desordem autoimune caracterizada por plaquetopenia periférica persistente,[1] com duração variável.

É uma doença adquirida, usualmente benigna e autolimitada, e a causa mais comum de trombocitopenia na infância,[2] ocorrendo numa frequência de 4 a 8 casos por 100 mil crianças ao ano[3]. Embora possa ser diagnosticada em qualquer idade, a faixa etária mais acometida é a dos 2 aos 6 anos.[3-5] Os adolescentes e lactentes evoluem mais frequentemente com quadro crônico.[4]

Na infância há resolução espontânea dos sintomas nos primeiros 6 meses (PTI aguda) em 80 a 85% dos casos, e ambos os sexos são acometidos na mesma proporção, diferentemente da PTI do adulto, na qual se observa predomínio do sexo feminino. Cerca de 15 a 20% das crianças persistem trombocitopênicas por mais de 6 meses, caracterizando a PTI crônica, que tem uma incidência estimada de 0,46 por 100 mil crianças ao ano.[1,3]

ETIOPATOGENIA

A plaquetopenia é induzida por mecanismos autoimunes que levam à formação de anticorpos (predominantemente IgG) dirigidos contra antígenos plaquetários, sendo os principais alvos as glicoproteínas IIb-IIIa e Ib-IX. Os complexos plaqueta-anticorpos ligamse às células apresentadoras de antígenos por meio de seus receptores Fc e são prematuramente destruídas pelo sistema reticuloendotelial, especialmente no baço.

Os fatores que desencadeiam a formação de autoanticorpos na PTI aguda ainda não estão bem esclarecidos,[4,5] e embora frequentemente haja história de infecção viral ou vacinação antecedendo o quadro clínico, o vínculo entre a resposta imune desencadeada pela infecção viral ou imunização e a subsequente produção de autoanticorpos plaquetários não foi estabelecido.[4]

Na PTI crônica é descrita a associação com outras doenças autoimunes ou condições subjacentes que as predispõem, como o linfoma, as doenças reumáticas, a tireoidite autoimune etc.

QUADRO CLÍNICO

Na PTI aguda, a apresentação típica é o surgimento súbito de púrpura cutaneomucosa em uma criança previamente hígida. Com frequência há história de imunização ou infecção viral, principalmente respiratória, que antecede o quadro em 1 a 3 semanas.

Os pacientes com PTI não apresentam sintomas sistêmicos (febre, perda ponderal, anorexia, astenia) e o exame físico evidencia uma criança com bom estado geral, frequentemente apresentando petéquias e/ou equimoses. Epistaxe e sangramento em mucosa oral ocorrem em menos de um terço dos casos, e hematúria ou sangramento intestinal são vistos em menos de 10%.[4] A hemorragia mais temida, porém a mais rara, é a que acomete o sistema nervoso central e que ocorre em cerca de 0,1 a 1% dos casos.[3,5-7] As crianças com maior risco para hemorragia intracraniana são aquelas com contagem plaquetária inferior a 20.000/mm^3 (principalmente quando menor que 10.000/mm^3), e esta grave manifestação deve ser considerada quando existe sangramento importante de mucosas, hemorragia retiniana, cefaleia, alteração do nível de consciência ou outras manifestações neurológicas. A principal causa de mortalidade está associada à hemorragia intracraniana.

Caracteristicamente, não há outras alterações além das manifestações hemorrágicas, porém, em aproximadamente 10% dos pacientes, uma ponta de baço é palpável.

A presença de hepatoesplenomegalia, adenomegalias, dores ósseas e/ou sintomas sistêmicos deve levantar a suspeita de outras etiologias, como doenças linfoproliferativas, reumáticas ou infecciosas.

Na maioria das crianças há recuperação completa e contínua nos primeiros 6 meses, independentemente do uso de medicamentos. A contagem plaquetária retorna ao valor normal em 4 a 8 semanas em cerca de metade dos pacientes e em dois terços dentro de 3 meses após o diagnóstico.[4]

O curso da PTI crônica é incerto, embora cerca de um terço dos pacientes possa apresentar remissão espontânea em alguns meses ou, até mesmo, vários anos após o diagnóstico.[5,8]

O Quadro 75-1 apresenta as principais características da PTI aguda e crônica.

DIAGNÓSTICO/DIAGNÓSTICO DIFERENCIAL

O diagnóstico da PTI é realizado após a exclusão de outras causas de trombocitopenia e é baseado na história clínica (que deve incluir pesquisa cuidadosa sobre uso de medicamentos, em especial AAS e anticonvulsivantes), no exame físico, no hemograma e na análise do esfregaço do sangue periférico.

Classicamente, o *hemograma* mostra plaquetopenia, geralmente inferior a 30.000/mm^3, como anormalidade hematológica isolada. A hemoglobina, os índices eritrocitários e a leucometria estão normais, porém em cerca de 15% das crianças pode ser observada anemia leve (normocítica e normocrômica) nos casos em que houve sangramento significativo.

Quadro 75-1 Características da PTI (modificado)[2,9]

	Aguda	Crônica
Incidência	80%	20%
Sexo	Masculino = Feminino	3 femininos : 1 masculino
Idade (pico de incidência)	2 a 6 anos	Acima de 10 anos
Início	Súbito	Insidioso
Plaquetopenia inicial	Intensa	Moderada
Quadro clínico	Intenso	Leve
Remissão	60 a 90% em 6 meses	20% em 4 anos
Antecedente pregresso (2 a 3 semanas antes)	80% com: • doença viral: IVAS, sarampo, rubéola, varicela, caxumba, mononucleose, diarreia aguda, exantema súbito • vacinação: poliomielite, MMR, sarampo, hepatite B	Geralmente ausente (idiopática) Lúpus eritematoso sistêmico; tireoidite autoimune; 5 a 10% dos casos de HIV podem iniciar-se com plaquetopenia

No *esfregaço do sangue periférico,* observa-se trombocitopenia. As plaquetas têm tamanho normal ou aumentado. As hemácias e os leucócitos estão morfologicamente normais.

Nos casos típicos, nos quais os aspectos clínicos e laboratoriais são clássicos, não são necessários exames adicionais para o diagnóstico.[1,5,8]

O *mielograma* deve ser realizado nos seguintes casos: na presença de características clínicas atípicas ou se houver outras anormalidades no hemograma além da plaquetopenia; quando se vai prescrever corticosteroides, para afastar a possibilidade de leucemia; nos casos crônicos ou refratários ao tratamento.[1,5,6,10,11] A medula óssea de um paciente com PTI apresenta maturação eritroide e mieloide normal, com número normal ou aumentado de megacariócitos, a maioria destes sendo jovens e aplaquetogênicos.

A avaliação do paciente com PTI crônica deve incluir mielograma e, de acordo com os dados clínicos, testes de triagem para doenças autoimunes (VSH, FAN, anticorpo antifosfolípide, anticorpos antitireoide, Coombs e contagem de reticulócitos) e para imunodeficiências (imunoglobulinas; quantificação de linfócitos T e B), além de sorologias para HIV, EBV, CMV e hepatites.

DIAGNÓSTICO DIFERENCIAL

Diante de um quadro de púrpura, deve-se verificar imediatamente a existência de plaquetopenia, excluindo-se as púrpuras vasculares agudas, como as decorrentes da meningococcemia e de outras infecções bacterianas ou virais (quadros geralmente febris e acompanhados por alterações do estado geral).[6]

Os principais diagnósticos diferenciais da PTI estão listados no Quadro 75-2.

CONDUTA

A regressão espontânea e o risco reduzido de complicações na maioria dos casos fazem com que a maioria dos pacientes não necessite de tratamento específico. A terapia

Quadro 75-2 Principais causas de plaquetopenia e suas características clínicas (modificado)[6]

Doença	Quadro clínico
PTI	História de sangramento cutâneo e/ou de mucosa. Ausência de adenomegalias e hepatoesplenomegalia. Sem sintomas sistêmicos
Púrpura do recém-nascido	História de mãe com PTI. Quadro clínico semelhante à PTI
Lúpus eritematoso sistêmico	Plaquetopenia pode ser a primeira manifestação da doença. Anemia, febre, artropatia
Leucemia	Queda do estado geral, febre, anemia, hepatoesplenomegalia e adenomegalia
Doenças infecciosas (toxoplasmose, EBV, CMV, rubéola, HIV, varicela, caxumba)	História e exame físico sugestivos

inicial deve ser dirigida para a prevenção de sangramentos no SNC e para reduzir o risco de perda sanguínea devido aos sangramentos mucosos.

O acompanhamento ambulatorial é adequado para a maioria das crianças e a hospitalização está indicada para aquelas que apresentam sangramento com risco de morte, independentemente da contagem plaquetária, ou para as que possuem número de plaquetas inferior a 20.000/mm^3 associado a sangramento mucoso que possa necessitar de intervenção terapêutica. Deve-se considerar também o internamento para pacientes com menos de 20.000 plaquetas nos casos em não haja confiança nos familiares em cumprir as orientações fornecidas ou se a família residir em local de difícil acesso ao atendimento hospitalar.[8]

TRATAMENTO CONSERVADOR

Os familiares devem ser tranquilizados e orientados sobre a doença e seus sinais de agravo. A frequência à escola deve ser estimulada e as atividades com risco de trauma, evitadas.

Medicamentos que alterem a função plaquetária como o ácido acetilsalicílico, anti-inflamatórios não hormonais, nitrofurantoína, anticoagulantes e anti-histamínicos (exceto difenidramina), assim como injeções intramusculares, estão contraindicados. Vacinas com vírus vivos atenuados também não devem ser utilizadas.

Reavaliações clínicas semanais devem ser realizadas e o hemograma repetido nos primeiros 7 a 10 dias para averiguar se há surgimento de desordem medular grave, principalmente aplasia.[1] Novos controles da contagem plaquetária serão realizados de acordo com a necessidade clínica.

O médico (ou o serviço de saúde) deve estar disponível para dúvidas ou emergências.

TRATAMENTO MEDICAMENTOSO

Segundo a Sociedade Americana de Hematologia,[8] o tratamento medicamentoso deve ser instituído nas seguintes situações: hemorragias com risco de morte, independentemente da contagem plaquetária; plaquetas menores que 20.000/mm^3 com sangramento mucoso significativo; e plaquetas menores que 10.000/mm^3, mesmo com púrpura leve.

Quadro 75-3 Tratamento específico da PTI

Droga	Dose	Indicações
Prednisona ou prednisolona	4 mg/kg/dia por 4 dias ou 1 a 2 mg/kg/dia durante 2 a 3 semanas (dose máxima de 60 a 80 mg/dia) fracionada em 2-4 x/dia	plaquetas < 20.000/mm³ + sangramento mucoso significativo ou plaquetas < 10.000/mm³ + púrpura leve
Metilprednisolona	30 mg/kg/dia por 3 dias (dose máxima de 1 g/dia) 1 x/dia	Sangramento potencialmente fatal
Imunoglobulina endovenosa	0,4 g/kg/dia por 5 dias ou 0,8-1 g/kg/dia por 1 a 2 dias 1 x/dia	Sangramento potencialmente fatal. Invasiva e de alto custo, deve ser reservada para o tratamento de emergência de pacientes que não remitem/respondem aos esteroides e têm sangramento ativo[1,7]
Imunoglobulina anti-D	25 mcg/kg/dia por 2 dias ou 50 mcg/kg/dia dose única	Em substituição da IgEV em alguns casos de pacientes Rh+ e não esplenectomizados

Entre as opções terapêuticas estão os corticosteroides, a imunoglobulina endovenosa e a imunoglobulina anti-D (Quadro 75-3).

O efeito dos corticosteroides parece estar associado ao aumento da estabilidade vascular, ao bloqueio da síntese de anticorpos e à diminuição do *clearance* das plaquetas opsonizadas. A gamaglobulina endovenosa atua principalmente por sua ligação com os receptores Fc dos macrófagos, evitando a fagocitose das plaquetas. A vantagem do emprego desta medicação é o aumento mais rápido da contagem plaquetária com relação aos corticoides, porém seu custo é mais elevado e os efeitos colaterais são comuns. A imunoglobulina anti-D (Rh) liga-se ao antígeno D dos eritrócitos e, como as hemácias ligadas aos anticorpos são preferencialmente depuradas no baço, permite que a plaqueta escape da fagocitose.[4] Para seu uso, o paciente deve ser Rh-positivo e ter um baço funcionante. A elevação plaquetária ocorre mais lentamente com o uso da imunoglobulina anti-Rh do que com o da imunoglobulina endovenosa ou glicocorticoides.[8]

Deve-se ressaltar que várias terapias aumentam mais rapidamente a contagem plaquetária, porém todas elas têm efeitos colaterais significativos e não há evidências de que alterem o curso clínico da doença ou aumentem a chance de remissão completa.[1,7,8] As decisões terapêuticas, tanto na PTI aguda quanto na crônica, devem estar mais pautadas na sintomatologia do que na contagem plaquetária.

TRANSFUSÃO DE PLAQUETAS

A transfusão plaquetária é pouco eficaz, pois como os antígenos da membrana são comuns a todas as plaquetas, haverá destruição imune das plaquetas transfundidas. Por este motivo e pela possibilidade de sensibilização da criança, a transfusão plaquetária deve ser realizada apenas nos sangramentos com risco de morte ou na presença de hemorragia intracraniana, sempre associada ao uso de corticosteroide ou imunoglobulina endovenosos.[1] Deve ser utilizado o dobro ou o triplo do volume habitual (uma bolsa para cada 5 a 10 kg).[6]

Esplenectomia

Raramente utilizada na PTI aguda, sua indicação baseia-se no fato de o baço ser o principal sítio de eliminação das plaquetas e uma das fontes produtoras de anticorpos.

As suas principais indicações são para pacientes com sangramentos potencialmente fatais ou portadores de PTI crônica grave, sem resposta às medicações, com duração maior que 12 meses e prejuízo à qualidade de vida.[1]

Nos casos de esplenectomia eletiva, está indicada a vacinação contra agentes encapsulados (*Streptococcus pneumoniae, Haemophilus influenzae* tipo B e *Neisseria meningitidis*) pelo menos 15 dias antes do procedimento cirúrgico, e a profilaxia pós-cirúrgica com penicilina deve ser instituída em todos os pacientes.

Hemorragia intracraniana

A hemorragia intracraniana constitui uma emergência e as condutas a serem adotadas são:

- Realização de TAC de crânio para localizar o sangramento.
- Transfusão de plaquetas associada ao uso de esteroides e imunoglobulina endovenosos.
- Esplenectomia deve ser considerada, com o intuito de aumentar rapidamente o número de plaquetas circulantes.
- Craniotomia de emergência em pacientes com deterioração neurológica progressiva ou naqueles com hemorragia de fossa posterior.

Outros tratamentos

Outras opções terapêuticas (ciclofosfamida, azatioprina, ciclosporina, dapsona, interferon, danazol, rituximab) têm sido usadas, porém não há dados suficientes que suportem sua utilização em pediatria.[1,7,8,10] Devem ser reservadas para pacientes com PTI crônica que não respondem ao tratamento de primeira linha.[21]

PTI crônica

O manuseio do paciente com PTI crônica é essencialmente o mesmo da PTI aguda. As complicações hemorrágicas devem ser manejadas de acordo com a gravidade e as circunstâncias.[1] A esplenectomia, nesses casos, é curativa em cerca de 80% dos pacientes. Em caso de recidiva após esplenectomia, deve-se pesquisar a presença de baço accessório.

REFERÊNCIAS BIBLIOGRÁFICAS

1. British Committee for Standards in Haematology and General Haematology Task Force: Guidelines for the investigation and management of idiopathic thrombocytopenic purpura in adults, children and in pregnancy. British Journal of Haematology 2003; 120: 574-96.
2. Loggetto SR, Braga JAP. Púrpuras na infância. In: Morais MB, Campos SO, Silvestrini WS. Guia de pediatria (Guias de medicina ambulatorial e hospitalar). 1ª ed. São Paulo: Manole, 2005; 132: 1013-26.
3. Delgado RB, Viana MB, Fernandes RAF. Púrpura trombocitopênica imune da criança: experiência de 12 anos em uma única instituição brasileira. Rev Bras Hematol Hemoter 2009; 31(1): 29-36.

4. Matsumoto LA. Púrpuras plaquetárias. In: Carneiro JDA. Hematologia Pediátrica (Coleção Pediatria. Instituto da Criança Hospital das Clínicas). 1 ed. São Paulo: Manole, 2008; 9: 120-36.
5. Silva DB. Púrpura Trombocitopênica Idiopática. In: Lopez FA, Júnior DC. Tratado de pediatria (Sociedade Brasileira de Pediatria). 1 ed. São Paulo: Manole, 2007; 8: 1681-4.
6. Junior PTM. Púrpura trombocitopênica imune: diagnóstico e tratamento. Pediatria (São Paulo) 2007; 29(3): 222-31.
7. Eden OB, Lilleyman JS on behalf of the British Paediatric Haematology Group. Guidelines for management of idiopatic thrombocytopenic purpura. Archives of Disease in Childhood 1992; 67: 1056-8.
8. George JN, Woolf SH, Raskob GE, Wasser JS, Aledort LM, Ballem PJ et al. Idiopathic thrombocytopenic purpura: A practice guideline developed by explicit methods for the American Society of Hematology. Blood 1996; 88: 3-40.
9. Thienelt CD, Calverley DC. Thrombocytopenia caused by immunologic platelet destruction. In: Greer JP, Foerster J, Rodgers GM, Paraskevas F, Glader B, Arber DA, Means RT. Wintrobe's clinical hematology. 12 ed. Philadelphia: Lippincott Williams & Wilkins, 2009; 51.
10. Loggetto SR. Púrpura trombocitopênica imunológica (PTI) em pediatria. Disponível em http://www.sbhh.com.br/purpura.htm. Acesso: 20/10/2009.
11. Nugent DJ. Immune thrombocytopenic purpura of childhood. Hematology, Jan 2006; 2006: 97-103.
12. Nugent DJ. Childhood immune thrombocytopenic purpura. Blood Reviews 2002; 16: 27-9.

CAPÍTULO 76

Anemia Falciforme

Lídia Neves Vieira Bastos • Tereza Cristina Teixeira da Fonseca

CONCEITO E EPIDEMIOLOGIA

A doença falciforme compreende um grupo de anemias hemolíticas congênitas que se caracteriza pela presença da hemoglobina S nas hemácias. A hemoglobina S (HbS) é uma hemoglobina mutante na qual a valina foi substituída pelo ácido glutâmico no sexto aminoácido da cadeia da globina β no cromossomo 11. Na forma homozigótica (SS) recebe a denominação de anemia falciforme. Pode apresentar, ainda, combinações com outras hemoglobinas anormais (hemoglobinopatias SC, SD, SS) ou associação com betatalassemia (S-betatalassemia). No traço falciforme, a HbS combina-se com a hemoglobina normal A.

A doença falciforme possui alta morbimortalidade e é a doença genética mais frequente na população brasileira. Tem alta prevalência em afrodescendentes (negros e pardos), com incidência de 1-3/1.000 recém-nascidos. Pode ocorrer ocasionalmente em caucasianos pela elevada miscigenação da população brasileira. Com base na prevalência, estimam-se mais de 2 milhões de portadores do gene da HbS no Brasil, com o nascimento de 700 a 1.000 novos casos por ano.

Segundo Naoum *et al.*, a prevalência da doença falciforme na população brasileira foi, em 1987, de 0,04%, e entre negros, de 0,22%. Segundo esses autores, a Bahia possui a maior frequência de casos da doença.

A triagem neonatal (teste do pezinho) para anemia falciforme é hoje obrigatória no Brasil e é importante no seu diagnóstico precoce e na diminuição da sua morbimortalidade.

ETIOPATOGENIA

Nas anemias hemolíticas, a sobrevida das hemácias em circulação, que é de aproximadamente 120 dias, está acentuadamente reduzida e a medula óssea não é capaz de compensar esta redução mesmo aumentando a sua produção em até sete vezes.

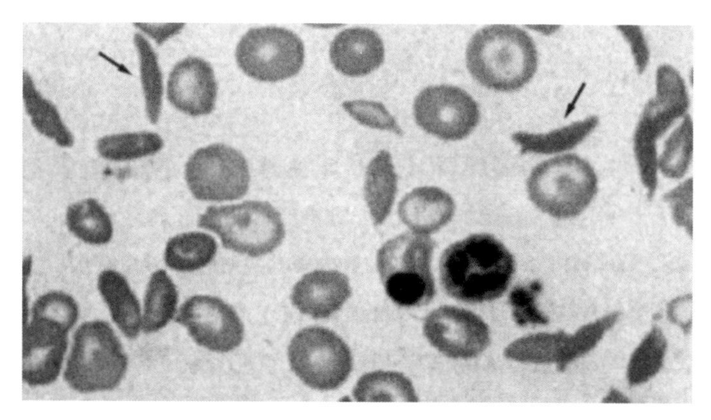

Fig. 76-1 Hemácias em foice.

A HbS, quando desoxigenada, torna-se polimeralizada e relativamente insolúvel. Essa polimerização da desoxi-hemoglobina S varia de acordo com o pH, a concentração de oxigênio, a pressão, a força iônica, a temperatura, a concentração de HbS e a presença de hemoglobinas anormais. A polimerização da HbS é o fator primordial na etiopatogenia da anemia falciforme, fazendo com que as hemácias se tornem distorcidas e rígidas, diminuindo sua deformabilidade. Essas hemácias são denominadas "hemácias em foice" (Fig. 76-1) e são responsáveis pelo fenômeno de oclusão vascular e consequentes lesões teciduais, mecanismo responsável pelas principais manifestações clínicas da anemia falciforme: as crises vasoclusivas.

QUADRO CLÍNICO

As manifestações clínicas são variadas e decorrem principalmente da hemólise e da oclusão vascular, que pode afetar praticamente todos os órgãos.

Os primeiros sintomas aparecem em torno do 6º mês de vida, quando há declínio da hemoglobina fetal (HbF) e a expressão das cadeias betaglobina torna-se significativa. A "síndrome mão-pé" é uma das manifestações iniciais mais comuns em lactentes acima dos 6 meses de idade e é secundária a uma dactilite isquêmica causada pela vasoclusão. Ela se manifesta por meio de dor e edema de mãos e pés, associados ou não à febre.

Muitos pacientes são clinicamente assintomáticos e esse estado de bem-estar pode ser interrompido periodicamente por vários tipos de crises, que geralmente têm início súbito e, ocasionalmente, evolução fatal; daí a importância do diagnóstico e medidas terapêuticas adequadas precoces. As manifestações clínicas podem ser classificadas em agudas e crônicas, sendo as primeiras de maior relevância no atendimento de emergência.

Os tipos de crises que ocorrem na anemia falciforme são crise vasoclusiva, crise aplástica, crise de sequestro e crise hemolítica (Quadro 76-1).

CRISE VASOCLUSIVA

A crise vasoclusiva é a mais frequente e resulta em hipóxia tissular que pode levar à morte tecidual, ocasionando dores localizadas de grande intensidade. Os principais fatores desencadeantes são infecções, desidratação e hipóxia. Ela pode ocorrer em qualquer

Quadro 76-1 Síndromes clínicas associadas a anemia falciforme (modificado de Ribeiro RC)

Tipo	Caracteristicas
Venoclusiva (crises dolorosas)	Mais frequente. Manifesta-se com dor abdominal ou em membros (formas agudas) e asplenia funcional (predisposição a infecções), nefropatia crônica, necrose avascular, retinopatia, fibrose hepática, úlceras em MMII, impotência (formas crônicas)
Aplástica	Associada ao parvovírus. Autolimitada. Anemia importante e reticulopenia
Sequestro esplênico	Segunda causa de óbito na anemia falciforme. Aumento do baço com sequestro de grande quantidade de hemácias. Hemoglobina < 6 g/dL
Hemolítica	Icterícia importante (BT entre 30 e 40 mg%). Sequestro de eritrócitos no fígado. Pode durar semanas. Tardiamente pode levar a colelitíase, atraso no crescimento e desenvolvimento sexual

local do organismo, mas as dores são mais frequentes nos ossos, tórax e abdome e pode ser acompanhada ou não de febre, mesmo na ausência de infecção. Os infartos esplênicos são tão frequentes que os pacientes apresentam asplenia funcional (autoesplenectomia) em torno dos 6 anos de idade. Essa disfunção esplênica predispõe os pacientes às infecções por germes encapsulados (*S. pneumoniae, H. influenzae, N. meningitides, E. coli, S. aureus*), os quais necessitam da presença de opsoninas, produzidas no baço, e do sistema complemento para serem fagocitados. O acidente vascular cerebral isquêmico é o tipo mais grave de complicação vasoclusiva.

CRISE APLÁSTICA

A crise aplástica está geralmente associada às infecções, especialmente à cepa B19 do parvovírus que causa redução transitória e drástica de hematopoese, podendo estar acompanhada de necrose medular extensa. Há queda acentuada da hemoglobina e da contagem de reticulócitos, além da presença dos sinais e sintomas da infecção viral que a precede. A crise aplástica pode ser mais raramente secundária à carência de ácido fólico.

CRISE DE SEQUESTRO ESPLÊNICO

A crise de sequestro esplênico é observada mais frequentemente em crianças pequenas (dos 5 meses aos 2 anos de idade). Ela é caracterizada pelo armazenamento súbito e maciço de hemácias no baço. Essa crise costuma repetir-se em um curto intervalo de tempo, geralmente nos 6 meses seguintes, e é a segunda causa de óbito em crianças com doença falciforme. Os pacientes apresentam palidez súbita, esplenomegalia acentuada e sinais e sintomas de hipovolemia. Observa-se aumento da reticulocitose e o nível de hemoglobina é geralmente menor que 6 g/dL e/ou há queda maior que 3 g/dL com relação ao nível basal do paciente. Se não for diagnosticada com urgência, poderá evoluir rapidamente para choque hipovolêmico e insuficiência cardiovascular.

CRISE HEMOLÍTICA

A crise hemolítica é muito rara e é usualmente causada por infecções. Ela se caracteriza por aumento na velocidade da hemólise, com aumento da reticulocitose e da icterícia.

INFECÇÃO

As infecções são a principal causa de morte em crianças com doença falciforme. Essas crianças são mais propensas à infecção em decorrência da asplenia funcional e podem evoluir com choque séptico fulminante se não forem diagnosticadas e tratadas precocemente. Os sítios de infecção mais envolvidos são sangue, pulmões, ossos, meninges e trato urinário.

A osteomielite deve fazer parte do diagnóstico diferencial das crises álgicas ósseas e costuma cursar com febre elevada, toxemia, aumento da velocidade de hemossedimentação, leucocitose e neutrofilia com desvio à esquerda. Para o diagnóstico, faz-se necessária a punção do local acometido e a cultura do material aspirado, uma vez que a imagem radiológica é tardia. Os germes etiológicos mais frequentes são *Salmonella* sp. e *S. aureus*.

OUTRAS COMPLICAÇÕES

As complicações da doença falciforme incluem infarto esplênico e autoesplenectomia, acidente vascular cerebral, infartos ósseos e necrose asséptica da cabeça do fêmur, úlceras de membros inferiores, priapismo, hipertensão pulmonar, litíase biliar, insuficiência cardíaca, insuficiência renal, entre outras. A gravidade das manifestações clínicas varia de paciente para paciente.

SÍNDROME TORÁCICA AGUDA

Das complicações pulmonares agudas, a síndrome torácica aguda (STA) é a mais comum, ocorrendo em 15 a 43% dos portadores de anemia falciforme, muitos vezes apresentando episódios recorrentes (50%). A síndrome é radiologicamente caracterizada por infiltrado pulmonar, associado à febre, dor torácica, hipóxia e leucocitose. A dor pleurítica é o sintoma predominante em adultos. Nas crianças pequenas, febre, tosse e taquipneia são geralmente os únicos sinais e sintomas. O acometimento da pleura diafragmática pode levar à dor abdominal. O maior dilema clínico é tentar distinguir entre pneumonia e infarto pulmonar. Na etiologia infecciosa, os principais agentes envolvidos são *Streptococcus pneumoniae, Staphylococcus pneumoniae, E. coli, H. influenzae, Klebsiella, Chlamydia pneumoniae, Mycoplasma, Legionella, Influenzae, RSV, CMV, Parvovirus, Adenovirus parainfluenzae.* Além das causas não infecciosas, e do infarto pulmonar, a STA pode ser secundária a atelectasia pulmonar, edema pulmonar, trombose de veia profunda e infarto de costelas. A etiologia infecciosa e a não infecciosa podem ocorrer simultaneamente. Embora a doença seja frequentemente autolimitada, principalmente quando uma pequena área do parênquima é acometida, poderá evoluir para falência respiratória, com rápida progressão para óbito.

PRIAPISMO

É definido como o ingurgitamento do pênis associado a dor intensa. Este evento, quando prolongado e recorrente, pode ser o responsável pelo elevado índice de impotência nos homens portadores de doença falciforme (> 50%).

DIAGNÓSTICO E DIAGNÓSTICO DIFERENCIAL

O diagnóstico pré-natal pode ser feito principalmente pelo líquido amniótico, mas não se justifica a sua realização por questões éticas e pelo risco inerente ao procedimento.

No Brasil, desde 6 de junho de 2001, por meio da Portaria nº 822 do Ministério da Saúde, tornou-se obrigatória a pesquisa de hemoglobinopatias nos testes de triagem neonatal ("teste do pezinho"). Esse diagnóstico precoce possibilita a realização de medidas preventivas como a imunização e o uso de penicilina profilática, além da orientação dos pais e do aconselhamento genético. Quando o teste é positivo para a doença falciforme, é obrigatória a realização da eletroforese de hemoglobina após os 6 meses de vida para a confirmação diagnóstica.

O exame de escolha para o diagnóstico definitivo da doença falciforme é a eletroforese de hemoglobina em meio ácido e/ou alcalino com a detecção da HbS. O teste de falcização pode ser realizado em locais onde não se tem acesso rápido à eletroforese de hemoglobina. O hemograma revela níveis baixos de hemoglobina e o exame do esfregaço sanguíneo evidencia a presença das hemácias em foice (Fig. 76-1). A contagem de reticulócitos geralmente é elevada, assim como os níveis de bilirrubina, à custa, principalmente, da fração indireta.

O diagnóstico diferencial é feito principalmente com outras anemias hemolíticas (decorrentes de anormalidades: da membrana das hemácias, da hemoglobina, das enzimas eritrocitárias e de fatores extrínsecos à hemácia) e com hepatopatias e infecções que cursam com icterícia. A história familiar tem um papel importante na anamnese.

TRATAMENTO

A Agência Nacional de Vigilância Sanitária (Anvisa) publicou em 2002 o "Manual de diagnóstico e tratamento das doenças falciformes" com o objetivo de melhorar o atendimento médico aos portadores das doenças falciformes mediante a utilização de guias de tratamento (Quadros 76-2 a 76-6).

A febre pode ser manifestação da crise dolorosa, porém, em crianças, ela pode ser a única indicação de processo infeccioso. Está bastante documentado que crianças com anemia falci-

Quadro 76-2 Guia de tratamento empírico para crianças febris < 12 anos (modificado de Ribeiro RC)

1. Investigação laboratorial básica – hemograma completo, sumário de urina, Rx de tórax e culturas de sangue, urina e orofaringe.
2. Crianças toxemiadas ou com temperaturas > 39,9°C devem ser internadas e tratadas imediatamente com antibioticoterapia endovenosa, mesmo antes da realização do Rx ou do resultado do hemograma.
3. Punção lombar deve ser feita nas crianças com toxemia ou sinais de meningite.
4. Crianças não toxêmicas ou com temperatura < 39,9°C, com infiltrado na radiografia ou contagem leucocitária acima de 30.000/L ou abaixo de 5.000/L devem ser internadas e tratadas com antibióticos EV.
5. Crianças não toxêmicas ou com temperatura < 39,9°C, sem infiltrado pulmonar no Rx, com contagem leucocitária normal e pais orientados, podem ser inicialmente tratadas com antibióticos por via oral e observadas por algumas horas, com retorno no dia seguinte para reavaliação e nova radiografia.
6. Os antibióticos devem ser selecionados com base na sua cobertura para *S. pneumoniae* e *H. influenza* e boa concentração no sistema nervoso central.
7. Se a criança permanecer bem e as culturas forem negativas, os antibióticos podem ser suspensos.
8. Septicemia documentada (hemocultura positiva) dever ser tratada por via parenteral por 7 ou mais dias.
9. Meningite bacteriana deve ser tratada, parenteralmente, por 10 ou mais dias ou por 7 dias após esterilização do LCR.

forme têm maior risco de sepse, particularmente por germes encapsulados como *S. pneumoniae*, podendo apresentar um curso clínico fulminante. A infecção pelo vírus da influenza também pode causar morbidade importante. Alguns autores orientam internar imediatamente todos os pacientes abaixo de 5 anos de idade com febre, considerando a alta taxa de mortalidade após 3 a 4 horas de atraso na administração do antibiótico. Nos casos de osteomielite, o tratamento deve dar cobertura a *Salmonella* sp. e *S. aureus* por no mínimo 4 a 6 semanas.

Quadro 76-3 Manejo da crise vasoclusiva (modificado de Anvisa e Ribeiro RC)

1. Pacientes com dor devem ser avaliados pela equipe médica imediatamente se apresentarem concomitantemente:
   - Febre (38,9°C)
   - Dor abdominal
   - Dor torácica ou sintomas pulmonares
   - Letargia
   - Cefaleia importante
   - Dor, fraqueza ou perda de função em extremidades
   - Dor que não melhorou com medidas habituais
   - Dor em região lombar sugestiva de pielonefrite
2. Paciente com dor moderada devem ser instruídos a tomar analgésicos comuns, aumentar a ingestão hídrica com reavaliação em 24 h
3. Investigação laboratorial deve incluir:
   - Hemograma completo e contagem de reticulócitos
   - Se houver febre: radiografia de tórax, hemocultura, sumário de urina, punção liquórica, se necessário
   - Se houver sinais de síndrome torácica: Rx tórax, hemocultura, cultura de escarro e gasometria
   - Se osteomielite ou artrite séptica: aspiração direta da área envolvida para cultura e avalição ortopédica
4. **Tratamento**
   - Reduzir ansiedade e medo
   - Medicação analgésica (ver Quadro 76-4)
5. Pacientes com dor importante que necessitem morfina parenteral devem ser internados. Devem receber, além da analgesia, hidratação no volume 1,5 x o basal (oral + EV) → 3.000 mL/m^2 (SGF 3:1). Alguns pacientes perdem sódio pela urina. Devem-se, portanto, avaliar os eletrólitos em dias alternados.

Quadro 76-4 Manejo da crise de sequestro esplênico (modificado de Anvisa e Ribeiro RC)

Reconhecimento
Aumento rápido do baço (com relação ao tamanho habitual)
Queda da hemoglobina maior do que 3 g/dL do valor basal ou valor absoluto < 6 g/dL
Elevação dos reticulócitos (resposta medular compensatória)
Chama-se crise de sequestro agudo menor quando há aumento do baço e queda da hemoglobina, porém o valor absoluto da Hb é maior que 6 g/dL
Tratamento (imediato)
Elevar hemoglobina para 9-10 g/dL (dividir o volume em duas transfusões, com intervalo de 8 horas, para evitar descompensação cardiorrespiratória)
Exsanguineotransfusão se houver sinais de descompensação cardiorrespiratória
Esplenectomia (após resolução da crise aguda) em pacientes > 2 anos após a segunda crise

Quadro 76-5 Manejo do paciente com síndrome torácica aguda (STA) (modificado de Ribeiro RC)

Exames iniciais
Rx de tórax Hemograma + reticulócitos Gasometria arterial
Tratamento
Internamento Hidratação (1,5× o basal) Oxigenoterapia (se $pO_2 < 70$ mmHg) Antibióticos Exsanguineotransfusão nas seguintes situações: • Diminuição da pO_2 em 25% do valor da internação • Insuficiência cardíaca • Pneumonia grave • Taquipneia • $pO_2 < 70$ mmHg

Quadro 76-6 Doses iniciais e intervalos dos analgésicos usados no controle da dor (modificado Ribeiro RC e Carneiro JDA)

	Dose	Via	Intervalo	Observação
Dor intensa				
Morfina (amp. 10 mg/mL)	0,05 a 0,1 mg/kg/dose (máx. 10 mg)	EV	4/4h	Droga de escolha
Meperidina (amp. 50 mg/mL)	1,5 mg/kg/dose (máx. 100 mg)	IM ou EV	4/4h	Evitar em pacientes com distúrbios neurológicos ou renais (maior incidência de convulsão). Risco maior de dependência. Infusão lenta quando endovenosa
Dor moderada				
Morfina (comp. 10 mg)	0,3 a 0,5 mg/kg/dose	VO	4/4 h	Máximo 15 mg
Codeína (sol. 3 mg/mL/ comp. 5 mg)	0,5 a 0,75 mg/kg/dose	VO	4/4 h	Máximo 60 mg/dia
Meperidina (comp. 50 mg)	1,5 mg/kg/dose (máx. 100 mg)	VO	4/4 h	
Dor leve				
Codeína (sol. 3 mg/mL/ comp. 5 mg)	0,5 mg/kg/dose	VO	6/6 h	Duração de 6 h
Ibuprofeno (100 mg/5 mL	300 a 600 mg/dose	VO	6/6 h	
Paracetamol (comp. 500 mg/ 750 mg, gotas 10 mg/gt)	10 mg/kg/dose 15 mg/kg/dose	VO	4/4 h 6/6 h	Dose máxima 3 g/dia Uso com cautela em pacientes com insuficiência renal
Dipirona (500 mg/mL ou sol. 50 mg/mL)	15 mg/kg/dose	VO	6/6 h	Dose máxima 1 g/dose

As infecções também podem ser minimizadas pelos programas de imunização combinados com o uso de antibiótico profilático. A profilaxia com penicilina é recomendada nos menores de 5 anos de idade, prevenindo assim em 80% os episódios de septicemia. A vacina antipneumocócica tem-se mostrado eficaz, reduzindo a incidência de infecções por *S. pneumoniae* em crianças maiores de 2 anos.

O tratamento das crises álgicas é de suporte. As metas são aliviar a dor e tratar os problemas desencadeantes, principalmente infecção, hipóxia, acidose e desidratação. O uso cuidadoso, consistente e adequado de analgésicos é a chave para o tratamento da crise álgica. O analgésico de escolha, a via e a dose são parâmetros bastante variáveis. O ideal é a escolha de uma dose fixa, dentro de um esquema suficientemente adequado e clinicamente efetivo para cada paciente, e não o sistema de "medicação quando necessário". Pode-se lançar mão das transfusões sanguíneas, quando as medidas citadas anteriormente falharem. Orientar o paciente na prevenção da dor evitanto hipóxia, desidratação e resfriamento da pele.

No priapismo, a terapia inicial é a melhora da dor e da ansiedade, além de hidratação. Termoterapia não está indicada (o frio pode aumentar a dor e causar necrose local, e o calor aumenta o fluxo sanguíneo melhorando o retorno venoso, mas é eficaz apenas nos pacientes sem infarto). O paciente deve ter avaliação urológica precoce. Nos casos de priapismo maior (episódio prolongado, duração maior que 12 h) está indicada a internação para o tratamento clínico ou até mesmo cirúrgico.

Transfusão

O uso da transfusão sanguínea reserva-se aos casos de anemia grave (crise aplástica) ou descompensação cardiopulmonar (sequestro esplênico). É utilizada também em pacientes com história de acidente vascular cerebral (AVC) de repetição.

A exsanguineotransfusão é utilizada quando há necessidade de redução rápida da HbS, como nos casos de AVC e STA. A exsaguineotransfusão parcial é preferível a transfusões se múltiplas transfusões forem necessárias, minimizando o acúmulo de ferro e a hiperviscosidade.

Para realização da exsanguineotransfusão parcial, cuja finalidade é remover as células falciformes, emprega-se a seguinte técnica: punção de dois acessos venosos calibrosos, infusão de concentrado de hemácias, 15 mL/kg, e retirada simultânea de 20 mL/kg de sangue do paciente, na mesma velocidade. O procedimento deve durar aproximadamente 2 horas e deverá ser repetido no dia seguinte. O nível de HbS diminuirá de 20 a 30%. Não é um procedimento isento de riscos (complicações metabólicas, cardiovasculares, hemorrágicas, infecciosas etc.), devendo ser utilizado de forma adequada e com indicação precisa.

Outras terapêuticas empregadas

A suplementação com ácido fólico na dose de 1 mg/dia está indicada (pelo consumo medular alto), assim como profilaxia antibiótica (penicilia oral) continuamente até 5 anos. Drogas oxidativas devem ser evitadas (maior risco de hemólise).

O transplante de medula óssea, quando bem-sucedido, cura a doença. Tratamento com hidroxiureia resulta em melhora das crises (inicialmente usada com o intuito de aumentar os níveis de hemoglobina F, mas existem outras razões para seu uso, como diminuição da contagem de leucócitos, mudança na reologia das hemácias e efeitos vasculares indiretos).

O diagnóstico precoce, a vacinação contra pneumococos e meningococos e o rápido tratamento das infecções têm contribuído muito para aumentar a sobrevida dos pacientes nascidos com esta desordem.

REFERÊNCIAS

Agência Nacional de Vigilância Sanitária (Anvisa). Manual de diagnóstico e tratamento de doenças falciformes. Brasília: Ministério da Saúde, 2002.

Beuler E, Lichtman MA, Coller BS, Kipps TJ, Seligsohn U. Williams Hematology. 6 ed., 2005.

Carneiro JDA. Hematologia pediátrica. 1 ed., 2008.

Carneiro JDA. Pediatria – Instituto da Criança – Hospital das Clínicas. Hematologia Pediátrica. 1 ed., 2008.

Naoum PC, Alvarez F, Domingos RCB, Ferrari F, Moreira HW, Sampaio Z et al. Hemoglobinas anormais no Brasil: prevalência e distribuição geográfica. Rev Bras Patol Clin 1987; 23(3): 68-79.

Ribeiro RC. Hematologia Oncologia Pediátrica para o Pediatra Geral. 1 ed., 1989.

Stephen H. Embury et al. Sickle cell disease – basic principles and clinical practice. 1 ed., 1994.

Vichinsky E, Lubin BH. Sugested guidelines for the treatment of children with sickle cell anemia. Hematol Oncol Clin North Am 1987; 1: 483.

Zago MA, Falcão RP, Pasquini R. Hematologia, Fundamentos e Prática. 1 ed., 2001.

CAPÍTULO 77

Urgências nas Anemias Hemolíticas

Fábia Michelle Rodrigues de Araújo • Jaqueline Cabral Peres

CONCEITUAÇÃO E EPIDEMIOLOGIA

A anemia hemolítica autoimune (AHAI) é uma patologia que consiste na presença de autoanticorpos dirigidos contra os próprios antígenos da membrana eritrocitária do paciente, promovendo sua remoção precoce pelas células do sistema monocítico-macrofágico (reticuloendotelial), o que pode resultar em anemia, se a taxa de hemólise superar a habilidade da medula óssea em repor as hemácias hemolisadas.

É um dos eventos autoimunes mais comuns no homem. A AHAI pode ocorrer em todos os grupos etários, sendo menos comum em crianças e adolescentes, quando comparados aos adultos. Pode afetar crianças de qualquer raça ou nacionalidade e está frequentemente associada a infecções virais ou bacterianas, com o pico de incidência ocorrendo entre os pré-escolares. Nos adolescentes, por sua vez, devem-se investigar doenças sistêmicas imunes, como colagenoses.

ETIOPATOGENIA

A etiologia da AHAI é variada. O anticorpo identificado pode ser do tipo quente ou frio, conforme sua temperatura de ação.

A patogênese da produção de autoanticorpos não é clara, mas pode envolver defeito na composição do sistema antigênico Rh ou desarranjos dos mecanismos imunorregulatórios. Entre eles estão: depressão do sistema imune por meio de ação viral; alteração do equilíbrio entre as células T facilitadoras e supressoras; alteração dos antígenos de superfície dos eritrócitos por vírus ou drogas; possível reação cruzada dos anticorpos induzidos por agentes infecciosos contra antígenos de superfície dos eritrócitos.

Os anticorpos podem pertencer às classes IgG, IgM, IgA (ocasionais) ou estar associados à presença de complemento. Os eritrócitos cobertos por IgG são removidos primariamente pelo baço, enquanto a hemólise mediada por IgM é realizada no fígado, independentemente da presença de complemento. A quantidade de IgG na superfície eritrocitária está correlacionada com a hemólise realizada no baço, pois receptores Fc nos macrófagos se ligam e fagocitam eritrócitos cobertos por essa imunoglobulina. Os eritrócitos podem ser completamente ingeridos pelos macrófagos; contudo, se somente uma porção da superfície da membrana é removida, os eritrócitos se transformam em esferócitos, podendo ser identificados em sangue periférico.

Por sua vez, na doença aglutinina a frio ou na hemoglobinúria paroxística a frio, o autoanticorpo envolvido liga-se preferencialmente a 4°C e fixa o complemento eficientemente. Se o complemento é ativado, os eritrócitos serão hemolisados intravascularmente, resultando em hemoglobinemia e hemoglobinúria. Quando o complemento é depositado nas células vermelhas, mas não completamente ativadas a ponto de lesá-las, macrófagos no sistema reticuloendotelial se ligam a eritrócitos usando receptores de complemento e englobando-os de maneira similar à AHAI quente. Contudo, eritrócitos cobertos por complemento são destruídos por macrófagos, principalmente no fígado.

CLASSIFICAÇÃO

Pode ser classificada em:

- Primária ou idiopática.
- Secundária.
- Aloimune.

Na AHAI primária ou idiopática há presença do autoanticorpo contra as hemácias sem a existência de doença sistêmica que justifique a presença do mesmo. Pode ser subclassificada de acordo com as características dos autoanticorpos e autoantígenos:

- Na maioria dos casos há envolvimento dos anticorpos quentes, usualmente IgG, que se ligam preferencialmente a hemácias a 37°C, fixam complemento em alguns casos, levando à hemólise extravascular principalmente no baço, resultando em icterícia, esplenomegalia e anemia.
- A segunda categoria de AHAI primária, particularmente comum em crianças após quadro viral, é a hemoglobinúria paroxística a frio. O autoanticorpo envolvido é também IgG, que se liga preferencialmente a temperaturas frias, fixando complemento de forma eficiente, e causando hemólise intravascular com hemoglobinemia, hemoglobinúria e anemia.
- A terceira categoria, doença aglutinina a frio, é relativamente rara em crianças, mas pode ocorrer após infecção por *Mycoplasma*. Nesse caso há presença de autoanticorpo IgM contra os antígenos eritrocitários I/i a temperaturas frias, fixando o complemento, causando tanto hemólise intravascular como extravascular.

Na AHAI secundária há presença de alguma doença sistêmica, ou seja, está associada ou é parte integrante dos sinais e sintomas da patologia de base, por exemplo, doença de Hodgkin. O autoanticorpo pode pertencer às classes de anticorpos quente (IgG), frio (IgM) ou misto.

No caso de AHAI aloimune, essa pode ser decorrente da doença hemolítica perinatal, cujo anticorpo envolvido é pertencente à classe IgG, ou ainda ser secundária a reação transfusional.

Quadro clínico

Os sinais e sintomas dependem das características dos autoanticorpos, sendo proporcionais ao grau de hemólise a rapidez e a gravidade da anemia instalada, que pode ser leve, principalmente se não houver doença sistêmica. Já nos casos graves com início agudo, os pacientes podem apresentar: febre, palidez, icterícia, hepatoesplenomegalia, taquipneia, taquicardia, angina ou falha cardíaca.

Nos casos de AHAI decorrente de autoanticorpos quentes, a doença costuma ser notada pelos sintomas de anemia, às vezes pela icterícia. O começo costuma ser insidioso (por meses), mas há casos com anemia de instalação e progressão rápidas. Hemoglobinúria é rara. O exame físico é inexpressivo nos casos de anemia leve. Pode não se notar esplenomegalia, embora seja usual.

Na hemoglobinúria paroxística a frio, geralmente são crianças menores de 5 anos que apresentam quadro de AHAI após infecção viral das vias aéreas superiores. O quadro inicial tende a ser súbito, com surgimento de palidez, icterícia e hemoglobinúria, acompanhadas de dor abdominal, febre e sintomas sistêmicos – calafrios, mialgias, cefaleia e urticária provocada pelo frio. Os sintomas e a hemoglobinúria duram algumas horas.

Na doença aglutinina a frio, rara em crianças, o paciente pode apresentar acrocianose acentuada, hepatoesplenomegalia e adenomegalia. Nesses casos, na ausência de história prévia por infecção (p. ex., *Mycoplasma*), deve-se investigar doença linfoproliferativa.

Já na AHAI decorrente de autoanticorpos frios, as manifestações clínicas variam de paciente para paciente, provavelmente dependendo da amplitude térmica dos anticorpos envolvidos, que é mais importante do que os títulos de aglutinação. Os pacientes podem apresentar hemoglobinúria, quando expostos ao frio, e apresentar fenômenos vasculares (eritema e dor), com casos de acrocianose, que podem estar presentes em orelhas, nariz, dedos de mãos e pés, mas raramente evoluem para gangrena.

DIAGNÓSTICO

Anamnese: sempre necessária a qualquer investigação médica. Devem-se investigar processos infecciosos, história familiar de doença hematológica, uso de medicações ou hemotransfusão recentes e início dos sinais e sintomas.

Exame físico: ver texto citado anteriormente.

Diagnóstico laboratorial: hemograma com plaquetas – hemoglobina pode estar diminuída, demonstrando anemia de leve a grave, com risco de morte. Presença de policromasia, um correlato morfológico de reticulócitos, um indicador de aumento de formação de novas hemácias, e nos casos que cursem com anemia grave podem ser vistos eritroblastos. A contagem de leucócitos e plaquetas poderá estar normal ou elevada. A morfologia eritrocitária pode mostrar esferócitos, dacriócitos, esquizócitos, corpos de Howell-Jolly e até aglutinação de células. Essa última quando da AHAI a frio.

Bioquímica mostra aumento da bilirrubina total em virtude da destruição eritrocitária acelerada com predomínio do aumento da bilirrubina indireta. Pode-se esperar aumento da desidrogenase lática (DHL) e da aspartato aminotransferase (AST). Haptoglobina sérica, que liga a hemoglobina livre no plasma, encontra-se diminuída na maioria dos casos de AHAI.

Mielograma mostra hiperplasia eritroide intensa, com ausência de células malignas e parasitos. Às vezes, pode mostrar uma doença linfoproliferativa subjacente, não notada.

Sumário de urina: urobilinogênio urinário costuma estar aumentado, mas haverá presença de hemoglobina se a hemólise for intravascular.

Teste da antiglobulina humana (DAT): o diagnóstico laboratorial de AHAI depende da demonstração de imunoglobulina e/ou complemento ligados à hemácia dos pacientes. Identifica a presença de anticorpos e/ou complemento na superfície dos eritrócitos; é uma aferição semiquantitativa, baseada na quantidade de eritrócitos aglutinados.

Os anticorpos livres podem ser detectados pelo teste indireto de antiglobulina, no qual o plasma do paciente é incubado com eritrócitos compatíveis de um doador, e estes são, depois, examinados pelo teste direto.

TRATAMENTO

Tratamento da criança com AHAI depende inicialmente da rapidez da instalação, da gravidade dos sinais e sintomas da anemia, das características dos autoanticorpos, bem como do tratamento da doença de base, se essa existir. Por exemplo, se houver mínima hemólise, com hematimetria estável, não haverá necessidade de tratamento, apenas um controle periódico para acompanhamento e investigação de possível doença de base e sua progressão.

Nos casos de hemólise intravascular é imperativo bom fluxo renal e controle urinário rigoroso. A administração de folatos (ácido fólico, 1 mg/dia) deve ser realizada a fim de prevenir anemia megaloblástica.

Transfusão: não tem indicação na maioria dos casos e deverá ser evitada se as condições clínicas do paciente permitirem, pois os eritrócitos transfundidos podem ser destruídos com rapidez igual ou maior que os do próprio paciente, além de tornar ainda mais difícil o encontro de concentrados compatíveis. Se a anemia está causando instabilidade hemodinâmica/sensorial ou o paciente tem doença de base grave (p. ex., cardiopatia) pode ser necessária a transfusão de concentrado de hemácias, que geralmente é bem problemática, sendo necessário liberar um concentrado de hemácias "menos incompatível" e lavá-las para remoção de componentes plasmáticos. Nessas circunstâncias, sugere-se discutir o caso com o hematologista/hemoterapeuta.

Se a indicação for necessária e o hemocomponente for selecionado, este deverá ser administrado em pequenos volumes e lentamente, a fim de que possam ser checados, durante a transfusão, sinais de reação transfusional hemolítica aguda, tais como o surgimento de hemoglobinemia e/ou hemoglobinúria, como resultado de maior hemólise provocada pelo uso do componente sanguíneo.

Corticoides: o tratamento de escolha na AHAI é a imunossupressão com corticoide, já que na maioria dos casos a transfusão de concentrado de hemácias deve ser evitada, instituindo a terapia específica. Corticoterapia permanece o tratamento de primeira linha, principalmente se o anticorpo presente for a IgG. Eles diminuem a produção de autoanticorpos, inibem o número dos receptores Fc nos monócitos sanguíneos e, consequentemente, o sequestro esplênico dos eritrócitos sensibilizados.

Uma resposta de 80% tem sido observada com o seguinte esquema: em criança muito anêmica pode-se usar metilprednisolona endovenosa 30 mg/kg nas primeiras 72 horas, seguida de corticoide oral, 1 a 2 mg/kg/dia por 2 a 4 semanas, seguidos por retirada lenta de 2 a 3 meses, baseando-se na concentração de hemoglobina, na contagem de reticulócitos e no DAT. Para alguns autores, a prednisona deveria ser continuada por 2 a 3 meses após a hemólise ter sido totalmente controlada.

Esplenectomia: nas formas graves com necessidade transfusional elevada e prejuízo no crescimento e desenvolvimento secundário ao uso crônico do corticoide, os pacientes podem ser beneficiados com a esplenectomia, pois remove o principal lugar de destruição dos eritrócitos. Embora a hemólise possa continuar, é necessário um nível muito mais alto de anticorpos para causar o quadro clínico semelhante ao de antes desse procedimento. Aproximadamente dois terços dos pacientes entram em remissão parcial ou completa, mas recaídas são frequentes, sendo necessário voltar a usar corticoide geralmente em doses menores.

Drogas imunossupressoras: no insucesso dos corticoides e da esplenectomia, drogas citotóxicas e anticorpos monoclonais, como rituximab, devem ser consideradas, tendo sua indicação naqueles pacientes refratrários às formas clássicas de tratamento. Nesses casos, discutir com o hematologista que acompanha a criança.

PROGNÓSTICO

A evolução é extremamente variável, podendo apresentar início agudo, com curta duração e resolução em até 6 meses, ou apresentar início insidioso, tendendo à cronificação, o que, em geral, ocorre em lactentes e adolescentes. Ocasionalmente casos crônicos regridem de forma espontânea, após meses ou anos de evolução. Nos casos de AHAI secundária, a evolução e o prognóstico dependerão da doença subjacente. Em geral, os casos pós-infecciosos são autolimitados e curam-se em poucas semanas. A mortalidade global na infância é inferior à do adulto, de 10 a 30%.

REFERÊNCIAS

Bordin JO. Anemias hemolíticas auto-imunes. In: Zago MA, Falcão RP, Pasquini R. Hemotologia. Fundamentos e práticas. São Paulo: Atheneu, 2004: 329-36.

Langhi Jr DM, Olivato MCA. Transfusão em anemia hemolítica auto-imune. In: Bordin JO, Júnior DML, Covas DT. Hemoterapia. Fundamentos e prática. São Paulo: Atheneu, 2007: 51-74.

Leite IP, Sampaio JAM. Anemia hemolítica auto-imune. In: Braga JA, Tone LG, Loggeto SR. Hematologia para o pediatra. São Paulo: Atheneu, 2007: 65-71.

Lichtan MA, Beutler E, Kipps TJ, Williams JW. Manual de hematologia de Williams. São Paulo: Artmed, 2005: 154.

Oliveira M, Oliveira B, Murao M, Vieira Z, Gresta L, Viana M. Clinical course of autoimmune hemolytic anemia: an observational study. J Pediatr 2006; 82(1): 58-62.

Oliveira RAG, Neto AP, Oshiro M. Fisiopatologia e quadro laboratorial das principais anemias. In: Oliveira RAG, Neto AP (eds.). Anemias e leucemias. Rio de Janeiro: Roca, 2004: 51-83.

Packman CH. Hemolytic anemia due to warm autoantibodies. Blood Reviews 2008; 22: 17-31.

Petz LD. Cold antibody autoimmune hemolytic anemias. Blood Reviews 2008; 22: 1-15.

Verrastro T. Principais tipos clínicos de anemia. In: Lorenzi TF, Neto SW. Hematologia e hemoterapia. Fundamentos de morfologia, fisiologia, patologia e clínica. São Paulo: Atheneu, 2005: 51-74.

Ware E Russel. Autoimmune hemolytic anemia in children. Disponível em: 6/3/2009.

Zecca M, Nobili B, Ramenghi U, Perrota S, Amendola G, Rosito P. Rituximab for the treatment of refractory autoimmune hemolytic anemia in children. Blood 2003; 101: 3857-61.

http://www.uptodat.com/online/content/topic.do?topickey=pedi_hem/8131

CAPÍTULO 78

Indicações de Hemocomponentes

Monique Lima Martins Sampaio • Luciana Perez Teixeira

INTRODUÇÃO

A hemoterapia em pediatria vem avançando nos últimos anos, devido ao amplo suporte de vida aos prematuros, chegando até o final da adolescência.

Recursos diferenciados, como a irradiação e a leucorredução, melhoram a qualidade dos hemocomponentes e diminuem os riscos inerentes à transfusão.

As crianças constituem o grupo de pacientes com maior expectativa de vida; portanto, é justamente nesta faixa etária que as decisões transfusionais devem ser racionais e criteriosas, qualitativa e quantitativamente.

CONCENTRADO DE HEMÁCIAS

Uma unidade de concentrado de hemácias (CH) possui aproximadamente 300 mL, sendo 200 mL de hemácias, 50 mL de plasma e o restante de solução anticoagulante e preservante. Os CH não devem ser utilizados como fonte de plaquetas ou de granulócitos e oferecem apenas pequenas quantidades de fatores de coagulação ou de outras proteínas plasmáticas.

Os CH são indicados para o tratamento de anemia em pacientes que necessitem de aumento na capacidade de transporte de oxigênio. As necessidades transfusionais de cada paciente devem basear-se nos níveis de hemoglobina e hematócrito, nos sintomas de anemia e nos fatores de risco. Para a maioria das crianças, transfusões de CH devem ser consideradas após de 15 a 20% da volemia.

Com perdas sanguíneas agudas, como as que ocorrem em trauma ou durante cirurgias, a hemoglobina e o hematócrito podem não refletir a magnitude da perda sanguínea. Em vez desses parâmetros, a evidência de hipoperfusão (palidez, hipotensão, taquicardia e alterações do nível de consciência) deve ser utilizada para se definir a terapêutica de reposição. Pacientes com anemia crônica frequentemente toleram níveis de hemoglobina relativamente mais graves, pois seus organismos conseguem compensar a anemia sem transfusões.

Criança com mais de 1 ano, com sistema cardiovascular saudável, é capaz de tolerar níveis de hemoglobina de 7 ou 8 g/dL.

Diretrizes para transfusões de CH em pacientes com mais de 4 meses de idade

- Perda sanguínea intraoperatória > ou igual a 15% da volemia total.
- Hemoglobina < 8 g/dL:
  - No período perioperatório, com sintomas de anemia.
  - Sob quimioterapia e radioterapia.
  - Em anemia sintomática crônica, congênita ou adquirida.
  - Em procedimentos cirúrgicos de emergência com perda esperada de sangue em paciente com anemia perioperativa.
  - Em anemia pré-operatória sem outras terapêuticas corretivas disponíveis.
- Perda sanguínea aguda com hipovolemia não responsiva a outras terapêuticas.
- Hemoglobina < 13 g/dL com:
  - Doença pulmonar grave.
  - Oxigenação de membrana extracorpórea.
- Programas de transfusões crônicas para doenças da produção de hemácias (como beta-talassemia *major* e síndrome de Blackfan-Diamond não responsiva à terapia).

Diretrizes para transfusões de CH em pacientes com menos de 4 meses de idade

- Hemoglobina < 7 g/dL com baixa contagem de reticulócitos e sintomas de anemia.
- Hemoglobina < 10 g/dL e o bebê:
  - Com < 35% de O_2 em máscara.
  - Com cateter de O_2 nasal.
  - Sob pressão aérea positiva contínua (CPAP)/ventilação controlada intermitente (IMV) com ventilação mecânica com pressão aérea média < 6 cm H_2O.
  - Apneia significante ou bradicardia.
  - Taquicardia significante ou taquipneia.
  - Ganho de peso reduzido.
- Hemoglobina < 12 g/dL com o bebê:
  - Sob máscara de O_2 > 35%.
  - Com CPAP/IMV com pressão aérea média > 6 a 8 cm H_2O.
- Hemoglobina < 15 g/dL com bebês:
  - Sob oxigenação de membrana extracorpórea.
  - Com doença cardíaca cianótica congênita.

Seleção dos concentrados de hemácias – considerações imunológicas

Transfusões de CH devem ser ABO Rh (D) compatíveis com o paciente. Embora todos os pacientes possam receber CH do grupo O, a maioria recebe unidades grupo-específicas.

Pacientes D-positivos podem receber unidades D-negativas ou D-positivas. No entanto, os pacientes D-negativos devem receber unidades D-negativas, para que se previna uma resposta imune ao antígeno D. Esse tipo de resposta imune pode resultar em hemólise extravascular tardia e complicar futuras transfusões ou gestações.

Atenção: O sangue do RN contém imunoglobulinas maternas em seu soro. Algumas das quais podem ser dirigidas contra os antígenos A, B, ou ambos, dependendo do grupo sanguíneo da mãe. Além disso, para ser compatível com o grupo sanguíneo da criança, as hemácias a serem transfundidas devem ser compatíveis com o grupo sanguíneo da mãe.

Dose e tempo de administração: a transfusão de 10 a 15 mL/kg de hemácias eleva a concentração de hemoglobina em cerca de 2 a 3 g/dL. A transfusão usualmente é administrada em 1 a 2 horas e deve ser completada em no máximo 4 horas.

Concentrado de hemácias desleucocitado (CHD)

Dos vários métodos de redução do número de leucócitos no CH, o uso de filtros apropriados é o mais adequado e eficiente. O CHD pode ser obtido por meio de centrifugação, em sistema fechado, com redução do número de leucócitos, ou em sistema aberto, com lavagem com soro fisiológico. Está principalmente indicado para pacientes candidatos a múltiplas transfusões.

Concentrado de hemácias lavadas

- Indicado nos casos de reações alérgicas (decorrentes da presença de proteínas plasmáticas) após a transfusão anterior de CH e CHD.
- Indicado para pacientes com deficiência de IgA.
- É obtido mediante centrifugação, com lavagem celular com soro fisiológico, repetida três vezes, em sistema aberto.

Concentrado de hemácias irradiadas

- Indicado para doentes em condicionamento para TMO ou transplantados.
- Transfusão intrauterina.
- RN de baixo peso (< 1.500 g).
- Transfusão de sangue doado por familiares diretos.

Concentrado de plaquetas

As plaquetas podem ser preparadas por dois processos diferentes: concentrado de plaquetas (CP), nome dado ao componente preparado por centrifugação do sangue total após coleta, e concentrado de plaquetas obtido por aférese (CPAf) ou plaquetaférese, produto obtido quando o sangue do doador é processado em um equipamento automatizado de aférese, que extrai a quantidade desejada do componente e retorna o restante do sangue ao doador.

As transfusões de plaquetas estão indicadas para o tratamento de sangramentos decorrentes de trombocitopenia e/ou de disfunções plaquetárias qualitativas congênitas ou adquiridas.

Diferentemente dos CH e do plasma, os CP não necessitam ser ABO compatíveis, sendo o uso de plaquetas ABO incompatíveis uma prática aceitável em crianças grandes, na maioria das vezes. Em pacientes que necessitem de múltiplas transfusões de plaquetas (p. ex., submetidos à QT ou a TMO) ou que recebem plaquetas por aférese com grande volume de plasma, recomenda-se o uso de plaquetas ABO compatíveis, pois existem relatos de hemólise nestas situações.

Diretrizes para as transfusões de plaquetas em crianças

- Manter a contagem de plaquetas igual ou superior a $100.000/mm^3$ para sangramentos em SNC ou quando houver programação de cirurgia de SNC.
- Manter a contagem de plaquetas igual ou superior a $50.000/mm^3$ se houver sangramento ou se for submetido a cirurgia.
- Transfusões profiláticas para pacientes abaixo de 5.000 a $10.000/mm^3$.

Diretrizes para transfusões de plaquetas em neonatos

- Contagens de plaquetas entre 5.000 e 10.000 decorrentes de falta de produção.
- Contagens de plaquetas < 30.000 em neonatos com falta de produção.
- Contagens de plaquetas < 50.000 em bebês prematuros estáveis:
  - Com sangramento ativo.
  - Submetidos a procedimentos invasivos e com falta de produção.
- Contagens de plaquetas <100.000 em bebês prematuros doentes:
  - Com sangramento ativo.
  - Submetidos a procedimentos invasivos e com CIVD.

Plasma fresco

Uma unidade de plasma fresco congelado (PFC) é preparada a partir de uma unidade de sangue total, congelada em 8 horas após coleta do sangue total e armazenada a –20°C por até 1 ano.

Em média, uma unidade de PFC contém 1 U/mL de todos os fatores de coagulação. O PFC somente é usado para correção de deficiências de fatores naqueles casos de deficiências múltiplas ou para as quais não exista o concentrado de fator específico.

A administração de 10 a 20 mL/kg de PFC usualmente elevará o nível das proteínas de coagulação em 20 a 30%. O intervalo de administração das doses é de 6 horas.

Diretrizes para as transfusões de plasma fresco congelado

- Terapia de reposição:
  - Quando concentrados de fatores específicos não estiverem disponíveis, incluindo os – mas não limitados aos – fatores II, V, X e XI, proteínas C e S.

- TP > 1,5× a faixa média do valor normal relacionado com a idade e/ou TTPa > 1,5× o limite superior do valor normal relacionado com a idade.
- Durante a plasmaférese terapêutica, quando o PFC for indicado (plasma do qual o crioprecipitado foi removido pode ser benéfico em púrpura trombocitopênica trombótica não responsiva à plasmaférese convencional).

- Reversão de warfarina em situação emergencial, como antes de um procedimento invasivo e/ou na presença de sangramento ativo

Crioprecipitado

O crioprecipitado é obtido pelo congelamento lento do PFC até uma temperatura de 1°C a 6°C, seguido de centrifugação.

Uma unidade de crioprecipitado contém 150 a 250 mg de fibrinogênio, 80 a 150 U de fator VIII:C, 100 a 150U de fator VII de von Willebrand e 50 a 75 U de fator XIII.

A transfusão de crioprecipitado está indicada para a reposição de fibrinogênio na desfibrinogenemia congênita ou na hipofibrinogenemia (< 100 mg/dL), em alguns casos de CIVD e em deficiências de fator XIII.

Dose: 1 U de crioprecipitado para cada 5 a 10 kg de peso.

Diretrizes para o uso de crioprecipitado

- Hipofibrinogenemia ou disfibrinogenemia com sangramento ativo ou submetido a procedimentos invasivos.
- Deficiência do fator XIII com sangramento ativo ou submetido a procedimentos invasivos.
- Doações dirigidas de crioprecipitado para sangramento em crianças pequenas com hemofilia A (notar que crianças não tratadas previamente devem receber fator VIII recombinante).
- Doença de von Willebrand quando o DDAVP é contraindicado ou não está disponível, ou então quando o concentrado de fator VIII derivado de plasma submetido à inativação viral, que contém FvW, não está disponível, e com:
  - Sangramento ativo.
  - Antes de procedimentos invasivos.

REFERÊNCIAS

ABO – Revista de Medicina Transfusional – n° 11; setembro de 2002 –ISSN 0874-2731 – Conferência de Consenso: Uso de sangue e derivados.

McCullough J. Transfusion Medicine. MacGraw-Hill, 1998, cap. 12.

Standards for Blood Banks and Transfusion Services. 18. ed. American Association of Blood Banks,1997.

Vengelen-Tyler V. Technical Manual. 13. ed. American Association of Blood Banks, Bethesda, Maryland, 2003.

Carneiro JDA. Hematologia pediátrica. 1. ed. São Paulo: Editora Manole, 2008.

CAPÍTULO 79

Reação Transfusional

Fábia Michelle Rodrigues de Araújo

INTRODUÇÃO E CONCEITUAÇÃO

As transfusões de sangue e hemocomponentes são um recurso terapêutico valioso, que aliviam sofrimentos e salvam vidas todos os dias, mas assim como qualquer outro procedimento na área de saúde, não estão isentas de riscos, os quais podem estar presentes em 10 a 20% das transfusões.

Conhecer as indicações dos hemocomponentes, pois seu uso pode não estar associado a um bom resultado, assim como os tipos e a fisiopatologia das reações transfusionais, observando com atenção o paciente, é imprescindível para evitar ou reconhecer imediatamente uma reação transfusional. O reconhecimento de uma reação transfusional é um dever de toda a equipe de saúde que esteja assistindo ao paciente, seja médico, enfermagem ou equipe da agência transfusional, pois o tempo entre a suspeita de uma reação transfusional e a introdução do tratamento adequado deve ser o menor possível para que as ações sejam mais eficazes.

O IMIP possui uma agência transfusional, que notifica as reações transfusionais, conforme orientação da Agência de Vigilância Sanitária (Anvisa), executando dessa forma a hemovigilância, que é um sistema de monitoramento e alerta, cujo objetivo é coletar, avaliar e disseminar informações sobre os efeitos adversos da utilização de sangue e hemocomponentes, a fim de prevenir seu aparecimento ou sua recorrência. Portanto, todas as reações devem ser documentadas e sua frequência e intensidade, monitoradas.

Reação transfusional é definida como os efeitos adversos ocorridos durante ou após a transfusão sanguínea e a ela relacionados.

Pode ser classificada de acordo com o tempo de instalação em reações imediatas ou tardias ou de acordo com o seu *status* imunológico (imunológica ou não imunológica).

Reação transfusional imediata

Ocorre no início da instalação dos hemocomponentes ou até 24 horas após.

- Reações transfusionais *imediatas*:
  - Reação hemolítica aguda imune e não imune.
  - Reação febril não hemolítica.
  - Reação alérgica.
  - Reação anafilática.
  - Lesão pulmonar aguda relacionada com a transfusão (TRALI).
  - Sobrecarga volêmica.
  - Reação por contaminação bacteriana.
  - Reação hipotensiva.
  - Distúrbios metabólicos.
  - Dor aguda relacionada com a transfusão.

Reação transfusional tardia

Ocorre em 24 horas após a transfusão e pode evoluir por semanas, meses ou até anos. Nessa pauta serão abordadas as reações hemolítica aguda imune, febril não hemolítica, alérgica e anafilática, que são exemplos das reações transfusionais imediatas e imunológicas.

Reação hemolítica aguda

CONCEITUAÇÃO E EPIDEMIOLOGIA

É uma reação imune causada por incompatibilidade sanguínea, geralmente ABO. Reação grave, mesmo com infusão de pouca quantidade de hemácias, podendo ocorrer nos primeiros 10-15 mL de sangue transfundido ou em 24 horas após a transfusão. Incidência segundo a AABB de 1:38.000 a 1:70.000, enquanto a mortalidade é de 1:1.000.000 pacientes transfundidos.

ETIOPATOGENIA

A etiologia é decorrente da *incompatibilidade* ABO, que pode ser proveniente de erro na identificação da amostra colhida, erro na identificação da bolsa e/ou erro na identificação do paciente. Apesar de ser mais frequente o envolvimento do sistema ABO, a presença de anticorpos anti-vel, anti-PP1Pk, P1, anti-Lea com amplitude térmica, embora rara, pode ocorrer.

Há reação do anticorpo natural do receptor contra o antígeno de membrana eritrocitária, ou seja, as hemácias do doador são destruídas por anticorpos do plasma do receptor. A forma mais grave decorre da transfusão de concentrado de glóbulos ABO incompatíveis. Os anti-A e anti-B envolvidos são da classe IgM ou IgG fixadores de complemento e ambos podem ligar-se aos componentes do complemento C5-9, resultando em lise intravascular, hemoglobinemia e hemoglobinúria.

QUADRO CLÍNICO

Febre (com ou sem calafrios), inquietação, ansiedade (sensação de morte iminente), dor (tórax, local da infusão, abdome, flancos), hipotensão grave, náuseas, vômitos, dispneia e hemoglobinúria.

A gravidade do quadro clínico depende do volume e da velocidade de sangue incompatível transfundido. Em pacientes anestesiados, as manifestações clínicas podem estar limitadas a sangramento difuso no local da cirurgia, hipotensão persistente ou hemoglobinúria.

DIAGNÓSTICO

Deverão ser solicitados: retipagem ABO/RhD das amostras pré e pós-transfusionais do receptor e da unidade de hemocomponente envolvida, pesquisa de anticorpos irregulares (PAI) das amostras pré e pós-transfusionais do receptor, teste de antiglobulina direto (Coombs), exames para avaliar funções hepática e renal, inspeção visual do hemocomponente e da urina do paciente.

PREVENÇÃO E TRATAMENTO (Quadro 79-1)

Quadro 79-1 Conduta frente a uma reação transfusional

- Suspender a transfusão sanguínea imediatamente
- Manter o acesso venoso com soro fisiológico a 0,9%
- Conferir registros de identificação de hemocomponente/receptor
- O médico deverá avaliar e manter os sinais vitais e sintomas, comparando-os com os sinais vitais de antes e após a reação
- Manter o paciente com as vias aéreas permeáveis
- Medicá-lo, na dependência do tipo de reação transfusional e do quadro clínico apresentado
  - Nos casos de febre sem hemólise: antipirético
  - Nos casos urticariformes: anti-histamínico e/ou corticoide e/ou adrenalina
- Solicitar os exames de acordo com a suspeita da RT do paciente. Pode ser necessário solicitar: hemograma com plaquetas, bioquímica (bilirrubinas, função renal), coagulograma, dosagem de fibrinogênio, PDF, haptoglobina, sumário de urina, hemocultura da bolsa e do paciente
- Tranquilizar o paciente e seus familiares
- Após estabilizar o paciente, preencher a FIT
- A bolsa remanescente, o equipo, soluções conectadas (se houver) e rótulos devem ser enviados à AT, a fim de repetir testes imuno-hematológicos (ABO, Rh, prova cruzada, teste de Coombs direto)

Reação febril não hemolítica (RFNH)

CONCEITUAÇÃO E EPIDEMIOLOGIA

É uma reação benigna e autolimitada definida como aumento de temperatura corporal (> 1°C), excluindo-se outras etiologias causadoras de febre. Sempre é um diagnóstico de exclusão. Ocorre durante a transfusão ou no final, 1 a 2 horas após o término da infusão de hemocomponente, lembrando que pode ocorrer até 24 horas após seu término.

Causa mais comum de febre, principalmente em pacientes politransfundidos, porém pouco frequente em recém-nascidos e crianças menores. Aproximadamente 30% dos pacientes apresentam RFNH na sua primeira transfusão de CP. Cerca de 15% dos receptores de CH poderão experimentar uma segunda reação. A incidência da RFNH varia de 0,33% a 6% e de 0,11 a 0,5% para transfusões de concentrados de hemácias não desleucotizados e desleucotizados, respectivamente. Para concentrados de plaquetas não desleucotizados, é de 1,7% a 38%.

ETIOPATOGENIA

Anticorpos antileucocitários do receptor contra antígenos HLA de leucócitos e plaquetas do doador. Há uma interação de anticorpos de classes IgM, IgG1 ou IgG3 com respostas neuroendócrinas; ativação de complemento e liberação de citocinas acumuladas no componente durante o armazenamento.

QUADRO CLÍNICO

Febre (elevação da temperatura maior que 1°C no paciente com febre). Rubor facial, cefaleia, náuseas, vômitos e dor abdominal. Podem estar presentes calafrios, frio e/ou tremores. Hipertensão, hipotensão e dispneia também podem ser outras manifestações.

DIAGNÓSTICO

O diagnóstico é de exclusão, a partir das manifestações clínicas. Não se aplicam exames laboratoriais. Alguns serviços oferecem: dosagem de anticorpos anti-HLA e/ou dosagem de citocina.

PREVENÇÃO E TRATAMENTO (Quadro 79-2)

A prevenção com pré-medicação universal – como paracetamol e difenidramina – antes das transfusões, sem história prévia de RFNH, é considerada inadequada, reduz o risco absoluto de reação em somente 0,5 a 1% dos casos e deverá ser usada apenas para pacientes com múltiplos ou graves episódios de reação transfusional.

Reação alérgica

CONCEITUAÇÃO E EPIDEMIOLOGIA

Mais comum das reações transfusionais, ocorrendo em 1 a 3% de todas as transfusões. Pode ocorrer após o início da transfusão ou até 2 h após o término. A incidência é rara (1 caso para 20.000 a 47.000).

ETIOPATOGENIA

As reações alérgicas transfusionais envolvem pelo menos oito mecanismos distintos, mas os mais frequentes decorrem da interação de um alérgeno presente no plasma do doador e de anticorpo contra imunoglobulina E (IgE) do receptor. No caso de anafilaxia, há anticorpo contra proteína plasmática do doador, mais comumente anti-IgA.

QUADRO CLÍNICO

Pode apresentar as seguintes manifestações clínicas:

Quadro 79-2 Conduta, tratamento e prevenção das principais reações transfusionais

Reação	Conduta e tratamento	Prevenção
Hemolítica aguda	Hidratação intensa com soro fisiológico a 0,9% Manter pressão arterial Aminas vasoativas, se necessário Manter diurese de 100 mL/h, com reposição hídrica e diurética	Atenção em todas as etapas relacionadas com a transfusão de sangue Infusão lenta nos primeiros 50 mL
Febril não hemolítica	Antitérmico (evitar ácido acetilsalicílico) Para calafrios persistentes: meperidina 25 a 50 mg Não reinfundir o hemocomponente	Produtos desleucocitados ou filtrados para casos recorrentes (dois ou mais episódios) Não usar medicação prévia Tempo de estocagem menor Evitar heterogrupo
Alérgica	A maioria das reações é benigna e pode cessar sem tratamento Na persistência, anti-histamínico	*Anti-histamínico* 1ª reação grave: medicar antes das próximas transfusões e/ou lavar os hemocomponentes. Após duas ou mais reações, lavar hemocomponentes
Anafilática	Instituir medidas intensivistas e de suporte Epinefrina Difenidramina Corticoide Não reinfundir o hemocomponente	Difenidramina 30 min a 1 hora antes da transfusão Corticosteroide 30 min a 1 hora antes da transfusão Transfusão autóloga Hemocomponentes lavados (após duas ou mais reações) Hemocomponentes de doadores deficientes de IgA, se apropriado

- Nos casos de reação alérgica: eritema, urticária, pápulas isoladas ou disseminadas, prurido, tosse e rouquidão, hipotensão, dispneia, estridor, sibilos e outros.
- Na anafilaxia: insuficiência respiratória, sibilos, edema de laringe, náusea, vômito, hipotensão de difícil tratamento e choque. Pode ainda apresentar: tosse, dispneia, náusea, cólica abdominal, diarreia, vômito, arritmia, angioedema e síncope. Usualmente, os sintomas começam imediatamente após o início da transfusão, com gravidade crescente, ou podem aparecer até 1 hora após o término.

DIAGNÓSTICO

Nos casos de reação alérgica, o diagnóstico é essencialmente clínico. Nos casos de anafilaxia, pode-se fazer dosagem de IgA e/ou anticorpo anti-IgA, detectado por enzimaimunoensaio e radioimunoensaio.

PREVENÇÃO E TRATAMENTO

Ver Quadro 79-2.

Nota 1: as amostras devem ser colhidas preferencialmente de outro acesso que não aquele utilizado para a transfusão.

Nota 2: em casos de reação urticariforme ou sobrecarga circulatória, não é necessária a coleta de amostra pós-transfusional.

Orientações gerais para prevenção das reações transfusionais:

- Treinamento dos profissionais da saúde quanto às normas de coleta e identificação de amostras e do paciente.
- Avaliação criteriosa da indicação transfusional.
- Avaliação das transfusões "de urgência".
- Realizar uma história pré-transfusional detalhada, incluindo história transfusional, gestacional, diagnóstico e tratamentos anteriores.

CONSIDERAÇÕES FINAIS

Notificar as reações transfusionais é dever de todos os membros da equipe que presta assistência aos pacientes. A Anvisa mostra dados de Pernambuco (2008), em que foram registrados 43 casos de reações transfusionais, sendo o percentual estimado de subnotificação para Pernambuco correspondente a 91,1%. Diante desses dados, devemos nos esforçar para melhorar a qualidade da assistência prestada pelo serviço de hemoterapia.

REFERÊNCIAS

Bordin JO, Langhi Júnior DM, Covas DT. Hemoterapia: Fundamentos e prática. São Paulo: Ed. Atheneu, 2007.

Brasil. Boletim de Hemovigilância nº 2. Anvisa. Brasília: Ministério da Saúde, 2009.

Brasil. Ministério da Saúde. Manual Técnico de Hemovigilância – Investigação das reações transfusionais imediatas e tardias não infecciosas. Brasília: Anvisa, 2007.

Brasil. Ministério da Saúde. Resolução – RDC nº 153, de 14 de junho de 2004. Brasília: Anvisa, 2004.

Brasil. Ministério da Saúde. Secretaria de Atenção à Saúde. Departamento de Atenção Especializada. Guia para o uso de hemocomponentes. Brasília: Ministério da Saúde, 2008.

Domen RE, Hoeltge GA. Allergic transfusion reactions: na evalution of 273 consecutive reactions. Arch Pathol Lab Med 2003; (127): 316-20.

Ferreira, JS, Ferreira VLPC, Pelandre GL. Transfusão de concentrado de hemácias em unidade de terapia intensiva. Rev Bras Hematol Hemoter, 2005; 27(3): 179-82.

Hokama NK, Terzian CCN, Hakama POM, Deffune E, Barros MMO. Transfusão no período neonatal. In: Braga JAP, Tone LG, Loggetto SR. Hematologia para o pediatra. São Paulo: Atheneu, 2007: 267-79.

Hospital Sírio Libanês. Padronização para utilização de sangue e hemocomponentes em crianças no Hospital Sírio-Libanês. Disponível em: http://www.hospitalsiriolibanes.org.br/medicos_profissionais_saude/manuais_guias/guia_conduta_hemoterapicas.asp Acesso em: 7/1/2009.

Junior AM. Reações transfusionais agudas. In: Zago MA, Falcão RP, Pasquini R. Hematologia: fundamentos e prática. São Paulo: Ed. Atheneu, 2004: 1017-28.

Nukui Y. Reações transfusionais. In: Carneiro JDA. Hematologia pediátrica. São Paulo: Manole, 2008: 212-41.

Standards for Blood Banks and Transfusion Services, 22ª ed. Bethesda, MD. American Association of Blood Banks, 2003.

World Heath Organization. 2007. Disponível em: http://www.who.int/bloodsafety/ent/. Acesso em 14/6/2007.

SEÇÃO XIII

Doenças Metabólicas e da Nutrição

Coordenadora

Rosane Simões Ramos Schüler

CAPÍTULO 80

Distúrbios Hidroeletrolíticos

Rosane Simões Ramos Schüler • Andrea Lucia Marques Lasalvia

DESIDRATAÇÃO

Conceito

É o quadro clínico decorrente da depleção de fluidos corporais, seja por diminuição da oferta, seja por perdas excessivas de líquidos.

Etiologia

Diarreia, vômitos, perdas urinárias, patologias respiratórias, queimaduras, restrição hídrica etc.

Etiopatogenia

A proporção de água no organismo varia de acordo com o sexo e a idade. O compartimento intracelular não muda com a idade (40% do peso), o que muda é a proporção de líquido no extracelular.

Água no organismo por peso corpóreo:

RN prematuro: 80%	Adulto masculino: 59%
Aos 3 meses: 70%	Adulto feminino: 57%
Com 1 ano: 60%	

A desidratação pode ser classificada de acordo com o nível sérico de sódio:

- Hiponatrêmica ou hipotônica: sódio < 130 mEq/L.
- Isonatrêmica ou isotônica: sódio 130-150 mEq/L.
- Hipernatrêmica ou hipertônica: sódio > 150 mEq/L.

A forma mais frequente de desidratação é a isonatrêmica ou isotônica, na qual ocorre perda de sódio e água em igual proporção. Na desidratação hiponatrêmica ocorre fluxo de água para o intracelular, já na hipernatrêmica o fluxo de água se dá em direção ao meio extracelular, com desidratação celular e graves sintomas relacionados com o acometimento do sistema nervoso central (SNC). Na hipernatrêmica, a correção pode ser feita em 24 a 48 horas (ou mais).

Água e solutos difundem-se de um compartimento para outro devido à diferença de gradiente de concentração, difusão facilitada por transporte, difusão por volume de fluxo (pressão na membrana), difusão por transporte ativo (p. ex., bomba de ATP e ligação com a glicose). São responsáveis também a pressão hidrostática, a pressão oncótica e a capacidade funcional do rim.

Quadro clínico

Também pode ser classificada de acordo com o grau em que se encontra (Quadro 80-1).

Quadro 80-1 Achados clínicos para estimar o grau de desidratação

Sinais e sintomas	Leve	Moderada	Grave
Líquido corporal perdido (mL/kg)	< 50	50-100	> 100
Perda de peso	< 5%	5-10%	> 10%
Estado de choque	Iminente	Compensado	Descompensado
Aspecto geral	Com sede, alerta, agitado	Com sede, agitado ou letárgico, irritável ao toque	Sonolento, flácido, pele fria, sudorético; crianças maiores podem estar apreensivas; lactentes podem estar comatosos
Sinais vitais			
Pressão arterial sistólica	Normal	Normal (ortostática)	Muito baixa ou ausente
Frequência cardíaca	Normal	Ligeira elevação (ortostática)	Muito elevada
Respiração	Normal	Profunda, pode ser rápida	Profunda e rápida (hiperpneia)
Outros exames			
Pulso radial	Frequência e amplitude	Rápido e fraco	Diminuído, rápido, pode ser impalpável
Enchimento capilar	< 2 segundos	2-3 segundos	> 3 segundos
Elasticidade cutânea	Retrai-se imediatamente	Retrai-se lentamente (> 3 segundos)	Retrai-se muito lentamente

(*continua*)

Quadro 80-1 Achados clínicos para estimar o grau de desidratação (*continuação*)

Sinais e sintomas	**Leve**	**Moderada**	**Grave**
Fontanela anterior	Plana	Deprimida	Mais deprimida
Membranas mucosas	Normais/secas	Muito secas	Muito secas/rachadas
Lágrimas	Presentes	Ausentes	Ausentes
Cor da pele	Pálida	Cinzenta	Moteada
Exames laboratoriais			
Urina			
Volume	Diminuído (< 2-3 mL/kg/h)	Oligúria (1 mL/kg/h) (< 1 mL/kg/h)	Anúria
Osmolaridade (mOsm/L)	600	800	Máxima
Densidade específica	1.010	1.025	Máxima
Sangue			
pH	7,40-7,22	7,30-6,92	7,10-6,80
Nitrogênio ureico sanguíneo	Normal superior	Elevado	Alto
HCO_3	Normal inferior	Diminuído (16-19 mEq/L)	Muito diminuído (< 6 mEq/L)

Fonte: De Shaw KN: Dehydration. In: Fleischer GR, Ludwig S (eds). Textbook of Pediatric Emergency Medicine. 4. ed. Philadelphia: Lippincott Williams & Wilkins, 1999: 198.

Diagnóstico

O diagnóstico de desidratação é basicamente clínico, porém pode ser complementado por alguns exames laboratoriais como a densidade urinária, e outros exames que a classificam quanto ao tipo de desidratação, como é o caso do ionograma.

Conduta

Desidratação leve e moderada, com vômitos controlados:

- Segundo a Organização Mundial da Saúde (OMS), o tratamento de primeira linha é a terapia de hidratação oral.
- O insucesso gira em torno de 3,6%. Se há vômito, pode ser tentada a hidratação por sonda nasogástrica, de forma intermitente ou contínua (gastróclise).
- Sempre que possível manter a dieta oral.
- TRO: em < 1 ano: 50 a 100 mL/vez após evacuação diarreica e entre as evacuações; em > 1 ano: 100 a 200 mL/vez.
- TRO expansão: geralmente 50 a 100 mL/kg em 4 a 6 horas, no entanto este volume é limitado pela aceitação do paciente.
- TRO por gastróclise: 15 mL/kg na primeira hora. Vinte a 30 mL/kg/h a partir da segunda hora.

Composição da solução de reidratação oral (SRO) – OMS:

Carboidrato g/L	Sódio mEq/L	Potássio mEq/L	Base mEq/L	Osmolaridade mOsm/L	Calorias cal/100 mL
Glicose: 20	90	20	30	310	8

Desidratação moderada que não responde a TRO e grave:

- Expansão: paciente em choque: SF 0,9% ou Ringer: 20 mL/kg aberto.

  Repetir com SF 0,9%: 20 mL/kg em 20-30 minutos até superar o choque. Se após 60 mL/kg não houver melhora do choque, avaliar necessidade de droga inotrópica (adrenalina ou dopamina).

- Expansão: paciente sem choque: SF 0,9% ou Ringer lactato

  Se > 1 ano: 30 mL/kg em 30 min.

  Se < 1 ano: 30 mL/kg em 1 hora.

- Expansão em fase lenta: SF 0,9% ou Ringer lactato: 70 mL/kg (ou residual)

  Se > 1 ano: em 2:30 h

  Se < 1 ano: em 5 h.

Após paciente hidratado, ainda com perdas:

- Calcular manutenção: cota de manutenção × 1-1,5 o volume, até melhor observação das perdas. Vigiar hiper-hidratação.

HIPONATREMIA

Conceito

É o quadro clínico observado quando se encontram níveis séricos de sódio abaixo de 130 mEq/L.

Valor normal: 135 a 145 mEq/L. Corrigir sódio < 130 mEq/L.

Necessidades basais: 2 a 3 mEq/100 mL da cota hídrica ou 30 a 50 mEq/m²/dia. Em relação ao RN, ver capítulo 28.

Fração excretada de sódio:

- Sódio urinário × creatinina plasmática × 100.
- Sódio plasmático × creatinina urinária.
- FENa < 1% = pré-renal (ICC, hipovolemia etc.). Prematuros FENa até 2,5% = normal.
- FENa > 2,5% = doença renal (tubulopatia, uropatia obstrutiva, pós-hipóxia-isquemia), uso de diurético ou oferta excessiva de sódio.

Déficit de sódio: (sódio desejado – encontrado) × peso × 0,6. A natremia do paciente deve aumentar até 10 mEq/L/dia.

Concentração da medicação:

NaCl a 20%®: 1 mL = 3,4 mEq.
NaCl a 10%®: 1 mL = 1,7 mEq.
NaCl a 3% → NaCl 20%: 15 mL + AD – 85 mL → 1 mL = 0,5 mEq.

Etiologia

Aporte excessivo de água: intoxicação hídrica, polidipsia psicogênica, enema com água, abuso infantil, mamadeira diluída, aula de natação.

Baixo aporte de sódio: iatrogênica, privação de sódio. Entrada de sódio para o intracelular: hipopotassemia, hipocalcemia, alcalose.

Geral: bloqueio neuromuscular (pancurônio), saída de água do intracelular (hiperglicemia, manitol).

Perda de sódio: perda renal de sódio, hipoaldosteronismo, perda gastrointestinal com reposição com água ou líquidos hipotônicos, outras (paracentese, queimaduras, fibrose cística, peritonite, pancreatite, enterocolite).

Pseudo-hiponatremia: hiperlipidemia extrema (dislipidemia, SN), hiperproteinemia, manitol.

Retenção de água ou dilucional (doenças que cursam com edema): ICC, síndrome nefrótica, insuficiência renal, SSIADH, hipoalbuminamia.

Quadro clínico

Os sintomas se instalarão de acordo com a velocidade de queda da natremia, bem como da associação com desidratação, edema, congestão e função renal.

Sinais e sintomas

Fadiga, fraqueza, letargia, anorexia, náusea, vômitos, apatia, espasmos musculares, câimbras, cefaleia, desorientação, confusão mental, agitação, hiporreflexia, fraqueza muscular, convulsões e coma (edema cerebral), respiração de Cheyne Stokes, hipotermia, pseudoparalisia bulbar.

Diagnóstico laboratorial

Ionograma, ureia, creatinina, protidograma, amilasemia, colesterol, triglicerídeos, sumário de urina, sódio urinário. Osmolaridade plasmática e urinária. Aldosterona, cortisol, função tireóidea e hormônios adrenocorticotróficos e antidiuréticos.

Conduta

- Hiponatremia + desidratação: reposição de volume em etapas com SF 0,9% 20 a 50 mL/kg, dependendo do grau de desidratação. Depois prossegue com infusão SF:SG (1:1).
- Hiponatremia moderada no RN: aumentar o aporte até 6 a 8 mEq/kg/dia. Alguns prematuros necessitam de até 10 mEq/kg/dia.

- Hiponatremia grave (sódio < 120 mEq/L) + hidratado, congesto ou edema; ou com sintoma neurológico:
  - Restrição hídrica de cerca de 800 mL/m²/dia.
  - Furosemida até 6 mg/kg/dia para forçar diurese.
  - Repor diurese em 25 a 30% com NaCl a 3%.

Nos pacientes com insuficiência renal: diálise.

Corrigir com solução salina NaCl a 3%. Inicialmente, deve-se uma correção do sódio de 120 → 125 mEq/L em 4 horas e o restante da correção em 24 a 48 h.

A velocidade de infusão de sódio deve obedecer uma elevação de sódio sérico de 0,5 mEq/L/h ou 10 mEq/L/dia.

HIPERNATREMIA

Conceito

É o quadro clínico observado quando se encontram níveis séricos de sódio acima de 150 mEq/L.

Etiologia

Déficit de água: perda de água livre (sudorese, vômito, queimaduras, febre, hiperventilação, berço aquecido por calor irradiante e fototerapia, ventilador com umidificação insuficiente, perdas insensíveis elevadas no prematuro).

Baixo aporte de água: privação de água, hipogalactia nos amamentados ao seio, negligência ou abuso, coma com baixo aporte de água, hipodipsia ou adpsia – falta de sede de origem hipotalâmica: histiocitose, hidrocefalia, trauma, tumor.

Perda renal por diabetes insípido (central ou deficiência de hormônio antidiurético, diabetes insípido renal). Perda renal com sódio urinário > 20 mEq/L (diurese osmótica no diabetes melito ou uso de manitol, desidratação com hiperaldosteronismo, uso de diurético em paciente com desidratação hipertônica). Efeitos de diálise hipertônica, enemas hipertônicos.

Excesso de aporte de sódio: aporte excessivo de sódio na dieta, soro ou nutrição parenteral. Sal na mamadeira, fórmula muito concentrada, uso frequente de *flush* de soro fisiológico para lavar cateteres. Drogas: carbenicilina (4,7 mEq/g) e fosfomicina (14,5 mEq/g), infusão de bicarbonato hipertônico para a correção de acidose, excesso de mineralocorticoides.

Afogamento em água salgada ou ingestão de água do mar, síndrome de Munchausen e abuso intencional.

Perda de água e eletrólitos com predomínio de água:

- Gastrointestinal: diarreia, vômitos, diarreia osmótica, fístulas enterais, perdas por sondas.
- Pele: sudorese excessiva, dermatites extensas, queimaduras. Renal: diurese osmótica, manitol, diabetes melito, nefropatia da drepanocitose, uropatia obstrutiva após desobstrução, fase poliúrica da necrose tubular, displasia renal.

Quadro Clínico

SINAIS E SINTOMAS

Desidratação, sede intensa, irritabilidade, anorexia, náusea, febre, letargia, confusão, tremores, rigidez, hipertonia, hiper-reflexia, mioclonias, asterixe, coreia, convulsão, torpor ou coma.

COMPLICAÇÕES

Hipocalcemia, hiperglicemia, hemorragia cerebral (subaracnóidea, subdural e parenquimatosa), trombose e tromboembolismo (seios venosos cerebrais, veia renal, periférica etc.).

Diagnóstico laboratorial

Ionograma, dosagem de ureia, creatinina, cálcio, HGT, sumário de urina, sódio urinário, osmolaridade sérica e urinária, teste de privação de água (diabetes insípido). Sódio urinário baixo (5 a 10 mEq/L), perdas hipotônicas extrarrenais. Sódio urinário alto (> 20 mEq/L), sobrecarga de sódio. Osmolaridade urinária > 300 mOsm/L sugere hipernatremia de origem não renal. Osmolaridade urinária < 150 mOsm/L são hipernatremias renais, poliúricas. Diabetes insípido: Osmolaridade urinária < 150 mOsm/L, hipertonicidade e poliúria.

Conduta

Sintomas geralmente com sódio > 160mEq/L.

- Corrigir déficit de água existente e perdas contínuas (diarreia, vômito, febre, taquipneia).
- Calcular déficit de água livre (litros): 0,6 × peso × [(Na encontrado ÷ 140) – 1].

De forma prática considerar como 4 mL/kg para cada mEq/L que desejar reduzir. Após o cálculo da fórmula, concentrar-se em reduzir cerca de 10 mEq/L/dia.

Velocidade de redução: correções rápidas promovem intoxicação hídrica pela passagem de água para o intracelular.

- Casos agudos: repor em 24 h. Reduzir cerca de 10 mEq/L/dia.
- Casos crônicos (24 a 48 h) ou quando não se conhece a duração do distúrbio: metade do déficit em 24 h, restante em 24 a 48 h. Reduzir 0,5 a 1 mEq/L/h. Reduzir cerca de 10 mEq/L/dia. Até atingir sódio de 145 mEq/L.
- Hipernatremia grave (sódio > 170 mEq/L ou sintomas neurológicos): reduzir até 2 mEq/L/h até a melhora clínica ou sódio de 170mEq/L. Depois, correção lenta.

Tipo de solução: SGF (1:1), salina a 0,2 ou 0,45% e SG 2,5% ou 5%, dependendo do HGT. Quanto mais hipotônica a solução, mais lenta a infusão. Se houver necessidade de expansão por desidratação, manter a correção de água livre e fazer a expansão.

Pacientes normovolêmicos: acrescentar o déficit da água à cota hídrica basal, pelo cálculo de Holliday-Segar, de forma a oferecer 20 a 30 mEq/L de sódio. Acrescentar potássio quando diurese presente, 30 a 40 mEq/L.

Pacientes hipovolêmicos com choque: SF 0,9% até reverter o choque. Manter correção de água livre.

Pacientes com hipernatramia, hipervolemia e função renal normal: diuréticos de alça + reposição do déficit de água livre + reposição de perdas urinárias adicionais de água.

Cota de manutenção reduzida + eletrólitos.

Pacientes com hipernatremia, hipervolemia e função renal comprometida: hemodiálise precoce ou a hemofiltração.

Correção de hipernatremia e deterioração neurológica: manitol (0,25 a 0,5 g/kg/dose EV rápida, até 2 em 2 h) e hiperventilação.

Obs.: a correção deve ser feita com solução hipotônica, soro glicosado 5% ou água destilada. Procura-se reduzir 10 mEq/L/dia.

Mudança do sódio sérico = sódio infundido* – sódio sérico (0,6 × peso) + 1

*Solução de sódio infundido: SG 5%

Exemplo: 2 anos, 10 kg, desidratada 2º grau, sódio 158 mEq/L.

Cálculo: zero – 158 = 22,5 mEq/L para a correção total (0,6 × 10) – 1.

Só posso reduzir 10 mEq/L/dia = 1 litro = 22,5 mEq.

× ← 10 mEq

× = 0,44 L/dia = 440 mL SG 5%

Serão prescritos: cota hídrica de Holliday-Segar + eletrólitos. Água livre na forma de SG 5% 440 mL em 24 h.

Acréscimo de ACT (água corpórea total) = aproximadamente 0,6 × peso (em litros).

Excesso de sódio em mEq = 0,6 × peso × (Na atual – 140).

$$\text{Déficit de água em litros} - 0{,}6 \times \text{peso} + \frac{[1 - \text{Na real no soro}]}{140}$$

Outra fórmula sugere que a adição de 4 mL de H_2O/kg reduz o sódio sérico em 1 mEq/L.

Exemplo: sódio 180 mEq/L, peso 10 kg.

ACT (litros) = 0,6 × peso = 0,6 × 10 = 6 litros.

Para reduzir o sódio de 180 → 170 mEq : 4 mL/H_2O/kg reduz 1 mEq/L = 4 × 10 kg × 10 mEq = 400 mL

Fórmula para a correção da hipernatremia:

Mudança do sódio sérico = sódio infundido* – sódio sérico

(0,6 × peso)** + 1

* Solução de sódio infundido = SG 5% = 0 mEq/L de sódio.

** Água corpórea total: crianças e homens adultos: 0,6 × peso

Adolescentes, mulheres adultas: 0,5 × peso

Solução 1:4 = 31 mEq/L de sódio.

Solução 1:1 = 77 mEq/L de sódio.

Exemplo: 10 kg, desidratada, sódio 165 mEq/L.
Usar solução 1:1, reduzindo 8 mEq/L/dia.

Mudança no sódio sérico = sódio infundido – sérico (0,6 × peso) + 1

77 mEq – 165 = 88 mEq = 12,5 mEq/L
(0,6 × 10) + 1 = 7

Ou seja = 1 litro solução 1:1 reduz 12,5 mEq/L de sódio.
Deseja-se reduzir 8 mEq/L/dia.

1 litro (1:1) = 12,5 mEq/L
× ← 8 mEq/L
× = 640 mL (solução 1:1) em 24 h = 27 mL/h BIC

HIPOPOTASSEMIA OU HIPOCALEMIA

Conceito

É o quadro clínico observado quando se encontram níveis séricos de potássio abaixo de 3,5 mEq/L.

Valor normal: 3,5-5,5 mEq/L.

Necessidades basais: 2 mEq/100 mL da cota hídrica ou 20 a 40 mEq/m²/dia.

Concentração da medicação

KCl 10%®: 1 mL = 1,3 mEq.
KCl 19,1%®: 1 mL = 2,5 mEq.
Cloreto de potássio xp 6%: 0,8 mmol/mL (5 mL = 4 mEq).

Etiologia

Baixo aporte: desnutrição primária, anorexia nervosa, dietas exóticas. Baixa ingesta.

Desvio de K para o intracelular: alcalose metabólica, alcalose respiratória, efeito de insulina, infusão de bicarbonato, adrenalina ou β2-adrenérgicos, intoxicação (bário, tolueno, aminofilina), paralisia periódica familiar (ocorre ↑K e ↓K).

Drogas: insulina, bicarbonato, adrenalina ou β2-adrenérgicos, intoxicação (bário, tolueno, aminofilina), laxativos e enemas, diuréticos, anfotericina B, carbenicilina, cisplatina, foscarnet, aminoglicosídeo, penicilinas em altas doses, fludrocortisona, intoxicação por bário, cafeína.

Geral: perda cutânea (mucoviscidose), Cushing, hipomagnesemia.

Hiperaldosteronismo: primário, secundário (cirrose, ICC).

Perdas gastrointestinais: vômitos, diarreia aguda ou crônica, estenose do piloro, obstruções intestinais, fístulas gastrointestinais, fibrose cística com drenagem por sondas, abuso de laxativos e enemas.

Perda renal: K urinário > 15-20 mEq/L.

Acidose tubular renal (tipo I e algumas do tipo II), cetoacidose diabética, ureterossigmiodoscopia, perdas gastrointestinais, diarreia com hipocloremia, fibrose cística, síndrome de Gitelman, síndrome de Bartter, diuréticos, hiperplasia congênita de suprarrenal, adenoma adrenal, hiperaldosteronismo sensível a corticoterapia, hipereninemia (hipertensão renovascular), tumor secretor de renina (hipernefroma,Wilms), Cushing, nefrite intersticial, síndrome de Fanconi, recuperação de necrose tubular, drogas (anfotericina B, carbenicilina, cisplatina, aminoglicosídeo), pós-desobstrução urinária, hipomagnesemia, hipertensão maligna, síndrome de Liddle, diurese osmótica.

Pseudo-hipopotassemia: soro lipêmico (hiperlipidemia grave, leucemia).

Obs.: lembrar que em alguns casos o potássio corporal total está normal e há aumento do potássio intracelular.

Valor normal: 3,5-5,5 mEq/L.

Necessidades basais: 2 mEq/100 mL da cota hídrica ou 20 a 40 mEq/m^2/dia.

Quadro clínico

Hipoexcitabilidade neuromuscular, fraqueza muscular, hipotonia, paralisia ascendente, hiporreflexia, paralisia respiratória, apneia, depressão do miocárdio, ↓ das respostas às catecolaminas, anorexia, náusea, vômitos, distensão e cólicas abdominais, íleo paralítico, dilatação gástrica aguda, retenção urinária, confusão mental, hipotensão ortostática, arritmias, sensibilidade aumentada aos digitálicos. Induz poliúria e polidipsia. Pode causar rabdomiólise com mioglobinúria e disfunção renal. Piora encefalopatia, se disfunção hepática. ECG: depressão de ST, aumento da amplitude da onda U, extrassístoles atrial e ventricular, BAV, bradicardia ou taquicardia, fibrilação.

Diagnóstico laboratorial

Ionograma, dosagem de cálcio, magnésio, fósforo, gasometria, ureia, creatinina, função hepática, CPK, osmolaridades sérica e urinária, sumário de urina, urina (Na, Cl, K).

Gradiente transtubular de K (avalia excreção renal de K):

- GTTK = K urinário ÷ K sérico × osmolaridade plasmática ÷ osmolaridade sérica.
- Válido se osmolaridade urinária > sérica, sem uso de diurético.
- Na hipopotessemia GTTK > 4 sugere que há perda anormal de K pela urina.

Conduta

- Correção das causas e suspensão de drogas, quando possível.
- Reposição oral do K: casos crônicos e K 3-3,5 mEq/L.

  Xarope de cloreto de potássio: 2 a 5 mEq/kg/dia, além das necessidades basais. Dose máxima: 80 mEq/dia em 2 a 4 doses. KCl 6%®: 5 mL = 4 mEq.

- Potássio 2,5 a < 3,5 mEq/L, sintomas leves.

  Aumentar o aporte venoso para 3 a 6 mEq/kg/dia, na venóclise de manutenção.

  Não ultrapassar a concrentração de K 4 mEq/100 mL da cota hídrica na veia periférica. Aumentar aporte oral de K.

Potássio ≤ 2,5 mEq/L ou sintomas graves: fazer infusão contínua de 0,2-0,5 mEq/kg/h (máximo de 20 mEq/h) por 3 a 6 horas, seguida de exames de controle e aumento da oferta na venóclise de manutenção. Usar bomba de infusão contínua, de preferência com monitoração cardíaca. Não ultrapassar a concentração de K 8 mEq/100 mL da cota hídrica em cateter central.

Corrigir outros distúrbios eletrolíticos e acidobásicos quando presentes.

Obs.: Concentração da medicação:

KCl 10%®: 1 mL = 1,3 mEq.
KCl 19,1%®: 1 mL = 2,5 mEq.
Cloreto de potássio xp 6%: 0,8 mmol/mL (5 mL = 4 mEq).

HIPERPOTASSEMIA OU HIPERCALEMIA

Conceito

É o quadro clínico observado quando se encontram níveis séricos de potássio acima de 5,5 mEq/L(acima da primeira semana de vida e em soro não hemolisado).

Etiologia

A etiologia mais frequente é decorrente de insuficiência renal aguda, hiperpotassemia por acidose metabólica.

Aporte aumentado: sangue estocado, suplementação VO ou EV excessiva, drogas que contêm K (penicilina G cristalina: 1,7 mEq/milhão de U), substitutos do sal de cozinha com K, suicídio ou homicídio com KCl.

Drogas: espironolactona, captopril, enalapril, bloqueadores da angiotensina II, inibidores da prostaglandina, arginina, betabloqueadores, HCl, excesso de digital, succinilcolina, ciclosporina, anti-inflamatórios não hormonais, trimetoprim, tacrolimus, interferência pelo uso de heparina ou surfactante.

Pentamidina: Deficiência ou resistência à insulina, arginina, lisina, ácido épsilon-aminocaproico.

Doenças da suprarrenal: síndrome adrenogenital, insuficiência suprarrenal aguda e crônica, hiperplasia suprarrenal congênita, deficiência da aldosterona-sintetase, adrenoleucodistrofia. Deficiência ou resistência aos mineralocorticoides.

Excreção renal diminuída: insuficiência renal aguda, insuficiência renal crônica grave e oligoanúria, deficiência de mineralocorticoides (doença de Addison, acidose tubular tipo 4), tubolopatias (pseudo-hipoaldosteronismo tipos I e II, drepanocitose, uropatias obstrutivas, transplante renal), prematuridade (resistência a aldosterona).

Hipoaldosteronismo (Na↓ e acidose associada): por resistência renal à aldosterona (acidose tubular tipo IV), por hiporreninemia por lesão renal (obstrução urinária, transplante renal, nefrite lúpica, drepanocitose).

Pseudo-hiperpotassemia: trombocitose extrema, sangue hemolisado, coleta de sangue incorreta (coleta próximo a acesso venoso com K, uso de torniquete), leucemia com leucócitos ↑↑ (K↑ ou K↓). Acidose.

Saída do K do intracelular: acidose metabólica, catabolismo exagerado, lise tumoral, reabsorção de hematomas, trauma severo (esmagamento, queimaduras), hemólise maciça, rabdomiólise, cirurgias extensas, catabolismo celular por jejum prolongado ou desnutrição aguda), hipertermia maligna, paralisia familiar periódica (K↑/K↓).

Quadro clínico

Hiperexcitabilidade neuromuscular (câimbras, parestesias e fraqueza muscular, paralisia flácida ascendente, paralisia respiratória, convulsões raramente). Pode ser assintomática e iniciar por arritmias ou parada cardíaca. Bradicardia sinusal, BAVT, taquicardia ventricular, assistolia ou fibrilação. ECG: ondas T espiculadas, estreitas, simétricas e pontiagudas. Ondas P achatadas ou ausentes, redução do intervalo QT, aumento do intervalo P-R. Quando K > 7-8: QRS alargado, desaparecimento da onda T, fusão QRS-T. Taquiarritmia ventricular, bloqueios atrioventriculares, fibrilação ventricular e assistolias.

Diagnóstico laboratorial

Ionograma, dosagem de cálcio, magnésio, fósforo, gasometria, ureia, creatinina, CPK, osmolaridade sérica e urinária, sumário de urina e íons urinários (Na, K,Cl). Eletrocardiograma. O pH altera o potássio: ↓pH 0,1 = existe um ↑0,3-0,5 mEq/L no K.

Gradiente transtubular de K (avalia excreção renal de K):

GTTK = K urinário ÷ K sérico × osmolaridade plasmática ÷ osmolaridade sérica.

Válido se osmolaridade urinária > sérica, sem uso de diurético. Se GTTK < 8 excreção renal reduzida. Se GTTK > 10 a função renal é normal e a causa é extrarrenal.

Erro de laboratório é frequente. Se leucocitose e trombocitose extrema, dosar K no plasma centrifugado.

Conduta

As medidas mais importantes são as que retiram o excesso de K corporal (resina de troca, restauração da diurese e diálise). As outras medidas levam o K para o intracelular. Corrigir sempre K > 6,5 mEq/L ou ECG anormal.

Interromper aporte de K e drogas que aumentem K.

Cálcio em bolus: 0,5 a 1 mL/kg de gluconato de cálcio 10%®: diluído 1:1 em AD, EV lento em 5 a 15 minutos. Suspender se FC < 80 bpm. Se em uso de digital, correr em 30 minutos.

Pode ser repetida após 10 minutos. Efeito imediato, dura 15 a 30 minutos.

Bicarbonato de sódio na correção da acidose metabólica: Bicarbonato de sódio 8,4%®: 1-2 mEq/kg (1 a 2 mL/kg) diluídos 1:1 com AD em 10 a 15 minutos. Efeito inicia com 30 minutos e dura 2 horas. Podem ocorrer hipocalcemia e hipernatremia.

Solução polarizante com insulina: dose 0,5 a 1 g/kg de glicose + 1 U de IR. Proporção de insulina regular®: 1 U para cada 4 g de glicose. Pode-se fazer SG 10%® (2 mL/kg) + IR® (0,05U/kg). Efeito inicia com 15 a 30 minutos e dura 2 a 4 h.

Aumentar para infusão contínua se necessário. Seguir com HGT.

Resina de troca: sulfonato poliestireno de cálcio (Sorcal 30g® envelope). Dose: 0,5 a 1 g/kg/dose via oral ou enema retal 4 a 6 h. Diluir em SG 10% (1 g/3 a 4 mL SG), sorbitol ou manitol. Efeito oral inicia com 4 a 6 h. Efeito retal inicia com 1 h. Pode causar hipercalcemia (troca K por Ca). Sulfonato de poliestireno de sódio (Kayexalate®): troca K por Na. Pode causar hipernatremia.

Beta-agonista: nebulização com fenoterol (Berotec®) ou infusão venosa de salbutamol® ou terbutalina (Bricanyl®): 5 mcg/kg em 15 minutos. Efeito em 20 a 30 minutos. Dura 2 a 3 h. Discutível por causar arritmias.

Furosemida®: 1 mg/kg funciona pouco e lento. Efeito com 1 hora.
Diálise peritoneal. Resposta com 15-30 minutos. Ou hemodiálise.
Fludrocortisona: Florinef® nos casos de hipoaldosteronismo. Ver Cap. 84.

HIPOCALCEMIA

Conceito

É o quadro clínico observado quando se encontram níveis séricos de cálcio total abaixo de 8,0 mg/dL ou cálcio ionizado < 3 a 3,5 mg/dL.

Valor normal: cálcio total: criança: 8,8 a 11 mg/dL.
Cálcio ionizado: 4,4 a 5,4 mg/dL.

Necessidade basal: crianças: 30 a 50 mg/kg/dia.

Concentração da medicação: gluconato de cálcio 10%®: 1 mL = 100 mg. Pode ser usado via oral ou EV.

Etiologia

Drogas: infusão de magnésio, heparina, teofilina, protamina, glucagon, norepinefrina, curare, uso crônico de furosemida, corticoides. Contrastes radiológicos. Fenitoína e fenobarbital.

Geral: desidratação com Na↑ e K↓, sepse, rabdomiólise, pós-circulação extracorpórea, hiperfosfatemia (excesso de fosfato, lise tumoral, insuficiência renal, laxativos com fosfato), pós-exsanguineotransfusão ou transfusão maciça com sangue citratado, sepse meningocócica.

Hipocalcemia com cálcio ionizado normal: hipoproteinemia, correção de acidose.

Hipoparatireoidismo com paratormônio baixo: congênito, familiar autoimune, síndrome de DiGeorge, sarcoidose, doença de Wilson, hemocromatose, ablação radioativa da tireoide, pós-cirurgia do pescoço, inflamação tumoral, amiloidose e queimados.

Hipovitaminose D: carencial e falta de exposição ao sol.

Lesão renal com deficiência da ativação do ciclo da vitamina D.
Perda renal (nefróticos).
Má absorção de gorduras e vitamina D (doença celíaca, pancreatopatias, atresia biliar etc.).
Drogas como fenobarbital e fenitoína com aumento da degradação hepática.

Pseudo-hipocalcemia: hipoalbuminemia e hiperbilirrubinemia.

Raquitismo resistente: familiar hipofosfatêmico (raro), raquitismo dependente (tipo I e II), síndrome de Fanconi, acidose tubular renal (hipercalciúria).

Redução de aportes/reservas: dietas podres em cálcio, desnutrição e hipovitaminose D, prematuridade, filhos de mãe com diabetes gestacional.

Resistência ao paratormônio: pseudo-hipoparatireoidismo e hipomagnesemia.

Quadro clínico

Em geral é assintomático. Retenção urinária. Tremores, convulsões, abalos, parestesias, hiporreflexia, tetania, choro agudo, hipotonia muscular, irritabilidade, vômitos, apneia, redução do nível de alerta e consciência, papiledema, delírio, alucinações, psicose e depressão. Sinais de Trousseau (mão em garra após o torniquete no membro) e de Chvostek (estímulo do nervo facial e contração dos músculos da boca). Laringoespasmo com obstrução respiratória alta e estridor, espasmo carpopedal. ICC por depressão miocárdica, taquicardia, arritmias, hipotensão, diminuição de resposta a catecolaminas. ECG: ↑QTc, ↑ST, ondas P pontiagudas, arritmias, bloqueios. Sinais de raquitismo: rosário raquítico, craniotabes, alargamento epifisário.

Diagnóstico laboratorial

Dosagem de cálcio total e ionizado, magnésio, fosfato, fosfatase alcalina, gasometria, proteínas totais e fracionadas, ureia, creatinina, paratormônio, cálcio e fósforo na urina, creatinina urinária, ECG, raios X de ossos longos. No raquitismo não carencial: 1,25-hidroxivitamina D e 25-hidroxivitamina D. Redução da albumina e pH pode alterar o valor real do cálcio. Para cada ↓pH em 0,1 = acrescentar ↑ 0,2 mg/dL.

Conduta

- Cálcio total < 8,0 mg/dL no RNT e < 7 mg/dL no RNPT.
- Cálcio ionizado < 3 mg/dL (preferido).
- Assintomático com cálcio sérico < 7 mg/dL. Na dieta do RN: 200 a 800 mg/kg/dia (diluídos em SG 5% ou no leite) por sonda ou VO. Até a correção do cálcio.
- Sintomático: 200 a 800 mg/kg/dia EV contínuos. Diluídos na venóclise diária.
- Sintomas graves: gluconato de cálcio a 10%®: 100 a 200 mg/kg

EV lento em 5 minutos, vigiando frequência cardíaca. Máximo 3 g/dose. Diluído 1:1 com AD. Pode repetir com 6 a 8 h. Suspender infusão se FC < 80 bpm.

Se hipomagnesemia associada, tratá-la.

Se hiperfosfatemia associada, esta deve ser corrigida antes de administrar cálcio, pois pode formar calcificações metastáticas. Manter relação Ca:P de 4:1.

Efeitos colaterais da administração de cálcio: bradicardia, precipitar intoxicação digitálica, precipitação de solução que contém bicarbonato, esclerose das veias, necrose tecidual se infiltração.

Obs.: Valor normal: cálcio total: criança: 8,8 a 11 mg/dL.
Cálcio ionizado: 4,4 a 5,4 mg/dL.

Necessidade basal: crianças: 30 a 50 mg/kg/dia.

Concentração da medicação: gluconato de cálcio 10%®: 1 mL = 100 mg. Pode ser usado via oral ou EV.

HIPERCALCEMIA

Conceito

É o quadro clínico observado quando se encontram níveis séricos de cálcio total acima de 11 mg/dL ou cálcio ionizado acima de 5,6 mg/dL.

Etiologia

Administração iatrogênica: sais de cálcio endovenoso, intoxicação por vitamina D.

Drogas e dietas: deficiência de fosfato na dieta, intoxicação por vitamina A, hidroclorotiazida e lítio.

Geral: hipofosfatemia, feocromocitoma, transplante de medula óssea, doença de Addison, excesso de aporte de cálcio em paciente com insuficiência renal, doença de Williams (hipercalcemia idiopática da infância), hipertireoidismo.

Hiperparatireoidismo: adenoma de paratireoide, hiperplasia de paratireoide, carcinoma de paratireoide, hiperparatireoidismo secundário, hipercalcemia neonatal grave (autossômica recessiva), hipoparatireoidismo com hipocalcemia na mãe, doenças malignas (invasão óssea, secreção de paratormônio ou de prostaglandinas), hiperparatireoidismo terciário (perenização da hiperfunção após estímulo prolongado).

Produção endógena de vitamina D por macrófagos: docnças granulomatosas, sarcoidose, tuberculose, necrose gordurosa do subcutâneo em RN (asfixia ou tocotraumatismo), linfomas.

Pseudo-hipercalcemia: uso de drogas (acetaminofen, hidralazina), hemólise, estase venosa prolongada.

Redução da excreção renal de cálcio: hipercalcemia hipocalciúrica familiar, tiazídicos.

Retirada de cálcio dos ossos: hipervitaminose D extrema, hipertireoidismo, imobilização prolongada (física, curare, sedação).

Quadro clínico

Em geral é assintomática, principalmente em crianças. Crise hipercalcêmica aguda: desidratação, disfunção renal progressiva, letargia, estupor, coma.

Hipotonia, letargia, cefaleia, fraqueza, coma, depressão, psicose. Aumento da contratilidade cardíaca e arritmias (taquiarritimias ventriculares e fibrilação atrial), aumento do risco de intoxicação pelo digital, hipertensão nos casos crônicos, ECG encurtamento do intervalo QT. Constipação, dor abdominal, náusea e vômito. Perda de peso ou ganho insuficiente (perda crônica), prurido. Litíase renal. Se diabetes insípido, ocorrem poliúria e polidipsia. Artralgia, dores ósseas, acidose metabólica. Podem ocorrer cefaleia, hiperproteinorraquia e, raramente, convulsões, ataxia, disartia, disfagia, disfunção do trato corticoespinhal e apneia.

Diagnóstico laboratorial

Idem hipocalcemia.

Conduta

- Restringir aporte de cálcio e vitamina D.
- Evitar antiácidos que contenham cálcio, diuréticos e digital.
- Hidratar bem com SF 0,9% 20 mL/kg, sem levar a congestão. Associar furosemida se necessário. Vigiar outros DHE.

Furosemida®: 1 mg/kg/dose de 6 e 6 h.

Prednisona®: 2 mg/kg/dia. Diminui absorção de cálcio e vitamina D. Se: doenças malignas, doenças granulomatosas e doenças com aumento da vitamina D, quando indicadas.

Calcitonina (Miacalcic®): 4 U/kg SC ou IM de 12 e 12 h. Dose pode ser dobrada. Após 2 a 3 dias sem resposta: usar de 6 e 6 h. Na hipercalcemia grave e resistente.

EDTA trissódico: 40 a 70 mg/kg/dia em infusão lenta em 3 a 4 h ou mais. Máximo: 3 g/24 h, administrados por 5 dias. Em arritmias induzidas por digital: 15 mg/kg/hora (máximo: 60 mg/kg/dia) em infusão contínua.

Mitramicina: nas doenças malignas. 25 mcg/kg diluídos em SG 5% EV em 6 horas.

Hemodiálise nos casos graves e associados a insuficiência renal.

Cirurgia de ablação das paratireoides: no hiperparatireoidismo neonatal.

HIPOMAGNESEMIA

Conceito

É o quadro clínico observado quando se encontram níveis séricos de magnésio abaixo de 1,4 mEq/L.

Valor normal: 1,5 a 2,5 mEq/L.

Déficit leve: < 1,4 mEq/L. Moderado: < 1,2 mEq/L. Grave: < 0,66 mEq/L.

Necessidade basal: 0,25 a 0,5 mEq/kg/dia.

Concentração da medicação:

- Sulfato de magnésio a 10%® (1 mL = 0,8 mEq) e a 50%® (1 mL = 4 mEq). A ampola pode ser usada por via oral, IM ou EV.
- Leite de magnésia®: Hidróxido de magnésio: 5 mL = 13,8 mEq.

Obs.: Sulfato de magnésio 50%®: 1 mL = 4 mEq = 49,6 mg. O rim geralmente excreta o excesso.

Etiologia

Aporte baixo ou administração insuficiente.

Diarreia aguda, diarreia prolongada e má absorção (doença de Crohn, retocolite, doença celíaca, fibrose cística, intestino curto). Sucção nasogástrica.

Geral: pancreatite, lise tumoral, cetoacidose diabética, hipopotassemia, hipomagnesemia transitória do RN (principalmente se filho de mãe diabética e CIUR). Depleção de fósforo, hipoparatireoidismo, hiperaldosteronismo, hipertireoidismo, queimadura extensa, hipercalcemia, citrato, expansão do volume intravascular, *bypass* cardiopulmonar, hipoalbuminemia.

Hipomagnesemia intestinal crônica com hipocalcemia secundária (doença genética rara).

Intoxicações digitálicas.

Perda por sonda, colostomia, laxativos, fístulas.

Perdas renais:

Drogas (anfotericina B, cisplatina, agentes osmóticos, digoxina, aminoglicosídeo, ciclosporina, furosemida, tiazídicos, insulina, teofilina, vitamina D, cálcio, pentamidina, albuterol e outros beta-agonistas).

Nefrite, nefroesclerose, acidose tubular, tubulopatias genéticas raras (Gitelman, Barter), necrose tubular aguda, hipomagnesemia familiar com hipercalciúria e nefrocalcinose.

ÁLCOOL

Transfusões múltiplas ou exsanguineotransfusões, circulação extracorpórea e ECMO.

Quadro clínico

Podem ocorrer hipomagnesemia e hipocalcemia.

Náuseas e vômitos, convulsões, hipertonia e espasticidade, tremores, tetania, sinais de Trouseau e Chvosteck, fraqueza, apneia, ataxia, confusão mental, depressão, delírio, coma. Arritmias (taquicardia ventricular, fibrilação ventricular ou atrial, *torsades de pointes* e fibrilação). Hipertensão e vasoespasmo. Eletrocardiograma: prolongamento do intervalo PRi e do QTc, alargamento do QRS. Onda T achatada ou invertida, depressão de ST. *Torsades de pointes* (taquicardia ventricular polimórfica não sustentável) e fibrilação.

Diagnóstico laboratorial

Solicitar magnésio plasmático e urinário, cálcio total e ionizado, fosfato, fosfatase alcalina, pH, proteínas totais e fracionadas, ureia, creatinina, paratormônio, creatinina urinária e eletrocardiograma.

Fração de excreção do magnésio:

$$\text{FEMg} = \frac{(\text{Mg urinário} \times \text{creatinina sérica}) \times 100}{(0{,}7 \times \text{Mg plasmático} \times \text{creatinina urinária})}$$

A infusão de magnésio deve ser suspensa durante estes exames. Fator 0,7 = magnésio ligado a albumina e não filtrado. Hipomagnesemia extrarrenal FEMg < 2%, possível perda renal FEMg > 4%, renal FEMg > 10%.

Conduta: magnésio < 1,5 mg/dL.

Sulfato de magnésio a 50%®: 0,125 mL/kg VO ou IM.

Grave: alterações cardíacas (*torsades de pointes*, fibrilação) usar EV em 1 minuto. Em intoxicações digitálicas ou arritmias ventriculares, tetania ou convulsão: sulfato de magnésio a 50%®: 0,05-0,1 mL/kg EV em 15 a 30 minutos (0,2 a 0,42 mEq/kg).

Velocidade de infusão: 1 mEq/minuto. Fazer mais lento se disfunção renal. Usar na hipomagnesemia intensa e sintomática 0,2 a 0,25 mEq/kg a cada 6 horas ou 1 mEq/kg/dia EV contínuo na manutenção.

Manutenção: 0,2 a 0,5 mEq/kg/dia.

Pode estar associada a hipopotassemia, hipocalcemia e hipofosfatemia.

Obs.: Concentração da medicação:

- Sulfato de magnésio a 10%® (1 mL = 0,8 mEq) e a 50%® (1 mL = 4 mEq). A ampola pode ser usada por via oral, IM ou EV.
- Leite de magnésia®: hidróxido de magnésio: 5 mL = 13,8 mEq.

Obs.: Sulfato de magnésio 50%®: 1 mL = 4 mEq = 49,6 mg. O rim geralmente excreta o excesso.

HIPERMAGNESEMIA

Conceito

É o quadro clínico observado quando se encontram níveis séricos de magnésio acima de 2,3 mEq/L

Elevação leve > 2,3 mEq/L. Grave e sintomática: > 2,8 mEq/L.

Etiologia

RN de gestantes que usaram magnésio para eclâmpsia.

Asfixia neonatal.

Enemas, laxantes ou antiácidos com magnésio. Verificar se há insuficiência renal associada.

Geral: doença de Addison, hipotireoidismo, intoxicação por lítio, insuficiência renal aguda ou crônica, cetoacidose diabética antes do tratamento, acidose.

Insuficiência renal e aporte de magnésio mantido.

Lise tumoral.

Pseudo-hipermagnesemia: hiperbilirruminemia e hemólise.

Tratamento na crise de asma grave com magnésio.

Quadro clínico

Náusea e vômito, bradicardia, hipotensão por vasodilatação (pode ser grave), risco de parada cardíaca. Hipotonia muscular, depressão dos reflexos, depressão respiratória, sonolência e confusão, letargia e coma. Eletrocardiograma: prolongamento do PR e do QRS e do QTc, ↑ da amplitude da onda T. Bloqueio atrioventricular (BAV) se níveis > 15 mg/dL. Parada cardíaca. Frequentemente associa-se a hipocalcemia.

Diagnóstico laboratorial: idem a hipomagnesemia.

Conduta:

- Suspensão do aporte de magnésio.
- SF 0,9% para aumentar a diurese. Se hiper-hidratado, fazer furosemida®: 1-2 mg/kg/dia.
- Reposição de cálcio por via venosa nos casos de repercussão cardíaca. No RN pode ser em *bolus*. Gluconato de cálcio 10%®: 200 mg/kg EV.
- Diálise peritoneal: nos casos graves ou refratários, principalmente se há insuficiência renal.
- Exsanguineotransfusão com sangue citratado.

FÓRMULAS E COTAS HÍDRICAS

Déficit de sódio: (sódio desejado – encontrado) × peso × 0,6.

Hipernatremia: Calculo do déficit de água livre (litros): 0,6 × peso × [(Na encontrado ÷ 140) – 1]

Osmolaridade sérica:

$$2 \times [Na + K\ (mEq/L)] + \frac{glicemia\ (mg/dL)}{18} + \frac{ureia\ (mg/dL)}{2{,}8}$$

Normal = 280-310 mOsm/L H_2O

Superfície corporal (m^2): $\frac{peso \times 4 + 7}{Peso + 90}$

Manutenção por Holliday-Segar:

Até 10 kg = 100 mL/kg/dia.
10-20 kg = 1.000 mL + 50 mL/kg para cada kg acima de 10 kg.
Mais 20 kg = 1.500 mL + 20 mL/kg para cada kg acima de 20 kg.

Necessidade de sódio: 3 mEq/100 mL da cota hídrica ou 30 a 50 mEq/m^2/dia.
Necessidade de potássio: 2 mEq/100 mL da cota hídrica ou 20 a 40 mEq/m^2/dia.
Se restrição hídrica: 400 a 600 mL/m^2/dia.

Adolescentes: 1,5 a 1,7 litro/m^2/dia (= 2 a 3 litros/dia).
Sódio: 60 a 150 mEq/dia.
Potássio: 40 a 120 mEq/dia.

Adolescentes com restrição hídrica: 800 a 1.000 mL/m^2/dia.
Gradiente transtubular de K (avalia excreção renal de K):

GTTK = K urinário ÷ K sérico × osmolaridade plasmática ÷ osmolaridade sérica.
Fração de excreção do magnésio:

$$FEMg = \frac{(Mg\ urinário \times creatinina\ sérica) \times 100}{(0{,}7 \times Mg\ plasmático \times creatinina\ urinária)}$$

Fração excretada de sódio:

$$\frac{Sódio\ urinário \times creatinina\ plasmática \times 100}{Sódio\ plasmático \times creatinina\ urinária}$$

BALANÇO HÍDRICO

Ganhos:

- Aporte oral: variável. Descontar da cota hídrica total, quando necessário. Vigiar resíduo gástrico.
- Aporte parenteral: variável. Não esquecer de calcular e descontar aporte de medicações e hemoderivados.
- Água endógena: 10 mL/kg/dia.
- Paciente em ventilação mecânica com umidificador: cerca de 10 a 20 mL/kg/dia.

Perdas:

- Diurese: ideal manter 2 a 4 mL/kg/h. Repor diurese > 5 mL/kg/h (com SF 0,9% ou SG 5%, diluído ou não com AD, dependendo do sódio e da glicemia ou HGT).
- Vômitos, sondas, drenos e fístulas: variável. Combater estase gástrica e repor perdas de conteúdo gastrointestinais (Quadro 80-2).

- Perdas insensíveis:
  Crianças : 1 mL/kg/h (24 mL/kg/dia).
  Recém-nascidos: RNPT < 1.000 g: 1,8 a 2,5 mL/kg/h (43 a 60 mL/kg/dia).
  2.000 a 2.500 g (em incubadora): 0,6 a 0,7 mL/kg/h (14,4 a 16,8 mL/kg/dia).
  RNT: 0,7-1,6 mL/kg/h (17 a 38 mL/kg/dia).

Quadro 80-2 Reposição de perdas gastrointestinais em crianças. Conteúdo de eletrólitos em mEq/L

	Sódio	Potássio	Cloreto	Bicarbonato
Gástrico	20-120	5-25	90-160	0-5
I. Delgado (jejunostomia)	20-140	3-30	30-120	10-50
Ileostomia	45-142	3-15	20-115	30
Fístula pancreática	110-160	4-15	30-80	70-130
Bile	120-160	3-12	70-130	30-50
Diarreia	10-140	10-90	10-120	25-50
Queimadura	140	5	110	
Suor	5-40			
Fibrose cística	50-130	5-25	50-110	

No pós-operatório de cirurgia cardíaca: 400 mL/m²/dia.
Pele queimada: varia com a extensão e profundidade da queimadura.

Diarreia:

- Leve: 20 a 40 mL/kg/dia de água (SG 5%).
- Moderada: 40-60 mL/kg/dia de água (SG 5%).
- Grave: 60 a 100 mL/kg/dia de água (SG 5%).

Repor sódio, potássio e bicarbonato 4 mEq/100 mL de água.
Não misturar no mesmo acesso bicarbonato e cálcio.
Vômitos ou drenagem digestiva por SNG.

Bilioso: repõe volume perdido. Para cada 100 mL, repor sódio 15 mEq (SF 0,9% 100 mL = 15 mEq), potássio 2 mEq e bicarbonato 3 mEq.

Não bilioso: repor sódio e potássio.

Observar Quadro 80-2: reposição de perdas gastrointestinais em crianças.

Aumentam as perdas insensíveis:
Hiperpneia: 10 a 60 mL/100 kcal (ou mL). Repor com SG 5%.

Sudorese: 10 a 25 mL/kcal (ou mL). Repor com SG 5% + sódio 0,5 mEq/kg/dia. RNPT com idade gestacional < 30 semanas não transpiram.

Febre: 5 mL/kg/dia por cada °C > 38°C. Depende da duração da febre durante o decorrer do dia.

Incubadora simples, sem umidificação: 10 a 20 mL/kg/dia.

Calor radiante (berço aquecido): 15 a 25 mL/kg/dia.

Fototerapia: 10 a 20 mL/kg/dia.

Hiperatividade: aumenta em até 70% a cota calórica basal.

Diminuem as perdas insensíveis:

- Gases umidificados quando em uso de halo, CPAP, ventilação não invasiva (VNI) ou ventilação mecânica (VMA). Reduz perdas em 30%. Quando usar respirador, não deixar o aquecimento dos gases excessivo.
- Alta umidade do ambiente, inclusive dentro da incubadora: reduz perdas em até 30%.
- Incubadora com parede dupla: reduz perdas em 30 a 50%.
- Protetor plástico: filme plástico. Reduz perdas em 30 a 70%.
- Membrana semipermeável: reduz perdas em 50%.

REFERÊNCIAS

Alves JGB, Ferreira OS, Maggi RS. Fernando Figueira Pediatria, 2004: 537-42.

Carvalho WB, Filho JOP, CBMI-Clínicas Brasileiras de Medicina Intensiva, 2006: 257-81.

Carvalho WB, Souza N, Souza RL. Emergência e Terapia Intensiva Pediátrica, 2004: 432-48.

Da Shaw KN. Dehydration. In: Fleisher GR (ed). Textbook of Pediatric Emergency Medicine. 4. ed. Philadelphia: Lippincott Williams & Wilkins, 1999: 198.

Duarte MCMB, Pessôa ZFC, Amorim AMR, Mello MJG, Lins MM, Terapia Intensiva em Pediatria, 2008: 527-61.

Jyh JH, Nóbrega RF, Souza RL. Sociedade de Pediatria de São Paulo – Atualizações em Terapia Intensiva Pediátrica, 2007: 105-19.

Oliveira RG. Blackbook Pediatria, 2005: 383-95 e 586-7.

Piva JP, Garcia PCR. Medicina Intensiva em Pediatria, 2005: 317-33 e 903.

Polin RA, Ditmar MF. Segredos em Pediatria, 2007: 229.

Taketomo CK, Hodding JH, Kraus DM, Pediatric Dosage Handbook, 2005-2006: 1424-7 e 1536-7.

CAPÍTULO 81

Distúrbios Acidobásicos

Rosane Simões Ramos Schüler • Andrea Lucia Marques Lasalvia

ACIDOSE METABÓLICA

Conceito

Distúrbio metabólico caracterizado por pH < 7,35 com bicarbonato < 22 mEq/L. Ela é considerada grave quando pH < 7,1 ou HCO_3 < 10 ou BE < –15. A acidose metabólica primária tende a ser compensada por uma alcalose respiratória, que ocorre em até 12 a 24 h.

Etiologia

Ver fórmula do ânion *gap*, a seguir.

Hiato iônico ou ânion *gap* = [Na + K – (Cl + HCO_3)] = VN = 12 +/– 2mEqL

Perda de bicarbonato + ânion *gap* normal ou diminuído: diarreia, drenagem pancreática ou biliar, ileostomia, derivação urinária para o intestino, inibidores da anidrase carbônica.

Perda renal de bicarbonato: proximal (isolada e síndrome de Fanconi) e distal.

- Excesso de ácidos + ânion *gap* aumentado: cetoacidose diabética ou alcoólica, cetose de jejum, intoxicação por AAS, sepse, acidose lática (hipoxemia, choque, insuficiência hepática, anemia severa), rabdomiólise, toxinas, acúmulo de ácidos inorgânicos (fosfatos e sulfatos), ácidos acumulados por erros inatos do metabolismo. Acidose lática congênita, deficiência de tiolase, acidemia propiônica, acidemia metilmalônica, uremia.
- Redução na excreção ácida + ânion *gap* aumentado: insuficiência renal, compensação de uma alcalose já resolvida (demora 1 a 2 dias para reverter a compensação).
- Redução na excreção ácida + ânion *gap* normal ou diminuído: acidose tubular renal tipos 1, 2 e 4; inibidores da anidrase carbônica, insuficiência renal aguda precoce, inibidores da aldosterona.
- Acidose lática: tipo mais comum e grave de acidose.

Quadro 81-1 Causas de acidose metabólica

Acidose lática por hipóxia	**Acidose por várias situações**
Hipóxia grave	Diabetes
Choque	Deficiência de ferro
Exercícios vigorosos	Hipoglicemia
Convulsões	Falência hepática
ICC	Tumores
Anemia profunda	Drogas: epinefrina, salicilatos, biguanidas, AZT, DDI, nitroprussiato, isoniazida
Sepse	AIDS
Isquemia mesentérica	Infecções graves
	Feocromocitoma

Quadro clínico

Distúrbios metabólicos: catabolismo proteico aumentado, índice metabólico aumentado, inibição do metabolismo anaeróbico, hiperpotassemias (acidemias inorgânicas), hiperfosfatemias.

Distúrbios respiratórios: ventilação-minuto aumentada, taquipneia, diminuição da contratilidade diafragmática e enrijecimento, fadiga muscular.

Distúrbios neurológicos: fluxo sanguíneo cerebral aumentado, metabolismo cerebral diminuído, baixa resposta às catecolaminas circulantes, descarga simpática aumentada, obnubilação e coma.

Distúrbios cardiovasculares: diminuição da contratilidade cardíaca, venoconstrição e dilatação arteriolar para órgãos prioritários (diminuição dos fluxos renal e hepático), diminuição do limiar para fibrilação, taquicardia, diminuição da sensibilidade cardíaca às catecolaminas. Quando pH $< 7{,}0$: letargia $\rightarrow$ coma.

Disfunção crônica: crescimento deficiente.

Diagnóstico laboratorial

Ionograma, Ca, Mg, albumina, íons urinários, lactato (normal $< 2{,}5$ mmol/L), glicemia, função renal e gasometria. Calcular o ânion *gap*.

Fatores que interferem na gasometria:

- Excesso de heparina: redução da $PaCO_2$ e aumento do pH.
- Bolhas de ar: aumento da PaO_2 e do pH. Redução da $PaCO_2$.
- Elevação da temperatura: redução do pH e da PaO_2. Aumento da $PaCO_2$. A amostra que não é analisada em 10 minutos deve ser colocada em gelo.
- Mistura com sangue venoso: redução da $PaCO_2$.
- Ânion *gap* em torno de 20 mEq/L sempre indica acidose metabólica.

Quadro 81-2 Valores normais para gasometria

	Arterial	Capilar	Venoso
pH	7,35-7,45	7,35-7,45	7,32-7,42
pCO_2 (mmHg)	35-45	35-45	38-52
pO_2 (mmHg)	70-100	60-80	24-48
HCO_3 (mEq/L)	19-25	19-25	19-25
TCO_2 (mEq/L)	19-29	19-29	23-33
Saturação de O_2 (%)	90-95	90-95	40-70
BE (mEq/L)	–5-+5	–5-+5	–5-+5

Curva de dissociação de hemoglobina

Leva em conta duas variáveis para o cálculo: PaO_2 × saturação de oxigênio.

1. Desvio da curva para a esquerda: determinado nível da saturação ocorre com PaO_2 mais baixa (menos oxigênio é liberado para os tecidos): alcalose, acidose crônica, hemoglobina fetal, hipocapnia, hipotermia, redução da atividade da enzima 2,3-difosfoglicerato, anemia e metemoglobinemia.
2. Desvio da curva para a direita: determinado nível de saturação ocorre com PaO_2 mais elevada (mais oxigênio é liberado para os tecidos): acidose aguda, hipercapnia, febre, aumento da atividade da enzima 2,3-difosfoglicerato e corticoterapia.

Conduta

Bicarbonato de sódio 8,4%®: 1 mL = 1 mEq de bicarbonato e 1 mEq de sódio.
Bicarbonato de sódio 10%®: 1 mL = 1,2 mEq de bicarbonato e 1,2 mEq de sódio.

a. Tratamento da causa desencadeante. Nos casos de choque: repor volume e inotrópicos, se necessário. Na cetoacidose diabética: hidratação e insulina regular. Na insuficiência renal: diálise. Às vezes é necessário o uso de bicarbonato.

b. Administrar bicarbonato: indicado quando pH < 7,1 e bicarbonato sérico < 10 mEq/L.
→ Bicarbonato (mEq) = 0,3 × ΔBE (BE enc. – 5) × peso
→ Bicarbonato (mEq) = [Bic. desejado (12) – encontrado] × peso × 0,3. Esta fórmula é mais usada em nosso serviço.

Diluir bicarbonato de sódio (1:1) com água destilada. Em RN pode-se diluir até 1:5 para evitar hemorragia intracraniana. Infundir 1/3 à metade em 15 minutos a 2 horas e tentar repetir a gasometria após 30 minutos do término. Se não conseguir coletar e ainda houver clínica, infundir 1/3 em 4 a 6 horas.

A velocidade de infusão não deve ultrapassar 5 mEq/kg/h, para evitar a possibilidade de mielinólise pontina.

c. Se não foi possível coleta de gasometria ou não se faz no laboratório: bicarbonato de sódio: 3 mEq/kg. Esta dose eleva o pH em 0,1.

d. Na acidose tubular renal: pode ser feita em *bolus* enteral ou EV, ou em infusão contínua na velocidade de 0,5-2 mEq/kg/h.

e. Complicações: nas emergências com risco à vida, a correção mais rápida pode ocasionar hipopotassemia (↑ pH 0,1 = ↓ 0,3-0,5 mEq de K), sobrecarga de volume, hiperosmolaridade, hipocalcemia, hipernatremia, aumento da $PaCO_2$ (↑ 0,5 mmHg = ↑ 1 mEq/L de bicarbonato) e acidose paradoxal do SNC. Necrose de pele e subcutâneo se infiltrar. Lesão hepática aguda se administrado em cateter umbilical posicionado no fígado.

f. Acidose crônica: reposição oral de bicarbonato de sódio em pó, comprimidos ou soluções de citrato (citrato de sódio e potássio).

g. Calcular a $PaCO_2$ esperada = (Bic × 1,5) + 8 ± 2.
A compensação esperada seria redução da $PaCO_2$, no entanto ela pode estar elevada se for uma acidose mista, dificuldade de ventilação com retenção de CO_2 ou pacientes crônicos que normalmente têm $PaCO_2$ mais elevada.

h. Compensação da acidose metabólica: diminuição da $PaCO_2$ = 1,3 × diminuição do bicarbonato.

i. O THAM (tri-hidroximetilaminometano), o Carbicarb® e o Tribonat® são tratamentos alternativos.

ALCALOSE METABÓLICA

Conceito

Distúrbio metabólico caracterizado por pH > 7,45 com bicarbonato > 26 mEq/L e $PaCO_2$ elevada por insuficiência respiratória.

Etiologia

Ingestão ou aporte excessivo de bicarbonato, alcalose hipoclorêmica (perda gástrica, estenose hipertrófica do piloro, diuréticos, cloridorreia congênita, fibrose cística), exsanguineotransfusão (oferta de citrato), síndrome de Bartter e Gitelman, alcalose metabólica idiopática; recuperação recente de acidose respiratória, acidose lática ou cetoacidose diabética; penicilina em alta dose, realimentação após jejum prolongado. Adenoma viloso. Renina elevada: estenose da artéria renal, tumor secretor de renina, terapia estrogênica, hipertensão acelerada. Renina baixa: hiperaldosteronismo primário (adenoma, carcinoma ou hiperplasia), defeitos enzimáticos adrenais (deficiência de 11b ou 17a-hidroxilase), síndrome de Cushing. Outros: síndrome de Liddle etc.

Quadro clínico

Sinais de desidratação e hipotensão. Confusão mental, parestesias, espasmos musculares, convulsões. Pode ocorrer hipopotassemia (fraqueza muscular, arritmias cardíacas refratárias se em uso de digital, obstipação intestinal, poliúria, polidipsia se hiponatremia associada, anorexia, deficiência do crescimento) e hipocalcemia associadas. Desvio da curva de dissociação da hemoglobina para a esquerda, podendo ocorrer hipoxemia na ausência de cianose. O aumento da $PaCO_2$ pode agravar insuficiência respiratória e atelectasia.

Diagnóstico laboratorial

Ionograma, Ca, Mg, gasometria. Cloro urinário (se cloro < 10 mEq/L é salino-responsivo, se cloro > 10 mEq/L é salino-resistente). Dosar aldosterona e renina. Testes de função renal, USG das vias urinárias com Doppler.

Calcular a $PaCO_2$ esperada (ver fórmula a seguir). A alcalose metabólica compensa com aumento da $PaCO_2$.

$$PaCO_2 = 0{,}6 \times \text{aumento do bicarbonato.}$$

Conduta

- A prioridade é tratar a causa: repor o volume com SF a 0,9% (desidratação) e do cloro (se baixo). Interromper o aporte de bicarbonato exógeno. Volume: 10-20 mL/kg/vez.
- Hipopotassemia: fazer correção. Ver capítulo específico.
- Diuréticos inibidores da anidrase carbônica aceleram a excreção de bicarbonato. Acetazolamida (Diamox®: 15-30 mg/kg/dia 1 × dia).
- Acidificantes: cloreto de amônia, ácido ascórbico, fosfato de potássio.
- Se ↑ $PaCO_2$ em 10 mmHg (> 40 mmHg) = ↑ pH em 0,08.
- Alcalose metabólica + restrição hídrica: se falência cardíaca ou renal. Repor com KCl (quando possível) ou NaCl. Usar o HCl quando os anteriores estão contraindicados (pH > 7,55 com encefalopatia hepática, arritmia cardíaca, cardiotoxicidade pelo digital ou alteração do estado mental).
  - HCl em soluções de 0,1 a 0,2 M. Dose: 25 mEq/h em cateter central.
  - Cálculo HCl: 0,5 × peso × grau de ↓ do bicarbonato (mEq/L)
  - Diálise peritoneal ou hemodiálise.
- Alcalose metabólica salino-resistente:
  - Corrigir hipopotassemia e hipomagnesemia.
  - Suspender uso de diuréticos.

Quadro 81-3 Causas de alcalose metabólica

Cloro urinário < 10 mEq/L	Cloro urinário > 20 mEq/L
Vômitos, drenagem gástrica	Uso recente de diurético
Uso de diurético pregresso	Uso de álcali em excesso
Fibrose cística	Atividade mineralocorticoide
Cloridorreia	Utilização de esteroides
Adenoma viloso	Síndrome de Cushing
	Síndrome de Bartter e Gitelman
	Doença de Crohn
	Estados de hiper-reninemia
	Hipopotassemia severa
	Pós-hipercapnia crônica

- Inibidores de prostaglandinas: indometacina (Indocid®: 1 a 3 mg/kg/dia cada 6 a 8 h) ou ibuprofeno (Alivium®: 20 mg/kg/dia cada 6 a 8 h).
- Se ação mineralocorticoide aumentada: restringir a causa básica, restringir sódio, suplementar potássio, utilizar diuréticos poupadores de potássio e inibidores de aldosterona (espironolactona – Aldactone®: 2 a 4 mg/kg/dia 6 a 12 h). Cirurgias de tumores ou ablação cirúrgica.
- Inibidores da enzima conversora da angiotensina: captopril (Capoten®) e enalapril (Renitec®) podem ser tentados.

ACIDOSE RESPIRATÓRIA

Conceito

Ocorre quando pH $< 7,35$ e $PaCO_2 > 45$, quando é um distúrbio primário. Estima-se que para cada ↓ pH de 0,08 = ↑ $PaCO_2$ de 10 mmHg.

Etiologia

Insuficiência respiratória levando a retenção de CO_2, obstrução respiratória alta, broncoespasmo, laringoespasmo, paralisia das cordas vocais, epiglotite, pneumonia extensa, pneumotórax, hemotórax, traqueomalacia ou broncomalacia, aspiração de corpo estranho ou vômitos, síndrome do desconforto respiratório do adulto na infância, ICC e edema pulmonar, compressão extrínseca de vias aéreas, apneia ou depressão do centro respiratório (mielopatias, neuropatias periféricas, miopatias, trauma cerebral, herniação tentorial), apneia obstrutiva do sono; distúrbios neuromusculares (esclerose múltipla, síndrome de Guillain-Barré, distrofias musculares, esclerose lateral amiotrófica, paralisia diafragmática, poliomielite, lesões da medula vertebral, polirradiculoneurite, miopatia hipocalêmica, miastenia *gravis*, drogas, paralisia periódica, tétano, botulismo, hipopotassemia, hipofosfatemia); pneumopatias crônicas (fibrose cística, displasia pulmonar, enfisema), defeitos congênitos (cifoescoliose severa, hérnia diafragmática congênita, doença multicística pulmonar, cardiopatia congênita cianótica). Intoxicações exógenas: barbitúricos, sedativos e opiáceos. Obesidade grave, ascite severa.

Ventilação mecânica com parâmetros inadequados.

Quadro clínico

- Hipercapnia aguda: ansiedade, dispneia, desorientação, agitação. Sudorese, alterações visuais; vasodilatação periférica com rubor facial e de extremidades, com sangramento nos pontos de punção recente. A vasodilatação no SNC pode levar a aumento da pressão intracraniana. Taquipneia, taquidispneia, taquicardia. Hipotensão e arritmias cardíacas.
- Hipercapnia crônica: confusão mental, sonolência, estupor e coma. Distúrbio de memória. *Cor pulmonale* e edema periférico.

Diagnóstico laboratorial

Ionograma, gasometria, raios X tórax, TAC, eletromiografia. Broncoscopia.

Conduta

a. Tratamento da insuficiência respiratória: garantir via aérea, tratamento do broncoespasmo (broncodilatadores, corticoides etc.), tratamento da apneia, ventilação não invasiva (CPAP, VNI, BIPAP) ou ventilação mecânica etc.
b. O tratamento da acidose respiratória depende tão apenas da restauração de uma ventilação pulmonar normal, podendo ser aceitos níveis de $PaCO_2$ de 45 a 60 mmHg. Excepcionalmente se usa bicarbonato.
c. Fisioterapia respiratória.

ALCALOSE RESPIRATÓRIA

Conceito

Ocorre quando pH > 7,45 com $PaCO_2$ < 35, quando é um distúrbio primário. Para cada ↑pH 0,08 = ↓$PaCO_2$ de 10 mmHg.

Etiologia

Hiperventilação por ansiedade, histeria, dor, febre, secundária à hipoxemia, gravidez (progesterona), hipertireoidismo. Hiperventilação por intoxicação salicílica, nicotina, xantinas e progesterona; doenças do SNC (AVC, trauma, infecção, tumor etc.), pneumopatias (pneumonites, asma, fibrose pulmonar, embolias), ICC e edema pulmonar, anemia grave, altitude elevada (PaO_2 < 60 mmHg), insuficiência hepática, sepse (endotoxinas bacterianas levando a estimulação central e a alcalose), encefalopatia hepática (acúmulo de amônia), parâmetros excessivos na ventilação mecânica, ECMO.

Quadro clínico

Hipocapnia aguda: vasoconstrição sistêmica e cerebral, cefaleia, confusão, parestesias, cãibras, espasmos musculares, sensação de aperto no tórax, arritmias cardíacas. Taquipneia, ansiedade, irritabilidade, alterações visuais.

Diagnóstico laboratorial

Ionograma, gasometria, avaliação de função hepática, dosagem sérica de ASS, nicotina e xantinas, imagem SNC, raios X de tórax.

Conduta

a. Tratamento da causa básica. Administrar oxigênio se necessário. Sedativos para diminuir a ansiedade, antitérmico, respirar em um saco de papel (na tentativa reinalar o ar expirado e elevar a $PaCO_2$). Correção de distúrbios hidroeletrolíticos associados.
b. Ventilação mecânica: reduzir a FR e/ou a PIP nos pacientes com $PaCO_2$ < 40 mesmo quando "entregues" ao respirador com frequências mais baixas.
c. Alcalose respiratória + alcalose metabólica: alcalinização da diurese (acetazolamida – Diamox®) ou hemodiálise.
d. Estados hiperadrenérgicos: bloqueadores β-adrenérgicos (propranolol: 0,1-1 mg/kg/dose 1 a 4 × dia).

Quadro 81-4 Dinâmica compensatória nas correções dos DAB

Acidose metabólica	↓$PaCO_2$* esperada = 1,0-1,5 × a queda do HCO_3^-**
Alcalose metabólica	↑$PaCO_2$* esperada = 0,25-1,0 × o aumento do HCO_3^-**
Acidose respiratória aguda	↑esperado do HCO_3^-** = 0,1 × o aumento da $PaCO_2$* ± 3
Acidose respiratória crônica	↑PaCO2 em 10 mmHg = ↑HCO_3 em 4 mEq/L
Alcalose respiratória aguda	↓esperada do HCO_3^-** = 0,1-0,3 × a queda da $PaCO_2$*, não menos que 18 mmol/L
Alcalose respiratória crônica	↓$PaCO_2$ em 10 mmHg = ↓HCO_3^- em 5 mEq/L

* $PaCO_2$ em mmHg.

** HCO_3^- em mmol/L.

FÓRMULAS

- $PaCO_2$ esperada: (HCO_3^- × 1,5) + 8 (± 2) N = comparar cálculo com $PaCO_2$ da gasometria.
- Ânion *gap* = Na – (Cl + HCO_3^-) Normal = 12 (± 2) mmol/L. Este valor pode ser alterado se hipoalbuminemia, que reduz o ânion *gap* (↓1 g de albumina menor que 4 g/dL = acrescentar 2,5-3 mEq/L no resultado do ânion *gap*).
- Administrar bicarbonato:
  - Bicarbonato (mEq) = ΔBE (BE enc. – 5) × peso × 0,3
  - Bicarbonato (mEq) = [Bic. desejado (12) – encontrado] × peso × 0,3. Esta fórmula é mais usada no nosso serviço.

REFERÊNCIAS

Carvalho WB, Souza N, Souza RL. Emergência e Terapia Intensiva Pediátrica, 2004: 449-54.

Duarte MCMB, Pessôa ZFC, Amorim AMR, Mello MJG, Lins MM. Terapia Intensiva em Pediatria, 2008: 563-79.

Knobel E, Stape A, Troster EJ. Deutsch AD'A. Terapia intensiva Pediátria e Neonatologia, 2005: 401-19.

Oliveira RG. Blackbook Pediatria. 2005; 298-303 e 396-397.

Silva LR, Mendonça DR, Moreira DEQ. Pronto-atendimento em Pediatria 2006: 333-44.

Taketomo CK, Hodding JH, Kraus DM. Pediatric Dosage Handbook. 2005-2006: 1536-7.

CAPÍTULO 82

Cetoacidose Diabética

Rosane Simões Ramos Schüller

CONCEITO E EPIDEMIOLOGIA

Diabetes melito tipo 1 (DM1) ou diabetes autoimune é o tipo mais comum de diabetes em pessoas jovens até a idade de 40 anos e ocorre em 5 a 10% da população diabética. Para os pacientes geneticamente suscetíveis, a doença pode manifestar-se após o fator desencadeante, como uma doença viral. O diabetes tipo 1 está associado à formação de anticorpos celulares (marcados imunologicamente), diminuindo a produção de insulina, relativa ou absoluta, e deixando o organismo propenso a cetose. Ocorre também maior atividade, relativa ou absoluta, dos hormônios contrarreguladores. São fatores de risco: história familiar positiva, fibrose cística, doenças ou traumas do pâncreas, tireoidite autoimune, rubéola congênita, doença de Cushing, doença de Addison, anemia perniciosa, marcadores genéticos HLA ou DQβ1. É função da insulina:

- Permitir que a glicose entre para o intracelular.
- Redução da produção fisiológica de glicose, particularmente no fígado.
- Não produzir cetonas.

ETIOPATOGENIA/ANATOMIA

Os principais órgãos comprometidos na cetoacidose diabética (CAD) são o fígado, o tecido adiposo e os músculos. A deficiência de insulina resulta em hiperglicemia e hipercetonemia. A hiperglicemia causa glicosúria e consequentemente poliúria, acarretando perda de potássio, sódio e outros eletrólitos.

- **Fígado:** a permeabilidade do hepatócito à glicose depende da insulina. A falta de insulina promove glicogenólise, inibição da lipogênese, gliconeogênese e cetogênese.

- **Músculos:** a insulina promove a síntese de proteínas musculares, nucleotídeos e glicogênio, bem como aumento do potássio intracelular e aumento da permeabilidade ao cloro. A falta de insulina promove a não captação de glicose, oxidação de ácidos graxos e cetonas, glicogenólise e proteólise (libera aminoácidos).
- **Tecido adiposo:** a insulina promove o armazenamento de nutrientes, prevenindo a lipólise e aumentando a oxidação da glicose. Aumenta a formação de ácidos graxos que, em associação ao glicerol, formarão os triglicerídeos. A falta de insulina promove a não captação de glicose, não captação de triglicerídeos e a lipólise (libera ácidos graxos).

QUADRO CLÍNICO

No quadro clínico clássico de DM1 observa-se polidpsia, poliúria, polifagia, perda de peso, vômitos ou dor abdominal. A CAD é a complicação mais temida, devido à morbimortalidade que ocorre na faixa etária pediátrica. É a principal causa de morte e pode ser o primeiro sintoma em 20 a 40% das crianças e adolescentes, ao diagnóstico de DM1. Ocorre mais comumente em crianças com menos de 4 anos de idade, em crianças sem parentes de primeiro grau com DM1 e baixas condições socioeconômicas. Ocorre distúrbio das proteínas, lipídeos, carboidratos, água e eletrólitos.

Na CAD ocorrem quatro anormalidades básicas:

- Hiperglicemia > 300 mg/dL. Ocorre usualmente, mas não é obrigatória.
- Cetonemia > 3 mg/dL + cetonúria.
- Acidose metabólica com ânion *gap* elevado (pH < 7,3 e bicarbonato < 15).
- Desidratação.

DIAGNÓSTICO/DIAGNÓSTICO DIFERENCIAL

Para o diagnóstico, observamos dias ou semanas de poliúria, polidipsia, polifagia, enurese e perda de peso. Além do quadro clássico, podemos observar fraqueza acentuada, náusea e vômitos.

Em recém-nascidos e lactentes, pode ser confundido com diarreia aguda, sepse ou quadros neurológicos. Não confundir quando há excesso de infusão de glicose e doença associada.

Pode ocorrer fator desencadeante para iniciar o quadro de CAD ou ser a primeira manifestação de DM1, já com descompensação.

- Para DM1, duas dosagens de glicemia de jejum > 126 mg/dL e um teste de tolerância à glicose > 200 mg/dL.
- Para o diagnóstico de CAD temos gasometria com pH < 7,3 e bicarbonato < 15; glicemia superior a 250 a 300 mg/dL e presença de cetonemia e cetorúria positivas. Na CAD a

Quadro 82-1 Sinais e sintomas de cetoacidose diabética

Desidratação	Hálito cetônico
Hipotensão ou choque	Hiper ou hipotermia
Taquicardia	Hiperestesia abdominal
Alteração do sensório	Respiração de Kussmaul

cetona principal é o β-hidroxibutirato; no entanto, os testes rápidos de fitas reagentes (p. ex., Labistix®) testam o acetoacetato, por isso o cálculo do ânion *gap* (ver fórmula) é importante. O tratamento com insulina pode elevar os corpos cetônicos pela conversão do β-hidroxibutirato em acetoacetato, ou seja, *piora ou persistência da cetonúria* nem sempre significa inadequação ou ineficiência do tratamento. Também pode estar presente a hiponatremia (dilucional ou não), hipofosfatemia, hipopotassemia, hiperosmolaridade, leucocitose e hiperamilasemia; aumento de creatinina, transaminases e CK-MB. Leucocitose com desvio à esquerda pode estar associada à infecção ou não. *O cálculo da* $PaCO_2$ *esperado* (ver fórmula) demonstrará se há patologias associadas que cursam com acidose respiratória quando o cálculo for elevado, podendo ser necessário a intubação traqueal e a ventilação mecânica.

- Fazer diagnóstico diferencial com coma hiperglicêmico hiperosmolar não cetótico, diabetes melito tipo 2, cetoacidose alcoólica, cetose por privação nutricional, acidose lática, intoxicações (por estricnina, monóxido de carbono, salicilatos, metanol, paraldeído, etilenoglicol, tolueno, etanol, ferro e cianetos), uremia, choque séptico, diabetes insípido, abdome agudo cirúrgico, encefalites, tumores, hipertensão intracraniana, coma de qualquer origem, gastroenterite aguda com desidratação, erros inatos do metabolismo e glicosúria renal (Fanconi, tubolopatias, intoxicações por metais pesados, tetraciclina vencida e cistinose).

CONDUTA (Dar ênfase ao manejo na emergência.)

- Relação dose de insulina regular/glicosúria/cetonúria/HGT.
- Máximo de IR = 10 UI/dose.
- *DM1 descompensada*: sem sinais de CAD, hidratado e HGT > 250 mg/dL, gasometria normal: insulina regular® ou insulina lispro (Humalog®) ou insulina aspart (NovoRapid®) em dose de 0,1 a 0,2 UI/kg/dose (máximo de 10 UI). Cerca de 1 hora depois verificar a formação de cetonas e repetir insulina, se necessário a cada 1 a 2 h. Se há diminuição do HGT e não há formação de cetonas, a rotina habitual de injeções subcutâneas (NPH com ou sem IR) pode ser iniciada. Quando reduz HGT (200 a 250 mg/dL) e não produz cetonas, pode-se iniciar 0,25 a 0,5 UI/kg/dia de insulina. Quando reduz o HGT e cetonas ainda são produzidas, pode necessitar de uma dose de 0,5 a 1 UI/kg/dia de insulina. Poderá seguir esquema descrito no Quadro 82-2.

Quadro 82-2 Uso de insulina de acordo com a glicosúria, cetonúria e HGT

→ glicosúria	→ cetonúria	→ HGT	→ dose de insulina
3 a 4 +	+++	> 250 mg/dL	IR : 0,2 UI/kg
2 a 3 +	++	≥ 180 mg/dL < 250 mg/dL	IR : 0,1 UI/kg
1 +	independe	≥ 150 mg/dL < 179 mg/dL	observar
		< 149 mg/dL ≥ 80 mg/dL	alimentar
		hipoglicemia	*Push* com SG

Quadro 82-3 Esquema de insulina após compensação da cetoacidose diabética

Se apenas insulina NPH	Dose < 10 UI	Dose única 30 minutos antes do café da manhã
Se apenas insulina NPH	Dose ≥ 10 UI	2/3 antes do café da manhã 1/3 antes do jantar
Insulina NPH + IR	2/3 pela manhã	2/3 insulina NPH 1/3 insulina regular
Insulina NPH + IR	1/3 à tarde	1/2 insulina NPH 1/2 insulina regular

CETOACIDOSE DIABÉTICA

O foco principal é tentar tratar os pacientes em uma unidade de terapia intensiva; no entanto, sem retardar qualquer ação que possa ser feita na emergência, para preservar a vida do paciente e evitar complicações decorrentes desse quadro.

- Perdas hidroeletrolíticas estimadas médias e suas variações são:
  - Água: 100 mL/kg (50 a 100 ou desidratação 5 a 10%).
  - Sódio: 8 mEq/kg (5 a 10).
  - Cloro: 5 mEq/kg (3 a 10).
  - Potássio: 6 mEq/kg (3 a 11).
  - Fósforo:1 mmol/kg (0,5 a 1,5).
- Correção da desidratação:
  - Avaliação da volemia por meio da estimativa do grau de desidratação + cálculo da osmolaridade plasmática + débito urinário + coleta dos exames iniciais (ver laboratório).
  - Correção da hidratação ao chegar (expansão):
  - SF 0,9%: 10 a 20 mL/kg na primeira e na segunda hora.
  - Em choque: 10 mL/kg em 10 a 30 minutos até estabilidade hemodinâmica (máximo: 50 mL/kg). Usar mais de um acesso, se necessário.
- Venóclise posterior:
  - Reposição hídrica (em litros): déficit 10%: (0,1 × peso) dividido por 2 = 48 horas.

  Descontar todo o líquido da expansão.
  - Holliday (ver fórmula): 1º dia: Holliday + 1/2 do déficit restante.
    2º dia: Holliday + 1/2 do déficit restante.
- Atenção: Reavaliar de hora em hora.
  Vigiar perdas insensíveis.
  Repor diurese se volume >5 mL/kg/h e repor vômitos.
- Tipo de solução: SF 0,9%.

  Se HGT ≤ 250 mg/dL: SF 0,9% + SG 5% (SN ↑ 7,5% ou 10%).
- Manter velocidade de infusão ≤ 4 mL/m²/dia.
- Manter glicemia entre 150 e 250 mg/dL até iniciar insulina regular SC e suspender insulina contínua 30 minutos depois.
- Insulina:
  - Meta da queda da glicose: 60 a 100 mg/dL/h.
  - Esquema de insulina contínua (IC) EV em bomba de infusão:

- Insulina simples ou regular – 12 UI = 1,2 mL.
- SF 0,9% a 118,8 mL.

Nesta solução 0,1UI = 1 mL.

A insulina adere aos bordos do soro e equipo, deste modo desprezar 50 mL antes de iniciar a infusão e *trocar solução de 6 em 6 h.*

- Dose de insulina regular em IC via venosa:
  Se glicemia > 300 mg/dL: dose de 0,1 UI/kg/h.
  Se glicemia ≤ 300 mg/dL: dose de 0,05 UI/kg/h até que a acidose esteja corrigida (pH ≥ 7,25 e/ou ânion *gap* = 12 ± 2).
- Máximo de IC: 5-7 UI/h.
- Critérios de suspensão da IC:
  Quando pH > 7,30, HCO_3^- >15 a 18 ou ânion *gap* normal (12) e paciente tolerando dieta, começar insulina subcutânea.
  Começar 0,1 UI/kg IR SC e interromper o gotejamento da IC 30 minutos após.
- Se HGT < 300 mg/dL e acidose: manter IC na dose de 0,1 UI/kg/h e adicionar SG 5%. Não diminuir insulina!
- Se HGT < 300 mg/dL e acidose parcialmente compensada, sem critérios de suspensão: IC 0,05 UI/kg/h + SG 5%.
- Se glicose não cair 60 mg/dL/h: IC para 0,15-0,2 UI/kg/h.
- Se correção da acidose for lenta: IC para 0,15-0,2 UI/kg/h.

Associar SG 5% S/N.

- *Potássio com diurese presente:*
  - Potássio sérico desconhecido: tratar como se K ≥ 4,5 e ≤ 6.
  - Potássio > 6 mEq/dL: não fazer potássio.
  - Potássio ≥ 4,5 e ≤ 6 mEq/dL com acidose: 0,2 a 0,3 mEq/kg/h.
  - Potássio < 4,5 mEq/dL com acidose: 0,3 a 0,5 mEq/kg/h.
  - Evitar concentrações de potássio > 4 mEq/100 mL em veia periférica e > 8 mEq/100 mL em cateter central.
  - KCl 10%®: 1 mL = 1,3 mEq KCl 19,1%®: 1 mL = 2,5 mEq.
- *Bicarbonato de sódio:*
  - Se pH arterial > 7,0: não usar bicarbonato.
  - Se pH arterial 6,90 a 6,99: fazer correção de bicarbonato para bicarbonato desejado = 12.
    Bicarbonato (mEq) = Bic (desejado-escontrado) × peso × 0,3.
    Diluir solução 1:1 com água destilada e fazer 1/2 da dose em 2 h.
  - Complicações do uso de bicarbonato: hipopotassemia, hipocalcemia com riscos de convulsões (síndrome de Rapapport), arritmias cardíacas, sobrecarga de sódio e diminuição tissular com desvio da curva de dissociação oxigênio-hemoglobina, assim como acidose liquórica paradoxal.
  - Bicarbonato de sódio 8,4%®: 1 mL = 1 mEq de bicarbonato e 1 mEq de sódio. A 10%®: 1 mL = 1,2 mEq.
- *Sódio:*
  - Devido à hiponatremia dilucional, pode-se corrigir o sódio adicionando 1,22 a 2,08 mEq/L para cada 100 mg de glicose/dL acima de 100 mg/dL (ver fórmula).
  - NaCl 20%®: 1 mL = 3,4 mEq.

- *Fosfato:*
  - Quando associada a hipocalcemia, pois pode ocorrer tetania. Dose: 1,5 a 2 mmol/kg/dia.
  - Fosfato de potássio 10%®: 1 mL = 2 mmol de fosfato e 2 mmol de potássio.
- *Edema cerebral:*
  - Manitol EV: 0,5 a 1 g/kg/20 minutos. Se necessário repetir com 2 horas. Manitol 20%®: frascos com 50 mL = 10 g.
  - Reduzir cota hídrica de Holliday para 2/3.
  - Intubação S/N. Não hiperventilar ($PaCO_2$ = 35).
  - TAC quando possível.

FÓRMULAS

- $PaCO_2$ esperado: (HCO_3^- × 1,5) + 8 (± 2) N = comparar cálculo com $PaCO_2$ da gasometria.
- Osmolaridade sérica:

$$\frac{2 \times [Na + K\ (mEq/L)] + glicemia\ (mg/dL)}{18} + \frac{ureia\ (mg/dL)}{2{,}8}$$

  Normal = 280 a 310 mOsm/L H_2O.
- Ânion *gap* = Na – (Cl + HCO_3^-).

  Normal = 12 (± 2) mmol/L.
- Correção da acidose:

  Bicarbonato mEq = (bic. desejado – encontrado) × peso × 0,3.

  Bicarbonato desejado = 12.
- Sódio corrigido: $\frac{(Na) + 1{,}6 \times [glicose\ (mg/dL) - 100]}{100}$
- Superfície corporal (m^2): $\frac{Peso \times 4 + 7}{Peso + 90}$
- Manutenção por Holliday-Segar:

  Até 10 kg = 100 mL/kg/dia.

  10 a 20 kg = 1.000 mL + 50 mL/kg para cada kg acima de 10 kg.

  Mais 20 kg = 1.500 mL + 20 kg/kg para cada kg acima de 20 kg.

  Necessidade de sódio: 3 mEq/100 mL da cota hídrica.

  Necessidade de potássio: 2 a 2,5 mEq/100 mL da cota hídrica.
- Se restrição hídrica: 400 a 600 mL/m^2/dia.
- Adolescentes: 1,5 a 1,7 litro/m^2/dia (= 2 a 3 litros/dia).

  Sódio: 60 a 150 mEq/dia.

  Potássio: 40 a 120 mEq/dia.

Adolescentes com restrição hídrica: 800 a 1.000 mL/m^2/dia.

REFERÊNCIAS

Duarte MCMB, Pessôa ZFC, Amorim AMR, Mello MJG, Lins MM. Cetoacidose diabética: terapia intensiva em pediatria, 2008: 315-25.

Carvalho WB, Hirshheimer MR, Matsumoto T. Diabete melito: terapia intensiva pediátrica, 2006: 795-821.

Jr. WWH, Levin MJ, Sondheimer JM, Deterding RR, Current Diagnosis & Treatment in Pediatrics 2007; 978-985.

Oliveira GO. Diabetes e cetoacidose diabética: Blackbook Pediatria 2005; 147 e 375-81.

Piva JP, Garcia PCR. Cetoacidose diabética: Medicina intensiva em pediatria 2005; 349-61.

Jyh JH, Nóbrega RF, Souza RL, Sociedade de Pediatria de São Paulo – Atualizações em Terapia Intensiva Pediátrica 2007: 457-83.

CAPÍTULO 83

Síndrome da Secreção Inapropriada do Hormônio Antidiurético

Rosane Simões Ramos Schüller

CONCEITO E EPIDEMIOLOGIA

Síndrome decorrente do aumento dos níveis plasmáticos de (ADH) hormônio antidiurético ou argininavasopressina, com consequente diminuição da pressão oncótica dos fluidos corporais. Definida por:

- Hiponatremia: sódio < 135 mEq/L.
- Osmolaridade plasmática baixa: < 280 mOsm/L.
- Sódio urinário elevado > 20-25 mEq/L.
- Osmolaridade urinária elevada: > 100 mOsm/L (sem disfunção da suprarrenal, renal, hipofisária ou tireoidiana).
- Hipouricemia: < 4 mg/dL devido ao aumento da excreção de ácido úrico urinário. Dependendo da causa pode estar elevado.
- Ureia plasmática baixa < 5 mg/dL devido à excreção renal aumentada.
- Osmolaridade plasmática: 2 × Na(mEq/L) + glicose (mg/dL)/18 ureia (mg/dL)/2,8.
- Valores normais da osmolaridade: 280 a 300 mOsm/L H_2O.

Esta síndrome é uma forma de hiponatremia crônica mantida pela secreção constante ou intermitente do ADH, que retém água livre de sódio, determinando um quadro de hiponatramia hipotônica, na ausência de evidências de edema ou desidratação, tendo a urina uma osmolaridade mais elevada para o grau de hiponatremia.

ETIOPATOGENIA/ANATOMIA

Qualquer fator que provoque lesão nos locais de produção no hipotálamo ou liberação do ADH. A principal ação do ADH é antidiurética, controlando as perdas renais de água livre. Os principais reguladores da secreção do ADH incluem a osmolaridade plasmática (principal), o volume intravascular e a perfusão renal.

- Osmorregulação: com a participação dos neurônios localizados no hipotálamo anterior, sensíveis às variações da pressão osmótica, que promovem a liberação do ADH. Após ser liberado o ADH se liga aos receptores no nível dos ductos coletores renais e do túbulo renal distal, levando à abertura dos canais de água (aquaporinas), com retenção da mesma.
- Presso/barorregulação: estímulo dos barorreceptores, localizados no arco aórtico, na carótida, no átrio e nas veias de grande calibre, em situações de depleção volêmica.

A secreção de ADH por presso/barorreceptores somente é estimulada por queda superior a 10% da volemia, ao passo que queda de 1% da osmolaridade plasmática provoca liberação de ADH nos osmorrecceptores. São descritos quatro tipos de SSIADH:

- Secreção inadequada do ADH, sem relação com osmolaridade plasmática.
- Secreção do ADH relacionada com osmolaridade plasmática, não suprimida por baixa osmolaridade.
- Defeito no *reset osmostat* (limiar de osmolaridade).
- Sensibilidade aumentada ao ADH.

QUADRO CLÍNICO

- Clínico: ganho de peso, discreto edema ou ausente, ausência de desidratação, volume urinário diminuído, vômitos, náuseas, fadiga, letargia, fraqueza muscular, cefaleia, déficit neurológico focal. Nos casos graves: hiporreflexia, coma, *delirium*, confusão mental, convulsões.
- Laboratorial:
  - Sódio sérico diminuído (sódio < 135 mEq/L).
  - Cloro, ureia, creatinina e albumina diminuídos.
  - Ácido úrico: baixo (< 2,9 mg/dL), normal ou diminuído. Depende da causa da SSIADH.
  - Hemoglobina baixa: hemodiluída.
  - Bicarbonato e potássio normais ou pouco alterados.
  - Osmolaridade sérica diminuída (< 280 mOsm/L).
  - Sódio urinário e osmolaridade urinária elevados: natriúria (> 20 a 25mEq/L). Osmolaridade > 100 mOsm/L.
  - Densidade urinária > 1.020.
  - Funções renais, adrenal, toreoidiana e hipofisária normais. A dosagem da vasopressina está aumentada ou moderadamente aumentada.
  - Raios X de crânio e/ou tórax. TAC de crânio e/ou tórax.

DIAGNÓSTICO DIFERENCIAL

- Doenças do SNC: abscessos, processos infecciosos das meninges e encéfalo, trauma craniano, hidrocefalia, causas que elevem a pressão intracraniana, hemorragias, esclerose múltipla, síndrome de Guillain-Barré.
- Sistema respiratório: pneumonias, atelectasias, bronquiolite, mal asmático, tuberculose, empiema, pneumotórax, síndrome de angústia respiratória do adulto.

Quadro 83-1 Diagnóstico diferencial de acordo com volume de líquido extracelular e sódio urinário

Volume do líquido extracelular	Sódio urinário	Diagnóstico presumido
Baixo	Baixo	Depleção (não renal): TGI, cutâneo, sangue, peritonite
	Alto	Depleção renal: diurético, nefropatia perdedora de sal, doença de Addison
Normal	Baixo	Depleção (não renal): qualquer causa + reposição de fluido hipotônico Diluição (proximal): hipotireoidismo, diminuição primária do volume sanguíneo arterial
	Alto	Diluição (distal): SSIADH, glicocorticoide Depleção (renal): reposição de fluido hipotônico (p. ex., trat. com diurético)
Alto	Baixo	Diluição (proximal): diminuição efetiva do volume sanguíneo arterial (cirrose, nefropatias, falência cardíaca congestiva)
	Alto	Diluição (proximal): falência renal devido a diurético

- Induzida por drogas: diuréticos tiazídicos, vasopressina, DDAVP, clorpropamida, enalapril, nicotina, antidepressivos tricíclicos, amiodarona, omeprazol, agentes quimioterápicos (vincristina, ciclofosfamida, vimblastina), carbamazepina, clofibrate. As drogas podem ainda aumentar a secreção (fenotiazina e morfina) ou podem potencializar o efeito renal do ADH (acetaminofen e indometacina).
- Tumores: pulmão (carcinoma broncogênico, mesotelioma, timoma), pâncreas, duodeno, próstata, linfoma, sarcoma de Ewing, leucemia, tumores do SNC.
- Outros: idiopático, ventilação mecânica, AIDS, mixedema, estresse cirúrgico, deficiência de ACTH (hipopituitarismo), porfiria intermitente aguda, secreção autônoma ou ectópica de ADH (carcinoma pulmonar de células gigantes, carcinoma pancreático, linfoma, leucemia linfoide aguda, timoma).

No cálculo da osmolaridade afastar a presença de outros solutos que levam a aumento do osmolaridade, como glicose ou manitol. Isto levaria ao deslocamento da água livre do compartimento intracelular para o intravascular.

Mesmo quando a concentração plasmática de sódio estiver diminuída, o sódio corporal total pode estar elevado, baixo ou normal.

O hipotireoidismo e a deficiência de cortisol podem produzir uma forma isovolêmica de hiponatremia, cuja diferenciação com a SSIADH pode ser difícil, sendo, por esta razão, imperativa a avaliação da tireoide e das suprarrenais antes de estabelecer o diagnóstico da SSIADH.

CONDUTA

A base do tratamento consiste em restrição hídrica, correção dos distúrbios metabólicos, com especial atenção para a hiponatremia, e medicamentos, quando indicados.

- Restrição hídrica:
  - Restrição abaixo das necessidades calóricas basais, podendo chegar a 400 mL/m²/dia, somada a diurese do dia anterior. Se caso agudo (< 48 h): restrição hídrica + terapia farmacológica. Se caso crônico (> 48 h): restrição hídrica.

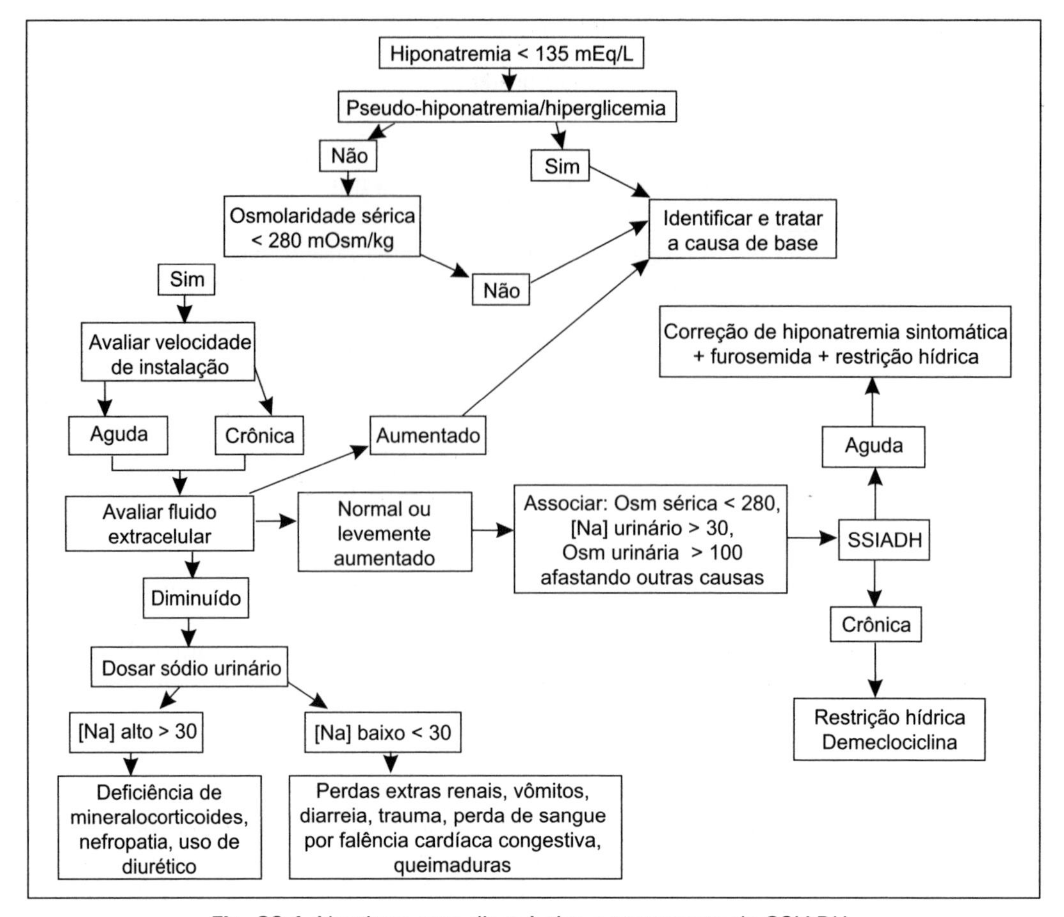

Fig. 83-1 Algoritmo para diagnóstico e tratamento da SSIADH.

– Superfície corpórea: $\frac{\text{Peso} \times 4 + 7}{\text{Peso} + 90}$

- Déficit de sódio: (sódio desejado – encontrado) × peso × 0,6.

  A natremia do paciente deve aumentar < que 10 mEq/L/dia.

- Correção da hiponatremia:
  – Concentrações das medicações:
    – NaCl a 20%: 1 mL = 3,4 mEq.
    – NaCl a 10%: 1 mL = 1,7mEq.
    – NaCl a 3% → NaCl 20%: 15 mL + AD – 85 mL → 1 mL = 0,5 mEq.
    – Furosemida: 2 mL = 20 mg.
    – Demeclociclina: derivado da tetraciclina (demeclocycline – Declomycin® drágea 150 e 300 mg) – EUA.
  – Hiponatremia grave (sódio < 120 mEq/L):
    – Corrigir com solução salina NaCl a 3%, associada a furosemida 2 a 4 mg/kg/dia. A velocidade de infusão de sódio deve obedecer à elevação de sódio sérico de 0,5 mEq/L/h.

  - Deve-se evitar a solução de sódio quando o paciente estiver com falência cardíaca congestiva, síndrome nefrótica e cirrose.
- Cuidados:
  - Se hiponatremia aguda e paciente assintomático, tratar causa e corrigir sódio para 130 mEq/L.
  - Se hiponatremia aguda ou crônica, com paciente sintomático, utilizar NaCl a 3%: 1 a 2 mL/kg.
  - Se hiponatremia crônica e paciente assintomático, tratar causa e ↑ *sódio em < 10 mEq/L/24 h*, devido ao risco da síndrome de desmielinização osmótica (SDO). A SDO decorre da correção rápida de sódio + associação com hipocalemia e desnutrição, mortalidade de 60 a 80% dos casos.
- Aumentar a oferta de sódio na manutenção para 6 a 10 mEq/kg/dia.
- Se todos os itens anteriores falharem, considere a diálise peritoneal com soluções hipertônicas.
- Complicações: edema cerebral, coma, convulsões, mielinose da ponte bulbar, SDO, morte.

- SSIADH crônica: verificar etiologia. Restrição hídrica. O uso do lítio está em desuso devido aos efeitos colaterais. Usa-se com frequência em adultos a demeclociclina na dose de 600 a 1.200 mg/dia, tem-se pouca experiências em crianças. A dose para crianças: 8 a 12 mg/kg/dia cada 6 a 12 h.

REFERÊNCIAS

Carvalho WB, Hirschheimer MR, Matsumoto T. Distúrbios metabólicos e hidroeletrolíticos: sódio e potássio. Terapia Intensiva Pediátrica, 2006: 718-9.

Duarte MCMB, Pessôa ZFC, Amorim AMR, Mello MJG, Lins MM. Síndrome da secreção inapropriada do hormônio antidiurético. Terapia intensiva em pediatria, 2008: 297-302.

Fioretto JR. Manual de terapia intensiva pediátrica, 2003: 59-64.

Monte O, Longui CA, Calliari LEP. Endocrinologia para o pediatra, 1998: 315-9.

Silva LR, Mendonça DR, Moreira DEQ. Distúrbios hidroeletrolíticos. Pronto-atendimento em pediatria, 2006: 353-6.

CAPÍTULO 84

Insuficiência Adrenal

Rosane Simões Ramos Schüller

CONCEITO E EPIDEMIOLOGIA

A insuficiência adrenal é caracterizada por produção inadequada dos hormônios do eixo hipotálamo-hipófise-adrenal. Este eixo tem um importante papel na resposta do organismo a situações de estresse como infecção, hipotensão e cirurgia. No paciente grave o diagnóstico pode ser retardado devido à história clínica inadequada e à presença de comorbidades que retardam seu diagnóstico. A insuficiência é caracterizada pela redução acentuada ou ausência da secreção de glicocorticoides e/ou mineralocorticoides, produzindo alterações metabólicas importantes, que podem manifestar-se clinicamente de forma crítica com risco de morte para o paciente.

ETIOPATOGENIA/ANATOMIA

As glândulas suprarrenais sintetizam, a partir do colesterol, três tipos de hormônios esteroides: hormônios sexuais, mineralocorticoides e glicocorticoides.

A diminuição dos glicocorticoides (cortisol) leva à incapacidade de tolerar situações de estresse, como dor, febre, procedimentos cirúrgicos e doenças graves, além de determinar diminuição da neoglicogênese.

A diminuição dos mineralocorticoides (aldosterona) causa incapacidade de retenção de sódio, hipovolemia, diminuição do fluxo renal, acidose e hiperpotassemia.

Durante doenças graves, diversos fatores podem alterar a síntese de cortisol:

- Anestésicos, como etomidato, ou agentes antifúngicos inibem a atividade de enzimas envolvidas na esteroidogênese adrenal.
- Hemorragia adrenal pode ocorrer, especialmente em pacientes com septicemia e coagulopatias.

- Elevação dos níveis de citocinas inflamatórias pode ocasionar resistência periférica aos glicocorticoides, comprometendo desta maneira a ação hormonal e ocasionando supressão do eixo hipotálamo-hipófise-adrenal. Produção subnormal de corticoide em pacientes críticos tem sido denominada "insuficiência adrenal relativa", refletindo a noção de que o hipoadrenalismo pode aparecer sem nenhum defeito óbvio no eixo hormonal.

Adultos com sepse, com cortisol basal < 34 µg/dL e aumento do cortisol após estimulação com ACTH < 9 µg/dL, apresentam 80% de mortalidade.

Na insuficiência adrenal secundária ou terciária, a secreção diminuída de ACTH ou de CRH leva apenas à deficiência de glicocorticoides, e não de mineralocorticoides.

As causas mais comuns são a hiperplasia adrenal congênita (HAD) e o tratamento de longa duração com glicocorticoides. Outras causas incluem a doença de Addison e a doença hipotalâmica ou hipofisária secundária a tumores, cirurgia, radioterapia, ou defeitos congênitos. São pacientes com risco de desenvolver insuficiência adrenal aguda (IAA):

- Pacientes portadores de hipofunção suprarrenal crônica não tratada ou tratada inadequadamente, submetidos a estresse, que é o fator precipitador da crise.
- Pacientes em uso prolongado de glicocorticoides em doses farmacológicas que suspendem o medicamento abruptamente ou não aumentam a dose em situações de estresse.
- Pacientes sem doença suprarrenal prévia que sofrem uma agressão aguda às suprarrenais (infecção bacteriana aguda ou hemorragia das glândulas suprarrenais).

QUADRO CLÍNICO

Na forma aguda ou crise suprarrenal, há presença de hipotensão e choque, febre, náuseas e vômitos. Em geral, ocorre como resultado da falta de suplementação adequada de glicocorticoides em pacientes em situação de estresse e sabidamente portadores de insuficiência suprarrenal crônica, ou naqueles pacientes em uso crônico de glicocorticoides exógenos com suspensão abrupta da medicação, pois a recuperação do eixo hipotálamo-hipófise-adrenal após suspensão da corticoterapia pode variar de dias até 1 ano. Os casos mais graves podem ser causados por hemorragia ou infarto suprarrenal. Pacientes com doença grave e rápida deterioração do estado geral devem ser avaliados para insuficiência suprarrenal.

Na insuficiência crônica, os sintomas mais frequentes estão relacionados com queixas mais inespecíficas, como anorexia, fadiga, perda de peso e, ainda, dor abdominal, náuseas, vômitos, diarreia, hipoglicemia e hipotensão.

Hiperplasia adrenal congênita (HAC):

- A HAC é a causa mais comum de genitália ambígua no sexo feminino.
- A deficiência de 21-hidroxilase (21-OH) é responsável por 90% dos casos. Pode ser detectada no teste do pezinho ampliado. O diagnóstico é baseado nos níveis elevados de 17-hidroxiprogesterona (17-OHP).
- Grupo de distúrbios autossômicos recessivos caracterizados por um defeito em uma das enzimas necessárias à síntese do cortisol a partir do colesterol. A deficiência do cortisol resulta em excreção excessiva do hormônio adrenocorticotrópico (ACTH) e hiperplasia do córtex adrenal.
- O defeito enzimático resulta no acometimento da síntese dos esteroides adrenais, além do bloqueio enzimático e da produção excessiva de precursores anteriores ao bloqueio.

- Forma clássica (deficiência enzimática completa):
  - Ocorre com ou sem perda de sal.
  - A insuficiência adrenal ocorre em condições basais.
  - A crise adrenal, em pacientes não tratados, ocorre em 2 a 4 semanas de vida, com os sinais e sintomas de insuficiência adrenal raramente ocorrendo antes de 3 a 4 dias de vida. (As formas não perdedoras de sal possuem risco menos grave de crise adrenal devido à preservação da síntese de mineralocorticoides.)
  - Os níveis de testosterona, em meninas, e da androstenediona, em meninos e meninas, também estão elevados.
- Forma não clássica, ou simplesmente virilizante (deficiência enzimática parcial):
  - A insuficiência adrenal somente tende a ocorrer sob estresse e manifesta-se como um excesso de androgênio durante a infância ou após (pubarca – pelos pubianos precoces, pelos axilares precoces, acne, menstruações irregulares, hirsutismo, maturação esquelética avançada, aceleração do ritmo de crescimento, dificuldade para engravidar).
  - Os níveis matinais de 17-OHP podem estar elevados, mas o diagnóstico pode exigir um teste de estimulação com ACTH. Uma elevação significante no nível de 17-OHP, 60 minutos após a injeção de ACTH, é diagnóstica. A resposta do cortisol está diminuída.
- Nos lactentes com genitália ambígua, o cariótipo é um aspecto essencial da avaliação.
  - Para os lactentes aparentemente masculinos que se apresentam com HAC clássica, o cariótipo deverá ser avaliado a fim de descartar a possibilidade de um lactente do sexo feminino gravemente masculinizado.

DIAGNÓSTICO/DIAGNÓSTICO DIFERENCIAL

- Por insuficiência de glicocorticoide: anorexia, vômitos, apatia, hipotermia, hipoglicemia, eosinofilia (> 50/mm^3), aumento da 17-OHP (hiperplasia congênita), cortisol baixo, hiperpigmentação (casos crônicos e insuficiência adrenal primária), perda de peso ou ganho insuficiente.
- Por insuficiência de mineralocorticoides: natriúria > 40 mEq/L, hiponatremia, hiperpotassemia, azotemia, acidose metabólica, hiper-reninemia, perda de peso, hipovolemia, choque/hipotensão, aldosterona baixa.
- Laboratorial: determinar os esteroides que aumentam com o bloqueio enzimático e avaliar eletrólitos (hiponatremia, hiperpotassemia, hipocalcemia, hipoglicemia) + gasometria (acidose hipoclorêmica) + sódio e cloro urinários aumentados; se possível, determinar a atividade da renina. Na deficiência da 21-hidroxilase (21-OH) há aumento de 17-OHP e da androstenediona e elevação discreta da testosterona e de desidroepiandrosterona (DHEA).
- Diagnóstico laboratorial definitivo:
  - Cortisol: 1-24 µg/dL no RN. Adultos: 5-23 µg/dL às 8 h e < 50% às 20 h.
  - Cortisol basal baixo ou normal. Na vigência de estresse ou após estímulo com ACTH: diminuído (< 18 µg/dL).
  - ACTH elevado na IAA primária e diminuído na secundária.
  - Aldosterona sérica: baixa com aumento da atividade da renina plasmática, na IAA primária. Elevada nos quadros de pseudo-hipoaldosteronismo.

Quadro 84-1 Principais causas de insuficiência adrenal

Congênitas primárias	Hiperplasia suprarrenal congênita Deficiência isolada de mineralocorticoides Deficiência familiar de glicocorticoide (ausência de resposta suprarrenal ao ACTH) Hipoplasia das suprarrenais ligadas ao X Aplasia das suprarrenais Mais raras: adrenoleucodistrofia, deficiência da enzima lípase ácida (Wolman), deficiência da enzima esteroide-sulfatase (ictiose ligada ao X)
Adquiridas	Hemorragia suprarrenal do recém-nascido (anóxia) Hemorragia suprarrenal da infecção aguda: meningococcemia (Waterhouse-Friderichsen), infecção pneumocócica, estreptocócica, por bacilos gram-negativos, AIDS Doença de Addison (etiologia autoimune) Adrenatectomia bilateral por doença de Cushing Metástases Infecção crônica das adrenais (tuberculose, fungos, HIV) Doenças granulomatosas ou fúngicas Adrenalite autoimune, endocrinopatia autoimune poliglandular Infiltração linfomatosa Drogas: cetoconazol, mitotano, aminoglutetimida
Secundária e terciária	Hipopituitarismo: secreção inadequada isolada de ACTH (hormônio adrenocorticotrófico) ou deficiência combinada de hormônios hipofisários Anencafalia Terapia com glicocorticoides exógenos Produção inadequada do CRH (hormônio liberador da corticotrofina) Produção inadequada de AVP (arginina, vasopressina) Produção inadequada de estimuladores do ACTH com consequente produção de cortisol Remoção unilateral de tumor de suprarrenal produtor de cortisol Recém-nascidos de mães em uso de corticoides exógeno ou hipercortisolêmicas Tumores da região hipotálamo-hipofisária Trauma cranioencefálico Cirurgia ou irradiação da região hipotálamo-hipofisária Hipofisite autoimune
Resistência congênita de órgãos-alvo	Resistência ao cortisol (mutação do receptor de cortisol aos tecidos) Resistência à aldosterona = pseudoaldosteronismo (mutação do receptor de mineralocorticoide)

- Teste de estímulo com ACTH: fazer teste se dosagem de cortisol basal baixa.
- Triagem neonatal com teste do pezinho ampliado: incidência de 1:10.000. Dosagem da 17-hidroxiprogesterona neonatal (17-OHP). Coletar entre o 3º e o 30º dia de vida, de preferência entre o 5º e o 10º dia.
- Imagem: USG abdominal e/ou fontanela

TAC OU RNM ABDOMINAL E/OU CRÂNIO

Conduta (dar ênfase ao manejo na emergência):

- Foco imediato: fluidos, gligocorticoide e na correção de distúrbios metabólicos.
- Choque: SF 0,9%: 20 mL/kg EV aberto, repetir até obter melhora da perfusão, elevação da PA, redução da FC e retorno da diurese.

Quadro 84-2 Quadro comparativo de potência e equivalência dos corticoides

Corticoide	Potência do glicocorticoide	Potência do mineralocorticoide	Dose equivalente (mg)
Hidrocortisona	1	1	25
Cortisona	0,8	0,8	25
Prednisona	4	0,8	25
Prednisolona	4	0,8	5
Metilprednisolona	5	0,8	4
Triancinolona	5	0,5	4
9-α-fluirodrocortisol	10	12,5	–
Dexametasona	25	< 0,01	0,75
Betametasona	30	< 0,01	0,6

- Paciente hidratado: Holliday + sódio + glicose + cálcio. Só administrar potássio se este estiver em limites normais.
- Hipoglicemia: glicose a 25%: 2 a 4 mL/kg EV (no RN usar SG 10%).
- Reposição hormonal: succinato de hidrocortisona: 5-10 mg/ kg dose EV em *bolus*. A seguir:
  - RN e lactentes: 25 a 100 mg/24 h contínuos ou 4 a 6 h.
  - Criança maior e adolescente: 150-250 mg/24 h contínuo ou 4-6 h.
  - Às vezes pode ser necessária a mesma dose de ataque em esquema de manutenção nas primeiras 24 h, a cada 6 a 8 h.
  - Após recuperação: hidrocortisona ou acetato de cortisona VO na dose de 10 a 15 mg/m²/dia divididos em três doses (50%, 25% e 25%) ou 2,5 a 4 mg/m²/dia de prednisona ou prednisolona VO dividida em duas doses (75 e 25%).
- Reposição de mineralocorticoide: fludrocortisona (Florinefe®) comprimido 0,1 mg: 0,05 a 0,2 mg/dia VO. Dose única diária. Ou sulfato de desoxicorticosterona – DOCA (Primocort Depot®) 50 mg IM cada 15 a 30 dias. Em crianças 1 a 2 mg/dia IM.
- Reposição de sal: quando deficiente de mineralocorticoide. Sódio 1 a 2 g/dia VO (17 a 34 mEq) – NaCl 20% 1 mL = 3,4 mEq.
- Se o paciente descompensar com febre, vômitos, infecções, traumas, cirurgias etc., podem ser necessárias doses extras de hidrocortisona.
  - Estresse: hidrocortisona 25 a 50 mg/m²/dia EV/IM contínuos ou 3 a 6 h. Ou 75 mg/m²/dia VO 6 a 8 h.
  - Cirurgia ou doença grave: hidrocortisona 50 a 100 mg/m²/dia EV.
- Equivalência dos corticoides.
- Hidrocortisona e cortisol são os únicos glicocorticoides que fornecem os efeitos mineralocorticoides necessários.

REFERÊNCIAS

Alves JGB, Ferreira OS, Maggi RS. Fernando Figueira Pediatria 2004; 1091-3.

Carvalho WB, Filho JOP. CBMI-Clínicas Brasileiras de Medicina Intensiva 2006; 228-30.

Carvalho WB, Souza N, Souza RL. Emergência e terapia intensiva pediátrica 2004; 426-7.

Duarte MCMB, Pessôa ZFC, Amorim AMR, Mello MJG, Lins MM, Terapia intensiva em pediatria, 2008; 308-13.

Knobel E. Terapia intensiva em pediatria e neonatologia, 2005; 477-484.

Martins HS, Damasceno MCT, Pronto-socorro: Condutas do Hospital das Clínicas da Faculdade de Medicina de São Paulo, 2007; 1168-72.

Oliveira RG. Blackbook Pediatria 2005; 457.

Robertson J, Shilkofski N. Manual Harriet Lane de Pediatria, 2006; 226-33.

SEÇÃO XIV

Acidentes e Intoxicação

Coordenadores

Ronaldo Oliveira da Cunha Beltrão
Hegla Virginia Florêncio de Melo Prado

CAPÍTULO 85

Profilaxia do Tétano após Ferimento

Joaquim José Lapa Torres

O tétano é uma doença neurológica manifestada por trismos e espasmos musculares intensos. É causado pela neurotoxina produzida pela bactéria anaeróbica *Clostridium tetani* em uma ferida contaminada. O início da doença é gradual, ocorrendo ao longo de 1 a 7 dias. Progride para espasmos musculares intensos generalizados que se agravam, frequentemente, por estímulos externos. O tétano não é transmitido de pessoa a pessoa. A imunização ativa disseminada contra o tétano modificou a sua epidemiologia no mundo.

A profilaxia do tétano é feita pelo tratamento da ferida e pelo uso da vacina e do soro antitetânico aplicado de acordo com o tipo de ferimento e situação vacinal.

TRATAMENTO DA FERIDA

- A ferida deve ser desbridada, retirando-se corpos estranhos e tecido necrosado.
- Fazer limpeza da ferida em água oxigenada ou permanganato de potássio.
- Usar antibióticos que tenham ação sobre as formas vegetativas como:
  - Metronidazol: 30 mg/kg/dia, de 6 em 6 horas, por 7 dias.
  - Penicilina cristalina: 200.000 UI/kg/dia, de 6 em 6 horas, por 7 dias.
  - Eritromicina: 50 mg/kg/dia, de 6 em 6 horas, por 7 dias.

PROFILAXIA DE ACORDO COM O FERIMENTO E A SITUAÇÃO VACINAL

Quadro 85-1 Esquema de condutas profiláticas de acordo com o tipo de ferimento e a situação vacinal

História de vacinação prévia contra o tétano	Ferimentos com risco mínimo de tétano[1]		Ferimentos com alto risco de tétano[2]		Outras condutas
	Vacina	SAT*/ IGHAT**	Vacina	SAT*/ IGHAT**	
Incerta ou menos de 3 doses	Sim[3]	Não	Sim[3]	Sim[4]	Limpeza e desinfecção. Lavar com soro fisiológico e substâncias oxidantes ou antissépticas e desbridamento do ferimento
3 doses ou mais, sendo a última dose há menos de 5 anos	Não	Não	Não	Não	
3 ou mais doses, sendo a última dose há mais de 5 e menos de 10 anos	Não	Não	Sim (1 reforço)	Não[5]	
3 ou mais doses, sendo a última dose há 10 ou mais anos	Sim	Não	Sim (1 reforço)	Não[6]	

*SAT – soro antitetânico; **IGHT – imunoglobulina humana antitetânica.

1. Ferimentos superficiais, limpos, sem corpos estranhos ou tecidos desvitalizados.
2. Ferimentos profundos ou superficiais sujos; com corpos estranhos ou tecidos desvitalizados. Queimaduras; feridas puntiformes ou por armas brancas e de fogo; mordeduras; politraumatismos e fraturas expostas.
3. Vacinar e aprazar as próximas doses para complementar o esquema básico. Esta vacinação visa proteger contra o risco de tétano por outros ferimentos futuros.
4. Doses: SAT – 5.000 UI IM; IGHAT – 250 UI IM.
5. Se o profissional que presta o atendimento suspeita que os cuidados posteriores com o ferimento não serão adequados, deve considerar a indicação de imunização passiva com SAT ou IGHT. Quando indicado o uso de vacina e SAT ou IGHT concomitantemente, devem ser aplicados em músculos diferentes.
6. Para o paciente imunodeprimido, desnutrido grave ou idoso, além do reforço da vacina, recomenda-se IGHT ou SAT, avaliando-se cada caso.

REFERÊNCIAS

American Academy of Pediatrics. Active and passive immunization. In: Pickering ed. 2000 Red Book: Report of the Committee on Infectious Diseases. 25 ed. Elk Grove Village II: American Academy of Pediatrics 2000: 563-9.

Brasil. Ministério da Saúde. Fundação Nacional de Saúde. Manual de Normas de Vacinação. 3 ed. Brasília: Fundação Nacional de Saúde, 2001: 29-35.

Rocha MAW, Filho DBM. Raiva. In: Alves JGB, Ferreira OS, Maggi, RS (eds.). Pediatria. Instituto Materno-Infantil de Pernambuco. 3 ed. Rio de Janeiro: Medsi/Guanabara Koogan, 2004: 505-15.

CAPÍTULO 86

Profilaxia da Raiva Humana

Joaquim José Lapa Torres

A raiva é uma infecção virótica que acomete primariamente o sistema nervoso central de homens e outros animais mamíferos. É transmitida ao homem por meio do contato direto da saliva do animal infectado com soluções de continuidade da pele ou das mucosas de indivíduos suscetíveis, sejam lesões provocadas pela mordedura do animal, sejam lesões preexistentes. O cão, o gato e o morcego são os principais transmissores da doença em nosso meio.

A incidência da raiva vem diminuindo drasticamente devido à organização de programas permanentes de vigilância e controle dirigidos à prevenção da doença no cão e no gato e à promoção de métodos adequados e abrangentes de educação popular sobre a doença e a profilaxia em pessoas expostas à infecção. A criança está mais exposta à infecção devido ao contato com animais domésticos e à sua menor capacidade de defesa contra eventuais agressões.

PROFILAXIA DA RAIVA HUMANA

- Profilaxia pré-exposição.
- Profilaxia pós-exposição.
- Esquema de reexposição.

Profilaxia de pré-exposição

É indicada para as pessoas que, por força de suas atividades profissionais ou de lazer, estejam expostas permanentemente ao risco de infecção pelo vírus da raiva, tais como profissionais e estudantes de medicina, veterinária e biologia e profissionais e auxiliares de laboratórios de virologia e/ou anatomopatologia para a raiva. É indicada também para aqueles que atuam no campo de captura, vacinação, identificação e classificação de mamíferos passíveis de portarem o vírus, bem como funcionários de zoológicos.

ESQUEMA PARA O TRATAMENTO PROFILÁTICO PRÉ-EXPOSIÇÃO ANTIRRÁBICO HUMANO COM VACINA DE CULTIVO CELULAR

- Esquema: 3 doses.
- Dias de aplicação: 0, 7, 28.
- Via de administração e dose: intramuscular profunda utilizando dose completa ou, havendo capacitação técnica, por via intradérmica utilizando a dose de 0,1 mL.
- Local da aplicação: músculo deltoide ou vastolateral da coxa – dose inteira. Inserção do deltoide – dose fracionada. A vacina antirrábica *não deve ser aplicada na região glútea* porque a mesma é inativada pela presença de tecido adiposo nesta região.
- Controle sorológico: a partir do 14º após a última dose do esquema.

RESULTADOS

- **Insatisfatório**: se a titulação sorológica for menor que 0,5 UI/mL. Nesse caso, aplicar uma dose de reforço e reavaliar a partir do 14º dia após o reforço.
- **Satisfatório**: se a titulação sorológica for maior ou igual a 0,5 UI/mL.

Observação: O controle sorológico é exigência básica para a correta avaliação da pessoa vacinada.

Esquema para o tratamento profilático pós-exposição antirrábico humano com vacina de cultivo celular

O esquema para o tratamento profilático pós-exposição antirrábico humano com vacina de cultivo celular é apresentado no Quadro 86-1.

Nos pacientes imunodeprimidos agredidos por animal não observável, deverão ser administrados soro e vacina de cultivo celular, independentemente do tipo de ferimento.

É importante lembrar que, para todos os casos, deve-se observar se o esquema de vacina antitetânica está atualizado.

Esquema de reexposição

Em caso de reexposição, com história de tratamento anterior incompleto há menos de 90 dias ou tratamento anterior completo e sendo o animal agressor (cão ou gato) passível de observação, proceder somente à observação.

Quando o paciente exposto tiver somente o esquema vacinal de pré-exposição, em qualquer momento, proceder a conduta a seguir:

- Tratamento completo – soro + cinco doses de vacina de cultivo celular ou cinco doses de vacina de cultivo celular.
- Tratamento incompleto – 2 doses de vacina de cultivo celular em dias alternados.
- O paciente que recebeu um número de doses menor do que aqueles referidos na nota anterior deverá ser considerado não vacinado.

Quadro 86-1 Esquema para tratamento profilático pós-exposição antirrábico humano com vacina de cultivo celular

Condições do animal agressor/ tipo de exposição	Cão ou gato sem suspeita de raiva no momento da agressão[1]	Cão ou gato clinicamente suspeito de raiva no momento da agressão	Cão ou gato raivoso, desaparecido ou morto; animais silvestres[2] (inclusive os domiciliados), animais domésticos de interesse econômico ou de produção
Contato indireto • Manipulação de objetos ou utensílios contaminados • Lambedura de pele íntegra	• Lavar com água e sabão • Não tratar	• Lavar com água e sabão • Não tratar	• Lavar com água e sabão • Não tratar
Acidentes leves • Arranhadura superficial • Lambedura em pele lesada • Mordedura única ou superficial em tronco ou membros (com exceção de mãos ou pés)	• Observar o animal por 10 dias após exposição • Se o animal permanecer sadio no período de observação, encerrar o caso • Se o animal morrer, desaparecer ou se tornar raivoso, administrar cinco doses de vacina (dias 0, 3, 7, 14 e 28)	• Iniciar o tratamento com duas doses, uma no dia 0 e outra no dia 3 • Observar o animal por 10 dias após exposição • Se a suspeita de raiva for descartada após o décimo dia de observação, suspender o tratamento e encerrar o caso • Se o animal morrer, desaparecer ou se tornar raivoso, completar o esquema até cinco doses. Aplicar uma dose entre o 7º e o 10º dia e uma dose nos dias 14 e 28	• Iniciar imediatamente o tratamento com cinco doses de vacina, administradas nos dias 0, 3, 7, 14 e 28
Acidentes graves • Lambedura em mucosa • Mordedura em cabeça, face, pescoço e mãos e/ou pés • Mordedura múltipla ou profunda em qualquer parte do corpo • Ferimento profundo provocado por unha de gato ou de outros felinos	• Observar o animal durante 10 dias após exposição • Iniciar tratamento com duas doses, uma no dia 0 e outra no dia 3 • Se o animal permanecer sadio no período de observação, encerrar o caso • Se o animal morrer, desaparecer ou se tornar raivoso, dar continuidade ao tratamento, administrando o soro[3] e completando o esquema até cinco doses. Aplicar uma dose entre o 7º e o 10º dia e uma dose nos dias 14 e 28	• Iniciar o tratamento com soro[3] e cinco doses de vacina nos dias 0, 3, 7, 14 e 28 • Observar o animal durante 10 dias após exposição • Se a suspeita de raiva for descartada após o 10º dia de observação, suspender o tratamento e encerrar o caso	• Iniciar imediatamente o tratamento com soro[3] e cinco doses de vacina nos dias 0, 3, 7, 14 e 28

Fonte: Ministério da Saúde – Funasa.

1. É preciso avaliar sempre os hábitos e cuidados outorgados ao cão e ao gato. Podem ser dispensadas do tratamento as pessoas agredidas por cães ou gatos que, com certeza, não têm risco de contrair a infecção rábica (p. ex., animais que vivem exclusivamente dentro do domicílio, não têm contato com outros animais desconhecidos e que somente saem à rua acompanhados de seus donos). Em caso de dúvida, iniciar o esquema de profilaxia indicado. Considera-se suspeito todo cão ou gato que apresentar mudança brusca de comportamento, acompanhada ou não de salivação, dificuldade para engolir, mudança de hábitos alimentares, paralisia das patas traseiras.
2. Nas agressões por morcego deve-se iniciar a sorovacinação independentemente da gravidade da lesão ou indicar conduta de reexposição.
3. Aplicação do soro perifocal na(s) porta(s) de entrada. Quando não for possível infiltrar toda a dose, a quantidade restante deve ser aplicada via intramuscular, podendo ser utilizada a região glútea. *Sempre aplicar em local anatômico diferente daquele em que foi aplicada a vacina.*

Quadro 86-2 Esquema de reexposição

Tipo de esquema anterior	Esquema da reexposição Cultivo celular
Completo	a) Até 90 dias: não tratar b) Após 90 dias: duas doses, uma no dia 0 e outra no dia 3
Incompleto	a) Até 90 dias: completar o número de doses (de acordo com o esquema de pós-exposição). b) Após 90 dias: ver esquema de pós-exposição

Complementação de esquema em vacina de cultivo celular, em faltosos

- No esquema recomendado (dias 0, 3, 7, 14, 28) – as cinco doses devem ser administradas no período de 28 dias a partir do início do tratamento.
- Quando o paciente falta à aplicação da 2ª dose – aplicar no dia em que comparecer e agendar a 3ª dose com um intervalo mínimo de 2 dias.
- Quando o paciente falta à aplicação da 3ª dose – aplicar no dia em que comparecer e agendar a 4ª dose com um intervalo mínimo de 4 dias.
- Quando o paciente falta à aplicação da 4ª dose – aplicar no dia em que comparecer e agendar a 5ª dose para 14 dias depois.

Rotina de aplicação dos soros homólogo e heterólogo contra a raiva

O soro deve ser aplicado via intramuscular, de preferência na região glútea. Se o volume do soro a ser aplicado for grande, deve ser dividido nos dois quadrantes. Se for pequeno, pode ser aplicado no músculo deltoide ou vastolateral da coxa.

- Esquema de SAR homólogo (IGH antirrábico):
  - Dose única – 20 UI/kg.
  - Apresentação – frasco ampola com 300 UI/2 mL.
  - Dose máxima – 1.500 UI (cinco frascos ampolas).
- Esquema de SAR heterólogo:
  - Dose única – 40 UI/kg.
  - Apresentação – ampola de 5 mL/1.000 UI (1 mL = 200 UI). Dose máxima – 3.000 UI (15 mL).
  - O volume de soro a ser administrado deve ser aplicado metade por via intramuscular e a outra metade, injetada nas bordas da ferida.
- Não suturar a ferida. Se necessário, aproximar as bordas.

Pré-medicação para a administração do soro heterólogo

Na tentativa de prevenir ou atenuar possíveis reações adversas imediatas podem ser utilizadas drogas bloqueadoras dos receptores H_1 e H_2 da histamina (anti-histamínicos) e um corticoide em dose anti-inflamatória. Antes da aplicação do soro, providenciar:

- Material para laringoscopia.
- Solução aquosa de adrenalina.

- Aminofilina (10 mL/240 mg).
- Acesso venoso – soro fisiológico.
- Fonte de oxigênio.

Administrar as seguintes drogas **10 a 15 minutos antes** da aplicação do soro:

- Prometazina – 0,5 mg/kg (máximo de 25 mg), intramuscular. Nome comercial: Fenergan® – ampola de 50 mg/2 mL.
- Hidrocortisona – 10 mg/kg, endovenosa. Apresentação: frasco ampola com 500 mg.

A pré-medicação não é necessária para a aplicação do soro homólogo.

REFERÊNCIAS

American Academy of Pediatrics. Active and passive immunization. In: Pickering ed. 2000 Red Book: Report of the Committee on Infectious Diseases. 25 ed. Elk Grove Village II: American Academy of Pediatrics 2000: 477-81.

Brasil. Ministério da Saúde. Fundação Nacional de Saúde. Manual de Normas de Vacinação. 3 ed. Brasília: Fundação Nacional de Saúde, 2001: 53-9.

Pimentel, AM. Raiva. In: Alves JGB, Ferreira OS, Maggi, RS (eds.). Pediatria. Instituto Materno-Infantil de Pernambuco. 3 ed. Rio de Janeiro: Medsi/Guanabara Koogan, 2004: 380-92.

CAPÍTULO 87

Acidentes por Corrente Elétrica

Zelma de Fátima Chaves Pessôa

CONCEITUAÇÃO E EPIDEMIOLOGIA

É uma lesão multissistêmica relativamente infrequente, mas de alta morbimortalidade.

Os locais mais comuns de ocorrência do acidente são: em adultos, no trabalho, e em crianças e adolescentes, no domicílio. Mais raramente ocorre o choque elétrico por fenômeno natural como o raio, com alta morbimortalidade.

Em 2006, no Brasil, foram registrados 7.035 óbitos por causas externas, com 375 em Pernambuco; do total de óbitos do país, 71 ocorreram em menores de 14 anos por exposição à corrente elétrica, sendo 19 (26,7%) em Pernambuco.

Em 2007, no Brasil, houve 20.478 internações por causas externas; dessas, 30 ocorreram em consequência à exposição à corrente elétrica. Em Pernambuco, no mesmo ano, não houve registro de internações por esse tipo de acidente.

Fatores que influenciam na gravidade da lesão

A gravidade da lesão decorrente do choque elétrico depende de:

- Intensidade da corrente elétrica – alta e baixa tensão.
- Trajeto no corpo da vítima – risco de atingir estruturas nobres.
- Duração do contato.

O choque elétrico pode provocar queimaduras, parada respiratória ou mesmo parada cardiorrespiratória. Por conta da universalidade do uso da energia elétrica e do fato de ela ser invisível, qualquer pessoa pode vir a ser vítima de um acidente envolvendo eletricidade.

A morte pode ser imediata devido a:

- Fibrilação ventricular ou assistolia.
- Parada respiratória: lesão do centro respiratório e/ou paralisia muscular.

O choque elétrico é responsável por 2 a 3% das queimaduras em crianças. Pode, ainda, ser decorrente de lesão elétrica iatrogênica por marcapasso, desfibrilador elétrico automático (DEA) e eletrocoagulação.

Relação entre tecidos e resistência à corrente elétrica.

- **Menor resistência** – nervos, sangue, mucosas e músculos.
- **Resistência moderada** – pele.
- **Maior resistência** – ossos, gordura e tendões.

Corrente de alta voltagem – não precisa contato inicial, pois forma um *arco* que pode atingir o indivíduo a distância.

O fluxo transtorácico de corrente mão a mão tem **maior risco** de ser fatal que a passagem de corrente de mão para pé ou de pé a pé.

As **extremidades** geralmente sofrem maior dano, por terem menor diâmetro, resultando em maior fluxo de corrente.

As lesões mais comuns são geralmente as **queimaduras** da pele nos sítios de entrada e saída, geradas pelo arco elétrico.

As roupas do paciente podem incendiar-se e causar queimaduras de pele adicionais.

A passagem de corrente pelos músculos pode causar violenta contração muscular com fraturas e luxações.

O dano tecidual profundo é desproporcional ao aspecto da lesão.

A PCR por fibrilação ventricular ou assistolia é a principal causa de óbito após a lesão elétrica.

Danos teciduais no choque elétrico

- No aparelho cardiovascular a lesão pode ser secundária a:
- Necrose direta: focal ou difusa.
- Arritmias: lesão focal.

Em geral, correntes de alta voltagem determinam assistolia.

Nos grandes vasos, a lesão elétrica determina necrose medial com formação de aneurismas, enquanto nos pequenos vasos ocorre necrose de coagulação, podendo levar à formação de síndrome compartimental.

- As lesões cutâneas podem ter gravidade variável. A lesão oral é frequente em crianças, sobretudo por colocarem fios desencapados na boca.
- A lesão neurológica é inespecífica e dá-se, em geral, após PCR. Pode haver ainda lesão nervosa periférica.
- As lesões do aparelho respiratório também são inespecíficas e secundárias a contusão, queimadura e apneia.
- Pode haver também lesões oculares, em ouvidos, rins e ossos.

Conduta na emergência

- Cuidados de reanimação: método ABC – instalar dois acessos venosos de grosso calibre para infusão rápida de líquidos e drogas na reanimação – adrenalina, bicarbonato, quando necessários e antiarrítmicos.
- Cuidados no trauma: avaliar outras lesões rotineiramente – TCE, TRM, fraturas de membros – imobilização cervical.
- Reanimação fluídica: SF 0,9% – 20 mL/kg, EV, aberto tantas vezes quantas necessárias até estabilização hemodinâmica – seguir protocolo de choque.
- Em caso de fibrilação ventricular ou taquicardia ventricular sem pulso – ritmos chocáveis – proceder à desfibrilação com 2 J/kg com a maior brevidade possível e retornar a RCP pelas compressões torácicas. Após 2 minutos ou 5 ciclos de RCP, verificar o ritmo e, em caso de manutenção de ritmo chocável, proceder a novo choque com 4 J/kg, reiniciando a RCP pelas compressões torácicas. Os demais choques, quando necessários, serão sempre com carga de 4 J/kg. Ver protocolo de reanimação cardiopulmonar.

Em caso de retorno à circulação espontânea:

- Prevenção da úlcera de estresse – omeprazol nas doses habituais.
- Vigiar a ocorrência de:
  - Rabdomiólise e mioglobinúria – urina escura por hemólise. Deve-se hidratar com SF 0,9% e usar manitol a 20% – 0,5 g/kg EV. Vigiar débito urinário e necessidade de terapia renal substitutiva.
  - **Síndrome compartimental** – a pressão de perfusão é menor que a pressão tecidual em um espaço anatômico fechado, com subsequente comprometimento da circulação e função daquele tecido. Os compartimentos dos membros inferiores e o antebraço são particularmente propensos a desenvolver SC, em geral decorrente de fraturas. O tratamento é a fasciotomia de urgência.
- Avaliar olhos e ouvidos pelo risco de lesão pós-choque elétrico.
- Monitoração: consciência, ritmo cardíaco, PA, débito urinário.
- Suporte nutricional – por via digestiva, preferentemente.
- Resfrie os locais afetados somente com água fria ou panos molhados, por vários minutos.

EXAMES COMPLEMENTARES

- Hemograma e PCR.
- Ionograma, cálcio e magnésio.
- ECG e enzimas (CK-MB, troponina).
- Ureia e creatinina.
- Sumário de urina.

Indicação de UTI pediátrica

Pacientes que apresentam PCR, choque hemodinâmico, alterações eletrocardiográficas, queimaduras extensas, suspeita de rabdomiólise (urina escura com mioglobinúria) ou grandes queimaduras.

CONSIDERAÇÕES FINAIS

De um modo geral, o atendimento à criança vítima de choque elétrico apresenta manuseio inespecífico, devendo-se proceder a reanimação cardiopulmonar, reposição adequada de água e eletrólitos, bem como a investigação de complicações, tais como: rabdomiólise e síndrome compartimental.

Importantes a prevenção e a orientação no momento do resgate das vítimas.

- Desligar a corrente elétrica antes do resgate.
- Usar objetos não condutores para o resgate: madeira, papel, borracha, exceto para as vítimas de raios.

PROGNÓSTICO

- Depende da gravidade inicial e de complicações associadas ou subsequentes.
- Mesmo com manuseio inicial adequado, a lesão elétrica tem alta morbimortalidade, dependendo da gravidade inicial.

REFERÊNCIAS

Celik A, Ergün O, Ozok G. Pediatric electrical injuries: a review of 38 consecutive patients. J Pediatr Surg 2004; 39(8): 1233-7.

Haim A, Zucker N, Levitas A, Sofer S, Katz A, Zalzstein E. Cardiac manifestations following electrocution in children. Cardiol Young 2008; 18(5): 458-60.

Hussmann J, Kucan JO, Russell RC, Bradley T, Zamboni WA. Electrical injuries-morbidity, outcome and treatment rationale Burns 1995; 21(7): 530-5.

Kidd M, Hultman CS, Van Aalst J, Calvert C, Peck MD, Cairns BA. The contemporary management of electrical injuries: resuscitation, reconstruction, rehabilitation. Ann Plast Surg 2007; 58(3): 273-8.

Koumbourlis AC. Electrical injuries. Crit Care Med 2002; 30(11 Suppl): S424-30.

Tomkins KL, Holland AJ. Electrical burn injuries in children. J Paediatr Child Health 2008 Nov 28.

www.datasus.gov.br/informações em saúde – morbidade hospitalar/afogamento e submersões acidentais. Acesso em 19/7/2009.

CAPÍTULO 88

Afogamentos

Zelma de Fátima Chaves Pessôa

INTRODUÇÃO, CONCEITUAÇÃO E EPIDEMIOLOGIA

Os acidentes por submersão têm alta morbimortalidade, mesmo se considerando o grave problema da subnotificação em nosso meio.

A cada ano, mais de 500.000 mortes em todo o mundo são decorrentes de afogamento. Em geral, o afogamento é primário, podendo, em 13% dos casos, ser secundário a doenças, como epilepsia e ataque cardíaco, a trauma e ao uso de álcool e outras drogas.

O manejo adequado das vítimas de afogamento do momento do acidente até o atendimento hospitalar tem relação direta com um melhor prognóstico.

A **tendência atual** é considerar **afogamento** todo acidente por *imersão ou submersão da vítima com entrada de líquido em VAS,* comprometendo total ou parcialmente a ventilação e as trocas gasosas, com ou sem o óbito da vítima, abolindo-se, desse modo, o termo *quase afogamento.*

Nos EUA, os acidentes por afogamento são a terceira causa de morte na população geral, sendo a segunda causa de morte em adolescentes. No Brasil, em 2007, foram notificados 237 acidentes por afogamento e submersão; destes, 207 acidentes ocorreram na região Nordeste. Em Pernambuco, no mesmo ano, foram notificados 171 acidentes por submersão (82,6% do total de acidentes da região Nordeste), sendo 33 casos na faixa de 5 a 19 anos. A faixa etária mais atingida foi a de 10 a 19 anos com 27 casos, com predomínio do sexo masculino (85%).

O perfil epidemiológico das vítimas difere quando o afogamento ocorre em água do mar ou água doce. Sendo assim, homens solteiros com menos de 22 anos afogam-se mais frequentemente em água do mar, enquanto meninos menores de 10 anos sofrem afogamento mais frequentemente em água doce. Em nosso meio, o afogamento em piscina é menos frequente devido ao acesso restrito da maior parte da população a este tipo de lazer.

Em contrapartida, não são raros os relatos de afogamento em córregos, açudes, fossas, cacimbas e outros reservatórios de água.

O afogamento gera um grande **impacto social**, pois as vítimas são jovens em sua maioria e, portanto, saudáveis e produtivas.

ETIOPATOGENIA

Os seguintes fatores influenciam a ocorrência do afogamento:

- **Menores de 5 anos:** falta de vigilância e ingestão de álcool pelos responsáveis, falta de proteção nas piscinas, poços e cacimbas e a responsabilização de crianças como cuidadoras de outras menores.
- **Maiores de 5 anos:** autoconfiança própria da idade, confiança excessiva dos responsáveis, sobretudo quando a criança sabe nadar, ocorrência de complicações como TCE, fraturas, convulsões e cãibras, além da ingestão de álcool e outras drogas, fato cada vez mais frequente, em especial nas classes menos favorecidas.

Por definição, todo afogamento ocorre em meio líquido e, portanto, todo afogamento é úmido, apesar de, em alguns acidentes por submersão, as alterações orgânicas poderem ser resultantes do espasmo glótico decorrente da presença de líquido em vias aéreas superiores, o antes chamado **afogamento seco**, ou por aspiração de conteúdo gástrico devido à grande quantidade de líquido no trato digestivo. Independentemente do mecanismo inicial ocorrerão asfixia, hipóxia, acidose e coma. A evolução pode ser para a recuperação com ou sem sequelas ou para o êxito letal (Fig. 88-1).

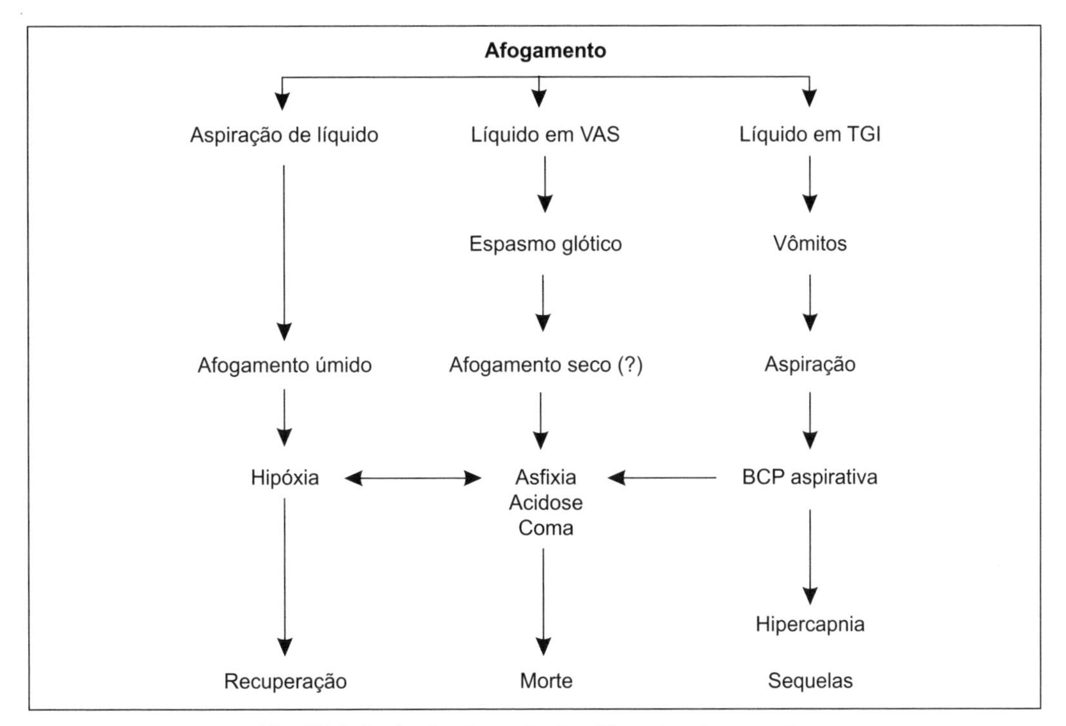

Fig. 88-1 Evolução do paciente vítima de afogamento.

A submersão promove asfixia, podendo resultar em parada cardiorrespiratória e isquemia completa. As manobras de reanimação cardiorrespiratória, por sua vez, podem levar à isquemia incompleta, além da lesão por reperfusão. Os eventos anteriormente descritos podem gerar situações de hipotensão arterial e hipertensão intracraniana, agravando a isquemia preexistente. A lesão pulmonar desenvolvida pela presença de líquido em vias aéreas gera hipoxemia, levando, juntamente com os mecanismos anteriores, à lesão cerebral dos tipos anóxica e citotóxica.

As principais alterações orgânicas dos acidentes por este tipo de acidente são:

- **Cérebro:** a duração da submersão, a temperatura corporal, a duração da parada cardiorrespiratória, a duração e a qualidade das manobras de reanimação cardiorrespiratória, bem como o suporte à vítima pós-reanimação alteram a intensidade da lesão cerebral para quadros mais ou menos graves.
- **Pulmões:** são os órgãos-alvo do acidente por submersão, embora não sejam os que gerem as sequelas mais graves. Estes, independentemente do tipo de água (salgada ou doce), apresentam destruição do surfactante (mais intensamente com água doce), edema pulmonar de origem não cardiogênica (mais intenso na água salgada), o que promove a diminuição do gradiente alvéolo-arterial de oxigênio e consequente hipoxemia.
- **Coração:** as arritmias cardíacas decorrem mais intensamente da hipóxia, acidose, hipotermia, bem como da duração e qualidade da parada cardiorrespiratória, do que das alterações decorrentes da hemólise com hipercalemia, como se acreditava há alguns anos. Isso porque são necessárias aspirações de volumes tão grandes quanto 11 mL/kg para promover hemólise suficiente para desencadear hipercalemia grave o bastante para gerar parada cardíaca por fibrilação ventricular.
- **Outros órgãos:** em consequência a hipóxia e acidose, os rins apresentam albuminúria e cilindrúria em pouco mais de 20% dos casos. A insuficiência renal aguda raramente é encontrada como consequência direta do afogamento. O sangue sofre pequenas alterações, uma vez que, em seres humanos, aspirações tão pequenas quanto 1 a 3 mL/kg, incapazes de promover hemólise importante, já desencadeiam graves alterações na troca gasosa pulmonar. Assim, a maioria das vítimas humanas apresenta valores normais de hemoglobina e hematócrito associados a níveis variados de leucocitose, esta decorrente mais do estresse vivenciado do que da infecção.

QUADRO CLÍNICO E GASOMÉTRICO

De forma didática, a gravidade clínica é apresentada por graus, como se segue:

- **Grau I:** tosse, presença de roncos e/ou sibilos à ausculta respiratória e ausência de estertores. O paciente está lúcido, podendo estar sonolento ou agitado. A PaO_2 é normal, a $PaCO_2$ é normal ou diminuída e o pH, normal ou aumentado.
- **Grau II:** estertores leves a moderados e o paciente continua lúcido, sonolento ou agitado. A $PaCO_2$ permanece normal ou diminuída, mas a PaO_2 já se mostra diminuída. Encontra-se acidose metabólica leve.
- **Grau III A:** paciente em edema agudo de pulmão, lúcido, agitado ou torporoso. A PaO_2 é menor que 50 mmHg e a $PaCO_2$, menor que 45 mmHg. Há acidose metabólica bem estabelecida.

Quadro 88-1 Escala de Conn

Categoria	Descrição
A (alerta)	Alerta, consciente
B (obnubilado)	Torporoso, responde à dor e com respiração normal
C (comatoso)	Inconsciente, resposta anormal à dor e respiração anormal
C1 (decorticação)	Resposta à dor com flexão
C2 (descerebração)	Resposta à dor com extensão
C3 (flacidez)	Resposta à dor ausente

Quadro 88-2 Escala de coma de Glasgow

Abertura ocular		Resposta motora		Resposta verbal	
Sinal	**Escore**	**Sinal**	**Escore**	**Sinal**	**Escore**
Espontânea	**4**	Obedece comando	**6**	Orientada	**5**
Est. verbal	**3**	Localiza dor	**5**	Confusa	**4**
Est. doloroso	**2**	Retira MM	**4**	Inadequada	**3**
Ausente	**1**	Flexão	**3**	Incompreensível	**2**
		Extensão	**2**	Ausente	**1**
		Ausente	**1**		

- **Grau III B:** paciente em edema agudo pulmonar ou choque, torporoso ou em coma. A PaO_2 permanece menor que 50 mmHg, mas a $PaCO_2$ encontra-se maior que 45 mmHg. Já se percebe acidose mista.
- **Grau IV A:** paciente em apneia mas com pulsos presentes e em coma. A PaO_2 continua menor que 50 mmHg, estando a $PaCO_2$ e a acidose com níveis variáveis.
- **Grau IV B:** paciente em parada cardiorrespiratória, coma, com hipoxemia e acidose mista graves.

Em toda vítima de acidente por submersão é fundamental a avaliação neurológica por meio de escalas que analisam diferentes parâmetros do nível de consciência (escalas de Glasgow e Conn).

- Escala de Conn: mais usada (Quadro 88-1).
- Escala de Glasgow: avalia a abertura ocular e as respostas motora e verbal (Quadro 88-2).

DIAGNÓSTICO (INVESTIGAÇÃO COMPLEMENTAR)

- Hemograma com plaquetas: leucocitose está presente em cerca de 50% dos casos.
- Gasometria arterial.
- Ionograma e calcemia: para os pacientes a partir do grupo B da classificação de Conn.
- Função renal.
- ECG.

- EEG.
- Radiografia de tórax: deve ser estudada criteriosamente, pois pode haver imagens de congestão. Em geral, os grupos A e B da classificação de Conn exigem ao menos um Rx de tórax em sua avaliação. Em crianças vítimas de afogamento em banheira é importante a avaliação de radiografias dos ossos para investigar maus-tratos.
- Dosagem de álcool, anticonvulsivantes e outras drogas: quando indicado.
- Outros exames de imagem: tomografia computadorizada e ressonância magnética, conforme indicação clínica.

TRATAMENTO (Fig. 88-2)

- **Pré-hospitalar:** envolve as seguintes medidas:
  - Manobras de reanimação devem ser realizadas por pessoal treinado.
  - Transferir a vítima tão rápido quanto possível para ambiente hospitalar.
  - Não perder tempo com tentativas de eliminar água através de vômitos (risco de aspiração), não realizar manobra de Heimlich.
- **Hospitalar:** enquanto a equipe de reanimação presta o atendimento de emergência, um membro da equipe deve pesquisar os dados sobre o acidente, úteis para a instituição da conduta terapêutica: circunstâncias, tempo de submersão, se a vítima sabia nadar, tipo de água (limpa, contaminada, do mar ou doce), temperatura da água, necessidade de reanimação no local (tempo e qualidade da mesma, se houve sucesso), traumas ou causas associados (TCE, TRM, convulsões, câimbras, ingestão de álcool ou outras drogas).

Admissão na emergência: realizar avaliação sumária pelo método do ABC:
A (vias aéreas pérvias); **B** (respiração eficaz); **C** (circulação ou pulsos presentes); **D** (drogas).

Procurar classificar a gravidade da vítima pela escala de coma de Conn ou Glasgow. Os grupos B e C da escala de Conn devem ser observados em UTI.

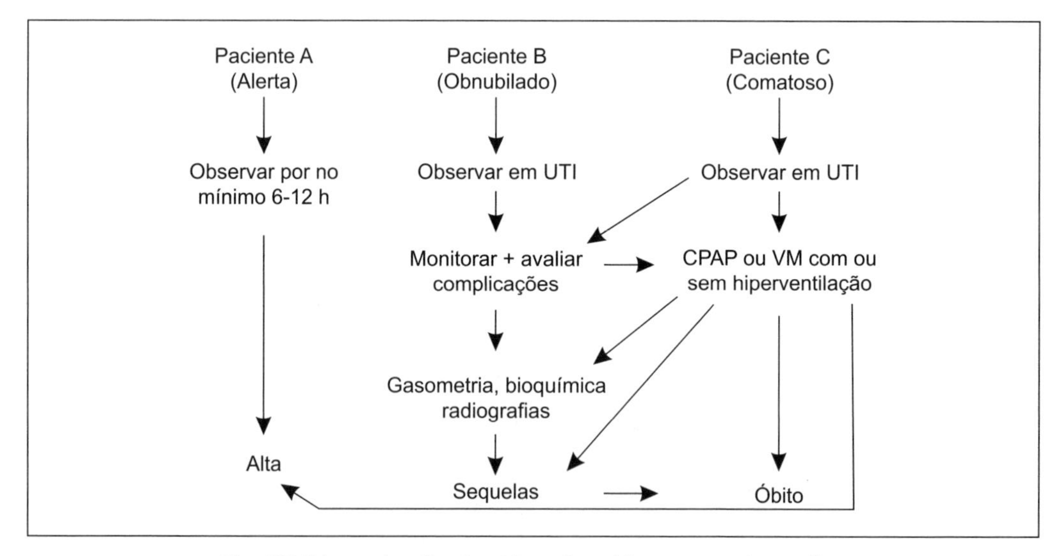

Fig. 88-2 investigação da vítima de acidente por submersão.

Observação mínima de 24 horas: quando submersão > 1 minuto, necessidade de reanimação ou presença de cianose após o acidente, independentemente do bom estado em que cheguem à emergência (**grupo A de Conn**).

Destaca-se a importância de observação mínima de 6 a 24 horas mesmo de pacientes classificados no grupo A de Conn, pelo risco de desenvolvimento da síndrome de desconforto respiratório agudo, antes chamado **afogamento secundário**, situação grave de descompensação respiratória, com edema agudo de pulmão que pode ocorrer após as primeiras 24 horas do acidente.

Medidas terapêuticas

- **Imobilização cervical:** recentes evidências demonstram que não há necessidade de ser instituída de rotina, exceto quando o acidente não foi testemunhado ou há relato de acidente por mergulho, uso de pranchas ou sinais de alcoolismo.
  - **Não realizar**: manobras de drenagem postural da água ou de Heimlich pelo risco de agravar lesões cervicais, levar à interrupção da reanimação e pelo risco de vômitos com aspiração.
- **Administração de oxigênio:** em cateter nasal ou CPAP a 100%, com PEEP de 6 a 10 cmH_2O, mesmo sem cianose evidente. A intubação traqueal deve ser orientada pelo nível de consciência e quadro respiratório, sendo obrigatória se **Glasgow ≤ 8** ou **grupo III A** da classificação de Szpilman.
- **Acesso venoso:** 1 ou 2 acessos periféricos e ao menos 1 acesso venoso central é recomendado para avaliação de PVC, administração de drogas e coleta de exames.
- **Manuseio hídrico:** tratar choque hemodinâmico quando presente, conforme capítulo específico. A restrição de 70 a 80% da cota basal está indicada quando estiverem presentes sinais sugestivos da síndrome da secreção inapropriada de ADH ou de hipertensão intracraniana, sem que haja choque concomitantemente.
- **Correção de arritmias (fibrilação ventricular ou taquicardia ventricular):** desfibrilar, se necessário, conforme orientação do Capítulo 13.
- **Diuréticos:** furosemida não deve ser usada de rotina, pois, o edema pulmonar não é cardiogênico. Quando usar, preferir doses baixas, 1 a 2 mg/kg/dia pelo risco de hipovolemia e agravamento da isquemia preexistente.
- **Controle de convulsões:** preferentemente com **difenilidantoína**, 20 mg/kg, por não alterar o nível de consciência. Pode-se usar **midazolan**, 0,5 a 1 mg/kg EV. O **fenobarbital e o tiopental** são restritos a casos rebeldes, exigindo, quando usados, a instituição de ventilação mecânica e monitoração rigorosa da pressão arterial, por causarem vasodilatação, hipotensão arterial e redução da pressão de perfusão cerebral.
- **Correção de fatores inotrópicos negativos:**
  - Hipotensão arterial, acidose e hipoxemia: corrigir hipovolemia com SF 0,9% 20 mL/kg em *bolus*, se necessário, até 40 a 60 mL/kg nos primeiros 20 a 30 minutos ou até que sinais de sobrecarga cardíaca surjam (hepatomegalia, estertores pulmonares, ritmo de galope). Fornecer oxigênio 100%. Usar bicarbonato de sódio 8,4%, se BE < 10 e pH < 7,2 sem resposta à expansão hídrica.
  - Hipoglicemia: *push* com 2 mL/kg de SG 10%; cuidado com hiperglicemia. A infusão de glicose deve objetivar HGT entre 130 e 150 mg%.

- Hipocalcemia: se documentada, 0,5 a 1 mL/kg de gluconato de cálcio 10%.
- Hipotermia: predispõe a hipoglicemia; retirar roupas molhadas e aquecer o paciente.

- **Manuseio eletrolítico:** cota basal de eletrólitos. A ingestão de álcool pode causar hipoglicemia. Se houver coma, fazer HGT e administrar glicose quando necessário.
- **Controle da PIC:** se hipertensão intracraniana presente, usar manitol, 0,25 a 0,5mg/kg EV, podendo repetir até três vezes associado a furosemida, 1 mg/kg (em geral, na UTIP). Cuidado com hipovolemia e sangramentos.
- **Esvaziamento gástrico:** evitar aspiração de vômitos.
- **Cateterismo vesical:** controle do débito urinário.
- **Antibioticoterapia:** monitorar com Gram e cultura de aspirados traqueais. Se o afogamento ocorreu em água contaminada (fossa sanitária, por exemplo) ou se existe pneumonia aspirativa, iniciar penicilina, cloranfenicol e amicacina nas doses usuais ou esquema preconizado no serviço, de acordo com a CCIH. **Não usar antibióticos de forma profilática pelo risco de selecionar cepas resistentes.**
- **Corticoterapia:** não recomendada, até o momento, em vítimas de afogamento. Relacionada com o aumento da incidência de infecções.
- **Agentes $ß_2$ inalados ou EV:** se houver broncoespasmo podem ser utilizados em suas doses usuais.
- **Uso de drogas vasoativas:** dopamina ou dobutamina, 10 a 20 microgramas/kg/minuto em bomba de infusão, em caso de choque refratário a expansão volêmica. Pode ser iniciado em veia periférica e bomba de infusão já na emergência, com cautela para evitar extravasamentos.
- **Ventilação protetora:** quando Glasgow ≤ 8, a indicação de intubação traqueal e ventilação mecânica é formal. Devem-se usar, na ventilação mecânica, parâmetros fisiológicos, sempre que possível, com volumes correntes baixos em torno de 6 mL/kg, pressão expiratória – PEEP alta de 10 ou mais, pressão inspiratória – PIP de 30 a 35 até boa expansibilidade pulmonar, tempo inspiratório de 0,7 a 0,8, frequência respiratória baixa e FiO_2 < 60%, sempre que possível. Na SDRA secundária a afogamento não usar hipercapnia permissiva pelo risco de aumentar a hipertensão craniana.
- **Hiperventilação:** atualmente, a hiperventilação em caso de hipertensão intracraniana é aceita apenas nas primeiras 12 horas após sua detecção, respeitando-se níveis de PaO_2 de 100 e de $PaCO_2$ entre 25 a 30 mmHg, evitando, assim, a redução excessiva do fluxo sanguíneo cerebral.

Controvérsias

- **Coma barbitúrico** com tiopental: não deve ser utilizado de forma rotineira por não promover a adequada proteção cerebral a que se destinava.
- **Bloqueadores H_2:** risco de translocação bacteriana pela perda da acidez gástrica, não devendo ser usados de rotina. Usar de preferência omeprazol.
- **Hipotermia:** para reduzir o metabolismo em casos de hipertensão craniana, não é usada de forma rotineira ou como tratamento de primeira linha.
- **Manitol:** usado nos casos em que haja hipertensão intracraniana, porém com cuidado para evitar o agravamento de quadros de edema agudo pulmonar e hipotensão secundária à hipovolemia.

- **Novas terapias:** o uso de surfactante exógeno, ECMO, óxido nítrico e ventilação líquida ainda se encontra em fase experimental.

O **prognóstico** está relacionado com a qualidade do atendimento pré-hospitalar, bem como a do primeiro atendimento hospitalar, além dos fatores próprios ao acidente, tais como a duração da submersão, causas associadas ou outros traumas e ingestão de álcool ou outras drogas. Pacientes do grupo B apresentam 10% de mortalidade, enquanto os do grupo C, 34%. As vítimas com Glasgow menor que 5 apresentam 80% de mortalidade e grave risco de sequelas neurológicas permanentes.

REFERÊNCIAS

American Heart Association Guidelines for Cardiopulmonary Resuscitation and Emergency Cardiovascular Care. Circulation 2005; 112: IV-133-IV-135.

Blasco JA, Perez DM et al. Ahogamientos y casi ahogamientos en niños. An Ped (Barc) 2005; 62(1): 20-4.

Duarte MCMB, Pessôa ZFC et al. Afogamento. In: Terapia intensiva em pediatria, 1 ed. Rio de Janeiro: Medbook, 2008; 583-94.

Hwang V, Shofer FS, Durbin DR et al. Prevalence of traumatic injuries in drowning and near drowning in children and adolescents. Ann of Emerg Med 2004; 43(4).

Ibsen LM, Koch T. Submersion and asphyxial injury. Crit Care Med 2002; 30(11).

Idris AH. Recommended guidelines for Unifor reporting of data fromdrowning: the "Utstein style". Ressuscitation 2003; 59: 45-57.

Olshaker JS. Submersion. Emerg Med Clin of North America 2004; 22(2).

Pessôa ZF, Queiroz MJ et al. Acidentes comuns na infância e na adolescência. In: Fernando Figueira. Pediatria. 3 ed. Rio de Janeiro: Medsi, 2004; 1317-33.

Piva JP, Celiny PRG et al. Afogamento. In: Medicina intensiva em pediatria. 1 ed. Rio de Janeiro: Revinter, 2005; 531-44.

www.datasus.gov.br/informações em saúde – morbidade hospitalar/afogamento e submersões acidentais. Acesso em 1/6/2009.

CAPÍTULO 89

Acidentes por Animais Peçonhentos

Maria Lucineide Porto Amorim

INTRODUÇÃO

Animais peçonhentos são aqueles que possuem glândula de veneno e aparelho inoculador, e animais venenosos são aqueles que produzem veneno, mas não possuem um aparelho especializado para injetar o veneno. Algumas espécies de sapos são venenosas, mas eles não possuem nenhum meio de injetar o veneno. O veneno que eles produzem em partes especiais do corpo serve para protegê-los de predadores naturais. Existem vários animais peçonhentos, tais como aranhas, escorpiões, lacraias, vespas e abelhas, entre tantos outros. Os mais importantes em nossa região pela incidência e gravidade são os acidentes por escorpiões e serpentes, que falaremos a seguir.

ESCORPIONISMO

Conceituação e epidemiologia

Acidente escorpiônico ou escorpionismo é o quadro de envenenamento provocado pela inoculação de veneno (toxina escorpiônica) através de aparelho inoculador (ferrão) de escorpiões.

Os acidentes por escorpiões têm importância médica em virtude de sua alta frequência e gravidade, sobretudo em nossa região, onde foi verificado aumento do número notificações. No ano 2009, no estado de Pernambuco, foram notificados 3.438 casos. Sabemos que existe subnotificação, tendo em vista as dificuldades de acesso aos serviços de saúde em nossa região. O grupo de maior risco, neste tipo de acidente, é o de crianças entre 0 e 7 anos de idade, seguido pelo de idosos maiores de 65 anos.

Os principais agentes de importância médica no Brasil pertencem ao gênero *Tityus: T. serrulatus,* responsável por acidentes de maior gravidade, *T. bahiensis* e *T. stigmurus.*

Em Pernambuco a espécie responsável pela quase totalidade dos casos é o *Tityus stigmurus*, que tem coloração amarelo-escura, apresentando um triângulo negro no cefalotórax (parte anterior do tronco) e uma faixa escura longitudinal mediana.

Esta espécie esta bem adaptada ao meio urbano. A falta de saneamento básico, infraestrutura e a falta de consciência da população contribuem para o elevado número de casos.

Os escorpiões são animais carnívoros, alimentando-se principalmente de insetos, como baratas, grilos, traças, cupins, aranhas e outros escorpiões. Têm hábitos noturnos e durante o dia se escondem sob pedras, tijolos e telhas. Podem sobreviver vários meses sem alimento e mesmo sem água, o que torna seu combate muito difícil.

Quadro clínico

A maioria dos casos tem curso benigno, com baixa letalidade. Com base nas **manifestações clínicas**, os acidentes podem ser inicialmente classificados como:

- **Leves**: apresentam apenas dor no local da picada e, às vezes, parestesias.
- **Moderados**: dor intensa no local da picada e manifestações sistêmicas do tipo sudorese discreta, náuseas, vômitos ocasionais, taquicardia, taquipneia e hipertensão leve.
- **Graves**: sudorese profusa, vômitos incoercíveis, salivação excessiva, alternância de agitação com prostração, bradicardia, insuficiência cardíaca, edema pulmonar, choque, convulsões e coma.

Conduta terapêutica

CASOS LEVES

Alívio da dor por infiltração de lidocaína a 2%, sem vasoconstritor no local da picada; observação por 6 a 12 horas.

CASOS MODERADOS E GRAVES

Soro específico antiescorpiônico (SAEEs) ou soro antiaracnídeo (SAAr) nas seguintes doses:

- Quadros moderados: 2 a 3 ampolas via endovenosa.
- Quadros graves: 4 a 6 ampolas.

Aplicar soroterapia antiveneno (SAV) gota a gota por 20 a 30 min., diluído em 1:3 de SF 0,9% ou SG 5%.

ROTINA DE SOROTERAPIA ANTIVENENO

Aplicar, 20 min antes da SAV, via endovenosa:

- Hidrocortisona (5 a 10 mg/kg).
- Ranitidina (2 mg/kg).

OFIDISMO

Conceituação e epidemiologia

A ocorrência do acidente ofídico está relacionada com atividades no setor agrícola, tendo a zona da mata canavieira grande importância em Pernambuco, contribuindo com um

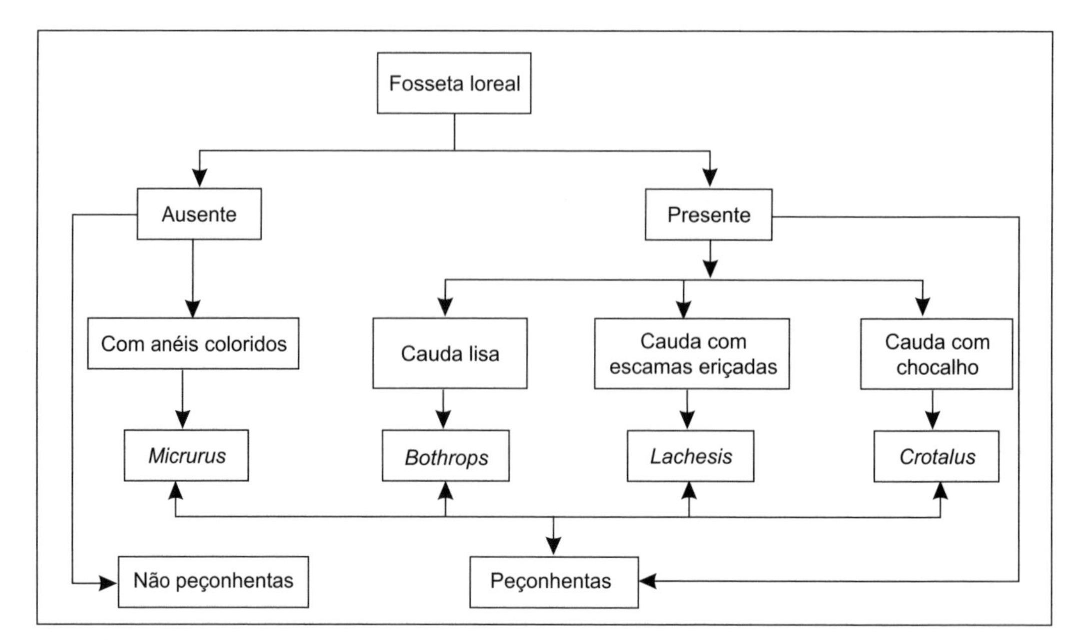

Fig. 89-1 Distinção entre serpentes peçonhentas e não peçonhentas. *Fonte*: Ministério da Saúde 2001.

grande número de casos de acidentes por serpentes venenosas. Os pés são os locais mais comuns da picada, uma vez que estão desprotegidos na totalidade dos casos. Os acidentes produzidos pelas cobras brasileiras determinam quadros clínicos com características peculiares.

No ano 2009, o CEATOX notificou 77 casos de acidentes por serpentes peçonhentas, sendo 23 em crianças menores de 14 anos.

Diante de um acidente ofídico, é importante identificar se a cobra é venenosa ou não, porém na maioria dos casos o paciente não refere qual o animal agressor, e o diagnóstico é feito pelos sinais clínicos e exames laboratoriais. Para identificar a serpente, devemos observar algumas características, como as indicadas na Fig. 89-1.

Tratamento geral

- Manter elevado e estendido o segmento picado.
- Hidratação.
- Analgésicos.
- Antibioticoterapia em vigência de infecção.
- Soroterapia específica.

ACIDENTE BOTRÓPICO

Fisiopatogenia

Os malefícios do veneno decorrem de **ação proteolítica** (proteases, hialuronidases e fosfolipases), da liberação de mediadores da resposta inflamatória, da ação das hemorra-

Quadro 89-1 Classificação quanto à gravidade e soroterapia recomendada no acidente botrópico

Manifestações e tratamento	Classificação		
	Leve	**Moderada**	**Grave**
Locais			
• Dor • Edema • Equimose	Ausentes ou discretos	Evidentes	Intensos
Sistêmicas			
• Hemorragia grave • Choque • Anúria	Ausentes	Ausentes	Presentes
Tempo de coagulação	Normal ou alterado	Normal ou alterado	Normal ou alterado
Soroterapia (nº de ampolas)	2-4	4-8	12

ginas sobre o endotélio vascular e da ação pró-coagulante do veneno, que causam edema, bolhas e necrose; da **ação coagulante**, na qual há consumo dos fatores da coagulação e incoagulabilidade sanguínea, e mesmo plaquetopenia; da **ação hemorrágica** e de lesões na membrana basal dos capilares, associadas a plaquetopenia e alterações da coagulação.

Quadro clínico e laboratorial

O quadro clínico é caracterizado por manifestações locais como dor, edema, calor, equimoses e sangramentos no local da picada, que são de instalação precoce. Infartamento ganglionar e bolhas podem aparecer na evolução, acompanhados ou não de necrose. As manifestações sistêmicas são gengivorragias, epistaxes, hematêmese e hematúria.

Os **exames complementares** evidenciam o tempo de coagulação, tempo de protrombina e tempo de tromboplastina parcial aumentados, e sumário de urina com proteinúria, glicosúria e hematúria.

Conduta terapêutica

Para definir a terapêutica nos acidentes por botrópicos é necessário classificar cada caso quanto à gravidade. O Quadro 89-1 apresenta a classificação e a soroterapia recomendada no acidente botrópico.

ACIDENTE CROTÁLICO

Fisiopatogenia

As ações principais do veneno são a **neurotóxica**, responsável pela inibição da acetilcolina, fator responsável pelo bloqueio neuromuscular e paralisias motoras; a **miotóxica**, que justifica as lesões de fibras musculares esqueléticas (rabdomiólise) com liberação de enzimas e mioglobina para o soro, que são posteriormente excretadas pela urina, e a **coagulante**, com consumo do fibrinogênio e incoagulabilidade sanguínea.

Quadro clínico e laboratorial

O quadro clínico é caracterizado por manifestações locais como dor, parestesia, edema discreto ou eritema no local da picada e manifestações sistêmicas:

- **Gerais:** mal-estar, prostração, sudorese, náusea e vômitos.
- **Neurológicas:** fácies miastênica (fácies neurotóxica de Rosenfeld) evidenciada por ptose palpebral uni ou bilateral, flacidez da musculatura da face, alteração do diâmetro pupilar, oftalmoplegia (visão turva) e/ou visão dupla (diplopia).
- **Musculares:** mialgias e mioglobinúria pela lesão das fibras musculares esqueléticas.

Os exames complementares laboratoriais mostram CK (creatinoquinase) e DLH (desidrogenase lática) alteradas e tempo de coagulação prolongado.

Conduta terapêutica

No Quadro 89-2 estão especificadas a soroterapia e as doses adequadas para o acidente crotálico.

ACIDENTE LAQUÉTICO

Fisiopatogenia

As principais ações do veneno são a **proteolítica** (proteases), a **anticoagulante** (fração do veneno com atividade tipo trombina), a **hemorrágica** (presença de hemorraginas) e a **neurotóxica** (estimulação vagal).

Quadro 89-2 Classificação quanto à gravidade e soroterapia recomendada no acidente crotálico

Manifestações e tratamento	**Classificação (avaliação Inicial)**		
	Leve	**Moderada**	**Grave**
Fácies miastênica/ visão turva	Ausente ou tardia	Discreta ou evidente	Evidente
Mialgia	Ausente ou discreta	Discreta	Intensa
Urina vermelha ou marrom	Ausente	Pouco evidente ou ausente	Presente
Oligúria/anúria	Ausente	Ausente	Presente ou ausente
Tempo de coagulação (TC)	Normal ou alterado	Normal ou alterado	Normal ou alterado
Soroterapia (nº de ampolas) SAC/SABC*	5	10	20
Via de administração	Intravenosa		

*SAL: soro antilaquético; SABL: soro antibotrópico-laquético.

Quadro clínico e laboratorial

O **quadro clínico** é semelhante ao do acidente botrópico, com dor, edema e bolhas no local da picada. As manifestações sistêmicas principais são hipotensão arterial, tonturas, bradicardia, cólicas abdominais e diarreia.

Conduta terapêutica

No Quadro 89-3 estão especificadas a soroterapia e as doses adequadas para o acidente laquético.

Quadro 89-3 Classificação quanto à gravidade e soroterapia recomendadas no acidente laquético

Orientação para o tratamento	Soroterapia (nº de ampolas)	Via de administração
Gravidade avaliada pelos sinais locais e intensidade das manifestações vagais (bradicardia, hipotensão arterial, diarreia)	10 a 20 SAL ou SABL*	Intravenosa

*SAL: soro antilaquético; SABL: soro antibotrópico-laquético.

O Programa de Controle de Acidentes por Animais Peçonhentos, em trabalho conjunto com as secretarias estaduais e municipais de saúde e centros de informações toxicológicas, mantém em hospitais regionais soros antivenenos. O Quadro 89-4 indica quais hospitais devem ser procurados em casos de acidentes no estado de Pernambuco.

Quadro 89-4 Hospitais que devem ser procurados em acidentes por animais peçonhentos

Cidade	Hospital
Afogados da Ingazeira	H. Regional de Afogados da Ingazeira
Arcoverde	H. Regional de Arcoverde
Caruaru	H. Regional do Agreste
Garanhuns	H. Regional Dom Moura
Limoeiro	H. Regional José Fernandes Salsa
Ouricuri	H. Regional Fernando Bezerra
Palmares	H. Regional de Palmares
Petrolina	H. Regional Dom Malan
Salgueiro	H. Regional Inácio de Sá
Recife	H. da Restauração

REFERÊNCIAS

Andrade A, Campolina D, Dias MB. Toxicologia na prática clínica. Rio de Janeiro: Medsi, 2001.

Brasil. Ministério da Saúde. Portaria nº 737/GM, 16 de maio de 2001. Política Nacional de Redução da Morbimortalidade por Acidentes e Violências.

Fundação Nacional de Saúde. Manual de diagnóstico e tratamento de acidentes por animais peçonhentos. Brasília, 2001.

Itho, Sony de Freitas. Rotina no atendimento do intoxicado. 3 ed., 2007.

Piva JP, Alves CH, Garcia PCR. Obstrução de vias aérea superiores. In: Piva JP, Carvalho PRA, Garcia PCR (eds.) Terapia intensiva em pediatria. 4 ed. Rio de Janeiro: Medsi, 1997; 133-52.

Queiroz MJA, Pessoa ZF. Acidentes. In: Figueira F, Ferreira OS, Alves JGB (eds.) Pediatria. Recife: Medsi, 1996; 929-39.

Queiroz MJA. Intoxicações agudas. In: Figueira F, Alves JGB, Maggi RS, Correia JB (eds.). Diagnóstico e tratamento em pediatria. 2 ed. Rio de Janeiro: Medsi, 2201: 417-32.

http://toxnet.nlm.nih.gov/cgi-bin/sis/htmlgen?HSDB

http://www.atsdr.cdc.gov/toxpro2.html

http://www.bvsde.paho.org/sde/ops-sde/cursotoxi.html

http://www.inchem.org/

http://www.intox.org/databank/index.htm

http://www4.anvisa.gov.br/agrosia/asp/default.asp

CAPÍTULO 90

Queimaduras

Adriana Karla Corrêa Oliveira Barros Mangueira da Nóbrega
Maria do Carmo Lyra de Godoy

INTRODUÇÃO

As queimaduras estão entre os acidentes mais frequentes na infância e são a terceira causa de morte resultante de trauma em crianças. Diretrizes internacionais estão conseguindo diminuir os índices de mortalidade e de morbidade, permitindo a recuperação de pacientes com superfície corporal queimada (SCQ) cada vez maior, mas a prevenção continua sendo a principal forma de diminuir a morbimortalidade.

As lesões térmicas são as mais frequentes e acometem, principalmente, crianças abaixo de 5 anos e do sexo masculino (2:1); dois terços dos acidentes com queimaduras acontecem dentro do domicílio e, muitas vezes, na presença de um adulto. Além das térmicas, há queimaduras químicas, elétricas e por irradiação. As lesões fatais são preponderantemente associadas à inalação, decorrentes de acidentes com chamas e também de descargas elétricas de alta tensão.

CLASSIFICAÇÃO DAS QUEIMADURAS

As queimaduras são classificadas de acordo com a profundidade e a extensão.

Com relação à profundidade da lesão, podemos dividi-las em:

- Primeiro grau: atinge a camada mais superficial da pele, a epiderme; não há alterações clínicas ou hemodinâmicas significativas; é dolorosa, hiperemiada e úmida e cicatriza em 3 a 5 dias. Ex.: lesão por raios solares.
- Segundo grau:
  - Superficial: há destruição da epiderme e menos da metade da derme; é muito dolorosa, há edema, a aparência é rosa e brilhante e sua característica mais marcante é a formação de bolhas ou flictenas; cicatriza em 2 semanas.

Quadro 90-1 Classificação das queimaduras quanto à profundidade

Grau	Sinais e sintomas
1º	Eritema/dor
2º superficial	Eritema/flictenas/dor intensa
2º profundo	Mosqueada com áreas esbranquiçadas/menos dolorosas
3º	Branca nacarada/indolor
4º	Carbonização

– Profundo: há acometimento de mais de 50% da derme; ocorre edema, mas sua aparência é mais pálida; é menos dolorosa e pode levar algumas semanas para cicatrizar.

- Terceiro grau: a totalidade da derme e da epiderme é destruída e pode haver comprometimento de outros tecidos (tecido celular subcutâneo, músculo, osso); a aparência é esbranquiçada ou marmórea, com diminuição da elasticidade ("couro") e é indolor, devido à destruição das terminações nervosas; é de causa elétrica ou térmica, podendo provocar lesões deformantes.

Alguns autores consideram a carbonização como lesão de quarto grau.

Dependendo da evolução clínica, a queimadura pode agravar-se, passando de um grau para outro, daí a importância da reavaliação do paciente com 48 a 72 horas.

Um resumo da classificação das queimaduras quanto à profundidade pode ser visto no Quadro 90-1.

Com relação à extensão, devemos calcular quanto da superfície corpórea (SC) da criança foi atingida pela queimadura, considerando apenas lesões de segundo e terceiro graus.

Não devemos aplicar a "regra dos nove", muito utilizada em adultos, nas crianças, pois a proporcionalidade é muito diferente, podendo haver enormes erros no diagnóstico e, consequentemente, no tratamento. Cabeça, coxas e pernas variam de acordo com a idade, e quanto menor a criança, maior a proporção da cabeça com relação ao restante do corpo. Considera-se a superfície corporal semelhante à do adulto a partir dos 16 anos de idade (Fig. 90-1).

A forma mais fidedigna de avaliação da extensão da queimadura em crianças faz-se através do diagrama de Lund-Browder (Quadro 90-2).

Quando houver dificuldade na avaliação das lesões por elas serem pequenas ou irregulares, pode-se ter uma ideia da área queimada tomando como referência a superfície da palma da mão, que equivale de 1 a 1,25% da SC.

Quadro 90-2 Diagrama de Lund-Browder

Área	RN – 1 ano	1 a 4 anos	5 a 9 anos	10 a 14 anos	15 anos	Adulto
Cabeça	19	17	13	11	9	7
Pescoço	2	2	2	2	2	2
Tronco ant.	13	13	13	13	13	13
Tronco post.	13	13	13	13	13	13
Nádega D	2,5	2,5	2,5	2,5	2,5	2,5
Nádega E	2,5	2,5	2,5	2,5	2,5	2,5
Genitália	1	1	1	1	1	1
Braço D	4	4	4	4	4	4
Braço E	4	4	4	4	4	4
Antebraço D	3	3	3	3	3	3
Antebraço E	3	3	3	3	3	3
Mão D	2,5	2,5	2,5	2,5	2,5	2,5
Mão E	2,5	2,5	2,5	2,5	2,5	2,5
Coxa D	5,5	6,5	8	8,5	9	9,5
Coxa E	5,5	6,5	8	8,5	9	9,5
Perna D	5	5	5,5	6	6,5	7
Perna E	5	5	5,5	6	6,5	7
Pé D	3,5	3,5	3,5	3,5	3,5	3,5
Pé E	3,5	3,5	3,5	3,5	3,5	3,5

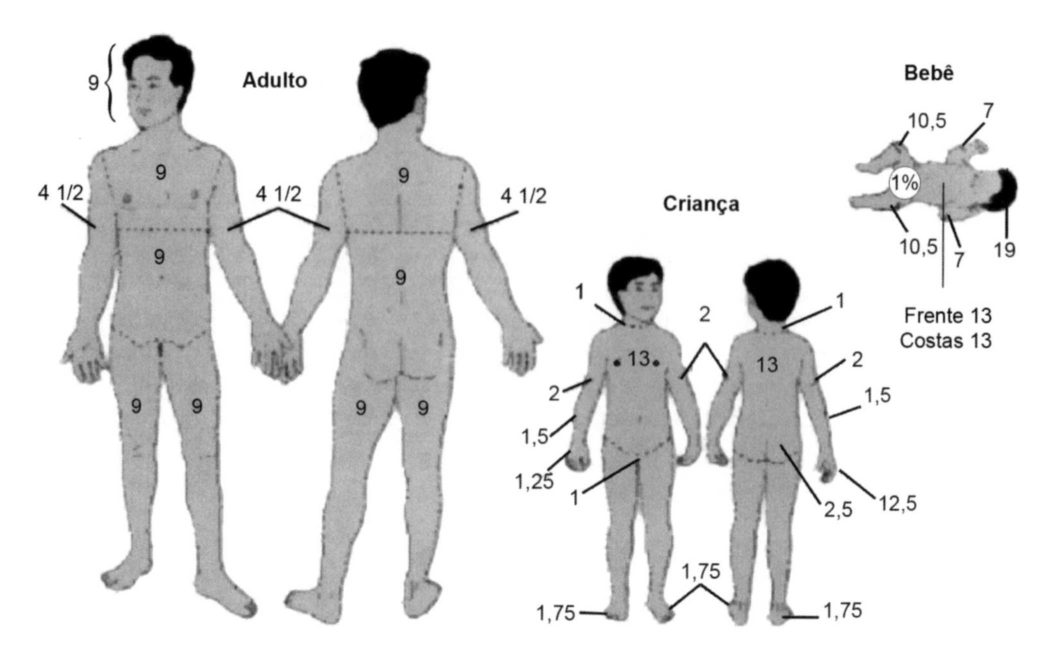

Fig. 90-1 "Regra dos nove" dos adultos comparada à criança e ao RN.

GRAVIDADE DA LESÃO

Alguns fatores vão influenciar o prognóstico e determinar maior ou menor gravidade de uma queimadura[2]. De uma maneira geral, crianças menores de 2,5 anos têm pior prognóstico. Um fator indircto importante é a lesão de vias aéreas, pois mesmo em pacientes com SC queimada de pequena ou média intensidade, a mortalidade é de 90 a 100%.

Podemos dividir as queimaduras em:

- Leves: sem indicação de internamento.
  - Primeiro grau: qualquer extensão.
  - Segundo grau: menores que 10%.
  - Terceiro grau: menores que 2%.
- Moderadas: indicação de internamento na maioria das vezes e na presença de outros fatores associados.
  - Segundo grau: entre 10 e 20%.
  - Terceiro grau: entre 3 e 10%.

Fatores que influenciam na indicação de internamento: menores de 2 anos, etiologia elétrica ou química, concomitância de doença sistêmica, presença de vômitos impossibilitando a hidratação oral, situação socioeconômica, queimadura em face e pescoço, mãos e/ou pés, lesões associadas – TCE, fraturas, trauma de partes moles, entre outros.

- Graves: internamento sempre.
  - Segundo grau: que excedem 20% da SC.
  - Terceiro grau: que excedem 10% da SC.

ATENDIMENTO AO PACIENTE QUEIMADO

Atendimento pré-hospitalar

Algumas medidas são muito importantes, mas só têm valor quando aplicadas imediatamente após o acidente e não necessariamente por profissionais de saúde. Deve-se fazer um resfriamento da área queimada, que pode ser feito com toalha limpa embebida em água colocada sobre a pele afetada, havendo bloqueio da onda de calor que continua agindo no tecido queimado por alguns minutos. Em alguns casos, pode-se colocar diretamente sob água corrente. Este procedimento não está indicado em queimaduras extensas, pelo risco de hipotermia. Não colocar nenhuma substância sobre a queimadura, pois pode haver piora da lesão ou até contaminação da mesma.

Após este primeiro momento, o paciente deve ser levado ao hospital, para a avaliação adequada.

Atendimento hospitalar

HISTÓRIA CLÍNICA

O atendimento a uma criança queimada deve ser rápido e eficaz. Para isso, deve-se fazer uma anamnese breve destacando as condições em que ocorreu a queimadura, mecanismo da lesão, tempo entre o acidente e o atendimento, condições associadas (traumas), tratamento prévio realizado e doenças preexistentes. Pensar em lesão por inalação quando ocorrer em ambiente fechado. É importante saber também se a vacinação contra o tétano está atualizada, pois pode haver proliferação do bacilo.

EXAME FÍSICO

Como em qualquer acidente, devemos realizar o ABC do suporte de vida.

- A – Via aérea pérvia.
- B – Ventilação adequada: sempre avaliar a presença de insuficiência respiratória. Esta pode ser decorrente de lesão direta das vias aéreas ou quando há queimaduras extensas e profundas da face, devido ao grande edema deformante das estruturas anatômicas que leva à insuficiência respiratória incipiente.
- C – Avaliar a necessidade de acesso venoso quando a SCQ for maior que 15 a 20%. Este deve ser feito em veia de grosso calibre, de preferência em área não queimada. Quando a área queimada for superior a 25% da SC, está indicada a colocação de cateter em veia central, que permite rápida infusão e utilização de soluções hipertônicas.

Após as medidas de suporte de vida, avaliar a gravidade da queimadura, já exposta anteriormente, para estabelecer o tratamento.

Este tratamento inicial e emergencial pode e deve ser feito em policlínicas, hospitais de pequeno e médio portes, mesmo que não sejam de referência para queimados, pois a demora no transporte sem os devidos cuidados prévios pode ser responsável por muitas mortes.

INDICAÇÕES DE INTERNAMENTO

O internamento do paciente queimado está indicado nos seguintes casos:

- Lesão de terceiro grau atingindo mais de 5% da superfície corpórea.
- Lesão de segundo grau atingindo área superior a 10%.

- Queimaduras importantes e profundas de face, mãos e pés, principalmente se atingiram as regiões palmar e plantar.
- Queimaduras de região perineal ou genitália.
- Queimadura circunferencial de extremidades, devido à constrição causada pelo edema, interferindo na circulação.
- Queimaduras elétricas extensas, pois usualmente causam alterações do equilíbrio acidobásico e insuficiência renal ou quando são complicadas por perda da consciência, arritmia ou parada cardiorrespiratória.
- Queimaduras menores concomitantes a outros importantes traumas.

Uma vez indicado o internamento, o paciente deve ser encaminhado a hospitais de referência no atendimento ao queimado.

Estabilização do paciente queimado

Manter via aérea pérvia e ventilação adequada, oferecendo oxigênio a 100%, é medida inicial primordial. Indicar a intubação orotraqueal quando houver sinais objetivos de insuficiência respiratória, como lesões deformantes de face, supercílios e vibrícias nasais, estridor ou rouquidão, depósito de fuligem na orofaringe, expectoração com fuligem, alteração do nível de consciência e restrição na ventilação devida a queimadura circunferencial do tórax. Quando há comprometimento extenso e profundo do tronco, indica-se a escarotomia torácica.

Nos casos em que há suspeita de lesão de vias aéreas, deve-se realizar broncoscopia, para diagnóstico e tratamento.

Colocar sonda nasogástrica, para evitar broncoaspiração.

Se a SCQ for superior a 15 a 20%, está indicada a reposição volêmica com Ringer lactato ou SF 0,9%, para evitar o choque. Se há sinais de choque hipovolêmico, podem-se fazer 30 mL/kg em 30 minutos.

Para reposição volêmica, podemos utilizar as seguintes fórmulas:

- Fórmula de Parkland: peso × %SCQ × 4 mL.

Prescrever na forma de Ringer lactato (RL) ou SF 0,9%, sendo metade nas primeiras 8 horas (a contar do momento do acidente) e o restante nas próximas 16 horas. Se a SCQ ultrapassar 50%, o valor a ser colocado na fórmula será sempre 50.

- Fórmula de Carvajal-Galveston:
  - 5.000 mL/m^2 SCQ (SF 0,9% ou RL) + 2.000 mL/m^2 SC total (SG 5%), primeiras 24 h.
  - 3.750 mL/m^2 SCQ (SF 0,9% ou RL) + 1.500 mL/m^2 SC total (SG 5%), de 24 a 48 h.

Uma grande vantagem da fórmula de Carvajal-Galveston é que pode ser utilizada com segurança em todas as idades, incluindo menores de 2 anos e adolescentes.

O melhor parâmetro para a avaliação e o controle da reposição volêmica é o débito urinário, pois, principalmente nos grandes queimados, os outros sinais ficam prejudicados – a temperatura e o enchimento capilar são alterados pelo edema e pelo frio, a frequência cardíaca, pelo estresse, o nível de consciência, pela sedação. O débito urinário deve ser mantido em torno de 1 a 2 mL/kg/hora na maioria dos queimados, porém nos casos de queimaduras por descarga elétrica deve ser superior a 2 mL/kg/hora, pois pode haver lesão muscular grave, com mioglobinúria importante, levando à insuficiência renal. Deve-se fazer sondagem vesical nos grandes queimados e também nos que têm lesão extensa em genitália.

O paciente grande queimado pode desenvolver íleo paralítico nas primeiras 48 a 72 horas; por isso, a via enteral fica impossibilitada inicialmente, colocando o paciente em risco de desenvolver úlcera gástrica (de Curling). O risco pode ser reduzido com o uso de ranitidina ou omeprazol.

Analgesia e sedação

Com relação à analgesia, podem ser administrados:

- Morfina (droga de escolha): 0,1 a 0,2 mg/kg/dose, EV.
- Fentanila: 1 a 2 mcg/kg/dose, EV – deve ser usado só se houver estabilidade hemodinâmica, pois tem como efeito colateral a hipotensão.
- Tramadol: 5 mg/kg/dia, 4 doses, VO ou EV.

Deve-se evitar o uso IM, pois, devido ao edema, há diminuição da absorção.

Quando há necessidade de sedação:

- Midazolam: 0,1 a 0,2 mg/kg/dose, EV.

Quando não houver indicação de internamento, podem-se usar os analgésicos orais comumente utilizados pela criança, como paracetamol ou dipirona.

Antibioticoterapia e curativo

Quanto ao risco de infecção, não está indicada a antibioticoterapia profilática de amplo espectro, mas o uso de antimicrobiano tópico é de grande importância. Devemos promover a limpeza da área queimada, lavar inicialmente com água corrente (nas queimaduras químicas, esta lavagem é abundante – em torno de 20 minutos), degermar com soluções à base de PVPI ou clorexidina, preservar flictenas quando possível e remover tecidos desvitalizados. Após a secagem da área, aplicar sulfadiazina de prata a 1% ou sulfadiazina de prata + nitrato de cério (eficazes contra a maioria dos agentes causadores de infecção em queimaduras) em uma camada de 3 a 5 mm. Sobre o creme, usar compressas cirúrgicas e atadura de crepom, fazendo um curativo oclusivo e contensivo, não muito apertado. Nos pacientes internados, o curativo geralmente é feito sob anestesia.

Acompanhamento ambulatorial

Nas queimaduras pequenas, o curativo deve ser realizado e os pacientes, encaminhados para acompanhamento ambulatorial. O paciente deve evitar o sol, evitar ambientes insalubres, receber hidratação oral abundante, manter membros queimados elevados, tomar analgésicos orais e trocar o curativo em dias alternados. Havendo evolução indesejada da lesão, procurar o atendimento médico novamente.

REFERÊNCIAS

Escobar AMV. Prática pediátrica/ Ana Maria de Uchôa Escobar, Sandra Grisi. São Paulo: Editora Atheneu, 2000.

Gomes DR. Condutas atuais em queimaduras/Dino Roberto Gomes, Maria Cristina Serra, Luiz Macieira Guimarães Jr. Rio de Janeiro: Editora Revinter, 2001.

Ferreira OS. Manual de pronto atendimento/ Otelo Schwambach Ferreira, Márcio Fernando T. de Souza. Recife: Editora Libbs, 2004.

Deos M. Reposição volêmica na criança queimada/ Dr. Mauro Deos. Porto Alegre: Revista do HPS - artigo da internet, 1990.

Lodi A. II Primo tratamento al bambino com ustione grave/ Alessandra Lodi, Dipartimento di chirurgia pediatrica, Ospedale pediatrico Meyer Firenze: Revista Gli infermieri dei bambini – artigo da internet, 2009.

CAPÍTULO 91

Corpo Estranho no Trato Gastrointestinal

Kátia Schmidtbauer Rocha

INTRODUÇÃO

Na emergência pediátrica uma causa frequente de atendimento é a ingesta de corpo estranho. As crianças na fase oral são as mais suscetíveis, mas não se descartam também crianças maiores ou as que apresentam comprometimento neurológico.

Quando há ingesta de corpo estranho, este pode seguir para o trato gastrointestinal ou para o trato respiratório, o que vem a ser uma complicação potencialmente mais grave, felizmente menos comum.

Devido a essas complicações, medidas preventivas, sempre que possível, devem ser tomadas, tais como retirar do alcance de crianças objetos pequenos, exigir de empresas a confecção de embalagens à prova de crianças e a diluição de produtos cáusticos. Campanhas para orientar a população quanto ao perigo de reutilizar embalagens conhecidas das crianças (refrigerantes por exemplo) para guardar substâncias potencialmente perigosas devem ser adotadas.

DIAGNÓSTICO

É importante avaliar a história clínica, a presença ou a ausência de sinais clínicos de ingestão de corpo estranho, o tipo e sua possível localização.

Inicialmente, observam-se dor, desconforto e dificuldade respiratória que desaparecem após o corpo estranho ser deglutido. A partir daí, os sintomas vão depender da localização do corpo estranho. No esôfago, temos irritabilidade, sialorreia, choro, náusea, vômitos, tosse e recusa alimentar. No estômago, raramente, são produzidos sintomas. Algumas crianças referem desconforto gástrico. Não é comum a vítima apresentar sintomas intestinais, havendo evolução para eliminação.

Devem-se colher história clínica detalhada e antecedentes patológicos para se definir a conduta.

Como uma grande parcela de crianças está assintomática na hora da consulta, torna-se primordial o uso de exames complementares para a localização do corpo estranho.

Exame radiológico é importante, pois se o corpo estranho for radiopaco, mostrará a localização, e se a radiografia for negativa e a criança estiver assintomática, torna-se necessária a realização de endoscopia. O Rx informará sobre complicações como enfisema, pneumotórax ou pneumoperitônio. Também pode ser realizada a radiografia com contraste diluído para identificar e localizar o corpo estranho.

Detector de metais e ultrassonografia não são de uso habitual da emergência, apesar de baixo custo.

A endoscopia tem papel diagnóstico, pois detecta o corpo estranho e as complicações de sua permanência, além do papel terapêutico na retirada do mesmo.

Deve-se sempre manter os pais informados dos riscos destes procedimentos quando se torna necessária sua realização. Existem vários tipos de endoscópios (rígido, fibro e videoendoscópio) e vários acessórios que vão depender do tipo de corpo estranho.

Em sua maioria, os corpos estranhos encontram-se no estômago no momento da consulta e necessitam apenas de acompanhamento clínico, pois evoluem para a eliminação espontânea. Devem ser removidos baterias e objetos pontiagudos como alfinetes e agulhas, pelo risco de complicações. Quando se leva em conta os casos encaminhados para endoscopia, a maioria dos corpos estranhos está no esôfago.

CONDUTA NA EMERGÊNCIA

O tratamento deve ser realizado sempre que possível por equipe capacitada e a conduta vai depender do local e do tipo de corpo estranho. Devem-se ressaltar as moedas, pela sua frequência, e as baterias, pelo poder de lesão cáustica.

As moedas são a maioria dos corpos estranhos ingeridos pelas crianças. Em sua maioria, evoluem bem, sendo eliminadas em 2 a 3 dias. Na emergência, deve-se radiografar e avaliar a posição da moeda para definir a conduta. Em caso de conduta expectante, reavaliar com radiografia a cada 48 horas.

As baterias devem ser removidas assim que possível por equipe habilitada, pelo risco de lesão cáustica.

Objetos rombudos devem ser considerados para a remoção, caso não ocorra a progressão. Objetos pontiagudos e cortantes devem ser retirados com cuidado, para evitar iatrogenia.

O bolo alimentar pode vir a obstruir o trato gastrointestinal, o que ocorre mais comumente nos adultos, podendo ocorrer também em crianças com fatores predisponentes (estreitamentos congênitos e adquiridos).

Em sua maioria, os corpos estranhos encontram-se no estômago no momento da consulta e necessitam apenas de acompanhamento clínico, pois evoluem para a eliminação espontânea. Devem ser removidos baterias e objetos pontiagudos, como alfinetes e agulhas, pelo risco de complicações. Quando se levam em conta os casos encaminhados para endoscopia, a maioria dos corpos estranhos está no esôfago.

RECOMENDAÇÕES PRÁTICAS

Crianças com sintomatologia ou história cínica sugestivas de ingestão de corpo estranho devem ser radiografadas e/ou deve-se realizar endoscopia sempre que possível.

Corpo estranho no esôgafo deve ser retirado o mais rápido possível, pelo risco de complicações por permanência prolongada (mais de 24 horas).

Realizar sempre a retirada com a criança sedada, pela possível demora do procedimento.

REFERÊNCIA

Arana A, Hauser B, Hachimi-Idrissi, Vandenplas Y. Management of ingest foreing bodies in childhood and review of the literature. Eur J Pediatr 2001; 160(8): 468-72.

CAPÍTULO 92

Corpo Estranho no Aparelho Respiratório

Ana Carolina Moreira Cavalcanti de Almeida

CONCEITO E EPIDEMIOLOGIA

Acidentes na infância são importantes causas de morbimortalidade em todos os países do mundo. No Brasil, são responsáveis por aproximadamente 53% dos agravos à saúde de crianças e jovens apesar das campanhas de prevenção de acidentes, discussões nas escolas e maior difusão dos aspectos preventivos entre os pediatras.

Entre os acidentes, destaca-se a aspiração de corpo estranho (ACE) da via aérea. Estatísticas americanas demonstram que 5% de óbitos por acidentes em menores de 4 anos devem-se à ACE e esta aparece como a principal causa de morte acidental nos domicílios em menores de 6 anos. O descuido ou o desaviso dos pais com determinados objetos passíveis de aspiração, como pequenos brinquedos e alguns alimentos, são fatores predisponentes.

A principais vítimas de ACE são lactentes e crianças nos primeiros anos de vida. As séries de casos publicados na última década mostraram que as crianças menores de 5 anos representavam 84% dos casos, sendo a maior parte deles (74%) concentrada nos primeiros 3 anos de vida. O sexo masculino predomina sobre o feminino, numa relação de 2:1. A taxa de mortalidade antes do advento da broncoscopia rígida atingia cerca de 50% dos pacientes. Na atualidade, essa taxa não chega a 1%.

QUADRO CLÍNICO

Quando ocorre aspiração acidental de um corpo estranho, a manifestação clássica é a tosse paroxística, mecanismo de defesa natural na tentativa de eliminação do objeto aspirado. Dependendo da idade do paciente, do tipo de corpo estranho aspirado e sua localização nas vias aéreas pode haver obstrução parcial ou total à passagem do ar. Superado o quadro inicial, segue-se um período oligo ou assintomático, que pode variar de algumas horas a dias, ou mesmo semanas, até o reaparecimento dos sintomas.

Se o corpo estranho estiver impactado na laringe e a obstrução for total, a taxa de mortalidade fica próxima de 45%. Se a obstrução é parcial, as manifestações clínicas mais comuns são roncos, rouquidão, afonia, odinofagia, hemoptise e dispneia de intensidade variável.

A instalação do corpo estranho na traqueia também é potencialmente fatal, sobretudo nas crianças menores de 1 ano. Ao exame físico, pode-se auscultar o choque do objeto contra a parede das regiões subglótica e carina, principalmente durante sua movimentação, ou mesmo sentir seu impacto na palpação do tórax. Há presença de sibilos difusos na maioria dos casos.

Quando o corpo estranho alcança a árvore brônquica, os principais sinais e sintomas são tosse seca e sibilância, dispneia de intensidade variável e, ocasionalmente, cianose. Ao exame, os sibilos e a diminuição dos ruídos respiratórios são frequentemente unilaterais.

A diversidade de manifestações clínicas também dependerá da natureza, orgânica ou inorgânica, do corpo estranho aspirado. Como os objetos orgânicos desencadeiam com mais frequência reações inflamatórias, o grau de obstrução ao fluxo de ar é mais grave, encurtando a duração da fase assintomática. Já os pacientes com aspiração de objetos inorgânicos têm mais chance de apresentar exame físico normal.

DIAGNÓSTICO E DIAGNÓSTICO DIFERENCIAL

O diagnóstico precoce de corpo estranho na via aérea é essencial, pois o retardo no seu reconhecimento e tratamento pode gerar sequelas definitivas ou dano fatal. Grande número de pacientes é tratado por semanas ou meses devido a doenças respiratórias recorrentes, antes da suspeita da ACE. Na maioria dos casos, esse diagnóstico baseia-se na história clínica sugestiva e em exames de imagem.

Embora o estudo radiológico deva ser realizado na quase totalidade dos casos, cabe reiterar que a decisão para a investigação endoscópica está sempre justificada diante de uma história e de alterações no exame físico sugestivos de ACE.

A literatura demonstra que o estudo radiológico por meio de radiografia simples do tórax nas incidências posteroanterior e perfil, utilizando-se ou não a técnica de inspiração e expiração forçada, encontra-se alterado na maioria dos casos. A técnica de expiração forçada de decúbito lateral do lado acometido pode evidenciar melhor uma das alterações mais frequentes, que é a hiperinsuflação do pulmão afetado. As alterações radiológicas mais frequentes são atelectasia, hiperinsuflação, consolidações e corpo estranho radiopaco. É importante lembrar que em 20 a 25% dos casos, a radiografia de tórax é normal. Embora contribua para elevar a sensibilidade do exame radiológico, a técnica da expiração forçada infelizmente não é utilizada rotineiramente na maioria dos serviços.

As laringites viróticas são prevalentes no grupo etário no qual se observa grande número de acidentes por aspiração, os primeiros 3 anos de vida. Na persistência de rouquidão e/ou estridor por vários dias ou na recidiva de sintomas próprios dessas afecções, deve-se suspeitar de corpo estranho na laringe. Quando o corpo estranho se encontra na traqueia, os estudos radiológicos geralmente são normais e os ruídos respiratórios são difusos, sendo, frequentemente, confundidos com uma crise de asma. Na ausência de resposta ao tratamento correto da crise asmática, indicação dos broncoscopia deverá ser considerada pelo pediatra assistente. A ACE deverá ser igualmente incluída no diagnóstico diferencial das pneumopatias crônicas ou de repetição mesmo que não haja história sugestiva de aspiração. Em algumas situações, essa suspeita só é levantada quando se detectam imagens compatíveis com bronquiectasias na tomografia do tórax.

TRATAMENTO

Diante da suspeita clinicorradiológica ou da confirmação diagnóstica de um corpo estranho na via aérea, é responsabilidade do médico, e em seguida do endoscopista, estabelecer diagnóstico diferencial com outras patologias, confirmar a presença do corpo estranho aspirado e proceder a retirada do mesmo. A broncoscopia rígida é preconizada pela maioria dos autores, pois possui menores riscos.

Mesmo em mãos de endoscopista experiente, existem situações em que a abordagem endoscópica do corpo estranho na via aérea deve ser abandonada em favor do procedimento cirúrgico aberto. Entre as principais indicações, encontram-se objetos grandes e ásperos na região subglótica ou traqueia, que são retirados com maior segurança com traqueostomia, evitando lesões subglóticas e de cordas vocais; fragmentos de grama, que provocam danos irreversíveis no pulmão, necessitando ressecções pulmonares futuras; corpos estranhos alojados na periferia do pulmão, sem acesso endoscópico; e objetos em que o risco da retirada endoscópica exceda o risco da cirurgia aberta.

ASPECTOS PREVENTIVOS

Em pacientes asfixiados por obstrução transitória das vias aéreas, o risco de encefalopatia hipóxica ocorre em aproximadamente 30% dos casos. Felizmente, em sua maioria, as vítimas são capazes de mobilizar o objeto aspirado pelo reflexo da tosse. A manobra de Heimlich deve ser transmitida aos pais nas situações de aspiração de corpo estranho. Essa manobra consiste, nos pacientes maiores de 4 anos, na realização de compressão abdominal abraçando-se o paciente pelas costas; e, no lactente, colocando-o em decúbito ventral, pressionando a região posterior do tórax. Com essa medida, na assistência inicial ao paciente asfixiado, em vez de tentativas de retirada do objeto com os dedos ou respiração boca a boca, houve redução significativa do número de eventos fatais.

As principais medidas profiláticas dirigem-se à orientação alimentar adequada de acordo com a faixa etária da criança e com as recomendações quanto à organização e à disposição, no domicílio, de objetos habitualmente visados por crianças menores de 5 anos.

Fatores anatômicos e cognitivos estão intimamente ligados à maior ocorrência desses acidentes envolvendo crianças pequenas. A introdução de alimentos sólidos na dieta ocorre em geral por volta de 4 a 12 meses. Entretanto, a oferta deliberada ou o consumo de certos alimentos, como amendoim, castanhas, milho, pipoca e frutas com sementes, nessa faixa etária, pode ocasionar aspiração acidental pela inexistência de dentição adequada para triturá-los.

A aspiração de produtos não alimentares é menos frequente e exige diferentes medidas preventivas, pois envolve também crianças maiores. Deve-se ter cuidado com o ambiente onde a criança mais permanece, evitando-se deixar pequenos objetos jogados pelo chão ou em outros lugares ao seu alcance. Da mesma forma, devem-se selecionar os brinquedos segundo a faixa etária.

REFERÊNCIAS

Alves JGB, Ferreira OS, Maggi RS, Figueira F. Pediatria – Instituto Materno Infantil de Pernambuco (IMIP). Rio de Janeiro: Guanabara Koogan, 1994.

Behrman RE, Kligman RM. Nelson – Tratado de pediatria. Rio de Janeiro: Guanabara Koogan, 1994.

Bittencourt PFS, Camargos PAM. Aspiração de corpos estranhos. J Ped Rio de Janeiro 2002; 78: 9-18.

Chernick V, Boat TF. Disorders of the respiratory tract in children. Philadelphia: W.B. Saunders Company, 1998.

Lima JAB, Fischer GB, Felicetti JC, Flores JA, Penna CN, Ludwig E. Aspiração de corpo estranho na árvore traqueobrônquica em crianças: avaliação de sequelas através do exame cintilográfico. J Pneumol 2000; 26: 20-4.

Lynch JB, Kerschner JE, Aiken JJ, Farber N, Bouzamra M. Use of mediastinoscopy for foreign body removal. Int J Pediatr Otorhinolaryngolol 1999; 57: 225-28.

Piva JP, Carvalho P, Garcia PC. Terapia intensiva em pediatria. Rio de Janeiro: MEDSI, 1992.

Souza STEV, Ribeiro VS, Menezes JM, Santos AM, Barbieri AM, Barbieri MA, Figueiredo JA. Aspiração de corpo estranho por menores de 15 anos: experiência de um centro de referência no Brasil. J Bras Pneumol 2009; 35: 653-9.

CAPÍTULO 93

Intoxicação Aguda

Maria Lucineide Porto Amorim

CONCEITUAÇÃO E EPIDEMIOLOGIA

As intoxicações exógenas agudas podem ser definidas como processo patológico causado por substâncias químicas e caracterizado por desequilíbrio fisiológico secundário a modificações bioquímicas no organismo, processo nem sempre evidenciado por sinais e sintomas.

As intoxicações, principalmente as não intencionais, constituem uma causa importante de atendimento em emergência pediátrica.

No ano 2007, foram registrados 128.158 casos de intoxicação humana por 31 dos 36 Centros de Informação e Assistência Toxicológica em atividade no País. Quanto às faixas etárias mais acometidas, destacam-se as crianças menores de 5 anos, com 22,01% do total de casos, os adultos de 20 a 29 anos, com 18,72%, os de 30 a 39 anos, com 13,46%, os de 40 a 49 anos, com 10,20% e os jovens de 15 a 19 anos, com 8,33%. Quanto aos principais agentes tóxicos que causam intoxicações em crianças menores de 5 anos, destacam-se os medicamentos (35,2%) e os domissanitários (22,4%). O hábito da automedicação em nossa cultura, embalagens coloridas, armazenadas em local de fácil acesso, também aumentam as chances de intoxicação aguda em criança. Felizmente, muitas dessas ocorrências resultam da ingestão de substâncias de baixa toxicidade ou da exposição a um agente potencialmente tóxico, porém em baixas doses.

O Sinitox disponibiliza estatísticas nacionais de casos de intoxicação e envenenamento no *site* www.fiocruz.br/sinitox/

No ano 2009, foram registrados 3.340 casos de intoxicações no Ceatox-PE, conforme mostram os Quadros 93-1 e 93-2.

Quadro 93-1 Casos registrados de intoxicação humana e de solicitação de informação por agente tóxico

Agente	Vítima		Solicitação de informação	Total
	Humana	Animal		
Medicamentos	679		6	**685**
Agrotóxicos/uso agrícola	362		8	**370**
Agrotóxicos/uso doméstico	65			**65**
Produtos veterinários	31			**31**
Raticidas	101			**101**
Domissanitários	102		6	**108**
Cosméticos	10		1	**11**
Produtos químicos industriais	90		6	**96**
Metais	6			
Drogas de abuso	34		5	**39**
Plantas	19			**19**
Alimentos	27		1	**28**
Animais peçonhentos/serpentes	72		5	**77**
Animais peçonhentos/aranhas	9			**09**
Animais peçonhentos/escorpiões	1.236		7	**1.243**
Outros animais peçonhentos/venenosos	70			**70**
Animais não peçonhentos	267		6	**273**
Desconhecido	58			**58**
Outro	51			**51**
Total	**3.289**		51	**3.340**

MANEJO DO PACIENTE INTOXICADO

É importante que o pediatra oriente a família quanto às noções básicas de prevenção, ressaltando para não realizar nenhum procedimento em casa e buscar sempre informações adequadas a qualquer hora nos CIAT e que essas informações sejam repassadas também às pessoas que cuidam da criança.

Para cada tipo de intoxicação existem normas e protocolos específicos de tratamento, mas ao atender uma criança com suspeita de intoxicação, como em qualquer outra emergência médica, devemos fazer uma avaliação inicial rápida das condições clínicas do paciente para identificar e corrigir situações de risco iminente. Podemos, de uma forma sistemática e organizada, iniciar pelo ABCDE do atendimento hospitalar.

Quadro 93-2 Casos registrados de intoxicação humana por agente tóxico e faixa etária

	Faixa etária												
Agente	**< 1**	**1–4**	**5–9**	**10–14**	**15–19**	**20–29**	**30–39**	**40–49**	**50–59**	**60–69**	**70–79**	**80 e +**	**Ign.**	**Total**
Medicamentos	2	113	69	51	81	139	109	68	31	09	6	1		**679**
Agrot./uso agrícola	1	14	2	14	59	119	81	43	15	08	4	2		**362**
Agrot./uso doméstico		14	6	6	8	18	10	2		1				**65**
Prod. veterinários		3	1	2	3	10	09	1	1		1			**31**
Raticidas		12	1	6	15	39	11	8	6	1	2			**101**
Domissanitários	8	38	5	13	5	12	10	9	1			1		**102**
Cosméticos		7			1	2								**10**
Prod. quím. ind.	2	37	3	1	3	20	13	6	1	1	1	2		**90**
Metais		1			1	2	1		1					**6**
Drogas de abuso		2		2	6	17	4	3						**34**
Plantas		10	2	4	2	1								**19**
Alimento/bebidas		4	2	6	2	06	5	1	1					**27**
Animais peç./serpentes		6	5	12	10	7	10	14	03	4	1			**72**
Animais Peç./aranhas		1		1			3	1	1			2		**9**
Animais peç./escorpiões	3	128	160	135	84	188	154	140	109	80	35	20		**1.236**
Outros animais peç./ven.		06	2	8	4	10	17	7	9	4	3			**70**
Animais não peç.	2	20	30	28	32	49	34	34	23	9	5	1		**267**
Desconhecido		17	10	5	6	12	2	2	1	2	1			**58**
Outro	2	9	12	9	3	6	3	5				2		**51**
Total	0	442	310	303	325	657	476	344	203	119	59	31		**3.289**

A – Vias aéreas

- Assegurar a permeabilidade das vias aéreas.
- Inspecionar a cavidade oral.

B – Respiração/ventilação

Uma via aérea pérvia não significa ventilação e oxigenação tecidual adequadas, sendo necessária avaliação da respiração.

Caso necessário, a intubação deve ser realizada precocemente, para prevenir a aspiração de conteúdo gástrico.

C – Circulação

Tem como objetivo avaliar o comprometimento hemodinâmico e infundir fluidos quando necessários.

D – Déficit neurológico

A avaliação da função neurológica deve ser feita rapidamente, observando-se as pupilas (se estão isocóricas e fotorreagentes) e verificando o nível de consciência por meio da escala de coma de Glasgow.

E – Exposição

Observação de possíveis sinais externos, como, por exemplo, marcas de picada, perfurações, edema, eritema, equimoses, escoriações, bolhas, sangramentos, queimaduras, fraturas e luxações, entre outros.

Exame físico

Após a estabilização do paciente, deve ser feito um exame físico mais detalhado visando identificar a substância envolvida de acordo com sinais clínicos encontrados. Analisando essas alterações, podemos caracterizar uma determinada síndrome tóxica ou toxíndrome, que é definida como um conjunto complexo de sinais e sintomas produzidos por doses tóxicas de substâncias químicas que, apesar de diferentes, têm efeitos semelhantes.

As principais síndromes tóxicas são:

SÍNDROME ANTICOLINÉRGICA

Caracteriza-se por agitação psicomotora e/ou sonolência, confusão mental, alucinações visuais, mucosas secas, rubor cutâneo, hipertermia, retenção urinária, diminuição dos ruídos intestinais, midríase. Agentes mais frequentes: antagonistas H1 da histamina, atropina, escopolamina (hioscina), antidepressivos tricíclicos, vegetais beladonados, medicamentos antiparkinsonianos.

SÍNDROME DE DEPRESSÃO NEUROLÓGICA

As manifestações clínicas incluem de sonolência ao coma, hiporreflexia, miose, hipotensão, bradicardia, hipotermia e edema pulmonar.

Agentes envolvidos: benzodiazepínicos, barbitúricos, derivados da imidazolina (descongestionantes tópicos), antidepressivos tricíclicos, inibidores da acetilcolinesterase (principalmente organofosforados), salicilatos, álcoois (etanol, metanol, etilenoglicol, isopropanol), monóxido de carbono, opioides naturais (heroína, morfina) e seus análogos sintéticos (meperidina).

SÍNDROME COLINÉRGICA

Caracteriza-se por sialorreia, lacrimejamento, diurese, diarreia e vômitos, broncorreia (edema pulmonar), bradicardia, broncoespasmo, fraqueza e fasciculações musculares e convulsões.

Agentes envolvidos: agrotóxicos organofosforados e carbamatos e alguns cogumelos.

SÍNDROME SIMPATOMIMÉTICA

Caracteriza-se por agitação psicomotora, alucinações, sudorese, taquicardia, hipertensão arterial (ou hipotensão nos casos graves), midríase, tremores, convulsões e arritmias nos casos graves.

Os principais agentes simpatomiméticos são anfetaminas, *ecstasy*, cocaína, teofilina, fenilpropanolamina, efedrina, pseudoefedrina e cafeína.

SÍNDROME DE LIBERAÇÃO EXTRAPIRAMIDAL

- Manifestações clínicas: hipertonia, espasmos musculares, sinal da roda denteada, catatonia, acatisia, crises oculógiras, opistótono.
- Principais agentes: bloqueadores dopaminérgicos D_2 (domperidona), metoclopramida, butirofenonas (haloperidol), fenotiazínicos.

SÍNDROME METEMOGLOBINÊMICA

- Manifestações clínicas: cianose, taquicardia, astenia, irritabilidade, dificuldade respiratória, depressão neurológica e convulsões.
- Agentes oxidantes: destacam-se sulfonas (dapsona), anilina e derivados, sulfonamidas, quinonas, cloratos, metoclopramida, anestésicos locais, nitrobenzeno, azul de metileno, entre outros.

Exames complementares

A investigação laboratorial varia dependendo da circunstância da intoxicação e deve ser realizada de acordo com a clínica do paciente e com dois objetivos: o primeiro, para avaliar e tratar as condições clínicas da criança, e o segundo, para a identificação do tóxico.

NA AVALIAÇÃO DAS CONDIÇÕES GERAIS DA CRIANÇA

Hemograma, gases arteriais, prova de função renal e hepática, ECG, exames radiológicos e/ou outros, dependendo da situação clínica da criança.

IDENTIFICAÇÃO DO TÓXICO

Embora apresente pouca utilidade no atendimento inicial do paciente intoxicado, a identificação e/ou quantificação de certos agentes tóxicos podem ser extremamente úteis para a manutenção do tratamento, avaliação da gravidade ou instituição de terapia específica.

Podem ser:

- Qualitativa indica que houve exposição ao agente tóxico, a urina é, em geral, a amostra de eleição para esta triagem toxicológica, podendo ser usado também o conteúdo gástrico.
- Quantitativa é útil apenas quando existe correlação entre as concentrações sanguíneas e os efeitos tóxicos (por exemplo, nas intoxicações por antiarrítmicos, barbitúricos, digoxina, etilenoglicol, metanol, paraquate, anticonvulsivantes, lítio, teofilina, paracetamol, salicilatos, carboxiemoglobina e metemoglobina). O sangue (soro ou plasma) é a substância mais utilizada.

TRATAMENTO DIRECIONADO

Interromper/diminuir a absorção. A orientação varia de acordo com a via de absorção do tóxico.

Cutânea

Retire toda a roupa do paciente, o mais rápido possível, lavagem corporal ou da área afetada, exaustivamente, com água corrente; se a substância for oleosa, deve-se usar sabão.

Ocular

Lavar com água corrente ou soro fisiológico, mantendo os olhos abertos.

Após a descontaminação, o paciente deve ser examinado por um médico oftalmologista para verificar se houve lesão e tratar especificamente.

Via inalatória

Remover o paciente da fonte de exposição e fornecer oxigênio úmido (se disponível). Suporte ventilatório, se necessário.

Via oral

Principal via de introdução do agente tóxico em crianças. Existem várias opções para a descontaminação do trato gastrointestinal. A indução de vômito e a lavagem gástrica têm sido utilizadas rotineiramente há muitos anos. Entretanto, existem muitas controvérsias quanto ao uso das mesmas, principalmente, quanto à real eficácia desses procedimentos. Na literatura médica, está bem estabelecido que, depois de 60 minutos, muito pouco ou quase nada da dose ingerida é removido por êmese ou lavagem gástrica. Estudos mais recentes demonstram que uma dose única de carvão ativado, mesmo sem a realização prévia de esvaziamento do estômago, é tão eficiente quanto a sequência tradicional de lavagem gástrica seguida do uso de carvão ativado.

DESCONTAMINAÇÃO GASTROINTESTINAL

Medidas provocadoras de êmese

SOLUÇÃO EMETIZANTE ANIÔNICA (DETERGENTE DE COZINHA COM pH NEUTRO)

- Mecanismo de ação: irritação gástrica local.
- Latência: 5 minutos.
- Dose: 20 mL diluídos em 200 mL água (morna), VO.

Vantagens: realizável no local da ocorrência, remove partículas grandes.

Contraindicações: crianças < 6 meses, depressão do SNC, convulsões, ingestão de cáusticos e derivados do petróleo.

LAVAGEM GÁSTRICA

Indicações:

- Ingestão de agente potencialmente tóxico.
- Na presença de convulsões ou coma (fazer intubação traqueal prévia).
- Crianças abaixo 6 meses.

Contraindicações:

- Ingestão de cáusticos (ácidos ou álcalis).
- Ingestão de derivados do petróleo.
- Grandes partículas de produto.

Controvérsias ao uso:

- Utilização excessiva.
- Necessidade de indicação precoce.
- Remoção insuficiente do agente tóxico.
- Estimula a passagem do agente tóxico pelo piloro.
- Retarda o uso do carvão ativado.
- Não altera o tempo de evolução da intoxicação.
- Riscos dos procedimentos.

Técnica de lavagem gástrica:

- Posicione o paciente em decúbito lateral esquerdo.
- Passe uma sonda gástrica de grosso calibre (nº 18-22, em adultos e nº 8-12, em crianças) pela boca ou pelo nariz até o estômago.
- Retire primeiramente o máximo de conteúdo gástrico que conseguir (reservar amostra para análise toxicológica).

Volume total:

- Recém-nascidos: 500 mL.
- Lactentes: 2 a 3 litros.

- Escolares: 4 a 5 litros.
- Adultos: 6 a 8 litros.

Carvão ativado

Mecanismo de ação: adsorvente eficaz para quase todas as substâncias.

Substâncias pouco adsorvidas pelo pelo carvão ativado: ácidos, álcalis, álcoois, metais, lítio e cianeto.

Indicações:

- Ingestão de doses potencialmente tóxicas.
- Agente tóxico de ação prolongada ou com circulação êntero-hepática.
- Em caso de suspeita de ingestão concomitante de outras substâncias.

Administração: via oral ou sonda nasogástrica, em suspensão, diluído 1:4 ou 1:8.

Dose (isolada ou seriada):

- Crianças: 1 a 2 g/kg de peso.
- Adultos: 50 a 100 g/dose.

Catárticos

Reduzem o tempo de trânsito intestinal e os efeitos constipantes das doses múltiplas de carvão ativado.

Mais usados:

- Sorbitol 70% – crianças: 4 mL/kg; adultos: 250 mL.
- Sulfato de sódio ou magnésio – crianças: 250 mL/kg/dose; adulto: 15 a 20 g/dose.

Administração:

- Associação com carvão ativado, em doses múltiplas.
- Repetir com a metade da dose se não houver eliminação de fezes com carvão em menos de 6 horas.

Aumentar a excreção do agente tóxico

Manipulação do pH urinário

Alcalinização: uso de bicarbonato de sódio com o objetivo de obter um pH urinário ≈ 8,0. Na urina alcalina, os ácidos fracos (barbitúricos, salicilatos,) ionizam-se, o que diminui sua reabsorção tubular e aumenta sua excreção renal.

Dose: 1 a 2 mEq/kg em *bolus* seguidos de manutenção suficiente para atingir o pH desejado.

Múltiplas doses de carvão ativado e catárticos

Carvão ativado administrado em doses de 20 a 30 g a cada 3 a 4 horas, durante alguns dias. O tratamento é útil para drogas excretadas na luz intestinal, por exemplo, digitoxina, teofilina, fenobarbital.

Remoção extracorpórea

Hemoperfusão: processo em que se promove a depuração fazendo o sangue passar através de uma coluna contendo material adsorvente (carvão ativado ou resina Amberlite). Principais substâncias adsorvidas: barbitúricos, fenitoína, teofilina, carbamazepina, paraquat, glutetimida, organofosforados, hormônios tireoideanos, carbamatos e salicilatos.

Hemodiálise: consiste em um processo em que se promove a depuração do sangue fora do organismo, através de um sistema de membranas. Para um bom resultado é importante que a substância ingerida tenha baixo peso molecular (< 500 dáltons), pequeno volume de distribuição, baixa ligação proteica e ser hidrossolúvel. Exemplos de substâncias removíveis por hemodiálise se encontram no Quadro 93-3.

Diálise peritoneal: é um processo de depuração do sangue por intermédio do peritônio, que funciona como uma membrana semipermeável. É bem menos efetiva que a hemodiálise.

Quadro 93-3 Exemplos de substâncias removíveis por hemodiálise

Álcoois (etanol, isopropanol, metanol, etilenoglicol)	Metronidazol
Acetona	Metopropol
Aciclovir	Paracetamol
Amicacina	Paraquate
Amoxicilina	Pentobarbital
Anilina	Procainamida
Atenolol	Propanolol
Captopril	Salicilatos
Ciclofosfamida	Sulfonamida
Fenobarbital	Teofilina
Lítio	Tiocianato
Metais pesados (possível)	Tolueno

USO DE ANTÍDOTOS/ANTAGONISTAS

Naloxona – Narcan®

INDICAÇÃO

- Intoxicações por opiáceos e opioides.
- Diagnóstico diferencial de coma.

APRESENTAÇÃO

Ampolas de 1 mL com 0,4 mg.

POSOLOGIA

Adultos:

- Dose inicial: 0,4 a 2 mg EV a cada 2 a 3 min. Máx. 10 mg.
- Dose de manutenção: 0,4 a 0,8 mg/h, ou 2/3 da dose inicial.

Crianças:

- Dose inicial: 0,01 a 0,03 mg/kg EV a cada 2 a 3 min.

Flumazenil – Lanexat®

INDICAÇÃO

- Intoxicações graves por BZD.
- Seu uso em comas de causa desconhecida ou em que se suspeite de ingesta de múltiplos toxicantes, não é geralmente indicado, por existir risco significante de convulsões, arritmias e síndrome de abstinência.

APRESENTAÇÃO

Ampolas de 5 mL com 0,5 mg (0,1 mg/mL).

POSOLOGIA

Infundir EV lentamente (15 segundos):

- Crianças: 0,01 mg/kg a cada 30 segundos até obter resposta (máximo 1 mg).
- Adultos: 0,3 mg a cada 30 segundos até obter resposta (máximo de 5 mg em 10 min).

Sulfato de atropina

INDICAÇÃO

Intoxicações por organofosforados, carbamatos e outros inibidores da colinesterase.

APRESENTAÇÃO

Ampolas de 1 mL com 0,25 mg.

POSOLOGIA

- Adultos: 1 a 4 mg EV.
- Crianças: 0,01 a 0,05 mg/kg.
- Repetir em 5, 10, 15 ou 30 min até obter *sinais de atropinização.*

Oximas (mesilato de pralidoxima – Contrathion®)

INDICAÇÃO

Intoxicações por organofosforados. Está indicada quando não se conhece o praguicida, mas se identifica uma síndrome colinérgica grave com presença de sinais nicotínicos.

APRESENTAÇÃO

Frascos com 200 mg.

POSOLOGIA

Dose inicial:

- Adultos: 1 a 2 g EV em 5 a 10 min, máx. 200 mg/min.

- Crianças: 20 a 40 mg/kg EV ou 1 a 2 mL/kg/min de solução a 1% (1 g em 100 mL de SF), máx. 4 mg/kg/min.

Dose de manutenção:

- Adultos: 200 a 500 mg/h.
- Crianças: 5 a 10 mg/kg/h.

Biperideno (Akineton®)

INDICAÇÃO

Intoxicações por neurolépticos (fenotiazínicos, haloperidol), metoclopramida e bromoprida.

APRESENTAÇÃO

Ampola de 1 mL com 5 mg.

POSOLOGIA

- Adultos: 5 mg IM ou EV, até de 6/6 h.
- Crianças: 0,06 a 0,1 mg/kg/dose até de 6/6 h.

Cloridrato de Difenidramina (Difenidrin®)

INDICAÇÃO

Intoxicações por neurolépticos (fenotiazínicos, haloperidol), metoclopramida e bromoprida e como antialérgico.

APRESENTAÇÃO

Ampola de 1 mL com 50 mg.

POSOLOGIA

- Adultos: 10 a 50 mg IM ou EV, até de 6/6 h.
- Crianças: 5,0 mg/kg/24 h divididos em 3 a 4 doses IM ou EV.

N-Acetilcisteína (Fluimucil®)

INDICAÇÃO

- Intoxicações por paracetamol.
  - Níveis plasmáticos tóxicos no nomograma de Rumack-Matthew.
  - Suspeita de ingesta de doses tóxicas de paracetamol, na impossibilidade de dosagem sérica da droga.

APRESENTAÇÃO

Envelopes de 100 ou 200 mg de pó para suspensão oral; ampolas de 3 mL com 300 mg.

POSOLOGIA

- Intravenosa:140 mg/kg em 200 mL de SG 5% em 15 minutos, seguidos por 50 mg/kg em 500 mL de SG 5% em 4 h, finalmente 100 mg/kg em 1.000 mL SG 5% em 16 h.
- Oral: 140 mg/kg em solução a 5% ou suco, seguidos por 70 mg/kg, de 4/4 h, num total de 17 doses.

Azul de metileno

INDICAÇÃO

Intoxicações por fármacos que causem meta-Hb, como dapsona, nitritos, anilina, fenazopiridina etc.

APRESENTAÇÃO

Produto formulado em ampolas de 5 mL a 1 ou 2%.

POSOLOGIA

- 1 a 2 mg/kg de solução a 1% EV em 5 minutos; podem ser necessárias doses repetidas.

Deferoxamina – Desferal®

INDICAÇÃO

- Intoxicações por compostos derivados do ferro, pacientes politransfundidos (talassemia) e como quelante do alumínio.

APRESENTAÇÃO

Frasco-ampola com 500 mg.

POSOLOGIA

- Casos graves: 15 mg/kg/h EV por 24 h (máx. 6 g/dia).
- Casos leves/moderados:
  - Crianças: 40 a 90 mg/kg IM.
  - Adultos: 1 g inicial, seguido por 500 mg IM a cada 4 a 8 h.

Vitamina K1 (Fitomenadiona – Kanakion® MM)

MECANISMO DE AÇÃO

Precursor da síntese dos fatores de coagulação II, VII, IX e X.

INDICAÇÃO

Raticidas cumarínicos, derivados da indandiona e anticoagulantes orais.

APRESENTAÇÃO

- Kanakion® MM ampola de 1 mL contendo 10 mg (uso EV).
- Kanakion® MM pediátrico ampola 0,2 mL com 2 mg (uso EV, IM ou oral).

POSOLOGIA

- Adulto: 10 a 20 mg a cada 8 a 12 h (máx. 50 mg).
- Criança: 0,3 mg/kg a cada 8 a 12 h.

Penicilamina (Cuprimine®)

MECANISMO DE AÇÃO

Não conhecido; geralmente utilizado em pacientes com sintomatologia leve que permita utilizar a via oral, ou após tratamento com BAL ou EDTA; menos nefrotóxico.

INDICAÇÃO

Mais utilizado nas intoxicações por cobre, mas também nas por mercúrio, chumbo e na doença de Wilson, artrite reumatoide grave, cistinúria.

APRESENTAÇÃO

- Cápsula com 250 mg.

POSOLOGIA

- Adulto: 250 mg 6/6 h por 3 a 10 dias.
- Criança: 20 a 40 mg/kg/dia (máx. 1 g/dia) por 3 a 10 dias.

Dimercaprol® (Britsh Antilewisite – BAL)

INDICAÇÃO

Intoxicações agudas e crônicas por mercúrio inorgânico, arsênico, ouro e, em associação com o EDTA, nas intoxicações graves por chumbo (com encefalopatia). Pode ser útil também para antimônio, cromo, níquel etc.

APRESENTAÇÃO

Ampola de 1 mL a 10% (100 mg).

POSOLOGIA

- Chumbo: 4 mg/kg IM 4/4 h por 3 a 5 dias.
- Outros metais: 3 a 5 mg/kg IM de 4/4 ou 6/6 h por 2 dias, depois, de 12/12 h por 10 dias.

DMSA

2,3-dimercaptosuccinic acid. Não disponível no Brasil. Substitui com vantagens o BAL. Poucos efeitos colaterais; uso oral ou EV, não depleta ferro, cobre ou zinco.

EDTA-Cálcico

INDICAÇÃO

Intoxicações por chumbo, cádmio.

APRESENTAÇÃO

Produto manipulado ou importado (ampola de 5 mL/1 g).

POSOLOGIA

- 50 a 75 mg/kg diluídos em SG 5% 250 a 500 mL (não ultrapassar concentração de 3%) EV em 1 h de 12/12 h por 5 dias, repetir em 5 dias.

Glucagon

INDICAÇÃO

Intoxicações por betabloqueadores.

APRESENTAÇÃO

Frasco-ampola com 1 mg + diluente.

POSOLOGIA

- Dose de ataque: 50-150 mcg/kg EV lentamente.
- Manutenção: 10 a 50 mcg/kg/h.

Dantrolene

INDICAÇÃO

Síndrome neuroléptica maligna e hipertermia maligna.

POSOLOGIA

Dose de ataque: 1 mg/kg EV rápido, repetido até melhora dos sintomas ou até o máximo de 10 mg/kg.

Manutenção: 4 a 8 mg/kg/dia de 6/6 h por 1 a 3 dias.

Piridoxina – Vitamina B6

INDICAÇÃO

Intoxicações por isoniaziada.

POSOLOGIA

- 1 g de piridoxina para cada g de INH ingerida, infundir EV em solução a 10% em 5 a 10 minutos, repetir após 15 a 30 minutos, se necessário.

TRATAMENTO SINTOMÁTICO

- Aporte calórico e de nutrientes.
- Correção dos distúrbios hidroeletrolíticos.
- Correção dos distúrbios acidobásicos.
- Assistência respiratória, cardiocirculatória e neurológica.
- Controle das funções renal e hepática.

REFERÊNCIAS

Andrade A, Campolina D, Dias MB. Toxicologia na prática clínica. Rio de Janeiro: Medsi, 2001.

Brasil. Ministério da Saúde. Política Nacional de Redução da Morbimortalidade por Acidentes e Violências. Portaria n 737/GM, 16 de maio de 2001.

Freitas IS. Rotina no atendimento do intoxicado. 3 ed., 2007.

Piva JP, Alves CH, Garcia PCR. Obstrução de vias aérea superiores. In: Piva JP, Carvalho PRA, Garcia PCR. editores. Terapia intensiva em pediatria. 4 ed. Rio de Janeiro: Medsi, 1997; 133-52.

Queiroz MJA, Pessoa ZF. Acidentes. In: Figueira F, Ferreira OS, Alves JGB (eds.) Pediatria: Recife: MEDSI, 1996. 929-39.

Queiroz MJA. Intoxicações agudas. Figueira F, Alves JGB, Maggi RS, Correia JB (eds). In: Diagnóstico e tratamento em pediatria. 2 ed. Rio de Janeiro: Medsi, 2201:417-32.

http://toxnet.nlm.nih.gov/cgi-bin/sis/htmlgen?HSDB

http://www.atsdr.cdc.gov/toxpro2.html

http://www.bvsde.paho.org/sde/ops-sde/cursotoxi.html

http://www.inchem.org/

http://www.intox.org/databank/index.htm

http://www4.anvisa.gov.br/agrosia/asp/default.asp

SEÇÃO XV

Doenças Infecciosas: Alguns Aspectos

Coordenador

Alberto de Barros Lima Filho

CAPÍTULO 94

Dengue

Alberto de Barros Lima Filho

A dengue é uma doença muito prevalente em nosso meio e seu quadro clínico é muitas vezes semelhante ao de outras doenças infecciosas, o que dificulta o seu diagnóstico. O capítulo apresenta ênfase no diagnóstico e no manejo da dengue, com claro enfoque nas peculiaridades da criança. A conduta segue a padronização do Ministério da Saúde; no entanto, é colocada junto com a classificação da gravidade para torná-la mais didática.

CONCEITO E EPIDEMIOLOGIA

Dengue é uma doença infecciosa, viral, aguda, transmitida por vetor artrópode e que se constitui hoje em um dos mais sérios problemas de saúde pública do mundo. Estimam-se em 50 a 100 milhões o número de casos anuais, com pelo menos 500 mil hospitalizações e 20 mil óbitos em todo o mundo.

O vírus da dengue é um RNA vírus de filamento único e pertencente à família *Flaviviridae*. Existem quatro diferentes sorotipos (DEN-1, DEN-2, DEN-3, DEN-4). Cada sorotipo proporciona imunidade permanente específica e imunidade cruzada em curto prazo.

Existe variação genética dentro de cada sorotipo e algumas variantes genéticas dentro de cada sorotipo parecem ser mais virulentas ou ter maior potencial epidêmico; a introdução de uma nova variante numa população explica, em parte, a grande variação em incidência e letalidade de ano para ano.

A transmissão da dengue dá-se sempre por vetor artrópode do gênero *Aedes*, sendo o principal vetor urbano o *Ae. Aegypti.* A fonte da infeccção são os humanos e a transmissão vetorial inicia-se com a ingestão, pela fêmea do mosquito, de sangue de pessoas que estejam na fase virêmica. É descrita ainda a transmissão vertical que ocorre durante a fase virêmica da doença na grávida e determina a infecção da doença no neonato.

O maior número de casos concentra-se no período de chuvas, que é a época em que as condições ambientais são propícias para o desenvolvimento e a proliferação do mosquito vetor.

Não existe vacina ou medicamento para profilaxia. A única alternativa concreta para o controle da transmissão da dengue é a redução da densidade de infestação do *Ae. aegypti*. Como este é um vetor unicamente urbano e que dá preferência a criadouros artificiais, a medida mais eficaz é a remoção dos potenciais criadouros do mosquito. Medidas de proteção individual, como o uso de repelentes, ainda que amplamente recomendadas, nunca foram devidamente avaliadas.

Constitui erro a afirmação que as formas graves da dengue só ocorrem em pacientes de classe social menos favorecida, o que pode levar à falta de capacitação dos profissionais do setor privado. Tal fato ocorreu em Recife, durante a epidemia de dengue de 2002, pelo sorotipo 3. Nessa ocasião, a maioria dos óbitos ocorreu em hospitais da rede particular.

ETIOPATOGENIA

A patogênese da dengue é resultado de lesão celular direta pelo vírus e do processo inflamatório decorrente da viremia, quando excessivo. O sangramento eventualmente encontrado na forma clássica da dengue é atribuído à plaquetopenia.

A febre hemorrágica da dengue é resultado da produção desordenada de mediadores inflamatórios por monócitos e macrófagos infectados, levando a alterações da coagulação, hemorragias e choque. A lesão endotelial na dengue é mais intensa do que em outras febres hemorrágicas virais, determinando uma grande perda de plasma, com consequente hemoconcentração e choque.

Acreditar que a primoinfecção por dengue será sempre benigna e que, em virtude da chamada "infecção sequencial", qualquer infecção secundária evoluirá com gravidade é erro grave na abordagem do paciente com dengue.

Segundo a teoria da infecção sequencial, os anticorpos em concentrações subneutralizantes impedem a reinfecção pelo mesmo sorotipo que estimulou a sua produção e, paradoxalmente, facilitam a infecção por outros sorotipos. Entretanto, o papel decisivo do fenômeno da imunoamplificação da infecção por meio de anticorpos, durante a infecção secundária, não é uma formulação consensual, até porque a febre hemorrágica da dengue e a síndrome do choque da dengue têm sido relatadas em casos de infecção primária.

QUADRO CLÍNICO

Podem-se dividir as formas clínicas da dengue em:

- Dengue clássica.
- Febre hemorrágica da dengue ou dengue hemorrágica (termo menos utilizado).
- Síndrome do choque da dengue.

Não espere um quadro clínico específico da dengue na criança; em sua fase inicial, é igualzinho a qualquer virose, chama a atenção a ausência de manifestações respiratórias, em especial a tosse. O percentual de infecções assintomática ou oligossintomáticas pode variar de 29 a 56%.

É considerado caso suspeito de dengue clássica, segundo os critérios do Ministério da Saúde: paciente com doença febril aguda, duração máxima de 7 dias, acompanhado de pelo menos dois dos seguintes sintomas: cefaleia, dor retro-orbitária, mialgia, artralgia, prostação ou exantema.

Estudo realizado em Belo Horizonte entre 2002 e 2003, no entanto, avaliou e concluiu que o critério de caso suspeito do Ministério da Saúde mostrou-se de pouca utilidade, principalmente nas crianças menores de 5 anos e fora de períodos epidêmicos. Evidenciou que é muito difícil diferenciar clinicamente a dengue de outras doenças febris da infância e o apoio do laboratório torna-se essencial nessa faixa etária. Com relação aos critérios do Ministério da Saúde citados, somente o exantema apresentou associação próxima ao limite de significância, entre os casos de dengue (Quadro 94-1).

Na dengue clássica, o quadro clínico é muito variável e inicia-se após um período de incubação que varia de 3 a 14 dias. A manifestação inicial geralmente é febre alta com duração de 2 a 7 dias, seguida de mialgia, cefaleia, dor retro-orbital, prostação, artralgia, anorexia e exantema. Manifestações gastrointestinais, tais como náuseas, vômitos e diarreia, podem ocorrer, assim como linfadenopatias.

O exantema está presente em cerca de 30 a 50% dos casos. Inicialmente é maculopapular, sendo normalmente observado a partir do desaparecimento do febre, entre o 3º e o 4º dia de doença, em tronco com disseminação para os membros. Pode ainda adquirir aspecto escarlatiniforme e petequial, neste caso mais frequente em membros inferiores e muitas vezes associado ao prurido.

Lactentes e crianças mais jovens podem apresentar febre com quadro clínico incaracterístico, muitas vezes acompanhada de adinamia ou irritabilidade, exantema e hiperemia faringoamigdaliana com odinofagia. Sintomas de vias aéreas superiores, como tosse e rinorreia, são pouco frequentes.

As alterações laboratoriais são incaracterísticas, sendo mais usuais a leucopenia e a trombocitopenia. As enzimas hepáticas estão elevadas, geralmente com o aumento maior da aspartato-aminotransferase (AST) devido ao comprometimento muscular. As enzimas musculares quase sempre estarão elevadas.

A letalidade é extremamente baixa. Complicações, embora raras, podem ocorrer, como encefalite, miocardite, hepatite grave, síndrome de Reye e hemorragias. O período de convalescença é prolongado, podendo chegar a 6 meses, mas não há sequelas.

Os casos típicos de febre hemorrágica da dengue incluem, como manifestações clínicas principais, febre alta, fenômenos hemorrágicos, hepatomegalia, insuficiência circulatória, sonolência e presença de petéquias. O período crítico na evolução para os quadros de dengue hemorrágica geralmente ocorre no 3º dia, aproximadamente 24 horas antes ou após o desaparecimento da febre. Na criança menor de 5 anos, o início da doença pode passar despercebido e o quadro grave ser identificado como a primeira manifestação clínica.

Com relação à dengue hemorrágica, fazem-se necessários todos os critérios a seguir (dois clínicos e dois laboratoriais):

- Quadro clínico sugestivo da dengue: febre até 7 dias além dos sintomas citados.
- Manifestações hemorrágicas espontâneas, como sufusões hemorrágicas, hematomas, gengivorragias ou sangramento gastrointestinal, ou induzidas, como prova do laço positiva.
- Plaquetopenia: menor ou igual a 100.000 plaquetas.

Quadro 94-1 Sintomas e sinais, no primeiro atendimento, nos casos de dengue e não dengue, em crianças de 1 a 12 anos de idade. Belo Horizonte, 2002/2003

Sintomas	Dengue n (%) (n = 59)	IC a 95% p n (%) (n = 58)	RP
Cefaleia	37 (62,7)	36 (62,1)	1,01 (0,70-1,47) 0,91
Dor retro-orbitária	17 (29,3)	11 (19,0)	1,30 (0,90-1,89) 0,28
Mialgia	23 (39,7)	18 (31,0)	1,20 (0,84-1,73) 0,44
Artralgia	11 (19,0)	13 (22,4)	0,90 (0,53-1,45) 0,82
Prostração	47 (79,7)	46 (79,3)	1,01 (0,65-1,58) 0,86
Exantema	17 (28,8)	8 (13,8)	1,49 (1,05-2,11) 0,08
Diarreia	10 (16,9)	11 (19,0)	0,93 (0,57-1,52) 0,97
Vômito	35 (59,3)	28 (48,3)	1,25 (0,89-1,81) 0,31
Epistaxe	7 (11,9)	9 (15,8)	0,84 (0,47-1,51) 0,73
Rubor facial	22 (37,3)	19 (33,3)	1,09 (0,75-1,57) 0,80
Irritabilidade	20 (33,9)	11 (19,3)	1,41 (0,99-1,99) 0,11
Dor de garganta	14 (23,7)	18 (31,6)	0,82 (0,53-1,27) 0,46
Coriza	22 (37,3)	28 (49,1)	0,78 (0,54-1,15) 0,27
Tosse	28 (47,5)	29 (50,9)	0,93 (0,65-1,34) 0,86
Dor abdominal	14 (23,7)	7 (12,1)	1,42 (0,98-2,06) 0,16
Gengivorragia	2 (3,4)	1 (1,7)	1,33 (0,59-3,03) 1,00
Petéquias	2 (3,4)	3 (5,2)	0,79 (0,26-2,33) 0,68
Sangramento intestinal	2 (3,4)	2 (3,4)	0,99 (0,37-2,69) 1,00
Desidratação	2 (3,4)	5 (8,8)	0,55 (0,17-1,79) 0,27
Sintomas neurológicos	1 (1,7)	2 (3,4)	0,66 (0,13-3,28) 0,62
Hepatomegalia	1 (1,7)	2 (3,4)	0,66 (0,13-3,28) 0,62

RP = razão de prevalências.

Fonte: Rodrigues MB, Freire HB, Corrêa PR, Mendonça ML, Silva MR, França EB. É possível identificar a dengue em crianças a partir do critério de caso suspeito preconizado pelo Ministério da saúde? J Pediatr (Rio de Janeiro) 2005; 81: 209-15.

- Sinais compatíveis com extravasamento de plasma, secundário ao aumento da permeabilidade vascular, manifestada por um dos seguintes achados:
  - Hemoconcentração, elevação do hematócrito igual ou superior a 20%, ou redução igual ou superior a 20% após reposição hídrica.
  - Derrames cavitários, em especial, derrame pleural e ascite.
  - Hipoproteinemia (hipoalbuminemia).

Ao realizar a "prova do laço" na criança, usar sempre o manguito adequado, que deve ocupar dois terços do comprimento do braço do paciente. Mantenha o manguito inflado na pressão média durante 3 minutos. A prova será considerada positiva na presença de 10 ou mais petéquias no campo analisado.

Além da prova do laço, a medida da pressão arterial poderá detectar hipotensão, sinal de alarme importante. Na impossibilidade de acesso à tabela de pressão arterial na infância (ver Cap. 32, Hipertensão Arterial e Crise Hipertensiva), podemos utilizar os seguintes parâmetros: crianças maiores de 1 ano (percentil 5) – sistólica: idade em anos × 2 + 70.

Na síndrome do choque da dengue, a insuficiência circulatória manifesta-se por perfusão periférica lentificada, pulsos arteriais finos, taquicardia, hipotensão postural, estreitamento do diferencial entre pressões sistólica e diastólica. Observam-se assim sinais compatíveis com a baixa perfusão secundária, incluindo-se sudorese, palidez cutânea, cianose e alteração dos níveis de consciência.

A Organização Mundial de Saúde classifica os casos de febre hemorrágica da dengue em quatro categorias distintas:

- Prova do laço positiva, sangramento induzido.
- Sangramento espontâneo (sufusões hemorrágicas, hematomas, gengivorragias ou sangramento gastrointestinal).
- Falência circulatória evidenciada por pulso débil e rápido, hipotensão ou redução do diferencial de pressão (menor ou igual a 20 mmHg).
- Choque ou falência múltipla de órgãos.

São descritos como fatores individuais de risco para febre hemorrágica da dengue: diabetes melito, asma brônquica, colagenoses e hipertensão arterial. A virulência da cepa e o próprio sorotipo são os fatores do vírus, além da segunda infecção ocorrer até 5 anos após a primeira, bem como a sequência (DEN-1 seguido pelo DEN-2).

Ressalta-se que o período crítico para complicações da dengue coincide com a defervescência da febre. Geralmente, durante a queda da febre ou pouco depois, pode ser constatada a hemoconcentração, com o surgimento dos derrames cavitários resultantes do extravasamento plasmático, com graves consequências clínicas.

Importante lembrar ainda que a presença de sangramentos induzidos ou não, por si só, não caracteriza a febre hemorrágica da dengue; por outro lado, esta pode estar presente mesmo sem sangramentos espontâneos, apenas com a prova do laço positiva, além dos outros critérios citados.

DIAGNÓSTICO E DIAGNÓSTICO DIFERENCIAL

O diagnóstico específico faz-se por meio do isolamento viral e da detecção da presença de anticorpos específicos. A sensibilidade do isolamento viral é boa, sendo possível encontrar o vírus no sangue circulante durante praticamente todo o período febril (nos primeiros 6 dias).

Os métodos sorológicos são os mais frequentemente utilizados. O MAC-Elisa é o exame mais útil para vigilância epidemiológica por exigir somente uma amostra de soro na maioria dos casos e por ser simples, rápido e específico. Baseia-se na detecção de anticorpos IgM específicos aos quatro diferentes sorotipos do vírus, e por volta do 5º dia após o início do quadro clínico, cerca de 80% dos pacientes já apresentam anticorpos detectáveis, e até o 10º dia esse valor chega a 95%.

O diagnóstico diferencial depende da região. No Brasil, as doenças exantemáticas constituem o principal grupo de doenças que causam confusão, em especial, a rubéola, o exantema súbito e o eritema infeccioso. Cabe lembrar ainda a leptospirose e a hepatite A, e qualquer outra doença febril aguda, particularmente na ausência de manifestações respiratórias, deve ter a dengue entre as possibilidades diagnósticas.

CONDUTA

A afirmativa de que a dengue não tem tratamento é frequentemente repetida e, inclusive, citada em publicações internacionais. De fato, não existe antiviral capaz de reduzir a viremia ou medicamento que bloqueie os mecanismos fisiopatológicos que conduzem ao choque e às grandes hemorragias. No entanto, essa carência é compensada pela aplicação de um conjunto de conhecimentos que permite classificar o paciente de acordo com os seus sintomas e a fase da doença, assim como reconhecer precocemente os sinais de alerta, iniciando a tempo o tratamento adequado.

Pode-se utilizar, em doses usuais, dipirona ou paracetamol como antitérmicos ou analgésicos, e, se necessário, antipruriginosos, como, por exemplo, a dexcloferinamina, entre outros anti-histamínicos, além de banhos frios. Ressalta-se ainda a contraindicação ao ácido acetilsalicílico pela potencial indução de sangramentos.

Seguindo conduta do Ministério da Saúde podemos dividir os pacientes com dengue em grupos, e conforme o grupo inserido, realizar a conduta. Lembrar que a classificação é dinâmica e gradativa, podendo o paciente mudar de grupo de acordo com a evolução clínica.

Os sinais de alarme possuem associação como causa ou consequência de uma possível evolução para a síndrome do choque da dengue, sendo eles: dor abdominal intensa, vômitos persistentes, diurese diminuída, hipotensão postural ou lipotimia, hepatomegalia dolorosa, hemorragias importantes, sonolência e/ou irritabilidade, aumento repentino do hematócrito, queda abrupta de plaquetas.

Grupo A

- Prova do laço.
- Manifestações hemorrágicas espontâneas.
- Sinais de alarme.

Todos ausentes

Orientar hidratação oral em casa de forma precoce e abundante com líquidos caseiros (água, chás, suco de frutas, água de coco) e soro de reidratação, cerca de 60 a 80 mL/kg/dia, utilizando os meios mais adequados para idade e hábitos do paciente.

Grupo B

- Prova do laço ou manifestações hemorrágicas espontâneas: presente.
- Sinal de alarme: ausente.

Caso o hematócrito estiver aumentado em até 10% acima do valor basal, devemos manter a hidratação basal. Se não tivermos o valor basal (o que ocorre de rotina), podemos utilizar valores de referência, com a ressalva de que a relação normal hematócrito/hemoglobina é em torno de 3, então aquelas crianças com a hemoglobina basal mais alta podem ter normalmente um hematócrito basal também mais elevado.

Referência:

- Menor que 1 mês: Ht 51%.
- 2 a 6 meses: Ht 35%.
- 6 meses a 2 anos: Ht 36%.
- 2 a 6 anos: Ht 37%.
- 6 a 12 anos: Ht 38 a 42%.

Caso o hematócrito se encontre aumentado acima de 10% do basal ou acima de 42%, devemos iniciar a hidratação oral em nível hospitalar, 50 a 100 mL/kg em 4 a 6 horas e, se houver necessidade, a hidratação parenteral com soro fisiológico ou Ringer lactato, 20 mL/kg em 2 horas. Reavaliar o paciente após cada etapa, em especial, a hidratação, a diurese e o hematócrito.

Grupo C

- Sinal de alarme: presente.
- Hipotensão: ausente.

Grupo D

- Hipotensão: presente.

Paciente deve ser internado e hidratado em fases: reposição rápida. A reposição rápida consiste em hidratação venosa com soro fisiológico ou Ringer lactato, 20 mL/kg em infusão rápida de 30 minutos. O paciente deverá ser continuamente reavaliado e, se necessário, repetir a expansão até três vezes. Havendo melhora, iniciar a venóclise de manutenção.

No caso de hematócrito em queda e choque, investigar hemorragias e transfundir concentrado de hemácias (10 mL/kg). Caso não haja melhora clínica ou o hematócrito permaneça em elevação, proceder a expansão plasma com albumina 20%, 0,5 a 1 g/kg/dia EV em 2 horas.

A transfusão de plaquetas terá indicação mais rigorosa pois, como a plaquetopenia se trata de um processo imunológico, as plaquetas administradas serão destruídas rapidamente. Assim, a indicação das plaquetas são, a princípio, plaquetas abaixo de 20 mil associadas a sangramentos volumosos ou com possível comprometimento do sistema nervoso central.

Os pacientes desses grupos devem ser continuamente reavaliados, repetindo-se o hematócrito a cada 4 horas e as plaquetas a cada 12 horas.

REFERÊNCIAS

Brasil, Ministério da Saúde – Secretaria de Vigilância em Saúde – Programa Nacional de Dengue – diagnóstico e manejo clínico, 2007.

Nogueira SA. O desafio do diagnóstico da dengue em crianças. J Pediatr (Rio de Janeiro) 2005; 81(3): 191-2.

Rodrigues MB, Freire HB, Corrêa PR, Mendonça ML, Silva MR, França EB. É possível identificar a dengue em crianças a partir do critério de caso suspeito preconizado pelo Ministério da Saúde? J Pediatr (Rio de Janeiro) 2005; 81: 209-15.

Silva LJ, Angerami RN. Dengue. In: Farhat CK, Carvalho LHFR, Succi RCM. Infectologia pediátrica. 3 ed. Atheneu, 2007: 569-80.

Siqueira JB, Martelli CM, Coelho GE, Simplicio AC, Hatch DL. Dengue and dengue hemorrhagic fever, Brazil, 1981-2002. Emerg Infect Dis 2005; 11: 48-53.

Torres EM. Dengue hemorrágico em crianças. [S.l.]: José Marti 1990.

World Health Organization (WHO). Dengue haemorrhagic fever: diagnosis, treatment, prevention and control. 2 ed. Geneva: WHO, 1997.

CAPÍTULO 95

Sepse e Choque Séptico

Zelma de Fátima Chaves Pessôa • Maria do Carmo Menezes Bezerra Duarte
Mônica Menezes Lins

INTRODUÇÃO, CONCEITUAÇÃO E EPIDEMIOLOGIA

Com o advento das unidades de terapia intensiva pediátrica ocorreu redução da letalidade da sepse grave de 97% para 9% nos países desenvolvidos. No entanto, nos países em desenvolvimento a sepse permanece como um dos grandes desafios em saúde pública, por sua alta morbiletalidade e alto custo social. Em 2002, o Colégio Americano de Medicina Intensiva publicou um protocolo de boas práticas clínicas para manejo de sepse e choque séptico neonatal e pediátrico, o qual foi revisado e atualizado em 2007. Desde então vem sendo observada redução de letalidade por sepse nos centros que adotaram o protocolo como rotina de serviço. Entre os fatores de risco descritos associados à morte por sepse, destacam-se baixa idade, desnutrição, presença de doença de base e hospitalização prévia.

É de suma importância para pediatras e intensivistas o conhecimento da nomenclatura internacional vigente sobre sepse pediátrica, a fim de que haja padronização dos termos descritos na Conferência Internacional de Consenso sobre Sepse Pediátrica, em 2004.

Síndrome da resposta inflamatória sistêmica (SRIS): resposta inflamatória do organismo diante de agressões sofridas, podendo ser de causa infecciosa ou não, como no caso de trauma, pancreatite, queimadura, choque hemorrágico, entre outros. A SIRS se caracteriza pela presença de no mínimo dois dos quatro seguintes critérios, um dos quais deverá ser a temperatura ou contagem de leucócitos anormal:

Temperatura central > 38,5°C ou < 36°C (considerar temperatura axilar > 38°C ou < 35,5°C).

Taquicardia, definida como a frequência cardíaca (FC) > 2DS para a idade (na ausência de estímulo externo, drogas ou estímulo doloroso); ou FC inexplicavelmente elevada durante 0,5 a 4 horas; ou na criança < 1 ano: bradicardia, definida como FC < percentil 10

Quadro 95.1 Sinais vitais e variáveis laboratoriais idade-específicas (valores de P_5 e P_{95} de FC, FR, contagem de leucócitos e pressão sistólica)

Idade	F. cardíaca (bpm)		F. respiratória (ipm)	Leucócitos ($\times 10^3/mm^3$)	PS (mmHg)
	Taquicardia	Bradicardia			
0 dia a 1 sem	> 180	< 100	> 50	> 34	< 65
1 sem a 1 mês	> 180	< 100	> 40	> 19,5 ou < 5	< 75
1 mês a 1 ano	> 180	< 90	> 34	> 17,5 ou < 5	< 100
2 a 5 anos	> 140	NA*	> 22	> 15,5 ou < 6	< 94
6 a 12 anos	> 130	NA	> 18	> 13,5 ou < 4,5	< 105
13 < 18 anos	> 110	NA	> 14	> 11 ou < 4,5	< 117

*NA: não aplicável.

para a idade na ausência de estímulo vagal externo, β-bloqueador ou cardiopatia congênita; ou FC inexplicavelmente baixa durante 30 minutos. A FC idade-específica é definida no Quadro 95.1.

Frequência respiratória (FR) > 2DS para idade ou ventilação mecânica por processo agudo não relacionado com doença neuromuscular ou com eliminação de anestésico geral. A FR idade-específica se encontra definida no Quadro 95.1.

Leucocitose para a idade ou leucopenia (não induzida por drogas) ou neutrófilos imaturos > 10%. A taxa de leucócitos idade-específica também se encontra resumida no Quadro 95.1.

Infecção: infecção suspeita ou comprovada (cultura positiva, Gram ou reação em cadeia da polimerase) causada por qualquer patógeno ou síndrome clínica associada com alta probabilidade de infecção. Evidência de infecção incluindo achados positivos no exame clínico, de imagem ou de exames laboratoriais (p. ex., leucócitos em líquido estéril, radiografia de tórax com pneumonia, *rash* petequial ou purpúrico ou púrpura fulminante).

Sepse: SRIS na presença de síndrome clínica associada a alta probabilidade de infecção ou como resultado de infecção suspeita ou comprovada.

Sepse grave: Sepse mais um dos seguintes critérios: disfunção cardiovascular ou síndrome de desconforto respiratório agudo ou duas ou mais outras disfunções orgânicas. Disfunções orgânicas são definidas no Quadro 95.3.

Choque séptico: Sepse e disfunção cardiovascular, como definida nos Quadros 95.3 e 95.4).

ETIOPATOGENIA

Ocorre diferença na microbiota das infecções comunitárias e nosocomiais. Os agentes etiológicos da sepse comunitária variam conforme a faixa etária, o foco infeccioso primário e a doença de base (ver Quadro 95.2). Os agentes determinantes de infecções nosocomiais variam de uma unidade hospitalar para outra. Em pacientes imunodeprimidos, podem surgir infecções oportunistas por *Pneumocystis carinii*, fungos, *M. tuberculosis* e vírus.

Em resposta à presença de componentes microbianos das infecções bacterianas no compartimento vascular ou tissular ocorre uma complexa interação e ativação de citocinas pró e anti-inflamatórias.

Quadro 95.2 Agentes etiológicos mais frequentes de acordo com faixa etária e foco

Idade	Foco	Agentes
Até 3 meses	Gastrointestinal	Gram-negativos entéricos
	Vias urinárias	Bactérias Gram-negativas
	Pele e subcutâneo	*Staphylococcus aureus* *Streptococcus pyogenes*
	Articulações e ossos	*Staphylococcus aureus*
	Vias aéreas inferiores	*Streptococcus* β-hemolítico do grupo B Bactérias Gram-negativas *Staphylococcus aureus*
	Meninges	Bactérias Gram-negativas *Streptococcus* β-hemolítico do grupo B *Listeria monocytogenes* *Neisseria meningitidis*
Acima de 3 anos*	Pele e subcutâneo	*Staphylococcus aureus* *Streptococcus pyogenes*
	Articulações e ossos	*Staphylococcus aureus*
	Vias aéreas inferiores	*Streptococcus pneumoniae* *Staphylococcus aureus*
	Meninges	*Neisseria meningitidis* *Streptococcus pneumoniae*

*Nas crianças entre 3 meses e 5 anos, pensar na etiologia por *Haemophilus influenzae*, sobretudo naquelas não vacinadas.

O processo tem início com a proliferação de micro-organismos no foco da infecção e a posterior invasão da circulação por estes ou por substâncias procedentes do agente (endotoxinas ou exotoxinas). Esses agentes estimulam monócitos, macrófagos, endotélio e neutrófilos a liberarem mediadores inflamatórios de primeira linha, como o fator de necrose tumoral (FNT), interleucinas (IL), fator de ativação plaquetário, endorfinas etc., promovendo a liberação de novas citocinas e ativando as cascatas do complemento e da coagulação, o que determina uma resposta inflamatória amplificada, com evolução para coagulação intravascular disseminada (CIVD), se o processo não for interrompido. O FNT é considerado marcador de letalidade na sepse e, desse modo, quanto maior a concentração sérica deste, maior o risco de evolução para o óbito. Outros mediadores, como a IL-1 e IL-6, também estão relacionados com o aumento de letalidade na sepse pediátrica.

O FNT e a IL-1 agem sobre o endotélio vascular, estimulando a síntese de outros mediadores inflamatórios como o PAF (fator de agregação plaquetário), IL-6 e IL-8, leucotrienos, prostaglandinas e óxido nítrico, gerando vasodilatação e hipotensão arterial. Como resultado, muitas vias imunobioquímicas são ativadas, como as cascatas do complemento e da coagulação, o sistema calicreína-cinina, a produção de ß-endorfinas e a alteração da cinética e função dos polimorfonucleares (PMN). A ativação dos PMN e a estimulação da medula óssea determinam leucocitose na maioria dos pacientes sépticos.

Quadro 95.3 Definições de SIRS, infecção, sepse, sepse grave e choque séptico (Conferência Internacional de Consenso sobre Sepse Pediátrica, 2004).

SIRS (SÍNDROME DA RESPOSTA INFLAMATÓRIA SISTÊMICA):		
DIAGNÓSTICO: ☐ 1 principal + ☐ 1 secundário		
PRINCIPAL	SECUNDÁRIO	
☐ Temperatura axilar ≥ 38,5°C ☐ Temperatura axilar ≤ 35,5°C ☐ Leucocitose para a idade ou leucopenia (não induzida por drogas) ☐ Leucócitos imaturos > 10%	TODAS AS IDADES ☐ FC > 2 DS para idade (na ausência de estímulo externo, drogas ou estímulo doloroso). ☐ FC inexplicavelmente elevada durante 0,5 a 4 horas	CRIANÇAS < 1 ANO ☐ FC < percentil 10 para idade na ausência de estímulo vagal externo, β-bloqueador, cardiopatia congênita ☐ FC inexplicavelmente baixa durante 0,5 hora
	TODAS AS IDADES ☐ FR > 2 DS para idade ☐ Ventilação mecânica por processo agudo não relacionada com doença neuromuscular ou eliminação do anestésico	

INFECÇÃO
☐ Suspeita de infecção ou infecção comprovada (cultura positiva, Gram ou PCR – reação em cadeia da polimerase) para qualquer patógeno ☐ Síndrome clínica associada com alta probabilidade de infecção (achados positivos nos exames clínico, de imagem ou de laboratório – por exemplo, leucócitos em líquido estéril, radiografia de tórax com pneumonia, *rash* petequial ou purpúrico ou *purpura fulminans*)

SEPSE = ☐ SIRS + ☐ INFECÇÃO

SEPSE GRAVE	
☐ SEPSE + ☐ 1 PRINCIPAL OU ☐ 2 SECUNDÁRIOS	
PRINCIPAL	SECUNDARIO
☐ DISFUNÇÃO CARDIOVASCULAR ☐ SDRA/"SARA" SDRA/"SARA" = PaO_2 / FiO_2 < 200 + estabelecimento agudo + infiltrados bilaterais sem sinais de IC esquerda LPA (lesão pulmonar aguda) = mesma definição que SDRA com PaO_2 / FiO_2 < 300	☐ DISFUNÇÃO HEMATOLÓGICA ☐ DISFUNÇÃO RENAL ☐ DISFUNÇÃO NEUROLÓGICA ☐ DISFUNÇÃO HEPÁTICA ☐ DISFUNÇÃO RESPIRATÓRIA

CHOQUE SÉPTICO
☐ SEPSE + ☐ DISFUNÇÃO CARDIOVASCULAR

Quadro 95.4 Critérios de disfunção orgânica

<table>
<tr><td colspan="2">DISFUNÇÃO CARDIOVASCULAR
DIAGNÓSTICO: apesar da administração em bolo de SF ≥ 40 mL/kg em 1 hora
☐ 1 principal ou ☐ 2 secundários</td><td>CVC</td></tr>
<tr><td>PRINCIPAL</td><td>SECUNDÁRIO</td><td></td></tr>
<tr><td>☐ queda da PA abaixo do percentil 5 para a idade ou – 2 DP abaixo do normal para a idade
☐ necessidade de drogas vasoativas para manter PA normal (dopa ou dobuta > 5 µg/kg/min, adrenalina ou noradrenalina em qualquer dose)</td><td>☐ acidose metabólica inexplicada (déficit > 5 mEq/L)
☐ aumento do lactato arterial superior a 2 x limite normal
☐ débito urinário ≤ 0,5 mL/kg/H
☐ tempo de preenchimento capilar > 5 segundos
☐ diferença entre temperatura central e periférica > 3°C</td><td></td></tr>
<tr><td colspan="2">DISFUNÇÃO RESPIRATÓRIA
DIAGNÓSTICO: (um dos citados)
☐ $PaO_2/FiO_2 < 300$ na ausência de cardiopatia cianogênica ou doença pulmonar crônica
☐ $PaCO_2 > 65$ ou 20 mmHg acima da $PaCO_2$ basal
☐ Necessidade comprovada ou $FiO_2 > 50\%$ para manter saturação ≥ 92%
☐ Necessidade não eletiva de ventilação invasiva ou não invasiva (paciente em POI que desenvolve processo inflamatório ou infeccioso que impede a extubação)

SDRA/"SARA" = $PaO_2/FiO_2 < 200$ + estabelecimento agudo + infiltrados bilaterais sem sinais de IC esquerda
LPA (lesão pulmonar aguda) = mesma definição que SDRA com $PaO_2/FiO_2 < 300$</td><td>RPR</td></tr>
<tr><td colspan="2">DISFUNÇÃO NEUROLÓGICA
DIAGNÓSTICO: (um dos citados)
☐ Escala de Coma de Glasgow < 11
☐ mudança aguda do estado neurológico ou queda da ECG ≥ 3 em relação ao anterior</td><td>NEU</td></tr>
<tr><td colspan="2">DISFUNÇÃO HEMATOLÓGICA
DIAGNÓSTICO: (um dos citados)
☐ plaquetas < 80.000
☐ plaquetas com queda superior a 50% em relação à maior contagem dos últimos 3 dias (doentes crônicos hematológicos ou oncológicos)
☐ INR > 2</td><td>HEM</td></tr>
<tr><td colspan="2">DISFUNÇÃO RENAL
(um dos citados)
☐ creatinina sérica superior a 2 vezes o normal para a idade
☐ creatinina sérica superior a 2 vezes o basal para o paciente</td><td>REN</td></tr>
<tr><td colspan="2">DISFUNÇÃO HEPÁTICA
(um dos citados)
☐ bilirrubina sérica ≥ 4 mg% (não válido para RN)
☐ alanina transaminase > normal para a idade</td><td>HEP</td></tr>
</table>

Alguns autores têm relatado que, em contraposição aos mediadores pró-inflamatórios (FNT, IL) ocorre uma reação anti-inflamatória compensatória (CARS) da qual participariam as interleucinas 4, 10, 11 e 13 e antagonistas da IL-1, entre outros. O quanto da resposta inflamatória é modulado, ou quanto de cada resposta seria responsável pelo quadro sistêmico, ainda não está bem estabelecido.

Apesar de o processo inflamatório em geral determinar leucocitose, alguns pacientes apresentam neutropenia transitória, que pode resultar de inadequada função da medula óssea, aumento do consumo dos polimorfonucleares circulantes ou da adesão destes aos receptores da parede endotelial. O processo promove a fagocitose bacteriana, liberação de enzimas proteolíticas e radicais livres de oxigênio, gerando escape capilar de líquido para o interstício. Essas alterações também geram distúrbios na coagulação, pela alteração da viscosidade sanguínea e ativação da cascata pelos mediadores inflamatórios, podendo evoluir para CIVD, hipoperfusão tecidual, metabolismo anaeróbico, acidose e disfunção orgânica.

Os graves efeitos fisiopatológicos no sistema cardiovascular e em outros aparelhos podem resultar na disfunção de múltiplos órgãos e sistemas (SDMO) e morte. Como consequência das alterações hemodinâmicas secundárias à SRIS, são liberadas catecolaminas e glicocorticoides na corrente sanguínea, causando, de início, hiperglicemia por estímulo a glicogenólise e gliconeogênese, bem como pela resistência periférica à insulina. Com a rápida queda dos estoques de glicogênio, as reservas de gordura e proteínas são utilizadas como alternativas de energia, gerando grave depleção nutricional do paciente (Fig. 95.1).

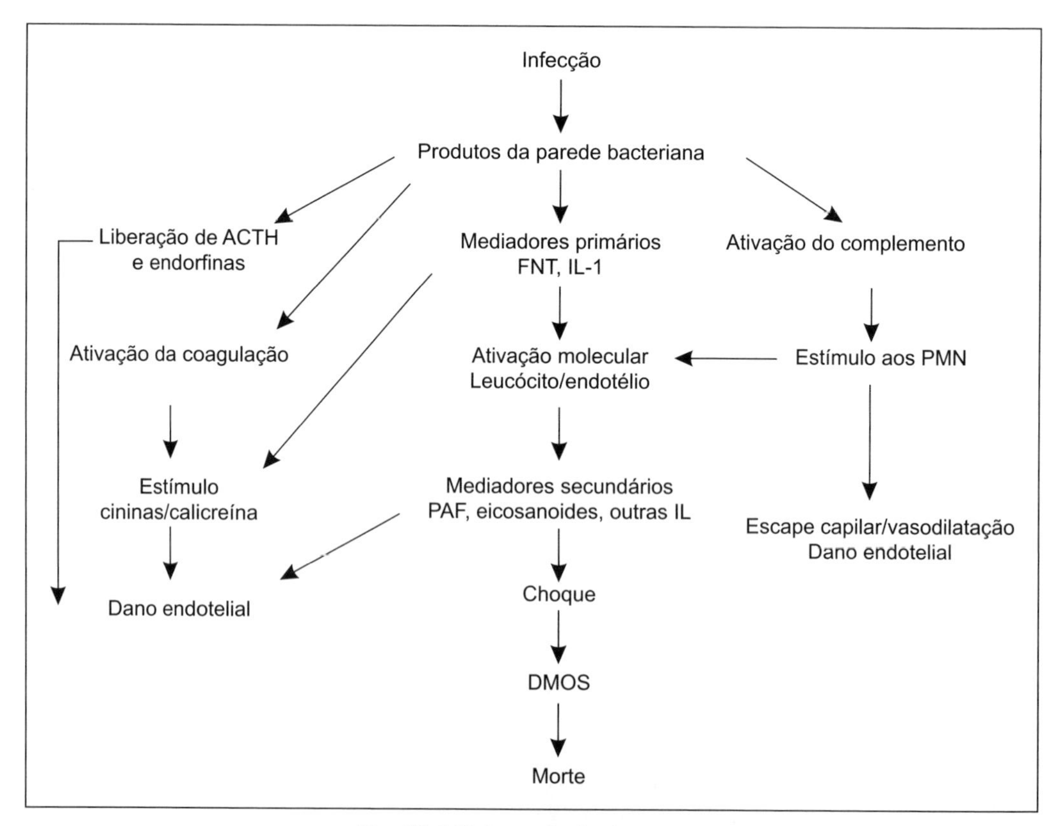

Fig. 95.1 Fisiopatologia da sepse.

RESPOSTA HEMODINÂMICA NA SEPSE PEDIÁTRICA

Em pediatria, quando ocorre evolução da sepse para choque séptico, a resposta hemodinâmica mais comum (cerca de 60% das crianças) é a existência de vasoconstrição periférica com aumento da resistência vascular sistêmica e baixo débito cardíaco. Provavelmente, isso ocorre porque há hipovolemia relativa (perda para o interstício) ou absoluta (perdas por diarreia, vômitos) na maioria dos casos de sepse pediátrica. Em adultos, a resposta hemodinâmica mais frequente é o aumento do débito cardíaco associado à vasodilatação sistêmica. Por isso, os protocolos terapêuticos dos adultos em choque séptico não podem ser extrapolados para o manuseio do paciente pediátrico.

DIAGNÓSTICO

A identificação precoce do quadro séptico permite rápida intervenção terapêutica, buscando-se evitar o franco processo inflamatório e a evolução para o choque, falência orgânica e até a morte do paciente. O diagnóstico da sepse é essencialmente clínico, exigindo história clínica detalhada, além de exame físico cuidadoso com reconhecimento de sinais clínicos iniciais, muitas vezes inespecíficos, e sinais de gravidade como o tempo de preenchimento capilar prolongado. Exames laboratoriais são úteis para detectar alterações bioquímicas, acidobásicas, hematológicas, da crase sanguínea, bem como para avaliar as funções renal e hepática.

Os indicadores laboratoriais indiretos (hemograma, coagulograma, glicemia etc.), usualmente empregados para se chegar ao diagnóstico da sepse, individualmente têm baixas sensibilidade e especificidade. Além disso, os resultados de exames bacteriológicos coletados por ocasião da primeira suspeita não estão imediatamente disponíveis para orientar terapias específicas.

Clínico

O quadro séptico pode-se apresentar de forma súbita e fulminante, como a sepse meningocócica, ou insidiosa, no caso da sepse fúngica, mais frequente nos imunodeprimidos. Os sinais e sintomas da sepse são muito variáveis, em especial nas faixas etárias mais jovens que apresentam sinais clínicos inespecíficos.

Os recém-nascidos (RN) com sepse precoce podem apresentar sinais antes do nascimento ou imediatamente após o parto: sinais de sofrimento fetal, taquicardia fetal e/ou escore de Apgar baixo. Outros sintomas e sinais precoces podem incluir: hipoatividade, palidez e recusa alimentar. Após algumas horas, podem apresentar má perfusão periférica, hipotermia, gemido, cianose, apneia, bradicardia, irritabilidade, choro estridente, convulsão, abaulamento de fontanela, distensão abdominal, icterícia, hepatoesplenomegalia, *rash* cutâneo, entre outros. Lactentes jovens apresentam sintomatologia semelhante à do RN, enquanto as crianças se mostram com febre, calafrios, prostração, irritabilidade, palidez, icterícia, distensão abdominal e/ou íleo infeccioso, convulsão, diminuição do nível de consciência, entre outros.

Em criança com quadro agudo de febre, decaimento do estado geral com ou sem exantema petequial, acompanhado ou não de sinais meníngeos (dor de cabeça, vômitos, rigidez de nuca, abaulamento de fontanela), deve ser considerado o diagnóstico de sepse meningocócica e estabelecido, imediatamente após a suspeita clínica, o tratamento específico. Embora não sejam patognomônicos de doença meningocócica, esses achados devem ser interpretados como uma emergência médica, exigindo antibioticoterapia imediata e expansão volumétrica.

Por sua vez, o choque séptico (sepse e disfunção cardiovascular, como definido no Quadro 95.4) deve ser reconhecido antes que a hipotensão arterial ocorra, por meio da tríade clínica que inclui hipotermia ou hipertermia, alteração do estado mental e da perfusão das extremidades com vasodilatação periférica (choque quente) ou vasoconstrição com tempo de preenchimento capilar maior que 2 segundos e extremidades frias (choque frio). As terapias estão voltadas ao restabelecimento do estado mental e da perfusão periférica. O restabelecimento do débito urinário pode também ser considerado como um guia da bem-sucedida reanimação volêmica.

Limiares de frequência cardíaca menores que 90 e maiores que 160 batimentos cardíacos por minuto em lactentes e menores que 70 e maiores que 150 bpm em crianças estão relacionados com aumento da mortalidade em criança criticamente doente (não necessariamente séptica).

Laboratorial

A avaliação laboratorial é capaz de revelar dois aspectos distintos da sepse. O primeiro é o que se refere à busca ou identificação do agente etiológico, por meio do rastreamento microbiológico do paciente; o segundo diz respeito à identificação de alterações metabólicas, indicativas do comprometimento sistêmico e de órgãos específicos.

A avaliação microbiológica inclui exames diretos e culturas de sangue (duas ou mais, com positividade em torno de 30 a 50%), urina, liquor, fezes, secreções, aspirado de intestino delgado, exsudatos e petéquias e sufusões (na suspeita de doença meningocócica), preferencialmente antes da utilização de terapias antimicrobianas. Ressalta-se que, a despeito da importância da investigação etiológica, o início do antibiótico não deve ser retardado em hipótese alguma. Na presença de cateter venoso central, colher hemoculturas pareadas (periférica e por meio do cateter venoso central). O liquor deve ser obtido, especialmente no recém-nascido e nos lactentes jovens, exceto quando da presença de instabilidade hemodinâmica (sinais de choque), de hipertensão intracraniana e na ocorrência de plaquetopenia grave. Outros métodos para a identificação do agente etiológico, como a pesquisa de antígenos por contraimunoeletroforese (CIE), enzima-imunoensaio (ELISA), aglutinação por látex ou reação em cadeia da polimerase (PCR), são métodos auxiliares de grande valia, porém de maiores custos, impedindo a utilização de forma rotineira.

Na suspeita de sepse em paciente com longa permanência hospitalar, torna-se mandatória a investigação de infecção sistêmica causada por fungo. Atualmente, os fungos, especialmente as diferentes espécies de cândida, são responsáveis por cerca de 5% das sepses hospitalares. A presença de fatores de risco adicionais, tais como a utilização de múltiplos esquemas de antimicrobianos, antimicrobianos de largo espectro, de nutrição parenteral, presença prolongada de cateter central e colonização de trato digestivo por cândida, aumenta a chance de infecção fúngica.

A avaliação laboratorial para identificação de comprometimento sistêmico inclui desde a busca de indicadores de resposta inflamatória no sangue periférico (mediadores endógenos, indicadores de fase aguda) até a pesquisa de distúrbios orgânicos e metabólicos, visando as terapias de suporte. Os indicadores da presença da resposta inflamatória sistêmica, em sua maioria, carecem de sensibilidade e especificidade para o diagnóstico da sepse, mas podem ter valor prognóstico e de acompanhamento da resposta à terapêutica.

Em nosso meio, os exames disponíveis que indicam a presença de resposta inflamatória sistêmica são proteína C reativa, velocidade de hemossedimentação (VSH) e a contagem total e diferencial dos leucócitos. Estes são inespecíficos, quando comparados às alterações morfológicas dos neutrófilos (granulações tóxicas, vacuolização e corpos de Dohle), que apresentam valor preditivo de 76% na presença de bacteremia. Provas de coagulação alteradas, como tempo de protrombina (TP), tempo de tromboplastina parcial (TTP) e produtos de degradação da fibrina aumentados, além da contagem reduzida de plaquetas, configuram o quadro de coagulação intravascular disseminada (CIVD), que se manifesta clinicamente por sangramentos múltiplos (principalmente digestivo e em locais de punção vascular). Exames de imagem, como radiografias, ecocardiograma, tomografia computadorizada, entre outros, para localizar focos de infecção, bem como exames para avaliar implicações metabólicas e complicações, como eletrólitos, glicose, ureia, creatinina, bilirrubinas, transaminases e gasimetria, são necessários.

Por outro lado, estudos recentes demonstram que inúmeros marcadores têm sido sugeridos para o diagnóstico precoce da sepse, entre os quais a dosagem sérica de algumas citocinas (IL-1, IL-6, IL-8, IL-10, FNT-α), de seus respectivos receptores solúveis (receptor do FNT), proteínas de fase aguda (proteína C reativa) e procalcitonina.

Monitoração

A monitoração utilizada no paciente séptico dependerá da gravidade clínica. Nas crianças estáveis, a opção é a monitoração não invasiva de frequência respiratória, frequência cardíaca, débito urinário, pulsos, perfusão capilar, pressão arterial, oximetria de pulso e a vigilância do nível de consciência. Nas crianças graves, em choque, além do já descrito estão indicadas a aferição da pressão venosa central (PVC), da pressão arterial invasiva, da diurese horária por sondagem vesical, e a realização de ecocardiograma, como meio diagnóstico e de acompanhamento da resposta miocárdica à terapia instituída.

TRATAMENTO

A resposta inflamatória sistêmica da sepse pode-se restringir a um fenômeno autolimitado ou progredir para quadros de maior gravidade, como sepse grave, choque séptico e disfunção de um ou mais órgãos. Diversas modalidades terapêuticas têm sido empregadas no paciente com sepse de acordo com a gravidade clínica. Reanimação volumétrica com cristaloides (soro fisiológico) e coloides (albumina), transfusão de hemoderivados, uso de antimicrobianos, imunoterapia e suporte nutricional, associados aos cuidados de terapia intensiva pediátrica, são aspectos importantes na terapêutica da criança séptica.

Medidas de suporte

Acesso venoso – dois acessos periféricos, utilizando cateter curto e de grosso calibre, devem ser inicialmente obtidos. Em caso de mais de três tentativas sem sucesso, a via intraóssea está indicada como alternativa eficaz. Porém, nos casos graves e com instabilidade hemodinâmica, deve ser considerado e instituído pelo menos um acesso venoso central com cateter de duplo lúmen, assegurando a monitoração do paciente e a administração de fluidos e drogas.

Restauração da volemia – em geral, a criança séptica apresenta-se hipovolêmica, por redução absoluta ou relativa do conteúdo intravascular (por perdas externas ou para o interstício pelo aumento da permeabilidade vascular), por vasodilatação ou por ambas. Adequada restauração fluídica é um dos aspectos mais importantes do tratamento e deve ser iniciada precocemente. O expansor de volume utilizado inicialmente é o soro fisiológico (SF) 0,9% ou Ringer lactato (mais comumente em pediatria o SF) – 20 mL/kg por via endovenosa em *bolus* ou sistema com "torneirinha" (*three way*) puxa-empurra, em 5 minutos, repetindo, se necessário, até tanto ou mais que 40 a 60 mL/kg nos primeiros 30 minutos a 1 hora (ver Fig. 95.2). Em caso de mais de três expansões com cristaloides sem melhora do choque, pode-se considerar expansão com albumina a 5% – 20 mL/kg.

Drogas vasoativas – o uso de aminas inotrópicas (dopamina, dobutamina, adrenalina e noradrenalina) e vasoativas (nitroprussiato de sódio) está indicado nos casos não responsivos à expansão volumétrica. O início da dopamina – 10 mcg/kg/min – vem sendo recomendado mais precocemente após a segunda ou terceira expansão com SF sem que haja melhora do choque. Na emergência, pode-se iniciar a infusão de dopamina por veia periférica com cuidado, evitando extravasamento.

Em caso de sinais de baixo débito com resistência periférica normal ou aumentada, pode-se iniciar dobutamina com 10 mcg/kg/min. Choque refratário à dopamina ou dobutamina pode ser revertido com epinefrina (0,05 a 0,3 mcg/kg/min). No choque quente pode-se administrar noradrenalina. Alguns autores recomendam o uso de noradrenalina associada a dobutamina para reduzir a excessiva vasoconstrição resultante da primeira droga.

Em pacientes com choque quente (baixa RVP) não responsivos às catecolaminas, vasopressina ou terlipressina podem ser utilizadas, uma vez que agem nos receptores V1 dos vasos sanguíneos.

Correção dos distúrbios metabólicos e acidobásicos – afastar, especialmente hipoglicemia e a hiperglicemia > 140 mg% (fazendo uso de insulina simples nos casos mais graves, pelo risco, segundo estudos, de sangramentos, infecções e maior permanência em ventilação mecânica. A monitoração rigorosa da glicemia é indispensável para evitar hipoglicemia), hipocalcemia, hiponatremia e hipo ou hipercalemia, considerando correção da acidose metabólica pura se pH < 7,20.

Suporte ventilatório – o oxigênio deve ser sempre administrado aquecido e umidificado para manter a saturometria de O_2 entre 90 e 93%. Existem inúmeras maneiras para administração de oxigênio, dependendo da gravidade do paciente. Inicialmente administra-se através de cateter nasal ou capacete. Se não ocorrer melhora da oxigenação, poderá ser preciso instituir pressão positiva contínua na via aérea no final da expiração (CPAP) ou ventilação não invasiva. Em caso de insuficiência respiratória, escala de Glasgow < 8 e choque séptico não responsivo a mais de 40-60 mL/kg de fluidos EV, estão indicadas entubação traqueal e instituição de ventilação pulmonar mecânica invasiva protetora (baixo volume corrente, baixa pressão inspiratória, PEEP para evitar colapso alveolar, frequência fisiológica ou menor, FiO_2 < 60%, quando possível).

Suporte nutricional – o catabolismo que ocorre nos pacientes com sepse é intenso e, por este motivo, deve-se iniciar a alimentação enteral ou parenteral o mais breve possível, tão logo o paciente esteja estabilizado hemodinamicamente, sendo a via preferencial a digestiva, habitualmente por sonda orogástrica ou pós-pilórica (nasojejunal), de modo intermitente em 30 a 60 minutos a cada 3 horas. Caso não haja completa tolerância, pode-se indicar nutrição enteral associada à parenteral, como forma de complementar as necessidades calóricas não supridas exclusivamente pela via digestiva.

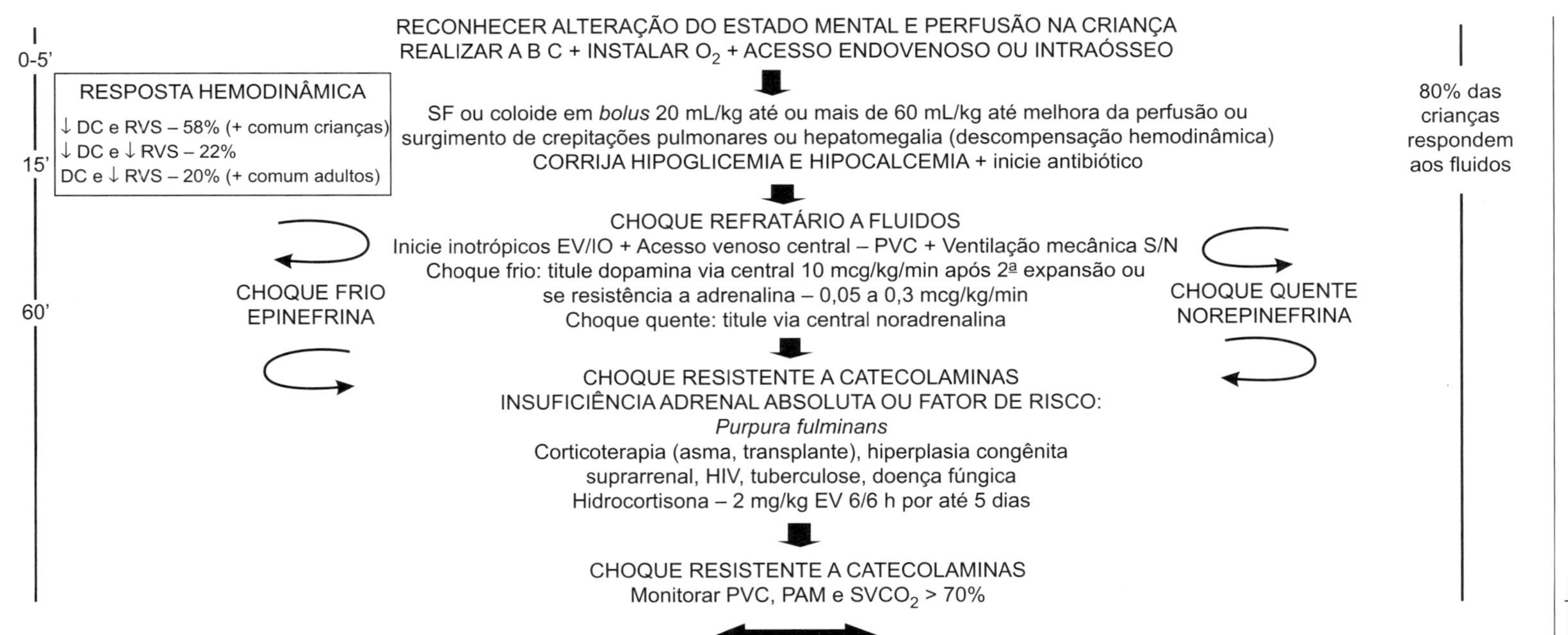

Fig. 95.2 Algoritmo de tratamento: update from the American College of Critical Care Medicine, 2007.

Controle da temperatura corporal – manter temperatura axilar entre 36,5° e 37,5°C, evitando hipo ou hipertermia.

Hemoderivados – concentrado de hemácias – 10 mL/kg para manter a Hb no RN em torno de 12 g% e na criança maior em torno de 10 g%, visando o adequado transporte de oxigênio. Níveis menores em torno de 7 a 8 g são tolerados, desde que haja estabilidade clínica. Plasma fresco – 10 mL/kg nas coagulopatias (INR prolongado), visando restaurar os fatores de coagulação. Concentrado de plaquetas – 1 U/5 kg em 30 minutos, se plaquetas < 30.000 ou < 50.000 com sangramento. Crioprecipitado – 1 U/5 kg em 30 minutos, especificamente para restaurar o fator VIII e o fibrinogênio.

Medidas específicas

Antimicrobianos: utilizados inicialmente de forma empírica, de acordo com a faixa etária, o foco primário e a doença de base. Na sepse comunitária o esquema baseia-se nos agentes etiológicos prevalentes e na resistência aos antimicrobianos observada nos estudos de vigilância epidemiológica local (Quadros 95.5 e 95.6). Na sepse nosocomial, a escolha dos antimicrobianos vai depender do perfil de sensibilidade dos agentes etiológicos prevalentes, que varia de uma unidade hospitalar para outra. O esquema definitivo deve ser ajustado de acordo com o resultado das culturas e do antibiograma.

Em caso de infecção hospitalar, o esquema inicial baseia-se na análise periódica dos resultados bacteriológicos fornecidos pela Comissão de Controle de Infecção Hospitalar (CCIH) (ver capítulo específico).

Retirada cirúrgica de focos sépticos: diante de um quadro séptico, a remoção ou drenagem de um foco purulento (peritonite, empiema, osteoartrite, tecido necrosado) deve ser prontamente providenciada e o material, enviado para cultura. Atenção especial aos pacientes com sepse e dispositivos invasivos, como sonda vesical e cateter venoso central.

Corticoterapia: ainda que sempre se tenha considerado os corticosteroides como tendo alguma ação de bloqueio da síntese de citocinas, o seu uso e a eficiência na sepse ou no choque séptico não vinham sendo sustentados por evidências clínicas. Foi demonstrado que a sepse grave pode estar associada à insuficiência adrenal relativa ou à resistência aos receptores glicocorticoides induzida pela inflamação sistêmica. Na prática, a insuficiência adrenal deve ser suspeitada em todos os pacientes com choque séptico refratário à adequada reposição de volume e resistente às catecolaminas. Não devemos esquecer os pacientes com risco aumentado para insuficiência adrenal, como aqueles com *purpura fulminans* e síndrome de Waterhouse-Friderichsen associada, os que foram submetidos previamente a tratamento crônico com esteroides e os que apresentam anormalidades hipofisárias e adrenais. A dose adequada do corticoide no choque séptico ainda não está bem definida. Em situação de estresse, para reposição em caso de falência adrenal e sensibilização dos receptores adrenérgicos, melhorando a resposta clínica às catecolaminas, utilizam-se 1 a 2 mg/kg de hidrocortisona a cada 6 horas em média, durante 5 dias, em caso de melhora clínica com a introdução do corticoide.

Terapias moduladoras e/ou adicionais: incluem imunoterapia como reposição de imunoglobulinas; reposição de proteínas C e S; reposição de selênio; uso de lazaroides, da pentoxifilina, de anticorpos antiendotoxina etc. No entanto, todas essas propostas terapêuticas permanecem em nível experimental, ainda carecendo de confirmação científica que autorize seu uso, principalmente na faixa etária pediátrica.

Quadro 95.5 Esquema antimicrobiano inicial na sepse comunitária, conforme idade e foco primário

Idade	Foco respiratório ou indeterminado	Foco digestivo/urinário
RN a 3 meses	SM – penicilina + gentamicina CM – ampicilina + gentamicina ou cefotaxime	SM – ampicilina + gentamicina CM – ampicilina + gentamicina ou cefotaxime
3 meses a < 5 anos	SM – oxacilina + cloranfenicol ou CIII CM – penicilina ou oxacilina + cloranfenicol ou ceftriaxona	SM – ampicilina + gentamicina ou CIII CM – ceftriaxona
> 5 anos	SM – penicilina ou oxacilina + amicacina CM – penicilina + cloranfenicol ou ceftriaxona	SM – CIII CM – ceftriaxona

SM – sem meningite; CM – com meningite; CIII – cefalosporina de terceira geração.

Quadro 95.6 Dose dos antibióticos empíricos iniciais na sepse comunitária

Antimicrobiano	Dose pediátrica recomendada EV
Ampicilina	200 mg/kg/dia em 4 doses
Amicacina	15 mg/kg/dia de 24 em 24 horas
Cefotaxime	100-200 mg/kg/dia em 4 doses
Ceftazidime	100-150 mg/kg/dia em 3 doses
Ceftriaxona	80-100 mg/kg/dia em 2 doses
Cloranfenicol	100 mg/kg/dia em 4 doses
Gentamicina	5-7,5 mg/kg/dia de 24 em 24 horas
Oxacilina	100-200 mg/kg/dia em 4 doses
Penicilina cristalina	100-400.000 U/kg/dia em 4 doses

CONDUTA NO TRATAMENTO DO CHOQUE SÉPTICO

O choque séptico é o estágio de maior gravidade da sepse e, quando não tratado e revertido adequadamente, pode determinar a falência de múltiplos órgãos e o óbito. Didaticamente, o tratamento do choque séptico pode ser dividido nas seguintes etapas: ressuscitação volumétrica; terapia vasopressora; terapia inotrópica, terapia vasodilatadora e reposição de glicose, cálcio, hormônio tireoideo e de hidrocortisona. Apresentamos, na Figura 95.2, o algoritmo de tratamento proposto pelo Colégio Americano de Medicina Intensiva, publicado em 2009.

Fluidoterapia

A infusão de fluidos deve ser iniciada com SF 0,9% ou Ringer lactato em doses de 20 mL/kg EV em 5 minutos, com a finalidade de restaurar as mínimas condições clínicas, melhorando a perfusão (preenchimento capilar menor de 2 segundos), frequência cardíaca, débito urinário (> 1 mL/kg/hora), nível de consciência, amplitude de pulsos e pressão arterial. Grandes déficits de fluido são frequentes e o volume inicial para reanimação normalmente exige 40-60 mL/kg, nos primeiros 30 minutos a 1 hora, podendo chegar até 200 mL/kg na primeira hora. A expansão volêmica deve ser continuada pelo surgimento de sinais de descompensação cardíaca – estertores pulmonares, hepatomegalia, ritmo de galope. A transferência para uma unidade de terapia intensiva faz-se necessária às crianças que não respondem rapidamente às doses iniciais de fluidos. Deve-se elevar a pressão de enchimento a fim de otimizar a pré-carga e atingir um débito cardíaco máximo. Grandes volumes de fluidos para a estabilização aguda de crianças não demonstraram elevar o índice de casos de síndrome do desconforto respiratório aguda ou edema cerebral. Se necessário, usar diuréticos nas doses habituais.

Cateteres intravasculares e monitoração

Monitoração minimamente invasiva é necessária em crianças com choque séptico que apresentem resposta à fluidoterapia. No entanto, o acesso venoso central e a monitoração da pressão arterial devem ser considerados e usados em crianças com choque refratário à fluidoterapia, como já comentado.

Terapia vasopressora

A dopamina permanece como o vasopressor de primeira linha para casos de choque. A dopamina causa vasoconstrição pela liberação de noradrenalina a partir das vesículas simpáticas. Crianças menores de 6 meses, por vezes, não respondem à dopamina e precisam usar noradrenalina ou adrenalina. Ultimamente, considerando a resposta hemodinâmica mais frequente do paciente pediátrico com baixo débito cardíaco e alta resistência, tem-se preferido o uso da dobutamina associada, quando necessário, à adrenalina.

Terapia inotrópica

O choque refratário à dobutamina ou dopamina pode ser revertido com infusão de adrenalina. Alguns especialistas recomendam o uso de baixas doses de adrenalina como tratamento de primeira linha do choque frio ou hipodinâmico. O uso de inibidores da fosfodiesterase, potentes inotrópicos e vasodilatadores, como milrinona (se houver disfunção hepática) ou inamrinona – novo nome dado à amrinona, evitando confusão com amiodarona (se houver disfunção renal), apesar de possível, reveste-se de maior risco de gerar hipotensão sem pronta reversão, devido à longa meia-vida dessas drogas e à ausência de antídotos. Levosimedan é uma nova droga promissora que melhora a disfunção miocárdica a partir do aumento da interação do complexo Ca/actina-tropomiosina.

Terapia vasodilatadora

O uso de vasodilatadores pode reverter o choque em pacientes pediátricos que permanecem hipodinâmicos com um estado de alta resistência vascular sistêmica, apesar de reanimação com líquidos e implementação de suporte inotrópico. A maioria dos membros do comitê utiliza nitrovasodilatadores, como o nitroprussiato ou nitroglicerina como terapia de primeira linha para crianças com baixo débito cardíaco resistente à adrenalina e elevada resistência vascular sistêmica, por possuírem meia-vida curta, podendo a toxicidade associada à hipotensão ser revertida imediatamente pela interrupção da infusão. Podem-se usar os inibidores da fosfodiesterase como terapia vasodilatadora, mas o risco de gerar hipotensão sem a pronta reversão, devido à longa meia-vida dessas drogas e à ausência de antídotos, limita seu uso de forma rotineira no choque.

Reposição de glicose, cálcio, hormônio tireóideo e hidrocortisona

É importante manter a homeostase metabólica e hormonal em recém-nascidos e crianças. A hipoglicemia pode causar danos neurológicos quando não identificada. A hipoglicemia precisa ser rapidamente diagnosticada e imediatamente tratada. A hiperglicemia, pelo risco de sangramentos, infecções e maior permanência em VM, segundo estudos mais recentes, deve ser evitada fazendo, quando necessário, uso de insulina simples nos casos mais graves. A hipocalcemia é um fator frequente e reversível que contribui para a disfunção cardíaca, devendo ser feita a correção do cálcio de forma criteriosa pelo envolvimento desse íon em eventos de morte celular. A reposição com hormônio tireóideo ou hidrocortisona pode salvar vidas de crianças com insuficiência tireóidea ou adrenal e choque resistente à catecolamina. O tratamento com infusão de tri-iodotironina mostrou-se benéfico em pacientes no pós-operatório com doença cardíaca congênita, mas ainda requer pesquisa em crianças com choque séptico. O hipotireoidismo é comum em crianças com trissomia do cromossomo 21 e em crianças com doença do sistema nervoso central (p. ex., problemas hipofisários). A hidrocortisona (não a metilprednisolona) deve ficar restrita às crianças com resistência à catecolamina e suspeita ou confirmação de insuficiência adrenal. Os pacientes em risco incluem crianças com *purpura fulminans* e síndrome de Waterhouse-Friderichsen associada, crianças que foram anteriormente submetidas a tratamento com esteroides contra doença crônica e crianças com anormalidades hipofisárias e adrenais.

SEDAÇÃO E ANALGESIA

Os pacientes sépticos necessitam, sobremaneira, de um adequado manuseio da dor e da ansiedade, situações intimamente relacionadas com o paciente crítico. A mais nova recomendação sugere para sedação, bem como na sequência rápida de entubação, o uso de quetamina associada a midazolan e atropina. Há evidências de que a quetamina reduza a produção sistêmica da IL-6, agindo como imunomodulador.

PROGNÓSTICO

O prognóstico da sepse em crianças depende de inúmeros fatores, como idade, presença de doença de base, agente etiológico, manuseio pré-hospitalar, diagnóstico precoce, administração imediata do antibiótico e adequada reanimação fluídica. Diante disso, tornam-se necessárias a avaliação das condutas terapêuticas no atendimento de pacientes graves e a análise da resolutividade das unidades de terapia intensiva frente ao paciente séptico.

Entre as complicações do paciente séptico, a evolução para o choque, a CIVD, a SDRA e a disfunção de múltiplos órgãos e sistemas são as mais graves e relacionadas com prognóstico mais sombrio. Entretanto, distúrbios renais e hepáticos e comprometimento neurológico, determinando graves sequelas, também são importantes situações às quais o paciente séptico pode estar exposto.

PREVENÇÃO

As infecções devem ser prevenidas, mormente aquelas de aquisição hospitalar, e uma vez que ocorram, tentar, mediante diagnóstico e terapia precoces, evitar a disseminação da mesma. É muito importante que as diretrizes dos consensos internacionais sejam seguidas sistematicamente nas unidades de atendimento.

REFERÊNCIAS

Brierley, Carcillo, Choong et al. Clinical Practice Parameters for Hemodynamic Support of Pediatric and Neonatal Septic Shock: 2007 update from The American College of Critical Care Medicine. Crit Care Med 2009; 37: 2.

Brilli RJ. Pediatric sepsis definitions: Past, present, and future. Pediatr Crit Care Med 2005; 6(3): S6.

Carcillo JA & Fields I. Parâmetros de prática clínica para suporte hemodinâmico a pacientes pediátricos e neonatais em choque séptico. J Pediatr 2002; 78 (6): 449-66.

Carvalho PA, Trotta EA. Avanços no diagnóstico e tratamento da sepse. J Pediatr 2003; 79(2): S195-S204.

Casartelli CH, Garcia PCR, Piva JP et al. Insuficiência adrenal na criança com choque séptico. J Pediatr 2003; 79(2): S169-S176.

Correia JB, Duarte MCMB. Doença Meningocócica. In: Hinrichsen SL. DIP. Doenças Infecciosas e Parasitárias. Rio de Janeiro: Guanabara Koogan, 2005: 183-91.

Duarte MCMB. Fatores prognósticos associados ao óbito por doença meningocócica em crianças internadas no Instituto Materno-Infantil de Pernambuco. Dissertação de Mestrado. Recife: IMIP, 2001.

Gilio EA, Fontes MAS. Sepse. In: Stape A et al. Manual de normas: terapia intensiva pediátrica. São Paulo: Sarvier, 1998: 187-91.

Goldstein B, Giroir B, Randolph A. International pediatric sepsis consensus conference: Definions for sepsis and organ dysfunction in pediatric. Pediatr Crit Care Med 2005; 6(1): 2-8.

Leclerc F, Martinot A, Fourier C. Definitions, risk factors, and outcome of sepsis in children. In: Tibboel D, van der Voort E (eds.). Update in Intensive Care and Emergency Medicine 25. Intensive care in Childhood. A Challenge to the Future. Berlin: Springer-Verlag, 1996: 227-38.

Opal SM. Concept of PIRO as a new conceptual framework to understand sepsis. Pediatr Crit Care Med 2005; 6(suppl.):

Pêssoa Z. Sepse. In: Alves AGB, Ferreira OS, Maggi RS. Fernando Figueira. Pediatria. Instituto Materno-Infantil de Pernambuco (IMIP). Rio de Janeiro: Guanabara Koogan, 2004: 456-62.

Sapolnik R. Tratamento de choque em pediatria: um desafio a ser resolvido. J Pediatr 2002; 78(6): 443-5.

Simon L, Farrell C, Lacroix J et al. Sepse e Síndrome de Resposta Inflamatória Sistêmica (SIRS). In: Piva PP, Garcia PCR. Piva & Celiny. Medicina Intensiva em Pediatria. Rio de Janeiro: Revinter, 2005: 103-34.

Skippen P, Kissoon N, Waller D, Northway T, Krahn G. Sepsis and Septic Shock: Progress and Future Considerations. Indian J Pediatr 2008; 75(6): 599-607.

CAPÍTULO 96

Emergências Infecciosas em Pacientes Imunodeprimidos

Fernando Antônio Ribeiro de Gusmão Filho

As infecções são intercorrências frequentes em crianças com deficiência do sistema imune. De um modo geral, as infecções neste grupo de pacientes caracterizam-se pela manifestação recorrente, tratamento dificultoso e maior gravidade. A apresentação clinicolaboratorial é mais variada, dificultando o diagnóstico, e a gama de possibilidades etiológicas é maior. O diagnóstico e o tratamento adequados da infecção no setor de emergência são determinantes para o prognóstico da criança com imunodepressão.[1-7]

O sistema imune protege-nos contra a invasão de espécies variadas de micro-organismos. Os seus componentes incluem:

- O tegumento: pele e mucosas.
- Os fagócitos: neutrófilos polimorfonucleares, macrófagos e linfócitos *natural killers.*
- O sistema complemento, as citocinas e outros fatores circulantes.
- O sistema imune adaptativo: linfócitos T e B e seus produtos, os anticorpos.

Qualquer alteração na relação desses componentes leva à incapacidade de se defender por parte do hospedeiro.[1]

Alguns padrões de infecção podem orientar quanto ao defeito imune:[1,5-7]

- As infecções recorrentes do trato respiratório (sinusites e pneumonias) após os 6 meses de idade estão relacionadas com deficiências humorais (imunoglobulinas).
- As infecções precoces por germes oportunistas, muitas vezes graves, estão associadas a defeitos na imunidade celular (linfócitos T).
- As infecções cutâneas profundas são consequentes a problemas com a fagocitose.
- As infecções por germes encapsulados estão relacionadas com distúrbios do sistema complemento.

Os distúrbios do sistema imune das crianças são classificados em primários ou congênitos e secundários ou adquiridos. As imunodeficiências primárias têm origem a partir de defeitos de origem genética de linfócitos B, de linfócito T, de fagócitos e do sistema complemento. As imunodeficiências secundárias, por sua vez, têm múltiplas causas, porém as mais comuns no nosso meio são a desnutrição proteico-calórica grave e a síndrome da imunodeficiência adquirida (AIDS). Nos dois casos, os pacientes apresentam deficiência na resposta celular. Na desnutrição grave, o déficit de vitamina A predispõe à infecção dos tratos respiratório e gastrointestinal. Já os defeitos enzimáticos ou a carência de zinco podem afetar gravemente ambos os componentes, celular e humoral, da imunidade.[1,4,7]

Outras causas adquiridas de imunodeficiência são: infecções (sarampo, leishmaniose visceral), uso de drogas imunossupressoras (corticosteroides e citostáticos), radiação, colagenoses (lúpus eritematoso sistêmico, artrite reumatoide idiopática), perda proteica (enteropatia perdedora de proteína, síndrome nefrótica, linfangiectasia intestinal, grandes queimados), prematuridade, asplenia anatômica ou funcional (anemias hemolíticas), síndrome de Down, entre outras. As doenças que cursam com perda proteica podem manifestar-se com hipogamaglobulinemia de difícil manejo.[1,3]

Na população geral, as imunodeficiências primárias são consideradas raras, ocorrendo em 1 para cada 10 mil a 200 mil habitantes. Exceção feita à deficiência da imunoglobulina A, que ocorre em 1 para cada 300 a 700 habitantes.[2] Os defeitos primários podem ser classificados em: imunodeficiências humorais, humorais e celulares (combinadas), de fagócitos, celulares e do sistema complemento, na ordem decrescente de frequência.[4,7]

As imunodeficiências humorais são resultantes da incapacidade de produção de anticorpos. O grau de deficiência humoral varia de grave, com ausência absoluta de linfócitos B e imunoglobulinas, até a deficiência seletiva de classes de anticorpos, mantendo-se o nível sérico normal de imunoglobulinas. São exemplos de doenças que cursam com a deficiência humoral a imunodeficiência comum variável, a imunodeficiência com hiper-IgM, a deficiência de subclasses de IgG e a deficiência de IgA. Nestes casos, as infecções acometem preferencialmente o trato respiratório superior e inferior e são causadas por bactérias encapsuladas (pneumococo, *Haemophilus influenzae* e *Staphylococcus aureus*), e germes Gram-negativos, como *Pseudomonas* sp. As pneumonias de repetição podem complicar-se com bronquiectasias. Pele e tecidos moles, olhos, trato gastrointestinal e as articulações também são sítios comuns de acometimento. Infecções graves por micro-organismos intracelulares são raras, com exceção feita aos enterovírus, que podem causar meningoencefalites persistentes e diarreia crônica.[1,4,7]

Nas imunodeficiências combinadas há acometimento tanto da imunidade humoral quanto da celular. As infecções ocorrem logo nos primeiros meses de vida e costumam ter curso grave, sejam por vírus, bactérias, fungos, parasitas e germes oportunistas. São variados os defeitos identificados, como os de genes do complexo CD4, de receptores de citocinas, de moléculas de sinalização e metabólicos. São exemplos deste tipo de imunodeficiência a imunodeficiência combinada grave, a síndrome de Wiskott-Aldrich e a ataxia-telangiectasia.[4,7]

Nas desordens do sistema fagocítico, o problema geral está no número de neutrófilos ou na sua ação microbicida. Neste tipo de imunodeficiência, predominam as infecções piogênicas de repetição, principalmente abscessos, em partes moles e trato respiratório superior e inferior, de etiologia variada (*S. aureus*, *Burkholderia cepacea*, *Pseudomonas* sp., *Serratia marcescens*, *Aspergillus* sp., *Candida albicans* etc.). Exemplos de doenças desse tipo são a doença granulomatosa crônica, a neutropenia cíclica e a síndrome de Chédiak-Higashi.[4,7]

Nas imunodeficiências celulares o defeito é predominante ou está restrito à imunidade celular, por mecanismos variados. Do mesmo modo que nas imunodeficiências combinadas, as infecções por germes intracelulares costumam manifestar-se de forma grave nos primeiros meses de vida ou até no período neonatal. São exemplos a anomalia de DiGeorge e a hipoplasia cartilagem-cabelo. As deficiências do sistema complemento, especificamente dos componentes tardios (C5 a C9), predispõem a infecções recorrentes, notadamente as invasivas causadas pelo gênero *Neisseria*.[4,7]

À suspeita de infecção em criança com imunodepressão, a terapia anti-infecciosa deve ser iniciada prontamente, tomando-se o cuidado de cobrir adequadamente os micro-organismos potencialmente envolvidos. Muitas vezes a via parenteral é preferida, a fim de garantir o nível terapêutico sistêmico adequado. A identificação da etiologia por cultivo ou por outros métodos complementares auxilia no ajuste do tratamento. Dependendo do defeito primário, por vezes são necessárias outras modalidades terapêuticas, como a infusão de imunoglobulinas.[4,7]

O exame clínico bem realizado é fundamental para o diagnóstico da condição de imunodeficiência, seja primária ou secundária.[1,7] O Quadro 96-1 resume as características das imunodeficiências quanto à idade de início dos sintomas, à etiologia e às manifestações clínicas.

Quadro 96-1 Características das imunodeficiências

Característica	Déficit celular	Déficit humoral	Déficit fagocitário	Déficit do complemento
Idade de início	Precoce; geralmente entre 3 e 6 meses	Início após queda da IgG materna, por volta do 9º mês	Precoce	Em qualquer idade
Etiologia	Bactérias: micobactérias Vírus: citomegalovírus, vírus Epstein-Barr Fungos e parasitas: *Candida, Aspergillus, Pneumocystis jiroveci*	Bactérias encapsuladas: estreptococos, estafilococos, hemófilo, *Campylobacter* Vírus: enterovírus Fungos e parasitas: *Giardia, Criptosporidium*	Bactérias: estafilococos, pseudomonas, *Serratia, Klebsiella* Fungos e parasitas: *Candida, Nocardia, Aspergillus*	Bactérias: *Neisseria, Escherichia coli*
Manifestações clínicas frequentes	Retardo ponderoestatural; diarreia persistente ou crônica; candidíase mucocutânea	Sinusites e pneumonias recorrentes; síndrome mal absortiva; artrite; meningoencefalite por enterovírus	Dermatite; impetigo; celulite; adenite supurativa; periodontite; abscessos (hepáticos, pulmonares), osteomielite	Meningite; sepse; artrite; sinusites e pneumonias recorrentes
Manifestações clínicas específicas	Reação enxerto-hospedeiro por células maternas ou de transfusão por sangue não irradiado; disseminação de BCG; pólio pós-vacinal; tétano hipocalcêmico	Autoimunidade; tumores linforreticulares (linfomas, timomas); pólio pós-vacinal	Retardo da queda do cordão umbilical (8 semanas); má cicatrização	Lúpus; vasculite; glomerulonefrite; angioedema

Adaptado de Navarrete[1].

Quadro 96-2 Os dez sinais de alerta para imunodeficiência primária na criança

1. Duas ou mais pneumonias no último ano
2. Quatro ou mais novas otites no último ano
3. Estomatites de repetição ou monilíase por mais de 2 meses
4. Abscessos de repetição ou ectima
5. Um episódio de infecção sistêmica grave (meningite, osteoartrite, sepse)
6. Infecções intestinais de repetição
7. Asma grave, doença do colágeno ou doença autoimune
8. Efeito adverso ao BCG e/ou infecção por micobactéria
9. Fenótipo clínico sugestivo de síndrome associada à imunodeficiência
10. História familiar de imunodeficiência

Fonte: Grupo Brasileiro de Imunodeficiência.[8]

A Fundação Jeffrey Modell e a Cruz Vermelha desenvolveram uma lista de sinais de alerta com o objetivo de facilitar a identificação de imunodeficiências primárias da idade pediátrica (Quadro 96-2).

REFERÊNCIAS BIBLIOGRÁFICAS

1. Navarrete C. Infecciones en pacientes con inmunodeficiencia. Rev Ped Elec [en línea] 2005; 2(3): 36-9.
2. Stiehm E. Immunodeficiency disorders: general considerations. In: Stiehm E, Ochs H, Winkelstein J (eds.). Immunologic disorders in infants and children. Philadelphia: Elsevier Saunders, 2004: 289-355.
3. Souza ES, Bonfim KDX. Infecções de repetição. In: Alves JGB, Ferreira OS, Maggi RS, eds. Fernando Figueira – Pediatria. Rio de Janeiro: Medsi-Guanabara Koogan, 2004: 975-8.
4. Oliveira CMS, Souza ES, Miranda KA, Lyra PT. Imunodeficiências primárias. In: Alves JGB, Ferreira OS, Maggi RS (eds.). Fernando Figueira – Pediatria. Rio de Janeiro: Medsi-Guanabara Koogan, 2004: 979-93.
5. Jacob CMA, Castro APBM. A criança com infecções de repetição. In: Lopez FA, Campos Júnior D (eds.). Tratado de Pediatria – Sociedade Brasileira de Pediatria. Barueri, SP: Manole, 2007: 449-56.
6. Carvalho BTC, Carneiro-Sampaio MMS. Infecções de repetição. In: Freire LMS (ed.). Diagnóstico Diferencial em Pediatria. Rio de Janeiro: Guanabara Koogan, 2008: 125-30.
7. Ballow M. Approach to the patient with recurrent infections. Clinic Rev Allerg Immunol 2008; 34:129-40.
8. Grupo Brasileiro de Imunodeficiência. Os dez sinais de alerta para imunodeficiência primária. 2009 [acessado em 21 de maio de 2009]; Disponível em: http://www.imunopediatria.org.br/.

SEÇÃO XVI

Tópicos Especiais

Coordenadora

Carla Adriane Fonseca Leal de Araújo

CAPÍTULO 97

Transporte da Criança Gravemente Enferma

Ana Maria Aldin de Sousa Oliveira • Helder Lima Leite
Maria Júlia Gonçalves de Mello • Suzana Maria Mota da Silveira

INTRODUÇÃO

O transporte inter-hospitalar (encaminhamento para unidades de referência) ou intra-hospitalar (dentro de uma mesma unidade) representa um importante componente na cadeia de atendimento pediátrico aos pacientes críticos. No final da década de 1960, os especialistas em trauma e em neonatologia começaram a aplicar os avanços da medicina de transporte militar aos seus pacientes. Trabalhos posteriores demonstraram que a transferência de neonatos graves para centros regionais de referência contribuiu para melhorar o prognóstico desses recém-nascidos.

Os protocolos para atendimento aos pacientes pediátricos foram criados a partir dos guias de conduta em neonatologia e trauma. A medicina de transporte pediátrico tornou-se uma área de atuação da medicina intensiva pediátrica e tem contribuído na melhora do prognóstico da criança grave.

Alterações fisiológicas significantes durante o transporte foram observadas em aproximadamente 70% das crianças que apresentaram modificações do padrão respiratório, pressão arterial, saturação de O_2, PCO_2 e temperatura. Destas, 43% tiveram grave deterioração respiratória e em 20% a alteração permaneceu mais de 24 horas.

Estas evidências citadas reforçam que uma **cadeia de cuidados** deve ser desencadeada desde o momento do reconhecimento da gravidade da doença com **avaliação de risco e benefício da transferência**, processo de estabilização (lembrando que tempo gasto para estabilização não é tempo "perdido"), solicitação e realização do transporte até a chegada no local de referência.

TRANSPORTE INTRA E INTER-HOSPITALAR

As indicações do transporte inter e intra-hospitalar podem variar com o tipo de problema apresentado pela criança e cuidados disponíveis no serviço de origem e no de referência.

As crianças graves, com frequência, são transportadas das enfermarias ou dos serviços de emergências para as unidades de tratamento intensivo ou para realizar procedimentos e intervenções. Trabalhos recentes mostraram que dois terços dos transportes **intra-hospitalares** para a investigação diagnóstica não contribuíram para modificar a conduta.

O transporte inter-hospitalar é realizado quando a criança que recebeu o atendimento pediátrico inicial numa unidade básica necessita ser referenciada para unidade de maior complexidade. Problemas cirúrgicos, doenças neurológicas (incluindo trauma cranioencefálico) e doenças respiratórias são as causas que mais comumente determinam transporte inter-hospitalar.

Os prematuros, as crianças que necessitam de suporte ventilatório e aquelas em uso de drogas vasoativas têm maior risco para deterioração durante o transporte. Perda do acesso venoso, desconexão da infusão de drogas (vasoativas/sedação), dificuldades na manutenção das vias aéreas, sobretudo extubação ou intubação seletiva, hipóxia ou hiperóxia, hipo ou hipertermia e falha do monitor ou na interpretação do traçado são os eventos adversos observados com maior frequência durante o transporte. Estimativas revelam que 70% desses eventos seriam evitados com melhor preparo para a transferência. Estudo feito na Holanda observou 34% de eventos adversos e metade deles ocorreu por falha de concordância entre os cuidadores. As recomendações dadas pelo médico da equipe para onde estava sendo encaminhado o paciente não foram adequadamente seguidas pelo médico que estava realizando o transporte.

Seguir as recomendações de um protocolo evita ocorrência de eventos adversos durante a realização do transporte.

Recomenda-se que a transferência do paciente seja realizada por uma equipe especializada em transportes ou pela equipe da emergência pediátrica do hospital de origem ou mais raramente pela equipe do serviço de referência. O transporte efetuado por uma equipe especializada em cuidados intensivos pediátricos é a forma ideal e está associado a menos eventos adversos.

A solicitação de transferência deve ser feita antes do transporte, idealmente de médico para médico, com o relato das condições do paciente, tratamento e exames realizados. Atualmente, as centrais de regulação fazem o elo entre a rede hospitalar e as equipes de transporte. O profissional que solicita a transferência poderá solicitar e/ou receber orientações para estabilizar o paciente (Quadro 97-1), qual equipe fará o transporte e quais equipamentos são necessários. O consentimento informado dos pais ou responsável e o resumo ou cópia do prontuário devem acompanhar o paciente.

EQUIPAMENTOS PARA TRANSPORTE

Para o transporte inter e intra-hospitalar, os equipamentos, medicações e pensos necessários para a estabilização e ressuscitação da criança grave devem estar disponíveis, pois, independentemente do tipo de transporte, uma situação de emergência pode ocorrer (Quadro 97-2).

Quadro 97-1 Estabilização antes do transporte. Adaptado do PALS, 2006

Estabilização antes do transporte ***Checklist***			
	• Higienização das mãos (HM)		**• D – Avaliação neurológica**
	Existe álcool-gel para HM?		**A – alerta V – resposta verbal** **D – resposta a dor N – não responde**
	• Equipamentos de proteção padrão		
	Luvas		**• Temperatura**
	Máscara		Qual a temperatura da criança?
	Óculos		RN – Qual o modo de aquecimento?
	Bata ou avental		A temperatura da incubadora está adequada para o peso do RN ou lactente?
	• A – Via aérea		**• Glicemia/distúrbios hidroeletrolíticos**
	As vias aéreas estão pérvias?		Qual resultado da glicemia capilar?
	Posicionamento da criança está adequado?		Resultado de ionograma? Calcemia?
	É necessária a intubação (TT)?		
	TT está bem posicionado?		**• Existem sinais de trauma? Fraturas?**
	Qual o ponto de fixação do TT?		
	Fixação do TT adequada?		**• Doença infecciosa**
	Material de aspiração de via aérea está disponível?		Uso de equipamento padrão?
			Existem petéquias, equimoses?
	Sondas de aspiração adequadas?		Há necessidade de isolamento ?
	O aspirador está funcionando?		Foram colhidas culturas?
	A quantidade de oxigênio é suficiente para o transporte? **Volume necessário em L** = fluxo em L/min × tempo previsto do transporte em minutos. Acrescentar 30% no transporte intra-hospitalar e 50% no inter-hospitalar.		Hemocultura?
			A dose do antibiótico foi administrada?
			• Procedimentos
			Acesso venoso periférico seguro?
			Punção intraóssea?
	• B – Ventilação		Sonda oronasogástrica?
	Boa expansibilidade?		Saco coletor de urina/cateter uretral?
	Presença de cianose?		Dreno torácico? Selo d'água adequado?
	Ausculta torácica simétrica?		Outros drenos?
	Saturação/oximetria ≥ 90 e < 98%?		
			• Monitoração
	• C – Circulação		Os equipamentos estão funcionando?
	Perfusão periférica ≤ 2 segundos?		Os limites de alarme estão ajustados?
	PA adequada para idade?		As baterias estão carregadas? Existem baterias de reserva?
	Pulso central e periférico cheio?		
	FC adequada para idade?		
	Diurese adequada?		

(*continua*)

Quadro 97-1 (*continuação*)

	Estabilização antes do transporte *Checklist*				
					• Comunicação
	• Drogas/fluidos				Os pais ou responsáveis foram informados da transferência?
	O volume infundido foi suficiente para manter a PA adequada?				
					Os pais ou responsáveis assinaram termo de consentimento?
	O volume de fluidos é suficiente (SF, SG) para infusão durante o percurso e eventuais atrasos?				
					Foram providenciados o encaminhamento, a cópia de prontuário, os exames complementares?
	Todos os medicamentos/hemoderivados necessários estão presentes?				Os telefones do hospital e do laboratório de origem do paciente foram anotados?
	Sedação/analgesia adequadas?				
					O hospital de referência foi informado do horário previsto de saída/tempo de transporte?

Quadro 97-2 Material, medicamentos e pensos para o transporte. Adaptado do PALS, 2006

	Material, medicamentos e pensos para o transporte *Checklist*				
	• Higienização das mãos (HM)				**• Drogas/fluidos**
	Álcool-gel				Soro fisiológico a 0,9%
					Soro glicosado a 5 e 10%
	• Equipamentos de proteção-padrão				Ringer lactato
	Luvas de procedimento e luvas estéreis				Bicarbonato de sódio
	Máscara				Gluconato de cálcio
	Óculos				Glicose a 50%
	Bata ou avental				
	• A – Via aérea				Epinefrina/adrenalina
	Colar cervical				Atropina
	Cateter de sucção rígido (Yankauer)				Dopamina
	Sondas de aspiração – separar tamanho adequado para aspirar vias aéreas e tubo traqueal				Dobutamina
					Adenosina
					Lidocaína
	Borrachas para aspiração/oxigenação				Prostaglandina
	Via orofaríngea – cânulas de Guedel				
	Laringoscópios (cabo, lâminas e pilhas)				Diazepam
	Tubos ou cânulas traqueais – separar tamanho adequado ± 0,5				Midazolam
					Fenobarbital
	Pinça de Magill				Hidantoína
	Cânulas de traqueostomia				Dipirona/acetaminofen

(*continua*)

Quadro 97-2 (*continuação*)

	Material, medicamentos e pensos para o transporte ***Checklist***			
	Bisturi com lâmina			Morfina
	Tubos de toracostomia			Fentanil
	• B – Respiração e oxigenação			Nifedipina
	Ressuscitador manual com reservatório			Hidralazina
	Máscara do ressuscitador de tamanho adequado			Furosemida
	Máscara para nebulização (não reinalante, inalante, Venturi)			
				Hidrocortisona
	Capacete de oxigênio			Dexametasona
	Borrachas para oxigenação			Salbutamol
	• C – Venóclise (ressuscitação cardíaca)			Metoclopramida
	Escalpes			Heparina
	Cateteres periféricos – jelcos de diferentes calibres			Vitamina K
				Manitol
	Cateteres centrais			Insulina
	Agulhas intraósseas			
	Torneira de 3 vias			Ampicilina
	Transfusos para bomba de infusão			Ceftriaxona
	Conectores para bomba de infusão			Gentamicina
	• Equipamentos			**• Monitoração/diversos**
	Tubo ou cilindro de oxigênio			Estetoscópio
	Fluxômetro			Tensiômetro e manguito PA
	Válvula para aspiração a vácuo no cilindro de oxigênio ou aspirador portátil			Fita para análise de urina
				Termômetro
	Vidros de aspiração para fluxômetro/aspirador			Saco coletor de urina
	Monitor cardíaco			Sonda gástrica
	Oxímetro de pulso			Sonda vesical
	Detector de CO_2 exalado			Fita adesiva
	Bombas de infusão			Pranchas para fixação
	Desfibrilador com pás adequadas			Esparadrapo e micropore®
	Incubadora de transporte			Gaze, compressas, ataduras

TELEFONES ÚTEIS		
Central de leitos PERNAMBUCO	0800 28 13 555	
SAMU	192	
Corpo de Bombeiros	193	
CEATOX (Central de Intoxicações)	HR (PE) São Paulo (SP)	(81) 31 81 54 58 (11) 50 12 53 11

Ao estabelecer a logística do transporte, o suprimento de medicações, fluidos endovenosos, oxigênio e baterias deve ser suficiente para pelo menos duas vezes o tempo estimado do percurso. Checar e repor todo o material utilizado após cada deslocamento.

MEIO DE TRANSPORTE

O meio de transporte utilizado será determinado por fatores como gravidade da doença, distância e tráfego até hospital de referência, condições metereológicas, segurança, material e equipe disponível.

Quadro 97-3 Vantagens dos meios de transporte. Adaptado do PALS, 2006

Vantagens dos meios de transporte		
Ambulância	**Helicóptero**	**Avião**
Distância até 150-200 km	Distância até 350 km	Distância > 350 km
Conveniente (menor mobilização do paciente – do leito para a ambulância e da ambulância para o hospital)	Transporte rápido	Transporte muito rápido para longas distâncias
Fácil acessibilidade	Habilidade para alcançar lugares remotos ou de acesso difícil	Habilidade para voar independentemente das condições climáticas
Meio ideal para UTI móvel		Cabine pressurizada maior que helicóptero
Menor custo		
Desvantagens dos meios de transporte		
Ambulância	**Helicóptero**	**Avião**
Não é ideal para longas distâncias	Necessita de espaço terrestre adequado	Necessita de aeroporto
Limitações das estradas, condições do tráfego	Uso limitado pelas condições climáticas	Distância do aeroporto até o hospital percorrida em ambulância
	Não é utilizado durante a noite	Porta estreita
	Múltiplas mobilizações do paciente podem ser necessárias	Múltiplas mobilizações do paciente podem ser necessárias (incluindo um transporte terrestre em ambulância)
	Barulho e trepidação interferem com monitoração	Barulho e trepidação interferem com monitoração (menos que no helicóptero)
	Espaço interno limitado	Alterações clínicas decorrentes da altitude
	Não pressurizado	Alto custo
	Segurança questionável	

ESTABILIZAÇÃO DO PACIENTE

Ao se fazer o transporte de um paciente é necessário garantir as melhores condições antes e durante o transporte, prevenindo a injúria secundária. É necessário a avaliação sistemática da permeabilidade da via aérea, efetividade da respiração, estabilidade circulatória e neurológica.

A equipe deve usar equipamentos de proteção (máscaras, luvas e óculos) e empregar a sequência: avaliar, classificar, decidir e agir (tratar) durante todo o atendimento.

Manuseio da via aérea e oxigenação

A equipe do transporte deve ser capaz de garantir via aérea pérvia e oferta adequada de oxigênio ao paciente. Aspirar e posicionar adequadamente o paciente. Em geral, um método conservador de abordagem da via aérea é recomendado (oxigenoterapia com cateter nasal, máscara não reinalante, máscara de Venturi ou CPAP nasal). Na possibilidade de deterioração respiratória, a intubação prévia é necessária. **É mais fácil realizar o procedimento de intubação traqueal no hospital que durante o transporte.**

Indicações de intubação traqueal antes do transporte

- Falência respiratória instalada ou esperada.
- Perda dos reflexos protetores da via aérea.
- Escala de coma de Glasgow $\leq$ 8.
- Síndrome pós-parada cardiorrespiratória.
- Inalação de gases quentes.
- Fratura completa da base do crânio.
- Trauma de face.
- Choque descompensado.

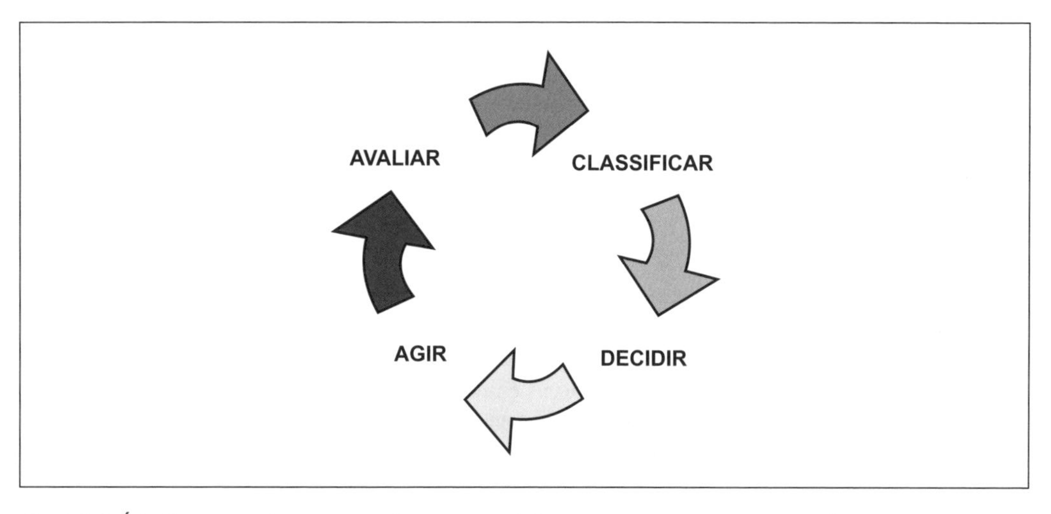

Fig. 97-1 É indispensável o acompanhamento médico ao se transportar um paciente que apresente instabilidade hemodinâmica ou necessite de via aérea artificial.

Diâmetro interno do tubo traqueal (mm)

RN

- < 2.500 g = 2,5
- 2.500 a 3.500 g = 3 a 3,5

LACTENTES E CRIANÇAS MAIORES

- $\frac{\text{Idade em anos}}{4}$ + 4 (TT sem *cuff*)
- $\frac{\text{Idade em anos}}{4}$ + 3 (TT com *cuff*)

Distância para o posicionamento adequado do tubo traqueal em cm (ponto de fixação nos lábios ou gengivas):

RN: peso em kg + 6.

Lactentes e crianças maiores: três vezes o diâmetro interno do TT.

No paciente intubado, fixar o tubo traqueal, instalar sonda oro ou nasogástrica e idealmente fazer radiografia do tórax para confirmar a posição do mesmo. Dados como número do tubo traqueal, ponto de fixação e data da intubação devem constar no prontuário e próximo à fixação do tubo na pele do paciente.

Para manter o paciente estável poderá ser necessário usar sedativo e analgésico, raramente relaxante muscular. Extubação acidental é relativamente frequente e quando não detectada pode ser fatal.

A avaliação do DOPE (deslocamento, obstrução, pneumotórax, falha do equipamento) deve ser pesquisada em todo paciente intubado que apresente deterioração aguda do padrão ventilatório.

Ofertar oxigênio umidificado através de máscara não reinalante, máscara de Venturi, capacete, CPAP (pressão contínua nas vias aéreas) e ventilação mecânica de acordo com a avaliação clínica do paciente. Monitorar a saturação de oxigênio por meio da oximetria de pulso.

Manter respiração e ventilação adequada

As doenças das vias aéreas superiores (epiglotite, laringite, abscesso periamigdaliano e retrofaríngeo), aspiração de corpo estranho, doenças das vias aéreas inferiores (bronquiolite, asma, pneumonia), traumatismo craniano, meningite e choque (hipovolêmico, obstrutivo, distributivo, cardiogênico) são as causas mais frequentes de insuficiência respiratória e podem necessitar de assistência ventilatória.

Durante o transporte, a ventilação deve ser feita preferencialmente com ventilador e, quando não disponível, com ressuscitador manual. Para verificar se a ventilação está adequada, é necessário avaliar a expansão torácica e ausculta do murmúrio vesicular bilateral.

PADRÕES VENTILATÓRIOS INICIAIS

- FiO_2 a 100%.
- Volume corrente: 6 a 15 mL/kg.
- Pico de pressão inspiratória (PIP): adequar para boa expansabilidade pulmonar em torno de 20 a 35 cm de H_2O; nos RN prematuros em torno de 15 cm de H_2O.
- Pressão expiratória final (PEEP): 2 a 5 cm de H_2O.
- Tempo inspiratório: 0,5 a 1 segundo (em prematuros usar tempo menor).
- Frequência de ciclagem: 20 a 30 ciclos/min nos lactentes, 12 a 20 ciclos/min em crianças e 8 a 12 ciclos/min em adolescentes.

O objetivo de uma boa ventilação é manter PO_2 > 60 mmHg, saturação de O_2 entre 90 e 98% e PCO_2 em torno de 40 mmHg.

Manter a circulação efetiva

Para o transporte, o acesso venoso deve ser seguro para permitir a ressuscitação fluídica e o uso de drogas. Puncionar uma veia periférica de grosso calibre, se possível duas veias, com cateter sobre agulha número 18 ou 20F. Na impossibilidade de acesso periférico, estabelecer uma via intraóssea ou acesso venoso central. Quando necessário, a ressuscitação volumétrica deve ser feita com *bolus* de 10 a 20 mL/kg de solução salina isotônica em 5 a 20 minutos – crianças com choque séptico, sobretudo na meningococcemia, necessitam de grandes volumes (40 a 60 mL/kg na primeira hora). Após estabilização, manter cota hídrica adequada ao peso do paciente. O uso de vasopressores e hemoderivados poderá ser necessário para manter a pressão arterial.

MONITORAR RIGOROSAMENTE A FUNÇÃO CARDIOCIRCULATÓRIA

- Tempo de enchimento capilar (ideal < 2 s).
- Pulsos central e periférico.
- Pressão arterial sistólica.
- Nível de consciência.
- Débito urinário (> 1 mL/kg/h).

LIMITES DE PA SISTÓLICA (mmHg) PERCENTIL 5

- **Recém-nascidos** = 60
- **Lactentes menores de 1 ano** = 70
- **Crianças de 1 a 10 anos** = 70 + (duas vezes a idade em anos)
- **Maiores de 10 anos** = 90

Considerar choque descompensado quando a PAS for menor que os limites citados

Avaliar a disfunção

Realizar avaliação neurológica por meio da escala de coma de Glasgow, escala de coma de Glasgow modificada para lactente ou avaliação rápida segundo a regra mnemônica AVDN: **A:** alerta, **V:** resposta verbal, **D:** resposta à dor, **N:** não responde, além de verificar o tamanho e a reação pupilar.

Exposição

Evitar e corrigir tanto a hipertermia quanto a hipotermia graves devido a seus efeitos adversos. A hipotermia induzida (32° a 34°C) pode ter efeito benéfico na função neurológica dos pacientes com traumatismo craniano e em recém-nascidos hipoxiados graves.

Manter a normoglicemia, pois variações glicêmicas estão associadas a pior prognóstico neurológico.

Em caso de suspeita de infecção grave (sepse ou meningite), administrar cobertura antibiótica de largo espectro (ampicilina associada a gentamicina nos RN e ceftriaxona nas crianças maiores) antes da transferência.

DIVERSOS

Realizar exames complementares, como radiografia do tórax, gasometria, eletrólitos séricos, glicemia, ureia, creatinina, hemograma completo, coagulograma, tipagem sanguínea e prova cruzada, hemocultura, outras culturas e rastreio toxicológico, de acordo com a história e a avaliação clínica inicial.

Reavaliar o paciente de forma sistemática, a cada 15 a 30 minutos, antes e durante o transporte, para antecipar possíveis agravamentos.

REFERÊNCIAS

Academia Americana de Pediatria, American Heart Association. Estabilização e transporte pós-parada cardíaca. IN: SAVP Manual para provedores. Rio de janeiro: Waverly Hispanica, 2004: 81-126, 229-51.

American Academy of Pediatrics, American Heart Association. In: Pediatric Advanced Life Support Provider Manual. Dallas: American Heart Association, 2006: 61-80, 191-219.

American Heart Association (AHA). Guidelines for Cardiopulmonary Resuscitation (CPR) and Emergency Cardiovascular Care (ECC) of Pediatric and Neonatal Patients. Neonatal Resuscitation Guidelines. Circulation 2005; 112(24):188-95.

Friedman M, Baumgart S. Regulação térmica. In: MacDonald MG, Mullett MD, Seshia MMK. Avery Neonatologia fisiopatologia e tratamento do recém-Nascido. Rio de Janeiro: Guanabara Koogan, 2007: 406-17.

Jorgensen SL. Hypothermia: a cool intervention for hypoxic-ischemic encephalopathy. JAAPA 2008; 21(6): 42, 44-7.

Lavaud J, Chabernaud JL, Barbier ML, Fevrier YM, Johanet S, Hobeika G, Lode N, Andre P. Pathologie: A. urgencies médicales néonatales. In: Lavaud J, Chabernaud JL, Barbier ML, Fevrier YM, Johanet S, Hobeika G, Lode N, Andre P. Réanimation et transport pédiatriques. Paris: Masson, 2001: 1-178.

OPAS. Determinar prioridades para o tratamento. In: Atención Integrada a las Enfermedades Prevalentes de la Infancia – Manual clínico AIEPI neonatal en el contexto del continuo materno-recien nascido-salud infantil. Washington: OPS, 2005.

Silveira SMM, Mello MJG, Vidal SA et al. Hypothermia on admission: a risk factor for death in newborns referred to the Pernambuco Institute of Mother and Child Health. Journal of Tropical Pediatrics 2003; 49:115-20.

Traiber C, Andriolio C, Luchese S. Sci Med 2006; 16(3): 119-25.

Warren J, Fromm RE, Orr RA, Rotello LC, Horst HM. American College of Critical Care Medicine. Guidelines for the inter and intrahospital transport of critically ill patients. Crit Care Med 2004; 32(1): 256-62. Comment in: Crit Care Med 2004: 32(1): 305-6.

Waydhas C. Intrahospital transport of critically ill patients. Crit Care, 1999; 3(5):R83-9.

Wheeler DS, Wong HR, Shanley TP. In: Pediatric transport. Pediatric critical care medicine: basic science and clinical evidence. Springer-Verlag London, 2007: 308-19.

Yeager SB, Horbar JD, Greco KM, Duff J, Thiagarajan RR, Laussen PC. Pretransport and posttransport characteristics and outcomes of neonates who were admitted to a cardiac intensive care unit. Pediatrics 2006; 118(3): 1070-7. Comment in: Pediatrics 2007; 119(3): 648-9; author reply 649-50.

CAPÍTULO 98

Manejo do Desnutrido Grave

Anna Cleide Valois Montarroyos de Moraes • Tereza Rebecca de Melo e Lima Costa

INTRODUÇÃO

A desnutrição grave é uma doença de origem multifatorial e complexa, caracterizada pela deficiência de energia e nutrientes.

No Brasil, segundo dados divulgados pela Pesquisa Nacional sobre Demografia e Saúde (PNDS) de 2006, a desnutrição no país teve uma redução de 50% nos últimos 10 anos. A última pesquisa realizada no estado de Pernambuco em 2006, III Pesquisa Estadual de Saúde e Nutrição (PESN), relata que a taxa de desnutrição cumulativa, expressa pelo retardo estatural, reduziu em crianças menores de 5 anos de 16% para 8%, com relação à II Pesquisa Estadual de 1997.

Apesar do decréscimo na prevalência da desnutrição, a doença continua sendo um fator agravante para o estado de saúde das crianças, e até mesmo responsável pelo óbito de um número significativo delas.

O manejo hospitalar inadequado do paciente desnutrido grave é indicado como uma das causas de altas taxas de letalidade. Com o intuito de mudar esse quadro, a Organização Mundial de Saúde propôs um modelo básico de condutas, denominado Protocolo OMS, recomendando a sua utilização em países em desenvolvimento, mediante uma adaptação dessa proposta à realidade de cada local.

O IMIP passou a aplicar o Protocolo OMS a partir de dezembro de 2000, e no ano de 2001 foi realizado um estudo tendo como referência comparativa a avaliação retrospectiva dos casos de desnutrição grave tratados nesse hospital, e que teve como principais objetivos comparar a taxa de letalidade hospitalar antes e após a utilização do protocolo, e avaliar a realização das diversas etapas do tratamento, com a finalidade de verificar a sua operacionalização prática. O resultado indicou que a taxa de letalidade hospitalar foi menor nas crianças do grupo tratado segundo o Protocolo OMS

(16,2%), quando comparada com a observada no grupo tratado antes da sua implementação (33,8%).

A inadequação do tratamento resulta da falta de reconhecimento das alterações sistêmicas e mecanismos de adaptação que ocorrem nos orgãos e sistemas do paciente com desnutrição grave (Quadro 98-1).

Quadro 98-1 Peculiaridades da criança com desnutrição grave

	Comprometimentos	Recomendações
Sistema cardiovascular e circulatório	• Diminuição do débito cardíaco e volume circulatório • Baixa pressão sanguínea • Massa do ventrículo esquerdo reduzida • Perfusão renal e tempo de circulação reduzidos • Aumento da permeabilidade endotelial por exacerbação da resposta inflamatória e do estresse oxidativo • Edema celular (falência da bomba de sódio e potássio)	• Evitar hidratação venosa • Uso de soro de reidratação oral específico • Uso de preparados alimentares iniciais de baixa osmolaridade e específicos para as necessidades mínimas da criança. • Manter a criança aquecida
Sistema digestivo	• Secreção ácida gástrica reduzida • Diminuição da secreção de enzimas dissacaridases (principalmente a lactase), do esvaziamento gástrico e da motilidade intestinal • Redução da capacidade de metabolizar e excretar toxinas • Diminuição da produção de energia via gliconeogênese e da síntese proteica • Diminuição da absorção de nutrientes (inclusive glicose) • Cinética da regeneração do epitélio intestinal lentificada	• Preparado alimentar inicial em pequenos volumes e intervalos frequentes, com quantidades adequadas de proteínas e carboidratos • Aumento gradativo do volume e intervalo das refeições de acordo com a evolução da criança
Sistema geniturinário	• Capacidade de concentração e diluição máxima comprometida • Diminuição da filtração glomerular e da capacidade renal de excreção de ácidos, fosfato, sódio e sobrecarga de água • Limitação grave e específica na capacidade de excretar o sódio • Aumento da frequência de infecções urinárias	• Evitar hidratação venosa • Preparado alimentar inicial com baixo teor de proteína e sódio
Sistema imunológico	• Diminuição da fase aguda da resposta imune • Diminuição das glândulas linfáticas • Atrofia das amígdalas e timo • Fagócitos com função comprometida • Dificuldade de produzir novos anticorpos	• Indicação precoce de antibioticoterapia
Sistema endócrino	• Diminuição dos níveis de insulina e fator de crescimento • Intolerância à glicose • Redução dos níveis de somatomedina C, elevação do hormônio de crescimento, aumento dos níveis de cortisol e resistência periférica à ação de insulina	• Refeições pequenas e frequentes, dia e noite. • Contraindicação de uso de esteroides

ATENDIMENTO INICIAL

É importante assinalar que toda criança encaminhada para internação, por qualquer causa, deve ter o seu estado nutricional avaliado.

Por recomendação da Organização Mundial de Saúde, são utilizados os indicadores peso/idade (P/I), altura/idade (A/I) e peso/altura (P/A). Os pontos de corte para esta classificação são: desnutrição grave menor que –3 DP (desvios-padrão); moderada entre –2 e –3 DP e leve entre –1 e –2 DP (WHO Child Growth Standards, 2006).

A desnutrição grave apresenta duas formas clínicas, o emagrecimento grave e a desnutrição edematosa (Figs. 98-1 e 98-2).

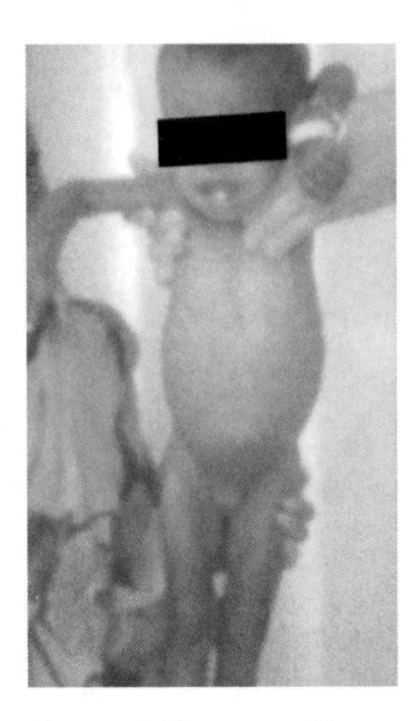

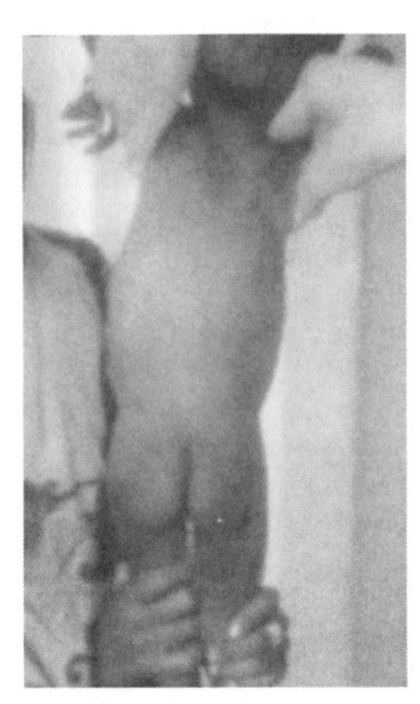

Fig. 98-1 Criança com desnutrição grave. Emagrecimento acentuado, redução do panículo adiposo, distrofia muscular de ombros, braços, pernas e nádegas, contornos das costelas visíveis e quadris estreitos em relação ao tórax, escassez de gordura nas nádegas e coxas, formando numerosas pregas na pele. Fotos: Manual de atendimento da criança com desnutrição grave em nível hospitalar: Ministério da Saúde, 2005.

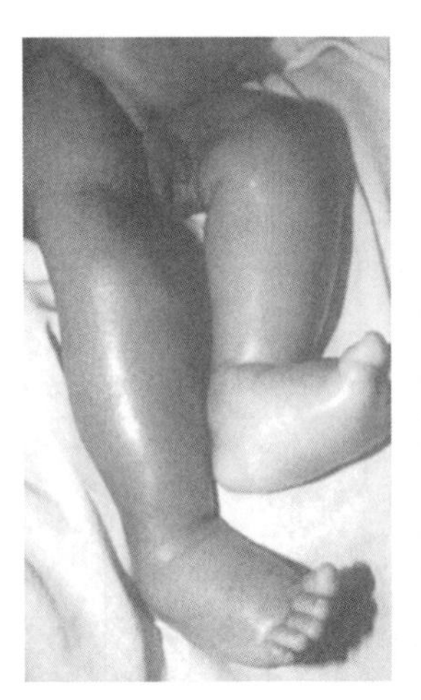

Fig. 98-2 Criança com desnutrição apresentando edema bilateral do dorso dos pés e pernas, sinal de gravidade.

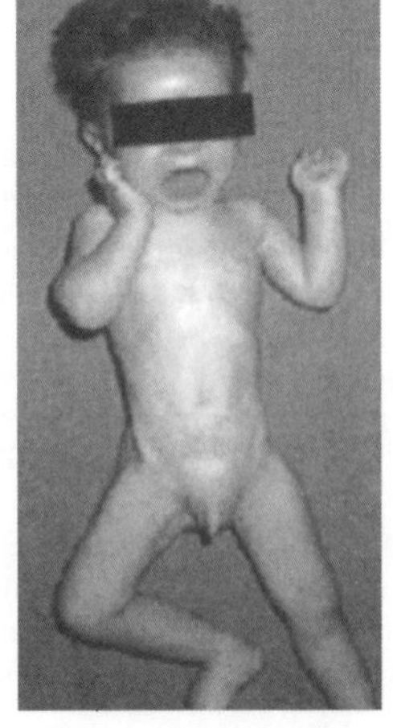

Fig. 98-3 Criança com desnutrição grave. Edema simétrico no dorso dos pés, emagrecimento acentuado e quadris estreitos em relação ao tórax.

CRITÉRIOS DE ENTRADA PARA O PROTOCOLO OMS

Atualmente, indica-se a hospitalização da criança com desnutrição grave, quando ela apresenta edema de início no dorso dos pés e pernas (desnutrição edematosa) (Fig. 98-3) e/ou anorexia acentuada e/ou vômitos e/ou diarreia e/ou qualquer sinal de infecção independentemente da gravidade do quadro, ou quando, apesar de não apresentar alteração clínica, não tenha condição de acompanhamento em nível ambulatorial. Se for constatado que não há indicação de internação, o profissional de saúde deve esclarecer todas as orientações necessárias, para assegurar o seguimento dessa criança em local com condições adequadas.

ANAMNESE

A anamnese inicial poderá ser dirigida, de modo a fornecer informações suficientes que permitam o diagnóstico e a conduta rápida e eficaz. A história clínica mais detalhada deve ser feita depois de superada a fase do risco imediato de morte, como os antecedentes pessoais, familiares e as condições socioeconômicas da família, destacando a história nutricional pregressa e atual da criança: amamentação (duração do aleitamento exclusivo), início da introdução de alimentos complementares, alimentos disponíveis em casa e preferidos pela criança, dieta atual, perda recente do apetite, modificação da dieta em função de doença da criança, práticas de higiene com a alimentação, entre outras.

EXAME FÍSICO

Além dos procedimentos do exame físico de rotina, deve-se destacar a avaliação do vínculo afetivo entre a mãe e a criança. É importante avaliar a presença de edema e palidez cutânea. Deve-se realizar exame cuidadoso dos olhos (para identificação de manifestações oculares decorrentes da deficiência de vitamina A) e da pele (dermatoses, infecções, equimoses).

A avaliação do estado de hidratação deve ser cuidadosa, visto que alguns sinais de desidratação não são confiáveis em uma criança desnutrida grave, como olhos encovados (opinião da mãe), saliva escassa e pouca lágrima, turgor e elasticidade da pele reduzidos. Devem-se valorizar a história de perdas (diarreia e ou vômitos), a diminuição da ingesta alimentar, a diminuição da diurese e a sonolência.

EXAMES COMPLEMENTARES

Toda criança desnutrida grave no momento da admissão deve ser submetida ao teste de triagem para detectar hipoglicemia (Dextrostix®, Hemoglicotest HGT®). É de importância a investigação de coinfecções, como a infecção pelo HIV/AIDS, tuberculose e infecção urinária, recomendando-se a solicitação rotineira da sorologia para o HIV, a investigação para tuberculose (seguindo a rotina do serviço) e a solicitação do sumário de urina com bacterioscopia. Outros exames podem ser solicitados de acordo com a indicação clínica.

MANEJO TERAPÊUTICO

Os principais objetivos do tratamento proposto são: promover a melhor terapia disponível, levando-se em conta as limitações fisiológicas dessas crianças, de forma a reduzir o risco de morte; encurtar o tempo de permanência hospitalar; e facilitar a recuperação completa.

Quadro 98-2 Fase inicial do esquema para o tratamento da criança com desnutrição grave

Atividades	**Tratamento inicial**	
	1-2 dias	**3-7 dias**
Tratar ou prevenir		
Hipoglicemia	--------------------------------------->	
Hipotermia	--------------------------------------->	
Desidratação	--------------------------------------->	
Corrigir desequilíbrio eletrolítico	--------------------------------------->	
Tratar infecção	--------------------------------------->	
Corrigir deficiência de micronutrientes	<-----------(sem ferro)----------->	
Iniciar a alimentação	--------------------------------------->	
Estimular o desenvolvimento emocional e sensorial	--------------------------------------->	

Fonte: OPAS, 2000.

O manejo da criança é dividido em três fases:

- Fase inicial: identificação e tratamento de problemas com risco de morte, correção de deficiências específicas e de anormalidades metabólicas. A alimentação deve ser iniciada nessa fase.
- Fase de reabilitação: há aumento da alimentação para garantir a recuperação da maior parte do peso perdido. Atenção especial é dada à estimulação emocional e sensorial; a mãe ou a pessoa que cuida da criança é treinada para continuar os cuidados em casa.
- Fase do acompanhamento: após a alta, a criança e a família devem ser acompanhadas para prevenir a recaída e assegurar a continuidade do crescimento e o desenvolvimento normais.

No setor da emergência pediátrica objetivamos a estabilização clínica do paciente, diagnosticando, prevenindo e tratando as complicações (Quadro 98-2).

FASE INICIAL

Começa com a admissão no hospital e dura até que a condição clínica da criança esteja estável.

HIPOGLICEMIA

A hipoglicemia é uma importante causa de morte da criança com desnutrição grave nos primeiros dias de tratamento. Pode ser causada por infecção ou jejum prolongado (durante o transporte para o hospital e/ou na sala de espera para o atendimento), daí a importância de identificar a criança desnutrida, priorizando o atendimento de imediato, adotando medidas de prevenção e tratamento adequado.

O quadro clínico é inespecífico e, na maioria das vezes, expressa-se como hipotermia, letargia, incoordenação motora e perda de consciência. Sonolência, crises convulsivas e coma são sinais de gravidade que podem levar ao óbito. Sudorese e palidez habitualmente não ocorrem. O único sinal pode ser a sonolência.

Deve-se realizar no momento da admissão o teste de triagem para detectar hipoglicemia (Dextrostix®, Hemoglicotest HGT®) e corrigi-la imediatamente (Fig. 98-4).

HIPOTERMIA

É importante a aferição correta da temperatura corporal (pressionar o braço da criança para que ocorra o contato adequado entre o seu corpo e o termômetro, lembrando-se das características peculiares do oco axilar da criança desnutrida grave), considerando hipotermia a temperatura axilar abaixo de 35°C, porém quando não se consegue registro, assumir que há hipotermia.

Medidas adequadas devem ser tomadas para prevenir e tratar a hipotermia, tais como:

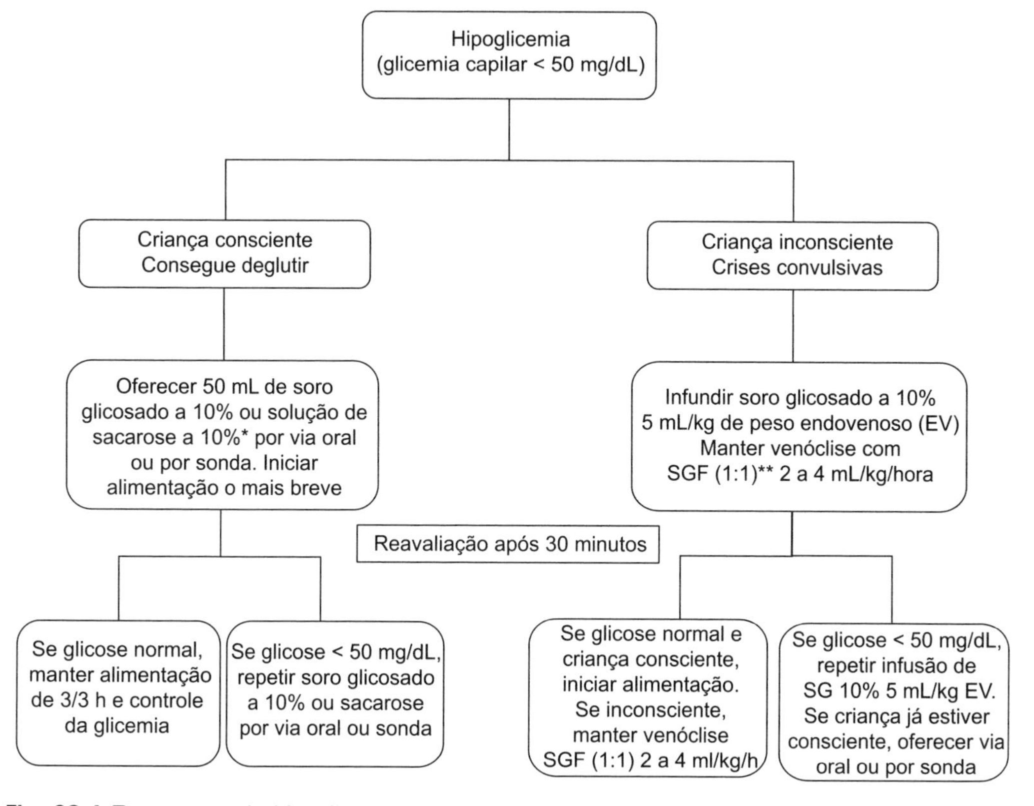

Fig. 98-4 Tratamento da hipoglicemia na criança com desnutrição grave (adaptada do Protocolo OMS para o manejo da criança desnutrida grave hospitalizada no IMIP).
(*) 1 colher de chá de açúcar e 3 e 1/2 colheres de sopa de água.
(**) Solução em partes iguais com solução salina a 0,9% e soro glicosado a 10%.

- Alimentar a criança o mais precocemente possível (se necessário reidratar antes).
- Manter a criança aquecida (trocar roupas molhadas, cobri-la com lençol ou cobertor, usar gorro na cabeça, luvas e botas nas extremidades), ou ainda quando possível colocá-la pele a pele (técnica canguru). Quando usar lâmpadas para aquecimento, evitar contato ou proximidade excessiva.
- Monitorar a temperatura da criança a cada 2 horas até que chegue a 36,5°C.
- Prevenir exposição da criança ao frio (durante o exame físico e outros procedimentos), inclusive manter a temperatura ambiente adequada (entre 25° e 35°C).
- Tratar as complicações associadas (hipoglicemia e infecções).

DESIDRATAÇÃO

O diagnóstico e a gravidade da desidratação tendem a ser superestimados pela dificuldade na avaliação dos sinais clínicos nessas crianças. Assumir que toda criança com diarreia ou vômitos tem algum grau de desidratação (hipovolemia pode existir na presença de edema). A hipovolemia é vista em ambas as condições – desidratação e choque séptico – e piora progressivamente se não tratada.

Não utilizar a via venosa exceto em casos de choque (letargia ou inconsciência):

- Utilizar a solução de reidratação especial para a criança desnutrida (ReSoMal) (Quadros 98-3 e 98-4) por via oral (VO) ou sonda gástrica (SOG), mais lentamente do que na criança normal. Dar 5 mL/kg a cada 30 minutos durante as primeiras 2 horas. Após, 5 a 10 mL/kg/hora durante as próximas 4 a 6 horas. A quantidade exata de líquido vai depender de quanto é aceito pela criança, do volume fecal e da presença de vômitos (geralmente 70 a 100 mL/kg de ReSoMal são suficientes para hidratar a criança).
- Reidratação venosa: solução salina a 0,9% e glicose a 10% (1:1) 15 mL/kg EV em 1 hora (monitorar sinais de hiper-hidratação). Pode-se paralelamente dar a ReSoMal por SOG enquanto o equipo está sendo instalado. Reavaliar com 1 hora: se houver melhora: repetir o tratamento 15 mL/kg em 1 hora. Se a criança não melhora após a primeira fase EV: tratar como choque séptico.
- Avaliar o progresso da hidratação a cada 2 horas, e seguir a seguinte orientação: 1) Se a criança hidratou satisfatoriamente, reiniciar a dieta conforme indicado e fazer ReSoMal 10 mL/kg por VO ou SOG só após cada evacuação diarreica. 2) Se melhorou, mas ainda não hidratou satisfatoriamente, prosseguir com a TRO com a ReSoMal por VO ou por SOG

Quadro 98-3 Componentes da solução de reidratação oral para crianças com desnutrição grave (ReSoMal)

Ingredientes	Quantidades
Água	2 litros
SRO/OMS*	1 pacote para 1 litro
Sacarose (açúcar)	50 g
Solução de mistura de minerais	40 mL

*Composição do soro de reidratação oral padrão (SRO/OMS): 3,4 g de cloreto de sódio; 2,5 g de bicarbonato de sódio; 1,5 g de cloreto de potássio e 20 g de glicose.

Quadro 98-4 Composição química da solução de sais da reidratação oral para crianças com desnutrição grave (ReSoMal)

Componente	Concentração em mmol/litro	Concentração em mg/litro
Glicose	125	22525,00
Sódio	45	1034,5
Potássio	40	1238,9
Cloreto	70	2481,7
Citrato	7	1323
Magnésio	3	72,94
Zinco	0,3	19,61
Cobre	0,045	2,86
Osmolalidade	300	300

Fonte: OPAS, 2000.

10 mL/kg/hora por até 10 horas. 3) Se a criança piorou, surgindo sinais de desidratação grave com letargia ou inconsciência, fazer hidratação venosa como orientado acima.

- Se a reidratação ainda está ocorrendo na 6ª e 10ª hora, oferecer o preparado alimentar da fase inicial (F-75) em vez da ReSoMal, nos mesmos volumes da solução de reidratação.
- Para as crianças debilitadas e que não conseguem beber voluntariamente o soro em quantidade suficiente, oferecer por SOG na mesma velocidade indicada.
- A SOG deve ser utilizada em todas as crianças debilitadas, nas que vomitam ou apresentam desconforto respiratório.
- A amamentação não deve ser interrompida nas crianças que mamam. A oferta da ReSoMal pode ser feita de hora em hora alternando com a amamentação.
- Após a hidratação, iniciar o preparado alimentar da fase inicial (F-75); apenas em caso de impossibilidade de via oral ou sonda pode-se manter venóclise de manutenção com solução salina a 0,9% e glicose a 10% (1:1) 2 a 4 mL/kg/hora com potássio (4 mEq/kg/dia).

Deve-se estar alerta aos sinais de hiper-hidratação, pelo risco de insuficiência cardíaca.

Durante o tratamento, a frequência respiratória e o pulso (FC) devem diminuir e a criança deve começar a urinar. Se há sinais de hiper-hidratação, suspender a ReSoMal imediatamente e reiniciar após 1 hora (Fig. 98-5).

DISTÚRBIOS ELETROLÍTICOS

Entre os distúrbios mais comuns, destacam-se as deficiências de potássio e magnésio. Baixa concentração do potássio intracelular promove retenção de sódio e água, reduz a contratilidade do miocárdio e afeta o transporte de eletrólitos através das membranas celulares. Hipocalemia grave provoca apatia, fraqueza, hipotonia, íleo paralítico, alterações no eletrocardiograma e morte súbita.

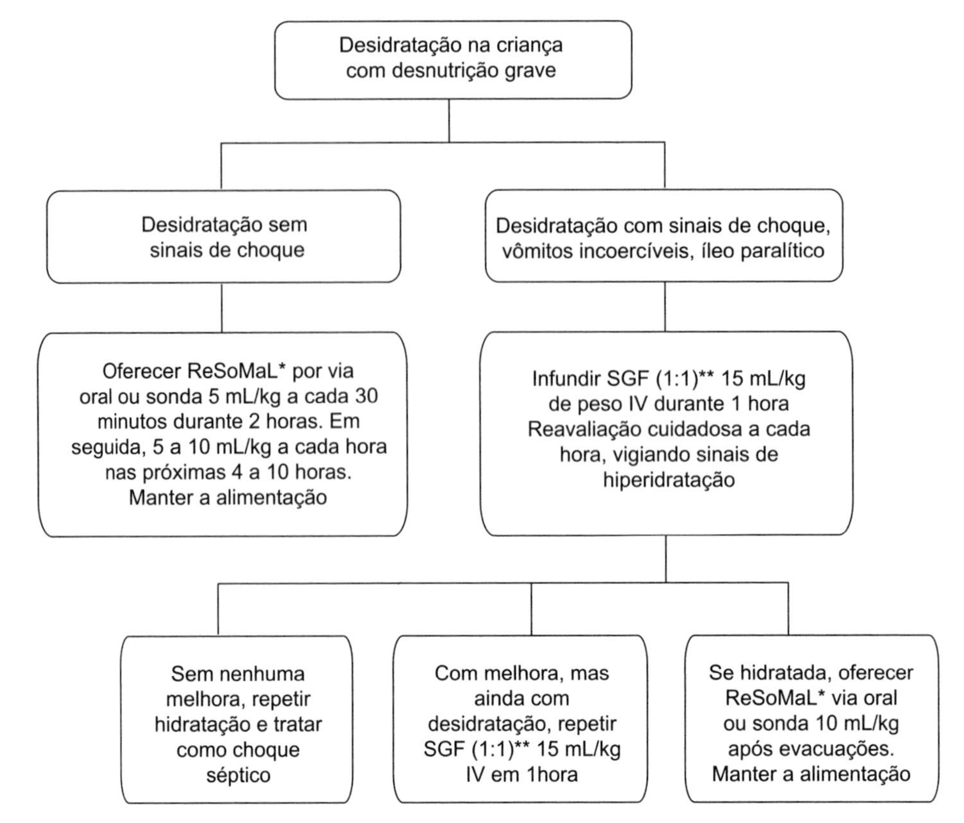

Fig. 98-5 Esquema para tratamento da desidratação na criança com desnutrição grave (adaptada do Protocolo OMS para o manejo da criança desnutrida grave hospitalizada no IMIP).
(*) Solução de reidratação oral para crianças com desnutrição grave.
(**) Solução em partes iguais com solução salina a 0,9% e soro glicosado a 10%.

A deficiência de magnésio prejudica a retenção de potássio. Em algumas situações, faz-se necessária a adição de potássio e magnésio na fase de manutenção (3 a 4 mEq/kg/dia e 0,4 a 0,6 mEq/kg/dia, respectivamente).

Embora o sódio plasmático possa ser baixo, existe excesso de sódio corporal. Dessa forma, a criança desnutrida grave pode apresentar níveis séricos de sódio reduzidos consistindo numa hiponatremia dilucional, falseando uma verdadeira hipernatremia corporal.

Para a correção dos distúrbios hidroeletrolíticos, realizada em paralelo com a reidratação, recomenda-se a utilização da mistura de eletrólitos e sais minerais (Quadro 98-5) que está incluída no preparo do ReSoMaL e dos preparados alimentares.

DEFICIÊNCIA DE MICRONUTRIENTES

As crianças com desnutrição grave também apresentam deficiência de zinco, cobre, ferro, ácido fólico e vitaminas.

A suplementação com ferro previne e corrige a deficiência desse micronutriente, melhora a cognição e o crescimento da criança, mas não é recomendada na fase de estabilização inicial de tratamento da criança com desnutrição grave.

Quadro 98-5 Composição química da mistura de sais eletrólitos/minerais para o preparo da solução de ReSoMal e preparados alimentares

Substância	Quantidade para 1.000 mL	Quantidade para 2.500 mL	Concentração em mmol em 20 mL de solução*
Cloreto de potássio	89,5 g	224 g	24
Citrato tripotássico	32,4 g	81 g	2
Cloreto de magnésio ($MgCl_2$ – $6H_2O$)	30,5 g	76 g	3
Acetato de zinco	3,3 g	8,2 g	0,3
Sulfato de cobre	0,56 g	1,4 g	0, 045
Água (quantidade para completar)	1.000 mL	2.500 mL	

*Adicionar 20 mL da solução de eletrólitos/sais minerais para completar cada 1.000 mL dos preparados alimentares ou do ReSoMal. Obs.: No caso de estar disponível, pode ser adicionado selênio (25 mg de selenato de sódio – NaSeO4–10 H_2O) e iodo (12,5 mg de iodeto de potássio – KI) para 2.500 mL da solução. No caso do iodo, é importante o acréscimo principalmente em zonas endêmicas para bócio. *Fonte*: WHO. 2000.

Iniciar a suplementação com ácido fólico (5 mg VO no primeiro dia e, após, 1 mg/dia).

A deficiência de vitamina é de relevância na desnutrição grave. Estudos realizados em crianças desnutridas graves hospitalizadas no IMIP revelam nível inadequado de retinol sérico em 70% das crianças desnutridas graves, além de anormalidades na citologia de impressão conjuntival em 46,3% delas.

Dar vitamina A por via oral no primeiro dia da admissão:

- Crianças < 6 meses: 50.000 UI.
- Entre 6 e 12 meses: 100.000 UI.
- Criança acima de 12 meses: 200.000 UI.

Se a criança apresenta manifestação ocular da deficiência da vitamina A: repetir a dose específica para a idade no segundo dia de internamento e fazer uma terceira dose no mínimo 2 semanas após a segunda dose.

ANEMIA GRAVE

A anemia carencial geralmente é crônica e sem repercussões cardiovasculares graves, não exigindo correção inicial, porém em algumas situações faz-se necessário corrigi-la adequadamente (risco de hipervolemia e insuficiência cardíaca congestiva).

Recomendamos transfusão com concentrado de hemácias: 10 mL/kg o mais lentamente possível, procurando controlar com o máximo rigor a velocidade de infusão.

Administrar antes da hemotransfusão (minutos antes) furosemida na dose de 1 mg/kg EV.

Monitorar a FC e FR no início, na metade e no final da transfusão; se houver aumento, transfundir ainda mais lentamente.

Níveis de hemoglobina para hemotransfusão:

- Hemoglobina < 4 g/dL.
- Hemoglobina entre 4 e 6 g/dL, com sinais de descompensação.

Se após a transfusão a Hb continuar a baixar, não repetir a transfusão senão após 4 dias (exceto em situações específicas nas quais existe o risco de morte, avaliando-se cada caso).

INFECÇÃO E CHOQUE SÉPTICO

A desnutrição afeta de modo adverso a resposta imunológica específica e inespecífica, aumentando a suscetibilidade às infecções, motivos mais comuns de atendimento do paciente desnutrido nos serviços de saúde. A infecção contribui para maior deterioração do estado nutricional, criando-se um círculo vicioso de desnutrição-doença.

Na criança desnutrida, a resposta orgânica à infecção (febre, leucocitose, taquipneia, entre outras) pode não ocorrer, dificultando o diagnóstico e justificando o início precoce de antibióticos em crianças de maior risco. Sempre avaliar a possibilidade da existência de tuberculose e infecção pelo HIV/AIDS associada.

Caso a criança desnutrida grave seja internada apenas por indicação de não ter condições de ser acompanhada em nível ambulatorial ou em domicílio, recomendamos não iniciar antibiótico de rotina, preferimos monitorar e investigar; caso necessário, após a coleta de culturas, iniciar conforme a recomendação do serviço.

A escolha criteriosa do antibiótico é importante e será de acordo com os critérios de infecção localizada ou gravidade clínica, seguindo a orientação de rotina do serviço:

- Se não há complicação: sulfametoxazol + trimetoprima 40 mg/kg/dia VO 12/12 horas por 5 dias.
- Se há complicação (hipoglicemia, hipotermia, letargia etc.):
  - Ampicilina (200 mg/kg/dia 6/6 horas) EV ou IM por 2 dias, após amoxicilina (40 a 50 mg/kg/dia 8/8 horas) por 5 dias, e gentamicina IM (5 mg/kg uma vez ao dia) por 7 dias.
  - Se a criança não melhorar em 48 horas, acrescentar cloranfenicol VO ou EV conforme a gravidade do caso (75 a 100 mg/kg/dia 8/8 horas) por 7 dias.

O choque séptico pode ser reconhecido antes que a hipotensão ocorra, por meio da tríade: hipo ou hipertermia, letargia ou inconsciência, enchimento capilar lento (maior que 3 segundos). Seguir as orientações de rotina do serviço para tratamento dessa condição. Se houver condição, está indicada a remoção da criança para a UTI.

ALIMENTAÇÃO

A alimentação correta da criança com desnutrição grave é tão importante quanto qualquer outra medicação que ela receba, devendo ser iniciada o mais precocemente possível, ainda na fase de estabilização e preferencialmente pela via oral, em pequenos volumes e intervalos frequentes (3 em 3 h) com o preparado alimentar para a fase inicial (F75) (Quadro 98-6), que tem como objetivo suprir as quantidades de energia e proteína suficientes para manter os processos fisiológicos básicos da criança.

O volume do preparado alimentar da fase inicial é de 130 mL/kg/dia (se há edema, reduzir para 100 mL/kg/dia), fornecendo entre 80 a 100 kcal/kg/dia e 1 a 1,5 g de proteína/kg/dia, baixa osmolaridade (280 mmol/L) e baixo teor de lactose (13 g/L).

Quadro 98-6 Preparado alimentar para a fase inicial (estabilização) – F75

Ingredientes	Quantidade
Leite em pó integral	35 g
Açúcar	100 g
Óleo vegetal	20 g
Solução de eletrólitos	20 mL
Complete com água para	1.000 mL

Fonte: OPAS, 2000.

O aleitamento materno deve ser mantido, porém deve-se assegurar que a criança receba antes o preparado alimentar. Nas crianças menores de 4 meses com possibilidade real de relactação, esse procedimento deverá ser tentado após a fase de estabilização.

AFETIVIDADE E ESTIMULAÇÃO

A afetividade e a estimulação da criança desnutrida grave hospitalizada são fundamentais na evolução clínica, exigindo a participação de uma equipe multidisciplinar sensibilizada com a situação da criança e sua família.

Durante o atendimento inicial, já devemos ressaltar a importância da participação ativa da mãe e/ou cuidador com a criança, assegurando cuidados adequados e estímulos afetivos, reforçados durante todo o internamento.

CONCLUSÕES

A redução da taxa de letalidade e a evolução favorável das crianças desnutridas graves hospitalizadas, após a implantação do protocolo da Organização Mundial de Saúde, podem ser atribuídas à melhora geral do manejo terapêutico, sendo fundamental o cumprimento de todas as etapas do tratamento.

REFERÊNCIAS

Batista Filho M, Romani SAM. Alimentação, nutrição e saúde no Estado de Pernambuco: espacialização e fatores socioeconômicos. Recife: Instituto Materno Infantil de Pernambuco, 2002. (Série: Publicações Científicas do Instituto Materno Infantil de Pernambuco, v. 7).

Bryce J, El Arifeen S, Parkyo G, Lanata C, Gwatikin D, Habicht JP. Reducing child mortality: can public health deliver? Lancet 2003; 362: 159-64.

Caminha MFC, Falbo AR, Diniz AS, Arruda IKG. Concentração do retinol sérico em crianças desnutridas graves hospitalizadas no IMIP: estudo tipo série de casos. Revista Brasileira de Saúde Materno Infantil 2007; 7: 197-8.

Falbo AR, Alves JGB. Desnutrição grave: alguns aspectos clínicos e epidemiológicos de crianças hospitalizadas no Instituto Materno Infantil de Pernambuco (IMIP), Brasil. Cad Saúde Pública 2002; 12: 1473-7.

Falbo AR. Impacto da aplicação do Protocolo da Organização Mundial de Saúde (OMS) na evolução de crianças com desnutrição grave hospitalizadas no instituto Materno Infantil de Pernambuco (Tese de Doutorado). Rio de Janeiro: Escola Nacional de Saúde Pública, Fundação Oswaldo Cruz, 2003.

Falbo AR. Desnutrição Energético-Protéica. In: João Guilherme Bezerra Alves, Otelo Schwambach Ferreira, Ruben Schindler Maggi (org.). Pediatria. 3 ed. Rio de Janeiro: Guanabara Koogan, 2004: 119-32.

Falbo AR, Cabral Filho JE, Alves JGB, Batista Filho M. Implementação do Protocolo da Organização Mundial da Saúde para manejo da desnutrição grave em Hospital no Nordeste do Brasil. Cadernos de Saúde Pública (Fiocruz), Rio de Janeiro, 2006; 22: 561-70.

Falbo AR, Caminha MDFC, Arruda IKG, Paiva L, Lola M. Citologia de impressão conjuntival em crianças desnutridas graves hospitalizadas no Instituto Materno Infantil Prof. Fernando Figueira (IMIP). Revista Brasileira de Saúde Materno Infantil, 2009.

Falbo AR, Alves JGB, Filho MB, Caminha MDFC, Cabral-Filho JE. Decline in hospital mortality rate after the use of the World Health Organization protocol for management of severe malnutrition. Tropical Doctor 2009; 39: 71-2.

Karajeanes EMM, Falbo AR, Maggi R. Avaliação nutricional em crianças hospitalizadas no Instituto Materno-Infantil de Pernambuco tratadas segundo o protocolo da organização Mundial de Saúde (2000-2001): estudo transversal. Revista Brasileira de Saúde Materno Infantil 2007; 7:167-8.

Mackey M, Montgomery JMA. Plant biotechnology can enhance food security and nutrition in the developing world part 1. Nutr Today 2004; 39: 52-8.

Manual de atendimento da criança com desnutrição grave em nível hospitalar. Ministério da Saúde, Secretaria de Atenção à Saúde, Coordenação Geral da Política de Alimentação e Nutrição – Brasília: Ministério da Saúde, 2005.

Onis M, Frongillo EA, Blüssner M. Is malnutrition declining? An analysis of change in levels of child malnutrition since 1980. Bull World Health Organ 2000; 78: 1222-3.

Organização Mundial de Saúde. Manejo da desnutrição grave: Um manual para profissionais de saúde de nível superior e suas equipes auxiliares. Genebra: Organização Mundial de Saúde, 2000.

Pesquisa Nacional sobre Demografia e Saúde (PNDS) 2006: principais resultados do estado nutricional e aleitamento materno. Disponível em: http://nutricao.saude.gov.br/sisvan/acesso_publico/boletim_sisvan/docs/principais_resultados_pnds_2006.pdf

III Pesquisa Estadual de Saúde e Nutrição (PESN 3). Disponível em: pesnpe2006.blogspot.com/2008/09/apresentao-da-pesquisa.html

Portella FC, Falbo AR. Avaliação da evolução clínica de crianças com desnutrição grave secundária hospitalizadas no IMIP: uma série de casos. 2006.

Unicef (Fundo das Nações Unidas para a Infância). Situação Mundial da Infância. Brasília-DF: Unicef, 2004.

WHO (World Health Organization). Management of the child with a serious infection or severe malnutrition. Genebra, 2000: 162.

WHO (World Health Organization). Who child growth standards 2006. Disponível em: http://www.who.int/childgrowth/en.

WHO (World Health Organization). Nutrition for health and development. Sustainable Development and Healthy Environments (SDE). A global agenda for combating malnutrition. Geneva: The Organization, 2000.

CAPÍTULO 99

Maus-Tratos e Abuso Sexual

Manuela Pessoa Toscano de Brito • Carla Adriane Fonseca Leal de Araújo

CONCEITO E EPIDEMIOLOGIA

A Organização Mundial da Saúde (OMS) define **abusos** ou **maus-tratos às crianças** como todas as formas de lesão física ou psicológica, abuso sexual, negligência ou tratamento negligente, exploração comercial ou outro tipo de exploração, resultando em danos atuais ou potenciais para a saúde da criança, sua sobrevivência, desenvolvimento ou dignidade, num contexto de uma relação de responsabilidade, confiança ou poder. Estabelece, ainda, quatro tipos de maus-tratos: físico, emocional, sexual e negligência.

O Brasil carece de estatísticas oficiais sobre maus-tratos praticados contra crianças e adolescentes. Embora a notificação de suspeita de maus-tratos seja legalmente obrigatória, estima-se que entre 10 e 20 casos deixem de ser registrados para cada notificação realizada. A dificuldade para identificar casos, por falta de informações básicas que permitam o diagnóstico, é um dos principais responsáveis pela subnotificação da violência ou maus-tratos contra crianças e adolescentes

CLASSIFICAÇÃO DOS TIPOS DE MAUS-TRATOS CONTRA CRIANÇAS E ADOLESCENTES

Maus-tratos passíveis de notificação

Negligência e abandono: são assim chamadas as omissões dos pais ou de outros responsáveis pela criança e pelo adolescente, quando deixam de prover as condições essenciais para seu desenvolvimento biopsicossocial. O abandono é considerado uma forma extrema de negligência.

Negligência física: engloba a falta dos cuidados com saúde, o abandono de tratamentos ou de acompanhamento ambulatorial; a falta de atenção às necessidades nutricionais especiais de cada criança, inclusive em situações nutricionais especiais por alguma doença específica; o ato de expulsar um filho do lar ou não permitir que ele retorne ao mesmo, independentemente do motivo alegado pelos pais; a supervisão inadequada, gerando acidentes domésticos repetidos, como queimaduras, fraturas repetidas e outras situações que poderiam ser evitadas pela presença de um adulto responsável.

Negligência educacional: ocorre pela falta de matrícula escolar, incluindo as crianças com necessidades especiais. Como negligência educacional também é considerada a falta de supervisão das tarefas escolares e de identificação das dificuldades da criança.

Negligência emocional: manifesta-se pelo descaso com a afetividade da criança. Nesse tipo se inclui um ambiente familiar com agressões físicas entre os pais e permissividade em relação ao uso de drogas lícitas e ilícitas. A falta de atenção em relação às atividades sociais, escolares e de lazer também é considerada negligência emocional.

O fato de não poder atender às necessidades essenciais da criança pela situação de miséria e de extrema pobreza em que muitas famílias vivem, no Brasil, deve ser avaliado com bastante critério. No entanto, independentemente da culpabilidade dos pais ou dos responsáveis pelos cuidados da vítima, são necessárias a notificação e a tomada de decisão a favor da proteção dessa criança ou adolescente que está sofrendo a situação de desamparo.

Síndrome de "Münchausen por procuração": definida como a situação na qual a criança é trazida para cuidados médicos devido a sintomas e/ou sinais inventados ou provocados pelos seus responsáveis. Há uma relação difícil entre a mãe e a criança, com uma história clínica incompatível com as lesões e que não se encaixa em uma síndrome clínica, gerando a necessidade de tempo prolongado de investigação, com vários exames diagnósticos. Em alguns casos, há até a indicação de intervenção cirúrgica. Percebe-se ainda conhecimento técnico e uma necessidade emocional de ter a atenção da equipe de saúde, com criação de novos sintomas diante da perspectiva de alta hospitalar. Ocorrem também repetição e insistência dos mesmos sintomas, que podem ser criados ou provocados por intoxicação exógena, uso de insulina, laxantes ou substâncias cáusticas.

As apresentações clínicas mais frequentes cursam com sintomas digestivos, como vômitos, diarreia, dor abdominal recorrente e vários tipos de sangramentos (otorragia, epistaxe, hematêmese, melena).

Em todas essas situações apresentadas, há consequências para o adequado desenvolvimento da criança, com atraso no aprendizado, na comunicação e nutrição da mesma.

Sinais de alerta para o profissional nos Serviços de Emergência

Acidentes de repetição, atraso no calendário vacinal, perda do cartão de vacina, pais usuários de drogas lícitas e ilícitas, abandono familiar e de tratamentos essenciais à vida da criança, colocando-a em risco que poderia ser evitado, evasão escolar, pais infratores e/ou apenados e desnutrição primária grave.

Maus-tratos físicos

Os maus-tratos físicos são atitudes de agressão não acidental à criança ou ao adolescente pelos pais ou responsáveis com o objetivo de ferir, lesar ou destruir a vítima, deixando vestígios que podem ser identificados pelo profissional que a atende.

Não é raro que a agressão física conduza crianças e adolescentes à morte. As lesões cranianas são responsáveis pela maior parte dos óbitos relacionados com abuso infantil, incluindo lesões diretas e decorrentes da síndrome do bebê sacudido. O trauma abdominal também é causa de óbitos por maus-tratos físicos.

Sinais de maus-tratos físicos

TRANSTORNOS DE PELE, MUCOSAS E TEGUMENTO

As lesões em pele e mucosas são os sinais mais frequentes de maus-tratos físicos. Os ferimentos em cabeça, face e pescoço representam mais da metade dos casos identificados. A presença de hematomas e equimoses em vários estágios de evolução levanta a hipótese de maus-tratos físicos. Em alguns casos, pode-se identificar nas lesões a forma do objeto agressor (fivelas, cintos, dedos, mordedura). No caso de queimaduras, podem-se encontrar marcas definidas de cigarro ou charuto, com lesões arredondadas ou em forma de meia-lua ou anel.

TRANSTORNOS MUSCULOESQUELÉTICOS

As fraturas de ossos longos podem se apresentar como espirais se houver história de torção. Fraturas em várias fases de consolidação, com ferimentos internos e lacerações, também devem ser avaliadas com bastante critério. Fraturas de costelas, coluna, escápulas naviculares metafisárias e fraturas cranianas complexas geralmente se relacionam com abuso infantil.

TRANSTORNOS VISCERAIS

Ruptura subcapsular de rim, baço, trauma hepático ou mesentério que necessite de intervenção de urgência.

TRANSTORNOS PSICOLÓGICOS

O comportamento da criança agredida pode variar de irritabilidade e má aceitação do choro de outras crianças a comportamento tímido, retraído, com menor interesse pelas brincadeiras típicas da faixa etária e rendimento escolar inadequado. Podem ocorrer ainda distúrbios do apetite em consequência aos maus-tratos sofridos.

No comportamento do agressor, observam-se fatos que são fundamentais para a suspeita de maus-tratos, como narração incoerente em relação às lesões apresentadas pela criança e discursos inconclusivos. Pode-se perceber ainda a coação do agressor para que a criança conte a história da forma que lhe foi induzida.

Síndrome do bebê sacudido

A síndrome do bebê sacudido ocorre como variação dos maus-tratos infantis em lactentes. Ocorrem aumento da pressão intracraniana e consequente hemorragia subdural, subaracnóidea e até intraparenquimatosa.

Nos casos mais graves, fraturas são identificadas. Os ossos mais atingidos são o occipital e os parietais. As fraturas em geral são lineares e bilaterais, podendo cruzar a linha de sutura.

A hemorragia retiniana é uma manifestação característica desta síndrome. Em geral, antecede a hemorragia intracraniana, sendo um sinal que deve ser avaliado precocemente quando houver suspeita.

Deve ser suspeitada nos casos de crianças com quadros neurológicos como diminuição do nível de consciência, coma, convulsões, alterações do ritmo respiratório e até apneia.

Diagnóstico diferencial dos maus-tratos físicos

- **Mancha mongólica:** é alteração da pele mais comumente confundida com abuso físico, sendo mais comum nas costas, na base da coluna e nas nádegas, podendo ocorrer também em outros locais da pele.
- **Síndrome de Ehlers-Danlos** e outros distúrbios do tecido conjuntivo podem facilitar o surgimento de equimoses.
- Hemofilia, púrpura trombocitopênica idiopática e outras anormalidades plaquetárias.
- Raquitismo, escorbuto, sífilis congênita, osteogênese imperfeita e outras doenças osteoarticulares, anomalias dermatológicas.

Abuso sexual infantil

Abuso sexual infantil é qualquer contato ou interação entre uma criança ou um adolescente e alguém em estágio psicossexual mais avançado do desenvolvimento, no qual a criança ou o adolescente está sendo usado para estimulação sexual do perpetrador. A interação sexual pode incluir toques, carícias, sexo oral ou relações com penetração. O abuso sexual também inclui situações nas quais não há contato físico, tais como *voyerismo*, assédio e exibicionismo. Essas interações sexuais são impostas às crianças ou aos adolescentes pela violência física, ameaças ou indução de sua vontade.

A maioria dos abusos sexuais contra crianças e adolescentes ocorre dentro da casa da vítima e são impostos por pessoas que desempenham o papel de cuidador. São denominados abusos sexuais intrafamiliares ou incestuosos e o pai biológico ou o padrasto aparecem como principais agressores. Ocorre maior prevalência em meninas, principalmente entre os abusos incestuosos. A idade de início, de um modo geral, é bastante precoce e se concentra entre os 5 e os 8 anos de idade.

Os laços afetivos existentes nos casos de abuso sexual intrafamiliar colaboram para maior impacto cognitivo-comportamental para a criança e sua família. Além disso, em muitos casos outras formas de violência intrafamiliar podem estar associadas com o abuso sexual. Muito comumente, as crianças e adolescentes sofrem negligência e abusos emocionais e físicos no contexto familiar.

Alguns fatores comumente identificados nas famílias e nas vítimas de abuso sexual incestuoso são pai e/ou mãe abusados ou negligenciados em suas famílias de origem; abuso de álcool e outras drogas; autoritarismo; estresse; desemprego; indiferença; mãe passiva e/ou ausente; dificuldades conjugais; famílias reestruturadas (presença de padrasto ou madrasta); isolamento social; pais que sofrem de transtornos psiquiátricos; doença, morte ou separação do cônjuge; mudanças de comportamento da criança, incluindo conduta hipersexualizada, fugas do lar, diminuição no rendimento escolar, uso de drogas e conduta delinquente.

As crianças ou adolescentes podem desenvolver quadros de depressão, transtornos de ansiedade, alimentares e dissociativos, hiperatividade e déficit de atenção e transtorno de personalidade *borderline*. Entre as alterações psiquiátricas, o transtorno do estresse pós-traumático é o mais citado.

O diagnóstico de doenças sexualmente transmissíveis adquiridas fora do período pós-natal é usualmente relacionado com o diagnóstico de abuso sexual.

O Ministério de Saúde orienta a profilaxia de HIV, hepatite B e outras doenças sexualmente transmissíveis, devendo ser feita de preferência até 48 horas após, embora ainda esteja indicada em até 72 horas do abuso sexual, mesmo sabendo-se que a proteção não é absoluta. A quimioprofilaxia está indicada a despeito da gravidade das lesões, do sexo e da idade da vítima.

Condutas na emergência: criança ou adolescente vítima de maus-tratos

1. Obter história clínica detalhada e exame físico completo.
2. Avaliar a necessidade de parecer do especialista (neurologia, traumato-ortopedia, ginecologia).
3. Abuso sexual: proceder à prevenção de DST/HIV. Solicitar sorologia para sífilis, hepatites B e C, e dosagem de beta-HCG, quando houver indicação. Repetir os exames após 6 semanas e 3 meses e após 3 e 6 meses para HIV. Coletar material para realização de bacterioscopia, cultura e biologia molecular é essencial.
4. Preencher a ficha de notificação compulsória e encaminhar uma cópia para o Conselho Tutelar da localidade ou para a autoridade judicial competente (Juizado da Infância e Juventude ou delegacias especializadas). Em casos de alto risco de reincidência e em casos graves, a criança deve permanecer internada até a resolução do caso e comunicação às autoridades competentes. Sempre esclarecer os pais ou responsáveis sobre a necessidade e obrigação de o serviço hospitalar fazer a notificação de casos suspeitos e de que não se trata de diagnóstico confirmado.
5. Nos casos de maus-tratos físicos, realizar estudo radiológico dos ossos longos e do tórax, tomografia computadorizada e ressonância magnética de acordo com a indicação clínica. Na síndrome do bebê sacudido, a ultrassonografia transfontanela pode evidenciar hemorragia e, nesse caso, são importantes a avaliação oftalmológica e a realização de exame fundo de olho que identifica papiledema e/ou hemorragia retiniana.

Realizar as seguintes medicações em **até 72 horas após a exposição sexual:**

1. **Quimioprofilaxia das DST de natureza não viral**

   Crianças e adolescentes, inclusive gestantes, com mais de 40 kg
   - Azitromicina 1 g, VO, dose única.
   - Ceftriaxona 250 mg, IM, dose única.
   - Penicilina G benzatina, 2,4 milhões UI, via IM, em dose única (1,2 milhão UI em cada nádega). Em caso de alergia, usar estearato de eritromicina 500 mg, 6/6 horas durante 15 dias.
   - Metronidazol, 2 g, VO, dose única; evitar uso no primeiro trimestre de gravidez.

Crianças e adolescentes com menos de 40 kg

- Azitromicina 20 mg/kg, VO, dose única, máximo de 1 g.
- Ceftriaxona 250 mg, IM, dose única.
- Penicilina G benzatina, 50.000 UI/kg, via IM, em dose única, máximo de 2,4 milhões UI. Em caso de alergia, usar estearato de eritromicina 50 mg/kg/dia, 6/6 horas durante 15 dias.
- Metronidazol (40 mg/mL), 15 mg/kg/dia, VO, 8/8 horas, durante 7 dias, máximo de 2 g.

2. Imunoprofilaxia para hepatite B

- Indivíduos que receberam três doses da vacina contra hepatite B são considerados imunes.
- Indivíduos não vacinados ou com imunização incompleta devem receber vacina contra hepatite B e imunoglobulina hiperimune para hepatite B (IGHAHB) – 0,06 mL/kg, IM.

Observação: Como exceção à regra, a imunoprofilaxia para hepatite B poderá ser realizada até 14 dias após a exposição sexual, podendo ser aplicada a gestantes.

3. Quimioprofilaxia para o HIV

Risco biológico de transmissão do HIV:

- Exposição sexual – anal, vaginal ou oral.
- Presença de outras DST.
- Secreções sexuais e/ou sangue do agressor.
- Intensidade do trauma (lesões abrasivas e soluções de continuidade).
- Número de agressores envolvidos.
- Risco epidemiológico acrescido de agressor (cárcere ou usuários de drogas injetáveis).

Realizar em até 72 horas do ocorrido – usar três drogas e fazer por 30 dias.

- Zidovudina (AZT) +
- Lamivudina (3TC) (apresentações: solução oral com 10 mg/mL – frasco com 240 mL e comprimido: 150 mg/comp.) +
- Lopinavir + ritonavir (Kaletra®) (Apresentações: comprimidos de 100 ou 200 mg e solução oral de 80 mg/mL – dose máxima: 400 mg de 12/12 horas ou 800 mg/dia) OU Atazanavir (comp. 300 mg) + ritonavir (comp. 100 mg)

Observação: Quando o agressor é sabidamente HIV-positivo, o uso de quimioprofilaxia deve ser enfatizado em qualquer circunstância de contato sexual.

Crianças e adolescentes com mais de 40 kg e gestantes após o primeiro trimestre de gravidez

- Zidovudina 300 mg + lamivudina 150 mg, 1 comprimido de 12/12 horas, por 30 dias +
- Lopinavir + ritonavir (Kaletra®) 200 mg, 2 cápsulas de 12/12 horas por 30 dias. OU
- Atazanavir (300 mg) 1 comprimido + ritonavir (100 mg) 1 comprimido 1 vez ao dia por 30 dias.

Crianças e adolescentes com menos de 40 kg

PARA CÁLCULO DA SUPERFÍCIE CORPORAL (SC)

$$SC = \frac{P \times 4 + 7}{P + 90}$$

- Zidovudina 180-200 mg/m²/dose VO de 12/12 horas, máximo de 600 mg/dia. Apresentações: solução oral com 10 mg/mL – frasco com 200 mL.
- Lamivudina 4 mg/kg/dose de 12/12 horas, máximo de 150 mg/dose. Apresentações: solução oral com 10 mg/mL – frasco com 240 mL e comprimido de 150 mg.
- Lopinavir + ritonavir (Kaletra®) 80 mg/mL-230mg/m² (SC) VO de 12/12 horas, máximo de 400 mg/dose. Apresentações: comprimidos de 100 mg (*baby dose*) ou 200 mg e solução oral 80 mg/mL – frasco com 160 mL.

Profilaxia da gravidez – até 72 horas

- Levonorgestrel (0,75 mg/comp) – 1 comp. + 1 comp. após 12 horas **ou** 2 comp. VO, dose única (DU).
- Pílula de baixa dose:
  - 50 mg etinilestradiol (EE) + levonorgestrel 250 mg = 2 comp. + 2 comp. após 12 horas **ou**
  - 4 comp. VO DU
  - 30 mcg EE + 150 mg levonorgestrel = 4 comp. + 4 comp. após 12 horas **ou** 8 comp. VO DU

REFERÊNCIAS

Braun S. A violência sexual infantil na família: do silêncio à revelação do segredo. Porto Alegre: Age, 2002.

Cohen JA, Mannarino AP. Predictors of treatment outcome in sexually abused children. Child Abuse & Neglect 2000; 24(7): 983-94.

De Antoni C, Koller SH. Vulnerabilidade e resiliência familiar. Um estudo com adolescentes que sofreram maus-tratos intrafamiliares. Psico 2000; 31: 39-66.

De Lorenzi DRS, Pontalti L, Flech RM. Maus tratos na infância e adolescência: análise de 100 casos. Revista Científica da AMECS 2001; 10(1): 47-52.

Deslandes SF. O atendimento às vítimas de violência na emergência: 'prevenção numa hora dessas?'. Ciência & Saúde Coletiva 1999; 4(1): 81-94.

Deslandes SF. Prevenir a violência: um desafio para profissionais de saúde. Fiocruz/ENSP/Claves, Rio de Janeiro, 1994, 39 pp.

Gomes R et al. A abordagem dos maus-tratos contra a criança e o adolescente em uma unidade pública de saúde. Ciência & Saúde Coletiva 2002; 7(2): 275-83.

Habigzang LF et al. Abuso sexual infantil e dinâmica familiar: aspectos observados em processos jurídicos. Psic Teor e Pesq, Brasília, 2005; 21(3): 341-8.

Habigzang LF, Koller SH, Azevedo GA, Machado PX. Fatores de risco e de proteção na rede de atendimento a crianças e adolescentes vítimas de violência sexual. Psicologia Reflexão e Crítica (no prelo).

Habigzang LF & Caminha RM. Abuso sexual contra crianças e adolescentes: conceituação e intervenção clínica. São Paulo: Casa do Psicólogo, 2004.

Manual de Controle das Doenças Sexualmente Transmissíveis, Série Manuais nº 68, Ministério da Saúde, 4 ed., Brasília, DF, 2006.

Ministério da Saúde. Norma Técnica de Prevenção e Tratamento dos Agravos Resultantes da Violência Sexual contra Mulheres e Adolescentes.

Ministério da Saúde. Pronto Atendimento em Pediatria, Silva, L.R.; Mendonça, D.R.; Moreira, D.E.Q.; 2006.

Ministério da Saúde. SBP/Fiocruz/MJ 2001 – Sociedade Brasileira de Pediatria/Fundação Oswaldo Cruz/ Ministério da Justiça, s/d. Guia de atuação frente a maus-tratos na infância e na adolescência, 40 pp.

Ministério da Saúde. Segredos em Emergência Pediátrica, Steven M Selbest, Kate Cromam, 2003.

World Health Organization. Child abuse and neglect. Fact Sheet, March, 150, 1997. http://www.who.ch//.

SEÇÃO XVII

Técnicas de Aferições – Informações Úteis na Emergência Pediátrica

Coordenadoras

Carla Adriane Fonseca Leal de Araújo
Gisele Freire Peixoto de Oliveira

CAPÍTULO 100

Temperatura Corporal/Pesos e Medidas/Pressão Arterial

Gisele Freire Peixoto de Oliveira

TEMPERATURA CORPORAL

Algumas medidas são muito importantes no atendimento à criança. Neste capítulo serão abordadas a temperatura corporal, a superfície corporal e a pressão arterial.

Sendo a temperatura um importante fator na avaliação do estado de saúde das crianças, pois verifica o equilíbrio entre produção e perda de calor e indica atividade metabólica, fez-se necessário entender as diversas formas para aferição.

Temperatura axilar

A aferição da temperatura axilar (Quadro 100-1) é contraindicada em casos de fraturas de membros superiores, queimaduras no tórax e alterações de pele nesta região (p. ex., furúnculo).

Quadro 100-1 Valores da temperatura (T) axilar

Hipotermia	T abaixo de 36°C
Normotermia	T entre 36°C e 36,8°C
Febrícula	T entre 36,9°C e 37,4°C
Estado febril	T entre 37,5°C e 38°C
Febre	T entre 38°C e 39°C
Pirexia ou hipertermia	T entre 39,1°C e 40°C
Hiperpirexia	T acima de 40°C

Fonte: Posso MBS. Semiologia e semiotécnica de enfermagem. São Paulo: Editora Atheneu, 2006.

PREPARO DO PACIENTE

- Explicar ao paciente o procedimento a ser realizado.
- Acomodá-lo em posição confortável: deitado, sentado ou semissentado.

PROCEDIMENTO DE AFERIÇÃO DE TEMPERATURA AXILAR

- Lavar as mãos.
- Enxugar a axila do paciente com papel-toalha, sem fricção.
- Verificar se a coluna de mercúrio está no bulbo.
- Colocar o termômetro na axila do paciente, com o bulbo em contado direto com a pele, posicionando o membro sobre o tórax.
- Aguardar 5 minutos para a leitura da temperatura e registrar o valor obtido e o tipo de aferição no prontuário do paciente.

Temperatura oral

A aferição da temperatura oral é contraindicada em casos de fraturas em face, inconsciência, desorientação, crianças e recém-nascidos, após a ingestão de líquidos ou alimentos quentes ou gelados, além de cirurgias em boca e alterações de orofaringe.

VALORES NORMAIS

36,1° a 37,5°C.

PREPARO DO PACIENTE

- Explicar ao paciente o procedimento a ser realizado.
- Acomodá-lo em posição confortável: deitado, sentado ou semissentado.

PROCEDIMENTO DE AFERIÇÃO DE TEMPERATURA ORAL

- Lavar as mãos.
- Solicitar que o paciente abra a boca e exponha a língua.
- Posicionar o bulbo do termômetro sobre a língua, solicitar ao paciente que mantenha a boca fechada e a língua abaixada por 5 minutos.
- Retirar o termômetro e fazer a leitura da temperatura e registrar em prontuário o valor obtido e o local da aferição.

Temperatura retal

Representa uma leitura mais precisa, e é geralmente 0,5°C mais alta do que a axilar e a oral. A aferição da temperatura retal é contraindicada em casos de cirurgias ou ferimentos retais e de próstata recentes, pacientes com diarreia, e em pacientes após infarto do miocárdio recente.

PREPARO DO PACIENTE

- Explicar ao paciente o procedimento a ser realizado.
- Posicionar o paciente em decúbito lateral com a perna superior flexionada.
- Colocar o protetor descartável no termômetro, lubrificar a ponta e introduzir de forma delicada ao longo da parede retal, aproximadamente 1,5 cm para crianças.
- Aguardar 5 minutos, retirar o termômetro, fazer a leitura da temperatura e registrar em prontuário o valor obtido e o local da aferição.

PESOS E MEDIDAS

Independentemente de etnia, tipo de alimentação e condições socioeconômicas, as curvas de crescimento da Organização Mundial de Saúde constituem um importante instrumento técnico para medir, monitorar e avaliar o crescimento de crianças de 0 a 5 anos, servindo ainda como base para identificação de desnutrição, sobrepeso, obesidade e seu acompanhamento.

PRESSÃO ARTERIAL

A aferição da pressão arterial (Quadro 100-2) permite guiar condutas terapêuticas individuais, monitorar prevalências populacionais e identificar fatores de risco associados à hipertensão arterial.

Quadro 100-2 Classificação da pressão arterial para crianças e adolescentes

Classificação	Percentil* para PAS e PAD	Frequência de medida da pressão arterial
Normal	PA < percentil 90	Reavaliar na próxima consulta médica agendada
Limítrofe	PA entre percentis 90 e 95 ou se PA exceder 120/80 mmHg sempre < percentil 90 até < percentil 95	Reavaliar em 6 meses
Hipertensão estágio 1	Percentil 95 a 99 mais 5 mmHg	Paciente assintomático: reavaliar em 1 a 2 semanas; se hipertensão confirmada, encaminhar para avaliação diagnóstica Paciente sintomático: encaminhar para avaliação diagnóstica
Hipertensão estágio 2	PA > percentil 99 mais 5 mmHg	Encaminhar para avaliação diagnóstica
Hipertensão do avental branco	PA > percentil 95 em ambulatório ou consultório e PA normal em ambientes não relacionados com a prática clínica	

*Para idade, sexo e percentil de altura.

Fonte: SBC – Sociedade Brasileira de Cardiologia, SBH – Sociedade Brasileira de Hipertensão, SBN – Sociedade Brasileira de Nefrologia. V Diretrizes Brasileiras de Hipertensão Arterial, 2006.

Esta aferição deve ser realizada por médicos ou demais profissionais de saúde, em todas as consultas clínicas, a fim de diagnosticar a hipertensão arterial e verificar a eficácia do tratamento.

Para a verificação da pressão arterial, o método mais utilizado é o indireto, com técnica de ausculta e esfignomanômetro de coluna de mercúrio ou aneroide. A substituição da coluna de mercúrio por aparelhos eletrônicos é uma tendência, por levar em consideração a probabilidade de risco de toxicidade e a contaminação ambiental pelo mercúrio, porém este ainda é o mais indicado. Independentemente de qual o tipo de aparelho, deve estar devidamente calibrado; todo aparelho deve ser testado e calibrado a cada 6 meses.

Para a aferição correta da pressão arterial, faz-se necessária a adequação do manguito à circunferência do braço. A largura da bolsa de borracha deve corresponder a 40% da circunferência do braço e seu comprimento, a 80%.

Dimensão da bolsa de borracha para diferentes circunferências de braço em criança (Quadro 100-3):

Quadro 100-3 Dimensão da bolsa de acordo com a circunferência do braço

Denominação do manguito	Circunferência do braço (cm)	Bolsa de borracha (cm)	
		Largura	Comprimento
Recém-nascido	≤ 10	4	8
Criança	11 a 15	6	12
Infantil	16 a 22	9	18

Fonte: SBC – Sociedade Brasileira de Cardiologia, SBH – Sociedade Brasileira de Hipertensão, SBN – Sociedade Brasileira de Nefrologia. V Diretrizes Brasileiras de Hipertensão Arterial, 2006

Procedimento de medida da pressão arterial

PREPARO DO PACIENTE

- Explicar o procedimento ao paciente.
- Orientar o paciente a esvaziar a bexiga.
- Verificar se estava em repouso por 5 minutos; se ingeriu bebidas alcoólicas, café ou alimentos 30 minutos antes do procedimento e a prática de exercícios físicos 60 a 90 minutos antes.
- Remover roupas do braço em que será colocado o manguito, manter pernas descruzadas, pés apoiados no chão, dorso recostado e relaxado.
- Posicionar o braço na altura do coração (nível do ponto médio do esterno ou 4º espaço intercostal) apoiado, com a palma da mão voltada para cima e o cotovelo ligeiramente fletido.
- Solicitar para que não fale durante a medida.

PROCEDIMENTO DE MEDIDA DA PRESSÃO ARTERIAL

- Medir a circunferência do braço do paciente.
- Selecionar o manguito adequado ao braço.
- Colocar o manguito sem deixar folgas acima da fossa cubital, cerca de 2 a 3 cm.

- Centralizar o meio da parte compressiva do manguito sobre a arterial braquial.
- Estimar o nível de pressão sistólica (palpar o pulso radial e inflar o manguito até o seu desaparecimento, desinflar rapidamente e aguardar 1 minuto antes da medida).
- Palpar a artéria braquial na fossa cubital e posicionar a campânula do estetoscópio sem compressão excessiva, inflar rapidamente o manguito até ultrapassar de 20 a 30 mmHg o nível estimado da pressão sistólica.
- Desinflar lentamente o manguito (velocidade de 2 a 4 mmHg por segundo).
- Determinar a pressão sistólica na ausculta do primeiro som (fase I de Korotkoff), que é fraco seguido de batidas regulares, e aumentar ligeiramente a velocidade de deflação.
- Determinar a pressão diastólica ao desaparecimento do som (fase V de Korotkoff).
- Auscultar cerca de 20 a 30 mmHg abaixo do último som para confirmar seu desaparecimento e depois proceder à deflação rápida e completa.
- Esperar 1 a 2 minutos antes de novas medidas.
- Informar os valores de pressão arterial obtidos ao paciente.
- Anotar os valores e o membro utilizado.

REFERÊNCIAS

Jones DW, Frohlich ED, Grim CM, Grim CE, Taubert KA. Mercury sphygmomanometers should not be abandoned: an advisory statement from the Council for High Blood Pressure Research, American Heart Association. Hypertension 2001; 37: 185-6.

Ministério da Saúde – disponível no site: http://nutricao.saude.gov.br/sisvan.php?conteudo=curvas_cresc_oms. Acesso em 16/7/2009.

Posso MBS. Semiologia e semiotécnica de enfermagem. São Paulo: Editora Atheneu, 2006.

SBC – Sociedade Brasileira de Cardiologia, SBH – Sociedade Brasileira de Hipertensão, SBN – Sociedade Brasileira de Nefrologia. V Diretrizes Brasileiras de Hipertensão Arterial, 2006 – disponível no site: http://www.sbn.org.br/Diretrizes/V_Diretrizes_Brasileiras_de_Hipertensao_Arterial.pdf. Acesso em 20/7/2009.

SEÇÃO XVIII

Usando o Laboratório na Emergência

Coordenadora

Maria do Socorro Teobaldo Cavalcanti

CAPÍTULO 101

Coleta e Transporte de Material

Maria do Rosário Soares de Almeida Lélis de Moura • Lígia Marina Lemos Torres
Mônica Maria dos Santos Ferreira • Camylla Carvalho de Melo

COLETA E TRANSPORTE DE AMOSTRAS DE SANGUE

Existem diversas substâncias anticoagulantes utilizadas na coleta sanguínea, e sua presença ou não dentro do tubo é representada mundialmente pelas cores das tampas utilizadas.

A escolha dessas substâncias depende da análise/exame a ser realizado e a escolha correta é imprescindível à análise fiel e, consequentemente, ao diagnóstico correto.

Da mesma forma, é necessário atender rigorosamente à proporção entre amostra coletada e quantidade de anticoagulante, pois uma coleta desproporcional pode levar a alterações químicas e celulares das amostras, tornando-as impróprias para a análise.

De acordo com os padrões mundiais, são estas as substâncias anticoagulantes e as cores utilizadas em suas tampas:

- **EDTA (etileno diamino tetra-acetato de sódio/de potássio) – Tampa lilás/roxa:** anticoagulante mais utilizado para rotina hematológica; proporção 0,1 EDTA a 1% para 5 mL de sangue. Este anticoagulante possui dois radicais ácidos que reagem com o cálcio presente no plasma formando um "quelato" insolúvel e impedindo a formação do coágulo. A desproporção entre sangue e EDTA provoca alterações morfológicas nas células sanguíneas; sangue em grande quantidade leva à formação de coágulos, já a coleta realizada com sangue em pouca quantidade acarreta interferente, como diluição da amostra e diminuição dos eritrócitos, por exemplo.
- **Fluoreto de sódio – Tampa cinza:** substância utilizada para dosagem da glicose, pois impede que a glicose seja metabolizada por hemácias e leucócitos (inibição *in vitro* destas células). Não é exatamente uma substância anticoagulante, mas leva à formação de sais insolúveis e, assim, impede a formação de coágulos.

- **Heparina – Tampa verde:** o plasma heparinizado é utilizado em algumas dosagens bioquímicas e imunológicas; o sangue total é largamente utilizado na gasometria. Proporção correta: 0,2 mL de heparina saturada por mL de sangue. A heparina é um anticoagulante natural que ativa a antitrombina III, inibindo a atividade de alguns dos fatores da coagulação (conversão da protrombina em trombina) por até 8 horas. Não deve ser utilizada para realização de hemograma porque altera morfologicamente os leucócitos, interfere na coloração do esfregaço e induz a formação de agregados plaquetários.
- **Citrato de sódio – Tampa azul:** também é um quelante do cálcio e é a substância anticoagulante de escolha na realização dos testes de coagulação, por ser capaz de retirar o cálcio da amostra sem provocar alterações nos fatores da coagulação e, consequentemente, sem danificar o processo de coagulação. É imprescindível em testes como TPAE e TTPa, nos quais o cálcio é adicionado, reativando as enzimas da coagulação. Proporção: 0,1 mL de citrato para cada 0,9 mL de sangue. Esta proporção deve ser rigorosamente respeitada; amostras coletadas desproporcionalmente perdem valor diagnóstico e, por isso, são condenadas.
- **Tubo seco (sem anticoagulante) – Tampa vermelha:** existem também os tubos secos, que são aqueles em que não há presença de uma substância anticoagulante e, graças a isso, ocorrem a formação e retração completa do coágulo sanguíneo. O sobrenadante obtido após centrifugação representa o soro, utilizado na grande maioria das dosagens bioquímicas e imunológicas.
- **Tubo seco com gel – Tampa amarela (ou vermelha com marcação amarela):** utilizado para obtenção de soro. Tem uma camada de gel para separação entre soro e coágulo. Seu uso é indicado nas situações em que não é possível transferir o soro para outro frasco após a centrifugação, ou quando a amostra precisa ser transportada por períodos prolongados, pois evita o contato entre coágulo e soro.

É importante lembrar que, nas coletas realizadas com anticoagulante, deve-se homogeneizar a amostra por inversão cerca de quatro vezes. Isto garantirá a distribuição homogênea da substância anticoagulante na amostra.

O soro hemolisado não pode ser utilizado para a grande maioria dos analitos do laboratório clínico, pois os componentes liberados pelas hemácias "contaminam" a amostra, interferindo em praticamente todas as dosagens bioquímicas e imunológicas, devido à grande liberação de proteínas.

A hemólise pode ser provocada por uma série de fatores que, em sua maioria, ocorrem durante os procedimentos de coleta e transporte das amostras.

São causadores potenciais de hemólise:

- *Punção inadequada*: deve-se ter muita cautela ao realizar uma punção endovenosa, para que a veia seja atingida na primeira tentativa, ou seja, é preciso cuidado para não transfixar a veia nem "perdê-la", sobretudo quando, entre os exames a serem coletados, há testes da coagulação. No momento em que a veia é perfurada, alguns fatores da coagulação são ativados, e movimentar a agulha para "achar" a veia pode levar a resultados incorretos, formação excessiva de fibrina e/ou hemólise.
- *Distribuição do sangue nos tubos*: a distribuição do sangue coletado na seringa para os tubos deve ser realizada de forma sutil, ou seja, deve-se retirar a agulha e dispensar o

material, pressionando o êmbolo da seringa vagarosamente e de forma que o sangue escorra pelas paredes do tubo (não dispensar diretamente no fundo do tubo).

- *Armazenamento e transporte da amostra*: toda amostra sanguínea deve ser armazenada na vertical, e seu transporte deve ser feito de forma cautelosa e tranquila, evitando balanços muito vigorosos ou agitação dos tubos.

COLETA E TRANSPORTE DE AMOSTRAS URINÁRIAS

As amostras de urina de 24 horas são as preferidas para as análises bioquímicas; porém, dependendo do analito, poderão ser aceitas amostras aleatórias ou coletadas em intervalos menores que 24 horas.

Procedimento de coleta de amostra urinária de 24 horas

- O paciente deve ser orientado a desprezar a primeira urina da manhã.
- A partir daí, o paciente deve coletar todas as urinas do dia em um recipiente seco e limpo.
- É imprescindível orientar o paciente a não desprezar nenhuma amostra urinária após a primeira da manhã.
- A coleta deve ser encerrada com a primeira urina da manhã do dia seguinte (esta deve ser coletada, e não desprezada).
- Durante o período de coleta, a amostra deverá ser armazenada sob refrigeração (2 a 8°C).
- Ao final da coleta, a amostra deve ser encaminhada ao laboratório imediatamente.
- A identificação correta da amostra é imprescindível e deve ser afixada ao corpo do recipiente, e não à embalagem utilizada no transporte (sacolas, bolsas etc.).

COLETA E TRANSPORTE DE AMOSTRAS MICROBIOLÓGICAS

Deve-se lembrar que o envolvimento do médico com o laboratório de microbiologia pode com frequência ser muito útil para ambos, propiciando melhor orientação técnica, mais objetividade, facilitando a interpretação de resultados.

A importância do relacionamento médico com o laboratório deve-se ao fato de que a microbiologia envolve etapas interpretativas para muitos exames. Por exemplo: aqueles que envolvem flora (mucosas), ou no caso de agentes específicos, em que é fundamental a escolha de meios seletivos, o uso de meios enriquecedores, o uso de suplementos, a ampliação do tempo de cultivo, a variação na temperatura de incubação, a adição de novos testes etc.

Os itens a seguir servem apenas de roteiro para destacar informações que podem ser muito úteis e valorizadas em diferentes etapas do processamento do exame.

- Identificação clara do paciente.
- Informações sobre o paciente que são relevantes para o diagnóstico do processo infeccioso.
- Descrição da amostra.
- Natureza do teste solicitado.

Fatores que podem comprometer o exame microbiológico

- Hipótese diagnóstica mal-elaborada.
- Informações mal colhidas, incompletas, ou não devidamente interpretadas etc.
- Requisição inadequada da análise laboratorial.
- Coleta, conservação e transporte inadequados.

Coleta, transporte e conservação das amostras microbiológicas

Todo resultado liberado pelo laboratório de microbiologia é consequência da qualidade da amostra recebida. O material coletado deve ser representativo do processo infeccioso investigado, devendo ser eleito o melhor sítio da lesão, evitando contaminação com as áreas adjacentes.

A coleta e o transporte inadequados podem ocasionar falhas no isolamento do agente etiológico e favorecer o desenvolvimento da flora contaminante, induzindo a um tratamento não apropriado. Portanto, procedimentos adequados de coleta devem ser adotados para evitar o isolamento de um "falso" agente etiológico, resultando numa orientação terapêutica inadequada.

O profissional responsável pela coleta será também responsável por identificar, de forma legível e correta, o material a ser encaminhado ao laboratório de microbiologia.

NA AMOSTRA, DEVEM ESTAR IDENTIFICADOS

Nome e registro do paciente.
Leito ou ambulatório e especialidade.
Material colhido.
Data, hora e quem realizou a coleta.

Quem coleta o material deve ser devidamente treinado e periodicamente reciclado nesta atividade. Deve saber que o material deverá ser destinado, o mais brevemente possível, ao laboratório. Deve conhecer ou obter instruções sobre conservação e/ou transporte do material, caso este não possa ser realizado imediatamente.

CONSIDERAÇÕES GERAIS SOBRE A COLETA MICROBIOLÓGICA

- Colher antes da antibioticoterapia, sempre que possível.
- Instruir claramente o paciente sobre o procedimento.
- Observar a antissepsia na coleta de todos os materiais clínicos.
- Colher do local onde o micro-organismo suspeito tenha maior probabilidade de ser isolado.
- Considerar o estágio da doença na escolha do material. Patógenos entéricos causadores de diarreia estão presentes em maior quantidade e são mais facilmente isolados durante a fase aguda ou diarreica do processo infeccioso intestinal.
- Quantidade suficiente de material deve ser coletada para permitir uma completa análise microbiológica. Caso a quantidade seja pequena, priorizar os exames.
- O pedido do exame deve conter as informações descritas anteriormente.

CONSIDERAÇÕES DE SEGURANÇA

- Utilizar as barreiras de proteção necessárias a cada procedimento.
- Toda amostra deve ser tratada como potencialmente patogênica.
- Usar frascos e meios de transporte apropriados fornecidos pelo laboratório.
- Não contaminar a superfície externa do frasco de coleta e verificar se ele está firmemente vedado.
- Não contaminar a requisição médica que acompanha o material.
- As amostras deverão ser transportadas em sacos plásticos fechados.
- Identificar claramente a amostra coletada, com todos os dados necessários.
- Colocar a identificação no frasco de coleta e nunca na tampa ou sobre rótulos.
- Encaminhar os materiais imediatamente ao laboratório.

TRANSPORTE DAS AMOSTRAS

Transportar as amostras imediatamente ao laboratório para:

- Assegurar a sobrevivência e o isolamento do micro-organismo, pois o laboratório de microbiologia trabalha basicamente em função da viabilidade dos micro-organismos.
- Evitar o contato prolongado dos micro-organismos com anestésicos utilizados durante a coleta, pois eles poderão exercer atividade bactericida.
- Evitar erros de interpretação nas culturas quantitativas, principalmente urina e lavado broncoalveolar.

O tempo crítico para a entrega da amostra ao laboratório, assim como o meio de transporte devem seguir o disposto no Quadro 101-1.

Quadro 101-1 Tempo crítico para entrega da amostra ao laboratório e meios de transporte

Amostra	Tempo crítico	Frascos e meios de transporte
LCR	Imediatamente (não refrigerar)	Tubo seco estéril
Líquido pleural	Imediatamente (não refrigerar)	Tubo seco estéril
Suspeita de anaeróbios	30 minutos	Meio de transporte apropriado. Evitar o transporte em seringa com agulha
Feridas e tecidos	30 minutos ou até 12 horas (meio de transporte)	Meio de transporte apropriado
Hemocultura	30 minutos (não refrigerar)	Frascos com meios de cultura para rotina manual ou automatizada
Trato respiratório	30 minutos	Tubo seco estéril
Trato gastrointestinal	1 hora	Tubo seco estéril
Urina	1 hora ou refrigerada até 24 horas	Pote seco estéril
Fezes	12 horas se em meio de transporte	Cary Blair meio modificado para transporte de fezes, com pH 8,4. Boa recuperação também para *Vibrio* sp. e *Campylobacter* sp.

Critérios de rejeição para amostras clínicas

O recebimento criterioso das amostras clínicas pelo laboratório de microbiologia garante uma melhor correlação clinicolaboratorial.

ERROS DE IDENTIFICAÇÃO

- Discrepância entre a identificação da amostra e o pedido médico.
- Falta de identificação da amostra.
- Origem da amostra ou tipo de amostra não identificada.
- Teste a ser realizado não especificado.

AMOSTRAS INADEQUADAS

- Material clínico recebido em solução de fixação (formalina).
- Ponta de cateter de Foley.
- Material conservado inadequadamente com relação à temperatura (urinas colhidas há mais de 24 horas, que ficaram guardadas em geladeira, ou colhidas há mais de 2 horas, sem refrigeração).
- Frascos não estéreis.
- Presença de vazamentos, frascos quebrados ou sem tampa, com contaminação na superfície externa.
- Mais de uma amostra de urina, fezes, escarro, ferida colhida no mesmo dia e da mesma origem.
- *Swab* único com múltiplas requisições de testes microbiológicos.
- *Swab* seco.
- Culturas para anaeróbios recebidas em condições não apropriadas.

Hemocultura

COLETA

- Colher antes da administração de antibióticos.
- Lavar as mãos e secá-las.
- Remover os selos da tampa dos frascos de hemocultura e fazer assepsia prévia nas tampas com clorexidina.
- Garrotear o braço do paciente e selecionar uma veia adequada. Esta área não deverá mais ser tocada com os dedos. Fazer a antissepsia com álcool a 70% ou clorexidina de forma circular e de dentro para fora.
- Coletar a quantidade de sangue e o número de amostras recomendados de acordo com as orientações descritas ou se discriminadas no pedido médico.
- Identificar cada frasco com todas as informações padronizadas e enviar ao laboratório juntamente com a solicitação médica devidamente preenchida.

Observações importantes

- Não é recomendada a técnica de coleta através de cateteres ou cânulas, quando se podem utilizar punções venosas.
- Punções arteriais não trazem benefícios na recuperação dos micro-organismos, quando comparadas com punções venosas.
- Não se recomenda a troca de agulhas entre a punção de coleta e a distribuição do sangue no frasco de hemocultura.
- O método de coleta do sangue e o volume coletado influenciam diretamente no sucesso de recuperação de micro-organismos e numa interpretação adequada dos resultados.

Fatores que influenciam diretamente os resultados de hemoculturas

VOLUME DE SANGUE COLETADO POR FRASCO

O volume ideal corresponde a 10% do volume total do frasco de coleta. Quanto maior o volume de sangue inoculado no meio de cultura, por amostra, melhor a recuperação do micro-organismo, respeitando-se a proporção sangue/meio citada, pois o sangue em desproporção com o meio pode inibir o crescimento de micro-organismos.

O tubo para coleta de pacientes adultos possui capacidade de 50 mL; devem-se, portanto, colher 5 mL de sangue. Já para pacientes pediátricos, o tubo de coleta apresenta capacidade de 10 mL e deve-se colher 1 mL. Caso não seja possível a coleta deste volume, deve-se informar ao laboratório.

NÚMERO DE FRASCOS

Deverá ser considerado de acordo com a condição clínica do paciente. Um total de três culturas em 24 horas costuma ser suficiente para descartar bacteremia ou endocardite (coletas acima de quatro amostras não trouxeram maior índice de recuperação microbiana em diferentes trabalhos clínicos).

LCR

O laboratório fornece dois tubos para coleta: um tubo com meio de cultura para o setor de bacteriologia e um tubo seco para realização de análise bioquímica; ambos são estéreis e devem ser devolvidos ao laboratório, caso não sejam utilizados. Não desprezar os tubos, pois os mesmos são esterilizados novamente.

Caso a coleta permita somente a disponibilidade de um tubo, o laboratório de microbiologia deverá ser o primeiro a manipulá-lo. Caso haja coleta de dois ou mais tubos, o laboratório de microbiologia deverá ficar com o tubo que contiver menos sangue.

Ao transportar a amostra, nunca refrigerar, pois há micro-organismos patógenos sensíveis à variação de temperatura.

Escarro

Existem ocasiões em que o paciente deve participar ativamente da coleta de material, como no caso do escarro. A melhor coleta é feita sob a supervisão direta da equipe de enfermagem ou do fisioterapeuta.

Lembrar que este material não é considerado ideal para avaliação microbiológica do trato respiratório. Hemocultura, lavado brônquico ou aspirado transtraqueal podem fornecer resultados mais confiáveis.

Coleta e observações importantes

- Orientar o paciente sobre a importância da coleta do escarro e não da saliva. As amostras de saliva são impróprias para análise bacteriológica, pois não representam o processo infeccioso.
- Colher somente uma amostra por dia, se possível o primeiro escarro da manhã, antes da ingestão de alimentos.
- Orientar o paciente para escovar os dentes somente com água (não utilizar pasta dental) e enxaguar a boca várias vezes, inclusive com gargarejos.
- Respirar fundo várias vezes e tossir profundamente, recolhendo a amostra em um frasco de boca larga. Se o material obtido for escasso, coletar a amostra depois de nebulização.
- Encaminhar imediatamente ao laboratório.
- Na suspeita de infecção por micobactérias ou fungos, coletar pelo menos três amostras, em dias consecutivos (somente uma amostra por dia).
- Em caso de pacientes com dificuldades para escarrar, esta amostra poderá ser induzida por inalação ou ser realizada coleta por aspiração transtraqueal.

Secreção de orofaringe

A contaminação com saliva, que contém uma flora bacteriana variada, pode dificultar o isolamento do verdadeiro agente infeccioso.

COLETA

- Solicitar ao paciente que abra bem a boca.
- Usando abaixador de língua e *swab* estéril, fazer esfregaços sobre as amígdalas e faringe posterior, evitando tocar na língua e na mucosa bucal.
- Procurar o material nas áreas com hiperemia próximas aos pontos de supuração ou remover o pus ou a placa, colhendo o material abaixo da mucosa.
- Coletar a amostra exatamente na área inflamada, evitando outros sítios na cavidade oral.
- Colher dois *swabs*.
- Enviar imediatamente ao laboratório para evitar a excessiva secagem do material.

Secreção ocular

As culturas deverão ser coletadas antes da aplicação de antibióticos, soluções, colírios ou outros medicamentos.

Desprezar a secreção purulenta superficial e, com *swab*, colher o material da parte interna da pálpebra inferior.

Acondicionar o *swab* em tubo seco estéril fornecido pelo laboratório.

Identificar corretamente a amostra e enviar imediatamente ao laboratório, evitando a excessiva secagem do material.

No caso de pedido de cultura e Gram, colher dois *swabs*.

Fezes

Devem ser coletadas no início ou na fase aguda da doença, quando os patógenos estão usualmente presentes em maior número e, preferencialmente, antes da antibioticoterapia.

Coletar as fezes e colocar em um frasco estéril ou coletor pediátrico, fornecido pelo laboratório.

Fechar bem o frasco e agitar o material.

Se a amostra não for entregue no laboratório em 1 hora, conservar em geladeira a 4°C, no máximo por um período de 12 horas. Marcar o horário da coleta.

SWAB RETAL

Usar *swab* com meio de transporte Cary Blair fornecido pelo laboratório.

Inserir o *swab* no esfíncter retal e realizar movimentos rotatórios.

Ao retirar, certifique-se de que existe coloração fecal no algodão. O número de *swabs* depende das investigações solicitadas.

Identificar a amostra e enviar ao laboratório no intervalo de no máximo 30 minutos ou utilizar o meio de transporte fornecido pelo laboratório.

Urina

A coleta deve ser feita pela manhã, preferencialmente da primeira micção do dia, ou então após retenção vesical de 2 a 3 horas.

Deve-se realizar assepsia rigorosa prévia dos genitais com água e sabão neutro, e posterior secagem com gaze estéril.

O ideal é o jato intermediário (jato médio) espontâneo. Bem indicado em crianças que urinam sob comando, usado também em lactentes. Nos lactentes em que não se consegue coletar através do jato médio, pode-se usar o saco coletor de urina, porém a troca deve ser realizada de 30 em 30 minutos e, ao trocar o coletor, refazer a assepsia. Em casos especiais (RN, lactentes de baixo peso, resultados repetidamente duvidosos) indicar punção vesical suprapúbica, que deverá ser realizada por médico.

Obervações importantes

Pacientes cateterizados com sistema de drenagem fechada:

- Colher a urina puncionando-se o cateter na proximidade da junção com o tubo de drenagem.
- Não colher a urina da bolsa coletora.
- No pedido laboratorial deverá constar que o paciente está cateterizado.

Quadro 101-2 Amostras não recomendadas para o exame microbiológico, por fornecerem resultados questionáveis

Amostra	Procedimento	Amostra	Procedimento
Swab de amostra de queimadura	Processar biópsia ou aspirado	*Swab* de úlcera varicosa	Processar biópsia ou aspirado
Swab de úlcera de decúbito	Processar biópsia ou aspirado	Vômito	Não processar
Swab de abscesso perirretal	Processar biópsia ou aspirado	Material de colostomia	Não processar
Swab de lesão de gangrena	Processar biópsia ou aspirado	Ponta de cateter de Foley	Não processar
Swab de lesão periodontal	Processar biópsia ou aspirado	Aspirado gástrico de recém-nascido	Não processar

Secreção vaginal

Inserir um espéculo (sem lubrificante; usar água morna) na vagina.

Retirar o excesso de muco cervical com *swab* de algodão.

Inserir os *swabs* indicados, rodar por alguns segundos sobre o fundo do saco, retirar o *swab* e acondicionar em tubo estéril fornecido pelo laboratório.

Geralmente a coleta é feita utilizando três *swabs*: o primeiro para cultura da secreção, o segundo para confecção da lâmina e o terceiro para exame direto a fresco (pesquisa de *Trichomonas* e leveduras). Os tubos devem ser identificados e encaminhados imediatamente ao laboratório para evitar o ressecamento da amostra.

Coleta e transporte de amostras para gasometria

COLETA

- Punção de artéria periférica.
- Utilizar anticoagulante – heparina.
- Amostras de sangue precisam estar isentas de ar.
- Transporte precisa ser refrigerado.

TRANSPORTE

- Deve ser realizado em banho de gelo.
- A amostra não deve encostar diretamente no gelo.
- O tempo entre coleta e manutenção da amostra em banho de gelo deve ser de até 30 minutos.
- O tempo máximo aceitável para a realização do exame é de 1 hora, desde que sejam rigorosamente respeitadas as exigências para transporte e armazenamento.

MANIPULAÇÃO DA AMOSTRA

- Para coleta de gasometria, recomenda-se apenas umidificar o êmbolo e a seringa, evitando que fique heparina em seu interior.
- Na presença de bolhas de ar na amostra, deve-se extraí-las rapidamente com a seringa na posição vertical; após o procedimento, realizar rápido movimento de rotação na seringa para garantir a não coagulação.
- Entre a coleta da amostra e sua análise não devem ultrapassar 15 minutos à temperatura ambiente, mantendo-se a hermeticidade da agulha todo o tempo.
- Se não houver possibilidade de análise nesse período de tempo, a amostra deve ser armazenada em banho de gelo, para diminuir o metabolismo eritrocitário e, consequentemente, evitar a diminuição da PO_2 e o aumento da PCO_2.

Fatores de erros na gasometria

- Sangue proveniente de paciente errado – identificação incorreta.
- Transporte incorreto.
- Tempo prolongado da amostra fora do banho de gelo (> 30 minutos).
- Atraso no tempo de realização da análise (> 60 minutos).
- Presença de bolhas na seringa ou seringa sem vedação da agulha.
- Excesso de heparina – proporção inadequada entre amostra e anticoagulante.
- Volume insuficiente de sangue e/ou amostra coagulada.
- Homogeneização ineficiente no momento da análise (rotação da seringa).
- Amostras hemolisadas interferem na saturação da PO_2.

CAPÍTULO 102

Valores Normais de Exames

Maria do Rosário Soares de Almeida Lélis de Moura • Lígia Marina Lemos Torres
Mônica Maria dos Santos Ferreira • Camylla Carvalho de Melo

HEMATOLOGIA

Plaquetas

- 150.000 a 450.000/mm³.
  Método: Automatizado.
  Material utilizado: sangue total com EDTA.

Eritroblastos

- Cordão umbilical: 250 a 500/mm³.
- 1 dia: 200 a 300/mm³.
- 2 dias: 20 a 30/mm³.
- Adultos: 0/mm³.
  Método: Esfregaço corado pelo Leishman.
  Material utilizado: sangue total com EDTA.

Reticulócitos

- Recém-nascido até 7 dias: Até 7%.
- Segunda semana de vida em diante: 0,5 a 1,5%.
  Método: azul de crezil brilhante.
  Material utilizado: sangue total com EDTA.

Fibrinogênio

- 200 a 400 mg/dL.
  Método: coagulométrico.
  Material utilizado: plasma com citrato de sódio.

TTPa (tempo de tromboplastina parcial ativado)

- Até 10 segundos acima do controle.
  Método: coagulométrico
  Material utilizado: plasma com citrato de sódio.

TP (tempo de protrombina)

- Acima de 6 meses de idade: 70 a 100% de atividade.
- Recém-nascidos e prematuros normais: < 16 segundos.
  Método: coagulométrico.
  Material utilizado: plasma com citrato de sódio.

Velocidade de hemossedimentação (VSH)

- Crianças: 0 a 20 mm na 1ª hora.
- Homem: 0 a 15 mm na 1ª hora.
- Mulher: 0 a 20 mm na 1ª hora.
  Método: automatizado.
  Material utilizado: sangue total com EDTA.

Hemograma: série vermelha

Idade	Hemácias (milhões/mm³)	Hb (g/dL)	Ht (%)	VCM (fL)	HCM (pg)	CHCM (%)	RDW (%)
Nascimento	3,90 a 5,50	13,5 a 22,0	42,0 a 60,0	98,0 a 120,0	31,0 a 37,0	30,0 a 36,0	12,0 a 14,5
1 semana	3,90 a 6,30	13,5 a 22,0	42,0 a 60,0	88,0 a 120,0	28,0 a 40,0	28,0 a 38,0	12,0 a 14,5
2 semanas	3,60 a 6,00	12,5 a 21,0	39,0 a 60,0	86,0 a 120,0	28,0 a 40,0	28,0 a 38,0	12,0 a 14,5
15 dias a 1 mês	3,00 a 5,50	10,0 a 20,0	31,0 a 55,0	80,5 a 110,0	28,0 a 40,0	29,0 a 37,0	12,0 a 14,5
2 a 5 meses	3,10 a 4,50	10,0 a 14,0	28,0 a 42,0	77,0 a 110,0	26,0 a 34,0	29,0 a 37,0	12,0 a 14,5
6 meses a 1ano	3,70 a 5,30	10,5 a 13,5	33,0 a 40,0	74,0 a 89,0	25,0 a 35,0	30,0 a 36,0	12,0 a 14,5
2 a 6 anos	4,10 a 5,30	11,0 a 14,5	33,0 a 43,0	74,0 a 89,0	24,0 a 32,0	31,0 a 36,0	12,0 a 14,0
6 a 12 anos	4,10 a 5,30	12,0 a 14,5	36,0 a 43,0	77,0 a 91,0	25,0 a 33,0	31,0 a 36,0	12,0 a 14,0
12 a 16 anos:							
Masculino	4,40 a 5,50	12,8 a 16,0	37,0 a 47,0	81,0 a 92,0	25,0 a 35,0	31,0 a 36,0	11,6 a 13,8
Feminino	4,10 a 5,20	12,2 a 14,8	36,0 a 43,0	80,0 a 92,0	25,0 a 35,0	31,0 a 36,0	11,2 a 13,5
Adultos:							
Masculino	4,30 a 5,70	13,5 a 17,5	39,0 a 50,0	81,0 a 95,0	26,0 a 34,0	31,0 a 36,0	11,8 a 15,6
Feminino	3,90 a 5,00	12,0 a 15,5	35,0 a 45,0	82,0 a 98,0	26,0 a 34,0	31,0 a 36,0	11,9 a 15,5

Método: Automatizado.
Material utilizado: sangue total com EDTA.

Hemograma: série branca

Idade	Leucócitos × $10^3/mm^3$	Neutrófilos segmentados/ mm^3	Neutrófilos Bastonetes/ mm^3	Eosinófilos/ mm^3	Basófilos/ mm^3	Linfócitos/ mm^3	Monócitos/ mm^3	Plasmócitos/ mm^3
Nascimento	9,0 a 30,0	6,000 a 26,000	Até 4,230	20 a 850	0 a 600	2,000 a 11,000	400 a 1,800	0
1 semana	9,4 a 34,0	1,500 a 10,000	Até 4,010	20 a 850	0 a 600	2,000 a 17,000	400 a 1,800	0
2 semanas	5,0 a 21,0	1,000 a 9,500	Até 2,200	20 a 850	0 a 600	2,000 a 17,000	400 a 1,800	0
15 dias a 1 mês	5,0 a 20,0	1,000 a 9,000	Até 1,900	20 a 850	0 a 600	2,500 a 16,500	50 a 1,100	0
2 a 5 meses	5,0 a 15,0	1,000 a 8,500	Até 1,340	20 a 850	0 a 600	4,000 a 13,500	50 a 1,100	0
6 a 11 meses	6,0 a 11,0	1,500 a 8,500	Até 910	50 a 700	0 a 200	4,000 a 10,500	50 a 1,100	0
1 a 2 anos	6,0 a 11,0	1,500 a 8,500	Até 890	0 a 650	0 a 200	1,500 a 7,000	0 a 800	0
3 a 5 anos	4,0 a 12,0	1,500 a 8,500	Até 960	0 a 650	0 a 200	1,500 a 7000	0 a 800	0
6 a 11 anos	3,5 a 10,0	1,500 a 8,500	Até 860	0 a 500	0 a 200	1,500 a 6,500	0 a 800	0
12 a 15 anos	3,6 a 9,1	1,800 a 8,000	Até 730	0 a 500	0 a 200	1,200 a 5,200	0 a 800	0
Adultos	3,5 a 10,5	1,700 a 8,000	Até 840	50 a 500	0 a 100	900 a 2,900	300 a 900	0

Método: Automatizado.
Material utilizado: sangue total com EDTA.

BIOQUÍMICA

Todos os valores aqui apresentados podem ter pequenas diferenças, conforme a procedência dos reagentes e as metodologias utilizadas.

Ácido úrico

Material utilizado: soro/plasma.

- Criança: 2 a 5,5 mg/dL.
- Homem: 3,5 a 7,2 mg/dL.
- Mulher: 2,6 a 6 mg/dL.
  Material utilizado: urina.

Livre de purina:

- Homem: < 420 mg/dia.
- Mulher: ligeiramente baixa.

Purina baixa:

- Homem: < 480 mg/dia.
- Mulher: < 400 mg/dia.

Purina alta:

- < 1.000 mg/dia.

Média:

- 250 a 750 mg/dia.
  Método: fotometria.

TGO/AST

- 5 a 34 U/L
  Material utilizado: soro/plasma
  Método: fotometria.

TGP/ALT

- 0 a 55 U/L.
  Material utilizado: soro/plasma.
  Método: fotometria.

Albumina

- 0 a 4 dias: 2,8 a 4,4 g/dL.
- 4 dias a 14 anos: 3,8 a 5,4 g/dL.
- Adulto: 3,5 a 5 g/dL.
- > 60 anos: 3,4 a 4,8 g/dL.
  Material utilizado: soro.
  Método: fotometria.

Alfa-1 glicoproteína ácida

- Homem: 50 a 130 mg/dL.
- Mulher: 40 a 120 mg/dL.
  Material utilizado: soro.
  Método: fotometria.

Amilase

Material utilizado: soro/plasma.

- Recém-nascido: 5 a 65 U/L.
- Adulto: 25 a 125 U/L.
- > 70 anos: 20 a 160 U/L.
  Material utilizado: urina.

- Tempo determinado – 1 a 17 U/hora de coleta.
  Método: fotometria.

Bilirrubina direta

- 0,0 a 0,5 mg/dL.
  Material utilizado: soro/plasma.
  Método: fotometria.

Bilirrubina total

- Adulto: 0,2 a 1,2 mg/dL.

Prematuros:

- até 1 dia: < 8 mg/dL.
- 1 a 2 dias: < 12 mg/dL.
- 3 a 5 dias: < 15 mg/dL.
- 7 dias: < 15 mg/dL.

Recém-nascidos normais:

- até 1 dia: < 6 mg/dL.
- 1 a 2 dias: < 10 mg/dL.
- 3 a 5 dias: < 12,0 mg/dL.
- 7 dias: < 10 mg/dL.
  Método: fotometria.

Bicarbonato/reserva alcalina

- 22 a 29 mmol/L (mEq/L).
  Material utilizado: soro.
  Método: fotometria.

Cálcio

Material: soro.

- Cordão umbilical: 8,2 a 11,2 mg/dL.
- Recém-nascido prematuro:
- 6,2 a 11 mg/dL.
- 0 a 10 dias: 7,6 a 10,4 mg/dL.
- 10 dias a 24 meses: 9 a 11 mg /dL.
- 2 a 12 anos: 8,8 a 10,8 mg/dL.
- Adultos: 8,4 a 10,2 mg/dL.
- Homem acima de 60 anos: 8,8 a 10 mg/dL.
  Material: urina.
- Cálcio livre: 5 a 40 mg/dia.
- Abaixo da média: 50 a 150 mg/dia.
- Média (800 mg/dia): 100 a 300 mg/dia.
  Método: fotometria.

Capacidade de ligação do ferro não saturado (UIBC)

- 120 a 470 µg/dL.
  Material utilizado: soro/plasma.
  Método: fotometria.

CK

- Homem adulto: < 171 U/L.
- Mulher adulta: < 145 U/L.
- Cordão umbilical: 175 a 402 U/L.
- Recém-nascido: 468 a 1.200 U/L.
- 5 dias: 195 a 700 U/L.
- < 6 meses: 41 a 330 U/L.
- Acima de 6 meses: 24 a 229 U/L.
  Material utilizado: soro/plasma.
  Método: fotometria.

CK-MB

- < 24 U/L.
  Material utilizado: soro/plasma.
  Método: fotometria.

Colesterol total

CRIANÇAS

- Desejável: < 170 mg/dL.
- Limite: 170 a 199 mg/dL.
- Superior: ≥ 200 mg/dL.

ADULTOS

- Desejável: < 200 mg/dL.
- Limite: 200 a 239 mg/dL.
- Superior: ≥ 240 mg/dL.
  Material utilizado: soro/plasma.
  Método: fotometria.

Colesterol – HDL

- ≥ 35 mg/dL.
  Material utilizado: soro/plasma.
  Método: fotometria.

Creatinina

Material: soro/plasma.

- Cordão umbilical: 0,6 a 1,2 mg/dL.
- Recém-nascido – 1 a 4 dias: 0,3 a 1 mg/dL.
- Lactante: 0,2 a 0,4 mg/dL.
- Criança: 0,3 a 0,7 mg/dL.
- Adolescente: 0,5 a 1 mg/dL.
- Homem adulto: 0,7 a 1,3 mg/dL.
- Mulher adulta: 0,6 a 1,1 mg/dL.
  Material: urina.
- Lactante: 8 a 20 mg/kg/dia.
- Criança: 8 a 22 mg/kg/dia.
- Adolescente: 8 a 30 mg/kg/dia.
- Homem adulto: 14 a 26 mg/kg/dia.
- Mulher adulta: 11 a 20 mg/kg/dia.
  Método: fotometria.

Ferro

- Homem: 31 a 144 µg/dL.
- Mulher: 25 a 156 µg/dL.
  Material utilizado: soro.
  Método: fotometria.

Fosfatase alcalina

HOMENS

- 1 a 12 anos: < 500 U/L.
- 12 a 15 anos: < 750 U/L.
- > 20 anos: 40 a 150 U/L.

MULHERES

- 1 a 12 anos: < 500 U/L.
- > 15 anos: 40 a 150 U/L.
  Material utilizado: soro/plasma.
  Método: fotometria.

Fósforo

Material: soro/plasma.

- 2,3 a 4,7 mg/dL.

Material: urina.

- Em dieta não restrita: 0,4 a 1,3 g/dia.

Gama-glutamil transferase (GGT)

- Homem: 12 a 64 U/L.
- Mulher: 9 a 36 U/L.
  Material utilizado: soro/plasma.
  Método: fotometria.

Glicose

Material: soro/plasma.

- Cordão umbilical: 45 a 96 mg/dL.
- Prematuro: 20 a 60 mg/dL.
- Neonato: 30 a 60 mg/dL.
- < 1 dia: 40 a 60 mg/dL.
- Recém-nascido > 1 dia: 50 a 80 mg/dL.
- Criança: 60 a 100 mg/dL.
- Adulto: 70 a 99 mg/dL.
- > 60 anos: 80 a 115 mg/dL.
- > 70 anos: 83 a 110 mg/dL.
  Material: urina.

- Amostra aleatória: 1 a 15 mg/dL.
- Amostra de 24 horas: < 0,5 g/dia.

Material: LCR.

- Bebê/Criança: 60 a 80 mg/dL.
- Adulto: 40 a 70 mg/dL.

Método: fotometria.

Hemoglobina glicosilada/glicosada (HbA1c)

- Não diabéticos: 4 a 6%.
- Faixa terapêutica: < 7%.
- Troca de terapia: > 8%.
  Material utilizado: sangue total com EDTA.
  Método: fotometria.

Recém-nascidos, de gestação completa, com 7 a 14 dias de idade, têm depuração de sódio cerca de 20% dos valores dos adultos.

Sódio

Material: soro/plasma.

- Cordão umbilical (prematuro): 116 a 140 mmol/L.
- Até 48 horas (prematuro): 128 a 148 mmol/L.
- Cordão umbilical (recém-nascido): 126 a 166 mmol/L.
- Recém-nascido: 133 a 146 mmol/L.
- Bebês: 139 a 146 mmol/L.
- Criança: 138 a 145 mmol/L.
- Adulto: 136 a 145 mmol/L.
  Material: urina.

- Homem:
  - 6 a 10 anos: 41 a 115 mmol/dia.
  - 10 a 14 anos: 63 a 177 mmol/dia.

- Mulher:
  - 6 a 10 anos: 20 a 69 mmol/dia.
  - 10 a 14 anos: 48 a 168 mmol/dia.
- Adultos:
  - 40 a 220 mmol/dia.

Método: potenciometria.

Potássio

Material: soro/plasma.

- Cordão umbilical (prematuro): 5 a 10,2 mmol/L.
- Até 48 horas (prematuro): 3 a 6,0 mmol/L.
- Cordão umbilical (recém-nascido): 5,6 a 12 mmol/L.
- Recém-nascido: 3,7 a 5,9 mmol/L.
- Bebês: 4,1 a 5,3 mmol/L.
- Criança: 3,4 a 4,7 mmol/L.
- Homem adulto: 3,5 a 4,5 mmol/L.
- Mulher adulta: 3,4 a 4,4 mmol/L.

Material: urina.

- 25 a 125 mmol/dia (variável, de acordo com a dieta).

Método: potenciometria.

Cloreto

Material: soro/plasma.

- Cordão umbilical: 96 a 104 mmol/L.
- Recém-nascido – 0 a 30 dias: 98 a 110 mmol/L.
- Após 30 dias: 98 a 107 mmol/L.

Material: urina.

- Bebê: 2 a 10 mmol/dia.
- Criança: 15 a 40 mmol/dia.
- Adulto: 110 a 250 mmol/dia.

Método: potenciometria.

Lactato

Material: plasma (fluoreto de sódio/heparina).

- Sangue venoso: 4,5 a 19,8 mg/dL.
- Sangue arterial: 4,5 a 14,4 mg/dL.

LCR

- Recém-nascido: 10 a 60 mg/dL.
- 3 a 10 dias: 10 a 40 mg/dL.
- 10 dias: 10 a 25 mg/dL.
- Adultos: 10 a 22 mg/dL.

Método: fotometria.

Desidrogenase lática (DHL/LDH)

- 125 a 243 U/L.

Material utilizado: soro/plasma.
Método: fotometria.

Magnésio

Material: soro/plasma.

- Recém-nascido: 2 a 4 dias: 1,5 a 2,2 mg/dL.
- 5 meses a 6 anos: 1,7 a 2,3 mg/dL.
- 6 a 12 anos: 1,7 a 2,1 mg/dL.
- 12 a 20 anos: 1,7 a 2,2 mg/dL.
- Adulto: 1,6 a 2,6 mg/dL.

Material: urina.

- Amostra de 24 horas: 72,9 a 121,5 mg/dia.

Método: fotometria.

Proteínas totais

- Prematuro: 3,6 a 6 g/dL.
- Recém-nascido: 4,6 a 7 g/dL.
- Cordão umbilical: 4,8 a 8 g/dL.
- 1 semana: 4,4 a 7,6 g/dL.
- 7 meses a 1 ano: 5,1 a 7,3 g/dL.
- 1 a 2 anos: 5,6 a 7,5 g/dL.
- $\geq$ 3 anos: 6 a 8 g/dL.
- Adulto (paciente ambulatorial): 6,4 a 8,3 g/dL.
- Adulto (paciente internado): 6 a 7,8 g/dL.

Material utilizado: soro.
Método: fotometria.

Proteína urinária

- 24 a 141 mg/24 horas.

Material utilizado: urina.
Método: fotometria.

Proteínas do LCR

- < 500 mg/L.
  Material utilizado: LCR.
  Método: fotometria.

Triglicerídeos

- Normal: < 150 mg/dL.
- Limite superior: 150 a 199 mg/dL.
- Superior: 200 a 499 mg/dL.
- Muito superior: ≥ 500 mg/dL.
  Material utilizado: soro/plasma.
  Método: fotometria.

Ureia

Material: soro/plasma.

- Crianças:
  - 1 a 3 anos: 5,1 a 16,8 mg/dL.
  - 4 a 13 anos: 7 a 16,8 mg/dL.
  - 14 a 19 anos: 8,4 a 21 mg/dL.
- Homem:
  - < 50 anos: 8,9 a 20,6 mg/dL.
  - > 50 anos: 8,4 a 25,7 mg/dL.
- Mulher:
  - < 50 anos: 7 a 18,7 mg/dL.
  - > 50 anos: 9,8 a 20,1 mg/dL.

  Material: urina.
- 12 a 20 g/dia.
  Método: fotometria.

IMUNOLOGIA

Proteína Creativa (PCR)

- < 1 mg/dL.
  Material utilizado: soro.
  Método: fotometria.

Antiestreptolisina O (ASO/AEO)

- 0 a 200 U/L.
  Material utilizado: soro.
  Método: fotometria.

Complemento C3

- 84 a 193 mg/dL.
  Material utilizado: soro.
  Método: fotometria.

Fator reumatoide (FR/Látex)

- Negativo.
  Material utilizado: soro.
  Método: aglutinação de partículas.

VDRL/Teste Luético (TL)

- Não reativo.
  Material utilizado: soro.
  Método: floculação.

Teste rápido para HIV 1/2

- Não reagente.
  Material utilizado: soro/sangue total com EDTA.
  Método: imunocromatografia.

Gasometria

SANGUE ARTERIAL

- pH: 7,35 a 7,45.
- PCO_2: 35 a 45 mmHg.
- PO_2: 83 a 108 mmHg.
- Saturação de O_2: 95 a 99%.
- HCO_3: 21 a 28 mmol/L.
- CO_2 total: 24 a 31 mmol/L.
- BE: –3 a +3 mmol/L.
- PO_2 recém-nascido: 60 a 70 mmHg.

SANGUE VENOSO

- pH: 7,32 a 7,43.
- PCO_2: 38 a 50 mmHg.
- PO_2: 35 a 40 mmHg.
- Saturação de O_2: 60 a 75%.
- HCO_3: 22 a 29 mmol/L.
- CO_2 total: 23 a 30 mmol/L.
- BE: –2 a +2 mmol/L.

VALORES CRÍTICOS

- pH: ≤ 7,079 ou ≥ 7,536.
- PCO_2: ≤ 13,5 ou ≥ 135,6 mmHg.
- PO_2: ≤ 10,8 ou ≥ 352,8 mmHg.

REFERÊNCIAS

Fleury Medicina e Saúde. Manual de Exames, 2009.

Henry JB. Diagnósticos clínicos e tratamento por métodos laboratoriais. São Paulo: Editora Manole, 1999.

Instituto Hermes Pardini. Manual de Exames e Serviços, 2008/2009.

Naoum PC. Doenças que alteram os exames bioquímicos. São Paulo: Editora Atheneu, 2009.

Pasta Técnica (DQ BQ001) – Informações bioquímicas nos sistemas ARCHITECT e AEROSET da Divisão Diagnósticos ABBOTT Laboratórios do Brasil Ltda.

Pereima IML. Garantia da Qualidade em Química Clínica. Congresso Brasileiro de Patologia Clínica/Medicina Laboratorial. Exposição Técnico-científica, 2007.

Procedimentos laboratoriais: da requisição do exame à análise microbiológica. Módulo III. Agência Nacional de Vigilância Sanitária – ANVISA, 2004.

Roitt IM, Brostoff J, Morle D. Imunologia. São Paulo: Editora Manole, 1993.

Sacher RA, McPherson RA. Widmann – Interpretação Clínica dos Exames Laboratoriais. São Paulo: Editora Manole, 2002.

Silva PH, Hashimoto Y. Interpretação laboratorial do leucograma. São Paulo: Robe Editorial, 2003.

Xavier MR, Albuquerque GC, Barros E. Laboratório na prática clínica. Porto Alegre: Editora Artmed, 2005.

Índice Remissivo

A

D

F

G

H

I

J

K

L

M

N

O

P

Q

R

S

T

U

V

Y

Z